脊柱外科新进展

主编 叶启彬 匡正达 陈 扬 吴占勇

中国协和医科大学出版社

图书在版编目(CIP)数据

脊柱外科新进展 / 叶启彬等主编. —北京：中国协和医科大学出版社，2019.3
ISBN 978-7-5679-1146-8

Ⅰ. ①脊⋯　Ⅱ. ①叶⋯　Ⅲ. ①脊柱病-诊疗　Ⅳ. ①R681.5

中国版本图书馆CIP数据核字（2018）第141765号

脊柱外科新进展

主　　编：叶启彬　匡正达　陈　扬　吴占勇
责任编辑：杨小杰

出版发行：中国协和医科大学出版社
　　　　　（北京东单三条九号　邮编100730　电话65260431）
网　　址：www.pumcp.com
经　　销：新华书店总店北京发行所
印　　刷：中煤（北京）印务有限公司

开　　本：889×1194　　1/16开
印　　张：45
字　　数：1100千字
版　　次：2019年3月第1版
印　　次：2019年3月第1次印刷
定　　价：328.00元

ISBN 978-7-5679-1146-8

（凡购本书，如有缺页、倒页、脱页及其他质量问题，由本社发行部调换）

脊 柱 外 科 新 进 展

主　编　叶启彬　匡正达　陈　扬　吴占勇

编　委（按姓氏笔画顺序）

王冠军　纪慧茹　杜明奎　张新宇　管大伟

国外有贡献知名专家

Behrooz A Akbarnia［美］　　Charoen Chotigavanich［泰］

Robert M Campbell［美］　　Motonobu Natsuyama［日］

Se-ll Suk［韩］

特邀国内知名专家（按姓氏笔画顺序）

王贵生　劳汉昌　杜心如　李　健　吴志宏　宋跃明　张　嘉
林　进　罗先正　单渊东　孟迅吾　赵　雯　赵雅度　徐万鹏

编　者（按姓氏笔画顺序）

牛春磊　邓　丽　匡敬勇　邢伟园　仲伟涛　刘春梅　刘静楠
汤加柱　李　莉　杨泽雨　汪心洋　张　乐　张　倩　张仲文
庞晓东　赵国全　赵玲秀　郜国辉　娄宏达　袁　渤　郭立民
蒋登学

武警总医院骨三科

主编及特邀外籍专家

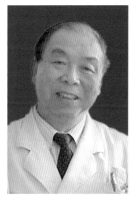

叶启彬

（北京协和医院教授，
武警总医院特聘专
家）

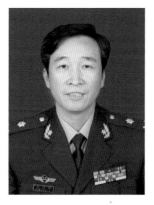

匡正达　主任

（武警总医院骨三科）

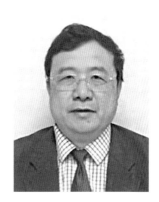

陈　扬　主任

（中山大学附属佛山医
院）

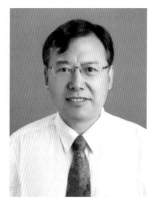

吴占勇　副院长

（邢台矿业集团总医院）

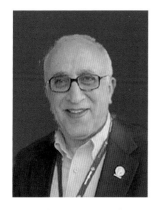

Prof. Behrooz A. Akbarnia

［美］

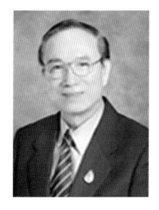

Prof. Charoen Chotigavanich

［泰］

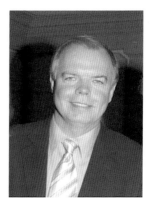

Prof. Robert M. Campbell

［美］

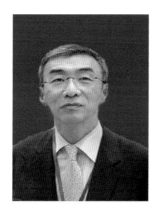

Prof. Motonobu Natsuyama

［日］

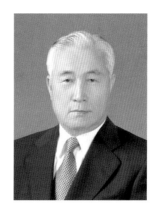

Prof. Se-ll Suk

［韩］

序

当前，我国的脊柱外科已取得了许多新进展，形势喜人，我院骨三科全体医护人员在这几年里，在前进的浪潮中，秉承我院"创建现代化综合型研究性医院"战略目标，努力拼搏，取得了一些成绩和积累了许多经验，发表了十多篇中英文论文。他们在生长中儿童脊柱侧弯治疗方面的研究成果，已进入世界这个领域的第一方阵，并于2015年应邀编写成一

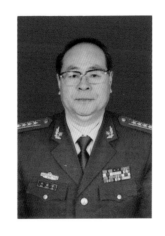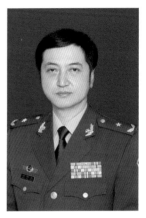

章，入列于由美国Springer出版社出版的世界脊柱外科名著 The Growing Spine 49章中。现在，他们又邀请了国内外许多在有关方面著名的专家一起编写《脊柱外科新进展》一书。新书的出版将有助于促进我院骨科和国内外学术交流，提高我院脊柱外科水平和后勤保障供给能力。我们高兴地为本书作序，祝贺他们取得的成绩，并希望他们在习近平主席号召的"建设美丽健康中国"的伟大战斗中，再接再厉，做出更大贡献，也衷心希望广大读者对本书多提宝贵意见。

武警总医院

张晓军

郑静晨

2019年1月

前　言

每年都有许多脊柱外科新进展出现，新的诊断手段，新的手术方法，新的外科技术，新的内固定材料；生物力学的应用，相关基因的发现等，加速了脊柱外科的发展步伐。

当今，中国脊柱外科已基本上与世界脊柱外科发展同步，也取得了许多长足的进步。市面上各种版本的脊柱外科书籍，从不同角度反映着我国脊柱外科的进步！

本书是在我们主编的《脊柱外科新手术》第一、二版的基础上，重新编写的。在编写时邀请了国内外一些在相关领域有专长的知名专家赐稿，增添了不少新的内容和新进展。代表当前脊柱外科发展方向的微创技术、非融合技术、生长中儿童脊柱侧弯的新治疗技术和3D打印技术在脊柱外科应用等，都在本书中做了比较详细介绍，对一些方法的成功和失败的原因，也试图做了一些评述，希望在成功的基础上更进一步发展，在一些问题上避免失望的重复。对患者而言，还存在各种各样的问题，还有许多手术风险较大的问题，我们医生仍然束手无策。不低的手术翻修率；还有一些手术似乎并没有给患者带来好处，一次次手术并没有控制患者病症的发展……我们还面临许多挑战性的问题。

在本书编写时，重点放在最近十多年来的新进展上，但为了照顾脊柱外科发展进程的连续性，将一些经典的手术方法，许多大家已经比较熟悉经典论述，还是包括其中，但尽量缩减，俾使年轻读者在领略新进展、新知识的同时，告诉他们这段曾经存在过的历史，使他们能看到许多现今的手术方法发生发展的轨迹和脉络，能对脊柱外科的历史有一些粗略的连贯的认识，也许有利于创新和发展。

由于作者水平有限，无法全面反映当今脊柱外科的新进展。可能被捧为新的东西的，不一定是最完美的；也可能一些过去不为人看好、掩埋在砂砾之中多时的，却是耀眼的明珠。本书只是"抛砖"之作，一切评述有赖于读者的经验和慧眼，敬希多提宝贵意见。本书稿曾特邀人民卫生出版社张之生编审审读，在此表示感谢！

叶启彬

2019年1月

目　录

第一章 绪 论

脊柱外科是手术领域的一个重要组成部分。脊柱外科治疗的疾病包括有退行性病变、失稳、创伤、畸形、感染和肿瘤等，所以脊柱外科既是一个独特的但又不是一个孤立的、高度分离的学科，和许多其他领域的治疗紧密相关，甚至还需要运用干细胞和生长因素等生物学的知识和手段来进行治疗。

脊柱是人体的中轴，连接头颅、骨盆和四肢，脊柱有24块椎体骨（不包括骶骨和尾骨），由椎间盘和韧带联结，修长的脊柱的不同部位又有不同的多种多样的解剖结构，要求有多种的手术入路、不同的手术技术。

因为脊柱细长又有生理曲线，节段较多，病变可以侵犯一个或好几个节段，所以需要根据病变程度和部位来决定采用或长或短的不同长度切口，选择用长节段固定或短节段固定的方法等。

脊柱又是胸腔和腹腔的组成部分，它的前部显露在胸腹腔中，由此又有经胸腔入路和经腹腔入路手术方法，发展出各种前路手术和后路的手术方法。

脊柱是人体重要运动器官的特点和脊柱活动度的要求，在去除疼痛的原因和神经功能障碍的同时，要尽可能保留脊柱的生理弧度、稳定度及活动的功能等。目前腰椎退行性病变机制的研究比较活跃，但当今治疗腰椎退行性疾病常用的方法主要还是减压、融合和内固定，重建脊柱的稳定性。减压后必然导致椎间关节结构形态功能的改变造成不稳。为此发展出许多重建脊柱的稳定性的内固定方法如Steffee、RF、AF、DRFS（协和钢板）等。椎弓根螺钉技术虽然具有三维固定优越性，可提供复位功能和最强的稳定性，但在颈胸部位仍有损伤椎动脉和脊髓的危险，尽管在C臂X线监测下；导航技术的发展、成熟和应用也许有助于解决这个问题。经过长期临床观察，牢固的内固定可导致相邻节段应力集中，会加速内固定移行区退化，1956年Andenson首先报道此问题，Spine 2004年统计35病例患者中有27例有相邻节段变化，这些成了开发半固定手术方法（如Fass和Dynesys及Graf韧带成形术）和动态的手术方法如人工椎间盘置换术等的理由。人工椎间盘治疗，从理论上看是比较好的，但是椎间盘人工置换毕竟还是需要手术的，做人工椎间盘手术一样容易有合并症，而且长期疗效仍然不肯定，以后是否采用人工椎间盘手术还是有争议的。

脊柱由椎间盘和韧带联结而成的脊椎管和椎间孔，容纳脊髓和神经，后者受到来自前者的任何压迫，都可引起神经症状，要求脊柱外科手术时候要兼顾骨科和神经外科的治疗，减压的需求发展出有经后路的开放的经椎间隙椎间盘切除术、椎管减压术。为了减少手术对神经系统功能的影响，要求建立起一个精细的减压手术去解除对脊髓神经的压迫，在经后路的开放减压手术后，又发展出经椎间隙孔镜微创手术，以减少手术创伤；近年，医生的经验和电子计算机技术的结合，发展出目前在临床试用的导航技术，希望能帮助在手术中更精确定位，减少手术误伤，使新的手术更容易推广，但这些仍然需要建立在严密的病历资料和影像学分析及医生过硬的手术技术与丰富的临床经验上。

应用基础理论来指导临床实践和创新的重要性，已成为大家的共识，脊柱外科医生越来越积极学习与手术相关的基础理论和研究成果。脊柱侧弯的病因尚不清楚，褪色素、5-羟色胺的研究报告还没有接触到问题的实质性，对防治尚无指导意义，探讨各种载荷下脊柱侧弯发生、发展的力学机制，揭示出来的不对称应力对脊柱侧弯发展的调控理论，对于如何提高侧弯疗效，防止或减少复发，反而具有现实、积极的临床意义。在过去几十年里，成人脊柱侧弯治疗从 Harrington 装置到现在的全钉-棒矫正装置，日趋成熟。但它们在治疗儿童脊柱侧弯特别是 10 岁以内早发儿童脊柱侧弯（early onset scoliosis，EOS）时，无法防止术后侧弯复发、加重，虽然临床医生经过很长一段时间单纯从械力矫正观点出发，设计出一代又一代儿童脊柱侧弯矫形系统，但依然一次又一次失望，是基础研究结果告诉我们，脊柱的椎体拥有上下终板——生长板，是脊柱纵向生长的重要结构。不当的姿势和脊柱两侧不正常的负荷而产生的不对称应力，可以通过影响终板软骨的生长发育而产生畸形，即所谓 Hueter-Volkman 定律软骨生长反应效应，儿童脊柱侧弯特别是 EOS 和成人不一样，他们的椎体终板仍然在活跃地生长发育，在第一次手术后，没有完全矫正的残留侧弯脊柱的凹凸两侧存在不对称应力，在 Hueter-Volkman 定律效应的影响下，在椎体凹侧的压应力抑制凹侧椎体终板纵向生长，而凸侧存在张应力刺激凸侧椎体终板纵向生长，脊柱两侧不平衡生长会导致脊柱侧弯发展加重，美国的 Stoke 等，对影响生长中儿童脊柱侧弯矫治的 Hueter-Volkman 定律做了很多实验研究工作，在研究动物的"椎体"一侧施加压应力，另一侧施加张应力，可以诱导出脊柱侧弯，而逆转之，又可以将人工诱导出的脊柱侧弯自行矫正逆转，也就是说可以逆转 Hueter-Volkman 定律来治疗脊柱畸形。这让脊柱外科医生领悟到，新的矫形系统除了要在手术时能立即提供满意的矫正效果外，还需要在手术后有继续治疗残存的脊柱侧弯的能力，在这理论指导下，在过去 10 多年里，我们研究发展出初步具有调控功能的儿童脊柱侧弯的治疗板-棍装置 PRSS（plate-rod system for scoliosis），为儿童脊柱侧弯的治疗开辟了一条新路，并揭示出多年来各种生长棒治疗效果不良的原因：侧弯凹侧上下端存在栓拉固定；脊柱侧弯的顶椎部位缺乏足够矫正应力，因矫正机制限制，不能形成动态负荷，使内固定不能随脊柱纵向生长而拔伸，有利于儿童脊柱侧弯的治疗技术进一步发展。

近年来，脊柱外科有两个发展趋势，一个是从开放手术向微创技术或无创（MISS）手术发展，医生的经验和计算机技术结合，发展着更微创、更精确的手术技术；一个是从融合向非融合技术发展。另一个令人兴奋的发展是椎间隙孔镜式微创手术，配合特殊拉钩（一种牵拉器械）扩张建立一个通道，除摘除椎间盘外，还可同时进行椎管狭窄减压和放置特殊 cage，进行椎间融合，扩大了微创技术的应用范围，已经开始在临床使用观察。这些新技术已逐渐在外科骨科领域站稳脚跟，它可能将取代一部分的开放手术。而更进一步的发展趋向将可能是：干细胞的技术应用，以促进骨的生长愈合、更微小的椎间盘组织的置换来治疗椎间盘的病变。3D 打印技术的应用和完善，配合 MRI 三维成像模式分析有助于最有效制订脊柱外科疾病的诊疗措施；3D 打印技术应用、近代计算机技术在脊柱的生物力学研究上应用，以及有限元分析模型用于预测脊柱关节面及椎间盘应力及应力分布情况等，都有利于重造脊柱局部解剖结构与生理功能，可能还会促进出现更符合解剖和生物力学要求的、可吸收的内植入装置应用于脊柱外科临床；美国和俄罗斯正在研究的人脑-计算机神经接口工作，将会引发一场神经技术革命，有助于不久将来使脊柱骨折截瘫患者获得自由行动功能。

脊柱广泛融合，会影响脊柱的活动度，特别会影响儿童身高增长，影响儿童胸廓，甚至心、肺功能的正常发育生长，为此，要求对儿童脊柱侧弯治疗使用非融合技术，这是一种趋势。目前在生长中儿童脊柱侧弯治疗中的矫正装置，只有PRSS能最终完全避免做脊柱的后融合固定。可能在未来，脊柱畸形的发展将可以通过调控技术来治疗，而且不需要像现在那样要通过内固定装置或一些手术方法来对脊柱两侧不对称应力和不对称生长施加调控，只需在脊柱一侧注射细胞生长调控因子就可以达到目的。内固定材料也可能在手术时即设定于几年以后自行吸收，不需要再次手术来取出内固定。基因治疗可能阻断或逆转退行性改变的发展，而不使它发展到需要手术治疗的程度等。如今，以北京协和医院吴志宏教授挑头的我国研究团队已发现了先天性脊柱侧弯的相关基因，也许在不久将来它能够为治疗一部分脊柱侧弯找出一条新路。

由于种种原因，我国现代脊柱外科发展，起步较晚，老一辈的教授为我国脊柱外科事业做了许多贡献，打下了坚实的基础，方先之教授为我国脊柱结核治疗做出了杰出的贡献，王桂生教授的带蒂髂骨转移融合骶髂关节方法等，至今还有应用价值。我国现代脊柱外科工作的起步，是从治疗脊柱侧弯开始的，在20世纪70年代末80年代初才先后由广东省的陈之白教授、上海的俞昌泰教授、湖南的柳用墨教授和北京协和医院的吴之康教授、王桂生教授等使用的国产的哈林同装置矫正了几例脊柱侧弯，开始了用内固定材料在脊柱外科应用的历史。1983年10月作者老师加拿大GWD Armstrong教授来华讲学，在吴之康教授领导安排下，我和北京协和医学院骨科同志全力以赴协助，在本院成功举办了我国首届近代脊柱外科学习班。Armstrong教授全面介绍了脊柱外科领域主要病变：脊柱畸形（脊柱侧弯、脊柱后凸）脊椎滑脱，椎管狭窄，脊柱骨折、脊柱肿瘤等新的诊治原则和进展，同时演示了脊柱侧弯的前后路手术，特别是全面介绍了Harrington技术、Luque技术、联合Harrington-Lugue技术、Zeilke手术等（图1-1）。学员来自全国各地精英40多人（图1-2），大家学习热情高涨，白天听学术报告，晚上我再和大家在一起复习和讲解手术录像带，他们回去后，成为开展我国现代脊柱外科工作的领军人物。这次学习班大大推动了我国脊柱外科事业迅速发展。北京协和医院骨科和天津医疗器械公司合作生产Steffee，和张家港医疗器械公司合作生产Harrington-Luque装置，逐渐在我国脊柱外科全面地开展脊柱内固定手术。目前，我国的脊柱外科的治疗和研究工作，已经迅速赶上了世界先进水平，但这还很不够，临床工作中还存在各种各样的问题，还有许多手术风险较大的问题，我们医生仍然束手无策。不低的手术翻修率，还有一些手术似乎并没有给患者带来好处，一次次手术并没有控制患者病症的发展……我们还面对许多挑战性问题。再者，我们不能老满足于做外国产品的临床试用员和推销员，要有志气发展我们自己的东西。以习总书记为首的党

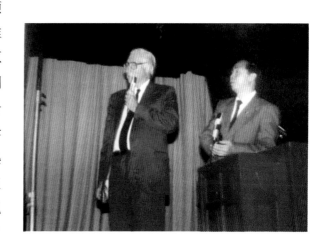

图1-1 Armstrong教授在授课，叶启彬翻译

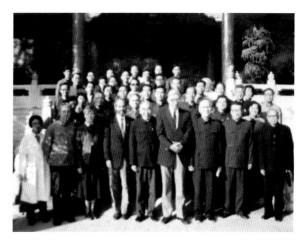

图1-2 Armstrong教授和学员合影

中央已向我们发出创新的号召，"创业创新者是本时代的英雄"，近日新闻报道，我国有了自主研发的"骨科手术机器人"，积水潭医院和有关科研单位合作，创建了以影像导航和机器人技术为核心的智能骨科手术体系，并用它成功完成了世界首例高难度的颈椎齿状突骨折固定术。当今，中国脊柱外科已基本上与世界脊柱外科发展同步，北京、南京、上海和广州等差不多全国的省会城市都有技术力量比较强大的脊柱外科专业的医院，寄希望于年轻有为脊柱外科同仁，今后能创造出更多能立身于世界脊柱外科之林的中国品牌来！总之，前途是很光明的，需要我们大家努力！

（叶启彬）

第二章　脊柱的临床解剖学

第一节　概　述

一、脊柱的体表标志

沿脊柱后正中线向下，可以通过触摸辨认各椎骨的棘突，从而确定椎骨的序数。当头部前屈时，可触到明显的第7颈椎棘突，其他颈椎的棘突，由于项韧带的附着而不易触及。将上肢垂于体侧，可触及两侧肩胛冈内侧端，连接两内侧端的横线，通过第3胸椎棘突；两侧肩胛下角的连线，横过第7胸椎棘突；通过脐部的水平面，约对第3腰椎横突；两侧髂嵴最高点的连线，经过第4腰椎棘突；两侧髂后上棘的连线通过第2骶椎中部。沿骶骨中线向下可触及骶中脊和骶管裂孔；在裂孔的两侧可摸到骶角，可借此标志经骶管裂孔向骶管的硬膜外腔注入药物。第12肋可在骶棘肌外缘皮下触及，经腰部做切口行椎体手术时常以此肋作标志，有的第12肋过短或缺如，可能将第11肋误认为第12肋，以致切口过高，有损伤胸膜或误认的可能，故术前需仔细分析X线片所见并结合临床定位。在颈后部可清楚地触及斜方肌的上缘，在肩胛骨内侧角，可触到肩胛提肌的止点，附着于肩胛骨内侧缘与胸椎棘突（T_1~T_5）的菱形肌也可触及；两侧强大的骶棘肌，也可清楚地触及，这些肌肉的附着点，往往是腰背痛颈肩痛常见压痛点的部位，这对于腰背痛的诊治有重要意义（图2-1，图2-2）。

在颈前部，舌骨适对第3颈椎平面；甲状软骨上缘正对第4颈椎；环状软骨正对第6颈椎横突平面；第6颈椎横突前结节可触及，这些标志对于颈椎前路手术的定位有参考意义。在胸前部，胸骨上缘相当于第2胸椎椎体下缘水平；胸骨角两侧连接第2肋软骨，可作为计数肋骨的标志；胸骨体与剑突的连接处相当于第9胸椎平面，其两侧与第7肋软骨相连，胸壁下缘可触及肋弓，其最低点平第3腰椎。男性乳头平第4肋间隙，而女性则不定。这些标志均可作为胸椎前路开胸手术的标志。

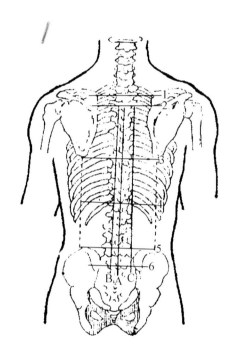

图2-1　腰背部表面解剖标志，纵线及水平线

A. 后正中线：各棘突连线。为棘上韧带、棘间韧带所在部位

B. 椎板间线：距棘突1.5cm处之纵线。相当于腰肌、椎板、小关节及椎弓根部位

C. 骶棘肌外缘线：距正中线3~6cm。相当于骶棘肌外缘、横突尖部

1. 两侧肩胛骨上角连线（相当于T_2水平）

2. 两侧肩胛冈连线（相当于T_3水平）

3. 两侧肩胛骨下角连线（T_7水平）

4. 肩胛骨下角与髂骨脊连线中点（T_{12}水平）

5. 两侧髂骨脊最高点连线（L_4水平）

6. 两侧髂后上棘间连线（S_1~S_2棘突间隙水平）

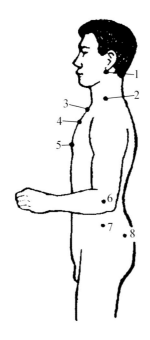

图 2-2　腰背部表面解剖标志，前后线

1. 乳突下一横指（C_1横突水平）
2. 环状软骨（C_6横突水平）
3. 胸骨颈切迹（T_2水平）
4. 胸骨角（T_4水平）
5. 胸骨体与剑突连接处（T_9水平）
6. 下肋缘（L_2水平）
7. 髂嵴（L_4水平）
8. 髂后上棘（相当于骶髂关节上部）

二、体表投影及定位

（一）枕大神经

在颈后部沿斜方肌上缘至枕外侧隆起，为上项线的外侧端，是枕大神经浅出的部位。枕大神经往往与枕动脉伴行，故此处也是寻找枕动脉的部位，颈肩痛及枕大神经卡压症患者此处常有压痛。这是因为筋膜或腱膜劳损，卡压了枕大神经。由于枕大神经分支分布至枕后及头顶皮肤，直至前额部，所以患者往往有头痛、头晕，以枕部明显。由于神经反射的原因，还可能出现视物模糊、恶心等临床症状。局部按摩或封闭往往疗效显著（图 2-3）。

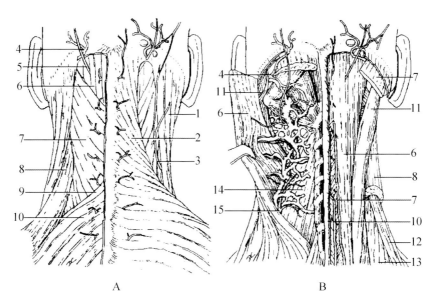

图 2-3　枕大神经穿经结构及穿出部位示意图

1. 胸锁乳突肌；2. 斜方肌；3. 枕小神经；4. 枕动脉；5. 枕大神经；6. 头半棘肌；7. 头夹肌；8. 提肩胛肌；

9. 上后锯肌；10. 菱形肌；11. 头最长肌；12. 后斜角肌；13. 颈髂肋肌；14. 颈半棘肌；15. 颈深动脉

（二）臀上皮神经

臀上皮神经由 $L_1 \sim L_3$ 后外侧支组成，这些神经走行于第 $1 \sim 3$ 横突尖端的前方，向下分布于臀外侧区皮肤，并进入支配臀中肌和阔筋膜张肌，所以腰肌劳损时患者除了在 L_3 横突尖有压痛点外，往往在臀外侧区即臀中肌部位也有压痛，在髂嵴后部的骶棘肌附着处外侧5cm的范围内是臀上皮神经跨越髂嵴的部位。此处神经纤维比较密集。臀上皮神经即走行在脂肪团中。在髂嵴后部疼痛可沿着臀上皮神经纤维放射到此部位，并往往有压痛点。由于闭孔神经属于 $L_2 \sim L_4$ 的分布，所以当腰肌劳损或臀上皮神经受到卡压时，疼痛可扩散至股内侧区，此时在耻骨支内收肌群的附着点也有压痛。也有的作者推荐臀上皮神经中支的体表投影，即由骶棘肌外侧与髂嵴交角处为一点，在臀中部距后正中线第3骶椎棘突处外侧13cm为一点，二点的连线及其向下延长至臀股沟处，即为其体表投影（图2-4）。

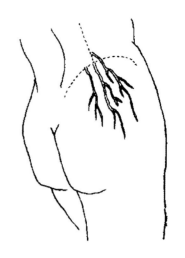

图 2-4　臀上皮神经体表投影

（三）臀中皮神经

臀中皮神经穿经由骶髂后长韧带形成的隧道，该隧道在髂后上棘与骶骨外侧角连线的中点，在此点做一由内上斜向外下长约2cm且与上述的连线呈60°夹角的线段，即为隧道的体表投影，线段的上下端则分别是隧道的入、出口。查体、封闭或臀中皮神经的手术可按此标志进行（图2-5）。

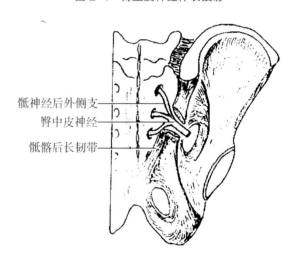

骶神经后外侧支
臀中皮神经
骶髂后长韧带

图 2-5　臀中皮神经组成及走行示意图（背侧面观）

（四）坐骨神经

髂后上棘至坐骨结节连线的上1/3与中1/3的交界点，股骨大转子与坐骨结节连线的中点，股骨两髁之间的中点，此三点的连线大致为坐骨神经在臀部和股后部走行的投影。坐骨神经分为胫神经和腓总神经，分布至小腿及足部，支配小腿部的肌肉运动和皮肤感觉。当腰椎椎间盘突出或腰椎管狭窄症时，由于 L_5、S_1 神经根受压而产生坐骨神经放射痛，这样放射痛沿坐骨神经走行放射。自腰部、臀后部、大腿后部至小腿外侧和足背部，同时可有足趾背伸无力，足外翻受限，跟腱反射减弱等临床表现。

（五）臀上血管神经

自髂后上棘至股骨大转子做一连线，其上、中1/3交界点，为臀上血管神经的出盆点的投影。此处是臀上神经、动脉自梨状肌上孔穿出的部位，臀上动静脉自此处向上走行分布至臀中肌、臀小肌，取髂骨时注意勿伤及此血管，臀部手术时也应注意保护之。此动脉粗大，损伤后其近端回缩至盆腔内，引起难以控制的大出血。

（六）臀下血管神经

自髂后上棘至坐骨结节做一连线，其中点为臀下血管神经的出盆点投影。

三、脊柱的整体观

（一）脊柱前面观

脊柱的前面见到各部椎体及椎间盘。椎体的宽度和高低不同。第2颈椎至第1胸椎，椎体逐渐增宽，第2～4胸椎稍变窄，从第5胸椎至骶岬又逐渐变宽，骶骨岬以下又缩窄。椎间盘的厚度由上至下增加。

（二）脊柱侧面观

侧面观脊柱有四个生理弯曲，颈、腰弯曲向前，胸、骶弯曲向后，这种生理弯曲在病理情况下常发生改变。颈椎生理弯曲消失常见于颈椎病；胸椎后凸增加形成驼背畸形。腰前凸消失常可能是腰椎间盘突出及腰椎不稳。腰前凸增大有可能为腰骶滑脱。

（三）脊柱后面观

脊柱各棘突排列成的纵嵴应在后正中在线，并左右对称，棘突偏离中线可能是脊柱侧弯或旋转畸形。颈椎棘突水平向后，胸椎棘突向下后，且较长，几乎呈垂直位排列互相重叠，腰椎棘突水平位，是腰椎穿刺常选用的部位。

四、脊柱的组成及各部特点

脊柱由7个颈椎、12个胸椎、5个腰椎、5个骶椎及3～5个尾椎，借椎间盘、关节及韧带相互连结而

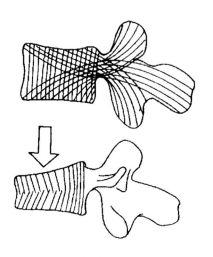

图2-6　椎体楔形压缩骨折

成。骶椎和尾椎在婴儿期由韧带和软骨相互连结，随着年龄发育成长，分别愈合成骶骨和尾骨。各椎骨由于功能相似，所以形态也类似，一个典型的椎骨均由前方的椎体和后方的椎弓构成。椎体主要由松质骨构成，表层的骨密质较薄。骨小梁按压力与张力方向排列。以椎体前面为基底，以椎体中心点为尖存在着骨小梁密度稀疏区，故垂直暴力下被挤压形成楔形压缩骨折（图2-6）。椎弓由一对椎弓根和椎板、横突、关节突及棘突构成。椎弓根前接椎体，后接椎板，是应力集中区，甚为坚固，椎弓根螺钉就是通过椎弓根向前拧入椎体的。椎弓根上下缘各有一切迹，称为椎骨上、下切迹，它们相邻组成椎间孔，椎间孔是脊神经、节段动脉、静脉出入椎管的通道。根据数据记载，椎弓根内面距脊髓的距离最短者仅2mm，椎弓根下切迹较上切迹深。故行椎弓根螺钉内固定术时进针方向可稍偏外而不偏内，可偏上而不偏下，以免损伤脊髓和神经根。

颈椎椎体最小，普通颈椎椎体较小，但椎孔较大，呈三角形，各横突上有横突孔，椎动脉、静脉及交感神经丛从横突孔中通过，有时双侧横突孔大小不一，是形成颈椎病（椎动脉型）的原因之一。横突有大量肌肉附着，也是劳损易发生的部位。其上下关节突的关节面近似水平位，故当颈椎受到斜行或水平方向暴力时易发生关节突关节脱位、交锁，但很少发生骨折。在第2～7颈椎椎体的侧方，椎体上面两侧部的骺环增高，形成钩突，与上位椎体下面两侧部的凹面构成关节，即钩椎关节（图2-7）。钩椎关节由后天负重及运动后发育而形成的，有防止椎体侧方移位、稳定颈椎的作用。钩突构成椎间孔的前内侧界，故其骨质增生时可压迫或刺激神经根或椎动脉，产生临床症状（图2-8）。颈椎椎体前方，其下缘低于颈椎间盘上

面，而下位颈椎椎体上缘也低于椎间盘的下面，行前路颈椎间盘切除术时易挖去过多的下位椎体的骨质而残留椎间盘的上部，故手术时应注意到此点。第1颈椎呈环状，其上面有椎动脉沟，有时椎动脉沟形成一骨管，内有椎动脉及枕下神经通过，该血管在此处受到卡压是引起颈性眩晕的原因之一。椎动脉后面与椎枕肌之间仅隔有寰枕后膜，故寰枕后路手术在显露后弓时应特别谨慎，并尽量在中线处操作，以免损伤椎动脉而引起大出血。第2颈椎有一向上的齿突，与寰椎前弓后面及寰椎横韧带构成寰齿关节（图2-9），此处损伤及炎症常由于位置隐蔽而被误诊或漏诊。齿突与枢椎体交界处是骨折的好发部位，对颈部损伤患者应特别注意。拍摄上位颈椎开口位以明确诊断，齿突骨折移位可能压迫脊髓而产生严重后果。

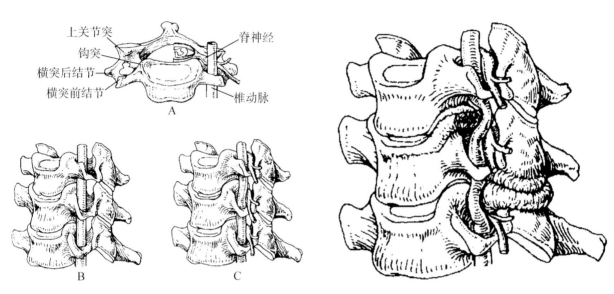

图 2-7　钩椎关节及其毗邻结构示意图　　　　图 2-8　钩椎关节增生压迫椎动脉、神经根示意图

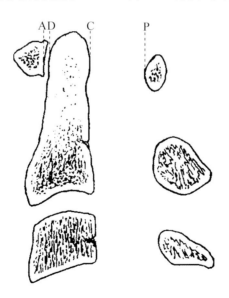

图 2-9　环齿关节示意图（侧面观）

A、D. 寰齿间隙；C. 齿突后缘；P. 寰椎后弓前壁

　　胸椎椎体自上而下逐渐增大。椎体两侧和横突末端的前面有半圆形或圆形的肋凹，分别与肋骨小头和肋结节的关节面相关节。故脊柱侧弯手术可在胸椎横突上放置横突钩。胸椎上、下关节突的关节面近

似冠状位，受暴力后易发生骨折而较少脱位（图2-10）。由于肋骨及胸部的固定作用，胸椎稳定性较强，只有强大的暴力才造成胸椎骨折脱位，但往往一旦出现合并胸、腹脏器的损伤及脊髓损伤，后果严重。胸椎棘突较长，呈垂直下行，似瓦片状重叠排列，故显露胸椎间隙时常需切除棘突的下半部分才行。第12胸椎位于胸、腰椎交界处，是力学的交界点，由于第12肋游离，与其他胸椎相比，第12胸椎是常见的骨折部位。

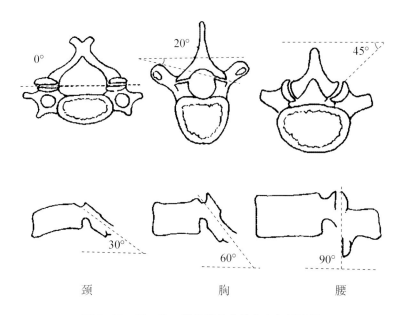

图 2-10 颈、胸、腰椎关节突关节方向示意图

　　腰椎椎体高大，上下面较平坦，前部高度自上而下逐渐增加，而后部高度自上而下逐渐减少，腰椎体横径大于矢状径并自上而下逐渐增大，这是由于负重由上至下增加的结果。第1腰椎椎体较小，是胸、腰椎交界处最易发生骨折的椎体。第5腰椎与骶骨相连结，是剪切应力集中的部位，腰椎滑脱常发生于此。第4腰椎体是腰椎不稳、退行性滑脱常见的部位。由于腰椎既需要稳定又要灵活运动，大量肌肉通过横突和棘突附着起稳定和运动的作用。故横突处是常见劳损的部位，腰部扭转暴力易引起横突骨折。第3腰椎横突最长，劳损的机会最多，临床常见第3腰椎横突综合征。第5腰椎横突形态多变，且不对称，也是产生腰腿痛的部位。腰椎板的高度小于椎体高度，腰椎椎板间隙较大，是腰穿常选用的部位。腰椎的关节突关节面呈矢状位，上关节突居外，而下关节突居内，不易发生单纯脱位，若脱位时往往合并一侧关节突骨折。腰椎椎板较厚，退变时更厚，是造成椎管狭窄的原因之一。

　　骶骨由5块骶椎愈合而成，前面有4对骶前孔，由骶神经前支出孔，后面4对骶后孔，有骶神经后支出孔。骶骨翼的上面有第5腰神经通过，骶骨两侧借耳状面与髂骨形成骶髂关节，上面接第5腰椎。此处也是骶骨钉进针的部位。骶骨前面平滑，与盆腔脏器相邻，后面粗糙，有大量的韧带及肌肉附着。骶骨由于位置深，周围有强大的韧带保护，故很少单独发生骨折，往往与其他损伤如骨盆骨折脱位合并发生。

　　尾骨由3～5个尾椎愈合而成，与骶骨形成骶尾关节，此处易受外伤，造成尾骨骨折或骶尾关节损伤，是尾骨痛的重要原因。

五、椎骨的连结

椎骨间的连结有三种形式，即第一种为韧带联合，如黄韧带、棘间韧带、横突间韧带、棘上韧带、项韧带、前纵韧带和后纵韧带等。第二种为关节，如寰枕关节、环齿关节，相邻各椎骨的上下关节突形成的关节突关节、骶髂关节等。第三种为椎间盘，它是介于不动关节与关节之间的过渡形式。

（一）椎间盘

位于相邻两个椎体之间，成年人有23个。其厚薄各部分不同，颈部和胸部的较薄，腰部的较厚。椎间盘的厚薄和大小可随年龄不同而有改变。椎间盘的总厚度约占脊柱全长的1/4～1/5。椎间盘由周围部的纤维环和其中心部的髓核组成。椎间盘起着弹性垫的作用，可缓冲外力对脊柱的震动，另外还可增加脊柱运动的幅度。成年人的椎间盘，血液供应缺乏，其纤维环和髓核可逐渐发生变性，并且易受结核菌侵犯而坏死。由于后纵韧带在腰部椎间盘附着处较薄弱，而且在此处髓核又居中央偏后位，所以髓核常向后外侧突出。颈椎间盘突出要比腰椎间盘突出少得多，这是由于颈椎间盘在解剖上的特点所决定的：颈椎间盘的髓核体积较小，且位于椎间盘的前部，椎间盘呈前高后低，髓核趋向停留于椎间盘前部。颈椎间盘的后部纤维环较厚且坚韧，整个纤维环被坚韧的后纵韧带所加强，使髓核不易穿破后方纤维环或后纵韧带突入椎管。钩椎关节及其关节囊加强了后外侧纤维环，限制了颈椎间盘从后侧方突出。颈椎间盘髓核组织只有通过后纵韧带向后方突出，形成中央型颈椎间盘突出。胸椎间盘由于胸椎的稳定性强，故罕见其椎间盘突出。

（二）前纵韧带

位于椎体前面，上方起于枕骨底部，向下止于第1、第2骶椎前面。前纵韧带与椎间盘和椎体的边缘处紧密相连，而与椎体的前面之间则连结疏松，此韧带防止脊柱过伸，维持椎体前方的稳定性，具有较高的张应力，脊柱骨折脱位时，此韧带也常常受损，这多见于过伸损伤。前纵韧带完整与否对于选择脊柱内固定术式有一定意义。当前纵韧带完整、后路撑开时，可借助完整的前纵韧带使骨折块复位。如前纵韧带断裂，行后路撑开可能导致脊椎连续性破坏而加重脊髓损伤，此时应选择后路加压，以获得脊柱的稳定性。

（三）后纵韧带

位于椎体后面，起于第1颈椎处向上移行于覆膜，向下沿各椎体后面至骶骨。后纵韧带在颈椎上胸椎及其椎间盘部较宽阔，在腰部较窄，尤其在腰椎椎体中部，几乎成为一细索，但在腰椎间盘附着处宽阔，与椎间盘纤维环紧密相连。后纵韧带可防止脊柱过屈，是脊柱稳定的重要结构。在颈部，后纵韧带可发生骨化，是引起脊髓型颈椎病的原因之一。在腰部椎间盘突出常位于后纵韧带下，也可以向下突破后纵韧带进入椎管，成为游离型椎间盘突出。

（四）黄韧带

位于相邻两椎骨的椎板之间，主要由弹力纤维组成。前屈时黄韧带紧张，变薄，产生较高的张应力，以防止过度屈曲。后伸时，黄韧带松弛，弹性回缩变厚。颈椎的黄韧带薄而宽，胸椎的黄韧带窄且稍厚。腰部最厚。有数据记载，自C_2、C_3至C_7、T_1，厚度由1.74mm增至2.6mm，长度自4.5mm至7.3mm。腰段黄韧带的厚度从上向下渐增大，自2.8mm至3.4mm，腰4、腰5黄韧带达3.6mm。腰椎的退行变，常伴有黄韧带肥厚，有数据记载可达30mm。肥厚的黄韧带向前突入椎管，压迫硬膜囊和神经根，可产生症状。症状在腰伸直时明显，前屈时减轻。

（五）棘上韧带

向上起于第7颈椎棘突并与项韧带移行，向下沿椎骨的棘突尖部止于骶中嵴。棘上韧带可限制脊柱过屈，脊柱后路手术，寻找棘上韧带并在其正中纵行切开向两侧剥离椎旁肌，既减少出血，又易闭合创口。棘上韧带损伤多见于上胸部，是引起胸背部疼痛的原因之一。

（六）椎骨与颅骨的连结

包括寰枕关节和寰枢关节。寰枕关节由枕骨髁与寰椎的上关节凹构成。关节囊松弛，其内侧薄弱，外侧部和后部较肥厚。在关节囊的周围尚有寰枕前膜、寰枕后膜及寰枕外侧韧带等结构。寰枕关节可沿冠状轴使头部做仰俯运动如点头，沿矢状轴做侧屈运动。颈部外伤，如寰枕关节受损时，则不能点头。寰枕后膜与寰枕后弓之间形成椎动脉沟，内有椎动脉及枕下神经通过，有时此处形成一骨管，卡压其下的椎动脉，是引起颈性眩晕的原因之一。颈枕后路融合内固定手术时，剥离寰椎后弓时应特别强调骨膜下剥离并保持在正中1.0～1.5cm的范围内，以免损伤椎动脉引起难以控制的大出血。寰枢关节由寰枢外侧关节和寰齿前、后关节组成。寰枢外侧关节由寰椎的下关节面和枢椎的上关节面组成。正常情况下，寰齿前关节间隙可在颈椎侧位片上显示，在成年人此间隙为1～2.0mm，儿童时期由于软骨厚，此间隙可至4.0～5.0mm，儿童上呼吸道感染时此关节发生继发性炎症，使关节间隙增宽，此时环齿关节间间隙可大于5.0mm（图2-9）。寰齿后关节由枢椎齿突后关节面与寰椎横韧带构成。寰椎横韧带连结寰椎左右侧块的内侧面，自此韧带的中部向上、下方各发出一条纵行纤维束，分别附着于枕骨大孔的前缘和枢椎体的后面，与寰椎横韧带合称十字韧带（图2-11）。若因外伤而寰椎横韧带断裂时，齿突可后移，或齿突骨折，此时，齿突可压迫脊髓而导致严重后果。

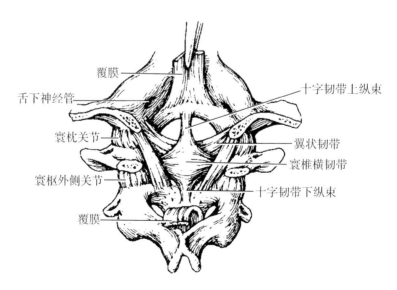

图 2-11　寰椎十字韧带和翼状韧带

正常情况下，寰椎矢状内径为25～35mm，齿状突前后径为10.4～12.7mm。此处的脊髓前后径约为10mm。可粗略估计寰椎矢状内径为3cm，齿突和脊髓各占1cm。另有1cm的缓冲空间，其中寰椎横韧带约为0.5cm，寰齿关节间隙约为0.3~0.5cm。寰齿间距超过此数值说明寰椎横韧带有断裂及齿突脱位（图2-9）。

（七）脊柱与肋骨的连结

肋椎关节包括肋小头椎体关节和肋横突关节。肋小头椎体关节由胸椎椎体侧方的肋凹与肋小头构成。肋横突关节由肋骨结节与横突肋凹组成。肋小头椎体关节和肋横突关节是联合关节，活动时共同沿肋小头至肋结节所连接的轴线做旋转运动，其表现为肋骨上举外旋，肋间隙增大，胸廓前后径增加，产生呼吸运动。强直性脊柱炎时，由于肋椎关节受累，肋骨活动幅度变小，胸廓活动受限，呼吸差变小，故测量呼吸差变化是诊断强直性脊柱炎的方法之一。脊柱侧弯时，凹侧肋椎关节由于肋骨的重叠使之活动幅度受限，而凸侧由于肋骨分离肋间隙变宽，也相对固定。肋椎关节活动范围变化，使脊柱侧弯患者胸廓活动功能受限而引起呼吸障碍。在正位X线片，可见以双侧肋骨排列不对称，凹侧重叠排列紧密，而凸侧排列呈放射状。脊柱后路CD及Harrington等内固定术，放置横突钩时，多需先找到肋横突关节并以此为标志来寻找横突，以放置上下钩。脊柱侧弯合并旋转时，凹侧肋椎关节向前移位而凸侧向后移位，故凹侧肋骨亦向前倾斜，而凸侧肋骨向后突，这在弯腰时更加明显，出现凸侧肋骨高度隆起，即所谓的剃刀背畸形。

（八）脊柱与骨盆的连结

包括髂腰韧带、腰骶韧带和骶髂关节（图2-12，图2-13）。髂腰韧带前束自第4、第5腰椎横突，向外侧止于髂骨翼后1/3；后束起于腰5横突后面，向后外侧止于髂后上棘内侧前面（图2-14~图2-17），髂腰韧带有稳定第5腰椎，防止腰骶滑脱的作用，髂腰韧带比横突间韧带要强大得多，故一般情况下退行性腰椎滑脱常发生于L_4~L_5而很少发生于L_5~S_1。髂腰韧带在劳损时或腰骶角过大时易发生损伤，是引起腰痛原因之一。在髂骨后部取骨时易损伤髂腰

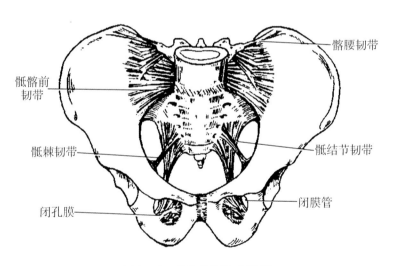

图2-12 骨盆的连结（前面）

韧带，这可能是造成腰椎不稳的原因之一，故有的作者提出如有可能应尽量在髂嵴前部分取骨。虽然有的生物力学试验证明，切断髂腰韧带并无明显影响，但多数学者认为髂腰韧带保持完整是很重要的。腰骶韧带起于腰5椎体前方及横突，向下止于髂骨翼，也有防止腰骶滑脱的作用，它是构成第5腰神经根通道的一部分（图2-18）。骶髂关节是骶骨两侧耳状面与骶骨耳状面间形成的滑膜关节，关节面自后外向前内倾斜，在儿童关节面平坦，成年人则凹凸不平，凹凸使关节面嵌合，对稳定有利。骶髂关节在骨盆正位片上只能大概观察，只有斜位片或结合CT才能对骶髂关节的病变做出细致的了解。骶髂关节有强大韧带加强，骶髂前韧带、骶髂后韧带、骨间韧带、后短韧带。另外还有骶棘韧带、骶结节韧带等，故此关节非常稳定。这与其传导向脊柱力或承重的功能相适应。骶髂关节是强直性脊柱炎的好发部位。早期即常常侵犯骶髂关节。

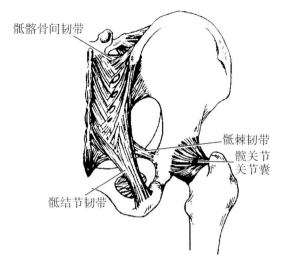

图2-13 骨盆的连结和髋关节（后面）

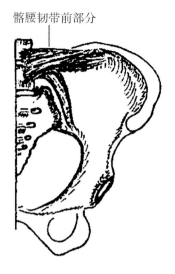

图2-14 髂腰韧带前部分示意图（前面观）

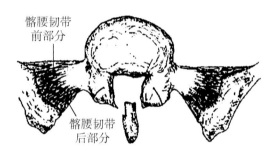

图2-15 髂腰韧带后部分示意图（水平面观）

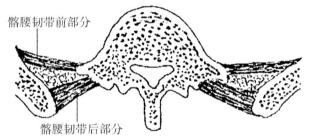

图2-16 髂腰韧带水平面观（L₅横突下缘水平）

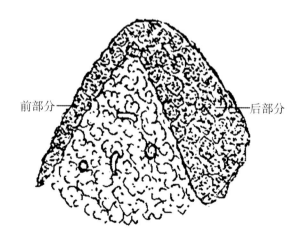

图2-17 髂腰韧带矢状面观（L₅横突末端外2mm处）

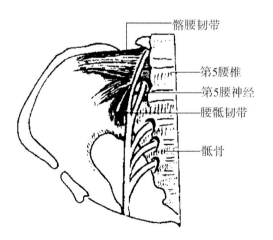

图2-18 腰骶韧带示意图

（杜心如）

14

第二节 脊柱的软组织

一、皮肤、浅筋膜、皮神经

项部皮肤和浅筋膜致密，向上与颅顶的皮下浅筋膜移行，并有纤维束与深筋膜相连，皮肤较厚韧，颈部皮神经主要由枕大神经和第3枕神经分布，并伴行皮下血管，在正中线无血管神经，故后正中切口，无血管神经损伤之虞，是理想的颈部后路途径。背部皮肤也较厚韧，在中线处皮肤浅筋膜与棘上韧带相连，两侧连结较疏松。背部的皮神经由胸神经后支分布。上为6～7对胸神经后支的内侧支，沿正中线两侧穿出斜方肌至皮下，其中第2胸神经后支的内侧支较大，约平肩胛冈穿出，分布于附近皮肤，下为6对胸神经的皮神经，来自其后支的外侧支，穿出深筋膜的部位离中线较远，分布至背部皮肤。故在胸背部皮肤的节段支配与相应的棘突数目相一致，且呈重叠支配。后正中线切口，多无神经损伤，而脊旁切口或斜切口，有切断皮神经可能。由于其重叠分布，切断1、2节段并无感觉障碍。

腰部的皮神经为第1～3腰神经后外侧支，自骶棘肌外缘穿出深筋膜，向下越过髂嵴至臀部皮下，这组皮神经为臀上皮神经。在腰背部的皮肤血管较少，动脉主要来自肋间动脉和腰动脉后支，与相应的皮神经伴行。腰部筋膜有丰富的蜂窝状脂肪组织，皮神经和血管走行其中（图2-19）。

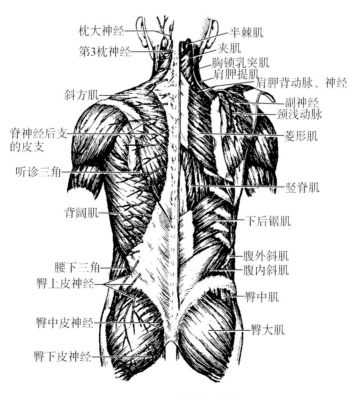

图2-19 背肌及皮神经

二、深筋膜

（一）椎前筋膜

在颈部，椎前筋膜是颈筋膜的一部分，在颈深肌和颈椎椎体的前面，此层筋膜向上附于颅底，向下续于胸内筋膜。椎前筋膜与颈椎骨膜之间的间隙即椎前间隙，此间隙向下通连后纵隔。颈椎结核并发的咽后壁脓肿即位于此间隙内。此间隙内有颈长肌、头长肌及其表面的交感神经干。椎前筋膜在正中与前纵韧带相愈合，颈椎前路手术需在中线切开此筋膜，向两侧连同颈长肌、头长肌一同剥离，才可显露颈椎椎体及椎间盘。颈椎椎间植骨术时，应缝合椎前筋膜，这样既可防止骨块脱出，也可防止血肿形成。在项部，项筋膜遮盖头夹肌、颈夹肌及头半棘肌表面，上方附于上项线，下方移行于胸腰筋膜，内侧附着于项韧带、第7颈椎和上位胸椎棘突。该层筋膜的深面伸出许多筋膜隔，构成各肌的纤维鞘。后正中切口不涉及项筋膜，只是从项韧带正中切开，故出血少，损伤小。

（二）胸腰筋膜

也称腰背筋膜。分三层，浅层最厚，位于背阔肌和下后锯肌的深侧，骶棘肌的表面（图2-20）。在腰背筋膜浅层与骶棘肌之间存在着间隙，称腰背筋膜下间隙，内有皮神经、脂肪及疏松结缔组织。正常情况，腰背筋膜浅层有限制骶棘肌，增强骶棘肌作用力的作用，而腰背筋膜下的疏松结缔组织有润滑，减少与骶棘肌摩擦的作用。此层筋膜也是取筋膜片的常用部位。腰背筋膜中层位于骶棘肌与腰方肌之间，向上起于第12肋，向下止于髂嵴，内侧附着于横突，在骶棘肌外侧缘与浅层相愈合，并成为腹肌的起始腱膜。腰背筋膜浅层，中层与腰椎的棘突及横突等结构组成了腰骶部骨筋膜室，其内容纳骶棘肌及横突棘肌群及腰神经后内、外侧支及营养血管（图2-21）。此骨筋膜室存在可能是引起腰痛的解剖学基础之一。腰背筋膜深层位于腰方肌前面，又称腰方肌筋膜，它与前方的腰大肌筋膜相续，也是腹内筋膜的一部分。腰大肌筋膜与髂肌筋膜组成髂腰筋膜，包被腰大肌和髂肌，向下续于股骨小转子处。故腰大肌脓肿可顺此筋膜向下至股骨内侧处。由于炎症刺激，此筋膜增厚，脓肿被限制在此间隙内，有时可达数千毫升。髂腰筋膜也是引起髂腰肌筋膜室综合征的重要解剖学基础，这在腰大肌急性损伤中起重要作用。

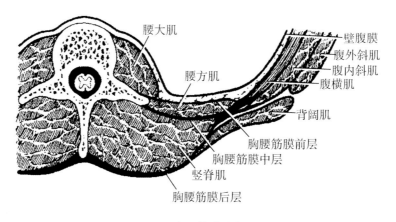

图2-20　胸腰筋膜（水平面）

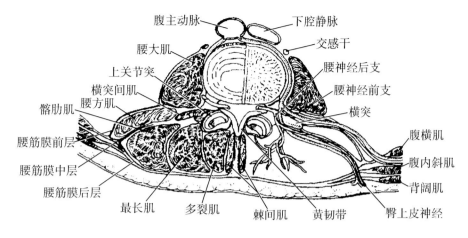

图2-21　腰骶部骨筋膜室示意图（横断面观）

三、肌层

脊柱的肌肉可分为四层：第一层为背阔肌和斜方肌；第二层为夹肌、肩胛提肌和菱形肌、上后锯肌、下后锯肌；第三层为骶棘肌和横突棘肌群；第四层为颈后部的椎枕肌和腰方肌、腰大肌。肩胛提肌和菱形肌是肩关节运动肌肉，也是连接肩胛骨与脊柱的肌肉，活动度大，易发生劳损，引起胸背部疼痛和颈肩痛。各肌的起止点是最易产生劳损的部位，也是压痛点的常见部位，故掌握其起止点的解剖部位有重要意义。

骶棘肌是一对强大的纵肌，位于脊柱棘突的两侧，下端起自骶骨背面、骶髂后部、髂结节等，下部胸椎和全部腰椎棘突及腰背筋膜等，分三组即内侧的棘肌、外侧的髂肋肌和中间的最长肌，分别抵止于肋骨、椎骨的横突、棘突及颞骨乳突（图2-22）。两侧骶棘肌收缩，使脊柱后伸，与维持人体直立姿势有重要关系，一侧肌收缩，可使脊柱侧屈。骶棘肌由脊神经后支支配，双侧骶棘肌收缩不平衡，是导致脊柱侧弯的原因之一。一侧骶棘肌挛缩，脊柱凸向对侧，而凸侧肌肉则被动牵张变长，这样就引起恶性循环。脊柱后路手术多需剥离并向两侧牵开骶棘肌，剥离节段越多，损伤越大，术后引起腰背肌衰弱的可能性也就越大。骶棘肌也是最易受损的肌肉，损伤后压迫刺激走行在其中的腰神经后支引起腰痛。

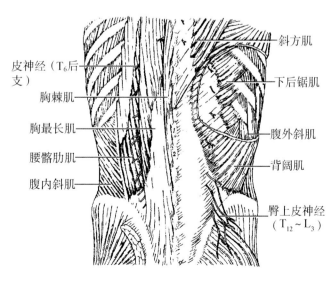

图2-22　骶棘肌示意图

横突棘肌群包括浅层的多裂肌、半棘肌及深层的回旋肌（图2-23），这些小肌肉在腰部和颈部存在。其作用可使脊柱侧屈并旋转，它们有各节段的腰神经后内侧支支配。如果将骶棘肌的作用比喻为脊柱运动的粗调节器的话，横突棘肌群则是其微调节器，二组肌肉的功能既有分工又有协作，使脊柱的活动既灵活又稳定。脊柱后正中入路剥离棘突及椎板时此肌群破坏最多，不可避免地引起损伤，也是产生腰背部肌衰弱的原因之一。

四、脊柱的神经血管

颈部脊神经根自颈椎间孔发出后立即分为前支和后支，前支在前后斜角肌起始之间向前，$C_1 \sim C_4$前支组成颈丛，其深支支配深部肌群，浅支分为枕小、枕大、颈横及锁骨上神经，支配颈部及肩部的皮肤。有时锁骨上神经向下可达胸骨柄及肩外侧皮肤，故颈椎损伤或颈椎病时，感觉平面往往在乳头水平以下，而罕见颈部感觉障碍。$C_5 \sim C_8$与T_1前支组成臂丛，走行在斜角肌间隙，经胸廓上口进入腋部（图2-24）。颈前路手术，要求操作应尽量在椎体中线，这样可避免上述神经损伤。颈神经后支分别组成枕下神经（C_1）与椎动脉交叉，支配椎枕肌群，C_2后支粗大，在半棘肌、头夹肌及棘肌内穿行，形成枕大神经，C_3神经组成枕下神经，以下各支的外侧支配颈部皮肤。颈椎后路切口一般不会损伤这些神经，但如果牵拉过久或力量过大，也会伤及这些神经。

在C_7或T_1椎体前侧方，椎前筋膜后方有交感神经的星状神经节，手术、麻醉或病变可损伤之，引起交感神经受损症状和体征。由于上眼睑的米勒（Müller）肌及眶腔内的米勒肌（均为平滑肌），瞳孔开大肌均由此神经节发支支配，其正常功能是使上睑上提，眼球外突和瞳孔开大。故该神经节受累时出现上睑下垂、眼球内陷、瞳孔缩小。面部汗腺也由此神经节发支支配，损伤时出现面部无汗。

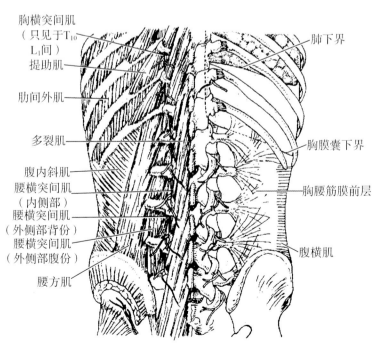

图2-23 横突棘肌群示意图

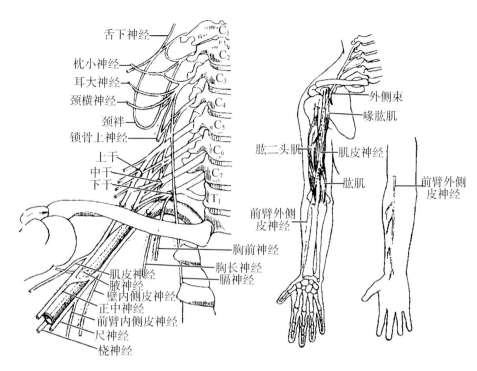

图2-24 颈丛、臂丛组成示意图

胸部脊神经除T_1前支组成臂丛外，其余各脊神经前支构成肋间神经。后支由横突间由前向后穿出支配骶棘肌，脊柱后路手术时只要不过多向外侧剥离，多不会损伤之。但牵拉时间长或力量过大，可损伤之。由于各处骶棘肌由上下共3对脊神经后支支配，故损伤后多不出现症状、体征。

腰神经前支（L_1~L_4）组成腰丛，发出股神经、股外侧皮神经、闭孔神经等。腰丛位于腰大肌肌质内，多位于椎体后侧方，横突的前方，这些神经支互相吻合分支（图2-25，图2-26）。在腰大肌表面有生殖股神经，外侧缘有股外侧皮神经，而股神经则偏后外下方，经腰大肌和髂肌间隙下降。故腰大肌损伤或腰部外伤时除患者出现屈髋畸形外，还可出现股外侧麻木，股前及腹股沟区的感觉异常及股神经受损的症状和体征，这也是腰大肌筋膜室综合征的解剖学基础。腰椎结核合并腰大肌脓肿时也可以累及股外侧皮神经而出现股外侧麻木。腰椎结核病灶清除时往往需切开腰大肌筋膜剥离该肌，此时应对腰大肌内的网络结构注意分离，而不可

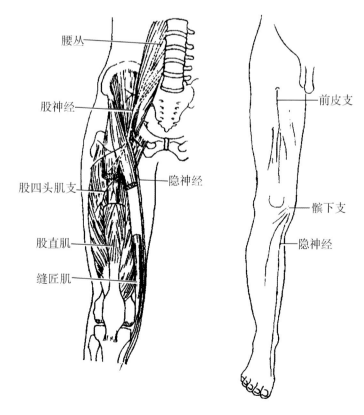

图2-25 腰丛及腰大肌关系示意图

19

贸然切断，对可见的神经支应注意保护，以免腰丛神经损伤。Zeilke手术需从腰大肌前内侧缘剥离腰大肌，显露椎体时应限制在椎体侧面前2/3，以免损伤其深面的腰丛。

腰神经后支分为后内侧支和后外侧支，后外侧支自横突间韧带由前向后穿出后，立即进入骶棘肌肌质内，在肌内各神经支大致平行向后外下走行，约在骶棘肌外缘穿出肌肉和腰背筋膜浅层，$L_1 \sim L_3$神经后外侧支形成臀上皮神经。腰肌损伤后可卡压这些神经支而引起或加重腰痛。腰神经后内侧支自分出后向后内侧走行，在乳突副突韧带下方向内进入横突棘肌群，支配该肌群，其感觉支向上下发出分支，支配上下共3个关节突关节。第5腰神经后内侧支走行在骶骨上关节突外侧沟内。关节突关节半脱位或损伤时易卡压此神经支，是引起腰痛的原因之一。有人认为所谓的"滑膜嵌顿"，实际上就是腰神经后内侧支卡压征。腰背部后路手术剥离横突棘肌群时如过于向外，则易损伤此神经支，椎弓根螺钉内固定术进钉点恰在乳突副突韧带处，故切断损伤此神

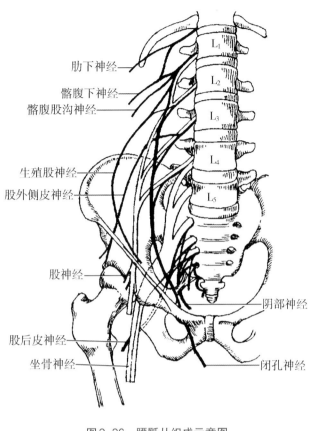

图2-26 腰骶丛组成示意图

经支的概率很大，腰背肌剥离术如范围太广，也易将神经切断，是引起腰背肌衰弱的原因之一（图2-27～图2-29）。

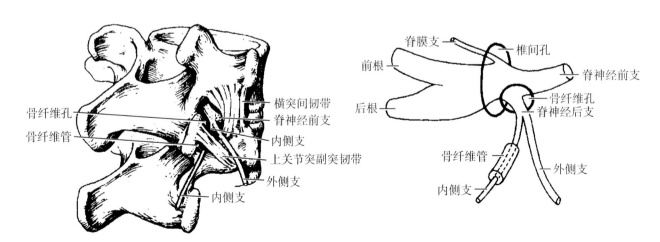

图2-27 骨纤维孔、管和脊神经后支

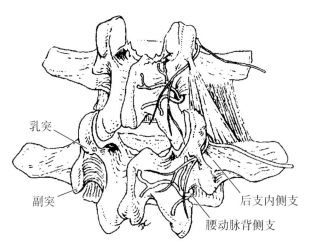

图2-28　腰神经后内侧支及腰动脉背侧支示意图

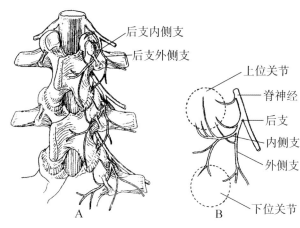

图2-29　椎间关节的神经支配
A. 腰神经后内侧支分支经过乳突支配关节的上下关节突；B. 示意图

五、脊柱的动脉

脊柱的动脉具有明显的节段性，由各肋间动脉、腰动脉等分支分配。各节段动脉与其相应的静脉伴行，一般多位于椎体侧方的中部，在椎间盘部位多无血管走行，故脊柱前路手术结扎节段血管时宜先在上下椎间盘处切开软组织，向椎体中部剥离，然后用血管钳钳夹、切断。节段动脉之间有丰富的吻合，这些吻合有重要的代偿作用，这是椎体手术出血多的原因之一。脊柱的节段动脉发出根动脉营养脊髓、神经根等重要结构（图2-30）。根动脉多在椎间孔部位发出，故结扎节段血管时越向远端越安全。如损伤根动脉，有可能造成脊髓的缺血，引起截瘫，文献记载，最易受损的是T_4和L_1两处，手术时应注意勿损伤。

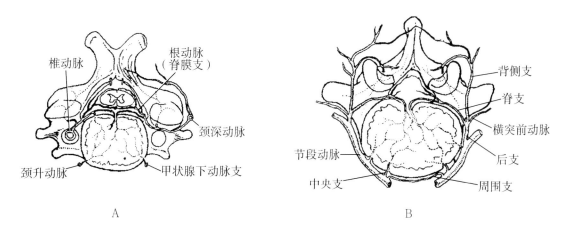

图2-30　脊柱动脉的配布
A. 颈段；B. 胸腰段

腰动脉共4对，在L_5处有髂腰动脉和骶正中动脉分支供应。腰动脉分为后内、外侧支，后内侧支向后紧贴在椎板外缘处穿经横突间韧带，分支供应骶棘肌及横突棘肌群。由于腰动脉是腹主动脉的分支，压力较高，故损伤后出血较多，甚至难以控制。手术时应注意识别此血管。在剥离肌肉至椎板外缘处时，常损伤腰动脉后内侧支，造成出血，先用尖镊夹住此血管，电凝之即可（图2-28）。后路手术时腰背肌剥

21

离向外侧超过椎板和关节突关节时往往撕裂该血管引起出血，有时由于其近端回缩而导致止血困难。腰动脉在横突前方也有粗大的分支并与上下同名血管吻合成网。故腰部手术不要扩大剥离到横突的前面，若损伤横突前的动脉将引起大出血或术后产生巨大的腹膜后血肿。

六、脊柱的静脉

脊柱静脉广泛吻合成丛，可分为椎管外静脉丛和椎管内静脉丛（图2-31）。其共同特点是无瓣膜，血液可以双向流动；管壁薄，同一段血管口径不一，呈局部膨大甚至串珠状，手术时易撕破而出血不易控制，不与动脉密切伴行。脊柱的静脉向上与颅内静脉窦相通，向下与骨盆内静脉、腹后壁的静脉相吻合，向上通过奇静脉、半奇静脉、副半奇静脉汇入上腔静脉，故脊柱的静脉丛是联系上腔静脉系、下腔静脉系的侧副通路，它可平衡压差，在静脉阻塞时可起代偿作用。当下腔静脉静脉压或腹内压增高时均可导致脊柱的静脉丛压力增高，使手术时出血量增加，故一些人喜用侧卧位或俯卧位手术是有一定道理的。脊柱手术行俯卧位时应避免腹部受压。北京协和医院设计的脊柱外科卧位器械中华Ⅱ

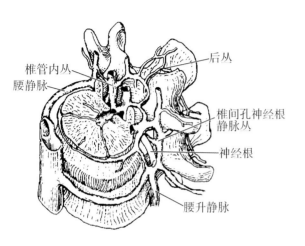

图2-31 椎管内-外静脉丛

号架就是基于此原理，它通过4个软垫将双肩前部及双侧髂嵴部垫起，使胸腹部悬空，同时将下肢放置在半屈髋屈膝位上，使腹腔内压不致升高从而避免椎管内静脉丛压力增高，这样就减少了手术时的出血量，且手术野清晰。

椎管内静脉丛主要有4条，两条纵行的静脉吻合丛分布在后纵韧带两侧（图2-32），椎管手术椎间盘切除术时易损伤之而出现大出血，由于静脉壁薄，故结扎、钳扎都可能导致更大的出血，局部压迫则是简单而有效的方法。另两条椎管内静脉丛位于黄韧带及椎板内面，较细小。椎管外静脉丛位于椎体前方、侧方及横突的前、后方，它们与脊神经根伴行的椎间孔静脉有丰富的吻合。这些静脉丛是脊柱损伤时出血的重要来源，故对于脊柱骨折早期平卧位要比俯卧位更好一些，因为这样可减少出血。

由盆腔的静脉丛与腰骶椎的静脉丛相吻合，故骨盆内的炎症可经静脉向上传播引起感染或骨髓炎。有附件炎或盆腔炎、慢性前列腺炎的患者其腰椎间盘手术感染或并发椎间盘炎的概率要比无盆腔炎的患者高出几倍。同样骨盆腔内的肿瘤或寄生虫，可不经体循环而直接经脊柱静脉丛侵入椎骨、颅内或其他脏器。

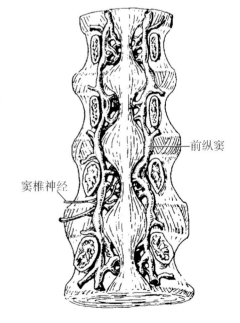

图2-32 椎管内静脉丛

（杜心如）

第三节　椎管及内容物

椎管由各椎骨的椎孔借连结结构组成，其前壁为椎体后面、椎间盘后面和覆盖二者后纵韧带，后壁为椎板及黄韧带，两侧壁为椎弓根内面和椎间孔。椎管内有脊髓、神经根及其附属结构。为了描述方便，分为以下三部分。

一、颈椎椎管

在 $C_2 \sim C_7$，颈椎椎管的平均面积224.5mm²，以 C_2 处最大（265.5mm²），C_7 最小（207.9mm²）。颈椎椎管最狭窄处以 C_7 处最多见，其次为 C_4、C_5、C_6。颈椎椎管在横断面上呈三角形，内矢状径约在15mm以上，临床上以矢状径小于13mm为相对狭窄，小于10mm为绝对狭窄。在颈椎椎管内后纵韧带将椎间盘与脊髓相隔离，颈椎椎管两侧和颈椎间孔相连，椎管正中为脊髓，两侧方走行为颈神经根及根血管。颈部椎间盘区正中突出或后纵韧带骨化往往压迫脊髓而引起脊髓型颈椎病，而后外侧突出则压迫相应节段的颈神经根而出现神经根受压的症状和体征，如多节段、多部位突出可产生混合型颈椎病。颈椎椎管与硬脊膜之间有少量疏松结缔组织和脂肪，由于其量少，故颈椎CT片有时难以区别椎间盘是否突出。在黄韧带和硬脊膜之间存在着纤维连结，有时此连结在中线处呈一纵行矢状纤维隔，此纤维连结在正常情况下起到悬吊、固定硬膜的作用，但在外伤时也限制了脊髓的活动，使之遭受损伤。颈椎椎管后开门术掀开骨板时，需切断此连结，并边掀起边切断此硬膜黄韧带连结结构。在颈部，硬膜和黄韧带之间的椎管内静脉丛有时很粗大，且吻合成网并与椎板内静脉相连，后开门时往往撕裂此静脉丛而导致大出血，这就是后开门时大出血的主要原因。从横断面观察，脊髓的外侧缘相当于椎板与关节突交界部，故后开门椎板开窗时一般对脊髓损伤不大。颈椎椎管在伸位时容积变小，脊髓前部紧张、后部松弛，此时黄韧带发生皱褶突向椎管，若已有椎管狭窄或骨刺较大，脊髓可受压迫，此时颈椎前路手术的危险性要比后路要大一些。对一些需前后路均应手术的病例，宜先做后路再做前路，这样较为安全。对于颈椎椎管狭窄症患者，全麻插管时应避免颈部过伸位。

颈椎间孔由上下关节突、椎弓根上切迹、椎弓根下切迹及椎体间连结组成，颈椎间孔为短的纤维管道，故称为颈椎间管。颈椎间管的前内侧壁的钩椎关节、椎间盘及椎体后面的下外侧部，后外侧壁为关节突关节的内侧部分。上下为椎弓根下、上切迹，管内有同序数神经根、窦椎神经和血管、淋巴管通过。在外出口处，有纵向穿行横突孔的椎动脉、椎静脉走行于神经根的前方。故钩椎关节和关节突关节增生可向外、向后压迫椎动脉或神经而导致神经根型、椎动脉型颈椎病。颈椎间管的四壁结构在颈椎45°斜位片上表现为明显，故对于颈椎病的患者，双斜位颈椎片是十分重要的检查。

二、胸椎椎管

胸椎管呈圆形，较长，其横断面平均174.3mm²，其中以 T_{12} 为最大（216.8mm²），T_3、T_4 处最小

（164.7mm^{2}和164.5mm^2），最狭窄处相当于T_4和T_{10}处。相对于颈、腰椎椎管，胸椎椎管容积小，缓冲余地小，而脊髓占据的空间相对要大，这在胸椎管狭窄时尤为明显，故胸椎管狭窄症的后路椎板减压手术脊髓损伤危险性较大。如果将关节突关节连同椎板及黄韧带自椎管侧方一同掀起，则损伤脊髓的可能性则大为减小，但此手术也需寻找和切断硬膜和黄韧带之间的连结，以免脊髓损伤。在胸段，纤维连结有时在中线行形成隔，这可能是硬膜外麻醉产生半侧麻醉的解剖学因素。在胸部椎间孔内有肋间神经及根血管，椎间孔的外口在上下横突根部前方，手术时可寻找一肋间神经，并以此为标志进入椎管，并防止椎管内结构的损伤。

三、腰椎椎管

（一）腰椎管

腰椎管呈三角形，横断面积最大，以L_5处最大（为271.5mm^2），第4腰椎处最小（为270.5mm^2），腰椎管狭窄症以L_4处最多。腰椎椎管可分为中央椎管、侧隐窝和椎间孔三部分。中央椎管指椎管中央部分，为硬膜囊存在的部位，其前方为椎体、椎间盘和后纵韧带，后方为椎板及黄韧带，两侧为侧隐窝的内侧面，此界限是人为划分的（图2-33）。中央椎管内有硬膜囊及其内的马尾神经走行，由于脊髓末端一般情况位于第1腰椎下缘或第2腰椎上缘，故在L_3水平以下，硬膜囊内只有马尾神经，所以腰部中央椎间盘突出只是压迫硬膜囊和马尾神经，而不累及脊髓，腰椎穿刺也常选用此部位。在腰椎管后部硬膜和黄韧带之间也存在着硬膜黄韧带连结结构，以L_5、S_1节段恒定存在。L_4、L_5常见，L_3、L_4少见。张一模等认为此结构正常生理作用是悬吊硬膜，使之紧贴椎管后壁。由于此结构的存在，使腰椎活动时硬膜囊更加适应体位的变化。但手术时未注意此结构的存在，是造成椎管手术硬膜撕裂或形成假性脊膜囊肿的原因之一。故手术中切断此连结结构是防止硬膜撕裂的措施之一（图2-34～图2-37）。中央椎管后壁为椎板及黄韧带，在退变时椎板或黄韧带肥厚，可突入椎管而压迫硬膜囊，这在伸位时更加明显，多节段的黄韧带肥厚是造成腰椎管狭窄的因素之一，这种卡压可导致马尾神经缺血性变性。

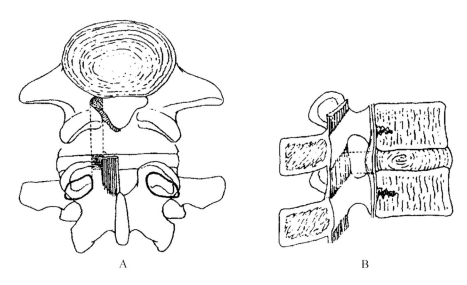

A   B

图2-33　盘黄间隙

黑点区为盘黄间隙，粗黑线为椎弓根冠切面；虚线为盘黄间隙上、下界限

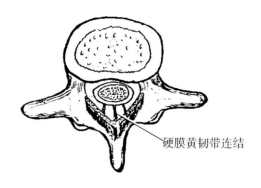

图2-34　硬膜黄韧带连结结构示意图（横断面观）

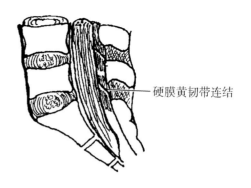

图2-35　硬膜黄韧带连结结构示意图（侧面观）

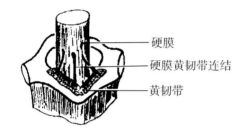

图2-36　硬膜黄韧带连结结构（后面观可见多束）

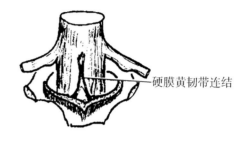

图2-37　硬膜黄韧带连结结构（后面观可见一束）

（二）侧隐窝

侧隐窝的上部分为平对椎间盘的腰椎管两侧的部分，有的称之为盘黄间隙，其前壁为椎间盘的侧部，后壁为上关节突、关节突关节的关节囊及其前面的黄韧带，向外连通椎间孔向下续于侧隐窝下部分。侧隐窝下部分是指平对椎弓根内面的腰椎管的侧分，其前壁的椎体后缘，后壁是上关节突及椎板上部分，外侧壁为椎弓根内壁，内侧与中央椎管相通。侧隐窝内走行着相同序数的神经根，如 L_4 的侧隐窝内走行 L_4 神经根，向下穿出 L_4、L_5 椎间孔，L_5 侧隐窝内走行 L_5 神经根，向下穿出 L_5、S_1 椎间孔。

腰椎有无侧隐窝及侧隐窝的深浅，与椎管的解剖学形态有关。L_1 椎孔以椭圆形为主，基本上无侧隐窝。L_2、L_3 椎孔以三角形为主，侧隐窝也不明显。L_4、L_5 椎孔以三叶草形为主，故侧隐窝较明显（图2-38，图2-39）。上关节突增生、椎间盘突出和膨隆是造成侧隐窝狭窄的主要原因。在腰椎，上关节突由于腰椎前屈而向头侧倾斜，上关节突增生卡压其内的神经根。一般情况下，L_4、L_5 椎间盘正对 L_5 神经根，而 L_5 上关节突正对 L_5 神经根，故在两种病变同时存在时可造成神经根的双卡压。受卡压的神经根症状、体征较重。手术如单纯做椎间盘切除或侧隐窝扩大，症状有可能复发，只有受卡压的数处均减压，才能彻底松解神经根。

临床上主要以测量侧隐窝的矢状径做参考指标。一般测量椎弓根上缘水平处上关节突前缘与椎体后缘之间的距离，一般5mm以上为正常，4mm为临界状态，3mm以下为狭窄。但不能根据这些资料就诊断为侧隐窝狭窄症，因为有时侧隐窝虽狭窄，但神经根却不在侧隐窝内或逃离了侧隐窝，并没有造成卡压，故不产生症状，所以以侧隐窝狭窄症不同于侧隐窝狭窄。

（三）椎间孔

相邻两椎弓根之间形成椎间孔，其前壁为上位椎体的下后部，椎间盘侧后部。后壁为上下关节突形成的关节突关节及黄韧带。上下壁为椎弓根切迹，椎间孔内有上位序数的神经根及伴行根动静脉穿出，如 L_4、L_5 椎间孔穿出的是 L_4 神经根，L_5、S_1 椎间孔是 L_5 神经根，椎间孔内有横行的椎间孔韧带将椎间孔分为上下两部分或三部分，神经、血管各自走行在一部分中（图2-40）。一般状态下，神经根走在上部分，血管及脂肪走行在下份，有时椎间孔韧带与椎间孔围成的部分太小，可造成神经的卡压，故椎间孔韧带也是造成神经根卡压的因素之一。在腰椎自L$_1$～L$_5$椎间孔由大变小，而在其中走行的神经根自L$_1$～L$_5$却由小变大，故下位腰椎椎间孔处造成神经根卡压的可能性较大，当腰椎间盘超外侧突出（侧后部）或腰椎滑脱（图2-41），可压迫神经根，引起症状和体征。由于L$_4$、L$_5$椎间孔走行为L$_4$神经根，故引起L$_4$神经根受损症状和体征，这和L$_4$、L$_5$后外侧椎间盘突出压迫L$_5$神经根出现的症状、体征有所不同，应注意鉴别。

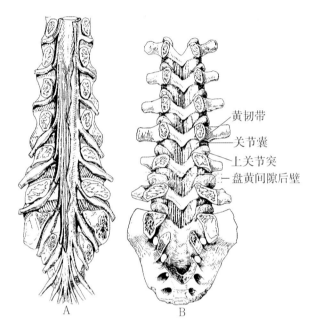

图2-38　各侧隐窝及其内走行神经根示意图
A. 前壁；B. 后壁

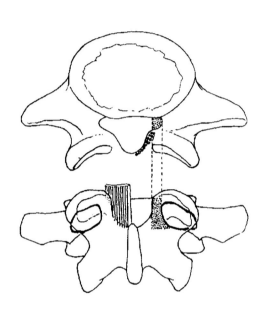

图2-39　侧隐窝示意图（横断面观）

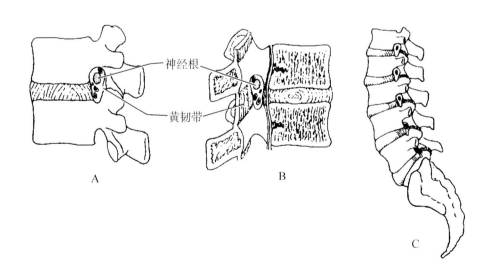

图2-40　腰椎间孔示意图

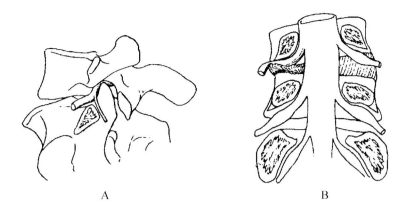

图2-41 脊神经在椎间管处被卡压

A. 腰椎滑脱压迫神经根；B. 超外侧腰椎间盘突出压迫神经根

（杜心如）

第四节 脊髓与马尾神经的应用解剖

一、脊髓

脊髓位于椎管中央部，前后略扁，左右较宽，全脊髓有两处膨大：颈膨大，自 C_5 ~ T_1，是支配上肢的脊髓节段；腰膨大，自 L_2 ~ S_2，是支配下肢的脊髓节段。在胚胎发育初期，脊柱与脊髓等长，以后脊柱发育快于脊髓，故脊髓节段与脊柱节段不相对应。一般情况下，在颈部，颈髓节段与颈椎节段相对应，如 C_4 脊髓节段相对应于 C_4 颈椎体，C_6 脊髓相对应于 C_6 椎体，故 C_4 以上椎体损伤，累及 C_4 以上脊髓平面，使维持呼吸的膈肌（C_2 ~ C_4 水平）及肋间肌全部麻痹，极易死亡，而 C_5 以下颈椎体损伤则由于 C_1 ~ C_4 颈髓未受损伤而保留了膈肌的功能而可存活。上胸段，胸髓要高出相应椎体 2 ~ 3 个节段，如 T_6 胸髓相当于 T_4 的椎体高度。下段胸髓高出相应椎体 3 个节段。而腰髓则与 T_{11} ~ T_{12} 胸椎体相对应，骶尾髓相当于脊髓圆锥处与 L_1 椎体相对应。脊髓末端相当于 L_1 椎体下缘或 L_2 椎体上缘处。了解和掌握这种对应关系对于判定脊柱骨折脱位时脊髓损伤的平面有重要意义。

脊髓末端所在的位置可有很大差异。有数据记载，脊髓圆锥下极位于第1腰椎下缘者仅14%，位于第2腰椎中1/3及上1/3者占41%。在 T_{12} ~ L_1 间占13%，在 L_1 ~ L_2 间占8%，约60%在 L_1 中1/3以上，也有脊髓过短位于 T_{12} 上1/3及脊髓过长下端达 L_3 椎体的报道。这就是同样是 L_1 或 T_{12} 骨折脱位，而不同患者其脊髓损伤平面

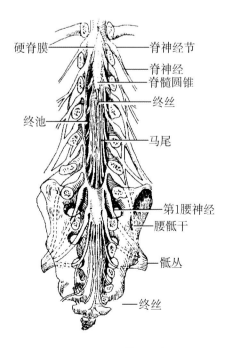

图2-42 马尾神经示意图

27

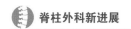

有所不同的原因之一。脊髓过短可使此部（T$_{12}$~L$_1$）骨折患者幸免于截瘫，而脊髓过长的患者纵然是L$_2$、L$_3$椎体骨折脱位，也有可能造成脊髓损伤。

由于脊髓圆锥多终止于L$_1$椎体的中上部，故在T$_{11}$~L$_1$椎体上缘处就集中了腰骶髓及其相应的神经根，也就是说，胸腰段椎体相对应着脊髓和神经根混合部位，此处骨折脱位，既可能损伤脊髓，又损伤神经根，脊髓损伤未恢复者，其神经根损伤多可恢复，所以胸腰段骨折脱位合并截瘫者，其神经根损伤常有一定恢复，其功能可得到部分恢复。

二、马尾神经

马尾神经是L$_2$水平以下蛛网膜下腔内神经根纤维束的总称，由于其整体形似马尾，故得名（图2-42）。了解马尾神经的排列对马尾神经损伤及修复有重要意义。

（一）马尾神经的条数

在硬膜囊中，每一神经根由1条前根纤维和3条后根纤维组成，从圆锥以下有9对神经根（L$_2$~S$_5$），故有36条马尾神经，两侧共72条，另外还有一条终丝，各纤维顺行向下，每发出一对神经根，就减去8条马尾神经，至L$_5$、S$_1$椎间盘水平，只剩下5对骶神经根和一条终丝。所以越向下，硬膜囊内的神经纤维越少。

（二）马尾神经的排列

在硬膜囊内马尾神经的排列有一定规律，但并非均匀排列在硬膜囊内而是两侧的马尾神经各自排列在相同的一侧。由近至远，每至一定部位，就发出一条神经根，其中有4条马尾神经，两侧对称，这4条马尾神经位于前内侧1束的是运动根，位于后外侧的3束是感觉根，这些神经纤维在穿出硬膜之前4~5cm，就被蛛网膜包被在一起并附着于硬膜侧缘的内侧面。一般情况下它们共同穿出硬膜囊，穿出处形成孔，故有时L$_4$、L$_5$侧后方突出即可压迫L$_5$神经根，压迫硬膜囊内的S$_1$神经根，压迫S$_2$马尾神经，引起双神经根卡压的症状和体征。由于腰椎前凸，故从后面观，马尾神经整体分布在硬膜囊内的后外侧部分，而其有正中部则充满脑脊液，故中央型椎间盘突出一般情况并不造成马尾神经卡压。只有多平面巨大的中央型椎间盘突出才可引起马尾神经受压的症状和体征。在横断面观，后正中线排列的是S$_4$~S$_5$的马尾神经，外侧排列依次为S$_3$、S$_2$和S$_1$，越向上，越靠外侧排列，故椎间盘手术或椎管其他手术的硬膜损伤，尤其是硬膜正中部位损伤极易合并S$_3$~S$_5$神经根损伤，而引起尿便失禁、马尾神经功能受损的症状和体征。马尾神经的这种排列特点，对于脊柱外科手术，脊神经后根切断术等有一定的参考意义。

（杜心如）

第五节　脊柱的发育与畸形

一、脊柱的发育

（一）胚胎期

自受精后第2周开始进入胚胎期，首先形成外、内胚层，即外层的滋养层和内层的成胚胎细胞群，成胚胎细胞群又分化为上、下胚层组成的双层胚盘。第3周开始，内胚层的上胚层形成一条长的增厚带，称为原条，出现于胚盘背侧中央并逐渐向头端伸长，其头端增厚形成原结。原条中央凹陷形成原沟，原结细胞向头端移动，在正中线形成一条索，称脊索突，以后发育成脊索，它是胚胎的原始体轴。与此同时，许多上胚层细胞从中间的原条脱离向内迁移形成一层疏松的网状组织，形成中胚层，进而形成三胚层胚胎。

脊索发生时，位于它背侧的胚胎外胚层增厚形成神经板。神经板沿中轴凹陷形成一条神经沟，两侧有神经褶。第3周时，两侧的神经褶开始向中央靠近，形成原始的神经管，神经管以形成脑和脊髓。于神经管的上方形成神经嵴（将来形成周围神经）。脊索将来形成髓核组织。

（二）体节的出现

由胚内中胚层细胞迁移形成的间充质细胞具有向不同方向分化的能力，可形成成纤维细胞、骨细胞和软骨细胞等。中轴骨骼系统即来自中胚层。第3周末，位于神经管两侧的轴旁中胚层断裂成成对的上皮细胞块，即体节。体节进一步分化形成中轴骨及附着于中轴骨的肌肉等。第一对体节约在20天时出现于胚胎头端，由此开始，新的体节依次从头端向尾端发生。至第6周时，体节已在腰骶部出现，最终可形成40~44对体节。

（三）中轴骨的发生

每个体节都分为腹内侧的生骨节（巩节）和背外侧的皮肌节。每个生骨节都由位于头侧的疏松细胞群和位于尾侧的致密细胞群构成。第4周时体节的生骨节向三个方向迁移。①向腹内侧迁移，包绕脊索。生骨节的间充质细胞沿脊索和神经管周围密集分布，形成间充质椎管。其中每个骨节的一部分致密细胞向头侧移动形成椎间盘；另一部分致密细胞与相邻生骨节疏松细胞群合并形成间充质性椎体。故而每个椎体均由相邻的生骨节头侧半和尾侧半共同形成。被椎体包绕的脊索将退化消失，也可不退化而长期残留于椎体或软骨板中形成Schmorl结节。位于椎体之间的那部分脊索膨大，形成椎间盘的胶冻状核心，即髓核。②向背侧迁移，包绕神经管形成椎弓。③向腹外侧迁移，进入体壁，形成肋突，在胸区肋突发育成肋骨，在腰椎肋突不发育，而形成横突。

（四）软骨化中心形成

从第5周开始，间充质细胞开始密集、增殖、变圆，进而胶原纤维和弹性纤维出现于间充质细胞基质中，形成软骨组织。到第6周，每个间充质椎骨中可出现几个软骨成骨中心，其中包括椎体两个和椎弓两个。在胚胎第8周时，每一个椎体的左右两个软骨化中心也相互结合，形成软骨性椎心。椎弓的两个软骨化中心也相互结合并与椎心的软骨中心相合并。椎弓的软骨形成中心还可以向背侧和外侧延伸形成软骨性棘突和横突。而两侧的椎弓在棘突部相连要到第4个月发生，进而形成棘突。位于软骨化中心周围的细胞将发育成各种韧带。

二、胎儿期

初级骨化中心的出现：腰椎的发育成熟，从胚胎阶段的间充质椎骨到软骨性椎骨，进而骨化形成骨性椎骨，是一个缓慢的连续过程。椎骨的骨化都是靠软骨内成骨来完成的。第8周末在软骨化椎骨中出现了三个初级骨化中心。一个在椎心，另两个在左右椎弓。开始时初级骨化中心内的软骨细胞增大，基质钙化，细胞凋亡，进而大量间充质细胞侵入，分化成造血细胞和成骨细胞。成骨细胞附着于钙化的软骨小梁中，与破骨细胞相互协调不断进行成骨与重建。至出生时每个椎骨都由三个骨性部分构成，三者之间靠软骨相连。

三、儿童期

儿童期通常指出生后1～12岁这一时期。这也是人体生理结构生长发育最快的时期。出生前已形成的腰骶结构将进一步骨化成熟，同时这一时期脊柱发育的可塑性大，从爬行到行走，从卧位、坐位到直立位，随着应力负荷的增加，脊柱各部发育发生各自变化。特发性脊柱侧弯也多在这一时期开始并发展加重。

（一）椎弓和椎体的发育

出生时，每节椎骨都包括一个椎体和左右两半椎弓，三者之间靠软骨相连，出生后靠软骨内成骨，椎体与椎弓的初级骨化中心各自继续进行骨化。椎弓的一些突起逐渐形成横突、棘突和关节突等。椎弓的骨化从中心开始向后向外侧延伸，1～2岁时，两侧椎弓愈合，两侧椎弓相连最早开始于上腰椎，但上颈椎和L₅愈合稍迟。骶椎两侧椎弓相连可迟至7～10岁。3～8岁时，首先从胸椎开始两侧椎弓和椎体愈合。至此，椎体与椎弓共同形成一个完整的骨性椎管。尾椎中只有椎体发育，椎弓退化不发育。

椎弓的形成在形态大小上差异很大，腰椎的椎管开始均为三角形，以后随站立行走的姿势变化，上腰椎椎管逐渐接近圆形，而下腰椎椎管则接近三叶草状。在此期间，可因各种因素的影响，引起两侧椎弓骨化异常，导致椎板增厚，椎弓根变短，或两侧椎弓骨性连接过早，椎管矢状径减少，形成先天性椎管狭窄。也有人认为先天性椎管狭窄是由于胚胎期两侧椎弓的软骨中心发育异常或软骨发育不全导致两侧椎弓及椎弓及椎心之间早闭所引起。

（二）二次骨化中心的出现和愈合

8～13岁时，椎体的上下面的圆形骺板——体骺首先开始出现次级骨化中心，这就加强了椎体的发育，进而每节椎骨的左右横突及腰椎的两侧乳突，又分别出现了次级骨化中心，并逐渐骨化，向最后方向塑形。一般到18～25岁，每节椎骨完成了所有次级骨化中心的骨化，并与椎体相连，而获得最后形态，这标志着骨性椎体结构的发育成熟。

12岁开始，每节骶椎椎体上下面的骺板，外侧部耳状面和外侧缘的骺板，均相继出现次级骨化中心。到17～20岁，各骨化中心彼此融合，5个骶椎形成一块骶骨。尾椎也形成尾骨。

四、椎体畸形

（一）移行椎

脊柱各段在其交界处，脊椎骨可以部分或全部具有其邻近椎骨的解剖形态，称这类脊椎为移行椎或过渡脊椎。尽管椎骨总数有所不变，但各段脊椎骨的数目可互有增减。且往往朝一方向发展，如有腰椎骶化，也可能出现胸椎腰化。移行椎多发生于腰骶部。腰骶移行椎的类型有两种：

1. 腰椎骶化　指第5腰椎在发育过程中完全或部分类似第1骶椎，两个脊椎骨异常融合所致。这种融合可同时在横突和椎体上发生，也可仅在横突，可为一侧或两侧。横突增大呈翼状，有时单独融合，有时同时与骶骨形成一个完全或不完全的假关节。或与之完全融合。

2. 骶椎腰化　第1骶椎其一侧或两侧与第2骶椎游离，形成腰椎。游离程度也有较大变化。

（二）半椎体

在胚胎时期，椎体发育不全或软骨中心发育不对称，未愈合而产生半椎体。半椎体在椎体畸形中是较常见的。在先天性脊柱侧弯中，大部分是由半椎体引起的。半椎体可分为以下几个类型：

1. 单纯多余半椎体　在相邻两椎体间有圆形、卵圆形骨块，发育完成时，与相邻一个或两个椎体相融合。在胸椎常同时有椎弓根及多余肋骨。

2. 单纯楔形半椎体　大致呈三角形骨块，在胸椎不伴有多余肋骨，可视为完全脊柱的组成部分。

3. 多发性半椎体合并一侧融合　融合可发生在椎体或附件，伴有肋骨闭合或其他畸形。

4. 多发性半椎体　可集中在一个节段，也可以相隔正常椎体，常引起严重的脊柱侧弯或后凸畸形。

5. 补偿性半椎体　畸形互相抵消，两个或多个互为相反侧半椎体，不产生明显脊柱侧弯，或脊柱侧弯可以代偿。

6. 后侧半椎体　仅椎体后侧成骨中心发育而中心的成骨中心不发育，即可引起后半椎体，侧面观呈楔形，常引起脊柱后凸畸形。

（三）蝶形椎

俗称蝴蝶椎。椎体两侧宽，中间窄，多由残存椎体纵裂引起。或偶尔同时伴有残存椎体冠状裂。尽管这种患者有明显椎体畸形或楔形椎，但角形后凸不明显。这可能由于邻近椎体前缘代偿延长所致。

（四）水平骶椎

在正常情况下，S_1上缘平面和水平线所形成的角度，不应超过40°～50°，而达到60°～70°者称为水平骶椎。有水平骶椎者，腰椎生理前凸增加，腰椎负重线后移，使椎间盘、周围韧带、关节突关节发生劳损，引起腰腿痛。

五、脊柱畸形

（一）脊柱裂

脊柱裂是棘突及椎板的先天性缺损，这指一个或数个椎弓未融合，多见于第5腰椎、第1骶椎和寰椎。绝大多数患者无症状，也无神经异常，往往在摄X线片时偶尔发现，局部皮肤可以正常。如脊柱裂只是累及骨骼，称为隐性脊柱裂，若同时伴有脊膜或脊髓膨出，则称为显性脊柱裂，以前者多见。畸形可局限于一处，也可同时累及几个椎体。严重者腰椎椎板都裂开。隐性脊柱裂并不是产生腰痛的原因。腰椎手术剥离骶棘肌时应注意勿将骨膜剥离器经隐性脊柱裂处插入椎管，引起椎管内结构的损伤，所以术前拍腰椎前后位片，确定有无隐性脊柱裂很重要。

（二）先天性颈椎融合

一般临床有三种类型：Ⅰ型，颈椎与上胸椎融合；Ⅱ型，颈椎有局限性融合；Ⅲ型，颈椎和胸椎融合，同时腰椎也有融合。

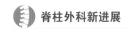

（三）先天性肋骨畸形

常见是第7颈椎上出现一侧或两侧颈肋，腰椎出现腰肋。另外还有分叉肋骨和并肋，这种肋骨是肋突分节不良或肋突退化不全所造成。分叉肋和并肋有时造成胸廓畸形，也是引起脊柱侧弯的原因之一。

六、脊髓畸形

脊髓纵裂是一种较少见的脊柱脊髓畸形，这种畸形与先天性脊柱侧弯并存。有数据记载，脊髓纵裂占脊柱侧弯畸形的5%~8%。所以对于先天性脊柱侧弯患者，往往需要做CT、CTM、MRI、脊髓造影等特殊检查，以确定是否存在脊髓纵裂，为脊柱矫形提供数据。

有关脊髓纵裂，通常认为脊髓在胚胎发生和发育过程中脊柱任何部位神经管没有发育成熟使之未能完全闭合导致的脊髓畸形。脊髓裂是由于相邻部位椎管残余椎弓根相互融合形成中央骨棘，骨棘向后生长穿过脊髓与椎板融合，此种畸形常在椎管梭形膨大部中央椎弓最宽距离的椎节，所以临床上对先天性脊柱侧弯患者常需测量比较各节段椎弓根距离的大小，以估测有无脊髓纵裂畸形，并进一步做特殊检查确诊。在有纵裂的节段，相应表皮有异常，丛生毛发，皮下脂肪瘤，血管瘤等，这也是参考依据。脊髓纵裂常合并脊柱畸形，如脊柱侧弯、脊柱裂、脊膜膨出、半椎体、蝴蝶椎、分节不全等，这些对考虑有无脊髓纵裂有临床意义。

七、腰骶神经变异的临床解剖学

（一）腰骶神经根的形态变异

1. 腰骶神经根形态变异发生率及类型 Zagnoni首次报道了腰骶神经根畸形。1952年Ethelberg在1162例椎间盘脱出症手术中发现4例变异，占0.34%。Bernini等应用甲泛葡胺行脊髓造影共100例，其中2例诊断为腰骶神经根畸形，占2.0%。Epstein在707例腰椎手术中发现8例，占1.5%。White在腰椎间盘手术中发现腰骶神经根变异的发生率为1.3%。Postachini对使用水溶性造影剂的2123例脊髓造影进行了回顾性研究，共发现46例腰骶神经根畸形，占2.1%。Kadish对100具尸体的腰骶神经根进行观测，其中14具共23处有变异存在，发生率14%，而他本人所做脊髓造影的发现率仅4%。Chotigavanich和Sawang-natra在对60具尸体解剖中发现18具存在腰骶神经根畸形，发生率为30%。我国吴汝舟曾报道9例。王树茂等在68例腰椎间盘手术中发现4例，发生率为6%。此后也有零星报道。由于这些资料多依据手术所见或脊髓造影，也有些是解剖学观测结果，故发生率差异较大。其原因可能为以下几点：①由于手术的局限性不能广泛探查观测。②脊髓造影可能存在假阴性结果。③神经根变异通常情况下并不产生临床症状。

腰骶神经根变异发生于L_5、S_1神经根的报道较多。Kadish报道L_5、S_1神经根占52.2%，S_1、S_2占30.4%，其中左侧发生率占69.6%。其次为L_3、L_4及S_2、S_3等神经根。这也可能是由于探查L_5、S_1神经根机会较多的缘故。腰骶神经根变异多为单发，但也有多发、双侧对称性发生的报道。

根据腰骶神经根变异的形态特点，许多作者提出了不同的分类方法。Canon将之分为3型：即联合型、横根型和交通支型。Kadish分为4型：①不同水平神经根之间的硬膜内交通支。②神经根起源异常

（包括颅侧起源、尾侧起源、颅尾侧起源、联合根）。③神经根硬膜外交通支。④神经根硬膜外分支。Chotigavanich将神经根畸形分为6型：①神经根间硬膜内交通支。②神经根间硬膜外交通支。③神经根硬膜外分支。④硬膜内交通支合并神经根硬膜外分支。⑤神经根硬膜内、外交通支。⑥神经根紧贴。还有资料分为5型：①不同水平神经根硬膜内交通支。②神经根起源异常，包括颅侧起源、尾侧起源、神经根紧密相邻、神经根联合。③神经根硬膜外交通支。④神经根硬膜外分支。⑤神经根直径异常。吴汝舟建议分为7型：①共根型，二支神经根在同一根袖内，高位或低位发自硬膜穿出一段距离后再分二支从各自椎间孔穿出。②同孔型，二支神经根从上位或下位的同一椎间孔穿出。③相邻两神经根在硬膜外或内有纵向交通支相连。④近根型，神经根从硬膜穿出的起点变异，即相邻两神经根穿出硬膜的位置靠近，但根袖分开，可分为3个亚型：上一神经根低位发生；下位神经根高位发生；神经根袖与硬膜融合一段距离后再横位走行。⑤双根型，一支神经根分为各有独立根袖的两条神经根穿出椎间孔。⑥分支型，神经根穿出硬膜后又分出一支从邻位椎间孔穿出。⑦混合型，两种以上的神经根畸形联合存在。以上分型均有不同程度的局限性，目前尚不统一。其中联合根及神经根紧贴型占多数。硬膜内交通支型只有在尸体解剖中才能发现。

有关变异腰骶神经根的组织学数据尚少。Kadish对8例联合神经根进行解剖，结果除1例外，其余均为脊蛛网膜鞘，出硬膜后分开进入各自椎间孔或仍联合自同一椎间孔发出。在紧贴型神经根中两神经根均有各自独立的蛛网膜鞘。5例硬膜外交通支中只有1例含有神经纤维，其余均为结缔组织。8例硬膜内交通支中7例含有神经纤维。

2. 腰骶神经根变异的临床意义　腰骶神经根变异本身并不一定产生临床症状。但在合并腰椎间盘脱出或退行性改变如黄韧带肥厚、关节突增生、椎间孔狭窄等病理情况下，则可造成神经根受压，产生下腰痛和坐骨神经痛症状，上述情况很难与单纯的腰椎间盘突出症相鉴别。异常神经根占据了椎管的有限空间，较易受到压迫，这在联合根、神经根粗大或紧邻时尤为明显，即使突出物很小或仅为腰椎间盘膨隆或正常的活动时，又可产生严重的症状。Postanichini报道的46例神经根变异的患者中只有9例有腰腿痛。畸形神经根移动性差，受压时难以移位可能是产生症状的主要原因。在联合根及紧贴神经根等神经根变异时，单纯椎间盘突出症可表现为不同的神经根受压表现，甚至出现多根受压的症状和体征。由于上述原因使得腰椎间盘突出症的症状和体征显现出多变和多样性，给诊治带来困难，甚至可造成误诊误治。Pamir报道12例伴有联合根变异的腰椎间盘突出症病例，9例为L_5神经根受损表现，3例则表现为S_1神经根受损，10例为Lasegue征阳性。在美国每年20万例椎间盘手术中，约3.3%的手术失败，其中重要原因之一就是腰骶神经根变异。Pamir也报道了10例腰椎间盘突出症再手术的患者中有2例为腰骶神经根畸形，占20%。许多学者强调了术前脊髓造影辨认腰骶神经根变异的重要性。Helms指出，神经根与椎间盘的CT值不同，认为CT值小于40Hu应考虑为变异神经根。由于变异神经根活动度差，故手术中因受牵拉而损伤。有的学者认为对合并神经根变异的腰椎间盘突出症患者行手术治疗应采取广泛减压术，包括半椎板切除术，对正常情况下并不认为构成压迫的周围结构也应予以考虑和采取减压措施。Reynolds在切断了硬膜外交通支后，患者术后效果尚可，在对2例患者行分离L_5变异神经根的手术后，

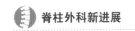

有1例遗留有永久性的轻度足下垂。这提示保护变异的神经根可能是保证手术是否成功应考虑的重要问题之一。

（二）腰骶神经节异位

1. 腰骶神经节位置的变异　腰骶神经后根节异位的数据相对较少。贾连顺报道在347例手术中发现6例。陈伯华等根据脊神经节的位置将之分为3型：椎管内型、椎间孔型和椎间孔外型。L_1、L_2脊神经节均为椎间孔外型；L_3有27%为椎间孔外型，其余为椎间孔型；L_4有63%为椎间孔型；L_5、S_1脊神经节均位于椎间孔内，其中L_5有17%、S_1有37%为椎管内型。椎管内型的脊神经节膨大部均位于侧隐窝内。腰骶神经节的位置随神经根自硬膜囊发出的角度减少而内移。Kikuchi报道L_4脊神经节9.3%为椎管内型，86.1%为椎间孔型，4.6%为椎间孔外型；L_5脊神经节19.2%为椎管内型，72.8%为椎间孔型，8.0%为椎间孔外型；而$S_1$77.3%为椎管内型，22.7%为椎间孔型。这种差异可能是判定标准不同所致。Cohen的放射学数据表明，90%的脊神经节的膨大部位于椎弓根下方，8%位于椎弓根下外侧，2%在侧隐窝内。腰骶神经节呈梭形膨大，自L_1至S_1逐渐增大，S_1脊神经节横径约6mm，长约14mm，骶2以下脊神经节逐渐变小。32%脊神经节膨大部遮盖椎间盘外侧部。在椎管内异位的神经节其横径较正常大，约10mm。

Kikuchi根据脊神经节的形态特点分为无分叉型脊神经节和有分叉型脊神经节。有分叉型又分为3个亚型：①一个神经节、一条腹侧神经根。②一个脊神经节、二条腹根。③二个脊神经节、二条腹根。

2. 腰骶神经节异位的临床意义　坐骨神经痛的机制较复杂，脊神经节在下腰痛和坐骨神经痛中起着重要作用。腰骶神经节异常增大及椎管内异位是产生腰腿痛的重要解剖学因素之一，但并非后根节异位畸形都会产生临床症状。当合并关节突增生，黄韧带增厚时，后根节受到压迫而产生下腰痛、坐骨神经痛、麻木或间歇性跛行等症状，常因极似腰椎间盘突出症或腰椎管狭窄症而误诊。有时手术中将异位神经节误认为"神经纤维瘤"或"椎管内肿物"而切除，以致造成永久性损害。异位的脊神经节也可因椎间孔或侧隐窝狭窄而产生腰腿痛症状。

（三）腰神经前支的分叉神经和交通支

腰神经的前支常为分叉神经，多见于$L_3 \sim L_5$神经。这些神经可分支参与股神经、闭孔神经及腰骶干的组成。杜心如等研究了椎管外腰骶神经之间的交通支，认为交通支是构成腰骶丛联系的桥梁，根据其起止特点将交通支分为5型：①起于L_4神经，连于L_5神经。②起于L_4神经，直接参与骶丛组成。③起于闭孔神经，连于L_5神经。④起于股神经，连于L_5神经。⑤交通支缺如。腰骶神经交通支和分叉神经的存在，使腰椎间盘突出症时根性痛症状多样及多变。并认为腰骶神经交通支可能是直腿抬高试验出现股神经刺激征及股神经牵拉试验出现坐骨神经痛的形态学基础，具有定位意义。

（四）腰骶移行椎伴神经根异常及意义

腰骶神经根、脊神经节异位等变异是胚胎发育时期移行缺陷所致，往往合并骶裂、脊髓纵裂、脊椎滑脱、腰椎骶化或骶椎腰化等骨畸形。有的学者提出直腿抬高试验阳性及腰骶椎发育异常有可能提示神经根变异的存在。Mcculloch对11例存在腰骶移行椎的尸体的腰、骶丛进行解剖观察，发现8例的L_5神经根自最低位椎间孔穿出椎管，2例在上一椎间孔穿出，1例部分上移。对15例腰骶椎异常患者行神经根定位穿刺电极刺激诱发电位及肌电图研究，发现11例L$_5$神经根自最低位椎间孔穿出，1例上移，2例部分上移，2例不能确定。这说明腰骶椎异常时L$_5$神经根多在最低位椎间孔穿出椎管，但也有上移情况。移行椎的人群发生率为5%～10%，其中6%为骶椎腰化，1%为腰椎骶化。腰骶椎异常伴神经根走行异常使腰椎间盘突出者的症状多变，给定位及手术治疗带来一定的困难。

（杜心如）

第六节　经椎弓根脊柱内固定的临床解剖学

一、椎弓根的应用解剖

椎弓根起自椎体两侧的后上端，向后突出构成椎管的侧壁，椎弓根的上下缘称为椎弓根上下切迹，与相邻上下椎弓根切迹相连形成椎间孔，孔内有脊神经及血管通过。腰神经根仅占腰椎间孔的前上1/3。椎间孔内有脂肪组织。腰骶及下胸部脂肪组织较多且疏松，上胸部脂肪较少且混有纤维组织，颈部几乎全是纤维组织，很少脂肪。

椎弓根剖面呈椭圆形，周围是皮质骨，中心有少许松质骨，后部几乎全是皮质骨，该处最为坚固。故有的学者将其理解为后柱连结前柱的三维坚强性的钳夹。有的称之为力核，说明了椎弓根的重要意义。脊椎的横突、椎板、上下关节突均汇合在椎弓根的同一点上，所有从脊柱后方传递到椎体的力均通过此点。椎弓根的后面是乳突和副突，分别有腰多裂肌及最长肌起止。这些肌肉具有轴向旋转、侧弯及后伸脊柱的功能。这更进一步说明了椎弓根具有传递力到前方椎体上的功能，并能控制一定方向的运动。因此，通过椎弓根将螺钉拧入椎体，能够控制脊柱整个"三柱"的复合结构，达到较好的三维固定。

椎弓根内侧与脊髓相邻，二者借脊髓被膜及脑脊液相隔，其间距为0.2～0.3cm。在腰段，神经根恰在椎弓根下面，是钻孔最易损伤部位，椎弓根的上方及外侧无重要结构，较为安全。

二、胸椎、腰椎椎弓根螺钉进钉方法

见第四章第五节附。

（杜心如）

参 考 文 献

1. 丁自海，杜心如. 脊柱外科临床解剖学. 济南：山东科技出版社，2008：1-5.
2. 董荣华，王文宝，赵合元. 实用脊柱外科内固定. 天津：天津科学技术出版社，2006：1-3.
3. 靳安民，汪华侨. 骨科临床解剖学. 济南：山东科技出版社，2010：76-306.
4. 郭卫. 骨盆肿瘤外科学. 北京：北京大学医学出版社，2008：73-81.
5. 牛晓辉，郝林. 骨肿瘤. 北京：人民卫生出版社，2010：101-104.
6. 田慧中，艾尔肯阿尔木，李青. 颈椎外科技术. 广州：广东科技出版社，2011：81-91.

7. 刘少喻，田慧中，丁亮华. 颈椎手术要点与图解. 北京：人民卫生出版社，2010：64-67.

8. 王亦璁. 骨与关节损伤. 第4版. 北京：人民卫生出版社，2011：525-560.

9. 王岩主译. 坎贝尔骨科手术学. 第11版. 北京：人民军医出版社，2011：624-763.

10. 陈仲强，袁文. AO脊柱手册—原理与技巧. 济南：山东科技出版社，2011：83-147.

11. 陈仲强，袁文. AO脊柱手册—临床应用. 济南：山东科技出版社，2011：137-165.

12. 董荣华，王文宝，赵合元. 实用脊柱外科内固定. 天津：天津科学技术出版社，2006：5-9.

13. 梁福民，殷好治. 腰椎疾病比较影像学. 济南：山东科技出版社，2005：14-15.

14. 李鉴轶，赵卫东，朱青安，等. 骨密度与颈椎终板结构生物力学性质的关系. 中国临床解剖学杂志，2003，21(3)：269-272.

15. Pope MH，Disc biomechanics and hermiation. In Gunzburg R，Szpalski M，et al. Lumar disc herniation. Philadelphia：Lippincott，2002：3.

16. Jackson RP，McManus AC. Radiographic analysis of sagittal plane alignments and bal2 ance in standing volunteers and patients with low back pain matched for age，sex，and size：a prospective controlled clinical study. Spine，1994，19：1611.

17. Suk SL，Chung ER，Kim JH，et al. Posterior vertebral column resection for severe rigid scoliosis. Spine，2005，30(14)：1682-1687.

18. 杜心如，叶启彬，赵玲秀，等，腰椎人字嵴顶点椎弓根螺钉进钉方法的解剖学研究. 中国临床解剖学杂志，2002，20(2)：86-88.

19. 崔新刚，丁自海，蔡锦方. 以棘突定位胸腰椎经椎弓根内固定的应用解剖学研究及意义. 骨与关节损伤杂志，2003，18(6)：381-383.

20. Muller A，Gall C，Marz U，et al. A keyhole approach for endoscopically assisted pedicle screw fixation in lumbar spine instability. Neurosurg，2000，47(1)：85-95.

21. 崔新刚，张佐伦，刘建营，等. 棘突定位法在胸腰椎椎弓根螺钉内固定中的应用. 中国脊柱脊髓杂志，2004，14（7）：429-431.

22. 李志军，张少杰，汪剑威，等. 腰骶椎关节突关节角的解剖学测量及其意义. 内蒙古医学院学报，2006，28(2)：106-110.

23. Lew SM，Mehalic TF，Fagone KL. Transforaminal percutaneous endoscopic discectomy in the treatment of far-lateral and foraminal lumbar disc herinations. J Neurosurg，2001，94(2)：216-220.

24. 叶启彬，李世英，邱贵兴，等. 椎间盘突出症的手术治疗. 见叶启彬，邱贵兴主编，脊柱外科新手术. 第2版. 北京：北京医科大学中国协和医科大学联合出版社，2003.

25. 刘刚，颜连启，郭开今，等. 腰椎棘突间区的解剖学参数及临床意义、解剖与临床. 中国临床解剖学杂志，2006，11(1)：10-13.

26. 张一模，杜心如，孔祥玉，等. 腰骶部硬膜黄韧带间连结的形态及其临床意义. 中国临床解剖学杂志，1999，（1）：52-53.

27. 杜心如，张一模，孔祥玉，等. 第五腰神经椎管外受压的解剖基础. 中国脊柱脊髓杂志，1996，(S1). 73-75.

28. 杜心如，张一模，顾少光，等. 臀中皮神经的形态特点及其与臀骶部痛的关系. 中国临床解剖学杂志，1996，（3）：190-192.

29. 杜心如，张一模，孔祥玉，等. 髂腰韧带的形态及其临床意义. 中国临床解剖学杂志，1995，(3)：221-223.

30. 杜心如，张一模，刘建丰，等. 腰骶部骨筋膜室的外科解剖. 中国临床解剖学杂志，1994，(2)：132-134.

31. 杜心如，万荣. 腰骶部骨筋膜室综合征. 颈腰痛杂志，2001，(2). 162-164.

32. 杜心如，赵玲秀，万荣，等. 臀中皮神经卡压综合征(附12例报告). 承德医学院学报，2001，(4)：287-289.

33. 杨敏，常鑫，王强，等. 腰椎"人"字嵴顶点定位的三维CT影像研究. 中国临床解剖学杂志，2013，(01)：60-63.

第三章　脊柱侧弯

脊柱侧弯是危害青少年和儿童的常见病，若不及时发现、及时治疗，可发展成非常严重的畸形，并可影响心肺功能。我国脊柱侧弯的防治工作，直到20世纪80年代初期才逐渐发展与完善。

第一节　脊柱侧弯的诊断与治疗的基本理论

临床实践中发现，在脊柱侧弯诊断与治疗中出现的一些缺点和错误，常常是对脊柱侧弯的一些基本常识和一些基本原则不了解或了解不够所致，所以本节将简单讨论与此有关的问题。

一、脊柱侧弯的定义

正常人的脊柱从后面看是直的，在枕骨中点（枕外隆突）至骶骨棘的连线上。可由枕骨结节或第7颈椎棘突系一线锤垂直于地面，正常人线索通过臀沟，并通过各个棘突。脊柱侧弯时脊柱的一段或几个节段偏离中线向侧方弯曲，形成一个弧度（图3-1）。胸廓、肋骨、骨盆，甚至下肢的长度都会随之变化。严重的病例，影响到呼吸功能、心脏变位，甚至脊髓畸形，弯度特大者会有截瘫产生。据北京协和医院骨科在北京地区调查 21 759 个 8～14 岁的学龄儿童，发现患病率为 1.06‰（10°以上者）。如能在学龄时期及时发现，就可以避免很多手术治疗，所以对儿童进行普查很重要。

脊柱侧弯是一种症状，有很多原因可致脊柱侧弯症，各有特点，为了治疗有效，必须分清种类，对症治疗。

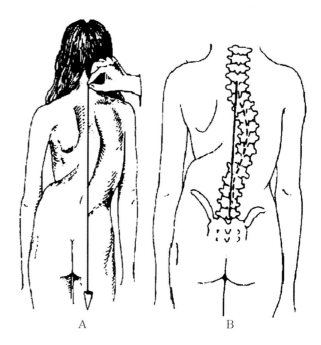

图3-1　脊柱侧弯的垂锤法检查
A. 垂锤法；B. 侧弯段棘突偏离中轴线

二、脊柱侧弯的分类

脊柱侧弯的分类，有按病因区分和按功能性或是器质性区分两种，或称非结构性和结构性者。非结构性者指由某些原因所致的暂时性侧弯，一旦原因被除去，即可恢复正常。如原因不能被清除，长期存在，发育过程中也可由非结构性的变成器质性的侧弯。

（一）非结构性或功能性脊柱侧弯

1. 姿势性侧弯　身体姿势不正，如坐姿不正，长期偏向一方，习惯于长期用一侧肩负重等原因所造成。如果及时纠正姿势，这种侧弯很快可以恢复正常。

2. 身体一侧腰神经受刺激引起椎旁肌痉挛造成脊柱倒向一边　如胸椎间盘突出症、马尾肿瘤所引起的侧弯。这种侧弯严格命名应为倾斜，椎体并无旋转畸形，如把压迫在神经根上的椎间盘或肿瘤切除，脊柱倾斜即可消除。

3. 下肢不等长　如小儿麻痹后遗症或骨骺发育不等造成肢体不等长，引起骨盆倾斜，继而发生腰椎的侧弯，实际上是一种代偿性侧弯。让患者坐下或患肢垫平后侧弯则随之消失。

4. 癔症性侧弯　侧弯是为一种症状，癔症如能治疗，侧弯也随之消失。

非结构性脊柱侧弯患者，在平卧时侧弯常可自行消失。如摄X线片，脊柱骨均为正常。

（二）结构性或器质性脊柱侧弯

1. 特发性脊柱侧弯症（idiopathic scoliosis）　又称原发性脊柱侧弯，最常见，占总数的75%～85%，发病原因不清楚，所以称之为特发性。由于发病年龄不同，可分为三类。①婴儿型（infantile type）：年龄在4岁以下，此型特点为半数发生在3岁前，主要在胸椎，56%左右为男性，92%为左侧弯。这些病例中多数患者会在发育过程中不经治疗而自然纠正，只有一部分患者会发展加重。②青少年型（juvenile type）：年龄在4～10岁之间，由于此年龄组患儿生长发育较旺盛，所以脊柱侧弯畸形发展加重较快，需严密观察，此型侧弯多凸向右侧。③青年型（adolescent type）：年龄在11岁至发育成熟之间。

2. 先天性脊柱侧弯（congenital scoliosis）　可分为三类，一是分节不良型，二是脊椎形成不良型，三是混合型。①分节不良型：胚胎期脊椎发生的分节不完全，脊椎有一部仍相联系，形成骨桥，因相连部位没有骨骺，不能发育，而对侧骨骺发育正常，因此形成椎体的楔形改变，造成侧弯。②脊椎形成不良型：虽然分节完成，但是脊椎发育不完全，造成半椎体，如为一侧半椎体或楔形变，即可形成侧弯，半椎体可为单发也可为多发，多发的可以相连在一起，也可以间开几个脊柱骨的距离，因此产生比较复杂的畸形。③混合型：畸形就更为复杂，多种多样。

此外，椎板裂合并脊柱侧弯也是一种特殊类型，先天性椎板裂的程度不一，有的合并有脑脊膜膨出，有的没有。在病变区脊柱表面皮肤上常有一撮毛发，有时皮下有脂肪瘤或血管瘤，侧弯多数位于胸腰段和腰段。有时脊髓也有畸形，常见的如脊髓纵裂。由于椎板缺如，后路手术时很难安放钩子，不少病例可采用椎弓根钉固定之。

先天性脊柱侧弯也可以合并脊柱以外的畸形，如先天性心脏病、先天性髋骨脱位、先天性足畸形、先天性泌尿系畸形等。由于从小就有畸形，到青少年时期，畸形加重；普遍发育不良，身高只有正常人的2/3左右。

3. 肌肉神经性脊柱侧弯（neuromuscular type scoliosis）　是由于神经和肌肉方面的疾病所致肌力不平衡，特别是脊柱旁肌左右不对称所造成的侧弯。最常见的是小儿麻痹后遗症、大脑痉挛性瘫痪、进行性肌萎缩症等。由于脊柱旁肌的肌力减弱或消失，患者往往不能自主坐稳，常需用双手支撑于椅子旁才能坐稳；另外因肌肉无力脊柱呈侧弯及后（或前）凸，如果做下颌牵引，脊柱容易变直，因此手术效果较好，也能解放其双手，使其坐稳。

4. 神经纤维瘤病合并侧弯（neuro-fibromatosis with scoliosis）　是一种特殊类型的脊柱侧弯。皮肤上常有牛奶咖啡斑。其侧弯分为两类：①一类和特发性侧弯相同；②脊椎骨有发育不良（dysplasia），所造成的畸形很严重，侵犯节段不多，常呈锐角，因此继发性截瘫病例也很多见。治疗比较困难，常常需行手术将整个脊柱固定。由于植骨不易生长，需选用牢固的多点固定的矫正装置。

5. 间质病变所致脊柱侧弯（mesenchymaldisorders with scoliosis）　如马方综合征（Marfan syndrome）。

6. 后天获得性脊柱侧弯（acquired scoliosis）　如强直性脊柱炎、脊柱骨折、脊柱结核、脓胸及胸廓成形术等胸部手术后等引起的脊柱侧弯。

特发性脊柱侧弯最多，一般统计为70%～80%，北京协和医院普查的为87.45%。先天性为5%～10%，北京协和医院普查的为5.19%。其他侧弯共为10%，北京协和医院普查组中神经肌肉性脊柱侧弯的为2.16%。

三、脊柱侧弯的病理

脊柱侧弯的病理改变，涉及脊柱骨及其相关结构病因不同，病理变化也不同。不同原因的侧弯可有共同的病理变化。

（一）脊柱的变化

椎体呈楔形改变，既有左右楔变，又有前后楔变；有时多个椎体楔形变，左右楔变造成侧弯，前后楔变造成后凸畸形。常见两者同时存在，形成侧后凸。

椎体在凸侧增大，向凹凸侧旋转，凸侧的椎弓根也随之增长，同侧横突及椎板也随之隆凸，使胸腔的凸侧变狭窄。棘突偏向凹侧，凹侧的椎弓根变短，椎管变成凸侧边缘长而凹侧边缘短的三角形。脊髓不位于椎管正中央而偏向凹侧，紧贴于凹侧椎弓根旁（图3-2A）。

（二）椎间盘的变化

椎间盘在凸侧增厚，凹侧变薄，因此椎间盘的形态也是楔形改变。纤维环的层次也是凸侧多于凹侧，髓核有向凸侧移位的现象。椎间盘的显微镜下所见一般没有很大变化（图3-2B）。

（三）肋骨的变化

随着凸侧椎体的向后方旋转，肋骨也随之隆起，临床上称为隆凸（hump）（图3-2C）。凸侧胸腔变窄，凹侧肋骨向前方移位；凸侧肋间隙变宽，凹侧肋间隙变狭窄。肋骨本身也有变形，不为扁形而呈三角形。在凸侧胸廓前面因旋转畸形而偏低，凹侧胸前面隆凸起来。有时凹侧的肋软骨也有隆凸现象。

（四）肌肉韧带的变化

手术时发现双侧椎旁肌没有明显的差异；在深层的肌肉中，有些附着于肋骨横突上的小肌肉，有轻度瘢痕挛缩现象，然局部无水肿及炎症现象。有变化的小肌肉常常是在凹侧最严重处；凹侧的肌肉，包括肋间肌也无明显的改变。在显微镜下有些肌肉有变性，横纹消失，肌核减少，间隙纤维增生等，然而并不十分显著。

（五）内脏的变化

主要是心脏和肺，为胸腔变形压迫所致，对手术有重要的意义，因为多数畸形程度稍重的患者产生心肺功能不全，特别是合并有胸后突减少或胸前凸的病例。

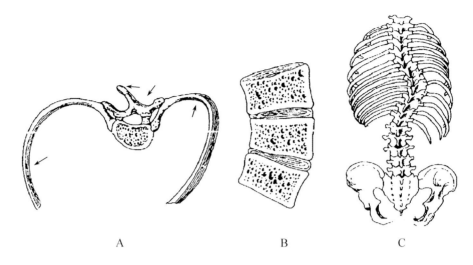

图3-2 脊柱侧弯棘突、椎体椎间盘和肋骨的改变

A. 脊柱侧弯棘突椎骨和肋骨的改变；B. 脊柱侧弯时椎间盘的变化；C. 肋骨和胸廓的变化

四、脊柱侧弯的诊断

（一）脊柱侧弯的早期诊断

脊柱侧弯的早期发现、早期治疗有很重要意义，可防止畸形发展严重。早期发现主要靠父母、幼儿园老师和小学老师，应对有关人员普及有关脊柱侧弯早期表现常识。早期脊柱侧弯表现有：两肩高低不平脊柱偏离中线，一侧胸部出现皱褶皮纹，前弯时两侧背部不对称（图3-3）。

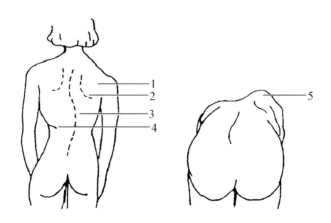

图3-3 脊柱侧弯早期畸形外观

1. 两肩高低不平；2. 肩胛一高一低；3. 脊柱偏离中线；

4. 一侧腰部褶皱皮纹；5. 前弯时两侧背部不对称

此外，有下述情况时，应怀疑有先天性脊柱畸形的存在：生后就有下肢畸形或尿便不正常；背部皮肤（特点是脊柱表面）有色素沉着、异常毛发或有包块时；小儿上半身长度较短，与身体长度不成比例者。对有可疑征象者应摄X线片检查或云纹照相（Moire照相）（图3-4），即可发现有脊柱或肋骨畸形表现，另外一个途径就是在学校中进行普查。

学龄儿童应当每年由校医检查一次，检查采用弯腰试验（图3-5）。让儿童脱上衣，双足立于平地上，立正位。双手掌对合，置双手到双膝之间，逐渐弯腰，检查者坐于儿童前或后方，双目平视，观察儿童双侧背部是否等高，如果发现一侧高，表明存在侧弯伴有椎体有旋转畸形所致的隆凸。

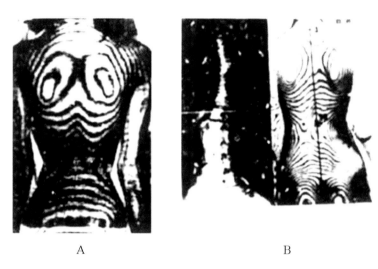

A   B

图3-4 皮肤云纹（Moire）照相
A. 正常脊柱，云纹对称；B. 侧弯脊柱，云纹不对称

对首次就诊的患者，病史中应询问出生史、家族史，营养发育和本病有关的疾病。对脊柱侧弯出现的年龄、发展速度，主要症状，如易疲劳、运动后气短、呼吸困难、心悸、下肢麻木、走路不便、大小便困难等应予详细分析。神经系统检查最为重要，要排除各种神经系统合并疾病，如脊髓空洞症、小儿麻痹等。主要检查部位是头、颈、躯干和四肢，应做详细系统的检查并做好记录。下肢是否等长，站立身高与坐高均需记录，以便在随诊中应用。

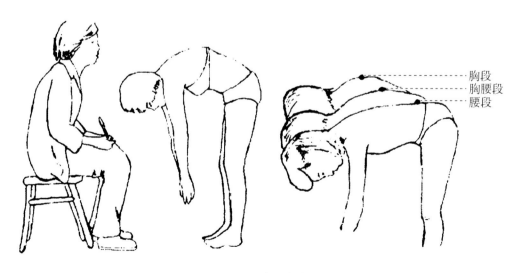

胸段
胸腰段
腰段

图3-5 弯腰实验

（二）X线摄片检查

X线片检查最为重要，一般借X线片的帮助能区别侧弯的原因、分类及弯度、部位、旋转、骨龄、代

偿度等。

1. **常规X线片** 应包括站立位的脊柱全长正、侧位摄片。球管到脊柱的投射距离为2m。下端包括双侧腰骶关节及髂骨翼，上端包括几个下颈椎。

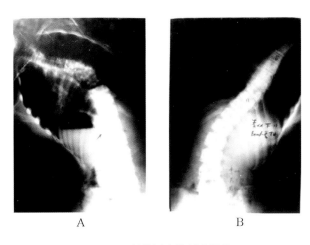

图3-6 脊柱侧弯的侧弯性像

A. 向侧弯凹侧弯曲像，了解代偿侧弯度及旋转变化；B. 向侧弯凸侧弯曲像，了解侧弯可矫正度（柔软性）

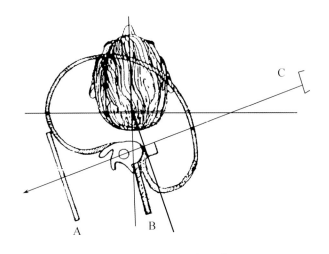

图3-7 Stagnara投照法

A. 底片盒；B. 木板；C. 球管

2. **摄仰卧位侧弯位片（bending film）** 可测定侧弯及旋转可以自行校正的度数。首先固定骨盆，使脊柱尽量弯向凹侧，然后向凸侧弯曲，分别摄前后位X线片（图3-6）。

3. **牵引位摄片** 让患者平卧X线台上，作头颈部与双下肢的反向牵引，摄正侧位X线片，用此片与站立位片相比较，相差的角度即为校正度。

4. **特殊体位的X线片** 由于弯度大，椎体重叠，不能看清脊椎的结构变化，有时连椎间盘也看不清，一般平片会掩盖许多先天性畸形。用Stagnara投射法（图3-7），常可清晰区别先天性或特发性侧弯。在摄片之前，在透视下旋转患者取看到脊椎最清楚时的旋转位置摄片，所得X线片更为清楚。这是一种经常使用的方法。

5. **侧位片** 可以看出后凸畸形或前凸畸形。在半椎体、先天性分节不良均极重要。

6. **特殊造影** 许多先天性侧弯，不但脊椎有畸形，脊髓本身也常有改变。脊髓造影可以发现脊髓纵裂、骨嵴形成、椎管狭窄等。对有截瘫的患者，脊髓造影更为重要，可以显出部分或全部梗阻，也可以显示压迫脊髓的骨质部位和压迫程度。

特殊摄影中CT扫描和磁共振均有一定的帮助。磁共振可更有效地分清脊髓的病变，有无合并脊髓空洞症，但由于脊柱弯曲和旋转，横切面像常不清楚。

7. 对X线片的阅读和判断

（1）凸侧向哪一边就称为该侧弯：如凸向右侧，定名为右侧弯。特发性脊柱胸侧弯一般凸侧向右，如为左侧弯则可能有脊髓空洞症或先天性脊柱病变。

（2）上、下端椎：如主弯的凸侧向右，凸侧椎间隙变宽；上方为代偿性弯曲，其凸侧椎间盘也变宽；两段弯曲移行处椎间盘间隙较平行，其下方紧邻椎体为移行椎，此移行椎则称为上端椎，这是主弯曲线的上端。同样，也有一移行椎在其下方的椎间隙双侧等宽，这个脊椎定名为下端椎。上端椎和下端椎之间为主侧弯曲线。

（3）顶椎：侧弯中段最突出的脊椎定名为顶椎（apex vertebra），为侧弯之顶峰。根据顶椎位置，给侧弯定名。原发性弯曲的顶椎位于C_1~C_6者称为颈段侧弯，位于C_7~T_1为颈胸侧弯，位于T_2~T_{11}者称为胸段侧弯，位于T_{12}~L_1为胸腰段侧弯，位于L_2~L_4为腰椎侧弯，位于L_5~S_1者称为腰骶椎侧弯。有时原发性侧弯呈S状，上、下两个弯度相同者称之为原发性双侧弯，一般上段为胸段侧弯，下部为腰段侧弯，或胸腰段侧弯。

（4）原发侧弯：即主弯。应和继发性侧弯或代偿性侧弯区别：①一般最长和弯度最大的弯曲是原发性的。②向侧方弯曲最大，牵引位照相时变化最小的是为原发性弯曲。③如果X线片上有3个弯度，一般中间的一个是主弯。④如果有4个弯曲，其中部的2个称为双原发性弯曲。⑤凡是椎体有旋转的，旋转中心部位的弯曲是为原发性，代偿性弯曲的脊椎，一般椎体没有旋转。⑥原发性弯曲不可能因为被动倾斜或体位变更而变直。代偿性弯度则很容易因体位变化而改变弯度。

（5）脊柱侧弯各曲线的测定方法：常用的方法有两种，即 Cobb

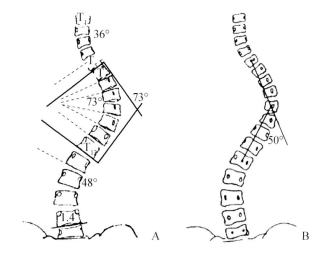

图3-8　脊柱侧弯测量法
A．Cobb法；B．Ferguson法

法（图3-8A）和Ferguson法（图3-8B）。前者常用，为国际所统一，后者少用。Cobb法：首先在X线正位片上确定主弯的上端椎和下端椎，在上端椎的椎体上缘划一条线，同样在下端椎做椎体下缘也划一条线。对此两横线各做一垂直线，这两条垂直线，这两条垂直线的交角就是Cobb角，用角度尺精确测定其度数。有时，由于椎体重叠，椎体边缘很不容易划出，可用骨密度较高的双侧椎弓根下缘的连线作为标准划线。Cobb角用于术后和随诊X线片时，必须用同一上端椎和下端椎来划线才能做比较。

（6）椎体旋转度的测定：在脊柱侧弯中，病变中心的椎体常有不同程度的旋转畸形。根据双侧椎弓根的位置，可以分成5等。0度即阴性者，双侧椎弓根的位置正常；最严重者为Ⅳ度，即右侧椎弓根旋转到椎体中线的左侧；如右侧椎弓根正位于椎体中线上则为Ⅲ度（图3-9）。

（7）骨龄：治疗时，必须知道骨骺是否继续生长，继续生长与骨龄有关。女孩骨生长发育成熟期为16.5岁，男孩则比女孩要多15~18个月。因此，要摄左手及腕的X线片，观察骨骺（特别是三角骨是否闭合）发育的年龄，以及摄髂骨嵴骨骺是否成熟，称为Risser方法。把髂前上棘到髂后上棘的总长度分为4段（图3-10），由前向后数，前114有骨骺出现为1度，前112有骨骺出现为2度，314者为3度，414者为4

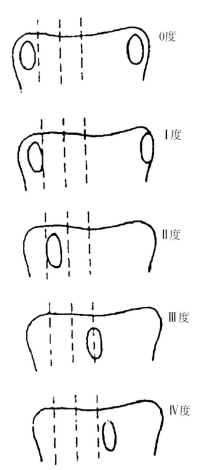

图3-9　脊柱侧弯旋转度测量法

度，骨骺下方的软骨完全骨化融合者为5度。这个骨骺为全身闭合最晚的一个骨骺，闭合年龄为24岁。如果已经达到5度，说明脊柱骨不再发育了，侧弯畸形也就不多发展了。

（8）侧弯分段诊断：以顶椎的位置，可分为胸段、胸腰段、腰段侧弯及双弯（图3-11）。

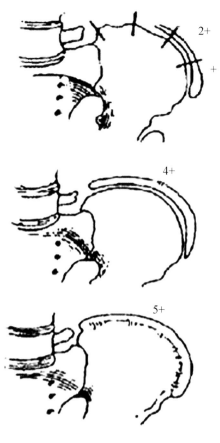

图3-10　脊柱侧弯髂嵴骨骺变化测定
（Risser征）

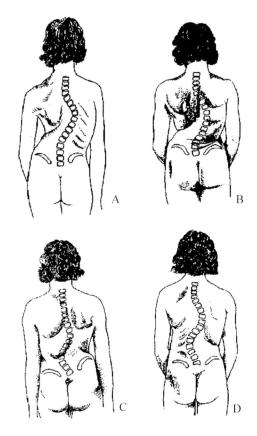

图3-11　侧弯分段示意图
A. 胸段脊柱侧弯；B. 胸腰段脊柱侧弯；C. 腰段侧弯；D. 双侧弯

（三）神经系统检查

每一个脊柱侧弯的患者都必须做详细全面的神经系统检查，特别是严重的侧弯。应当估计有无截瘫的可能，早期常为痉挛性瘫痪，若有腱反射亢进和病理反射出现，逐渐改变为弛缓性瘫痪、大小便失禁。神经系统检查在合并脊膜膨出、伴椎体畸形、神经纤维瘤病、脊髓空洞症、脊髓纵裂等特别病例中更为重要，应当术前做详细的记录。

一般根据上述检查收集到资料对脊柱侧弯可做出正确诊断和分类及分型，为制订治疗方案提供科学依据。

五、脊柱侧弯的分型与融合范围的选择

正确的融合范围，应能保证获得最佳脊柱侧弯矫正效果，并可防止畸形复发和保证躯干平衡，又不致融合过多椎体影响脊柱的弯曲性能。一般来说，原发侧弯内所有椎体都应包括在融合范围内，目前多倾向于在端椎上下方各多融合一个椎体。我们的经验认为，如悬吊位X线片显示原发侧弯上方的继发侧

弯度仍大于25°时，应再往上延伸多融合一个椎体；下方继发侧弯仍然大于20°，则融合范围应向下延伸多融合1～2个椎体，这是以前惯用的原则。

自从19世纪早期施行第一例脊柱融合治疗侧弯患者以来，在特发性脊柱侧弯患者如何选择合适的融合阶段一直是争论点。在过去，决定融合水平有数种方法。早期的学者提出的一种方法是融合阶段应当包括使用Risser石膏矫正以后的平行椎体。这仅适用于单纯胸侧弯，但实际上脊柱侧弯常常会有腰段侧弯。其他作者指出融合应包括上方中性旋转椎体的上一个椎体至下方中性旋转椎体的下一个椎体，至少应将侧弯上、下方中性旋转椎体包括在融合范围内。

（一）Harrington-Moe脊柱融合范围选择原则

Harrington建议：如果端椎在稳定区（stable zone）内，融合范围应包括主侧弯上方端椎体上一个椎体和下方端椎体下方二个椎体。所谓稳定区是指L_5～S_1小关节中点连线的两条垂直线内区域（图3-12），下钩一定要在稳定区内。这样术后融合区和身体的重力线将通过骶部中央，Moe后来又指出悬吊位或侧弯位X线片上仍然显示有旋转的椎体应包括在融合范围内。近年来，Cochram等研究证明：融合水平与日后腰痛发生有明显关系，他们长期随诊了一组脊柱侧弯矫正术后病例，发现融合范围延伸到L_1者，日后有25%会发生腰痛；延伸到L_2者，日后有30%会发生；到L_3为39%；L_4为62%；L_5为82%。而对照组腰痛发生率仅为53%，故有些作者主张，应尽量限制融合腰椎，如一定要融合到L_5，则索性融合到S_1，可减少腰痛发生。腰椎有旋转者，可先行前路Zielke去旋转手术，然后再后路手术，以减少融合节段。

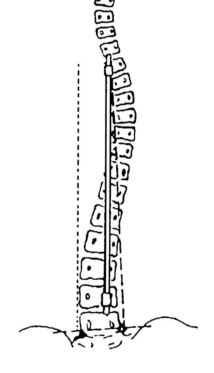

图3-12　稳定区

（二）PK Chan和Goldstein融合范围选择方法

PK Chan（曾炳权教授）和Goldstein教授制订出更精确选择融合范围的规则，根据悬吊位或侧弯位A-P位X线片分析：

1. 单个大的胸椎侧弯，端椎在无旋转中立位，则融合此侧弯内的所有椎体及此侧弯上下端椎紧邻的上下各一个椎体，如图3-13示T_6及T_{12}为上下端椎无旋转融合T_5～L_1。

2. 单个大胸椎侧弯，下端椎紧邻的下方椎体，旋转向原发侧弯的凸侧，应融合所有旋转的椎体，如图3-14所示，原发侧弯T_8～L_2，但L_3轻度旋向其凸侧，L_4为旋转中立位，所以应融合至L_3，最理想的融合范围是应融合原发侧弯上下方无旋转中立位椎体之间的所有椎体。也就是说所有旋转向原发侧弯凸侧的椎体都应予以融合。但应注意立位X线片显示有旋转的椎体，于悬吊位或侧弯位X线片上显示该椎体已变成无旋转之中立位椎体时，则此椎体不应融合，以避免过长的不必要的融合，而尽可能多保留脊柱的活动度（图3-15）。

3. 单个胸椎侧弯并有明显胸椎偏离中线，这样尽管下端椎无旋转，但其下方至少还要有两个以上椎体包括在融合范围内，否则下方继发侧弯日后会加重。图3-16示大胸椎侧弯T_4～T_{12}，T_{12}无旋转，但胸椎偏离中线太多，故应融合至L_2（或L_3更好）。结合放钩的稳定区原则容易理解（详见后述）。

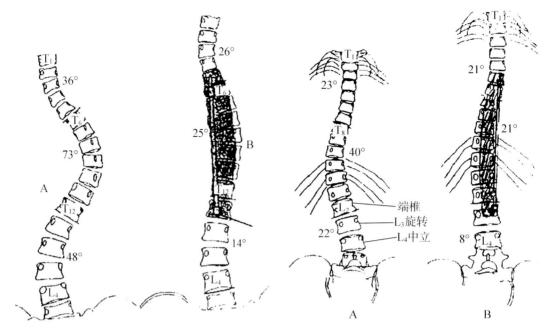

图3-13 端椎无旋转侧弯融合法

图3-14 下端椎下方椎体旋转融合发
A. 术前；B. 术后

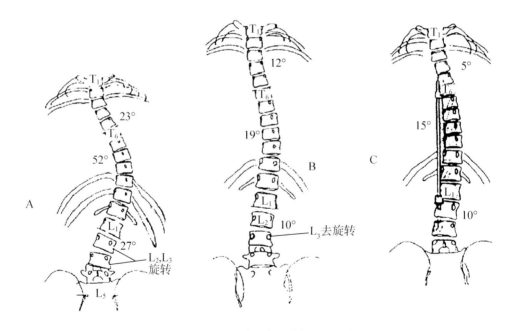

图3-15 悬吊位片示去旋转椎体不融合

A. 大胸椎侧弯T_6~L_4立体片，示L_2、L_3旋转，L_5骶化；B. 悬吊位片示L_3已去旋转；C. 融合T_6~L_2，矫正满意

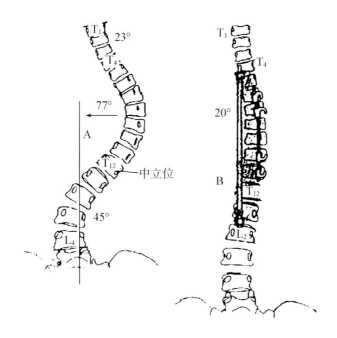

图3-16 脊柱偏离中线远的融合法

4. 胸-腰段及腰段脊柱侧弯一些特殊处理例案

（1）短胸腰段（T-L）或腰（L）段侧弯（如 $T_9 \sim L_2$ 或 $T_{10} \sim L_3$）：胸椎偏离中线小于3cm者，融合范围延伸至 L_4，下钩放在侧弯凹侧 L_4 的上缘（图3-17）。

（2）短T-L段或L段侧弯：胸椎偏离中线大于3cm，或者"长"的胸腰段脊柱侧弯，融合范围应延伸到 L_5，下钩放在 L_5 凸侧椎板上缘（图3-18）。如果仅融合到 L_4 而下钩又放在凹侧，几年后可造成躯干偏移向凸侧，$L_4 \sim L_5$ 凹侧椎间隙张开，发生畸形和腰痛。图3-19示 $T_9 \sim L_3$ 长段侧弯，下钩仅放在 L_4 凹侧上缘，两年多以后，出现躯干向凸侧偏移，X线片示 $L_4 \sim L_5$ 凹侧张开。

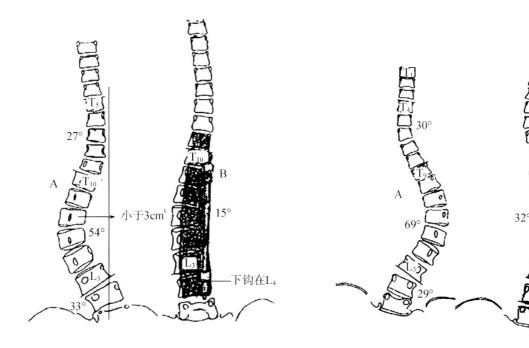

图3-17 偏离中线小于3cm的融合法　　　　　　图3-18 下钩放置 L_3 凸侧

（3）T-L段或L段侧弯：其代偿侧弯也有明显结构性改变时，两个侧弯均应融合，图3-20A示T₅~T₁₂胸段侧弯，腰椎代偿侧弯50°，旋转明显，悬吊位减少不多，故融合T₅~L₄，躯干平衡，骨盆倾斜改正（图3-20B）。但如果悬吊位腰椎侧弯已有明显矫正，则只需融合胸段（图3-21）。A示T₆~T₁₂；B示胸段侧弯，腰段代偿侧弯58°，悬吊位变成31°，L₂已去旋转；C示只融合胸段，术后胸段及腰段侧弯平衡良好。

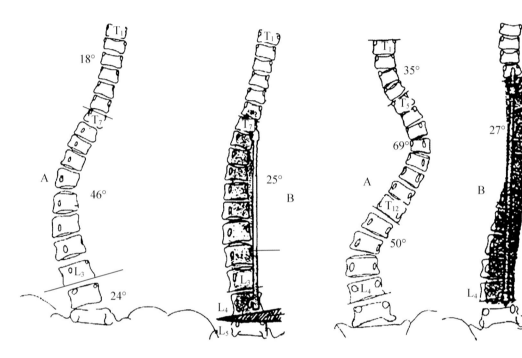

图3-19 下钩放置不当，L₄凹侧间隙张开　　　　图3-20 代偿侧弯已呈结构性侧弯，应融合进去

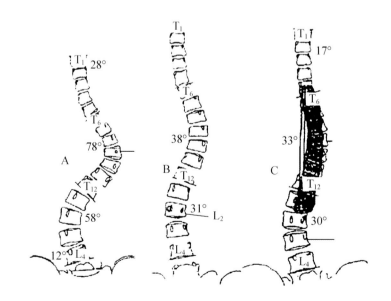

图3-21 代偿侧弯去旋转时不融合，L₂在悬吊位像已显示区旋转不融合

（4）双弧侧弯：应融合两个侧弯（图3-22），金属棍应交叉过脊柱或用多钩系统凸处加压凹处撑开矫

正。在处理双弧胸椎侧弯时，应同时注意第1肋骨倾斜情况，如果第1肋骨在侧弯凸侧翘起，第1胸椎上缘线与水平线夹角为正角（即第1胸椎上缘线在水平线上方），则上钩放在上一个胸椎侧弯凹侧，下钩放在下一个胸椎侧弯的凹侧。如图3-23所示，如上钩放在下胸侧弯的凹侧或上一胸椎侧弯的凸侧，都会加重T₁的倾斜，致患者术后两肩更加不平衡。

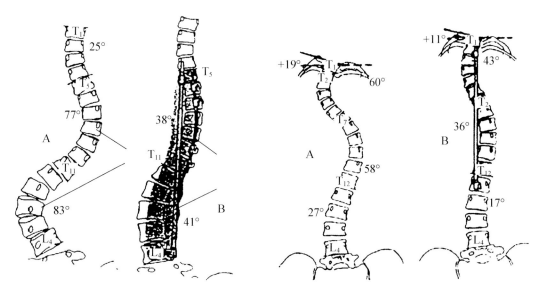

图3-22　双弧侧弯融合法

图3-23　A. 术前T₁上缘线与水平线夹角＋19°；
　　　　B. 正确哈氏棍矫正后减至11°

（三）King分型及融合范围选择方法

1983年King等回顾分析了405例特发性胸椎侧弯患者，并依据其侧弯的部位、顶椎、侧弯严重程度，柔软度和代偿变曲等将特发性脊柱侧弯（idiopathic scoliosis，IS）归纳五类。目前这一分类标准已成为特发性脊柱侧弯治疗与研究的"金标准"，但是依据King分型进行脊柱侧弯矫形，不断有术后失代偿现象发生，有关King分型的争论也逐渐增多。虽然有许多理论试图对此加以解释说明，但是对于如何准确地鉴别脊柱侧弯类型，如何选择固定融合范围仍然缺乏统一认识。以下就近年来对上述问题的研究进展加以阐述。

1. King分型产生背景　自20世纪初，脊柱后融合方法治疗脊柱侧弯畸形以来，关于如何准确地选择融合范围存在诸多争鸣，各种融合方法各具特点，却又难以相互替代。然而多数作者认为，胸弯的选择性融合应包含胸弯内所有椎体。对于胸段和腰段双侧弯的脊柱畸形，许多脊柱外科医师曾倡导标准的"T₄～L₄"融合。其中，Harrington认为，如果端椎在稳定区内，融合范围应从上端椎上一椎体至下端椎下二个椎体，他提出"稳定区"（stable zone）概念，将其定义为垂直于两侧L₅S₁关节连线的两条平行线内的区域，他认为一这概念对于建立稳定而平衡的脊柱非常重要。Moe则强调准确测量弯曲度数、分析椎体旋转程度及预测侧弯柔韧度等，并且倡导在上述基础上选择融合范围，应从上中立椎至下中立椎。Twin Cities脊柱侧弯治疗中心以Moe原则为指导治疗特发性脊柱侧弯，1983年King总结了该中心应用Harrington系统治疗405例特发性脊柱侧弯的经验，并且提出了治疗原则、分型及选择性融合原则。他提出稳定椎的概念。所谓稳定椎是指胸和腰侧弯尾端几乎被骶骨中线平分的椎体（图3-24）。

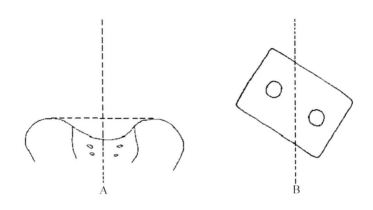

图3-24　骶骨中垂线与稳定椎测定法

A. 骶骨中垂线：过骶骨中点和两侧髂嵴连线垂直线；B. 凡被骶中垂线平分或几乎平分的椎体为稳定椎

2. King分型理论简介　在此，首先复习King在其原文中所提及的治疗原则、分型及选择性融合原则。

（1）治疗原则：King认为，尽管随着第三代脊柱侧弯矫形系统的研制，节段性内固定系统如C-D、USS、TSRH等相继推出，但是脊柱侧弯本身并未改变，脊柱侧弯的治疗原则不变：①矫正畸形。②获得稳定。③维持平衡。④尽可能减少融合范围。

（2）King分型

Ⅰ型：胸弯和腰弯都越偏离骶过中线的S形侧弯；站立位像上，腰弯大于胸弯4°以上；柔软度指数为负数，即侧弯位时主弯腰侧弯度数和旋转度时矫正均较胸弯少，另一情况是，站立位像上虽胸弯大于腰弯，但侧方弯曲像上胸弯似较腰弯更柔软，也是Ⅰ型（图3-25）。

Ⅱ型：胸弯和腰弯都偏离骶过中线的S形侧弯，胸弯大于腰弯；侧方弯曲提示腰侧弯柔软性较胸弯好时，柔软度指数大于0（图3-26），属典型双弧侧弯。

Ⅲ型：为胸弯，其代偿腰弯不偏离骶中线（图3-27）。

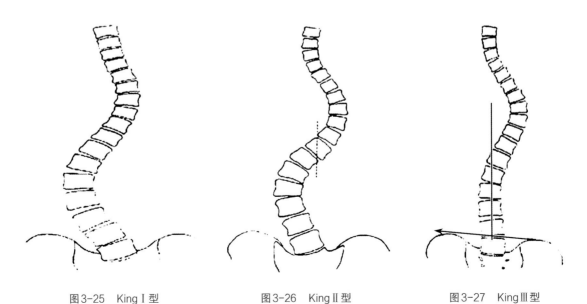

图3-25　King Ⅰ型　　　　　　图3-26　King Ⅱ型　　　　　　图3-27　King Ⅲ型

Ⅳ型：为长胸弯，L₅被骶骨中心垂线平分，但L₄倾斜入长胸弯之中，顶椎明显偏离骶中线（图3-28）。

Ⅴ型：双胸弯。T₁倾向上胸弯凹侧；在侧弯曲屈像，上胸弯为结构性弯曲，即其侧弯度大于35°，侧方弯曲像示仍大于20°，其顶椎大于1°旋转（图3-29）。

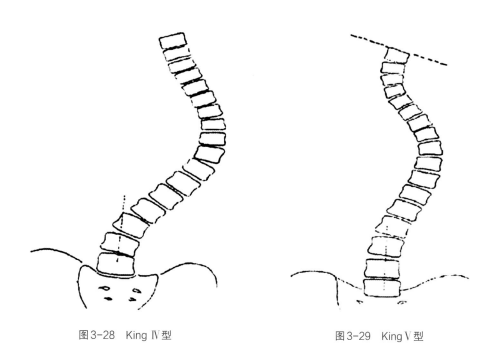

图3-28 King Ⅳ型　　　　　　　　　　　图3-29 King Ⅴ型

（3）选择性融合原则

Ⅰ型：融合胸弯和腰弯。尾端椎体的固定指数应延伸至稳定椎，但不能低于第4腰椎。偶尔远端也可融到稳定椎上一个椎体，条件是此椎体小于1°旋转，椎体倾斜小于30°，顶椎间盘在L₁～L₂以上。

Ⅱ型：选择性融合至稳定椎和中立椎。如果中立椎和稳定椎不在同一椎体，那么融合至稳定椎则更为合理。

Ⅲ型：融合至稳定椎。

Ⅳ型：融合至稳定椎。

Ⅴ型：融合两胸弯，下融合椎应为稳定椎（表3-1）。

3. King分型存在的问题　C-D内固定系统的问世使King分型理论面临新的挑战。在C-D系统应用不久，就陆续出现了选择性胸椎侧弯融合术后的躯干失平衡和腰弯失代偿的报道。其中，Ⅱ型侧弯的矫形最易出现这类问题，然而Ⅲ型侧弯也有失代偿报道，因而一些作者开始对依据King分型选择融合胸弯是否有效产生怀疑。失代偿现象的原因诸多，主要存在以下两个方面：一方面脊柱外科医师对脊柱侧弯的分析错误，Lonstein（1992年）发现不少医师对于如何准确地判断King分型仍存在争议；另一方面，从应用Harrington系统治疗侧弯的经验而总结出来的理论也不一定适用于C-D系统及其衍生出的节段性脊柱内固定系统。

文献证实，不少医师存在以下错误：①对King分型理论不甚了解，仍然固守Harrington理论与原则。②不清楚King分型的使用范围，有些医师甚至将它应用于分析特定性胸腰椎、腰椎侧弯或先天性脊柱侧弯等。③难以区分KingⅠ、Ⅱ、Ⅲ型。探究产生上述现象的原因可能如下：

表3-1　King测弯分型法与融合范围关系

分型	各型特点	融合范围建议
Ⅰ	S形双弯，胸弧和腰弧均偏离骶骨中央线，腰弯弧度＞胸弯，（站立位片）侧位片显示柔软活动度胸椎≥主弯腰椎，柔软指数为负值（＜0），腰部剃刀背明显	一般需融合胸侧弯和腰侧弯直至尾端稳定椎（或其上一个椎体）
Ⅱ	S形双弯，胸弧和腰弧均偏离骶骨中央线，胸弯弧度≥腰弯，柔软指数≥0	选择性融合胸椎下端直至旋转中立椎或稳定椎
Ⅲ	胸段侧弯，腰弯未偏离骶骨中央线，胸部剃刀背明显，腰部一般无剃刀背	仅融合胸段侧弯至稳定椎或其上一个椎体（不是后凸的顶椎）
Ⅳ	长弧胸侧弯延伸至下腰椎，仅L_5平衡中立在骶椎上，而L_4倾斜	融合胸侧弯下端直至L_4（或有条件至L_3）
Ⅴ	双胸段侧弯，T_1倾斜上一个胸弧的凹侧，上一个胸弯常为结构性	一般需融合上下两个侧弯，从T_2直至下胸侧弯的稳定椎（T_{12}或L_4）

第一，人们忘记最根本的一点，即King所研究的对象仅为特发性胸椎侧弯，而不包含先天性脊柱侧弯等。

第二，由于错误的翻译或解释及不恰当归类导致人们对King分型产生许多误解和争论。有些医生忽略这样事实：King分型仅包括胸弯及胸、腰椎联合双侧弯类型，他们的分型中并没有包括单腰弯和单个的胸腰段侧弯。

第三，不清楚King Ⅰ～Ⅴ型每型的确切定义，并且经常将一种特殊侧弯人为地归入这五种类型之中，忽略了King在他的研究中尚有5类不能归类特发性脊柱侧弯患者。

第四，King分型本身也存在一定的局限性：King分型仅在冠状面上分析脊柱侧弯，这种基于正位像的侧弯分型，不能准确地预测侧弯发展趋势及其对治疗的反应，这种二维测量总是忽略脊柱畸形的复杂性，不同的脊柱畸形往往只能用同一数值来表达；胸椎侧弯不是孤立存在的，因此必须观察其是否存在头侧或尾侧的代偿弯曲或结构弯曲；有些侧弯确实能同时满足King分型的两个型（例如，Ⅳ型和Ⅴ型）的标准，而且，事实上，King Ⅰ型和Ⅳ型侧弯的头侧弯曲在分类和治疗时应考虑在内；当腰弯顶椎位于骶骨中心垂线（CSVL）附近而且不能判定顶椎是否超过中线时，鉴别King Ⅱ型和Ⅲ型非常困难。

（四）King分型分析

临床工作中，有时很难将一种特殊侧弯归入5种类型的任一种，因而许多医师试图对King分型进行修正分类，以期正确指导临床分型和治疗。King Ⅱ型难于与其他类型相鉴别，并且选择性融合胸弯易出现腰弯失代偿，因此许多学者对此进行大量研究。

虽然许多脊柱外科医生已熟知King分型理论，但是对于King Ⅱ型仍有以下疑惑：①Ⅱ型侧弯的胸弯大于腰弯，但是这里所指的"大于"具体是多少度？这种"大于"是否与顶椎的偏移和旋转有关？②多数作者认为，如果腰弯柔韧度超过胸弯，那么应选择固定融合胸弯。然而，腰弯本身的柔韧度就超过胸椎，对于Ⅰ型侧弯和双主弯来说，腰弯通常变形最重，而它的柔韧度可能要超过胸弯。针对上述问题，1992年Lenke等报道了如何确定与区分King Ⅱ型侧弯，并且如何预测哪种侧弯易出现腰椎失代偿，为此他们确立了"比率"（ratio）的概念，这一理论包含三种比率：①顶椎椎体偏移（apical vertebral translation，AVT），指胸椎顶椎中点至 C_7 铅垂线的距离与腰椎顶椎中点至 CSVL 的距离的比值，这一比值如果大于 1.2∶1，预示失代偿危险性小。②站立位正位像上，胸椎侧弯度数与腰椎侧弯度数的比值，如果大于 1.2∶1，则预示失代偿的危险性小。③顶椎旋转度比值（rotation of apical vertebral，AVR），AVR 超过 1.0∶1，失代偿危险性小。在他们的研究中，满足上述几个标准的 21 名患者在随访中获得平衡的代偿的脊柱；相反，不满足上述标准或仅满足其中一条的 6 位患者中，有 3 名患者术后腰弯失代偿。因此，当采用 C-D 系统治疗侧弯重、旋转重、相对僵硬的腰弯时，失代偿问题出现的概率相对较高。

Knapp 等回顾分析了 253 例特发性胸椎侧弯患者，提出以下观点：①King I 型侧弯定义应为站立位像上，腰弯最少应大于胸弯 4°，并且胸弯柔软度大于腰弯。②根据 King 理论，虽胸弯大于腰弯，但是如果胸弯柔韧度大于腰弯，那么应按 King I 型处理。作者报道了 6 例类似病例，并且认为可以当作 King II 型对待，不需要融合两个弯曲。③绝大多数胸弯与腰弯相等或相差 3°以内的侧弯可以当作 King II 型进行选择性融合，但是如果两个弯曲都是结构性的或者胸弯柔韧度超过腰弯，那么需要将其当作 I 型侧弯处理而融合两个弯曲。

Ibrahim 和 Benson 于 1991 年将 King II 型进一步分为 A 型和 B 型。II A 型：①腰弯小于 35°。②侧弯相中腰弯矫正率大于 70%。③腰弯顶椎椎体接触到骶骨中心线。④腰骶段侧弯小于 12°。II B 型：①腰弯大于 35°。②侧弯相中，腰弯矫正率小于 70%。③腰弯顶椎椎体超过骶骨中心线。④腰骶段侧弯大于 12°。他们认为这样区分 King II 型意义重大，其原因在于使用标准 C-D 技术治疗 King II A 型侧弯效果良好，而在治疗 II B 型侧弯时，只有将下钩放在水平椎体或水平椎间盘的下一椎体，才能有效地平衡侧弯。

Burton 等 1999 年在其文献中进一步阐述了 King II B 型必须具备以下两个或以上特征：①移行椎（inflection vertebrae，指侧弯改变方向交界处的椎体）偏离骶骨中心重力参考线（the medial sacral gravity reference line）并朝向腰弯的凸侧。②转向椎在 T_{11} 或更高。③胸腰连接段后凸的存在。

随着脊柱侧弯矫形内固定物的设计及应用上的提高，对侧弯的三维认识也逐渐加深。Asher 等（1999年）提出侧弯"扭转"（torsion）的概念，将特发性脊柱侧弯分为单扭转、双扭转、三扭转三种类型，将 King II 型作为"双扭转型"分析，并在 Ibrahim 和 Benson 的基础上，仍然将 King II 型分为 II A 和 II B，但是所采用标准略有不同，King II A 必须满足两条以上：①稳定椎位于 T_{10} 或更高。②转向椎位于 T_{11} 或更高。③转向椎偏向胸腰弯或腰弯凸侧。④胸腰段后凸存在。并且胸腰椎或腰椎顶椎椎弓根内侧壁偏向侧弯凸侧，胸腰弯或腰弯的下端椎倾斜大于或等于 10°。

1999 年 Lenke 等报道了根据腰椎侧弯顶椎与 CSVL 的关系，将腰椎侧弯进一步分成三种修正型（A、B、C）。①A 型侧弯：包含 King 分型 III、IV 型，特点是 CSVL 在顶椎至稳定椎的椎弓根之间，表明无结构性侧弯。②B 型侧弯：通常被认为是"King II and one-half 型"，它反映 King II 与 King III 型之间的中间状态，其特点为 CSVL 接触到腰椎侧弯顶点，并且位于腰椎凹侧椎弓根内侧缘与顶椎椎体外侧缘之间，它表明侧弯轻度至中度偏离 CSVL 中线。③C 型侧弯：包括 King II 和少数 King V 型侧弯，特点是 CSVL 完全在胸腰椎和腰椎椎体凹侧的内侧，腰椎的顶椎完全在中线外侧。这种方法相对于 King 分型而言，更能准确地描述正位相上腰弯的位置。除了 King 所归纳的其他类型的特征外，近年来不少医生进行了一定的补充及修正，使其更易识别与分析。Asher 等发现 King III 型的顶椎平均位置在 T_8；King IV 型的顶椎平均位于 T_{10}，而且 L_4 倾入胸弯 5°以上；King V 型的 T_1 倾入上胸弯的凹侧，并且凸侧肩部抬高。

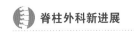

Coonrad 等根据顶椎位置分类，结合 King 分型系统，发现 King Ⅲ 型侧弯的顶椎通常在 T_7、T_8 或 T_9；King Ⅳ 型侧弯的顶椎低于 Ⅲ 型，常位于 T_{10} 或 T_{11}，下端椎通常在 L_2 或 L_3。

（五）后路固定及融合水平的选择

King 等的研究资料明确地证实了 Moe 理论，即选择性融合胸椎侧弯在 Ⅱ 型侧弯患者可以产生良好的效果。Moe 认为，固定至中立椎将产生一平衡的脊柱。King 在 1983 年和 1988 年详尽分析了特发性脊柱侧弯的手术治疗，阐述了下融合椎在骶骨上的平衡与椎体的旋转在治疗中的重要性，并且提出了"稳定椎"的概念及理论。稳定椎是骨盆水平后，CSVL 通过并平分的距头侧最近的椎体。King 采用此理论并应用 Harrington 撑开技术成功治疗了 405 例特发性脊柱侧弯。他发现，如融合水平向远端超出稳定椎，腰椎侧弯将加重，导致脊柱平衡的丧失，并且使有价值的运动节段丢失，如果需要二次手术，将不可避免地融合到 L_4；当融合水平在稳定椎近侧椎体，术前胸弯虽将向下扩展几个节段，产生附加（adding-on）现象，但是多数情况下脊柱仍然是平衡稳定的，而且不需要手术，只有少数情况下才需行翻修术。资料表明，根据 King-Moe 选择性融合理论，第二代内固定（Luque，Wisconsin，Harrington 加椎板下钢丝）能取得良好的效果。

C-D 内固定系统及其衍生系统（如 Isola、TSRH、CD-H 等）能产生强大的旋转力和横向力作用于脊柱达到矫形。由于这一内固定系统相当稳定，术后需用支具或石膏的机会大为减少。但无论采用何种内固定，脊柱融合至稳定椎来平衡脊柱的方法是有效的。侧弯进行合理分型和准确选择固定融合水平变得异常关键。许多国外学者致力于研究如何选择融合水平。

1999 年 Lenke 进一步完善"稳定椎"概念，提出如果某一椎间隙被平分，那么其尾侧的下一个椎体可作为稳定椎。

Burton 和 Asher 等阐述了固定融合水平的选择原则与方法：选择下方固定椎原则；不要将融合水平停留在后凸的椎间隙上；远端保留三个或三个以上的运动节段。上方固定椎选择，通常在胸弯上端椎头侧的第一个椎体。如需要同时矫正胸椎后凸过大或平背，可以适当地向上增加一个或两个节段，但不能固定和融合 T_1。下方固定椎的选择：King Ⅱ A 型的稳定椎作为下融合椎；Ⅲ 型、Ⅳ 型和 Ⅴ 型的下固定椎在下端椎下一椎体，稳定椎上一椎体；Ⅰ 型、Ⅱ B 型、胸腰段侧弯和腰段侧弯的下固定椎根据尾侧基础椎（caudal foundation vertebrae，CFV）决定。CFV 的定义是应用旋转复位后（牵引或左右侧弯位 X 照片）显示腰椎侧弯下端椎以上第一个被 CSVL 平分的椎体。通常依据以下标准确定 CFV：①凸侧侧弯像上，紧靠 CFV 的楔形椎间隙被逆转或成中立位；②凸侧侧弯像上，CFV 下方椎体旋转小于 15°。作者强调：为了达到最少保留三个远端运动节段，应采用双侧椎弓根螺钉置于下固定椎；如果存在腰椎不稳定时，需附加前路间盘摘除，自体骨或同种异体骨融合。

六、脊柱侧弯术后躯干失代偿与融合范围选择关系及防治

C-D 内固定系统的出现带来了新的问题。在 C-D 系统问世不久，就出现了选择性胸椎融合后的躯干失代偿报道。最常出现在 Ⅱ 型患者，Ⅲ 型侧弯也有失代偿报道。为了预防失代偿的出现，Ibrahim 建议将 Ⅱ 型侧弯分为 A、B 两个亚型。Ⅱ A 型侧弯具有下述标准中的三个以上：①腰侧弯小于 35°。②侧方弯曲像示腰侧弯矫正率大于 70%。③骶骨中央线通过腰侧弯的顶椎。④腰骶段相对夹角为 12° 或小于 12°。Ⅱ B 型仅具有两个或少于两个上述标准。骶骨中央线是否通过腰侧弯的顶椎与失代偿有明显关系。Ⅱ A 型用标准内固定技术无论将下钩置于何处效果良好。Ⅱ B 型侧弯则有不平衡的倾向，除非下钩为加压型且放置到呈水平位的腰椎上或下一椎体上。

Bridwell等报道了用C-D内固定治疗Ⅱ型侧弯时，发现用标准的置钩方法将远端融合至稳定椎时，17例患者中8例引起腰侧弯失代偿。他们提议将融合远端止于稳定椎上一椎体，认为这比使用凹侧标准的4钩和强力去旋转能方法，反而能取得较良好的效果。过度去旋转可能是腰椎失代偿的原因，大的、柔软性差的腰侧弯可能不能代偿术中胸侧弯矫形的程度。

Lenke和Bridwell强调在Ⅱ型侧弯患者中不要将融合延伸至稳定椎下方的椎体。特别是Ⅱ型侧弯有55°~65°右胸侧弯和40°~50°的左腰侧弯时，胸侧弯矫形的数量不一定能被腰侧弯代偿，对Ⅱ型侧弯做出"比率"概念来预测何种侧弯最有可能导致腰椎失代偿的危险：如果胸侧弯顶椎侧方移位距离比腰侧弯顶椎侧方移位距离大，其比例超过1.2时，站立相胸侧弯的度数与腰侧弯度数相比也大于1.2时，胸和腰脊柱侧弯的顶椎旋转度的比例也超过1.0时，则患者不会发生术后躯体失代偿。如果不能符合上述标准或仅符合一项标准，50%的患者术后有失代偿。特别用多钩双棍系统，如C-D、TSRH、ISOLA等坚强内固定治疗侧弯度较大，旋转和相对僵硬腰侧弯患者时，术后很有可能产生不平衡或失代偿的问题。

Thompson等用CT影像对用C-D内固定术前术后的椎体旋转进行计算时发现，Ⅱ型胸段侧弯的过度矫形有将旋转力转移至腰侧弯的趋势，并使腰部代偿矫正的能力减少而加重腰椎畸形。提议不要过度矫正胸侧弯，尽可能融合少的节段，特别是避免融合活动的移行节段以防止旋转力转移至腰椎。Wood等发现顶椎去旋转是不肯定的，他们还发现在融合节段外也有节段旋转变化。上述两份研究表明去旋转法是一个复杂的问题。施加矫正作用于固定节段脊柱，同样也会作用于非固定节段的脊柱。

在脊柱侧弯治疗中，应注意术后残留胸椎侧弯和腰侧弯能够平衡。为了使腰椎侧弯能在术后自行适应胸段脊柱的矫形，应仔细地平衡冠状面、横切面和矢状面的矫形。早在1949年，VonLackum就已发现Turnbuckle石膏的过度矫正时，过度矫正胸椎侧弯带来的弊病，这同样适于今天使用新内固定物时。在使用哪一种类型的内固定，应尽可能融合少的节段来达到坚强即可，平衡的脊柱融合更重要。Ⅱ型侧弯术前一定要仔细分析。注意下述几件事可以预防Ⅱ型侧弯的失代偿：避免胸侧弯的过度矫正。有人甚至使用术中照相来保证胸侧弯没有被过度矫形。由于胸段去旋转后，旋转可能转移至腰椎，建议在Ⅱ型侧弯中不用去旋转法。采用标准的4钩凹侧结构或者用直的撑开棍置于凹侧，上钩置于上端椎，下钩置于下稳定椎直接撑开矫正，然后在凸侧用加压棍。

一旦躯干失代偿发生后的治疗，如果失代偿是轻微的且临床上躯干失平衡很微小，可先定期随诊腰侧弯进展情况。如果患者失代偿较严重或进展，可先采用腰部支具固定。如果无效，则需要进一步的手术，将融合范围延长至腰侧弯下端的稳定椎，或行前后路手术矫正，可减少融合节段，保留脊柱的活动。最重要的处理失代偿为预防。上述融合范围选择方法都有参考价值，近几年大家倾向于采用King法，但它还存在一些问题，所以笔者认为当用此法有疑问时，应参考其他方法中提出的各种因素，做出正确的决定，以防止失代偿问题发生。

（叶启彬）

第二节　特发性脊柱侧弯

一、分型

这种脊柱侧弯病因尚不清楚，占脊柱侧弯患者总数的85%以上。根据年龄可分成三型：

（一）婴儿型（infantile type）

出现于 4 岁以下的年龄，此型特点为半数以上发生在 3 岁以前，主要在胸椎，56% 左右为男性，92% 向左侧弯出。本型侧弯可自行消退或继续发展，前者随小孩年龄增长而停止发展或逐渐减轻，不需治疗；后者则会随年龄逐渐加重，如不积极治疗，可发展成严重畸形，而早期两者的 X 线表现又非常相似。1972 年 Mehta 报道用肋-椎角（R-V 角）测量法来鉴别婴儿型消退性和进行性脊柱侧弯，此法后来为许多作者证明是有价值的。

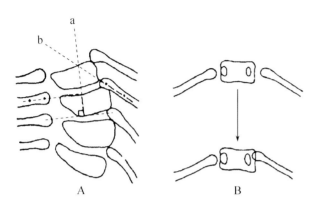

图 3-30 A. 肋-椎角（R-V 角）；B. 凸侧肋骨头移位

肋-椎角的测量方法，如图 3-30A 示：找出脊柱侧弯的顶椎，做过顶椎的上缘（或下缘）中点的垂直线（a），作为椎体的基线，做另一线（b）过与顶椎相连的凸侧肋骨的肋骨头中点与肋颈（即肋骨增宽处的内缘）中点，a 与 b 相交角（52°）为 R-V 角，在消退型、婴儿型脊柱侧弯中，80% 病例首诊时凸、凹侧 R-V 角相差小于 20°，三个月后，再次摄片检查时，可见 R-V 角相差减小（尽管脊柱侧弯的 Cobb 角有时似乎增加了），这些脊柱侧弯都会自行消退，而在进展型病例中，80% 患者首诊时凹、凸侧 R-V 角相差或大于 20°，三个月后，再摄片检查时，R-V 角相差不变或加大，同时可见到凸侧的肋骨头由原来远离顶椎移至与顶椎上缘重叠（图 3-30B），这型患者一经确定，应立即开始进行积极的非手术治疗。

（二）少儿型（invenile type）

年龄在 4～10 岁之间。由于在此年龄组中，患儿生长发育较旺盛，故脊柱侧弯发展加重的速度可能较快。此型脊柱侧弯多凸向右侧，女性多见，男：女=1：8。

（三）青少年型（adolescent type）

年龄在 11 岁至骨发育成熟之间。是手术治疗最佳年龄阶段，如侧弯发展快应随时治疗。

二、未治疗特发性脊柱侧弯的自然发展史

脊柱侧弯发展常发生在迅速生长期，发育成熟侧弯小于 30° 者倾向于不发展。Rogala 等调查回顾了 603 例患者，至少随诊两年。发现小于 10° 的侧弯仅 2.1% 发展。度数在 20°～30° 间的发育未成熟患者的侧弯 78% 有明显发展。Bunnell 证实首诊为 20°～30° 之间的侧弯，20% 有发展。初诊侧弯患者 Risser 征为 0 时，68% 以上的患者侧弯会有进展。

Lonstein 和其同事研究了一大组侧弯度数在 5～29° 间的生长期特发性侧弯患者，一直随诊到完全发育成熟或证实侧弯明显进展为止。发现 23.2% 的侧弯发展，但仅 18% 需要治疗，而需手术治疗的仅为 1%。侧弯的发展与侧弯类型、侧弯大小、侧弯开始年龄、Risser 征和月经初潮有关，特别是侧弯大小和 Risser 征。侧弯进展与性别、受累椎体数目、旋转度数和家族史无关。Lonstein 设计图表用来帮助预见侧弯的发展（表 3-2，表 3-3），但非绝对准确。

表3-2 与侧弯大小和Risser征相关的侧弯发展发生率

Risser 征	侧弯进展百分比	
	5°~19° 侧弯	20°~29° 侧弯
0或1级	22	68
2、3或4级	1.6	23

引自JBJS［Am］，1984,66:1067

表3-3 首诊时侧弯大小和年龄与侧弯发展发生率的相关性

首诊时年龄（岁）	侧弯进展百分比*	
	5°~19° 侧弯	20°~29° 侧弯
≤10	45(38)	100⁺(10)
11~12	23(147)	61(61)
13~14	8(201)	37(119)
≥15	4(67)	16(84)

*括号内数为每组患者数；⁺这100%是由10例患者得到。引自JBJS［Am］，1984，66：1067

　　侧弯的自然史在男孩有些不同，Suh和MacEwen回顾了50例男性青少年特发性侧弯，已发现44%的Risser征4°~5°之间男孩侧弯发展超过5°。而Risser征4°时女孩骨骼发育成熟。Karol等复习210例特发性侧弯的男孩，发现侧弯时15%Risser征已为4°，其中32%侧弯超过10°。这表明男孩脊柱侧弯发展较晚，所以男性侧弯患者应当随诊到Risser征5°为止。

　　Weinstein和Ponseti对骨骼发育成熟后侧弯发展进行研究。他们总结了102位患者133个弯曲，平均随访40年。68%的患者侧弯发展至少有5°。无论侧弯类型是什么，青少年特发性侧弯患者在发育成熟时，若侧弯小于30°一般不发展。50°~75°的胸侧弯发展平均每年增加0.75°~1.0°。骨骼发育成熟时腰侧弯大于30°的患者在40年的随访中平均发展16.2°。右侧弯发展速度是左侧弯发展速度的两倍。腰椎侧弯中骶椎或腰5椎体位置良好时侧弯不太容易发展。1988年，Edgar和Metha也发现多数度数大于35°未融合的侧弯会发展，超过50°的胸侧弯平均每年发展1.3°，而超过50°的腰侧弯或胸腰段侧弯也倾向于发展，但变化很大。在胸腰段双侧弯中胸段侧弯发展比单纯胸侧弯慢，而腰段侧弯表现与单纯的腰侧弯相似。

　　很清楚特发性侧弯在骨骼发育成熟后还能发展。侧弯发展主要与侧弯的度数有关，也和侧弯的位置和椎体旋转有关。选择青少年特发性脊柱侧弯的外科治疗时应结合这些因素做出合理的决定。

（叶启彬）

第三节　先天性脊柱侧弯

　　先天性脊柱侧弯并不少见，仅次于特发性脊柱侧弯，其原因尚不太清楚，可能与妊娠期第4~7周时受到母体之内外环境变化刺激有关。生后即出现有畸形征象，但由于诊断常识和诊断手段缺乏等原因，病变常为家长和医生忽视，直至畸形发展明显后才被发现。先天性脊柱侧弯是否发展加重，取决于畸形形态。大多数先天性脊柱侧弯都需要治疗，否则会迅速发展加重。非手术治疗，如体表电刺激治疗或塑料支具治疗，难以能获得持久的疗效，它只能用于一段时期，以控制和延缓畸形发展加重，推延手术时间。

一、先天性脊柱侧弯的分类

（一）脊柱分节障碍型（defects of segmentation type）

常见为脊柱侧弯分节障碍，即一侧骨桥形成或不对称骨桥（图3-31），由于有骨桥一侧的脊柱发育受阻，可引起严重脊柱侧弯，有时平片不易发现骨桥，需照正位断层片才能发现。不对称骨桥常见于胸椎，而且常是后外侧的，所以，常常引起胸椎侧弯和前凸畸形，致肺容积明显下降，而损害肺功能，死亡率较高。应尽早进行手术治疗。不对称骨桥出现于腰椎时，可引起骨盆明显倾斜，晚期矫正不易，应尽早进行手术治疗。

（二）椎体成分发育障碍（defectsof formation）

常见有椎体一侧侧方发育障碍——半椎体畸形，可引起脊柱侧弯畸形，又分为：单发半椎体不分节型（图3-32），一般不会发展加重；半分节型，又称双椎弓根畸形（图3-33），可引起轻到中度侧弯畸形；完全分节型（图3-34），可引起较严重的脊柱侧弯畸形。还有蝶形椎（图3-35），脊髓纵裂与脑脊膜膨出等。此外，还有多发半椎体在同侧（图3-36A），可发展成非常严重的脊柱侧弯。还有半椎体在脊柱不同侧，称补偿半椎体（图3-36B），如两个半椎体相距不远，所引起的脊柱侧弯畸形，常常能互相代偿。

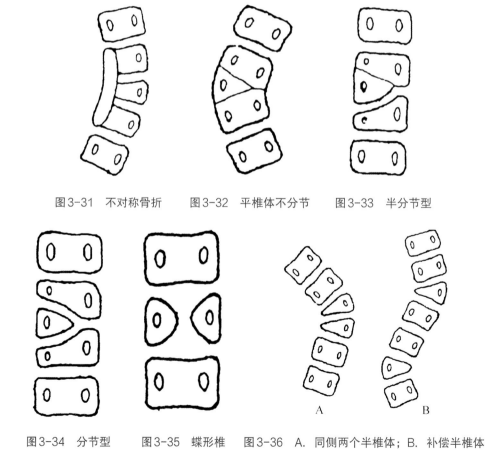

图3-31　不对称骨折　　图3-32　平椎体不分节　　图3-33　半分节型

图3-34　分节型　　图3-35　蝶形椎　　图3-36　A. 同侧两个半椎体；B. 补偿半椎体

（三）一侧并肋形成，亦可引起轻度脊柱侧弯

临床实践中，常常可看到几种畸形同时存在，还常常见到先天性脊柱侧弯和先天性后凸同时存在（侧方和后方半椎体引起）。

二、先天性脊柱侧弯的诊断

首先要对早期轻型脊柱侧弯征象有所认识，此外有下述情况时，应怀疑有先天性脊柱畸形的存在：生后就有下肢畸形或大小便不正常；背部皮肤（特别是脊柱表面）有色素沉着、异常毛发或有包块时；小儿上半身长度较短，与身体长度不成比例者。对有可疑征象者摄X线片检查，即可发现有脊柱或肋骨畸形表现，并可测量及记录下脊柱侧弯的畸形度。先天性脊柱侧弯，X线片显示有两个S特点，即脊柱侧弯较短和侧弯较锐（short curve 及 sharp curve）。脊髓造影则可发现同时存在的脊髓病变，如脊髓纵裂或"栓系综合征"等。

（叶启彬）

第四节　神经肌肉型脊柱侧弯

此型脊柱侧弯是已知的神经肌肉本身的病变所致，如上述运动神经元损伤病变：大脑瘫，儿童期高位脊髓损伤后，发生脊柱畸形；佛勒德勒克共济失调（Friedeich ataxia）。还有下运动神经元损伤所致侧弯：最常见有小儿麻痹后脊柱侧弯，脊膜膨出，肌肉本身病变也可发生脊柱侧弯，如进行性肌营养不良症等。

这些原因所致的脊柱侧弯，因有其本身病变特点，影响脊柱侧弯治疗方法的选择，如神经型脊柱侧弯，除了较柔软的小儿麻痹性脊柱侧弯，支具治疗有一定帮助外，对其他各型均无效，而且大都需要较牢固的手术内固定术，如 Luque 或 Galveston 或 C-D 术及 TSRH、PRSS 等，常常还需固定到骨盆，以矫正骨盆倾斜或维持坐姿。

手术治疗的指征为：脊柱侧弯进行性加重，心肺功能受影响，不用手不能维持坐姿，骨盆倾斜明显，腰椎坍塌，季肋部顶在髂嵴上，引起局部疼痛，或有严重腰前凸畸形及腰痛等。

一、麻痹性脊柱侧弯

多种原因所致两侧躯干肌不平衡萎缩或失去功能，可发生麻痹性脊柱侧弯。在我国最常见是由于小儿麻痹症所引起，约占15%；此外，还可见到肌营养不良和高位截瘫所致麻痹性脊柱侧弯。

小儿麻痹性脊柱侧弯的特点为：可发生于任何年龄，由于脊柱肌肉软弱，其结构和体位不平衡而造成形式繁多的脊柱侧弯，在急性期阶段数月内发生，发展很快，也有数年后缓慢发展加重的。麻痹性脊柱侧弯的曲度决定于肌力大小、肌肉麻痹引起不平衡的范围及继发挛缩。典型的麻痹性脊柱侧弯是一个长的胸段弯曲，由 $T_8 \sim S_1$ 部呈一大 C 形畸形，影响较轻的仅在胸腰段形成一般性 C 形弯曲。卧位时侧弯明显改善，严重情况时腰部躯干肌的张力可完全消失，使腰椎形成广泛可活动弯曲，常发生腰椎坍塌，患

者无法起坐，失去工作和生活自理能力（图3-37）。

麻痹性脊柱侧弯，由于肌肉麻痹，无法维持躯干平衡，所以给手术矫正带来许多困难。使用Harrington矫正术，容易发生断棍和脱钩，应使用较牢固的固定方法，如Luque或C-D手术。如有骨盆明显倾斜，或有麻痹性腰椎坍塌，应将脊柱稳定固定到骨盆上时，需行Galveston手术。肌营养不良性脊柱侧弯，需请神经内科会诊，进行全身状态评定，此类患者的血管壁肌肉亦可能受累，致手术中容易出血，应备好充足的血量。

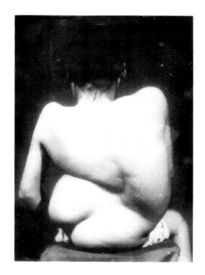

图3-37　麻痹性侧弯外观

二、脊髓空洞症型脊柱侧弯

脊髓空洞症开始常形成于颈下部及胸上部脊髓中央管附近，引起某些节段痛/温觉消失、肢体瘫及营养障碍等症状，空洞可逐渐向周围扩大，可连续、也可多节段形成，常可引起一侧或两侧长肢及躯干上部痛/温觉障碍，触觉、压觉及深感觉正常（感觉分离现象）。

由于脊髓空洞症的存在，脊柱凸侧的椎旁肌肉、皮肤的神经支配及营养障碍，致凸侧肌力减弱，脊柱两侧的肋力不平衡牵拉，可形成脊柱侧弯。脊柱侧弯常见于胸段，可凸向左侧或右侧，许多患者还伴有同侧肢体肌肉萎缩改变。

此型脊柱侧弯常易误诊为特发性脊柱侧弯，但仔细分析X线片，可见此型脊柱侧弯弧较长（5～7节段），形成"长弧侧弯"，故阅片时如发现"长弧"或胸段"特发"侧弯凸向左侧者，应疑及本病，检查脊柱侧弯凸侧病变节段痛觉减退或有感觉分离现象。

治疗：此型脊柱侧弯早期阶段（于小50°时），对支具和电刺激治疗（特别对后者）比较敏感，可收到满意的矫正效果。因为外加的电刺激脉冲作用凸侧椎旁肌肉时，可代替神经刺激，使肌肉收缩强壮。手术治疗同特发性脊柱侧弯，但危险性略大一些，特别是较严重的侧弯，可发生较严重的并发症。由于脊髓空洞病变本身有出血或加重可能，就能引起截瘫或神经系统症状加重，如巧合在手术时发生，则很难区分其原因是手术引起，还是空洞症加重。为此，作者建议在手术前应用甲紫标出感觉减退区范围，留作术后比较，如为脊髓空洞症加重（如出血）引起，从理论上分析，除了下肢截瘫外，应会出现原感觉减退范围也向上扩大，而过度矫正引起的，则不致出现这种现象，神经系统变化应仅在矫正范围以下。总之，此型脊柱侧弯手术矫治时，增加了一些危险性，术前应向家属交代清楚，术中应加强脊髓监护。

三、大脑性瘫痪合并脊柱侧弯

由于妊娠期或生后病儿，颅脑组织受到侵害而引起的肌肉运动功能障碍而形成大脑性瘫痪。常见病因有妊娠头3个月母体发生风疹或其他病毒感染，早产、难产引起颅内出血或窒息缺氧，生后脑炎、脑外伤等均可引起。患者常有肌痉挛存在，即当一组肌肉收缩时，对抗组肌肉并不引起应有交互松弛反而收缩，肌痉挛平常并不存在（睡眠时肌松弛近于正常），当一组肌肉受牵拉时，即发动痉挛。皮肤感觉正常，但腱反射常常亢进，并有踝阵挛及巴宾斯基（Babinski）征阳性。脊柱畸形，如脊柱侧弯及脊柱后凸较为常见，脊柱侧弯常常使患者活动更加困难，进行矫正治疗对患者是有帮助的。由于肌肉的强力痉挛，可引起躯干不正常活动，术后不能用石膏固定，需选择牢固的内固定方法，如Luque或C-D手术。如合并有明显的骨盆倾斜，则需行Galveston手术或钉-棒系统下端固定到髂骨上。

（叶启彬）

第五节 神经纤维瘤病合并脊柱侧弯

一、简史

神经纤维瘤病是一个较为常见的周围和中枢神经系统的遗传性疾病，它涉及人体的外胚层及间充质组织，儿童及成年人均可发生。

多发性神经纤维瘤病（NF）首先由Akenside（1768年）描述。1793年Tilseus和1849年Smith等描述了皮肤和皮下组织的神经纤维瘤病，但未描述骨骼系统的肿瘤。1882年Von Reckling-Hausen首次描述了此病的组织学表现，将神经系统的肿瘤描述为神经纤维瘤，并将其命名为神经纤维瘤病。

1921年Weiss首先报道了神经纤维瘤病合并脊柱侧弯，此后曾有多篇报道描述了该病侵犯中枢神经系统、骨骼系统、软组织及皮肤的各种表现。1978年Rubinstein和Courtemanche创办了国际神经纤维瘤病的基金会。

二、病因学及一般特点

此病具有高度的遗传性，为常染色体显性遗传，具有不同的外显率。神经纤维瘤病的脊柱侧弯发病率略少于所有侧弯患者的2%，有许多患者具有神经纤维瘤病的特征，但无脊柱侧弯。也有极少数病例，刚出生即能诊为神经纤维瘤病的脊柱侧弯。

临床上有两种类型的神经纤维瘤病。NF-1型即Reckling-Hausens病。在人体中的发生率约为1/4000。它具有明显的神经系统、全身外观及骨骼等方面的各种表现。通常在人出生的前10年内发生症状，其外显率高，但表现度却变化很大。NF-2型即双侧听神经的神经纤维瘤病，发病率为1/5000。其特征是双侧听神经肿瘤，脑及脊柱也可见肿瘤。NF-2型的外显率为95%。鉴于NF-1型及NF-2型都可累及周围神经系统及中枢神经系统。所以以前分为周围神经纤维瘤病和中枢神经纤维瘤病是错误的。本节讨论的是NF-1型。

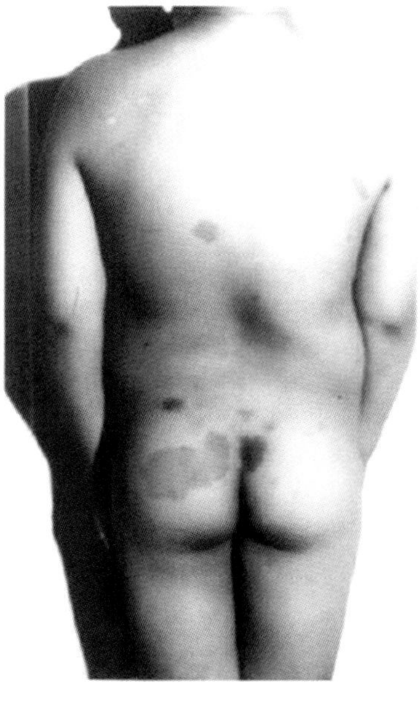

三、临床表现及诊断

（一）临床表现及特征

此病最常见的临床特点是皮肤上的咖啡斑（图3-38）。白种人表现为褐色及有色素沉着的斑，黑种人

图3-38 皮肤咖啡斑

表现的颜色较浅，黄种人的咖啡斑介乎两者之间。它们产生于表皮的基底层。至少90%的神经纤维瘤病患者有此特征。鉴于正常人也可有少量棕色斑，因此全身必须超过6个咖啡斑才有诊断意义。另外，有的皮肤表现为厚的、粗糙的棕色皮肤斑，称为局限性象皮病性神经瘤。许多这样的病例中，可能混有多发性血管瘤的组织。还有表现为皮下肿瘤样组织的小结节（纤维瘤样软疣）及全身皮肤内有数量不等、类型相同的带蒂肿瘤。此外还可有骨骼及软组织增大，有时为局限性，如巨指症。但多发性的为多数。

（二）X线片特征

1. 在典型的脊柱侧弯或后凸的病例中，其侧弯角度较锐，椎体组成较短，一般仅有5~8个椎体，并且在此区域内常伴有严重后凸畸形。侧后凸畸形的患者，其椎体常表现为营养不良并严重畸形。无后凸畸形的侧弯患者，其椎体营养不良稍轻。在典型的弯曲中均可见不同程度的椎体扇形变，有的椎体严重楔形变。

2. 典型的侧弯中，可见其顶端部分的椎体严重旋转畸形，并且邻近的肋骨常变窄，称作铅笔样改变。营养不良的神经纤维瘤病患者的肋骨，常在前后方向上旋转90°，横突表现为细长的纺锤形。

3. 脊髓造影可见侧弯的椎体有深的凹陷，这是由于不同程度硬膜的侵入或脑脊膜膨出所致，偶见整个椎体表现为充盈缺损，其原因不明。

4. 具有大量咖啡斑或其他一些皮肤表现的患者，其椎体营养不良的表现，如椎体扇形变等程度较轻，这些侧弯的弯度较特发性侧弯者短。

5. 有神经纤维瘤病皮肤特征的患者，可能伴有特发性脊柱侧弯的特点，但较少见。另外也可能伴有先天性脊柱畸形的特点。

6. 椎间孔可能扩大，通常还伴有哑铃状肿瘤。

7. 许多胫骨先天性假关节应考虑为此病的表现。这些患者大多有皮肤的特点，偶见弓形的胫骨。

8. 眼眶缺损，特别在眼眶的后上壁。

四、脊柱畸形的类型

神经纤维瘤病所伴有的脊柱畸形，根据其特点可分为成下列几种类型。

（一）脊柱侧弯

1. 无营养不良性表现的脊柱侧弯 此种脊柱畸形表现出与特发性侧弯相同的特点，较为少见，并常与皮肤的咖啡斑同时发生。此种类型的侧弯，脊柱上无神经纤维瘤病的特征，常见的主侧弯为胸椎右侧弯。

2. 营养不良性的单纯脊柱侧弯 此型的特征是一种恶性的临床类型，侧弯持续不断地发展，即使手术后仍有继续发展的倾向性。椎体中有神经纤维瘤病的一些特征，如椎体畸形，有扇形样变。有些患者椎管内有肿瘤，并可能产生截瘫，某些患者椎旁也有肿瘤。

（二）侧后凸畸形

这是神经纤维瘤病所伴有的最典型的脊柱畸形，治疗最为困难。Betz等将其分为营养不良性的脊柱侧后凸畸形组。

开始时畸形较轻，随后后凸畸形迅速增加。其侧弯的特点是弯曲成锐角，并且弧度较短。早期椎体可能无营养不良的表现，畸形尚能矫正。然而由于没有治疗或者治疗不当，引起病情进展，弯曲迅速发展，而且变得越来越僵硬。此型患者的脊柱畸形将持续发展到成年。

另一种形式的侧后凸畸形的特点是可见许多节段的严重营养不良性畸形。当此种形式的畸形发生在相对有弹性的脊柱部分（胸腰段或颈段）时，通过牵引可有适当的矫正。

在这些严重的侧后凸畸形中，若无适当的治疗，侧后凸的发展是不可避免的，并且脊髓受压及截瘫的发生率很高。

（三）前凸畸形

胸椎前凸畸形的发病率较低。Moe等报道112例神经纤维瘤病的脊柱畸形中，7例伴有不同程度的前凸畸形。

五、治疗

神经纤维瘤病的脊柱畸形的治疗方法争论较多，尤其是那些营养不良性畸形患者的治疗更为困难。畸形可持续进展，即使在手术后畸形仍有进展，而且假关节的发病率很高。因此，如何有效而又安全地治疗神经纤维瘤病的脊柱畸形，为许多学者的研究课题。总的治疗原则是不同类型的畸形采用不同的治疗方法。内固定固然重要，但更需强调的是牢固地融合（前路植骨融合、后路融合或二者兼用）。

（一）无营养不良性表现的脊柱侧弯的治疗

此型侧弯的特征是常伴有皮肤咖啡斑，很像特发性脊柱侧弯。因此，治疗方法同特发性脊柱侧弯。可用Milwaukee支具矫形，有手术指征时用多节段内固定加脊柱后融合治疗，疗效较好。

（二）营养不良性单纯脊柱侧弯的治疗

凡有营养不良性表现的各种畸形，都应及早手术治疗，不管其年龄如何。Milwaukee支具对此型患者无效，如果孩子很小，并且弯曲不大，可以暂时应用支具，一旦侧弯进展，应立即停用。

Winter等认为单纯的脊柱侧弯应早期施行后融合，可用也可不用Harrington内固定。Chaglassian等报道钉棒系统结合脊柱后融后是最好的方法。而Sarini等强调在所有营养不良性神经纤维瘤病的脊柱畸形中，都应前路及后路融合固定。

1989年Bety等报道了从1963～1985年所治疗的23个神经纤维瘤病的脊柱畸形患者的研究结果。他们认为35°～80°的营养不良性侧弯患者或伴有40°以上后凸畸形的患者，应尽早做后融合，因后凸一旦出现容易加重和出现截瘫，主张用较坚强内固定（图3-39），不管其年龄大小。若术后一年或不到一年内，弯曲有10°进展，应重新探查融合块。对侧弯在80°以上的营养不良性患者，主张采用脊柱前、后路融合术。

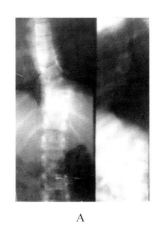
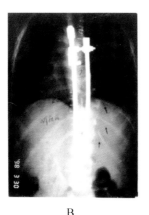
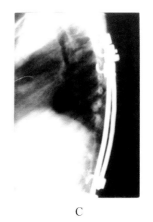

A　　　　　　　　B　　　　　　　　C

图3-39　神经纤维瘤病脊柱侧弯

A. 术前脊柱正侧位；B. C-D矫正术后正位，箭头处示肋骨头呈铅笔头样改变；C. C-D矫正术后侧位

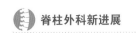

我们认为，对此型患者，尤其侧弯在80°以下，应尽早采用钉棒系统内固定和脊柱后融合术。术后用外固定约一年，在肯定融合牢固可靠后，方可去掉外固定。若怀疑有假关节形成，宜手术探查，彻底清除假关节处的纤维组织，在缺损处再次放置大量的移植骨，可用髂骨、肋骨及异体骨作为移植骨。

（三）营养不良性侧后凸畸形的治疗

此型患者的治疗最为困难，主要原因是矫形不能维持，甚至手术后患者的畸形仍持续进展。因此为了牢固地融合，许多作者主张脊柱前、后路融合术。若畸形顶端在胸腰段，其弹性稍好。此时主张用钉棒系统撑开棍矫正侧弯，钉棒系统加压棍矫正后凸，并一期做后路植骨融合，2周后再作前路融合。Moe等分析了前融合失败的原因，认为是支撑植骨块太短。因此，前路支撑植骨块需要有足够的长度，至少应包括顶椎上下两个正常椎体。

若畸形顶端在胸椎，由于其后凸常常更为僵硬，因此主张第一期作前路植骨，第二期再做钉棒系统内固定加后融合。顶端在脊柱其他部位的侧后凸，也可采用此步骤的治疗。

术前术后做适当牵引是安全有效的。众所周知，先天性脊柱后凸畸形患者的顶端的椎体是僵硬固定的，因此牵引常产生神经症状。但是神经纤维瘤病的脊柱畸形的顶端常常不像上述患者那样僵硬，牵引前的过伸位X线相也证明顶椎区域是能活动的。因此，牵引是有效而安全的。Betz等认为此型患者宜用前路及后路植骨融合术，并报道有的患者曾反复多次后融合，最终才获得满意地融合。他们认为对于那些作前路植骨融合有极大危险性的患者，如脊柱前有神经纤维瘤，脊柱前方有过多的丰富的静脉网络，全身情况很差，或者有Bantis综合征（由于纤维瘤导致脾阻塞，继发血小板减少）等患者，治疗还是选择多次脊柱后融合为佳。另外Betz等建议，如果需要行脊柱前融合，除用髂骨、异体骨等植骨外，可用带血管的肋骨来加强其前融合，效果更佳。

（四）前凸畸形的治疗

Moe等分析了112例神经纤维瘤病的脊柱畸形，发现7例具有−22°～−48°的胸椎前凸畸形。所有的病例采用Harrington撑开棍矫形。年龄小的儿童，可在其前凸上下端各作两个小切口，暴露椎板及小关节。在上端小关节内插入上钩，下端椎板下放置下钩，然后于皮下两钩之间放置大号直的螺纹棍，并在棍上放置螺母，将其拧紧，使棍撑开。在儿童生长过程中，定期作小切口，以便拧紧螺母，进一步将其撑开。目前用PRSS矫正不需多次手术。在此期间，用Milwaukee支具给予外固定。必要时再行脊柱融合术。

（五）神经症状的处理及椎板减压的特征

神经纤维瘤病的侧后凸畸形患者，若畸形持续进展，并有脊髓受压的神经系统症状时，不宜做椎板切除，否则会引起瘫痪或加重神经症状，还能引起侧后凸畸形的迅速发展。这些患者首先应当牵引，以改善症状。若有脊髓减压的指征，必须作前路脊髓减压，并用多个直的移植骨作撑开前融合，随后作后融合。

椎板减压的唯一指征是椎管内有肿瘤。作椎板减压时，尽可能少切除椎板，最好作半椎板切除，并需同时或随后作脊柱融合术。另外神经根的肿瘤也是椎板切除的指征。

（叶启彬）

第六节　间质病变合并脊柱侧弯

间质病变合并脊柱侧弯（mesenchymal disorders with scoliosis）可分成先天性的，如较常见的马方综合征（Marfan syndrome），还有莫尔基奥综合征（Morquios syndrome）等；后天获得性的，常见的有类风湿所致脊柱侧弯。

一、马方综合征合并脊柱侧弯

马方综合征的患者中，脊柱侧弯较常见，其发病率为40%～75%，其特点是侧弯严重，常伴有疼痛，并有肺功能障碍。

（一）临床表现

马方综合征是一种遗传性的结缔组织缺陷。它包括心血管系统、眼及骨骼系统等多方面的临床表现。其病因不清，为常染色体显性遗传。

其临床表现可有二尖瓣、主动脉瓣关闭不全，主动脉的壁间动脉瘤及眼晶状体的脱位。这些均为典型特征。骨骼方面可表现为细长指（趾）、瘦长体型、长头、漏斗胸、鸡胸、高腭弓、韧带松弛、扁平足及脊柱侧弯等（图3-40）。

需要鉴别诊断的疾病包括先天性挛缩性细长趾、高胱氨酸尿及埃当综合征。高胱氨酸尿的临床表现为皮肤白、金发、智力发育迟缓、肝大、晶状体异位、心血管异常，骨骼畸形包括脊柱后凸、侧弯、漏斗状胸及细长指（趾）等。与马方综合征非常类似。但它是一种先天性氨基酸缺陷病，由于肝中胱硫醚合成酶的缺乏或缺如，血浆中蛋氨酸和高半胱氨酸浓度升高，并且尿中有大量高半胱氨酸。

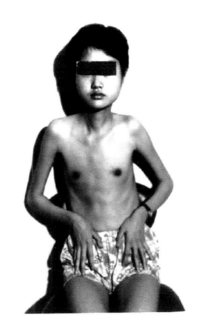

图3-40　马方综合征，表现细长指、瘦长体型等

（二）脊柱侧弯的特点

脊柱侧弯的发病年龄变化很大，Moe等的研究中发现4个患者在3岁前即发生侧弯，而且弯度发展得相当严重。

侧弯类型与特发性侧弯类似。单个主侧弯一般倾向于胸右侧，双主侧弯为胸右侧、腰左侧弯。Moe等35个马方综合征的研究中，可见16个患者有双主侧弯，9个患者有单主侧弯。Orcutt及Dewald报告的23个患者中，10个患者有单个胸右侧主侧弯，8个患者为胸右侧、腰左侧双主侧弯。

后凸少见，但前侧弯较普遍，并常常引起明显的呼吸障碍，尤其是伴有漏斗胸时，症状更为严重。

患者常常主诉疼痛，尤其在有两个主侧弯的患者中，疼痛更常见。

侧弯的严重度变化很大，有的很轻，有的相当严重。Moe等的报告中，两个患者的Cobb角分别达到170°及185°。多见的范围为40°～130°之间。

（三）治疗

治疗原则同其他结构性侧弯。有三个原则，即观察、支具、手术。

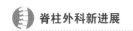

支具治疗适用于进行性侧弯的年幼儿童，它可达到延迟时间，今后可更好地手术治疗。但支具对马方综合征的脊柱侧弯治疗，能否达到永远控制侧弯的进展，尚有疑问，最好的支具是 Milwaukee 支具。

手术治疗适用于全身情况允许的所有明显脊柱弯曲的患者。一般 Cobb 角在 50°以上，年龄 12 岁以上者都宜手术矫形和脊柱融合。术前应仔细检查其心血管系统，对于主动脉瘤患者更应小心。Cobb 角 50°～90°者，应用内固定加脊柱融合术。超过 90°者，术前应用 Halo-股骨牵引 10～14 天，然后再选用 C-D、C-DH、TSRH 或 PRSS 等内固定加后融合。融合区的选择同特发性脊柱侧弯，不必融合骶椎。目前使用 C-D、C-DH、TSRH 或 PRSS。

手术禁忌证是不能治疗的二尖瓣关闭不全、主动脉瓣关闭不全或主动脉瘤。

（叶启彬）

第七节　后天获得性脊柱侧弯

为了区别于其他类型的脊柱侧弯，我们把由于手术、创伤、炎症引起的或继发于其他疾病的脊柱侧弯归为一类，称为后天获得性脊柱侧弯。下面将此类脊柱侧弯做一概述。

一、外科手术所致的脊柱侧弯

青少年因脓胸行多处肋骨切除，导致胸廓内肌肉受损，引起脊柱双侧力量失去平衡，同时由于肺和胸膜的广泛粘连，抑制了患侧的自然生长，脊柱侧弯较常发生。因肋骨肿物而单纯行多处肋骨切除也可引起脊柱侧弯。脑外科的椎板切除减压术引起脊柱后凸畸形较常见，偶见引起脊柱侧弯。

二、创伤所致的脊柱侧弯

由于脊柱间韧带的损伤，常引起永久性的脊柱不稳定及进行性的脊柱侧弯；韧带的损伤合并椎间盘的撕裂和脱位，可引起脊柱侧弯，青少年的脊椎软骨的损伤可导致软骨的永久性损害，所以青少年较轻微脊柱损伤可导致后期的明显侧弯；脊髓损伤后，脊柱两侧肌肉张力恢复不对称，引起两侧力量失衡而导致脊柱侧弯。

由于 X 线检查不能早期发现韧带、椎间盘及肌肉力量的改变，所以得不到及时预防，在创伤恢复的后期才发现脊柱侧弯。

三、放射治疗所致的脊柱侧弯

儿童恶性肿瘤单独行放射治疗后，可能发生脊柱侧弯。常见的导致放疗后脊柱侧弯的肿瘤有神经母细胞瘤、Wilm 细胞瘤及脊束的肿瘤。脊柱侧弯在放疗后早期不明显，到青春后期发展较为明显。

四、结核和非特异性炎症所致的脊柱侧弯

结核病引起脊柱侧弯的原因可能是脓胸、胸膜粘连引起胸段脊柱侧弯；腰大肌脓肿引起腰肌痉挛而

致胸腰段侧弯；或者由于椎体或椎间盘的病理变化而压迫神经根，引起神经肌肉性变化，导致脊柱侧弯。

结核病所致的脊柱侧弯患者，常具有呼吸道、泌尿系统或骨骼系统结核的表现，严重者具有结核的中毒症状。

各种非特异性急慢性炎症均有可能引起脊椎体、软骨面、韧带发生病理变化，从而引起脊柱侧弯。革兰阳性球菌（金黄色葡萄球菌、链球菌）性炎症常通过菌血症传播。革兰阴性菌所致炎症常发生于腹腔或盆腔手术后或脊柱手术后。

五、其他能引起脊柱侧弯的疾病

这类疾病包括代谢和内分泌疾病中的佝偻病、骨软化病、甲状旁腺功能亢进、骨质疏松症、甲状腺功能减退、垂体功能亢进和肾上腺皮质功能亢进症等；全身性疾病有类风湿关节炎、僵直性脊柱炎等。

对于后天获得性脊柱侧弯中的大多数在原发病得到控制，如腰大肌脓肿得到引流，受压神经根得到松解，病变椎间盘切除后均可自行恢复。仅有少数后天获得性脊柱侧弯，畸形严重，如严重创伤所致畸形愈合，脓胸粘连严重多处肋骨切除术后需做矫形手术，这种脊柱侧弯比较僵硬，且有软组织挛缩影响，矫正效果较差，且容易发生断棍和脱钩，需选用比较牢固的内固定方法。

（叶启彬）

第八节 成年人脊柱侧弯

成年人脊柱侧弯（adult scoliosis）指年龄大于20岁，侧弯畸形大于10°者，患者或在20岁以前骨发育成熟前即已出现脊柱侧弯，而到20岁时才求治，20岁以后病变仍可能继续发展。另一类患者为20岁时无畸形或畸形小于10°，20岁以后由于脊柱退行性变而引发脊柱侧弯，常发生在腰椎。当然，前一种成年人侧弯在手术时也常已出现一些退行性变现象。

一、成年人侧弯的发病及预后

成年人侧弯不少见，Vanderpool等调查发现，平均年龄60岁以上人群中，6%有大于7°的侧弯畸形，而在骨质疏松患者中，有36%有脊柱畸形（侧弯为其中30%多），成年人侧弯可源于骨折或退行性变逐渐加重。Kostuik等在该院5000例肾盂造影患者X线片中发现3.9%合并有10°以上脊柱侧弯。腰部成年人脊柱侧弯86%为原发性。

随诊研究成年人侧弯40年，发现大多会逐渐加重，50°～70°胸椎侧弯，大多会发展加重，平均每年10°左右，胸-腰段平均加重22°，但其中也有一些不加重或仅加重1°～2°的（图3-41）。

在腰椎侧弯中，如果L_5在髂嵴连线上方，侧弯顶椎旋转大于Ⅱ°时，侧弯会发展加重，腰椎或胸-腰段侧弯失代偿平衡者多会加

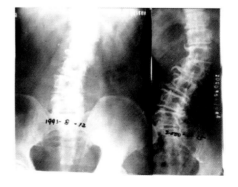

图3-41 成年人脊柱侧弯，7年中侧弯明显加重，凹侧退变出现并加重

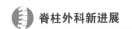

重。腰侧弯顶椎落在$L_2 \sim L_3$或$L_3 \sim L_4$且有Ⅲ°旋转者，预后更差，其代偿侧弯在$L_4 \sim L_5$或$L_1 \sim S_1$处者，应及早在年轻时即处理。

二、成年人侧弯的手术指征

1. 侧弯逐渐加重，每年超过5°者应考虑手术固定。
2. 背痛经常发作，非手术治疗无效者。
3. 有神经系统症状和体征者。
4. 有强烈要求美容者。

三、成年人侧弯一些病理特点与手术关系

成年人侧弯常发生背痛，患病率达75%，且随年龄增加逐渐加重，高峰在$40 \sim 60$岁。Kostuik等报告，入院患者60%主诉为背痛，北京协和医院骨科一组病例为76%，主要发生在腰段侧弯。疼痛持续时间16.5年，早期原因常为两侧肌肉长期处于不平衡状态引起，后期主要为退变因素。背痛常常为患者求治主要原因。

成年人侧弯一般比较僵硬，影响手术方法选择及手术效果。预测矫正度：较小的青少年脊柱侧弯，一般后者矫正率可达$70\% \sim 90\%$，而40岁以上侧弯矫正率仅为$30\% \sim 50\%$。

较僵硬脊柱侧弯需行二期手术，即先行前路松动术，三周后再作后路矫正。患者特别是女性患者骨质比较疏松，容易发生病理骨折，为此，要根据术前预测，在术中预弯好金属棍使合适预计矫正的弧度，防止暴力旋转和撑开矫正力而发生椎板骨折。应采取多点固定，如C-D、TSRH、中华长城、PRSS等，另外，应想法增加金属钩和骨的接触面。PRSS用螺钉将钩固定到椎板上更理想。在腰椎最好多用椎弓根螺钉固定。

成年人侧弯由于脊柱软组织均较僵硬，矫正时尤其要注意矫正平衡问题，以免失代偿。特别成年人腰椎代偿能力差，术前应仔细分析侧弯位照片，以保证术后胸段和腰段侧弯度平衡，两侧骨盆和两侧肢体长度平衡。

成年人脊柱侧弯中大多数均可见到有不同程度脊柱退行性变，一部分人有神经系统症状，影像学检查可见脊柱特别脊柱侧弯凹侧有较明显小关节增生、椎间盘退化、椎体后缘骨质增生、椎体或有侧方脱位，有不同程度椎管狭窄现象（图3-42），手术时需同时进行减压、复位及固定，这类患者减压是第一位，矫正畸形不要追求过多，以免发生神经系统合并症。

由于年龄较大，手术危险性也较大，Nachemson报告死亡率5%，神经系统损伤6%，矫正丢失可达20%，深层感染10%及各科问题达40%，所以术前应做好患者情况评估及充分术前准备。Mcdonnell等报告手术合并症发生率随年龄变化，$3 \sim 20$岁26%，$21 \sim 40$岁27%，$40 \sim 60$岁41%。

四、手术方法

1. 单纯后路手术固定法　适于较轻病例，侧弯小于70°，后凸小于60°，度数超过这些指标且较僵硬者，最好先做前路手术。后路固定最好用多点固定，如C-D、中华长城、PRSS、TSRH（图3-43）。

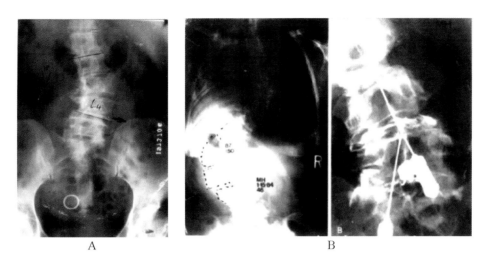

图3-42 A. 成年人脊柱侧弯X线表现，示凹侧骨质增生椎管狭窄明显，L₄向凸侧侧方脱位；
B. 成年人脊柱侧弯椎间盘造影表现，示椎间盘变性

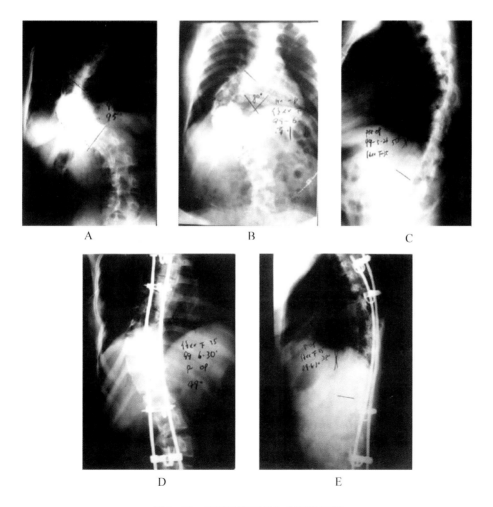

图3-43 PRSS矫正成年人脊柱侧弯

患者，女性，35岁，术前侧弯95°（A），较僵硬，牵引照片示侧弯80°（B），后凸50°（C）。前路松
动术三周后行后路PRSS矫正术，侧弯矫正至49°（47.6%）（D），后凸28°（E）

2. 前后路手术法

（1）前路松动术，一般松动5～6个节段。

（2）前路内固定矫正法，可松动术后加用前路C-D手术或PRSS手术矫正旋转畸形及部分侧弯。

（3）三周后再作后路手术及内固定（图3-44），对于年龄较大患者矫正应有所节制，但应注意维持或重建腰前凸，固定如需至L₄、L₅者，作者建议固定至S₁为好，减少日后L₅～S₁应力集中退行性变腰痛。

3. 有神经系统症状者，术前应作脊髓造影及CT检查，了解椎管狭窄情况，做后路内固定术时应先作彻底减压。

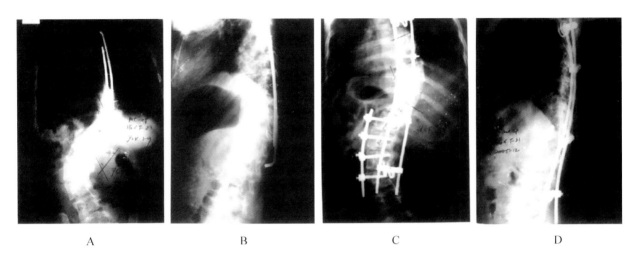

A   B   C   D

图3-44 前后路联合PRSS手术矫治成年人脊柱侧弯

A. 女性，21岁，院外后路Lugue术后畸形复发加重，脊柱正位像，侧弯腰段70°，胸段50°；B. 脊柱侧位像出现胸段后凸；C. 前后路联合PRSS矫正，术后脊柱侧位像，畸形改善，侧弯40°/45°；D. 示重建生理性胸后凸、腰前凸

五、术后处理

1. 同一般脊柱外科手术，对年龄超过50岁的患者应加强护理，防止术后一般内科并发症。

2. 术前有神经系统症状者，术中减压时即用10mg地塞米松，静脉小壶注入，术后继续10mg，每天3次，小壶注入，术后密切观察神经症状及体征变化。

六、结论

成年人脊柱侧弯有其一定病理特点，矫正效果不如青少年侧弯矫正的效果好，且合并症、并发症较多，术前应仔细作好术前患者评估及充分术前准备，选择好合适手术方法，才能达到满意效果。

（叶启彬）

第九节 合并脊柱侧弯的畸形综合征

形形色色的畸形综合征涉及临床各个领域、各级学科，其中有许多综合征可能会合并脊柱侧弯。本节简要介绍其中的一部分，如Klippel-Feil综合征、Sprengel畸形、颅骨锁骨发育不全综合征、Sotos综合征、Dubowitz综合征、Rett综合征。

一、Klippel-Feil综合征

Klippel-Feil综合征（KFS）又称Ostrum-Furst综合征。主要畸形为两个或两个以上的颈椎分节障碍或颈椎融合，是一种具有遗传性的先天畸形，1912年，Klippel和Feil首次报道。Corsello等调查发病率为1/1.4万～6万，男性稍多。发病原因是在妊娠3～8周中胚叶期分节障碍。

典型的临床表现为短颈畸形、后发际低和颈椎活动受限（图3-45），但临床上，只有约70%患者有典型的表现。患者的临床表现取决于畸形的严重程度，一般少有症状发生，但轻度创伤就可能导致上颈髓损伤。另外，70%患者合并有脊柱侧弯，可有脊椎裂、半椎体。

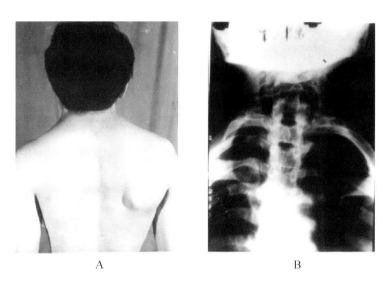

图3-45 Klippel-Feil综合征
A. 外观，可见短颈畸形，后发际低；B. X线像可见颈椎先天性畸形

除脊柱畸形外，还可同时存在多种多样的身体其他部位的畸形综合征。最多见的是合并Sprengel畸形。另外，可有斜颈颜面不对称（如Moebius综合征），并指（趾）畸形，海豹肢症；偶有少数严重病例有吞咽障碍和神经方面的变化，如听力障碍的Wildervanck综合征，第六对脑神经缺陷的Stiling-Turk-Duane综合征，颈神经根炎，脊髓空洞症，四肢轻瘫等；还可能合并有心血管、胃肠、泌尿系统等器官的异常。

KFS可分成三型：Ⅰ型，颈椎和上胸椎的大段融合和骨连结；Ⅱ型，颈椎数目正常，只有一个或两个椎间融合，可伴有半椎体畸形，枕-寰椎融合；Ⅲ型，颈段融合伴有下胸段或腰段融合，可有多种畸形组合在一起，如颈肋、脊椎裂、半椎体、阻滞椎等，可引起受累脊柱短缩，后凸或侧弯。Ⅰ、Ⅱ型较多见，Ⅲ型罕见。

KFS如无临床症状，一般不需要治疗。因为，只有少数KFS患者日后会出现颈部症状。对有脊柱侧弯的患者，Cobb角在30°以内的可用支具矫形，对40°以上或发展较快的应行手术矫形。患有椎管狭窄或脊髓压迫症状时，应尽早行减压手术。

二、Sprengel 畸形

即先天性高肩胛症。特点为一侧或双侧高肩胛畸形。这是 Sprengel 于 1891 年首先描述的。发病原因推测是由于妊娠早期肩胛骨形成于颈部，以后逐渐下降至上胸段后侧，当下降受阻时发生本病。

最明显的临床表现是肩胛骨向上向前变位，两侧肩胛骨不对称，患侧可比健侧高 1~12cm。肩胛骨的上角可能高达 C_4 水平，而下角在 T_2 水平。患侧颈部较饱满而短缩，颈椎肩胛线缩短。在锁骨上区可摸到肩胛骨的冈上部分，锁骨可能向上向外倾斜与水平面成 25°角。肩胛骨在矢状面上旋转，以致其内上角离开脊柱，而下角则靠近脊柱。有时在肩胛骨与脊柱棘突或横突之间有骨性、软骨性或纤维束等形成的连结。肩上举时，肩胛骨的侧向活动和旋转受限，肩胛骨与肋骨间的运动也受限，故患侧上臂外展高举活动受限。X 线片检查可见受累肩胛骨小而高位，其上缘平或超过第 1 肋（图 3-46）。此外，胸锁乳突肌可有挛缩，肩胛骨周围肌肉的肌力不足。

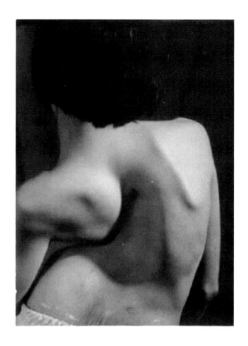

图 3-46　Sprengel 畸形外观

Cavendish 根据畸形轻重程度不同将本病分四级。一级：畸形轻，双侧肩关节在同一平面，患者穿衣后外观近乎正常。二级：双侧肩关节在或接近同一水平面，患者穿衣后畸形可见。三级：双肩高度差 2~5cm，畸形易见。四级：肩关节很高，肩胛骨内上角几乎与枕骨接触。

本病常合并有其他先天性畸形，如颈肋、肋骨缺如或融合、锁骨发育不全、半椎体畸形、先天性脊柱侧弯、脊柱裂、Klippel-Feil 综合征等。

对一级畸形患者、不能手术的各级畸形患者，包括婴儿或年龄较小的儿童可作被动牵引和功能锻炼，以维持肩关节的最大活动度，增进肌力。锻炼主要是肩关节的被动与主动外展，肩胛骨的下压和内收，并作过伸运动、杠上悬吊和俯卧撑。

对有功能障碍或畸形严重的患者应行手术治疗，本病最合适的手术年龄为 3~7 岁，超过这个年龄限度，手术会导致臂丛的牵拉性损伤。手术的方法很多，但效果均不十分满意。术式的选择应根据临床医生的经验，一般来说，对二、三级畸形，Green 设计的手术效果较好，即将肩胛骨连接至躯干的肌肉自肩胛骨肌止点处切断，将肩胛骨的冈上区做骨膜下剥离；将肩胛骨下移，用钢丝牵引保持，将肌肉缝于新的位置上，三周后拆除钢丝。这个手术的优点是较好地改善肩关节的外展。属三、四级畸形者，可应用 Woodward 手术，将斜方肌和菱形肌的起点自棘突上剥离，肩胛骨下移，切除肩胛骨体和纤维带，也可取得较好效果。此手术的特点是不需将肌肉自肩胛骨上剥离，只要在肩胛骨冈上区作骨膜外切除。如合并脊柱侧弯时，对 40°以上或发展较快的脊柱侧弯应行手术矫形。

三、颅骨锁骨发育不全综合征

本病有遗传性但亦有散发的，由于中胚层发育障碍及膜内化骨和软骨化骨障碍，导致骨质发育不全，是全身骨骼系统的疾病，特别颅骨和锁骨明显，以颅缝闭合延迟及锁骨发育形成不全为特征，另外常常伴有半椎体及脊柱侧弯。外貌特征包括：出牙不足或乳牙持续生长，鼻根下限扁平，两眼距离增宽，眉弓高，前额膨隆，二肩下垂。智力发育正常。X线可见：颅缝增宽，囟门增大，锁骨完全或部分缺如（图3-47）。

对症治疗为主。对于伴发的脊柱侧弯治疗原则同其他类型，只是由于成骨障碍，骨质薄而不结实，手术矫形时，易发生放上钩的下关节突骨折而脱钩，要多点固定，分散钩的负荷；也可作Luque钢丝固定；或采用椎弓根螺钉固定。

四、Sotos综合征

即脑性巨人症，1964年Sotos首次报告。其特征是婴儿期的过度生长，手足硕大，智力发育迟缓，巨颅。面部特征：前额突起，眼距增宽，眼裂下斜。偶伴脊柱侧弯。侧弯多于出生半年后被陆续发现，呈渐进性发展。以婴儿期和青春期发展最为迅速，此时，即使用支具治疗也常常无效。脊柱侧弯发生的节段不确定。侧弯的发生发展可能与生长激素或其他相关激素的作用有关。

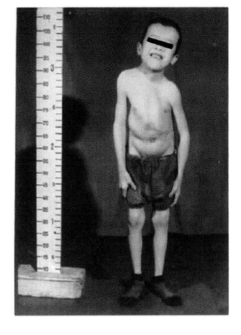

图3-47　颅、锁骨发育不全综合征外观

对症治疗为主。由于脊柱侧弯发展较快，建议早期应用支具，并密切观察侧弯的进展。手术矫形宜在骨骼发育较成熟后进行。

五、Dubowitz综合征

1965年Dubowitz首次报告，较罕见。其特征是子宫内生长迟缓，身材矮小，皮疹，巨颅，面部异常，轻度智力障碍。本病为染色体隐性遗传，无性别优势。

临床表现：头面部特征为巨颅、前额宽阔，头发稀疏、眼距增宽、耳郭不正常、宽鼻、小颚。慢性皮疹常年发作。智力低下，主要是语言能力。运动能力多正常。半数患者骨龄延迟。常见手足畸形，如第五指的短屈畸形和第二、三趾并趾畸形，其他手指并指畸形、不能屈曲、蟹脚样变、关节过伸等。偶伴脊柱侧弯，呈渐进性发展。

如脊柱侧弯进展较快，需要外科手术治疗。由于患者骨龄延迟，手术可能不得不在Risser 0期进行，需要冒曲轴失平衡的危险，但是Dubowitz患者很少能够随着骨骼的成熟脊柱会有坚强的轴向生长，只有通过手术内固定矫形治疗来达到脊柱稳定，避免失代偿。

六、Rett综合征

又称大脑萎缩性高氨血症，1965年奥地利人Amdress Rett首先报道。病因不明，可能与多巴胺及去甲肾上腺素代谢障碍有关。

女孩多见，产前至出生后6~18个月神经精神及运动发育基本正常，而后出现进行性发育迟滞而呈小头畸形，智力也逐渐减退，与周围联系减少，逐渐失去已获得的手的技能，出现重复刻板的特异性双手拍打，搓洗及拧绞动作，伴阵发性过度换气，咬牙或凝视。行走减少，步态改变或共济失调，可有稳定期，进而出现癫痫及锥体束征；偶有患者出现脊柱侧弯。实验室检查：有些患者可有血氨偏高、呼吸性酸中毒；脑脊液中多巴胺和去甲肾上腺素代谢产物3-甲氧基、4-羟基乙醇胺及3-甲氧基、4-羟基苯乙二醇减少；视、听觉诱发电位异常，3岁以后脑电图可显示有背景减慢，暴发性高波幅慢波或棘慢综合波；

CT检查正常或轻度脑萎缩；染色体检查正常。

对症治疗，如抗癫痫治疗等。McClure等发现脊柱侧弯的发生与躯体的不对称运动和姿势密切相关，提示Rett综合征脊柱侧弯的治疗应以平衡脊柱两侧肌肉牵拉力为主。

七、成骨不全脊柱侧弯

成骨不全（osteogenesis imperfecta）又称脆骨病，过去名称和分型较多，目前大家倾向于将其分成两大类型。先天性成骨不全（osteogenesis imperfecta congenita），包括胎儿型和婴儿型，不论其死于子宫或生后即有此病，均属此型，常常在子宫内即可诊断，X线可见肢体出现特征性的皱褶和变短、椎体变扁，但囊状改变少见。第二大类为晚发期成骨不全（osteo-genesis imperfecta tarda），生后几个月或几年才发病，多数生后两年左右发病。本型又分遗传性，并且有蓝色巩膜者和非遗传性可具有或无蓝色巩膜者，后者病变较轻，仅一处或数处骨骼受累，常至7~11岁才开始有多发骨折，随年龄增长，或家庭照顾较好，骨折倾向可减少。

典型的临床表现有：多发骨折、畸形（身体短小，前额宽且前凸，颈部向外、枕部向后凸起及脊柱侧弯等畸形）；蓝巩膜（90%以上有）；听力障碍，此外还可能有关节疏松，毛发指甲发脆和牙齿透明等表现（图3-48）。

成骨不全的病理变化是骨小梁的形成和钙化不足，可看到软骨岛，尤其在骨膜下，此处钙化不足的骨样小梁代替了正常的骨质，骨膜可增厚，其下骨质不连续或断裂，骨髓腔内为纤维组织、淋巴组织和脂肪。

成骨不全患者的脊柱可有多种的表现，脊柱侧弯颇为常见，脊椎的变化，多种多样；脊椎可变软，受压而形成楔状或双凹型，椎间盘成球形，椎体变薄的程度在胸椎最为明显，继续生长时，椎体的高度可增加，骨质密度亦增深，尽管骨质的密度可恢复正常，但脊椎的畸形仍然可见，椎体增宽变扁，边缘密度增高，胸椎椎弓根间距增宽，也有临床过程比较潜在的成骨不全症，仅有椎体轻度的双凹变形，侧位片可见腰椎椎弓根变长，使椎管明显增宽，这型患者可生存至成年，基本上具有正常的生活能力。

在治疗成骨不全脊柱侧弯时，需了解其骨质脆弱和骨愈合较迟缓的特点。过去用Harrington法矫正时容易脱钩，矫正时应适可而止，并要加用Luque钢丝多点固定金属棒，以分散金属钩的负荷，现在已经用钉棒法或PRSS板棍法等，外固定时间亦要适当延长一些。

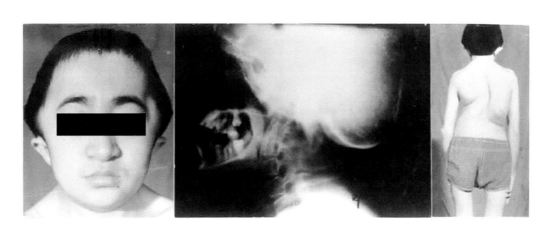

图3-48　成骨不全脊柱侧弯

（叶启彬）

第十节 先天性脊柱侧弯合并脊髓纵裂或畸胎瘤

脊髓畸形过去描述为脊髓纵裂或二分脊髓，有两种类型。Ⅰ型：纵隔为骨性或软骨性，纵裂的脊髓分别位于独立的硬膜囊中；Ⅱ型：纵隔为纤维性，纵裂的脊髓位于一个硬膜囊中。脊髓纵裂合并畸胎瘤比较少见，目前有15例脊髓纵裂合并椎管内畸胎瘤的报道，畸胎瘤常常就位于脊柱侧弯畸形最严重顶椎部位或在脊髓纵裂部位，发现不难，而畸胎瘤远离侧弯畸形最严重部位的更是少见，到目前为止，仅有4例两种报道，本患者为第5例，畸胎瘤位于不同节段者容易误诊常常在出现神经系统症状时才能发现，CT或MRI显示椎管扩大伴椎管内钙化灶应想到本病。

【病例1】9岁女性患者，3年前发现胸椎侧弯畸形并逐渐加重，同时合并双下肢无力，2年前在当地医院经2次椎管减压、畸形矫正手术后效果不佳，神经压迫症状进一步加重。入院查体：T10平面以下感觉减退；右下肢肌力Ⅱ级，左下肢肌力Ⅳ级；双侧膝腱反射、踝反射亢进；双侧巴宾斯基征阳性。X线：脊柱侧弯畸形，Cobb角60°（图3-49）；CT：T$_9$水平骨性纵隔（图3-50）。

入院后行T$_9$椎板切除减压、骨性纵隔切除、植骨融合、T$_3$~L$_4$钩棒系统内固定，术中未见其他明显异常。术后患者恢复良好，术后3月即恢复日常活动。2年后患者再次感到双下肢无力，CT扫描显示T$_{10}$~L$_{12}$椎管扩大伴椎管内钙化灶（图3-51）。再手术探查，见于原手术部位椎管内术未见异常，无脊髓压迫现象，但发现T$_{11}$椎板稍微膨隆，其上有少量有黄色液体（图3-52A）。随即行T$_{10}$~L$_{12}$椎管切除，可见椎管内囊性病变，包含约200ml黄色奶酪样内容物和毛发（图3-52B）。切除病变并修复硬膜囊，取出内固定，改用T$_4$~L$_4$可延长单棒内固定（图3-53）。矫正侧弯畸形至Cobb角55°。组织病理显示为角化的鳞状上皮细胞巢状分布，细胞巢内含角化细胞碎片和毛发，最终诊断为先天性脊柱侧弯畸形合并脊髓纵裂和畸胎瘤（图3-54）。术后2年随访患者得到完全恢复，2015年术后9年随诊，身高稍矮小一点，生长棒术后撑开2次后就撑不动了（图3-55）。但一切活动正常。

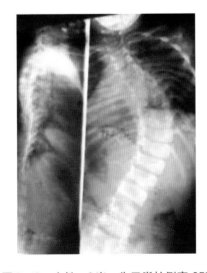

图3-49 女姓，9岁，先天脊柱侧弯65°

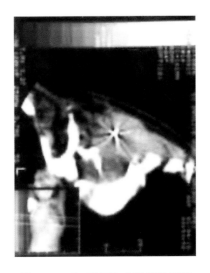

图3-50 CT显示T$_9$水平骨性纵隔

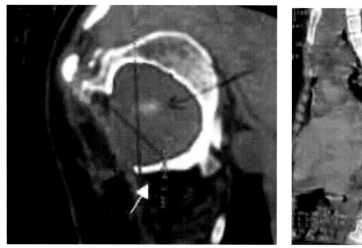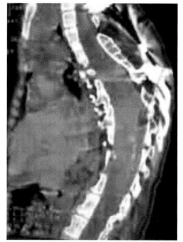

图 3-51　CT 显示 $T_9 \sim T_{12}$ 部位，椎管扩大，内有钙化影（箭头处）

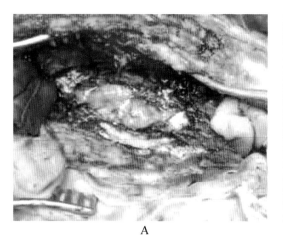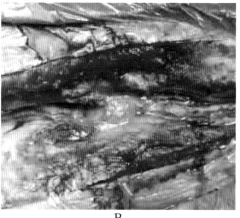

　　　　　　A　　　　　　　　　　　　　　　　　B

图 3-52　术中所见

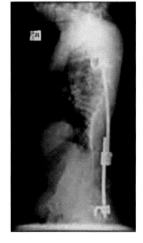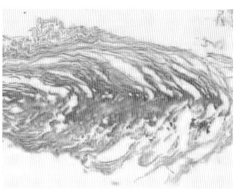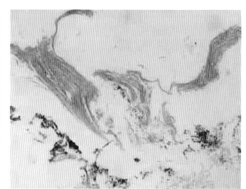

图 3-53　单棒生长棒内固定　　　　　　　　　　　图 3-54　病理所以见

　　一般来说，畸胎瘤多在脊柱侧弯畸形的顶椎部位或脊髓纵裂的平面，本病例提示应高度重视先天性脊柱侧弯畸形可能合并的脊髓纵裂、畸胎瘤等病变，因此术前全脊柱MRI是必备的检查，尤其是存在单纯用脊柱侧弯难以解释的神经症状的患者。

寄生胎较罕见，发生率约1/500 000，其本质是胚胎期发育异常的双胞胎，其中一个胚胎在发展过程中寄生于另一个之中。同卵孪生时，如果分裂后的各个细胞团发育不均匀，其中占优势的一个为了争夺母体营养，可以将另一个或几个弱小的胚胎吸收掉或遏制其发育；另一种可能则是将孪生兄弟（或姐妹）的胚胎吸入，包囊在自己的体内，这就会形成寄生胎。寄生胎的器官残缺不全，但是它可以依靠宿主供给营养而生长，所以叫寄生胎。寄生胎可寄生于宿主身体的任何部位，如腹腔、胸腔、颅腔、躯体表面等，我院曾经收治一例寄生于背部的寄生胎。传统观点认为脊椎结构的存在是寄生胎区别于畸胎瘤的主要鉴别标准，也有观点认为只要有高度分化成熟的器官或肢体结构也可诊断为寄生胎。总的来说寄生胎和畸胎瘤在本质上属于一类疾病。

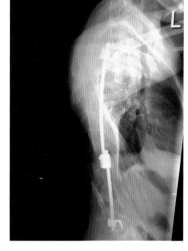

图3-55 术后9年随诊

【病例2】12岁女性患者，出生时即发现胸背部存在上肢样畸形，12年来畸形不断增大同时合并左下肢进行性肌力减退。入院查体：上肢样畸形附着于胸背部$T_8 \sim L_2$水平后正中线，有两根独立的手指（图3-56）；双肩及骨盆倾斜；左下肢较右下肢短1.5cm；左侧马蹄内翻足畸形；左踝关节屈伸肌力Ⅰ级伴左下肢感觉减退；巴宾斯基征阴性。超声：显示为含有脂肪、液体和软组织的多房囊状结构。X线：先天性脊柱侧弯，Cobb角95°（图3-57）。CT/MRI：$T_8 \sim L_2$邻近组织长骨形成，其结构类似于肩胛骨和肱骨（图3-58）。$T_8 \sim L_2$脊柱裂，伴有相同节段脊柱纵裂合并骨性纵隔（图3-59）。影像学检查可见2个相邻但独立的病变，其中1个经裂开的椎板间隙压迫硬膜囊，另一个有窦道形成，与体表相通。CTA：寄生胎通过一直径约3mm的血管与腹腔动脉相连（图3-60）。

通过手术将该寄生胎切除。首先缝合窦道并将该包块切除，然后切除寄生胎的骨骼结构，过程与截肢手术类似，应注意保护皮瓣的血供以免术后切口愈合不良。术中发现压迫硬膜囊的包块经椎板裂隙与脊髓紧密粘连，因此无法将其完整切除。囊壁破裂后出现大量内含组织碎片的棕褐色、浆液性液体，在对脊髓充分减压的同时并未强求将囊壁全部切除，以免发生严重神经损伤等并发症。

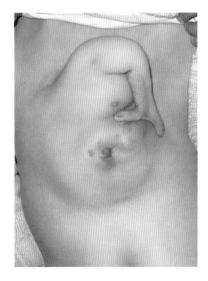

图3-56 背部上肢样寄生胎

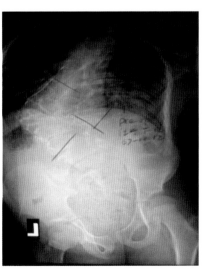

图3-57 X线片示先天性脊柱侧弯

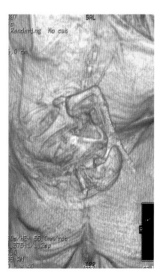

图3-58 寄生胎的骨骼结构

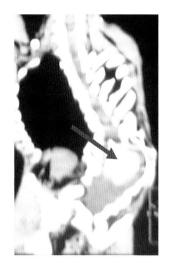
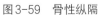

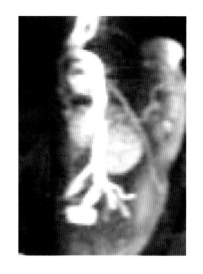

图3-59　骨性纵隔　　　　　　　　　图3-60　寄生胎血液供应

　　术后行连续切片组织病理检查未见不成熟细胞和恶性病变，骨性结构含有少量骨髓，无脊柱结构。压迫脊髓的病变为巢状分布的角化鳞状上皮细胞（图3-61）；有窦道的病变包括淋巴滤泡组织（图3-62）和消化道黏膜组织（图3-63）。一年后患者来门诊复查，恢复良好（图3-64）。

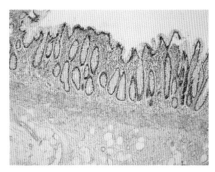
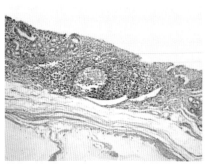
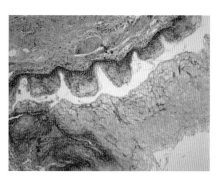

图3-61　角化鳞状上皮　　　　　图3-62　淋巴滤泡组织　　　　　图3-63　消化道黏膜

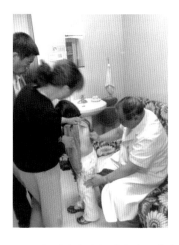

图3-64　一年后患者来门诊复查，恢复良好

（叶启彬，管大伟）

参 考 文 献

1. Sells C J，May E A．Scoliosis screening in public schools[J]．American Journal of Nursing，1974，74(1)：60-62.

2. 王以朋，叶启彬，吴波，等．北京地区脊柱侧弯患病率普查报告[J]．中华流行病学杂志，1996(3).

3. Lonstein J E．Natural history and school screening for scoliosis[J]．Orthopedic Clinics of North America，1988，19(2)：227-237.

4. King H A．Selection of fusion levels for posterior instrumentation and fusion in idiopathic scoliosis[J]．Orthopedic Clinics of North America，1988，19(2)：247-55.

5. Mehta M H．The rib-vertebra angle in the early diagnosis between resolving and progressive infantile scoliosis[J]．Journal of Bone & Joint Surgery British Volume，1972，54(2)：230-43.

6. Zorab P，Edwards H．Spinal deformity in neurofibromatosis[J]．Lancet，1972，2(7781)：823.

7. Bonnett C，Brown J C，Grow T．Thoracolumbar scoliosis in cerebral palsy．Results of surgical treatment[J]．Journal of Bone & Joint Surgery，1976，58(3)：328-36.

8. Dubousset J，Herring J A，Shufflebarger H．The crankshaft phenomenon[J]．Journal of Pediatric Orthopaedics，1989，9(5)：541-50.

9. Lee C S，Nachemson A L．The crankshaft phenomenon after posterior Harrington fusion in skeletally immature patients with thoracic or thoracolumbar idiopathic scoliosis followed to maturity[J]．Spine，1997，22(1)：58-67.

10. Harrington PR．Treatment of scoliosis：correction and internal fixation by spine instrumentation．June 1962．J Bone Joint Surg Am，2002，84-A(2)：316.

11. Luque E R．Segmental spinal instrumentation for correction of scoliosis[J]．Clinical Orthopaedics & Related Research，1982，163(163)：192-8.

12. Huebert H T，Mackinnon W B．Syringomyelia and scoliosis[J]．Bone & Joint Journal，1969，51(2)：338-43.

13. Akbarnia B A．Selection of methodology in surgical treatment of adolescent idiopathic scoliosis[J]．Orthopedic Clinics of North America，1988，19(2)：319-329.

14. Lonstein J E，Winter R B．Adolescent idiopathic scoliosis．Nonoperative treatment[J]．Orthopedic Clinics of North America，1988，19(2)：239-46.

15. Siegel I M．The milwaukee brace，Second Edition．By W．P．Blount and J．H．Moe，252 pp，Williams & Wilkins，Baltimore，MD，1980．$19.95[J]．Muscle & Nerve，1981，4(3)：263-263.

16. Axelgaard J，Brown J C．Lateral electrical surface stimulation for the treatment of progressive idiopathic scoliosis[J]．Spine，1983，8(3)：242-60.

17. Ye Q B，Wu Z K．Design and clinical application of a dual channel electrical stimulator for scoliosis[J]．Proceedings of the Chinese Academy of Medical Sciences and the Peking Union Medical College = Chung-kuo i hsüeh kó hsüeh yüan，Chung-kuo hsieh hoikóta hsüeh hsüeh pao，1989，4(4)：210-4.

18. Risser J C．The Iliac apophysis；an invaluable sign in the management of scoliosis[J]．Clinical Orthopaedics & Related Research，1958，11(3)：111-119.

19. Harrington P R．Technical details in relation to the successful use of instrumentation in scoliosis[J]．Orthopedic Clinics of North America，1972，3(1)：49-67.

20. 叶启彬．Harrington及Luque技术在脊柱外科的应用[J]．中国医学科学院学报，1985(3).

21. Luque E R．The anatomic basis and development of segmental spinal instrumentation[J]．Spine，1982，7(3)：256-9.

22. Ye Q B，Wu Z K，Yue T．Combined Harrington and luque system in the treatment for severe scoliosis[J]．Proceedings of the Chinese Academy of Medical Sciences and the Peking Union Medical College = Chung-kuo i hsüeh kó hsüeh yüan，Chung-kuo hsieh hoikóta hsüeh hsüeh pao，1986，1(4).

23. 叶启彬，吴之康．严重脊柱侧弯的Harrington-Luque矫正．中华外科杂志，1986，24(12)：734.

24. 劳汉昌．脊柱节段间钢丝固定法(Harrington-Luque)矫正脊柱侧弯[J]．昆明医科大学学报，1985(2).

25. Dwyer A F．Experience of anterior correction of scoliosis[J]．Clinical Orthopaedics & Related Research，1973，93(93)：191-214.

26. Denis F. Cotrel-Dubousset instrumentation in the treatment of idiopathic scoliosis[J]. Orthopedic Clinics of North America，1988，19(2)：291-311.

27. Jr A B，Ferguson R L. The Galvesfon Technique for L Rod Instrumentation of the Scoliotic Spine[J]. Spine，1982，7(3)：276-84.

28. 叶启彬，李世英. Galveston技术在麻痹性腰椎瘫塌治疗中的应用[J]. 中国医学科学院学报，1989(2).

29. Winter R B，Moe J H. The results of spinal arthrodesis for congenital spinal deformity in patients younger than five years old[J]. Journal of Bone & Joint Surgery，1982，64(3)：419-32.

30. 芮克强，吴之康. 先天性半椎体所致脊柱后凸畸形的外科治疗[C]// 中华医学会脊柱疾患及基础研究专题学术会议，1987.

31. 吴之康，叶启彬.Cobb100°以上脊柱侧弯畸形的外科治疗.中华外科杂志，1988，26(3)：132.

32. 叶启彬，李世英. 脊柱侧弯治疗中的失误和并发症的探讨：70例分析[J]. 中华骨科杂志，1992(4)：245-247.

33. 王尚昆，崔宽龙，刘振堂. 先天性脊柱畸形和椎管内异常[J]. 中华小儿外科杂志，1987.

34. Betz R R，Iorio R，Lombardi A V，et al. Scoliosis surgery in neurofibromatosis[J]. Clinical Orthopaedics & Research，1989，245(245)：53-56.

35. Shufflebarger H L. Cotrel-Dubousset Instrumentation in Neurofibromatosis Spinal Problems[J]. Clinical Orthopaedics & Related Research，1989，(245)：24-28.

36. 叶启彬，王以朋. 俄式脊柱内矫正器治疗脊柱侧弯的效果分析[J]. 中国医学科学学院学报，1999，21(5)：389-398.

37. 叶启彬，吴志宏. 各型内固定矫形术治疗脊柱侧弯效果评价[J]. 中华外科杂志，1998(12)：707-710.

38. 叶启彬. 脊柱侧弯外科治疗的进展与展望[J]. 广州医药，2000(2)：5-7.

39. Ye Q，Kuang Z，Wang G，et al. Plate-Rod System in the Management for Progressive Scoliosis in Growing Children[M]// The Growing Spine. Springer Berlin Heidelberg，2016.

40. 叶启彬，林进，沈建雄，等. 101例脊柱侧弯矫正术并发症原因分析[J]. 中华外科杂志，1996(6)：327-329.

41. Takaso M，Moriya H，Kitahara H，et al. New remote-controlled growing-rod spinal instrumentation possibly applicable for scoliosis in young children[J]. Journal of Orthopaedic Science，1998，3(6)：336-340.

42. 林进，叶启彬. 应用C-D技术治疗各类脊柱疾患（附93例报告）[J]. 中华实用医学，2000：21-22.

43. King H A，Moe J H，Bradford D S，et al. The selection of fusion levels in thoracic idiopathic scoliosis[J]. Journal of Bone & Joint Surgery，1984，65(9)：1302-13.

44. Picetti G D，Pang D，Bueff H U. Thoracoscopic techniques for the treatment of scoliosis：early results in procedure development[J]. Neurosurgery，2002，51(4)：978-84; discussion 984.

45. Newton P O，Cardelia J M，Farnsworth C L，et al. A biomechanical comparison of open and thoracoscopic anterior spinal release in a goat model[J]. Spine，1998，23(5)：530-5; discussion 536.

46. Newton P O，Wenger D R，Mubarak S J，et al. Anterior release and fusion in pediatric spinal deformity. A comparison of early outcome and cost of thoracoscopic and open thoracotomy approaches[J]. Spine，1997，22(22)：1398-406.

47. 王渭君，邱勇，王斌，等. 青少年特发性胸椎侧弯胸腔镜下矫形内固定手术的远期疗效[J]. 中华外科杂志，2012，50(4).

48. Cinotti G，Gumina S，Ripani M，et al. Pedicle instrumentation in the thoracic spine. A morphometric and cadaveric study for placement of screws[J]. Spine，1999，24(2)：114-9.

49. Ferree B A. Morphometric characteristics of pedicles of the immature spine[J]. Spine，1992，17(17)：887-91.

50. Gertzbein S D，Robbins S E. Accuracy of pedicular screw placement in vivo[J]. Spine，1990，15(1)：11-14.

51. Liljenqvist U R，Halm H F，Link T M. Pedicle Screw Instrumentation of the Thoracic Spine in Idiopathic Scoliosis[J]. Spine，1997，22(19)：2239-2245.

52. Maat G J，Matricali B，Meerten E L V P V. Postnatal development and structure of the neurocentral junction. Its relevance for spinal surgery[J]. Spine，1976，21(6)：661-666.

53. O'Brien M F，Lenke L G，Mardjetko S，et al. Pedicle morphology in thoracic adolescent idiopathic scoliosis：is pedicle fixation an anatomically viable technique?[J]. Spine，2000，25(18)：2285-93.

54. Suk S I，Kim W J，Lee C S，et al. Indications of proximal thoracic curve fusion in thoracic adolescent idiopathic scoliosis：recognition and treatment of double thoracic curve pattern in adolescent idiopathic scoliosis treated with segmental instrumentation[J]. Spine，2000，25(18)：2342-2349.

55. Suk S I，Kim W J，Lee S M，et al. Thoracic pedicle screw fixation in spinal deformities： are they really safe?[J]. Spine，2001，26(26)：2049-57.

56. Lee C S，Nachemson A L. The crankshaft phenomenon after posterior Harrington fusion in skeletally immature patients with thoracic or thoracolumbar idiopathic scoliosis followed to maturity[J]. Spine，1997，22(1)：58-67.

57. Harrington P R. Treatment of scoliosis. Correction and internal fixation by spine instrumentation[J]. Journal of Bone & Joint Surgery American Volume，1962，44-A(4)：591-610.

58. Luque E R. Segmental spinal instrumentation for correction of scoliosis[J]. Clinical Orthopaedics & Related Research，1982，163(163)：192-8.

59. Mccarthy R E，Scott L，Lawrence L，et al. The Shilla growth guidance technique for early-onset spinal deformities at 2-year follow-up： a preliminary report[J]. Journal of Pediatric Orthopedics，2014，34(1)：1-7.

60. Campbell R M，Adcox B M，Smith M D，et al. The effect of mid-thoracic VEPTR opening wedge thoracostomy on cervical tilt associated with congenital thoracic scoliosis in patients with thoracic insufficiency syndrome[J]. Spine，2007，32(20)：2171-7.

61. Braun J T，Ogilvie J W，Ephraim A，et al. Fusionless scoliosis correction using a shape memory alloy staple in the anterior thoracic spine of the immature goat[J]. Spine，2004，29(18)：1980-9.

62. Thompson G H，Akbarnia B A，Patricia K，et al. Comparison of single and dual growing rod techniques followed through definitive surgery： a preliminary study[J]. Spine，2005，30(30)：2039-44.

63. Akbarnia B A，Emans J B. Complications of growth-sparing surgery in early onset scoliosis[J]. Spine，2010，35(25)：2193-2204.

64. Watanabe K，Uno K，Suzuki T，et al. Risk Factors for Proximal Junctional Kyphosis Associated with Dual-Rod Growing-Rod Surgery for Early-Onset Scoliosis[J]. Journal of Spinal Disorders & Techniques，2014，publish ahead of print.

65. Ye Q，Wang Y，Zhang J，et al. A new instrumentation without fusion for the treatment of progressive idiopathic scoliosis in growing children[J]. Journal of Clinical Orthopedics，2004.

66. 张嘉，吕维加，叶启彬，等. 脊柱侧弯板棍系统的体外生物力学测试[J]. 生物医学工程与临床，2003(3)：129-132.

67. 叶启彬，王以朋，张嘉，等. 中华通用脊柱内固定装置的研制实验研究和临床应用[J]. 中国矫形外科杂志，2005，13(23)：1787-1791.

68. 张嘉，叶启彬，邱贵兴，等. 不对称应力对脊柱终板生长的影响[J]. 中国矫形外科杂志，2005，13(11)：843-845.

69. 张仲文，叶启彬，张亦良，等. 脊柱侧弯应用PRSS矫正过程中的力学性能研究[J]. 中国矫形外科杂志，2008，16(11)：848-851.

70. Qibin Ye，Xiaodong Pang，Zhengda Kuang，et al. PLATE-ROD SPINAL SYSTEM (PRSS) IN THE MANAGEMENT OF PROGRESSIVE EARLY ONSET SCOLIOSIS[J]. Journal of Musculoskeletal Research，2008，11(01).

71. Ridderbusch K，Stuecker R，Rupprecht M，et al. Magnetically Controlled Growing Rod Technique in 33 Patients With Early-Onset Scoliosis-Preliminary Results[J]. Spine Deformity，2014，2(6)：510.

72. Cheung M C，Cheung P Y，Samartzis D，et al. Magnetically controlled growing rods for severe spinal curvature in young children： a prospective case series[J]. Lancet，2012，379(9830)：1967-74.

73. 杨泽雨，陈扬，匡正达，等. 磁力控制生长棒技术（MCGR）治疗生长中儿童脊柱侧弯的研究与临床应用[J]. 中国矫形外科杂志，2015，23(13)：1237-1241.

74. Taylor J R. Growth of human intervertebral discs and vertebral bodies[J]. Journal of Anatomy，1975，120(Pt 1)：49-68.

75. Roaf R. Vertebral growth and its mechanical control[J]. Bone & Joint Journal，1960，42(1)：40-59.

76. Périé D，Curnier D，J Sales D G. Correlation between nucleus zone migration within scoliotic intervertebral discs and mechanical properties distribution within scoliotic vertebrae[J]. Magnetic Resonance Imaging，2003，21(9)：949-53.

77. Stokes I A，Aronsson D D. Disc and vertebral wedging in patients with progressive scoliosis[J]. Journal of Spinal Disorders，2001，14(4)：317-22.

78. Qiu Y，Zhu Z Z，Wang B. Outcome and complications of intermittent distracting rod for correction of severe scoliosis in young children[J]. Chinese Journal of Orthopaedics，2006，26(3)：151-155.

79. Dannawi Z，Altaf F，Harshavardhana NS，et al. Early results of a remotely-operated magnetic growth rod in early-onset scoliosis[J]. Bone & Joint Journal，2013，95-B(1)：75-80.

80. 叶启彬. 脊柱侧弯外科学[M]. 北京：中国协和医科大学出版社，2003.

81. PETER O. NEWTON. 青少年特发性脊柱侧弯[M]. 北京：人民卫生出版社，2006.

第四章　脊柱侧弯的治疗

治疗脊柱侧弯需遵循一定的原则来选择治疗方法和治疗时间。特别应指出的是，一些儿童的脊柱侧弯并不一定需进行治疗，约半数患者可以在生长发育期自行矫正。另外，在治疗脊柱侧弯手段较多的今天，要警惕给不该治的儿童进行了治疗，反而增加儿童身心负担。另外，文献报告已说明，非手术治疗对控制轻型特发性脊柱侧弯效果还是不错的。脊柱侧弯的治疗方法分手术与非手术治疗两种。

第一节　脊柱侧弯治疗方法的选择

一、非手术治疗

普查发现的儿童轻型脊柱侧弯，只有一部分患者的侧弯会发展加重。所以，在治疗前，应先肯定脊柱侧弯是否进展。一般小于15°的脊柱侧弯，可先不予任何治疗，只需每半年进行一次X线片检查，如畸形无变化或减轻，不需治疗，如畸形加重（一年超过5°以上），则需立即开始治疗。30°以上的脊柱侧弯，若不给予及时治疗，一般都会发展加重，一旦发现立即予以治疗，以防止畸形发展加重。形成严重脊柱侧弯，则会增加手术危险性，手术治疗也不能完全矫正。所以，应早期诊断脊柱侧弯和早期治疗。

非手术方法治疗脊柱侧弯，报纸、期刊上介绍了多种方法，但截至目前，国内外公认有效的还只有两种：电刺激疗法和支具治疗。体操疗法只用以作辅助治疗。

30°～40°脊柱侧弯，应立即进行下述非手术疗法，因为这一组患者60%以上会发展加重，40°～50°脊柱侧弯，有主张手术治疗，也有持反对意见。作者认为，腰段或胸腰段的40°以上的脊柱侧弯，年龄较小，10岁以内者，Risser征在3+以内，主张手术治疗。大于50°的脊柱侧弯均应手术治疗，儿童先天性脊柱侧弯，一般先用支具控制，但如控制无效，每年侧弯加重大于5°者，应尽早手术，不能再用支具治下去，贻误手术良机。

（一）电刺激疗法

它的原理是企图通过刺激凸侧椎旁肌肉收缩改变脊柱侧弯椎体两侧的不对称应力来治疗脊柱侧弯。1972年，加拿大Bobechko设计了一种电刺激仪，将电极埋藏于脊椎旁的肌肉内，进行电刺激，但埋藏、更换或取出电极时，需进行多次手术，为其缺点。1983年，美国Axelgard首次推出双通道的体表电刺激治疗仪。作者本人于1985年开始，和中国医学科学院基础医学研究所仪器技术中心景晓棠同志合作，经两年努力，研制成DSS型双通道脊柱侧弯体表电刺激治疗仪，以后又经北京协和医院做了改进。该仪器结构简单、实用，易于安装和修理，性能良好，刺激肌肉收缩力强，于1988年通过北京市专家鉴定，经北京协和医院骨科临床试用，其矫正轻型脊柱侧弯（平均32.6°）的早期有效率为93.3%，80%病儿的侧弯度较治疗前减轻（平均8.3°）（图4-1），而13.3%的患儿原来逐月加重的脊柱侧弯，经治疗后均停止发展。

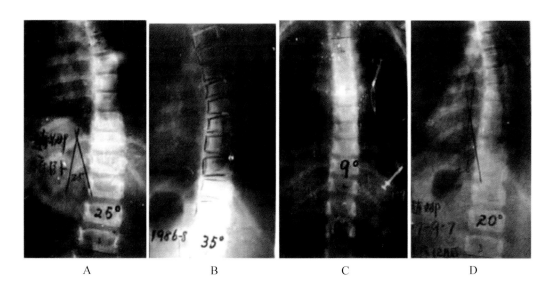

图4-1 电刺激治疗脊柱侧弯

A. 患者女性，11岁，脊髓空洞症型侧弯25°，开始支具治疗；B. 一年后侧弯加重至35°，改用电刺激治疗；C. 电刺激时侧弯减至9°；D. 治疗一年后，侧弯减轻至19°，维持至今

体表电刺激仪治疗脊柱侧弯的机制（图4-2），从生物力学观点分析可以看出，电刺激作用于脊柱侧弯凸侧的有关肌肉群，使之收缩，产生对脊柱侧弯的矫正力，通过肋骨的传导作用于脊柱侧弯的畸形部分，脊柱两侧的不平衡收缩牵拉引起脊柱侧弯椎体两侧不对称生长，可能是脊柱侧弯获得矫正的一个原因，Bobechko等用动物实验证明，受电刺激的脊柱侧弯凸侧的肌肉纤维变得粗大，而且纤维比率改善。有些作者还认为，电刺激脉冲还可刺激肌肉内的高尔基体，反馈到脊髓和大脑，通过它们的调整作用，停止或延缓脊柱侧弯的进展。我们认为，除上述作用外，电刺激肌肉收缩力作用于脊柱侧弯的椎体上时，在侧弯凸侧为压缩力，在侧弯凹侧半为拉伸力，脊柱侧弯凹侧半的椎体骨骺板可能受到拉伸作用，会产生Heuter-Volkmann效应，即导致凹侧半的椎体骨骺板内的增殖细胞层的生长分裂加快，使凹侧半的椎体生长加快而达到矫正侧弯的目的。临床上确有一些病例经电刺激治疗后，椎体凹侧半的楔状改变有所减轻。需要设计动物实验，以进一步证实这一推断。国内在治疗小儿麻痹症引起的肢体不等长时，已广泛应用牵拉肢体骨骺板的方法，来促进骺板处软骨增殖细胞层的生长层加速生长，延长了肢体，证实了拉伸力对骨骺板处的软骨细胞的分裂增殖有促进作用。在应用电刺激治疗轻型脊柱侧弯时，一般都在晚上进行，小孩睡着以后把电刺激仪打开。观察了几年以后，发现对20°以内小孩的小侧弯，早期有阻止其发展的作用，可是小孩慢慢长大以后，治疗效果就不好了，小孩长到十几岁以后，就无

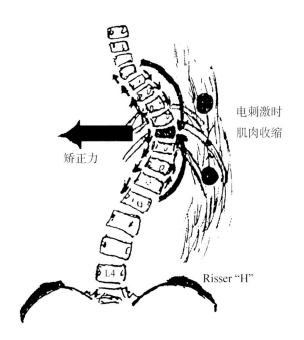

图4-2 电刺激治疗脊柱侧弯的机制

法控制了，电刺激仪还对脊髓空洞症型的脊柱侧弯有一定疗效。或白天佩戴支具治疗，晚上进行电刺激治疗。笔者分析其失败的原因：一是刺激的力量不够，产生的肌肉力量不足以在凸侧产生足够强的压应力来抑制它生长，和在凹侧产生张应力来刺激它生长，另外只是晚上几个小时刺激，白天小孩继续活动，大部分时间里，脊柱侧弯椎体两侧的不对称应力发生的Heuter-Volkmann效应还在起作用，所以失败了。但它让我们领悟到，改变脊柱侧弯椎体两侧的不对称应力是治疗脊柱侧弯的关键，这是笔者早年试图通过逆转Heuter-Volkmann效应治疗儿童侧弯尝试。现已将仪器小型化，可在白天佩戴治疗。

（二）支具治疗

常用的是塑料支具（Boston型支具或Milwaukee型支具）。正在生长发育中的儿童，有轻度进行加重的脊柱侧弯。20°～40°的脊柱侧弯，一般可用支具或电刺激治疗。支具治疗应严格遵循下述原则和严密观察：

1. 年龄的限制　应用塑料支具治疗时，患儿应至少还有2年的生长发育期，一般男孩小于17岁，女孩小于15岁，男孩未变嗓音，女孩未来月经。下述一些情况下，脊柱侧弯加重的危险性很大：①生长发育中的女孩，尚未来月经者。②Risser征0～2个"+"者。③脊柱发育尚未成熟者。④第一次检查脊柱侧弯度数>11°或双弧侧弯者。⑤家族中有脊柱侧弯进行性加重的患者。如已来月经2年，则说明骨发育已成熟，脊柱不再发育生长，疗效将不大理想。更精确的估计骨成熟程度，需摄X线片，以了解：①手部X线计算骨年龄。②看椎

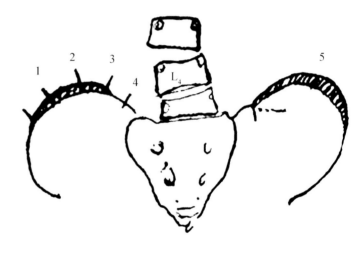

图4-3　Risser征

体环状骨骺是否成熟。③髂峰的骨骺出现情况（Risser征）（图4-3）。一般分成五度：0——未出现骨骺；1个"+"——0～25%出现骨骺；2个"+"——26%～50%；3个"+"——51%～75%；4个"+"——>75%；5个"+"——骨骺已完全成熟。应用支具治疗的儿童，Risser征应在2个"+"以内为好，4～5个"+"治疗效果不好。应强调指出，目前仍然有人不适当地给发育成熟儿童（已18～19岁Risser征已4个"+"）采用支具治疗，这是错误的。

2. 治疗前　应先肯定脊柱侧弯是否在进展，小于15°的脊柱侧弯，先观察，如果观察几个月或一年后，仍无明显加重（小于5°加重），则不需治疗。如脊柱侧弯加重，一年超过5°以上，则需开始给予治疗，一般30°以上的脊柱侧弯，都会发展加重，所以，如首诊就发现脊柱侧弯大于30°，应立即开始电刺激治疗；40°～50°的脊柱侧弯，既可手术治疗，又可非手术治疗。我们认为，如还有较长的生长发育期的儿童（如10岁左右），可先试用1～2年，如侧弯的每年发展大于5°，应手术治疗。大于50°的脊柱侧弯，最好手术治疗，因为不管用支具还是电刺激，对较重的脊柱侧弯，都没有帮助。

3. 支具治疗　对于特发型脊柱侧弯矫正效果好，侧弯有效率达30.15%；先天性脊柱侧弯的有效率仅为10.99%。但对于年龄太小、不宜进行手术治疗的轻型先天性脊柱侧弯，亦可用支具治疗一段时间，以减缓畸形加重的速度，推延到合适手术年龄。

4. 支具治疗应在严密观察下进行　支具做好后，应回到医院在佩戴支具治疗情况下照X线片，检查是

否有效果：脊柱侧弯度是否明显减轻，侧弯顶椎上方椎间角是否≤5°，如果达不到应调整。应定期随诊患者，如在佩戴支具治疗情况下，侧弯度的每年发展仍然大于5°时，应立即手术治疗。目前许多侧弯畸形已发展至50°～60°以上患儿，仍在用支具治疗，这是极端错误的。

5. 支具治疗方法及选择　1984年，Blount和Sohmidt研制的Milwaukee支具问世。20世纪60年代，一些低于腋下的脊柱侧弯矫形器在欧洲问世，20世纪70年代，北美的"波士顿型"（Boston brace）因其效果显著及易为人们所接受而被广泛应用，它们的许多原理均是基于Milwaukee矫形器，即利用生物力学三点或四点力矫正规律，达到纠正或限制脊柱侧弯的目的。

脊柱侧弯矫形器根据矫治侧弯位置的高低，大体分为两类：一类是带有颈圈或颈托及上部金属结构的支具，这类支具通常被统称为CTLOS（cervicothoraciclumbarsacral orthosis），如Milwaukee支具、Boston改良型Milwaukee支具等。这类支具矫治脊柱侧弯的范围，可至颈椎；另一类则是不带颈圈，高度只到达腋下的支具，这类支具称为TLSO（thoracolumbarsacral orthosis），也常被称为腋下支具，如Boston支具、Newington支具、Miani支具及Pasadina支具等。这类支具只限于弯曲中心在T$_7$以下的脊柱侧弯的治疗。

（1）CTLOS类支具：被一致认为以Milwaukee支具（图4-4）的效果为最佳。它起源于美国的密尔沃基市，并以这个城市命名。当时支具是用于小儿麻痹后遗症、脊柱畸形手术后的控制，但很快被发现，这是一种非手术治疗脊柱侧弯的有效方法。支具是由塑骨盆部分、三条垂直金属条（前1后2）和颈圈连接一起组成。骨盆部和颈圈的开口在后面，颈圈帮助固定垂直金属条，颈圈前有下颌垫，后有枕部垫。骨盆固定部分由支具最佳选择材料的聚丙烯取而代之。

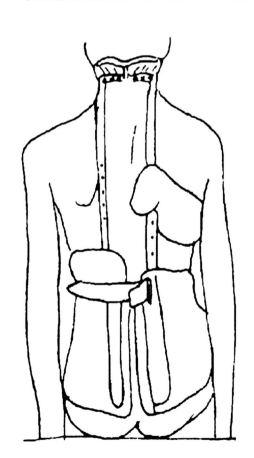

图4-4　Milwaukee支具

作用原理（图4-5）：Milwaukee支具的作用原理，是根据生物力学三点或四点矫正规律，而这规律通常是被动的，主动的因素是由于压垫引起的不适，患者本能地避开压垫，在治疗胸段脊柱侧弯时，压垫压在侧弯的凸侧，主要在脊柱侧弯顶椎相连的肋骨上，稳定支具的三点力是：压垫，对侧骨盆固定部外侧和压垫侧骨盆固定部侧下，在治疗胸段和胸腰段脊柱侧弯时，压垫的力通过肋骨传导至脊椎；在治疗腰段侧弯时，压垫的力经由椎旁肌直接着力于脊椎。由于位置的关系，压垫可发挥向中、向前的双向导力。由于脊柱侧弯常伴有后凸，这种双向导力在治疗胸段侧弯时很重要，压垫的外形和位置，同样很重要，它取决于后凸和旋转畸形的程度。

优点：由于开口的设计及压垫是附在垂直金属条上，能最低限度地限制呼吸，空气循环好，可在热的气候下佩戴。可随着患儿的成长而加长，压垫的位置可根据患儿的成长及弯曲的情况而调整。此种支具对T$_7$以上的侧弯，包括双侧弯有效。

缺点：主要是患者的心理障碍。由于顶圈显露在外，很多患者不愿接受，尤其是女孩子。下颌垫可能引起牙齿畸形，在治疗腰段脊柱侧弯时，如因压垫和垂直金属条轮廓不适，会出现前导力过大而引起后凸不足。佩戴支具进行体育活动或跌倒时，颈圈对孩子是有危险的。

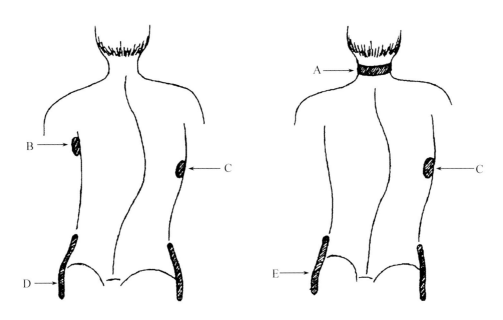

图4-5　Milwaukee支具矫正原理

A. 对抗来自C的力；B. 腋下吊带的对抗力；C. 压垫产生的主动力；D. 骨盆外侧的对抗力；
E. 第三点力固定支具（去吊带后）

目前国内使用的支具有Boston型塑料支具（适于下胸段和胸腰段脊柱侧弯）和Milwaukee支具（适于高胸段、颈胸段的脊柱侧弯），以前者应用更为广泛。用轻质塑料制成的塑性良好的Boston型塑料支具，具有弹性，戴在身上所产生的弹力，通过胸壁的侧压、垫压于脊柱侧弯顶角椎体相连的肋骨上，通过肋骨的传导，压力传到脊柱侧弯畸形最重的部位，矫正力可使脊柱侧弯的畸形度变小，而靠近中线，并能下压肋骨的畸形隆起，收到矫正的效果。矫正力的大小，可通过松紧支具上的带子进行调节；上胸段的脊柱侧弯，因有肩胛骨的妨碍，不适于用Boston型支具，应使用Milwaukee支具。支具治疗脊柱侧弯已有很长的历史，至今仍然是一种控制脊柱侧弯发展的有效方法，但国外调查发现，使用支具治疗的儿童，最终能坚持治疗的仅有20%。由于支具限制患儿的日常活动和运动，外形臃肿，在气候炎热的季节，有些小儿无法忍受不透气的塑料支具，尽管在塑料支具上打了孔，仍然引起身上成片痱子，以致许多患儿和家长不得不中断治疗，如在北方的北京地区，每年5～10月期间，便无法佩戴支具。脊柱侧弯在无治疗措施时，一般以每月加重1°～2°的速度发展，停止支具治疗期间，侧弯可加重6°～12°，从而招致支具治疗的失败。为此，人们寻求疗效相似而又轻易为小儿接受的替代办法，电刺激疗法乃应运而生。

效果：根据文献报告，用Milwaukee支具治疗特发性脊柱侧弯，患者去掉支具一年后随诊，平均矫正弯度为18%～20%，腰段比胸段效果更好些。

（2）TLSO类支具：这类支具上部最高点至腋窝下，所以也常被称为腋下支具。美国波士顿的Boston支具得到人们的广泛信任和接受，起初支具只限用于T_{10}以下的脊柱侧弯，后因矫形师们的积累经验和支具的改进，Boston支具可有效用于顶椎位于T_7的患者。这一类型支具是一种聚丙烯全塑支具，内附高压、无毒聚乙烯泡沫，固定垫及矫正用压垫均附在支具里面（图4-6）。

作用原理：Boston支具和所有的TLSO一样，利用三点或四点力来达到矫正弯曲的目的。三点加力用于单纯胸腰段侧弯或腰段侧弯；四点加力则用于双侧弯。在治疗腰段或胸腰段脊柱侧弯时，压垫压在弯曲凸点稍下部，对抗力则产生于对侧支具上部延伸处及骨盆外侧（图4-7）。有些支具可以不用上部延伸，作为对抗力，而由身体的纠正反射来形成这个力（图4-8）。四点力用于双侧弯，其中两力用在两侧弯曲凸起部位，对抗力伸展到胸段弯曲对侧的腋下，第四力则在胸段弯侧的骨盆部外侧（图4-9）。如支具有旋转，这就需要将压垫侧的骨盆部下端延伸过大转子，同时，支具内要加垫于适合的位置，以对抗旋转力。当支具内一侧加上压垫时，对侧一定要留出空间，以允许脊柱的移动。支具本身带有的腰曲很重要，它可将腰椎顶直，并将弯曲腰椎的横突顶至一个点上，以利压垫能发挥矫正力。

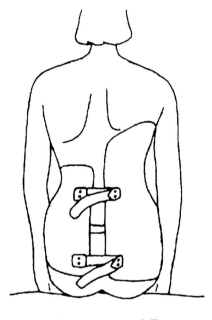

图4-6　Boston支具

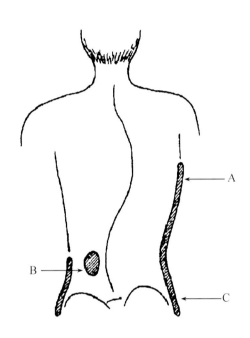

图4-7　Boston支具矫正原理（1）

A、C. 对抗力；B. 压垫力

优点：由于没有像Milwaukee支具的颈圈及垂直金属条，且支具被衬衣掩盖，故易被患者接受。支具的配戴对生活活动及外观无影响，对小孩无危险。由于支具内面衬有泡沫塑料，减少了压力所造成的不适，并能更好地固定支具。

缺点：随着患者年龄的增长及身材变高，需不断更换合适支具，由于通风较差，可引起皮疹及痱子，我们采用在支具上打小孔透气的方法来克服。此型支具治疗脊柱侧弯，只限于顶椎在T$_7$以下者。

效果：据多家资料报道，矫正率在各家报道不一，重要的是在治疗时应注意下述几点：治疗特发性脊柱侧弯，支具一定要穿到身体发育停止，然后逐渐去掉支具，这个过程，一般要在6个月～2年时间完成，当取掉支具2～4小时后的脊柱X线片所示的侧弯角度与戴上支具的角度相同时，即可试行停戴，并继续观察。患儿戴上支具的X线片与不戴支具的X线片相比，平均矫正率为51.07%；戴支具半年后复查，平均矫正率为30.02%；一年后，平均矫正率为36.66%；两年后，平均矫正率为49.31%，图4-10示矫正前后情况。

Boston支具主要用于特发性或先天性脊柱侧弯的未成年患者。患有脊柱侧弯的少年儿童，在身体成长发育期间，脊柱的弯度会随着骨骼的发育而愈加严重，因而从小给患儿配戴支具，直到身体发育停止。这样，可将弯度控制在一定的范围内。Boston支具对特发性脊柱侧弯有较理想的矫正效果；对先天性脊柱侧弯，则可以从小给予控制，待手术时机成熟后，再施行手术矫治。

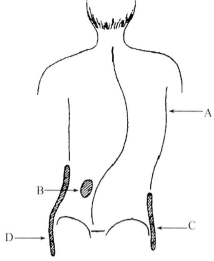

图4-8　Boston支具矫正原理(2)

A. 纠正反射产生的对抗力；B. 压垫力；C. 对抗力；D. 第三点力稳定支具

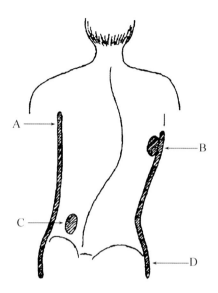

图4-9　Boston支具矫正原理(3)

A、D. 对抗力；B、C. 压垫力

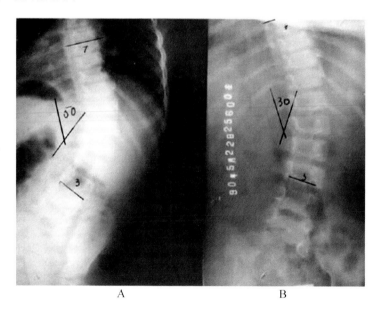

图4-10　塑料支具治疗脊柱侧弯前后比较

A. 治疗前侧弯50°；B. 治疗后侧弯30°

（三）脊柱侧弯的体育疗法

脊柱侧弯病因尚不太清楚，但客观上存在凸侧肌力下降、凹侧肌力较强的现象，因而许多人都想通过锻炼，加强凸侧椎旁肌肉的方法来矫治。如Mehta的坐位脊柱侧偏方法，收效甚微。国内也出现过一些在地毯上摸爬滚的花哨的体操，但实践证明无效，而且延误了最佳治疗时期期。失败原因最主要的是忽略了运动时躯干肌的拮抗平衡收缩作用，如脊柱向凸侧弯时，似乎仅凸侧肌肉收缩，实际上凹侧拮抗肌肉亦同时收缩，才能维持躯干姿势的平衡，所以，躯干两侧肌肉都在收缩、锻炼加强，就像拔河比赛时，虽然绳子向赢方移动，但输方也是在大力收缩活动。所以，设计的体操活动，要收到治疗效果，必须想法消除凹侧肌肉为了维持躯干平衡所产生的拮抗收缩效应，最简单的办法是让患者仰卧床上，对于胸段脊柱侧弯，让患儿凸侧的手提1～2kg重物，在身体一侧做上举活动，腰段的脊柱侧弯，则让患儿凸侧下肢在踝部负荷1～2kg重的情况下，做直腿抬高活动（图4-11），患侧上肢活动时，将带动患侧肩胛带肌及凸侧椎旁肌活动，患侧下肢活动时，将带动患侧骨盆带的肌肉及凸侧椎旁肌活动，而由于卧位，身体重力抵消在床板上，故凸侧肌肉收缩活动时，凹侧的拮抗肌无需做平衡收缩，这样每天坚持锻炼，凸侧的肌肉将变得比凹侧强壮有力，躯干两侧的肌肉不平衡牵拉，可以达到矫正效果。

此外，悬吊治疗，可以增加侧弯的柔软度，虽无矫正脊柱侧弯的效果，但可增强脊柱侧弯的支具疗法和手术矫治时的效果。

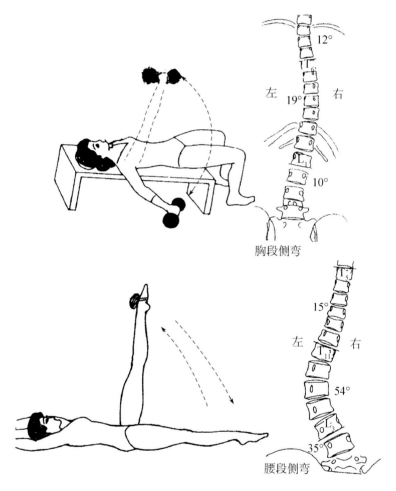

图4-11 体育锻炼矫治轻型脊柱侧弯

二、手术治疗

手术入路和内固定的选择：需要外科手术治疗的成人或青少年脊柱侧弯的患者，大多数可通过后路手术。胸侧弯患者在侧方弯曲相上能纠正至小于45°～50°时，后路脊柱融合和内固定是最合适的方法。我们曾经先后使用过的内固定系统中，Harrington、Luque、Wisconsin系统及其后一代的多钩、横向连接双棍系统如C-D、ISOLA、TSRH等，现在大家较喜欢用双棍具有三维矫正功能的全椎弓根螺钉系统，因为它不仅具有三维矫正功能，而适用于不同侧弯类型和其稳定性使得患者术后不需支具固定。

胸腰段侧弯大于35°，腰段侧弯旋转3°以上者既可以用后路内固定及融合，又可以行前后路手术治疗，可

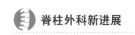
得到更满意效果，而且融合节段少。能保留更多腰椎活动节段和防止日后发生腰痛。注意内固定节段下方不应有腰后凸；术后残留的胸腰侧弯必须平衡而且能互相代偿。钉-棒系统和PRSS应用后，前路手术减少。

儿童脊柱侧弯不能完全使用治疗成人的手术方法，否则，即使手术当时能获得满意矫正，在儿童生长期间，大部分都会出现复发和失败，所以仍然有比较强生长潜力的儿童（Risser征++以内）者特别是10岁以内早发儿童脊柱侧弯(EOS)，应采取非融合的生长棒技术。

（叶启彬）

第二节　脊柱侧弯的后路手术治疗

在过去的几十年里，脊柱侧弯治疗发展很快，各种手术方法相继问世，手术治疗的目标是重建脊柱的生理弧度，尽可能融合少的节段和减少假关节的发生率。脊柱融合于冠状面的稳定区内，融合的上下端椎与患者双肩和骶骨上端平行，保持融合范围外脊柱的平衡是非常重要的。本节将对较为公认的观点、技术和手术入路进行讨论，重点是手术指征和如何选择合适的融合范围，术后处理、合并症的防治及治疗的新趋向和进展。

一、早期外科技术

在1911年，Russell Hibbs在一位脊柱结核患者施行了第一例脊柱融合手术，1914年做了第一例侧弯患者的脊柱融合术。1924年他报道了石膏矫形和脊柱融合治疗59例患者。他继续不断改良经典的融合方法。虽然所有的患者用石膏卧床3～6个月，但假关节发生率仍高达60%。

二、第一代脊柱内固定物

1958年Harrington在Huston治疗小儿麻痹后遗症时，制造了一种内固定撑开器，使得一些本来不能维持坐位的麻痹性脊柱侧弯患儿坐起来，Harrington开始用外科治疗脊柱侧弯进行内稳定性工作，治疗大量的继发于儿麻后的侧弯，做了几十次改进，于1962年，报道了最初129例患者的治疗结果，术后效果得到改善，侧弯矫形率、矫形维持和融合率与早期的脊柱融合技术相比有明显的改善。证实了手术技术提高和内固定改良，效果可以改善。

但Harrington手术也存在问题，如因脱钩和断棍使内固定松脱，不能控制矢状面结构，以及需要术后石膏和支具固定半年以上。

三、第二代脊柱内固定物

在20世纪70年代早期，Luque推广了一种用椎板下钢丝加Harrington棍的固定，称为节段性脊柱固定系统。将固定点分散到多个椎体，后用L形光滑的棍系统代替Harrington棍，减少断棒；通过每节段的椎板下钢丝将其固定到脊柱，固定结构更稳定。具有矢状面矫正功能，且术后患者可以不用石膏。但在 King Ⅱ 型骨骼未发育成熟患者（Risser 0～1级），术后支具对控制腰侧弯有帮助。Luque 系统最初用来治疗神经肌肉性侧弯，不久广泛地应用于特发性侧弯。椎板下钢丝法固定方法有高达17%神经损伤率。而 Harrington 内固定的神经损伤发生率仅为1.5%。但它仍是治疗神经肌肉性侧弯，特别是需要融合至骶骨时的首选方法。为了避免神经系统损伤，Drummond 发明了 Wisconsin 系统，即通过棘突进行节段钢丝固定。但不适于较僵硬和较重侧弯，需要术后外固定。虽然 Harrington 装置在临床上已基本不再应用了，但是它的出现引起了骨科医生对脊柱外科器械设计的兴趣，推动了这方面的发展。现在西方的各种矫正装置大都仍是脱胎于或在 Harrington 凹侧撑开矫正系统的基础上加以发展。

四、第三代内固定物

从 C-D 系统（Cotrel-Dubousset instrumentation）开始，它由两根具有宝石粗糙面的金属棍，用多个钩子固定于两侧椎板上，并用两个横向牵引装置 DTTs（device for transverse traction）横向牵拉组成一个长方形的强有力固定装置，是法国医师 Cotrel 及工程师 Dubousset 于1978～1983年研制成功的。脊柱侧弯的治疗开始具有加压撑开及横向矫正的"三维矫形"。C-D 系统及后来出现的许多根据 C-D 原则改良而成的相应系统如 TSRH、C-D Horizon 等成为治疗特发性侧弯广泛运用的内固定物。但很快被具有三维矫正功能的全椎弓根螺钉系统所取代，矫正时所有椎弓根上都放置椎弓根螺钉。韩国石世一教授（Se-ll Suk），在这方面做了许多有益的工作。本书的其他章节详细论述这些系统的使用。

（叶启彬）

第三节　传统的脊柱侧弯手术方法的回顾

由于 Harrington、Luque、Dwye and Zeilke 等传统的脊柱侧弯手术矫治装置在临床上已基本不再应用了，但它的出现，曾引起了骨科医生对脊柱外科器械设计的兴趣，推动了这方面的发展。现在西方的各种矫正装置大都仍是脱胎于或在 Harrington 凹侧撑开矫正系统的基础上加以发展的，目前前路手术方法和前路的钉棒系统的设计原理和操作，许多方面都来源于 Dwye and Zeilke 等装置的启发。所以，在本书中仍简单地将传统的脊柱侧弯手术方法回顾一下。

一、Harrington 手术

1958年 Harrington 在 Huston 治疗小儿麻痹后遗症时，制造了一种内固定撑开器，使得一些本来不能维持坐位的麻痹性脊柱侧弯患儿，经过安放 Harrington 棍及施行后融合术后，可以坐起来，也就是脊柱可以被支撑。随后他逐步加以发展，到1962年正式报告用新型器械治疗脊柱侧弯，手术疗效达99%，假关节的发生率低于1%。经多年使用，适应证更加广泛，技术操作更加统一，成为常规的方法，在世界上广泛使用，对脊柱外科内固定技术发展起了推动作用。图4-12示 Harrington 手术器械。

手术在全麻下操作，患者俯卧于脊柱外科手术支架上（图4-13）。背部中线纵形直切口，用 Cobb 剥离器作做双侧椎旁肌椎板骨膜下剥离椎板上的软组织。在脊柱侧弯上方端椎凹侧的小关节突下缘放置上端钩子，用小骨刀做一长约0.5cm、宽约1cm的切迹，确定为关节间隙后，用持钩器将上钩放入此间隙中，先呈60°左右用槌子叩击之，在打入同时慢慢放平，使上钩尖顶在椎弓根上，固定牢固（图4-14）。注意此钩不能太靠内侧，否则容易损伤脊髓。

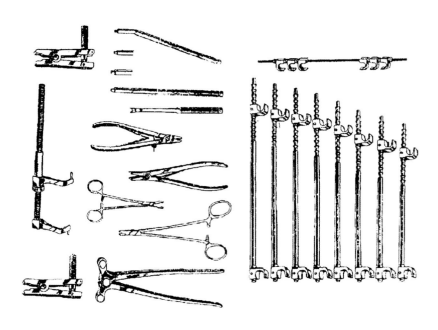

图4-12　Harrington手术器械

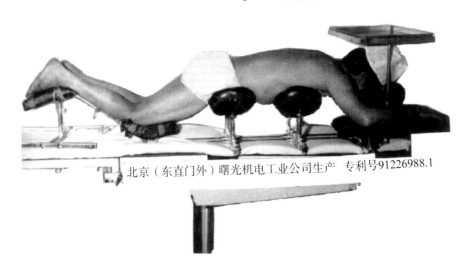

北京（东直门外）曙光机电工业公司生产　专利号91226988.1

图4-13　患者俯卧于国产中亚牌Ⅰ型脊柱外科手术支架

　　在脊柱侧弯下方端椎凹侧的小关节突上缘，放置下端钩子，以选择L₄为例，则放在L₄椎板上缘的凹侧。先切除L₃～L₄间的棘间韧带，再用椎板咬钳咬除L₄部分椎板上缘及部分下关节突放入下钩之切迹，直至看到硬膜外脂肪组织。用持钩器持下钩成45°倾斜放入硬膜外，骑在L₄椎板上切迹，而后以槌叩击之，使之牢固（图4-15）。在上下钩上各放一间钩，再连接脊柱外撑开器（outer rigor）。旋转外撑开器的螺丝，从凹侧撑开侧弯。此时助手在凸侧推挤脊柱，再旋转外撑开器，一直到最大限度（图4-16）。选择合适长度的Harrington撑开棍，预完好胸后凸和腰前凸生理弧度，两端分别置入上、下钩孔中，去除外撑开器，再用撑开钳向上撑开棍上端的钩子，达到所望限度而止（图4-17）。在上钩下缘之棍的齿槽上，放入一个C形夹，以防止钩向下滑脱。做小关节融合术，于髂后上棘部取骨供植骨。Harringto手术前后见图4-18。

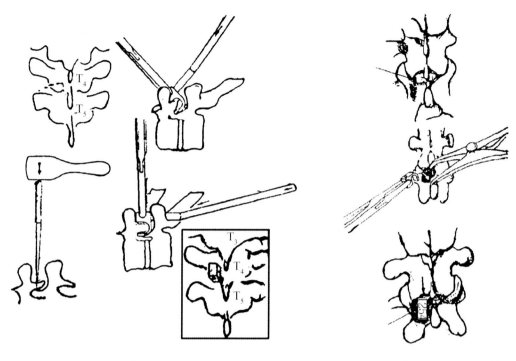

图4-14　放置Harrington上钩　　　　　　　　　图4-15　放置Harrington下钩

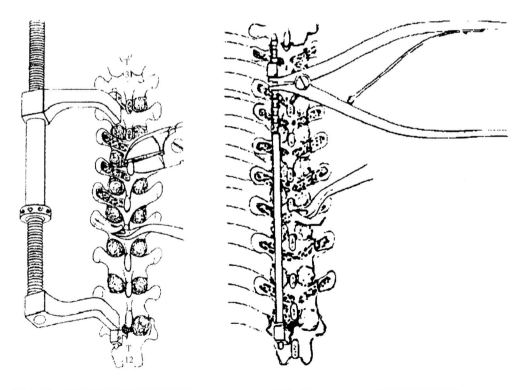

图4-16　上螺纹脊柱外撑开器矫形　　　　　　　图4-17　Harrington撑开器撑开矫形

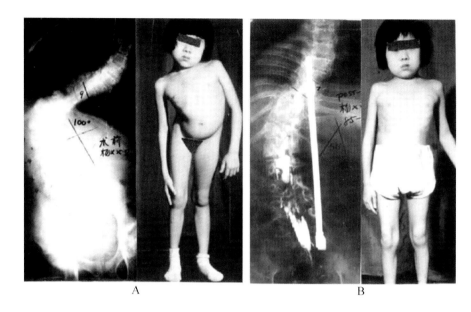

图4-18　Harrington棍矫正脊柱侧弯

A. 术前，侧弯100°；B. 术后，矫正至侧弯50°，外观改善

二、Luque手术

1972年神经外科医师Verdura首次于$C_3 \sim C_4$椎板下穿钢丝加骨水泥做"后融合"治疗$C_3 \sim C_4$骨折脱臼，受其启发墨西哥Luque于1973年开始设计使用多节段固定脊柱方法，1976年Luque正式报告。1981年加拿大Armstrong教授来华传授这种手术方法，1983年Armstrong教授在北京举办脊柱外科学习班示范本法。这种手术逐渐普遍地为中国医师所重视。我国已在许多省市已开展了这种手术。Luque手术的最大优点是固定结实，术后可不用石膏背心固定，但手术比较复杂，每一股钢丝都要通过硬膜外腔，这就增加了脊髓损伤的机会。但据我们体会，只要掌握要领，仔细操作，即可避免损伤脊髓。

图4-19为Luque手术器械。手术在全麻下操作，患者俯卧于脊柱外科手术支架上，切口显露同Harrington方法。用咬骨钳咬除固定节段内每一节脊椎的部分棘突、棘上和棘间韧带直至黄韧带，可看到下面对硬膜外脂肪凸出，用神经剥离子探查，证明已进入硬膜外腔，然后交替用小号及大号Kerrison钳咬除部分黄韧带，到椎间隙的黄韧带孔达近1cm直径即可（图4-20）。用明胶海绵覆盖椎间隙。胸8以上因椎管腔很狭窄，放入Kerrison钳要特别小心，否则易压伤脊髓。按顺序自下而上显露每一个所需要的椎板间隙、脊椎的左右关节突，然后把左右两侧的棘旁肌稍向外剥离即可见凸出的关节突，做小关节融合术，切除关节囊，用骨刀切除关节突软骨面，在上下关节突中间放置一海绵骨块，再用骨刀凿去一薄层椎板上的骨质，做成植骨床，用骨蜡或压迫止血，然后将预弯好的双股钢丝预弯或半弧形（图4-21），使其光滑头端半圆形的长度恰好等于相应椎板的宽度，从下一个椎间隙放入，朝上一个椎间隙的孔露出，露出的末端于双股钢丝间有一间隙，放入一神经钩，把钢丝钩出椎板间隙，拔出钢丝同时尽量向上提，使钢丝与椎板内面贴紧（图4-22），然后交叉固定于椎板上。此时，可以如法做另一侧，放另一排钢丝，这样在手术野中，因有很多钢丝，使术野显得很乱，我们一般是先安放好一侧的钢丝，然后把Luque棍弯成和脊柱生理弧度及术中脊柱侧弯弯度相适应的弧度（图4-23）。然后将棍穿过每一个钢丝的交叉部，短棍端放在棘突间，然后拧紧每

一个钢丝，再在另一侧做椎板去皮质，放入另一排钢丝，按同样方法插入另一根Luque棍，再拧紧钢丝。第二根棍的短臂要放在棘突的另一侧，这样两根棍子就组成了矩形固定，每个节段间隙都应当有2股钢丝通过椎板下固定。两根棍子相互交叉部也有钢丝缠紧，同时把L形棍的短臂压在长棍下（图4-24），这样形成牢固的节段性固定，钢丝拧紧合适后，把钢丝末端剪去，留下约1.5cm长度，植骨后，将钢丝末端向下弯转压住植骨块。冲洗伤口，髂骨取骨植骨后，放置负压引流管，图4-25示Luque术治疗脊柱侧弯手术前后X线片。术后处理同Harrington法。

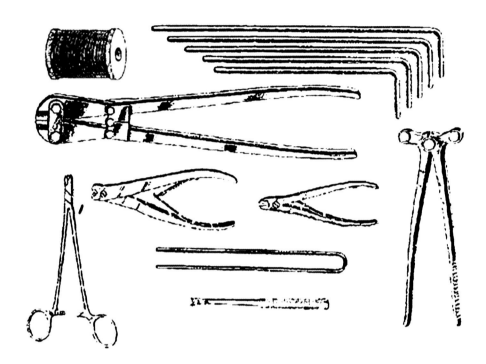

图4-19　Luque棒与专用手术器械

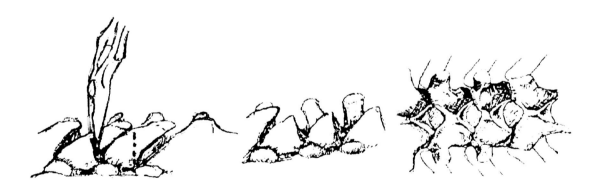

图4-20　打开椎板间隙的硬膜外腔

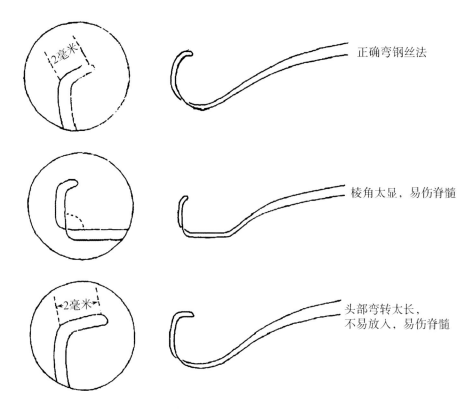

正确弯钢丝法

棱角太显，易伤脊髓

头部弯转太长，
不易放入，易伤脊髓

图 4-21　弯 Luque 钢丝法

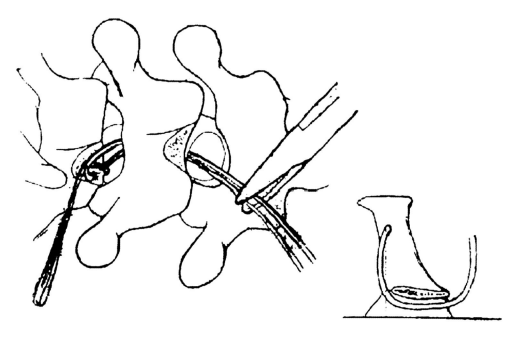

图 4-22　棘突椎板下穿过 Luque 钢丝

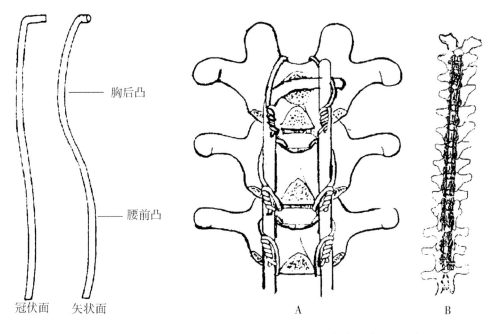

胸后凸

腰前凸

冠伏面 矢状面

A   B

图4-23 弯好Luque棍   图4-24 Luque钢丝固定Luque棍

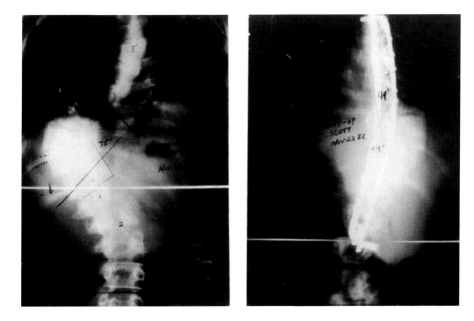

图4-25 神经纤维瘤病性脊柱侧弯Luque矫正手术前后X线片
术前侧弯75°，肋骨头变尖（铅笔头样征），侧弯僵硬；Luque矫正后侧弯41°

三、联合Harrington-Luque手术

联合应用Harrington-Luque技术治疗脊柱侧弯时，能发挥Harrington系统在脊柱侧弯较严重时（大于50°时）有较强的撑开矫正能力，而Luque系统则可在脊柱侧弯角矫正至小于50°时，通过横向牵拉发挥更有效的进一步矫正和维持脊柱侧弯矫正的能力，从而获得比两者单独使用时更满意的效果，而且由于合用了Luque系统，进行多点钢丝固定，可将受到的矫正力分散到各点上，使每点所受的作用力变小，故此较仅靠

上、下钩两点承受作用力的Harrington系统能承受更强的矫正力，并能矫正一些脊柱旋转。

手术方法。手术时按Harrington方法操作。于脊柱侧弯的凹侧先放置Harrington装置，先放入上、下位钩子，再用外撑开器徐徐撑开矫正侧弯，Luque装置放置于侧弯的凸侧，L形棍的上端固定于比Harrington上钩低或高1~2个棘突平面，将融合范围内之棘突间韧带及部分黄韧带切除，直至暴露出硬膜外脂肪，于放置Luque棍的最上一个棘突的基底用咬骨钳咬一切迹，以防止固定Luque棍时棍的滑动。然后切除小关节面，做小关节融合，再于融合区内每一个椎板下均穿过并放置预先弯好的圆弧形Luque钢丝（一般上、下两端及侧弯的顶角处为双股，余为单股）。将选好的准备放置的Harrington和Luque棍，均事先弯好做成在矢状平面上与胸椎预计残留的后凸及腰前凸的弧度相吻合的弯曲，Luque棍还须在冠状平面上预先弯好预计侧弯被矫正后，与将残留的角度基本一致的弧度，以防止拧紧钢丝时发生过度矫正，并使残留的弧度与上下代偿侧弯的弧度相平衡，先将Harrington棍放在凹侧的上下位钩孔内，撑开矫正至满意程度后，再放置Luque棍于侧弯的凸侧，Luque棍的L形短臂应交叉放置于Harrington棍下，以防止它在矫正固定时发生旋转，用Luque钢丝将两棍分别固定到两侧椎板上，拧紧钢丝，固定好Luque棍后，将产生进一步的矫正作用，故此时Harrington上钩应再撑开1~2扣。两棍的上段间横穿过一根钢丝并拧紧，以防Luque棍的L形短臂术后向外滑出。放置Harrington及Luque根后（图4-26），做"唤醒"试验，检查下肢活动情况，以防脊髓损伤。于髂后上棘外取骨植骨，骨条块主要置于侧弯凹侧之椎板及小关节处。联合方法矫正效果良好（图4-27）。

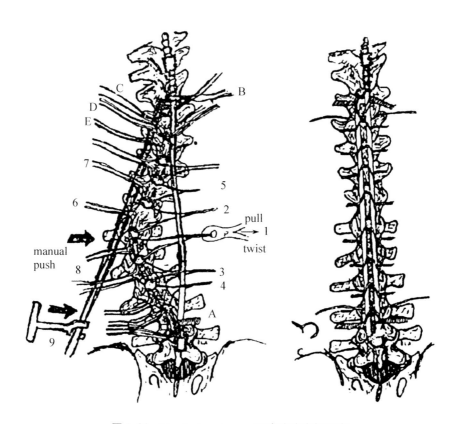

图4-26　Harrington-Luque手术治疗脊柱侧弯

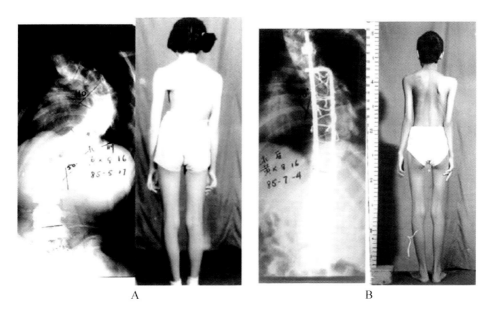

图4-27 Harrington-Luque手术治疗脊柱侧弯

A. 术前，侧弯110°，畸形明显；B. Harrington-Luque术后，侧弯矫正至58°，畸形改善

四、Galveston手术及髂骨钉固定方法

在治疗高位截瘫（T_{10}水平以上）或麻痹性腰椎坍塌所致脊柱侧弯或腰前凸时，如患者不需使用外支具，而能成功维持坐姿，对于患者的生活和职业训练是非常重要的。多少年来，人们试图用单纯脊柱后融合术、Harrington手术、Dwyer手术及Luque手术等来解决这一难题，但由于未能解决腰椎固定和融合到骨盆上的问题，均未奏效。1977年Galveston技术问世，才获得较为满意的解决。美国得克萨斯州Allen医生，在Luque技术的基础上，将两根Luque棍延伸固定到骨盆上，并用Luque钢丝将此两金属棍固定到棘突两边椎板上，提供牢固的内固定，并通过两根金属棍上预弯好的合适弧度，成功维持患者脊柱的生理弧度和坐姿，使患者术后第三天即能坐起，牢固的内固定还能有效促进腰骶部植骨的生长融合，并能有效矫正骨盆倾斜，是一种很有使用价值的技术，适用于任何需要将腰椎融合固定到骨盆上的病例。叶启彬等于1984年开始在国内应用此技术治疗麻痹性腰椎坍塌所致脊柱侧弯或腰前凸，效果良好。

Galveston手术技术操作。麻醉与体位，切口与显露同其他后路脊柱侧弯桥正术。但要骨膜下剥离臀肌显露髂嵴后部1.3cm及髂骨外板，直至术者的手指能触及坐骨切迹边缘，清楚解剖出髂后上棘，在骶棘肌下面，$S_1 \sim S_2$棘突间中点相对应的髂后上棘内面上近骶髂关节处打孔，先取一根骨圆针沿坐骨切迹上方1.5cm处插入髂骨内外板之间，钻入6~10cm（根据患者体型大小），注意勿误入骶髂关节间隙，不要穿透髋臼顶（图4-28）。然后测量几个距离：钻入口至S_1棘突距离（骶段），一般为1.5~2cm；插入髂骨内长度（髂段），一般7cm左右（6~10cm，不能少于6cm）；还测量$T_4 \sim S_1$距离（胸腰段）（图4-29）。然后取两根长60cm、直径0.5~0.6cm的金属棍，按上述测得的距离弯根，而且髂段与骶段夹角是45°~65°（在近矢状面上）。腰骶段夹角为90°（在冠状平面上）。再将胸腰段棍在矢状面上预弯好与胸后凸及腰前凸相一致的弧度，在冠状平面上还需预弯好和预计矫正后残留侧弯畸形度相一致的弧度，以防止过度矫正（图4-30）。以后腰段和胸腰段棍安放手术技术操作同Luque手术方法，将弯好金属棍的髂段先插好，在助手手法矫正骨盆倾斜的情况下，将胸腰段棍放好（图4-31），此段下端应尽量与两侧髂后上棘的连线垂直，以矫正骨盆倾斜畸形（图4-32），然后先用穿好的钢丝将金属棍固定于L_5、L_4及T_4、T_5椎板上，拧紧侧弯顶椎上的钢丝，再依次拧紧其相邻钢丝，利用弯好金属棍弧度及横向钢丝拉力，矫正脊柱的侧弯或前凸畸形，重建脊柱的生理弧度，然后洗净伤口，于两侧髂后上棘处金属棍上方取骨植骨，现在已用髂骨螺钉法取代。图4-33显示手术前后的麻痹性侧弯腰前凸，矫正效果良好。

髂骨钉固定方法：在骶棘肌下面，先用开口锥在$S_1 \sim S_2$棘突间中点相对应的髂后上棘内面上近骶髂关节处打孔，先用T形锥沿坐骨切迹上方1.5cm处，插入到髂骨内外板之间，钻入5cm，然后，取一根长5~6cm、直径0.6~0.7cm的活动头的金属螺钉，沿T形锥钻好隧道拧入，注意钉头位置与腰椎上椎弓根钉钉头尽量一致。然后将弯好金属棍放入钉槽中拧紧。

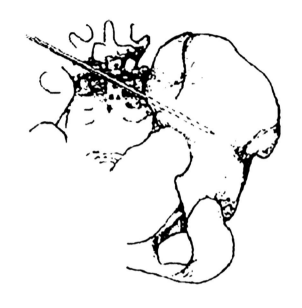

图4-28　在髂后上棘钻入骨圆针

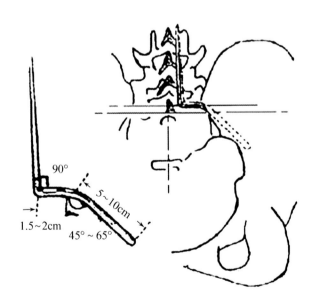

图4-29　弯棍角度与各段长度示意

五、脊柱侧弯的前路手术

对年龄小的患者行后路融合术后，尽管融合非常牢固，但还是有明显的矫形丢失，Dubousset将这一现象定名为曲轴现象（crank shaft phenomenon）。他复习了40例麻痹性和特发性脊柱侧弯患者，他们均在

Risser征（＋）以前曾行脊柱后路融合术，术后随诊发现脊柱有进行性成角和旋转畸形，且手术时患者年龄越小，发展越快。他们认为，在需手术治疗的Risser征小于（＋）以前的患者需要行前后路融合以防止晚期旋转畸形。用前路脊柱手术来矫正脊柱畸形的概念来源于Hodgson等，1969年Dwyer和其助手创造了一种前路脊椎固定系统治疗某些侧弯。Dwyer系统是用钢索联接椎体螺钉，对腰椎或胸腰椎侧弯治疗效果非常好，然而常产生内固定节段内的后凸畸形。Zielke等用带螺纹的棍取代不坚强的钢索，改良了Dwyer系统，能有效治疗某些腰侧弯或胸腰侧弯，具有去旋转能力，固定节段短且效果满意。它既有优良的矫形又有最大限度保留活动的椎体节段。北京协和医院对侧弯前路手术患者长期随诊证明，含前路手术者矫形丢失少；保留远端活动节段的益处和保留正常矢状面生理弧度度都重要。由于Zielke螺纹棍太细容易断裂，拧紧六角螺栓非常慢而费力，不久即为钉棒系统取代，但继承Zielke方法的去旋转理念。

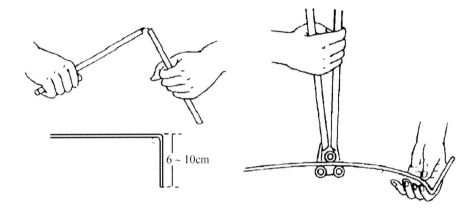

图4-30 预弯Galveston棍法

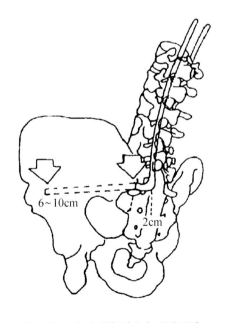

图4-31 将金属棍放入与固定示意

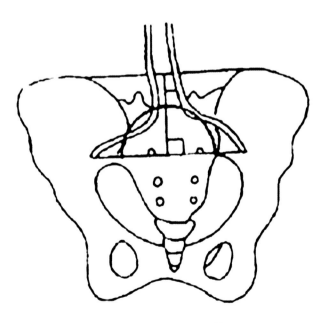

图4-32 矫正骨盆倾斜

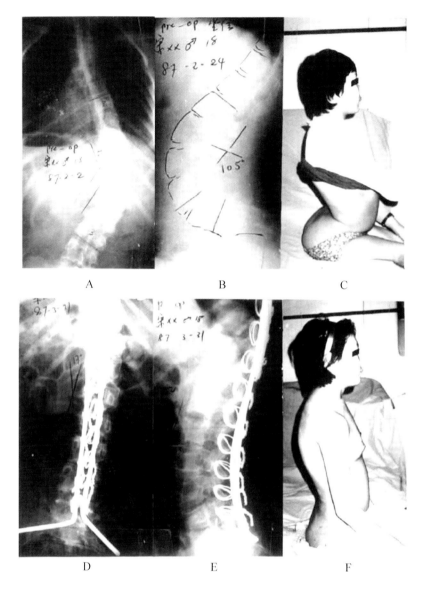

图 4-33　Galveston 矫正麻痹性腰前凸及侧弯

患者，女性，18岁，麻痹性侧弯50°（A），腰前凸105°（B），腰椎瘫塌（C）。Galveston
法矫正侧弯至19°（D），腰前凸矫正至正常（E），外观正常（F）

（叶启彬）

第四节　近代脊柱外科后路手术矫正进展

近代，由于从前路去旋转术中认识到在脊柱侧弯矫正中去旋转的重要性，但前路手术创伤较大，影响长高，从后路进行三维的矫正理论兴起，促成一系列三维矫正装置，成为近代后路脊柱外科手术矫正进展的标志。法国医师 Cotrel 及工程师 Dubousset（图4-34）于1978～1983年期间研制成功的 C-D 法将棍去旋转即产生所谓脊柱畸形的三维矫正开场。进展到目前脊柱手术中最常用的固定方式——椎弓根螺钉固定技术，将人体椎体生物力学最坚强的椎弓根作为受力点，由于其强大的力臂作用，椎弓根螺钉固定在术中可用于产生比C-D椎板钩更为强大的去旋转作用，可提供三维的矫正，并通过减少融合节段而保留脊柱活动度，另外无需骚扰脊髓、神经根，具有提高安全性、易于术前规划、降低手术时间和减少出血量等优势。

一、C-D 手术

C-D（cotrel-dubousset）系统是由两根具有颗粒突起面的金属棍。用多个钩子固定于两侧椎板上，并用两个横向牵引装置DTTs（device for transvers traction）横向牵拉组成一个长方形的强有力固定装置，北京协和医院骨科于1992年，开始用国产C-D矫治脊柱侧弯。

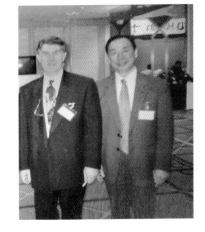

图 4-34　左为 Dubousset

（一）内固定部件

1. 金属棍　表面是粗糙的，具有颗粒状的点状突起，纵向负荷达80kg，比哈棒具有更大可塑性，而脆性较小，故可在棍的任何一处折弯，而不影响其强度。金属棍能在金属钩内转动，使脊柱在不同方向产生活动，即产生所谓脊柱畸形的三维矫正，但要使金属棍折弯后的半径不小于6cm，金属棍才能通过金属钩钩槽（图4-35A）。

2. 金属钩　有形态与功能各异的多种形式（图4-35B）。

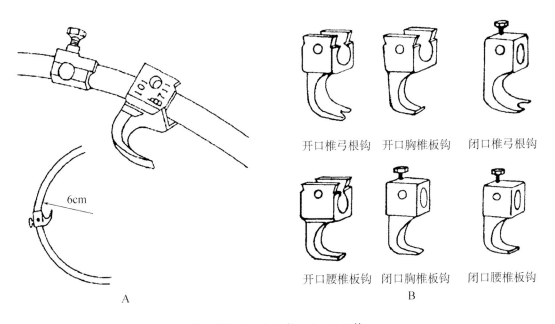

A

开口椎弓根钩　开口胸椎板钩　闭口椎弓根钩

开口腰椎板钩　闭口胸椎板钩　闭口腰椎板钩

B

图 4-35　A. C-D棍；B. C-D钩

（1）椎弓根钩：分闭口钩和开口钩，闭口钩用于上方末椎处；开口钩，用于上方或下方中间椎体，钩舌分叉，以利于卡在椎弓根上。

（2）胸椎板钩：分开口及闭口两种。

（3）腰椎板钩：分开口及闭口两种。开口钩在棍放入后，可用前方为圆锥形后部为方形螺母的钩栓，推入钩槽内，防棍滑出。C环可防止钩桂由钩槽内滑出，两者可将金属钩牢固地固定在金属棍上（图4-36）。

（4）横突钩：放于横突上（一般放在凸侧）与其紧邻的椎弓根组成钳形固定（claw con-figuration）（图4-37），抱住横突，加强钩的强度。

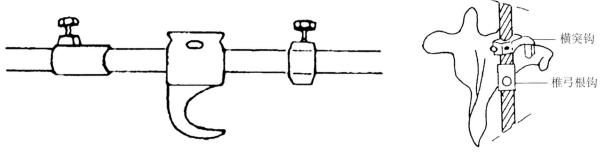

图4-36 钩栓与C环的应用

图4-37 横突钩与钳形固定示意图

（5）特殊部位与特殊用途的钩：侧方开口的金属钩（图4-38），此钩用于金属棍来回滑动有困难，如驼背畸形时，金属棍可从侧方进入钩孔之中。

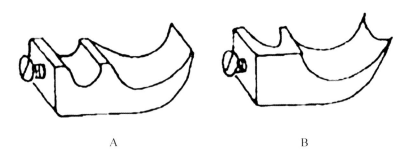

A   B

图4-38 特殊用途钩

3. 椎弓根螺钉（图4-39） 椎体螺钉：（A）闭口，（B）后开口，（C）侧方开口；骶椎螺钉：（D）短颈闭孔钉，（E）长颈闭口钉，（F）长颈侧方开口。A～C可牢固固定于腰椎上，D～F短颈螺钉为在骶椎矢状面穿钉之用，长颈钉为斜着穿钉之用，金属棍放入螺钉内时如同放在钩内一样，一般椎弓根螺钉只限于作短距离的腰椎内固定之用。

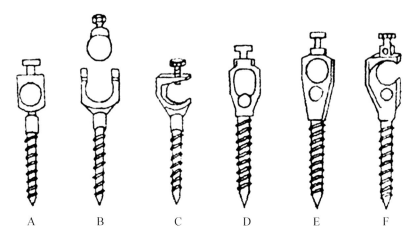

A   B   C   D   E   F

图4-39 椎弓根螺钉

4. 横向牵拉装置DTTs（图4-40）　　DTTs钩的内缘，亦是粗糙面，可与棍上纹相楔合，可用于拉拢和分开两根金属棍。

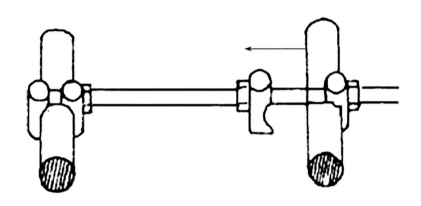

图4-40　横向牵拉装置（DTTs）

（二）基本原则

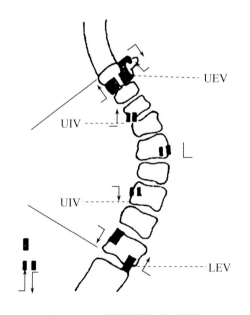

图4-41　关键椎体与钩型选择

1. 使用联合矫正力矫正畸形　在侧弯的凹侧撑开，凸侧加压，横向牵拉及去旋转力联合作用于侧弯弧度的顶部，即最大的作用力作用于脊柱侧弯顶椎及其邻近的椎体上，因此处畸形最严重最僵硬。

2. 只需固定关键椎体　照立位A-P位相找出放钩的上下方端椎（UEV，LEV）及顶椎（AV），找出上及下方中间椎体（UIV，LIV）即顶椎与上方或下方端椎之间的椎体，一般为顶椎上方或下方第1或第2个椎体（图4-41）。矫正脊柱侧弯时，一般于脊柱侧弯的凹侧的上端椎上一个椎体上放闭口椎弓椎钩，下端椎下方1～2个椎体的椎板上缘放闭口椎板钩，上中间椎上放开口椎弓根钩，下中间椎上放开口胸椎椎板上缘钩。于脊柱侧弯凸侧，上端椎体上闭口椎弓根钩，同一椎体的横突上缘，放置横突钩组成的"钳形固定"抱住横突。顶角椎上放开口椎弓根钩。下端椎体椎板下缘放闭口腰椎板钩，注意不切除黄韧带，只用椎板剥离器，剥开少许，然后用Kerrison钳咬出切迹，小关节外缘需保留，这样可防止矫形时钩滑脱或发生局部后凸畸形。

3. 金属棍应预弯，预弯成与手术中实际的S形脊柱侧弯一致的弧度。在金属棍放入钩槽内前，金属棍与开口钩基底之间的距离，要小于1cm，大于此数时，金属棍应取下折弯一些，否则旋转金属棍矫形时，可将椎板弄裂。

4. 在脊柱侧弯的凹侧或凸侧的金属棍在沿其长轴转动时，能使被固定的脊柱产生三维矫正活动（图4-42）。如图示转动凹侧金属棍时在矢状、冠状及横切面上去旋转矫正情况。

5. 侧弯两侧的金属棍的两端，应用横向牵拉装置固定，使成一矩形框架结构，增加稳定性和强度。

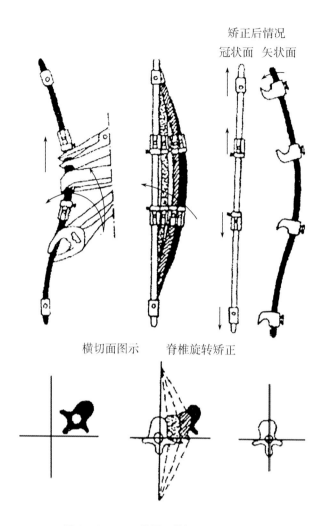

图 4-42　C-D 装置三维矫正机制示意图

（三）矫正脊柱侧弯

1. 适应证　可用于矫正各型脊柱侧弯，但先天性脊柱侧弯和严重僵硬的脊柱侧弯，最好不要使用，或仅用于侧弯凹侧，不做去旋转矫正。

2. 麻醉与体位　同其他后路脊柱侧弯矫正术。

3. 操作步骤

（1）切口与显露：同其他后路脊柱侧弯矫正术。

（2）凹侧金属钩的放置

1）上端椎钩放置（图4-43）：在侧弯凹侧的上端椎的棘突与椎板交界处，两侧横突下缘连线下方约4mm处做L形切迹，露出小关节的白色关节面，用刮匙刮净，然后用分叉的椎弓根探子伸入切迹，剥离及触及椎弓根，探测出深浅度，并使探子的分叉，骑跨在椎弓根上，再用锤轻击，然后如同放置Harrington上钩那样放置此钩，即用持钩钳持夹闭口的椎弓根钩，先呈60°插入，用推钩器打入，同时慢慢转成90°，以避免钩舌误入骨切迹的内、外板夹层中，轻轻敲击椎弓根钩，使钩牢固卡顶在椎弓根上。

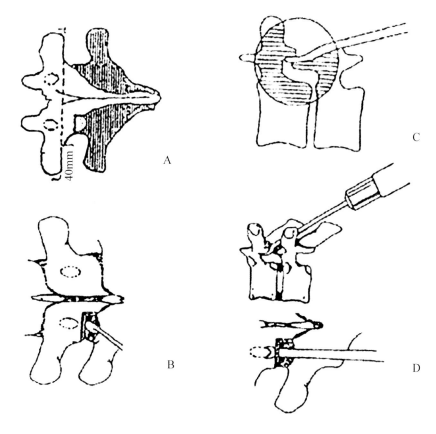

图 4-43　凹侧上端椎钩的放置

2）凹侧中间椎体钩的放置（图 4-44）：放置上中间椎体钩的方法如同上述放上端椎弓根钩，只是钩子是开口的椎弓根钩。下中间椎体钩，放在下中间椎的椎板上缘（可以是胸椎或腰椎的椎板上缘开口钩）。切除放钩部位的部分或全部棘突，切除放钩侧的黄韧带至中线为止（如用椎板撑开钳撑开更容易操作）。用 Kerrison 咬钳咬除椎板上缘及上关节突的内缘，以及其紧邻的上一个脊椎的椎板下缘（但不应切除大多），刚够放入金属钩即可。这样放入钩子后，钩的上缘，正好顶在上一椎板的下缘，将钩子夹紧，这是防止旋棍矫形时，钩子滑脱或滑入椎管内损伤脊髓的重要措施。切迹做好后，如同放置 Harrington 下钩，将钩置入。

3）放置凹侧下端椎板钩（图 4-45）：如同放置 Harrington 下钩一样，切除放钩处黄韧带及少许椎板上缘骨质，将金属钩放在椎板上

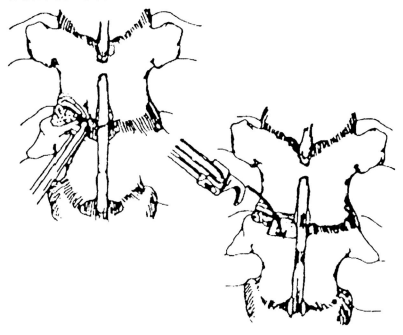

图 4-44　凹侧下中间椎体钩的放置

缘。这样脊柱侧弯凹侧的4个钩，已放置完毕。将钩取下，采用Moe法做矫正区内的脊柱融合术，重新放置入4个钩。

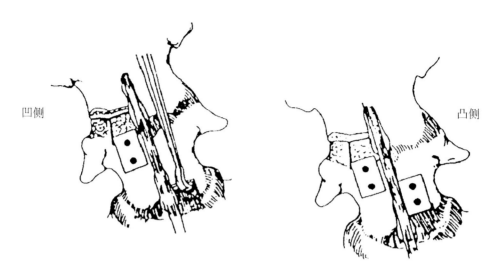

图4-45　凹侧下端椎钩的放置

（3）凹侧金属棍的放置与矫形：取长度合适的金属棍，按手术中的脊柱侧弯的形状，预弯成S形，先用柔软的铝丝，用手轻折弯成S形，使能完全合适放入上述4个金属钩的钩孔内，然后取出作为模型指导C-D棍的折弯。然后在金属棍上套上两个方向相反钩栓，钩栓的尾端相向（图4-46），并轻轻拧紧栓上六角小螺钉，将栓暂时固定于棍中部，然后先将金属棍上端放入上末椎的椎弓根钩钩孔内（此时一助手用持钩钳稳住上钩），并向上伸出至棍下端能进入下钩钩孔为止。然后，转动金属棍，使金属棍的弯曲与脊柱侧弯的弧度相符合。然后一助手用持钩钳，稳住上中间钩的情况下，将棍放入上中间钩的钩槽中，如法将金属放入下中间钩的钩槽中，有时在此处棍不易放入下中间钩槽中。常是由于棍离此钩基底太远（超过1cm），应取下棍重新弯小，或者将棍的下端，先放下方端椎钩孔内，然后借助金属棍放入器，将棍驱压入钩槽内（图4-47）。然后在上末椎钩下方1.5cm处，用持棍钳持棍，持棍钳与钩之间，放入Harrington撑开钳，徐徐撑开，使棍远端伸入下末椎钩孔后，再继续向下伸出棍的上、下端，应各伸出上、下末椎钩外等长一段（约2cm）（图4-48）（此时一助手应用持钩钳稳住上末椎钩及上中间椎体钩，防止撑开过程中，钩滑脱）。然后将钩栓打入钩槽内（图4-49），这时将金属钩向前倾斜，以增大其开口，容易放置，用钩栓调整钳调整金属钩与钩栓关系，以防止其从金属钩上松脱，拧紧小螺母，将栓固定于金属棍上。

（4）脊柱旋转矫形：当金属棍放入凹侧钩内后，再一次逐个检查各钩是否在位，特别上端椎椎弓根钩，然后用Harrington撑开钳，将上、下两端椎钩分别向上、下方略加载撑紧，分别放置两C环于两个中间椎体构之后，再用轻度撑开力使中间约卡紧稳定。并用C环固定，不使从槽内脱出（图4-50）。在助手用持钩钳稳定上、下端椎钩子情况下，术者用两把持棍钳持棍，仔细地每次10°～20°，逐步将棍由凸侧向凹侧旋转，当还要加大旋转时，一个持棍器稳住棍，另一把改放在旋转位置上，然后再改放第一把，再继续旋转，将棍由侧弯状态旋至后凸状态，需旋转90°或者更多些（图4-

51）。如侧弯较严重，而棍的后凸弯得太多，则进行困难，这时应将棍取下重弯，否则强力旋棍，可致推板骨折或将棍弄直，则旋转完成后，得不到预期的生理后凸弧度，在旋棍过程中要严密注意凹侧有钩子情况，防止骨折脱钩，完成旋转后，可看到金属棍在冠状面上是直的，在矢状面上胸段是向后凸的，腰段是向前凸的（图4-52）。

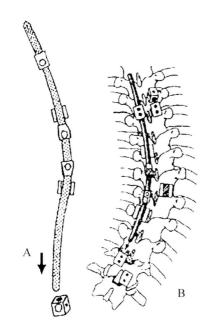

图4-46 凹侧金属棍放入预弯与放置

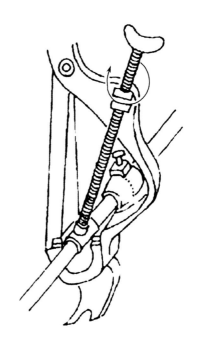

图4-47 C-D棍放入器压金属棍入钩槽

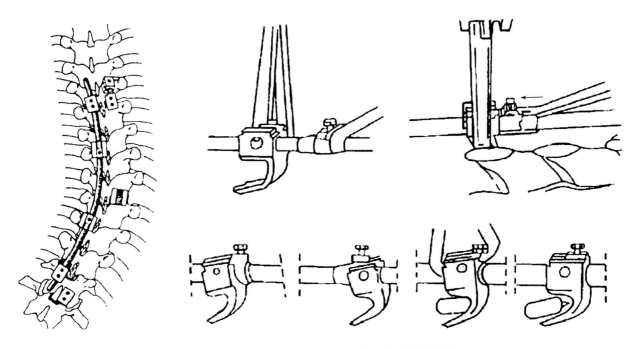

图4-48 凹侧C-D棍放置完毕　　　　　图4-49 钩栓放置法

对于中度较柔软的脊柱侧弯靠上述旋转金属棍的办法，即可获得矫正。对于较为严重而僵硬的侧弯，则还需靠凸侧棍的压缩作用来帮助进一步矫正。凹侧金属棍放置及旋转完成后，可进一步撑开矫正畸形，撑开顺序应正确按图4-53①～⑤顺序进行，即先中间后两端逐步完成，应注意任何一个金属钩被撑开时，都会引起其同方向的金属钩的松脱，应由助手用持钩钳稳住金属钩。

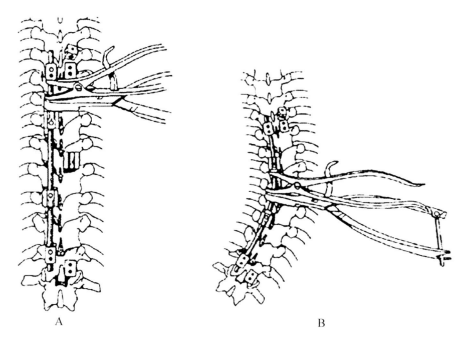

图4-50　将每个钩加负载力撑劲

A. 给上端椎钩加负载力撑紧；B. 给中间钩加负载力撑紧

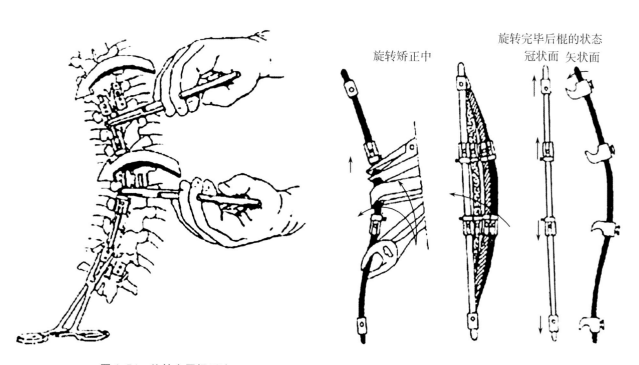

图4-51　旋转金属棍手法　　　　　　　图4-52　金属棍旋转前后

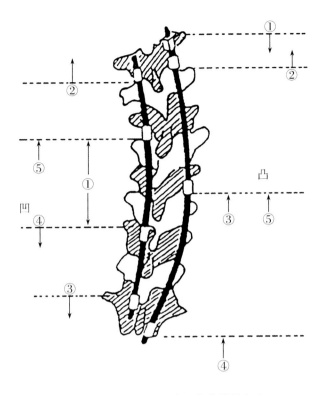

图4-53　凹侧各金属钩加负载撑紧顺序

（5）凸侧金属钩放置

1）放置横突钩：先在凸侧上端椎横突上放置此钩，使用横突剥离子，于横突与肋骨头颈间剥开肋骨横突韧带，然后放入此钩，由于解剖关系，放入后钩略侧向内侧。

2）放置上端椎闭口椎弓根钩：放置方法同凹侧（图4-43），与横突钩组成椎弓根钩横突钩钳形固定（图4-54A）。

3）放置顶椎开口椎弓根钩：放置方法同放置凹侧上中间钩。

4）放置下端椎椎板钩（图4-54B）：凸侧下端的椎板钩放在下端椎椎板的下缘，如同放置Harrington加压钩的下钩，注意在做放置下钩的切迹时，不应切除黄韧带，用特制的椎板剥离子剥开黄韧带，用Kerrison咬钳做切迹的骨性部分时，需保留小关节的外缘部分，以利于下钩的稳定。

（6）凸侧金属棍的放置（图4-55）：凸侧的金属棍应比凹侧长4～5cm。金属棍的上段，应预弯成胸后凸，其后凸度，应比术中脊柱后凸略小些（约小于20°），这样可以在放棍时，压后凸的脊柱向前。金属棍的下端（4～5cm）应预弯成前凸，以适应腰段的生理弧度。于金属棍上套上钩栓，栓背向尾端，先将金属棍插入到上方横突钩——椎弓根钩钳形固定的两钩孔内，且向钩外伸出一段，使棍下端能进入下端椎的钩孔，然后将金属棍放置入顶椎上开口椎弓根钩钩槽中，随即将钩栓套进钩孔内（否则当棍放入下方钩孔后，矫正后凸的压力作用于钩上，将使放钩栓很困难）。用钩栓保持金属棍的位置，但先不用小螺钉卡紧。持棍钳于距棍末端5cm处持棍，对准下端椎钩孔，再在顶椎钩下方1.5cm处持棍，用Harrington撑开器，在钩与持棍钳间徐徐撑开，使金属棍慢慢向下滑移，进入下钩孔，此时助手用持钩钳稳住上端椎钩，防钩脱出。

111

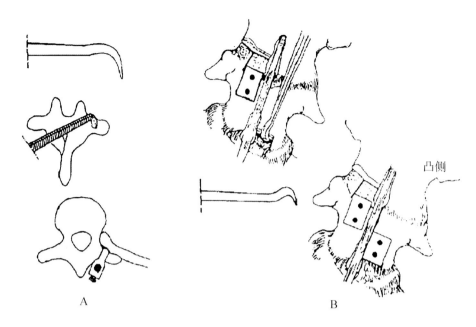

图4-54 凸侧各金属钩放置法

A. 横突钩放置法；B. 凸侧下末椎放置法

由于杠杆作用，顶椎及其邻近椎体受到压力，可增加凹侧的去旋转作用，而肋骨隆突-剃刀背畸形的矫正，则通过两个向量力:凹侧向后拉而凸侧向前压来完成（图4-56）。

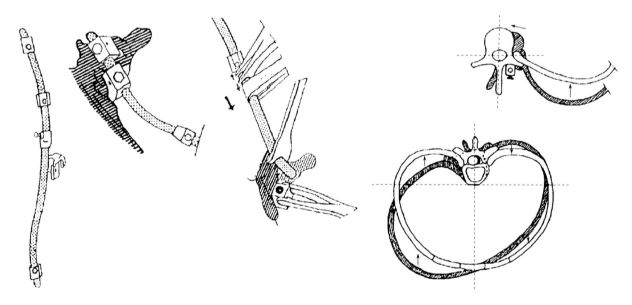

图4-55 凸侧金属棍的预弯与放置法　　　　　图4-56 C-D装置矫正"剃刀背"的机制

凸侧金属棍放置后，检查钩子位置，用金属钩加压器紧一紧上端椎上的钳形固定（图4-57），但不要过分用力，以免横突骨折，然后按顺序加压凸侧，将顶椎上的钩子向上加压，于顶椎椎弓钩根下1.5cm处持棍再在钩与棍之间，用Harrington撑开器，向上推加压钩加压（图4-58）。

此时，应注意防止同侧上、下端椎钩滑脱。再将下端椎钩向上加压，在下端椎钩上2cm处持棍，用加压钳加压，使下端椎钩向上移加压（图4-59A）。

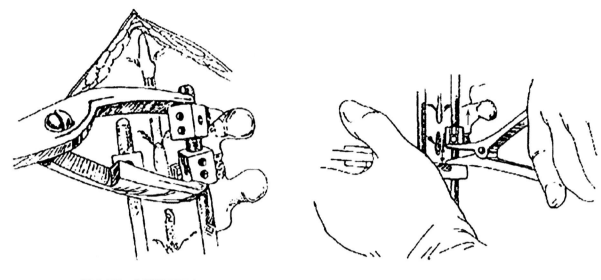

图4-57　收紧钳形固定　　　　　　　　图4-58　将顶椎钩向上加压

然后检查凹侧钩是否需进一步撑开，如进一步撑开，凸侧钩亦应进一步加压，直至获得满意矫正为止，然后检查所有钩子是否良好在位，张力合适，特别下端椎上的椎板下钩。做唤醒试验，如患者无神经系统症状，则拧紧所有六角螺钉，保证金属棍的牢固固定，如不打算再手术，可一直拧螺钉，直至拧断为止，应使其在紧接金属钩上方的第1螺纹处断裂，如折断位置过高，则对金属棍无固定作用（图4-59B）。

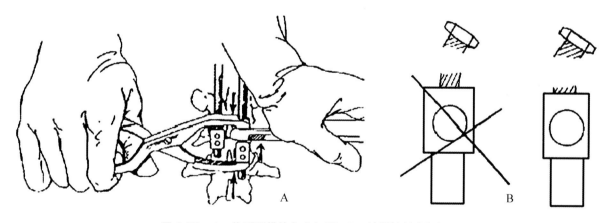

图4-59　A. 将下端椎钩向上加压；B. 拧紧拧断小螺钉

（7）横向固定（图4-60）：两套DTT装置分别放在紧靠上、下端椎钩子的两侧，金属棍上锁紧DTT螺纹棍上固定钩的咬合面，使紧抓住金属棍，拧紧末端的螺母可使C-D棍靠拢，而拧紧中间螺母，可将C-D分开。

（8）进一步植骨术：于椎板皮质上用骨刀做鱼鳞坑，植入取自髂骨后部处骨片。

4．术后处理　同Harrington方法，但不要外固定，可早期下地活动。术后12天拆线出院。上述方法为中度柔软的胸段脊柱侧弯畸形的治疗方法。可获满意矫正（图4-61）。

双弧侧弯（右胸左腰为例）的矫正：双弧侧弯的治疗亦需遵循凸侧加压，凹侧撑开的原则，先将侧弯

113

人为地分成上、下两个孤立的侧弯来考虑：胸段右侧弯C-D矫正法如上述标准方法，安放上端椎两侧钩（图4-62A的1、2），只是两个下端椎钩都是开口钩（图4-62A的3、4），胸凸凹侧的中间椎体放开口椎弓根钩（图4-62A的5）。腰部左侧弯上C-D系统时，各用一闭口的椎板上缘钩置于下端椎右侧半的椎板上缘及左侧椎板下缘（图4-62A的6、7），胸及腰段侧弯的顶椎钩，均为一开口腰椎板钩，放在椎板之下缘（图4-62A的8、9），腰段侧弯的凸侧。上端椎钩为开口的椎板上缘钩（图4-62A的10）。左侧的长金属棍预弯成S形，像术中脊椎侧弯弧度大致一样，然后如前述标准方法介绍，放置左侧金属棍，先旋转左侧金属棍，旋转力主要作用于脊柱侧弯弧的顶部分，旋转90°，或更多些，然后开口钩处用C环稳住钩栓勿使滑出，再轻轻撑开胸段侧弯的中间椎体。右侧棍在冠状平面上是直棍，矢状面上于胸段侧弯处弯有后凸，腰段预弯有轻度前凸（基本上按手术当时的脊柱形状）这样可避免在上棍时，加重此部位旋转，按标准方法于凸侧金属棍进行加压矫正，然后用3个DTTS装置牢固固定（图4-62C）（侧弯可获满意矫正，见图4-63）；对于较僵硬的双弧侧弯，可以各个侧弯分别矫正，即4根棍矫正法，使用特制的双套孔钩（double sleeve hook），放在双弧转折处（图4-64），钩的内侧上凸侧棍，每1侧的两根金属棍，必须至少重叠一个节段。

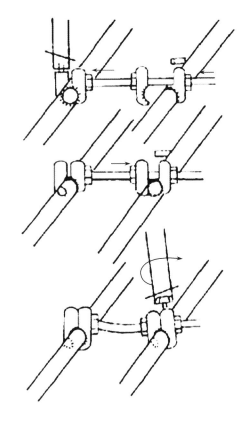

图4-60 上DTT法

先在上部侧弯凹侧上端椎放置横突——椎弓根钳形固定。下端椎放置双套孔钩于椎板上缘，置入金属棍后，徐徐撑开矫正。然后放下部侧弯的金属钩及最上的上钩，应放在两侧交界处上方第2或第3个椎体上，与双套孔钩同一椎体的对侧椎板下缘均上椎弓根钩，于下方端椎椎板上缘放闭孔椎板钩，下中间椎体椎板上缘放开口椎板钩，然后如标准方法放入预弯好的金属棍，旋转矫形，并按顺序撑开矫正，金属棍用C环稳住，但不固定，使凸侧棍进行矫正时，凹侧棍仍能旋转，紧接着于下方侧弯的凸侧放置C-D系统，于双套孔钩的下一节段椎体上放椎弓根钩，侧弯顶椎椎体上放开口椎根钩，下端椎椎板下缘放置闭孔椎板钩，然后将预弯好的金属棍上端置入上端椎钩及双套孔钩的外侧钩孔内，按上述标准放棍法，将金属棍依次放入顶椎开口钩槽内及下端椎钩内，进行加压矫正，上2个DTT装置固定。

严重脊柱侧弯的矫正见图4-65。严重而僵的胸腰段侧弯如大于80°～90°时，不可能沿轴线旋转金属棍，可在凹侧放两根金属棍，先放直棍于两个中间椎体闭口钩上，徐徐撑开矫正到一定程度，再放一长棍子上、下端椎钩孔中，长棍则需预弯好轻度的胸后凸和腰前凸，撑开矫正满意后，再用两套DTT装置，将两棍固定。如上述矫正后，允许在凸侧放棍，则可按标准方法，放置侧弯凸侧金属棍，再用两个DTT固定两长棍，则能获得更进一步矫正和牢固的固定。处理结果见图4-66。

先天性脊柱侧弯结构紊乱不能按常规放置双C-D棍时，用单棍C-D同Harrington放置法亦可得到满意矫正（图4-67）。

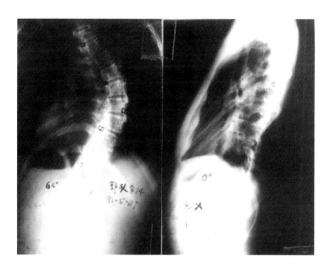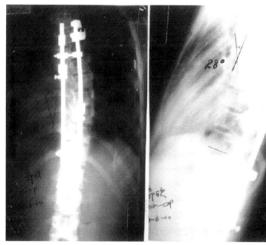

图4-61　C-D矫正脊柱侧弯

患者，女性，14岁，术前特发性侧弯62°，平背畸形（胸后凸0°）。经C-D矫治后，侧弯20°，胸后凸28°

骨盆倾斜脊柱侧弯的处理见图4-68。腰骶部有过度前凸或脊柱侧弯，伴有骨盆倾斜时可通过下述步骤过程完成矫正：

● 利用撑开矫正力作用于骨盆于脊柱之间，使腰髂夹角张开，即在凹侧常用双套孔的骶骨翼铆钉固定在骶骨翼上，先于骶骨翼至中间椎体之间，放入金属钩棍，撑开腰髂角，外侧套孔上一金属长棍至所需脊柱节段（上端椎）撑开进一步矫正。

● 然后于凸侧在脊柱与骨盆之间，进行加压，利用闭拢椎体或骶骨钉，可于棍和钩间进行加压。

● 当骨质疏松，上螺钉于髂骨翼上用困难时，可以从髂后上棘骨至骶椎体间插入一根螺纹针，作为放下端椎钩的支架（图4-69）。

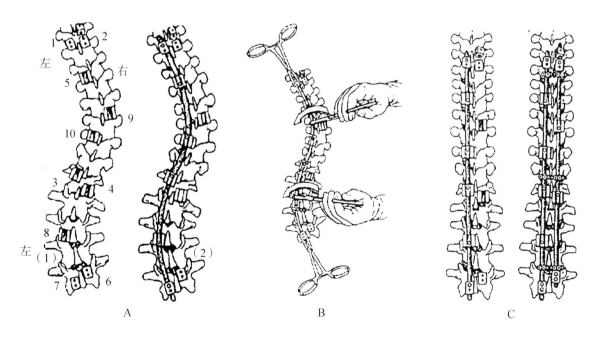

图4-62　双弧侧弯矫正法

A. 放钩与放置凹侧棍；B. 旋转凹侧金属棍；C. 放好凸侧金属棍及三个DTT

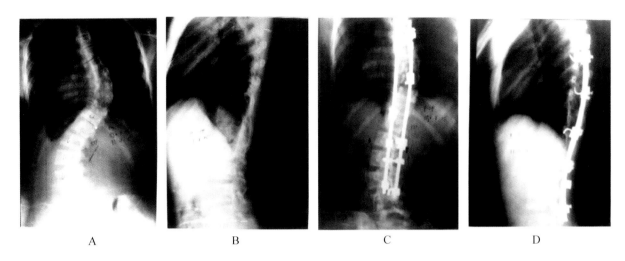

| A | B | C | D |

图 4-63　C-D装置矫正双弧脊柱侧弯

患者，女性，15岁，术前T_6~T_{11}68°，T_{11}~$L_5$50°，旋转Ⅲ°（A，B）；用C-D矫正；凹侧撑开、凸侧加压方法治疗，术后侧弯胸段残留15°，腰段13°，平衡良好

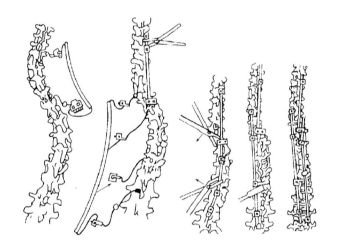

图 4-64　僵硬双弧侧弯的矫正

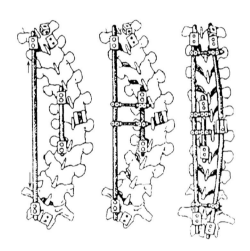

图 4-65　严重脊柱侧弯的凹侧双棍法

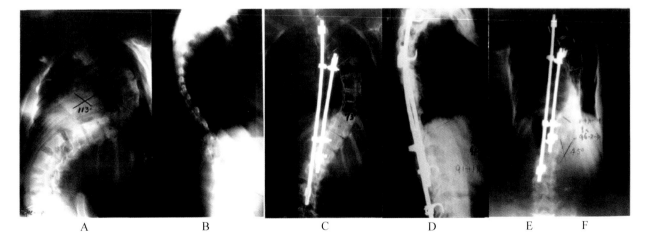

| A | B | C | D | E | F |

图 4-66　凹侧双棍C-D矫正严重僵硬脊柱侧弯

患者，女性，13岁，特发性侧弯113°（A），后凸56°（B），前路松解及后路凹侧双棍C-D矫治术后，侧弯73°，后凸35°（C、D）。术后4年半随诊侧弯自行进一步矫正至45°（E）

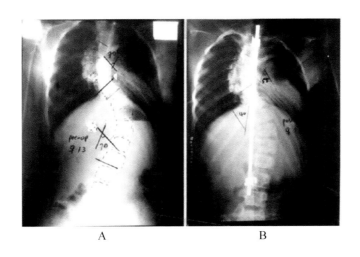

A　　　　　　　　　　　　　　　B

图4-67　严重僵硬性先天性侧弯单根C-D固定术后

A. 术前，双弧侧弯T₄~T₉70°，T₉~L₂70°；B. 单根C-D"＄"法矫正至侧弯55°/40°，躯干平衡好

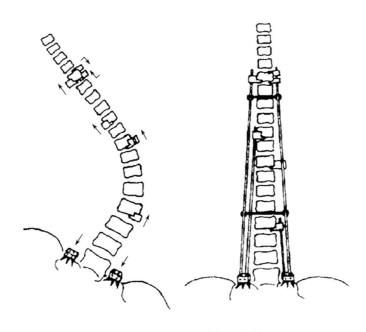

图4-68　伴骨盆倾斜的脊柱侧弯的矫正

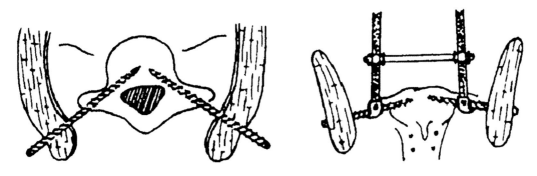

图4-69　髂嵴骶椎穿钉法

腰椎弓根螺钉及骶骨钉的应用：一般脊柱侧弯的矫正不需用此类型螺钉，只在脊柱侧弯放下钩处，有椎板裂畸形时，或用骨盆倾斜，需矫正融合到骶骨时才用。另外，用于治疗腰椎骨折、腰椎滑脱或腰椎结核肿瘤的前路手术后，用C-D装置，做后固定时（图4-70）才用。

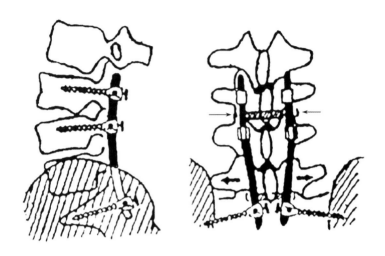

图4-70　椎弓根螺钉与骶骨钉的矫正固定，下方固定S₁情况

腰椎弓根螺钉及骶骨钉放置：同Dick钉或Steffee钉放置，椎弓根投影定位法：下关节突的外缘线与横突中轴线的交点为钻入点。切除下关节突尖及上关节突在此处的骨嵴，即可显露出椎弓根的松质骨，然后用手钻经椎弓根向椎体内打孔，于L₁、L₂、L₃及L₄钻孔方向垂直于脊柱，或向外稍偏斜5°。于L₅处螺钉尖指向尾部与轴线成15°~25°倾斜，于S₁处一般用30mm短颈螺钉，切除L₅下关节突，可见S₁的上关节突软骨面，呈一椭圆形，在其中心点稍上方2mm处进钉，钉进入方向为钉尖需指向尾端及向外倾斜20°~30°（图4-71）。图4-72示C-D椎弓根螺钉三维矫正脊柱侧弯情况。

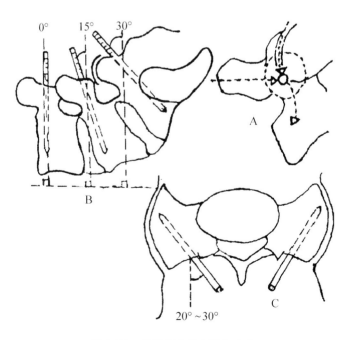

图4-71　椎弓根定位与进钉方向

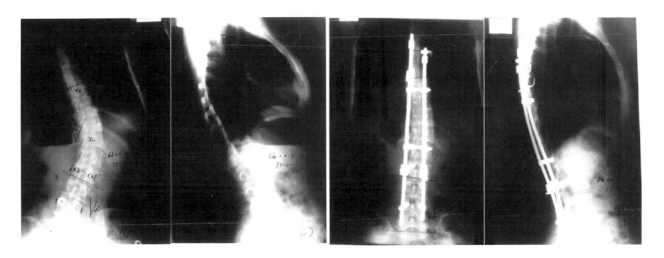

图4-72 C-D椎弓螺钉三维矫正脊柱侧弯

患者，女性，34岁，胸椎长弧形侧弯，C-D内固定，下方腰椎以椎弓根钉内固定，侧弯曲由术前48°矫正至术后10°

20多年前，传统C-D系统治疗脊柱侧弯在世界和在我国开展应用，积累了许多经验，第一次体会到这种矫正系统真正达到了三维矫正，即在冠状面撑开矫正侧弯的同时，于矢状面上重建胸后凸和腰前凸，并使椎体的旋转得以纠正。C-D的问世使脊柱侧弯的矫正向前迈进了一步，并在世界范围内得到广泛的认可和应用，但随着C-D内固定系统应用的增加，各种不同病例的出现以及于繁杂的内固定物，C-D的内固定物设计或器具的不合理造成的缺点慢慢暴露出来，从而使人们开始着于研究和改进一种新的内固定系统，既能保留三维矫正的特点，又能简化手术，更科学地达到维持脊柱平衡的目的，在这种思维的指导下，C-D各种衍生物诞生了如C-D Horizon系统、TSRH系统、Moss Miami系统、ISOLA系统及"中华长城系统"矫治脊柱侧弯的脊柱内固定系统，各自从不同角度改善手术技巧，减少了许多内固定部件，增加固定强度。这些内固定系统目前已经不太使用，已经被全椎弓根螺钉系统取代，这里只简单的历史性回顾介绍。

二、C-D Horizon手术

C-D Horizon系统在增加固定强度的同时与传统C-D系统比较减少了大量不必要的内固定物。该固定系统仍应用椎弓根、椎板钩，但钩的结构有全新的设计，即钩顶端为开放式，配以旋入螺栓来锁固固定棍（图4-73）。固定棍采用钛合金光滑面，较C-D棍直径细小，故使得整个固定结构比C-D窄而低（图4-74）。

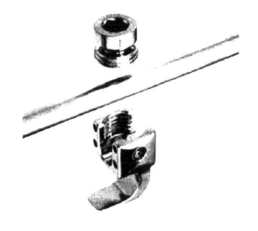

图4-73 新型钩棍装置

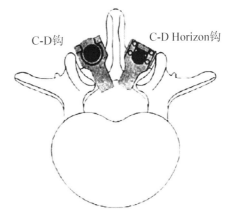

图4-74 C-D Hirizon 钩较C-D钩窄而低

C-D Horizon 系统手术的麻醉选择和体位与一般脊柱侧弯矫正术相同，放置椎弓根钩和椎板钩的方法同 C-D 也无显著区别，侧弯矫正手术要求如何更容易的将棍放入钩内并固定。所以本系统用顶端开放式设计，并设计了三种装置来帮助使操作更容易，手术成功率更高。第一种是摇摆钳，用于棍与钩已接触但尚未到位，钳呈 L 状，先钳在钩的两侧以固定，然后向后拉压在棍上使其进入钩槽底部，再用螺栓压紧，作用类似于压棍器（图 4-75）。第二种是钩棍联锁装置，顺时针旋转时，可保持棍与开口的方向一致性，压棍作用将棍压入钩的槽底，锁固螺母是由该装置的中央孔放入并加以紧固的（图 4-76）。第三种棍复位锁固器，本装置下端相当侧向持钩器，持钩到位后，双套筒下推将装置与钩锁住，将棍复位臂连接于该装置上，旋转搜寻抓取棍并使其移动到钩顶槽上方，顺时针旋动螺纹钮，直到棍进入钩槽内，并直到棍到达槽底，同前一样测量棍到位情况，并从中央孔内置入螺母锁固（图 4-77）。

C-D Horizon 系统的矫形原理同 C-D 系统一致，也是通过将棍做 90°旋转后，在矫正侧弯的同时，建立正常的胸后凸和腰前凸，在矫正双弯的病例时，可以用 2 根棍在脊柱同一侧两个弯曲上分别进行撑开和加压后，再用连接器将两棍连为一体（图 4-78）。可以同时分别设计想要达到的胸腰凸，分开进行矫正和重建（图 4-79）。

C-D Horizon 系统也有一种前端是自攻的松质骨椎弓根螺钉，拧紧锁固压棍螺栓，可在同一中心、两个不同方向上用力，避免了单纯拧紧螺栓时钩子产生移动的可能性。图 4-80、图 4-81 示 C-D H 矫正脊柱侧弯情况。

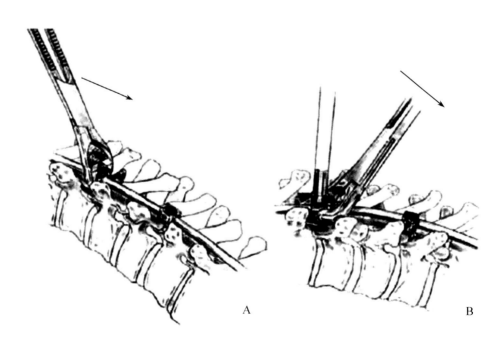

图 4-75　C-D Horizon 钩棍放置法示摇摆钳压棍入槽及拧紧螺钉固定

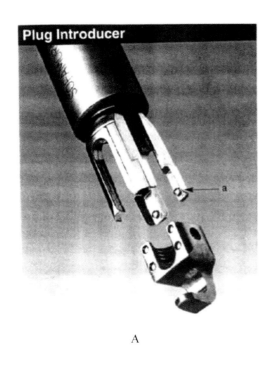

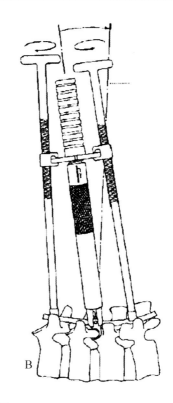

图 4-76　钩棍连锁装置

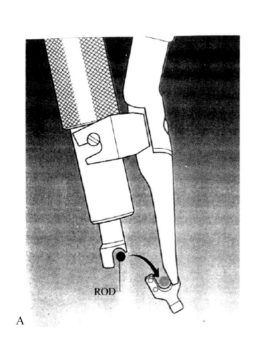

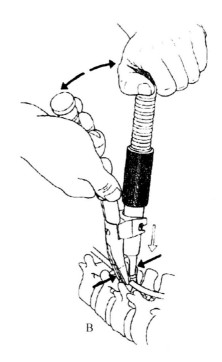

图 4-77　侧方棍复位固锁器

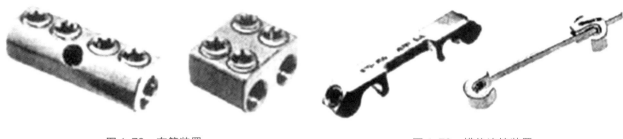

图4-78　套管装置　　　　　　　　　　　图4-79　横位连接装置

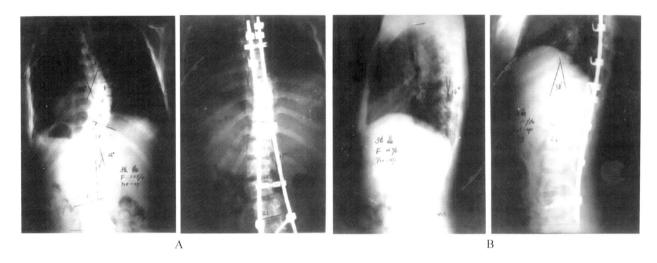

图4-80　特发性KingⅡB型侧弯（女，12岁）

A. 矫正手术前后正位片，显示在同一根棍上可以同时进行撑开和加压矫正；B. 手术前后侧位片示胸后凸、腰前凸在固定后得到重建

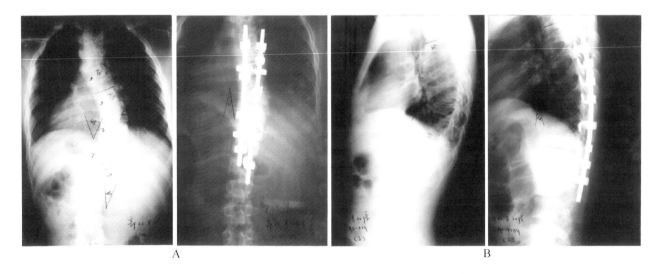

图4-81　特发性KingⅢ型侧弯手术前后（男，16岁）

A. 选择性融合胸段侧弯（正位手术前后）；B. 胸段后凸术后矫正至正常（手术前后侧位片）

三、TSRH手术

TSRH是Texas Scottish Rite Hospital的简称，TSRH系统是由该院的Johnston、Ashman等设计研制的，具

有20世纪90年代先进水平的通用型脊柱内固定系统，它可适用于颈椎、胸椎、腰椎、骶椎及骶-骨盆联接部位的任何脊柱疾患。TSRH用于脊柱侧弯的矫形，其原则、术前计划、操作步骤及术后处理均类似于C-D手术，但由于TSRH在设计上有其特有的特点，大大方便了术中操作、矫形、固定效果可靠。

（一）TSRH特点

1. 横向联接板及固定螺母　20世纪80年代中期，在使用Luque技术做节段性脊柱内固定时，棍的移位造成矫形效果的丢失是常见问题，为了解决这一问题，有学者开始研究设计横向联接装置。Weiler最早提出"横向合抱"的概念，即认为用横向联接装置联接固定两根棍，可提高整个装置的稳定性，尤其是能提高抗扭转负荷。早期的临床实践证明这种简单的辅助装置有稳定效应及实用性。由于增添了这种横向联接装置，整个内固定装置的稳定性增加，这样可促进植骨融合。TSRH的横向联接装置不同于C-D的连接装置，是用螺母联接板将两根棍连接固定，如图4-82所示，稳固性好，锁定是从上方进行方便术中操作，联接板有不同长度可根据需要选择。

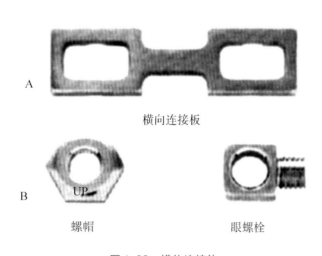

A　横向连接板

B　螺帽　　　　　　眼螺栓

图4-82　横位连接体

TSRH系统中，固定螺母的设计独具匠心，可谓是TSRH系统中最核心部分，是带有螺纹杆的联接螺母，可以很方便将棍与钩或螺钉做联接固定（图4-83）。当联接螺母达到最大锁定时，其抵抗轴向或扭转而致钩在光滑棍上产生位移所需的负荷与其他固定方法相比，TSRH系统最大。在实际操作时，只要适当调整螺母的松紧度，即可对放入钩或螺钉内的棍进行撑开、加压或旋转，而不再需要其他钩栓、螺帽或C环等装置，并且可维持轴向或去旋转矫形力量。当然，螺母的机械稳定性是可调的，螺母有不同的规格，可适用于不同直径的TSRH棍。任何TSRH钩、螺钉或横向联接均可通过不同的联接螺母与不同直径的棍做联接固定。这明显不同于C-D手术钩与棍的联接方式，前者是开放式的，并可根据术中情况调整棍与钩的联接部位，即可将棍放入钩体的内侧或外侧，而C-D手术则为套入式，即用棍套入钩内或钩栓内，在实际上运用中耗时费力，有时还可致放钩部位的关节突骨折。TSRH横向联接板的联接螺母的设计特点在翻修手术中，更具有其优越性。在翻修手术时，即使原来使用的棍直径不同，也可以继续保留使用，只需增加新的内置物，将两者用横向联接板联接固定即可成一整体。

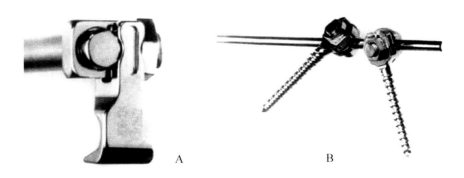

图4-83　钉-棒连接固定

　　另外，连接螺母的设计类型还包括适应不同角度的椎弓根螺钉的可调螺母及在顶部锁定的螺母，如图4-84所示。可调螺母的一面带有放射状排列的螺纹，以使其与相对应的螺钉头部的螺纹相匹配，这样，当螺母锁定时，两部分的螺纹即嵌合在一起，保证螺钉与不同方向或不同角度的棍相连接（图4-85）。从螺母的上方用T形扳手锁定螺母比从侧方锁定更容易操作（图4-86A）。这在腰骶椎时更大大方便操作，此时，如用侧方锁定，椎旁肌及髂骨可妨碍扳手转动（图4-86B）。若用顶部锁定，就使操作容易得多（图4-86 C）。

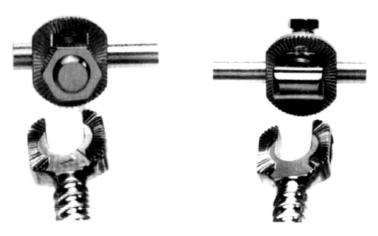

图4-84　螺母与螺钉的螺绞
A. 可调螺母与螺钉尾部；B. 顶部锁定可调螺母与螺钉尾部

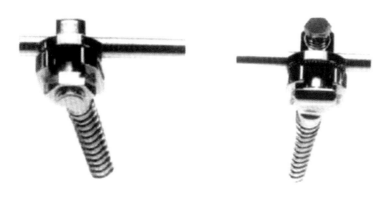

图4-85　螺母与螺钉尾部边连接
A. 可调螺母与螺钉尾部连接固定；B. 顶部锁定可调螺母与螺钉尾部连接固定

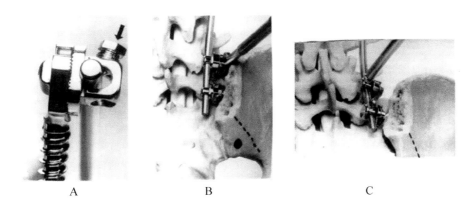

A B C

图 4-86 螺母顶部锁定

A. 固定螺母顶部锁定；B. 腰骶椎侧弯锁定时髂骨阻挡扳手转动；C. 顶部锁定方便操作

2. 钩 TSRH钩也不同于C-D钩（图4-87），其设计初衷是缘于在旋转矫形过程中，提供更大稳定性及适应椎弓根的解剖形态，而不致于损伤脊髓、神经。

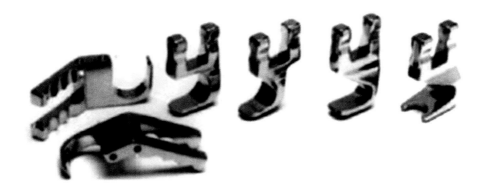

图 4-87 各种TSRH钩

TSRH椎弓根钩的钩叉增宽并加深（图4-88）以便抓住胸椎的椎弓根，钩体增厚，呈一斜面，以适应胸椎椎板的下缘，所有这些改变都是为了提高钩的稳定性。椎弓根钩的放置方法与C-D手术相同。

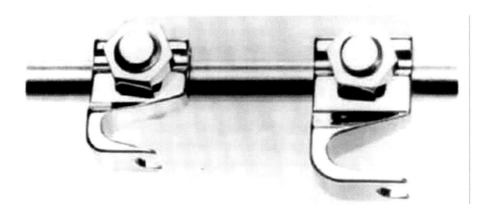

图 4-88 TSRH椎弓根钩

TSRH椎板钩有几种类型，以适应存在的椎板解剖变异。圆弧形的椎板钩常用于腰椎或下位胸椎的椎板下缘，同时也可用作横突钩，对于腰前凸较大患者，还可用升高连接背的（类似门柱）的椎板钩（图4-89）。

目前，使用的TSRH钩，螺钉的连接背均是中央部开有棍槽，这样便于将棍从侧方联接到钩或螺钉上，进一步方便钩或螺钉与棍联接的可操作性，此外，还有钩脚较窄的椎板钩，这样便于将两个钩放在同一水平的椎板下，而不致于引起椎管狭窄（图4-90）。

3. 螺钉　TSRH螺钉可提供经后路椎弓根固定或经前路椎体固定两种方法。TSRH螺钉有不同的直径和不同的长度，螺钉头部与可调螺母联接部的螺纹以相互呈6°角方向排列，以便与螺母做联接固定。

4. 棍　目前TSRH棍有4种不同的规格，这些棍的强度变化范围很大，以便于根据实际需要，容易将棍的外形进行改变，达到最大矫形能力。直径6.35mm的可屈性棍适用于青春期特发性侧弯患者的矫形，它可提供中等的强度，以便在去旋转过程中，将侧弯变成后凸，维持棍的外形，但过于柔软的棍在矫正僵硬畸形时，本身可发生塑性变，这样可减少钩对椎板或小关节的切割作用。直径4.76mm的棍常用于小儿。近年来，用钛合金材料代替不锈钢内置物。使用钛合金材料的好处是术后患者可做MRI检查，金属疲劳试验证明：没有变形的钛合金内置物的疲劳寿命比不锈钢内置物稍强，但对于变形（如术中将棍预弯处理）的钛合金内置物比变形的不锈钢内置物更容易发生疲劳断裂，这一特性大大限制了钛合金内置物的使用。

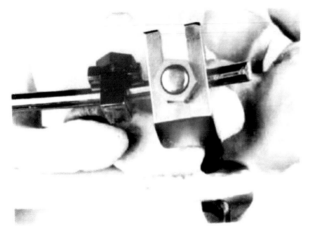

图4-89　高连接背椎板钩

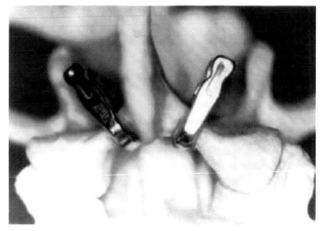

图4-90　窄椎板钩

（二）主要操作步骤

1. 麻醉、体位、手术入路　TSRH前路手术的麻醉、体位、入路同Zeilke手术；TSRH后路手术的麻醉、体位、入路同C-D手术。

2. 放置椎弓根钩与椎板钩　TSRH椎弓根钩、椎板钩的放置方法同C-D手术。

3. TSRH棍的放置　根据术中实际情况，TSRH棍可放置在钩的内侧或外侧，有时，若将棍放入钩或螺钉的棍槽内，需要使用不同的压棍钳，如前图示。

4. TSRH前路手术操作步骤同Zeilke手术，只是所用螺钉、垫片、棍不同而已。

（三）术后处理

同C-D手术。

（四）TSRH矫正侧弯时需注意的问题

TSRH矫正脊柱侧弯的原则及方法与C-D手术一样，但矫形过程中需要注意一些问题。对于单胸弯或双弯畸形患者，通常需做去旋转、胸弯凹侧先撑开，腰弯凸侧先加压的原则进行矫正。第二根棍（胸弯凸侧、腰弯凹侧）只是对第一根棍所获得的矫正力起稳定作用，并不进一步增加矫形，安装横向联接板后可显著增加内固定装置的稳定性及抗扭转负荷，因此，术中应尽可能放置横向联接板。

由于临床实际中，应用选择性融合方法治疗King Ⅱ型侧弯患者，术后失代偿现象常见，因此对于King Ⅱ型侧弯患者，如何应用选择性融合的原则，主要取决于弯曲的严重程度。选择性融合原则一般适用于胸弯小于60°、腰弯小于45°的患者，而且胸腰段没有后凸，若不考虑King Ⅱ型侧弯的弯曲程度及腰椎顶椎偏离中线的程度，而采用选择性融合方法，术后将会产生严重的失代偿，产生这种现象的原因很复杂，目前还不很清楚，但试图用去旋转及选择性融合胸弯的骨骼矫正曲度较大的King Ⅱ型侧弯，无论其腰弯的柔韧性如何，都将会产生明显的、令人难以预料的失代偿，正因如此，目前对于主胸弯伴腰弯大于50°的侧弯畸形，认同是双弯，应按融合双弯的原则，以恢复冠状面和矢状面平衡。

对于在胸弯伴L_4椎体倾斜的侧弯和胸腰段的侧弯的矫正，放钩及棍的要求不同于其他类型的侧弯，因为通过旋转一根预弯的棍矫正冠状面畸形，同时又要提供恰当的胸后凸和腰前凸是不可能的，后者需要两根预弯棍才可获得。Johnston等提倡使用下列方法，即将棍预弯成理想的胸后凸和腰前凸，然后先将棍的远端放入腰段钩或螺钉内，并做去旋转，通过对腰部畸形的旋转，以恢复矢状面上的腰前凸后，再用手法推顶侧弯顶部，以便将棍放入其余钩内，并做胸弯撑开后，应用第二根棍去除头侧或尾侧残余的倾斜。

对于双胸弯（King Ⅴ型），必须使用两根棍，通常左侧，凹侧为下胸弯，凸侧为上胸弯。

对于原发性腰弯和胸腰段侧弯，没有明显代偿胸弯，经前路做TSRH手术矫形是最有效的方法。

此外，还需根据左、右Bending X线片来确定融合范围，尤其向凸侧Bending X线片十分重要，在凸侧Bending X线片上，弯曲顶点上、下第一个向凹侧张开的椎间隙之间的节段均应融合，但不包括上、下第一个向凹侧张开的椎间隙。

（五）临床应用

可行一期后路TSRH矫形、植骨融合（图4-91）；也可行二期后路TSRH矫形或单纯前路TSRH矫形（图4-92），术后不用石膏固定，仅用支具保持4~6个月。

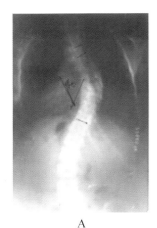
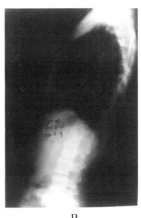
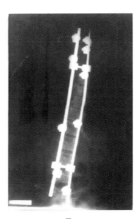
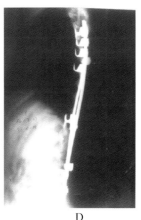

A　　　　　　　B　　　　　　　C　　　　　　　D

图4-91　脊柱侧弯TSRH一期后路矫形植骨融合

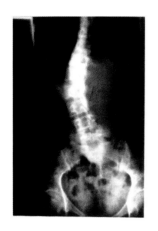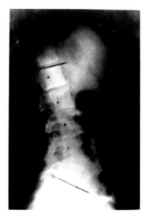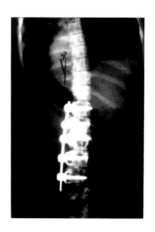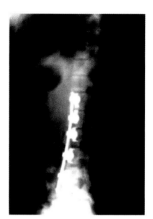

图4-92　脊柱侧弯前路TSRH矫形内固定术

四、Moss Miami手术

Moss Miami脊柱内固定系统是对20世纪80年代初Yves Cotrel和Jean Dubousset脊柱内固定系统（C-D）及其原理的合理的和必要的延伸。该系统丰富了C-D原理，提倡真正意义上的三维内固定矫形装置。

（一）Moss Miami系统

它代表了一种简单而又先进的内固定系统，其特性包括：内固定外形低，使用5mm不锈钢棍，从而易于关闭伤口及行后融合术；内置入物数量少，仅用那些必要和经常使用的内置入物；所有椎板钩、横突钩及椎弓根钩均为后开口型，棍易放入；使用简化及坚固的螺栓式钩棍锁定装置，使取棍及修正更为容易；该装置为后置入式，有着与目前后置入装置相同的生物力学及形变变应性。

（二）Moss Miami内固定部件（图4-93）

1. 椎弓根钩（P）　置于胸椎椎弓根（图4-93A）。

2. 椎板钩分以下几种类型

宽椎板钩（wide blade lamina，WL）（图4-93B）：可用作胸椎横突钩。

窄椎板钩（narrow blade lamina，NL）（图4-93C）：可用作上椎板钩及下椎板钩。

角度椎板钩（angled blade lamina，AL）（图4-93D）：常用作中段及远段腰椎下椎板钩，因此段下椎板在横断面上常呈斜面。

短椎板钩（reduced distance lamina，DL）（图4-93E）：用作上椎板钩；偏置椎板钩（offset body hook，OL）（图4-93F）：用于远离中线区。

3. 横突钩（图4-93G）　用于胸椎横突上下方，可用宽椎板钩代替。

4. 金属棍　为表面光滑的5mm的不锈钢棍。

5. 钩棍锁定装置（图4-93H）　由外螺母及内螺栓组成，由内向外双重锁定。

6. 双棍连接装置　分两种。

轴向连接装置（axial connector）（图4-93I）。

横向连接装置（transverseconnector）（图4-93J）。

（三）Moss Miami系统的原理及手术操作步骤

与C-D系统及TSRH系统相同，这里仅将该系统的特殊器械及操作注意事项简要介绍如下：

1. 椎板钩的放置常需切除椎板间黄韧带，如图4-94所示。

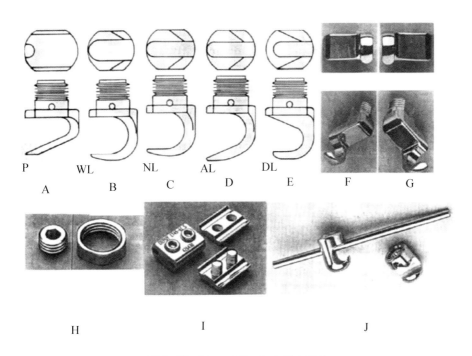

图4-93　Moss Miami 内固定部件

2. 该装置可按术中需要放置各种合抱组合，如椎板上、下钩合抱（图4-95A）、椎板钩背向合抱（图4-95B）、胸椎椎弓根横突合抱（图4-95C）、椎弓根椎板合抱（图4-95D）。

3. 若棍放入困难，可用钩棍调节器将棍放入钩内，如图4-96所示。

4. 加压器和撑开器操作同C-D，如图4-97所示。

5. 在锁定钩棍时，应先放入内螺栓固定棍，但不可锁紧，以免损伤外螺纹而使外螺母不易放入。待外螺母放入后，用特殊扳手将内螺栓、外螺母同时拧紧，以锁定钩棍，如图4-98所示。

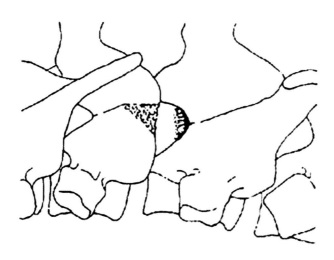

图4-94　椎板钩的放置

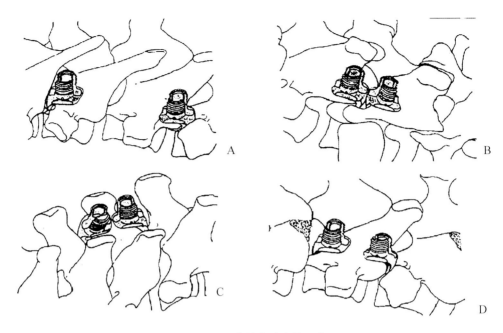

图4-95　钩的各种合抱组合

A. 椎板上、下钩合拢；B. 椎板钩背向合拢；C. 椎弓根横突合拢；D. 椎弓根椎板合拢

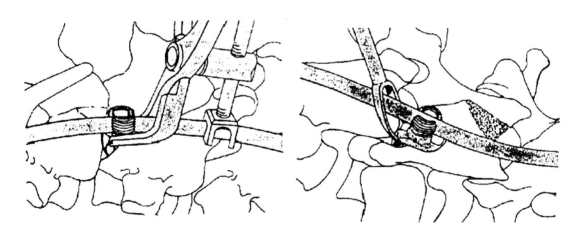

图4-96　钩棍调节器的使用

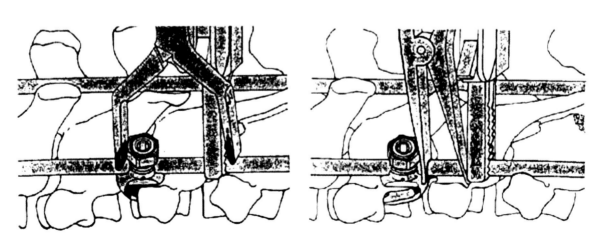

图4-97　加压器和撑开器

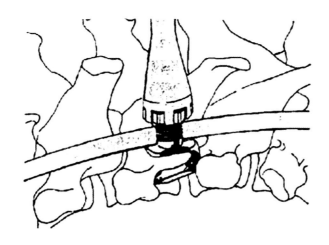

图 4-98　棍的锁定

（四）Moss Miami 骶骨钉系统

该系统主要由 Moss 单轴和多轴骶骨钉组成，两者螺纹是相同的，所不同的只是多轴钉体部可以左右横向活动30°，并可旋转360°以适应棍的不同位置而使棍易放入。骶骨钉有两种直径：6mm 和 7mm，并有多种长度，骶骨钉的放置方法有三种（图4-99）：

1. 第一种方法是用单轴骶骨钉（图4-99A），进钉点在 S_1 小关节与第一骶孔的中点，用丝锥向下前方拧入，这样就可以使骶骨钉穿过 S_1 终板进入 L_5/S_1 椎间盘，术中需摄 X 线片定位，且需丝攻。

2. 第二种方法是用多向骶骨钉（图4-99B），这种骶骨钉能向各方向旋转30°，进钉点与第一种方法相同，也同样使钉穿透 S_1 终板进入 L_5/S_1 椎间盘。

3. 第三种方法是在 S_1 及 S_1 下方分别打入一单向及多向螺钉，但进针方法应垂直于骶骨而进入。单向钉在 S_1 小关节软骨远端拧入，方向应稍内偏，多向钉紧挨单向钉，方向指向骶骨翼（Ala）（图4-99C）。

图4-100示 Moss Miami 手术中及矫治脊柱侧弯术前及术后情况。

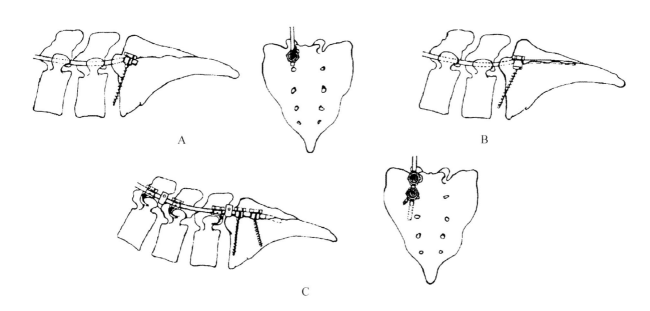

图 4-99　骶骨钉的使用

A. 单向骶骨钉的放置；B. 多向骶骨钉的放置；C. 单向及多向骶骨钉联合应用

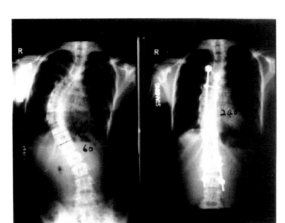 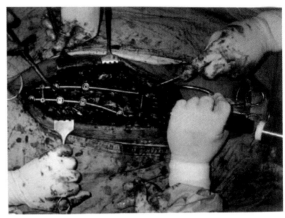

A   B

图4-100　脊柱侧弯Moss Miami内固定矫正

A. Moss Miami 手术前（60°）后（24°）；B. 手术中

五、ISOLA内固定术

随着C-D理论的进一步发展，Asher等发展了ISOLA（acromedcorporation，cleveland，ohio）系统。该系统为一套不同长度的钩-棍或钉-棍系统，具有多节段固定和动态矫正的优点。其垂直固定装置由椎板钩、椎弓根钩、横突钩和带有小钩和椎弓根螺钉的"骨折钩"组成，并通过带眼螺栓连于棍上。该系统不同角度的带眼螺栓及多种跨度的钩进一步增加了它的适用性，而横向连接杆可以增加系统的抗扭转强度。ISOLA亦可用于前路固定，其设计和配件组成的改进使它比起其他系统来说更具生物力学上的优点。

ISOLA系统，得名于一种名为lsola的蝴蝶。顾名思义，ISOLA是一种蝶形的内固定系统，最初用于骶骨，后来发展为可用于治疗胸、腰、骶椎任何节段的畸形及重建其稳定性。其设计思路基于Harrington的理论，充分考虑了畸形的解剖特点及脊柱的平衡。矫正畸形的方法选择有赖于对畸形的自由活动度进行的三维分析。ISOLA的特点可概括为矫正结构性的或成角的脊柱畸形；增多固定点；坚强内固定以减少或免除外固定。先天性或继发性的脊柱畸形的预后可归结于脊柱的病理变化过程。ISOLA系统的适应证是矫正病理变化或既往手术造成的脊柱不稳定。它具有从胸椎到骶骨通用的锚定物——棍连接系统和接在光滑的纵向部分上的各种锚定物（如螺钉、钩、钢丝）。当因大小不合适或骨折、病变等原因使螺钉无法应用时，可用钩替代。ISOLA可与可变螺钉置入系统（VSP）或Steffee钢板配合使用。国内用短节段ISOLA治疗腰、骶椎任何节段的畸形及重建其稳定性较多，治疗脊柱侧弯较少。

六、"中华长城系统"矫治脊柱侧弯

"中华长城系统"矫治脊柱侧弯矫正装置为我国台湾省研究生产的脊柱侧弯矫正装置，其矫正脊柱侧弯的基本原理同C-D系统，但由于设计制作比较精细，钩子高度较小，更适于亚洲人的脊柱，由于采用了咬合式扣盖钩栓，使棍放入钩槽后易于锁定，较之TSRH和C-D更容易放置，经作者三年来近50例脊柱侧弯患者临床应用证明，其矫正能力不亚于C-D和TSRH。

（一）"中华长城系统"内植入物

见图4-101，此外，还有椎弓根螺钉，钉头上槽口及钩上槽口。

（二）适应证

适于各型脊柱侧弯。

（三）手术技术

1. 麻醉 全麻。

2. 脊柱显露 同Harrington及C-D手术。

3. 钩子的放置 上下钩及中间钩（或螺钉）放置原则同C-D手术。

4. 金属棍放置与固定 取金属棍预弯好生理弧度，将棍先放入凹侧钩槽内，将扣盖拴入钩槽内，使金属棍不致脱出（图4-102），然后同C-D法将棍去旋转，及撑开矫正，满意后拧紧扣盖上小螺钉，将金属棍栓紧固定，然后用C-D法放置凸侧金属棍，置入扣盖栓紧，进行加压矫正后，拧紧扣盖上小螺钉，锁定金属棍，加用横位连接体，植骨。图4-103示脊柱侧弯用"中华长城系统"治疗获得满意的矫正结果。

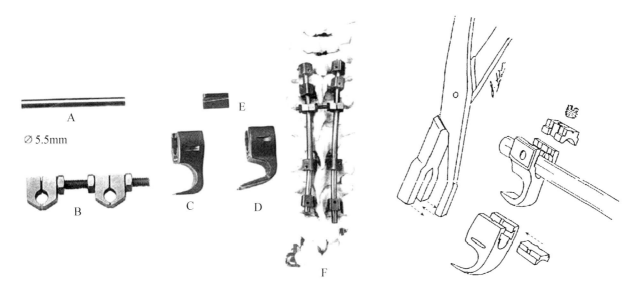

图4-101 "中华长城系统"内植入物及植入示意

A. 金属棍表明光滑，直径为5.5mm，有不同长度；B. 横位连接体；
C. 椎板钩；D. 椎弓根钩；E. 扣盖；F. 矫正后，整个装置组合情况

图4-102 金属棍的置入方法

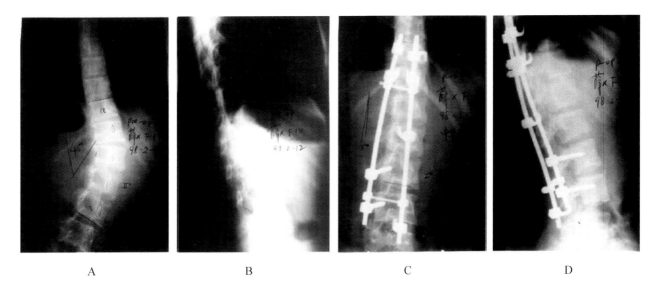

图4-103 "中华长城系统"矫正特发性脊柱侧弯

患者，女性，14岁，特发性脊柱侧弯，术前侧弯45°、旋转Ⅲ°、平背（A、B），"中华长城系统"矫正后侧弯5°旋转Ⅰ°（C、D）

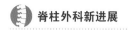

（四）术后处理

同 C-D 手术。本装置的缺点为不适于生长发育中儿童，因术后随诊时发现，在小儿生长过程中下钩扣盖有拉出倾向。

（叶启彬，翁习生，仉建国，林　进）

第五节　全椎弓根螺钉技术矫治青少年特发性脊柱侧弯

一、概述

椎弓根螺钉固定技术已成为目前脊柱手术中最常用的固定方式。将人体椎体生物力学最坚强的椎弓根作为受力点。由于其强大的力臂作用，可用于脊柱侧弯的矫正和维持。同椎板钩相比，椎弓根螺钉固定可提供三维的矫正并通过减少融合节段而保留脊柱活动度，另外无需侵扰脊髓、神经根，提高了手术安全性、易于术前规划、降低手术时间、减少出血量等诸多优势。但是，通过椎弓根螺钉内固定术矫正脊柱侧弯时，需要对椎体的解剖有一个全面的了解，本文章的目的在于介绍椎弓根螺钉内固定技术矫正青少年特发性脊柱侧弯的手术技巧及治疗原则。

二、解剖

对胸腰椎椎弓根解剖的全面了解是利用椎弓根螺钉内固定技术矫正青少年特发性脊柱侧弯的先决条件。胸椎、腰椎的椎弓根较为短、厚，从椎体两侧上端背外侧发出，向后突出构成椎管侧壁，环抱硬脊膜，侧方邻近神经出口根及节段血管。邻近椎体的上、下椎弓根切迹相连则构成了椎间孔，神经根沿椎弓根下缘穿出椎间孔。这种解剖结构决定了椎弓根螺钉放置错误时容易损伤神经根。

椎弓根剖面为椭圆形，周围是坚硬的皮质骨，中心则填充着松质骨。椎弓根的内侧壁较外侧壁厚，鉴于这种解剖因素，置椎弓根螺钉更容易穿破外壁。

不同部位椎弓根的外形、大小、方向均不相同。成年人椎弓根的垂直矢状径大小，在 T_1 最小，平均为 9.9mm(7.0～14.5mm)，T_{11} 最宽，平均为 17.4mm (12.5～24.1mm)。横向直径，是椎弓根最狭窄的部位，决定了需要放置的椎弓根螺钉的直径大小。在 L_5 最宽平均为 18mm (9.1～29.0mm)，而在 T_5 最窄，平均仅为 4.5mm (3.0～7.0mm)。从 T_1 到 T_5 直径逐渐减少，而从 T_5 到 L_5，直径又逐渐增加。椎弓根水平角（transverse angle），即椎弓根轴线与后正中线的交角，T_1 水平平均为 30°，逐渐减小至 T_{12} 的 5°，逐渐增大至 L_5 水平约 30°。矢状角（sagittal angle），即椎弓根轴线与椎体终板平行的水平线的交角，头侧 T_2 最大，平均 17.5°，L_5 最小，为 -1.8°。T_1 椎弓根深度最浅，平均为 36.9mm (26～52mm)，而 L_2～L_3 椎体最深，为 51.9mm (42～62mm)。这些数据对于指导不同节段椎弓根螺钉放置大小、方向、长度等均具有很重要的指导意义，特别是在脊柱畸形，因旋转或成角畸形导致的影像学模糊时。

三、椎弓根螺钉的临床应用

儿童的椎弓根螺钉放置较成人更加困难，合并脊柱畸形的上胸椎及颈椎区域尤为困难。因胸椎椎弓根的解剖结构均较小，胸椎放置椎弓根螺钉成为一个热点话题。Cinotti等指出T_4~T_8水平的放置应术前行CT扫描，由于宽度较窄，可能不适合放置椎弓根螺钉。但是，Reynolds等展示了影像学证据表明胸椎硬膜外侧的空间>2mm，Gertzbein等提出椎弓根内侧穿破有4mm的"安全区域"的假设，包括2mm的硬膜外空间及2mm的蛛网膜下腔。

椎弓根横径及成角在脊柱畸形患儿会有所不同，取决于病因、侧弯程度以及旋转等。有意义的分析椎弓根钉植入角，需要丰富的节段椎弓根钉形态测量学的基础知识以及螺钉进针点及椎弓根轴线相结合。Liljenqvist等报道了侧弯的胸椎顶椎区域凹侧的骨内膜横径宽度会明显变小，并指出在胸椎顶椎区域凹侧放置螺钉风险较高。O'Brien研究了512例胸椎弓根形态学，通过对29例特发性胸椎AIS患者胸椎CT扫描与平片，并报道椎弓根从T_1~T_{12}的横径宽度范围4.6~8.25mm。

儿童的椎弓根形态更小，但相关的大小、方向均与成人相近。尽管外界普遍担忧，但是仍有一些证据支持在不成熟脊柱植入椎弓根螺钉。首先，婴儿刚出生时椎管就有成人的80%~90%大小，而2岁时已达成人大小。其次，在不用暴力使外侧皮质变形的情况下，患儿椎弓根置入螺钉后常可使椎弓根外直径变大。Zindrick等报道在脊柱未成熟患儿术前应确定椎弓根大小，同时还指出儿童在3岁以后椎管前后径很少继续增长，而椎弓根则是向椎管侧增粗。

四、椎弓根固定生物力学

椎弓根螺钉固定的最大优点就是提供强大的刚性固定。但获得良好的刚性固定还需要对影响其固定可靠性的多种因素有透彻了解。

首先，椎弓根螺钉置钉位置准确，若螺钉不在椎弓根内，不仅固定不牢靠，而且会有损伤邻近的神经血管的危险（内侧靠近椎管，下侧靠近神经根，前方还有大血管）。则需要重新准确放置椎弓根螺钉。如果无法重新放置，则移除这枚潜在存在危险的椎弓根螺钉，不需重新放置。

通过对椎弓根螺钉拔出力的测试，开展了多种不同椎弓根置钉技术的生物力学研究。

1. 椎弓根螺钉直径　通常来说，在椎弓根完整的前提下，大直径的椎弓根螺钉的抗拔出力量更强。椎弓根如果无变异的话通常可接受小于其外径86%的椎弓根螺钉。虽然一些学者推测螺钉直径3.5mm或者4.5mm已经足够抵抗人体活动的拔出力，作者认为接近椎弓根外径80%的螺钉抗拔出力最强。作者建议在T_5以上使用4mm螺钉，T_5~T_9以上采用4.5mm螺钉，下胸椎采用5.5mm螺钉，腰椎则采用6.5mm螺钉。儿童因椎弓根骨皮质具可塑性，放置椎弓根螺钉可达到椎弓根外径的115%且不造成椎弓根的骨折。

2. 椎弓根螺钉长度　理论上来说，随着椎弓根螺钉置入深度的增加，表面接触面积增大，抗拔出力越强。有些学者甚至主张穿破前方椎体骨皮质以获得双皮质螺钉固定而提高抗拔出力。然而，有对照研究指出，当椎弓根螺钉置入深度达到椎体前后径的一半以后，抗拔出力与深度无明显相关。作者赞同后者的观点，并建议椎弓根螺钉置入达到椎体前后径的60%～70%。下腰椎（L_3以下）建议深度为40mm，上腰椎及胸椎（T_{10}～T_{12}）35mm，胸椎中段（T_5～T_9）30mm，上胸椎（T_1～T_4）则为25mm。椎弓根与椎体交界处(neurocentral junction)，位于椎骨软骨结合部，周围皮质骨密集，这一力学结构对螺钉的稳定性起着主要的作用。椎体及两个椎弓根几个不同的骨化中心发展，在3～6岁时融合形成椎弓根与椎体交界。

3. 螺钉方向　最佳置钉方向是沿着椎弓根的轴线方向。虽然大多数情况下在生物力学上并不会影响螺钉拔出，但可大大减少椎弓根穿破的风险。

4. 螺孔的准备　当螺孔准备足够大，螺钉直径达到椎弓根外径的60%时，椎弓根螺钉的抗拔出力最强。当螺孔准备过小，椎弓根钉不仅置入困难，还增加了椎弓根骨折的风险。然而螺孔过大，又可能会导致皮质穿破及减少了抗拔出力。通过钻孔或者探针准备螺孔，两者间抗拔出力并无显著差异。

5. 螺钉数量　固定的刚度随着螺钉数量增加而增加，因此在每一个节段固定融合可达到最佳刚度。在猪的脊柱实验中发现，节段螺钉固定比非节段螺钉固定在屈曲、伸展、侧伸、旋转位等的刚度均明显要强。虽然有人认为应用单侧内固定技术可减少内固定数量，作者还是建议双侧内固定以增强抗扭转力。

6. 横连　双侧内固定结构放置横连可显著增加轴向旋转的稳定性。放置在近端往往比放置在远端更为有效。在长节段固定中发现两个横连比放置一个横连的抗扭转强度增强。

五、椎弓根螺钉固定技术

这里就一个单胸椎特发性脊柱侧弯的患儿举例说明椎弓根螺钉固定并选择性融合技术的操作步骤：

患者取俯卧位，周边垫海绵垫，使腹部悬空以减少术中静脉出血。

切口应足够大，避免对椎旁肌肉的过度牵拉。通常切口长度应要跨越上固定节段的棘突上缘及下固定节段的椎板下缘。

严格的骨膜下剥离暴露脊柱，以减少出血。在胸腰椎，双侧应暴露至横突尖部。在暴露的过程中，应谨慎保护关节囊，避免术后出现疼痛或者不稳。完成暴露后，在需要融合关节切除下关节突及关节软骨促进关节内融合（图4-104A）。然后用节段椎弓根螺钉固定技术按以下方式矫正畸形。

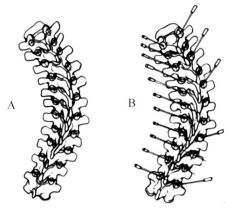

图4-104　暴露脊柱，插入导针

步骤1：进针点咬除部分骨皮质。用咬骨钳在进针点咬除部分骨皮质，利于导针置入。上胸椎进针点在横突上缘与关节突中部的交点。下胸椎及腰椎的进针点则是在横突中线与关节突外侧缘的交点。

步骤2：插入导针。导针是由克氏针制作而来，约15cm长。由先前暴露的松质骨处钻入（图4-104B），沿着椎弓根浅表置入。

步骤3：确认进针点及螺钉方向。导针放置完成后，术中拍摄侧位像X片确认进针点与理想进针点的差距并确认螺钉放置方向。在中立旋转椎上，理想的椎弓根进针点是在椎弓根投影的侧缘平行上下终板进入（图4-105A）。在旋转椎体，椎弓根旋转侧（凸侧）进针点移向中部，而在对侧（凹侧）则更靠近边缘（图4-105B）。侧位像上，理想进针点应位于椎弓根轴线与关节突后缘交点（图4-105C）。根据侧位像调整螺钉置入方向，置入方向应平行于固定节段的上终板。

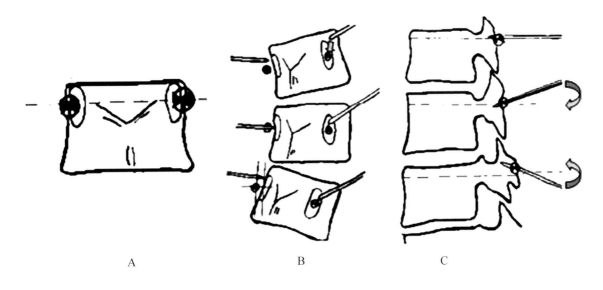

图4-105 最佳进针点

A. 在中立旋转椎上，理想的椎弓根进针点是在椎弓根投影的侧缘平行上下终板进入；B. 在旋转椎体，椎弓根旋转侧（凸侧）进针点移向中部，而在对侧（凹侧）则更靠近边缘；C. 侧位像上，理想进针点应位于椎弓根轴线与关节突后缘交点

步骤4：进入椎弓根。在确认理想进针点及导针方向后，利用开口器、小直径的钻或者刮匙钻入椎弓根，用探针探查四周骨壁结构。

步骤5：准备螺孔；利用与小直径螺钉相同直径的攻丝椎，沿着探针路径方向扩大钻入孔。

步骤6：放置螺钉；再次利用探针确认四周的骨壁结构，置入螺钉，动作要轻柔，螺钉可沿着预先准备的路径进入。初始时暴力可能会使螺钉偏离初始设计的路径。

步骤7：凹侧放棒；双侧置钉完成后，预弯棒接近正常生理曲线，先在凹侧放棒，上螺母固定暂不锁死。

步骤8：反旋棒矫正椎体旋转。利用钳夹和持棒器，将凹侧的棒沿顺时针方向（头侧视角）旋转90°，将脊柱侧弯转变为后凸（图4-106A）。然后利用特别设计的螺钉旋转器，通过固定螺钉的头部直接逆时针旋转椎体，以改善顶锥及周边椎体（periapical vertebra）的旋转（图4-106B）。在矫正后的位置锁定棒。在固定节段的最高位椎和最低位椎，通过顺时针方向旋转椎体，以矫正邻近非固定节段的曲线畸形。作者单独通过棒的旋转矫正了脊柱畸形而无需额外的撑开、加压。自1999年初以来，作者便引进了螺钉旋转器以获得更好的旋转矫正，直接旋转椎体能给特发性脊柱侧弯手术提供更好的三维矫正。

步骤9：凸侧放棒。凸侧棒只是起支持作用，预弯为矫正后的曲线，原位放置并无强大的撑开或者压缩矫正力。

步骤10：放置横连。通常在固定的远端和近端各放置一个横连以增强抗扭转刚度。

步骤11：去皮质植骨。小心去皮质后，大量植骨。

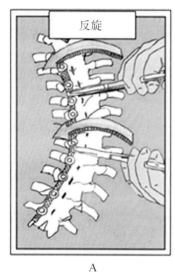
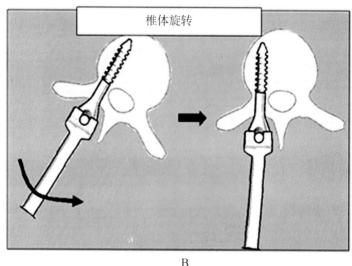

图4-106　矫正畸形的方法

A. 棒的反旋；B. 椎体旋转

六、青少年特发性脊柱侧弯椎弓根螺钉固定

青少年特发性脊柱侧弯椎弓根螺钉固定技术的最佳融合范围并不同于传统Harrington装置或者多种钩装置的融合节段。这是由于椎弓根螺钉固定技术提供的三维矫正力更多位于锚定点的外侧，并可通过固定节段的旋转间接矫正近端或远端的邻近非固定节段。

作者将青少年特发性脊柱侧弯分为5种主要结构曲线畸形，且每个类型的融合节段也各不相同。结构性主弯部位均应该融合。5种结构曲线分别为单胸弯、双胸弯、胸腰/腰弯、双主弯和三主弯。每个曲线类型又分为A、B两个亚型，决定了远端的融合水平。

1. 单胸弯（King Ⅱ，Ⅲ，Ⅳ；Lenke 1，3）　单胸弯标准为冠状位胸弯Cobb角>40°或者符合下述标准之一：①腰椎Cobb角<40°；②若腰椎Cobb角>40°，则胸椎Cobb角至少要大于腰椎Cobb角5°以上；③若腰椎Cobb角>40°，胸椎Cobb角又并没有大于腰椎Cobb角5°以上，根据Nash-Moe旋转分级，腰椎顶椎的旋转应小于Ⅱ级。单胸弯可在胸椎固定节段选择性融合。在上端椎的邻近一个节段开始融合，在亚型A组，下端椎与主胸弯中立椎差0或1个椎节，远端要融合至中立椎，通常在下端椎的下一个椎节（图4-107）。亚型B组，下端椎和中立椎差2或2个以上节段时，融合节段要至中立椎的上一个节段（图4-108）。后者情况，短节段融合达到下端椎的下一个节段即使术后效果满意，但远期随访还是可能出现Adding On现象。

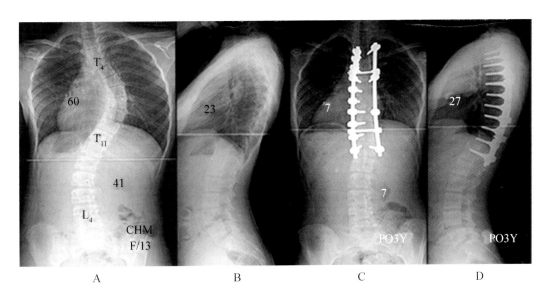

图4-107　单胸弯（亚型A）矫正

A、B. 13岁女性，胸弯下端椎为T$_{11}$，中立椎T$_{12}$，属于单胸弯亚型A；C、D. 选择性胸椎融合及节段椎弓根螺钉内固定（T$_3$～T$_{12}$），远端融合达中立椎T$_{12}$

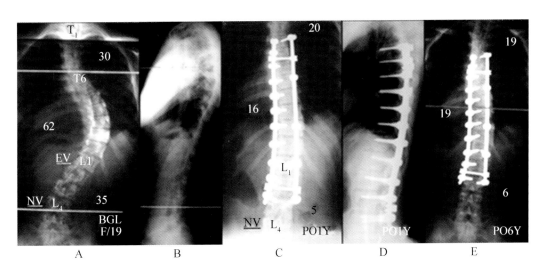

图4-108　单胸弯（亚型B）矫正

A、B. 19岁女性。胸弯下端椎为L$_1$，中立椎L$_4$，属单胸弯亚型B；C、D、E. T$_5$～L$_3$节段椎弓根螺钉固定，远端融合至中立椎上一个节段（L$_3$）

　　单胸弯，特别是亚型A组，术后容易出现致呼吸困难。不合适的曲线，不恰当的融合节段，旋转调整，过度矫正胸椎侧弯，腰椎曲线的相对不稳等均会导致呼吸困难。特别是在腰弯较大且脊柱僵硬的患者。有些学者建议对于伴大且僵硬的腰弯患者扩展融合到腰椎。但选择性胸椎融合可自发矫正腰椎曲线，术后可获得一令人满意的结果。

　　单胸弯节段椎弓根螺钉固定选择性胸椎融合，胸弯矫正率为76%，腰弯矫正率为70%，所有患者在临床和影像上均达到了脊柱的平衡。

　　2. 双胸弯（King V；Lenke 2）　成功治疗双胸弯的关键在于正确识别。没有正确分辨这种类型，即便下胸椎曲线成功矫正也会导致术后双肩及躯干的失平衡。这种类型在X线片上常被忽视，因为没有拍摄到上端椎及肩部以上。建议对脊柱侧弯畸形患者均需拍摄颈椎至骨盆、臀部的脊柱全长位片。

利用节段椎弓根螺钉固定技术可矫正侧弯到60%~70%。双胸弯的定义及融合标准还需要进一步修改，因为在远端胸弯矫正后仍伴随很多小的代偿侧弯。

双胸弯除了结构主胸弯外，近端常还有一个结构性胸弯。近端结构胸弯定义为Cobb角>25°，且移行椎低于T_5，平肩部水平（-10~10mm）或者左肩抬高。符合上述标准的即为双胸弯，节段椎弓根螺钉固定时两个胸弯均需行融合。侧弯近端通常需要融合至T_1或者T_2，融合至T_1可更好的矫正近端胸弯。这种曲线类型按照单胸弯的亚型分类标准也分为亚型A（图4-109）和亚型B（图4-110），决定远端融合节段。手术技巧如下：为了更好地矫正两个胸弯，在矫正侧（凹侧）每个节段放置椎弓根螺钉，而在支持侧则只需要2~3个节段放置一枚螺钉即可。螺钉放置后，预弯刚性棒为正常矢状曲线，放置在近侧胸弯的矫正侧，通过棒和椎体的旋转矫正侧弯畸形，并锁紧，同理矫正远侧胸弯。然后分别在凸侧放置支持棒并通过纵向连接体与另一胸弯的矫正棒相连。侧弯的矫正是通过棒的旋转及直接椎体的旋转完成的，而不用对凸侧加压、凹侧撑开。棒锁紧后再在两端各放置一横连。

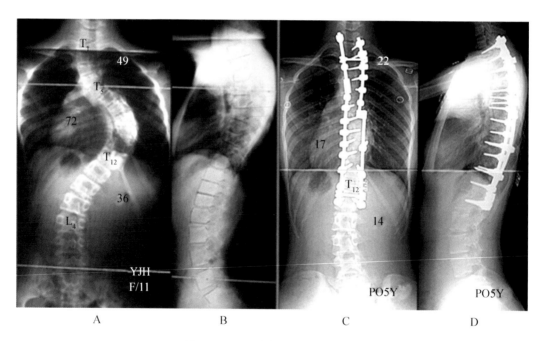

图4-109　双胸弯（亚型A）矫正

A、B. 患者，女性，11岁。近端胸弯Cobb角49°，移行椎T_5。明显左肩抬高，T_1倾斜。远端胸弯的下端椎为T_{12}，中立椎L_4。属于双胸弯亚型A组；C、D. 双胸弯融合，使用4根棒椎弓根螺钉固定，远端融合至中立椎（L_4）

上述节段螺钉内固定技术的手术结果，近端胸弯曲线矫正率为71.3%，远端胸弯曲线矫正率为46.9%，术后所有患者均达到一个脊柱平衡。

3. 胸腰弯/腰弯（Lenke 5）　胸腰弯/腰弯曲线的结构主弯Cobb角>40°及胸弯曲线<30°。根据仰卧位腰椎Bending位片，分为亚型A、B。亚型A组的胸腰/腰弯的L_3椎体旋转度在左侧Bending位小于2级，而在右侧Bending位L_3越过骶骨中线，这种亚型需融合至L_3（图4-111）。而不符合上述标准，L_3椎体旋转度在左侧Bending位没有小于2级，或者在右侧Bending位L_3没有越过骶骨中线，则归为亚型B，则需要融合至L_4通过改善下端椎的倾斜度来获得满意的矫正（图4-112）。椎弓根螺钉固定是矫正胸腰弯/腰弯的一项有效方法。

前路内固定的融合节段一样，但脊柱柔韧性通常较好，长节段融合容易出现过度矫正。同前路矫正相比，椎弓根螺钉内固定的创伤更小，且减少了内脏及血管损伤以及过度矫正等并发症。

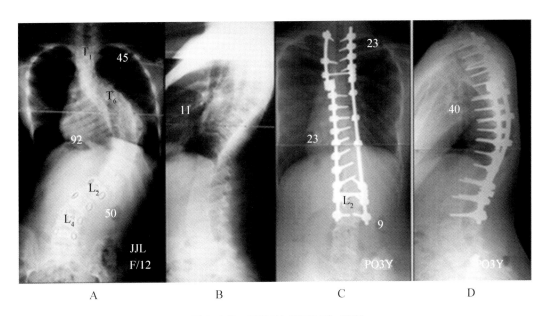

图4-110　双胸弯（亚型B）矫正

A、B. 患者，女性，12岁。近端胸弯Cobb角45°，移行椎T_6。左肩抬高，T_1倾斜。远端胸弯的下端椎L_2，中立椎L_4。属于双胸弯亚型B组；C、D. 使用3根棒行节段椎弓根螺钉固定双胸弯融合，远端融合至中立椎上一个节段（L_3）

这类型的椎弓根螺钉固定，胸弯的自发矫正率为58.9%，胸腰/腰弯的矫正率为72%。

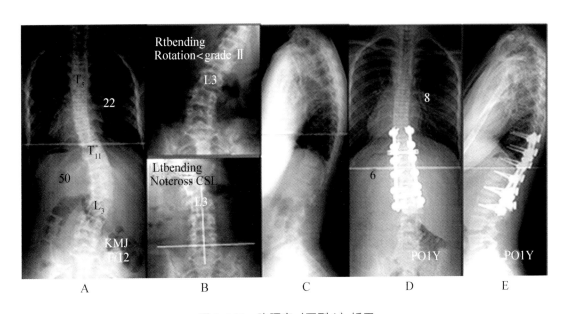

图4-111　胸腰弯（亚型A）矫正

A、B、C. 患者，女性，12岁。L_3左侧Bending位旋转度<Ⅱ级且右侧Bending位未跨越骶骨中线。属于胸腰弯亚型A；D、E. 节段椎弓根螺钉固定T_{10}到L_3，远端融合节段至L_3

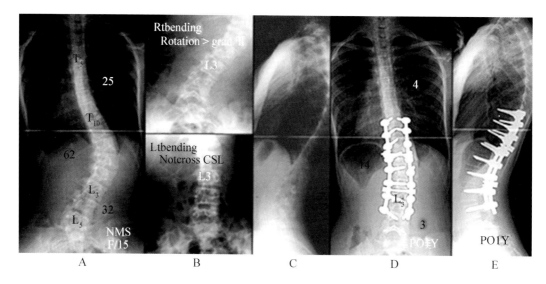

图4-112　胸腰弯（亚型B）矫正

A、B、C. 患者，15岁，女姓。L₃左侧Bending位旋转度>Ⅱ级且右侧Bending位跨越骶骨中线。属于胸腰弯亚型
B组；D、E. 节段椎弓根螺钉固定T₆到L₄，远端融合节段至L₄

4. 双主弯(King type Ⅰ；Lenke 3，6)　双主弯通常为胸弯Cobb角>30°，腰弯Cobb角>40°且符合下述标准之一：①腰弯Cobb角等于或者大于胸弯Cobb角。②如果腰弯Cobb角没有大于胸弯5°以上，腰弯顶锥旋转度≤2级。虽然有人建议这种类型胸弯柔韧性较好，仅行腰椎行选择性融合，但是胸弯、腰弯均行融合可降低腰椎过度矫正产生的术后呼吸困难风险。节段螺钉固定融合节段需到胸弯上端椎的上一个节段。该类型按照胸腰/腰弯的亚型分型标准，分为亚型A（图4-113）和亚型B（图4-114）。亚型A的融合节段远端到L₃，亚型B则是融合至L₄。手术技巧如下：对于大多数患者，通过长节段单棒固定胸椎凹侧以及腰椎凸侧，双弯曲线可同时去旋转。当正常矢状弧度放置单棒困难时，可分次旋转，然后通过纵向连接器将两端相连。连接器的放置应靠近腰弯，因为这种类型曲线矫正以矫正腰弯为主。

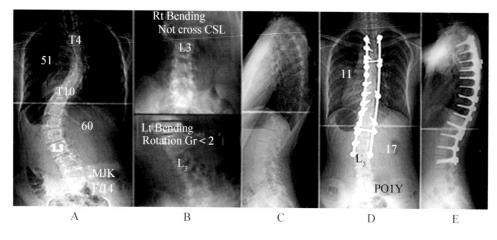

图4-113　双主弯（亚型A）矫正

A、B、C. 15岁女性。胸弯Cobb角51°，腰弯Cobb角60°。L₃左侧Bending位旋转度<Ⅱ级且右侧Bending位
未跨越骶骨中线。属于双主弯亚型A；D、E. 节段椎弓根螺钉固定T₅到L₃，远端融合节段至L₃

节段椎弓根螺钉固定在双主弯类型中胸椎曲线的矫正率为67.9%，腰椎曲线的矫正率为65.7%，最低位固定节段椎体的倾斜矫正率为64.2%。在这种类型侧弯中，椎弓根螺固定除了强大的矫正力之外，还减少了

融合节段，大多融合至L₃即可，保留了远端的腰椎运动节段。

5. 三主弯(Lenke 4)　三主弯包括两个结构性胸弯以及一个结构性胸腰/腰弯。这种侧弯类型较少见，可通过三个主弯的融合。近端融合水平到T₁或者T₂。亚型A和亚型B的分类标准与胸腰/腰弯类型相同。亚型A下端融合至L₃，亚型B下端融合至L₄。

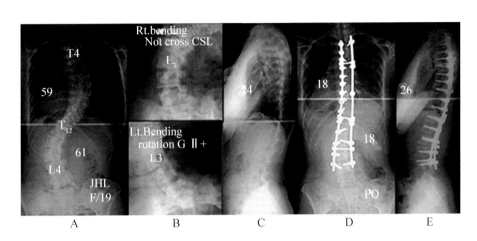

图4-114　双主弯（亚型B）矫正

A、B、C. 19岁，女性，胸弯Cobb角59°，腰弯Cobb角61°。L₃左侧Bending位旋转度>Ⅱ级且右侧Bending位跨越骶骨中线。属于双主弯亚型B组；E、F. 节段椎弓根螺钉固定T₃到L₄，远端融合节段至L₄

［（韩）Se – ll Suk］

附：中国人椎弓根的应用解剖研究

（叶启彬、杜心如研究报告）

椎弓根起自椎体两侧的后上端，向后突出构成椎管的侧壁，椎弓根的上下缘称为椎弓根上下切迹，与相邻上下椎弓根切迹相连形成椎间孔，孔内有脊神经及血管通过。腰神经根仅占腰椎间孔的前上1/3。椎间孔内有脂肪组织。腰骶及下胸部脂肪组织较多且疏松，上胸部脂肪较少且混有纤维组织，颈部几乎全是纤维组织，很少脂肪。

椎弓根剖面呈椭圆形，周围是皮质骨，中心有少许松质骨，后部几乎全是皮质骨，该处最为坚固。故有的学者将其理解为后柱连结前柱的三维的坚强的钳夹。有的称之为力核，说明了椎弓根的重要意义。脊椎的横突、椎板、上下关节突均汇合在椎弓根的同一点上，所有从脊柱后方传递到椎体的力均通过此点。椎弓根的后面是乳突和副突，分别有腰多裂肌及最长肌起止。这些肌肉具有轴向旋转、侧弯及后伸脊柱的功能，这更进一步说明了椎弓根具有传递力到前方椎体上的功能，并能控制一定方向的运动。因此，通过椎弓根将螺钉拧入椎体，能够控制脊柱整个"三柱"的复合结构，达到较好的三维固定。

椎弓根内侧与脊髓相邻，二者借脊髓被膜及脑脊液相隔，其间距为0.2～0.3cm。在腰段，神经根恰在椎弓根下面，是钻孔最易损伤部位，椎弓根的上方及外侧无重要结构，较为安全。

一、腰椎椎弓根螺钉进钉方法

经椎弓根内固定手术成败的关键是能否准确地将螺钉经椎弓根拧入椎体。因此从后路正确地寻找椎弓根标志，确定螺钉的入点、方向和深度尤为重要。目前文献中有许多种后确定腰椎椎弓根定位点的方法（图4-115），归纳有：①Roy-Camille提出以下述两条线的交点为进针点，垂线为过关节突关节间隙的延长线，水平线为横突平分线。②Magerl采用的进钉标志为沿固定椎体上关节突外缘的垂线与横突平分线的交点。③Krag对Magerl的方法进行了改进，进钉点较Magerl方法更靠外，其水平线为横突上2/3与下1/3的交界线。④"AO"推荐的腰椎椎弓根定位点为上关节突外缘的切线和横突平分线的交点，该交点位于上关节突与横突基底之间的交角处。⑤Weintein建议定位点应避免损伤小关节突关节面，以免影响非固定阶段的运动，他推荐的进钉点为上关节突的外下角，称其为"上关节突的项部"。

我国学者通过对国人脊柱标本的研究，提出了以下几种定位方法：①单云官的"十"字定位法，$L_1 \sim L_4$在上关节突的乳突后缘中点划垂直线，在横突的副突上划水平线，两线的交点为进钉点。L_5的进钉点则在上关节突的乳突和横突副突之间最深处的中点。②郑祖根等提出腰椎定位点为横突中心线与上下关节突关节面纵向连线的交点。③陈耀然则提出，$L_1 \sim L_5$椎弓根进钉点以相应椎骨上关节突外下缘交点之下外1mm处为进钉标志。④侯树勋等提出将椎弓根在关节突上的投影点，其左右定位标志为关节突后部内外侧缘间5个等分点分别画垂线，上下定位标志为横突上、下缘，中轴的水平线及其上下缘分别与中轴线之间的两条平分线。他们得出结论，绝大多数椎弓根中心点集中在关节突中点及外缘所做的两条垂线与横突上缘与中轴线所在的两条水平线围成的四边形内。$L_1 \sim L_4$采用关节突外缘垂线与横突平分线的交点，L_5则在关节突外缘以外5mm与横突平分线的交点上。不同的椎体应选择不同的定位方法。⑤王景臣等提出腰椎椎弓根定位点在乳突、副突及下关节突关节面外上缘连线形成的三角形顶角角分线中点处，此处与椎弓根长轴线重合或极其接近。

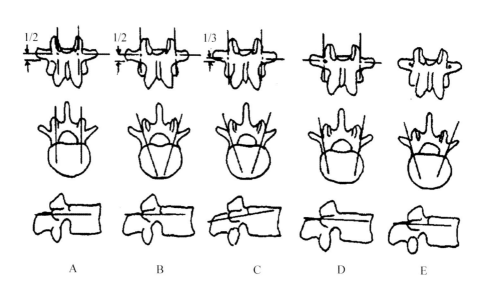

图4-115　腰椎椎弓根定位点及方向

A. Roy-camille法；B. Magerl法；C. Krag法；D. "AO"法；E. Weinstein法

以上数据可以看出，不管哪一种定位方法，均以横突和关节突为定位标志，大多数以横突平分线与过小关节间隙垂线的交点作为定位点。我们研究结果显示，73.2%的$L_1 \sim L_5$的横突平分线在椎弓根中心点的下方2～3mm，最低处可达5mm，只有12.1%腰椎横突平分线接近椎弓根中心点，少数标本（5.7%）在椎弓根中心的上方1～2mm，个别达7mm。这说明，用横突平分线作为椎弓根中心点的横向定位标志欠准确，容易导致进钉位置偏下，造成椎弓根下缘皮质破裂及神经根损伤。我们还发现，横突存在着各种变异，如横突缺如可造成定位标志丧失，横突不对称，横突过小及横突肥大均可造成定位错误。特别是L_5横突变异性肥大最多见，易造成定位失败。术中显露横突较困难，逐一过多显露横突会加重手术创伤，延长手术时间，增加出血量，加重腰肌损伤程度。所以以横突平分线作为腰椎椎弓根横向定位方法有许多不尽完美之处。

目前定位方法多以上关节突外缘或关节突关节面做为纵向定位标志。我们研究结果是，上关节突的外缘形成完整的乳突，由于乳突肥大、外翻，使上关节突外缘的切线过于偏外。上关节突外缘位于椎弓根外侧皮质边缘及边缘之外者在L_1有62.3%，L_2有46.2%，L_3有37.3%。只有在L_4和L_5的上关节突外缘位于椎弓根外侧皮质之内，接近椎弓根中心者在L_4有53.1%，L_5有67.6%，说明上关节突外缘线多位于椎弓根中心外侧，不是理想的定位标志。上关节突关节面后缘L_1有44.4%，L_2有34.7%，L_3有28.9%，L_4有7.3%位于椎弓根内侧皮质上或进入椎管，说明以关节突关节间隙做为定位标志太偏内侧。退变标本观测结果表明，上下关节突增生发生率最高，严重的关节突增生使上下关节突边缘有时难以正确辨认；另外当关节突骨折，骨破坏时也可使此标志丧失，所以以上关节突外缘及小关节间隙做为椎弓根中心的垂线标志有许多缺陷。

（一）人字嵴顶点作为腰椎椎弓根螺钉定位点的科学性及可行性

理想的定位方法应具备位置恒定、容易显露辨认、手术操作简便、创伤小、准确性高的特点。我们推荐腰椎后部人字嵴定位法，腰椎峡部有一隆起的纵嵴，本文暂将之命名为"峡部嵴"。在上关节突根部的后外侧，也有一隆起的纵嵴，称副突嵴。该嵴斜行并与峡部嵴汇合，形成了形似"人"字的嵴，故称为"人字嵴"（图4-116）。其汇合处，称为人字嵴顶点，两纵嵴之间的凹陷，称为人字嵴内凹（图4-117）。根据本文研究结果，人字嵴恒定存在，变异少，其出现率为94.8%，只有少数（19%在L_5）人字嵴在干燥标本上较浅和不明显，但在活体中，即使人字嵴较浅在，仍能易于辨认并找出人字嵴顶点做为定位点。临床应用表明，显露人字嵴只需将腰背肌剥离至关节突关节外缘部位，不须过多显露横突，也不须切开关节突关节的关节囊显露关节突关节面，对关节突关节影响较小，易于显露，手术操作较易。本文人字嵴定位点与椎弓根中心解剖和放射学结果表明，人字嵴顶点位于或接近于椎弓根中点（图4-118～图4-120），其符合率为$L_1$84.8%、$L_2$93.9%、$L_3$78.8%、$L_4$72.7%、$L_5$88.2%，而且它不受关节突关节增生等退变因素的影响，即使在个别严重的关节突增生病例，去掉骨质增生的下关节突下部，仍可见到正常的人字嵴结构。峡部嵴由于无肌肉附着，所以它不发生退变。本组标本中无一例峡部嵴退变现象，是较理想椎弓根中心定位点。乳突副突韧带也很少有退变，本组中有10例骨化，多在L_4、L_5，但这种乳突副突韧带骨化使人字嵴结构更易辨认，所以人字嵴定位方法用于腰椎有退行改变的疾病如腰椎滑脱、腰椎管狭窄症的椎弓根内固定有独特的优点，这也是不同传统数种定位方法之处。

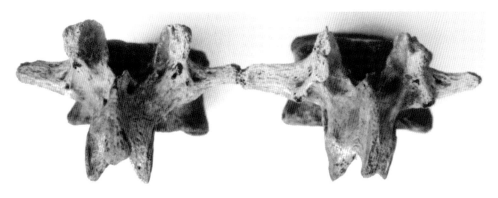

图4-116 人字嵴形态

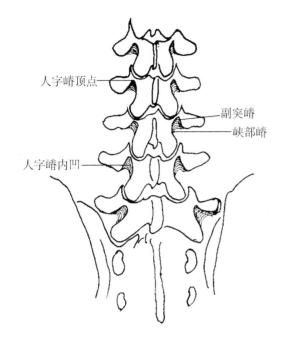

图 4-117 人字嵴形态示意图

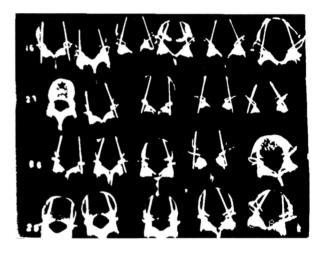

图 4-118 腰椎横断面片示人字嵴进钉法钉道多位于椎弓根中心

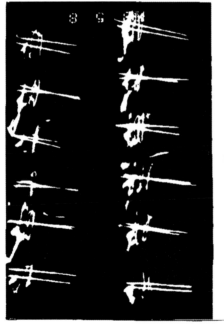
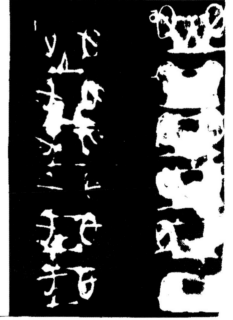

图 4-119 腰椎正侧位片示人字嵴进钉法钉道多位于椎弓根中心

（二）人字嵴定位方法的进钉角度和深度

由于上述各家推荐的进钉点定位方法不同，造成进钉角度、深度也不相同。Roy-Camille 由于进钉点在关节突关节的偏内位置，所以钉道方向角度几乎呈 0，所谓的"直线朝前"。螺钉进入椎体前后径的 50% ～ 60%，而 Magerl 进钉点在关节突外缘处，螺钉与矢状面呈 15°夹角，向内侧经椎弓根至椎体前皮质下，Krag 除向内侧倾斜外，建议可向上倾斜，以螺钉不穿破上终板为限，AO 推荐在胸腰联合部，螺钉应向外倾斜 5°，L_2 ～ L_5 则倾斜 10° ～ 15°。我国单云官则提出 L_1 ～ L_4 向外倾斜 2° ～ 5°，L_5 则向外倾斜 15°，进钉深度为 40 ～

50mm；侯树勋提出自 $T_9 \sim L_5$ 进针角度应逐渐增大由 $3.8 \pm 2.3°$ 至 $30.5 \pm 10.4°$，进钉深度也逐渐增加，由 43 ± 3.0mm 至 54.9 ± 3.3mm 不等；陈耀然则提出在腰椎使用 4.5cm 长的螺钉，并强调呈矢状位拧入，与 Roy-Camille 一致。而 Ebraheim 推荐的进针角度则更大，$L_1 \sim L_4$ 为 $20° \sim 35°$，L_5 为 $30° \sim 50°$，而且还提出螺钉应与水平面呈 $3° \sim 6°$ 左右的夹角而不与椎体上终板平行。这组数据显示有关进针角度及深度比较混乱，有无所适从的感觉。造成这种混乱是由于选择进钉定位点混乱所造成的，如果定位点偏外于椎弓根中轴线，则必须使角度加大，否则，则穿破外皮质，如定位点偏内，则与矢状面夹角就小，或与矢状面呈平行方向进入，否则进入椎管，穿破内侧皮质的可能性增大。对于同样粗细的椎弓根螺钉，偏外或偏内进针均有可能穿破或挤裂椎弓根内外侧皮质，导致内固定失败，所以以接近或在椎弓根中轴线上进钉最为理想，本文研究结果表明人字嵴顶点定位较符合这个条件，其进钉角度，我们认为在 $L_1 \sim L_4$ 在 $5° \sim 10°$ 之间，而 L_5 一般为 $10°$，最大不得超过 $15°$ 为宜，因为过于向内侧倾斜，有可能穿破椎弓根下端内侧皮质而损伤神经根。本组数据推荐的进钉深度 $L_1 \sim L_5$ 为 $4.0 \sim 4.5$cm。这种进钉角度可使 $L_1 \sim L_5$ 的针尾排列在一条直线上，所以与其他方法比较更易于安放连接系统如杆、钢板等内固定物。

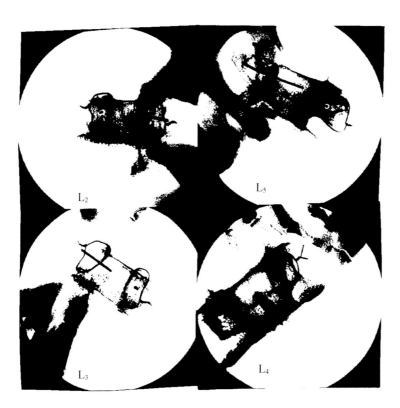

图4-120　椎弓根轴位片示钉道位于椎弓根中心

（三）人字嵴法椎弓根螺钉长度的选择及进钉深度的判定

虽然国内外数据对进钉长度提供了详细数据，但由于种族、性别、年龄、个体差异等因素，使这些数据均有不同程度的偏差，影响了这些数据的临床应用。不同的定位方法，不同进针角度，其进钉深度也不相同。所以如何选择合适长度的螺钉至今仍无完善的方法。人字嵴法进钉深度为 $4.0 \sim 4.5$cm，但最小只有 3.6cm，最大达 5.6cm，说明个体差异较大，用均值方法提供螺钉长度的数据不足取。我们研究结果是，在腰椎侧位片上测量的自关节突关节间隙下缘至椎体前缘的距离乘以 0.83 即是螺钉长度。椎弓根 CT 扫描测量螺钉长度更为准确，所测结果与真实值较为一致。目前判断进钉深度的方法主要是术中照像或术后摄片，但欠准确。CT扫描是判断进钉深度的可靠方法，但由于术中条件所限及金属伪影的影响，实际应用很困难，只有在去除内固定物观测钉道时才可应用。所以术中或术后X线检查仍然是判断椎弓根螺钉位置和深度的主要手段。我们对腰椎侧位片及横断面位片研究发现，由于椎体呈椭圆形，侧位片椎体前缘的显影部位是椎体的最前缘，所以当螺钉即使穿破了椎体前侧骨皮质，而X线侧位片上仍显示"钉尖在椎体内"的错觉，这就影响了侧位片判断进钉深度的准确性。本组所示人字嵴法，在侧位片上进钉深度的比率L$_1$88.1%±5%，L$_2$86.2%±4.4%，L$_3$87.7%±4.4%，L$_4$87.2%±5.1%，L$_5$88%±5.1%，这个比率对判定螺钉进钉深度有参考意义。

（四）人字嵴法椎弓根螺钉进钉注意事项

按常规后正中入路显露人字嵴结构并无困难，临床应用中在显露人字嵴内凹内脂肪组织时常可遇到出血，这就是位于其内的腰血管后内侧支破裂所致，此血管由横突间肌与峡部之间的间隙中穿出，此时用长尖镊夹住电凝即可达到止血目的的。由于此处血管距腰神经较近，只有1cm左右，所以应将血管束提起电凝而不应把镊子尖深入横突间肌内，以免灼伤神经引起并发症。由于在此处的腰神经后内侧支细小，不必特别显露，在剥离肌肉时可将之一起剥离。在咬除人字嵴顶点骨皮质后，进钉在松质骨内，阻力不大且均匀，如遇大的阻力，说明方向不对，可能遇到了内侧或上下骨皮质，应调整方向再钻。L$_5$椎体由于生理前凸的存在，其椎板向上翘，所以进针时也应根据情况向头侧倾斜，以保证椎弓根螺钉进入椎体及椎弓根。在此嵴的顶点处进钉，向内倾斜10°左右拧入至椎体。这个方法不需显露横突，而且不受横突及关节突变异及骨折等情况的影响。经临床经验证实，该方法简单、实用。

二、胸椎椎弓根螺钉进钉方法

胸椎椎弓根进钉点与腰椎不同，我国学者乔栓杰提出，将胸椎椎弓根定位点分为4组，第一组：T$_1$～T$_2$的椎弓根进钉点在下关节突下缘外1/3的垂线与横突背面横突嵴相交处；第二组：T$_3$～T$_8$在下关节突下缘中间垂直线与横突嵴的水平线相交处，其下关节突下缘至横突嵴之间为进钉点；第三组：T$_9$～T$_{10}$在下关节突下缘外1/3垂直线与横突嵴水平线交点处；第四组：T$_{11}$～T$_{12}$在下关节突外缘垂直线与横突嵴的相交点或副突处。进钉角度向内倾斜15°，在矢状面上向下倾斜约10°。我们推荐的方法，以过下关节突下缘的水平线与过横突中外1/3的垂线的交点作为胸椎椎弓根螺钉的进钉点，进钉角度为与矢状面呈15°。

（杜心如，叶启彬）

第六节　胸腔镜技术治疗脊柱侧弯进展

一、概述

后路矫形手术曾是治疗青少年特发性胸椎侧弯畸形的标准术式。随着理论研究的不断进展及临床的尝试，前路矫形手术开始逐步应用在临床上，使青少年特发性胸椎侧弯有了更多的临床治疗方案可供选择。同传统后路手术相比，前路矫形可直接作用于侧方移位及旋转的椎体，可获得更好的平衡重建及去旋转作用。同时融合节段明显缩短，无须剥离背部肌肉，因此可降低术后远期胸腰背痛等并发症的发生；对于年龄较小、有较大生长潜力的青少年，前路矫形还可消除后路矫形远期可能出现加重畸形的"曲轴现象"。前路手术通过凸侧加压，而非后路的凹侧撑开，因此可减少因牵拉损伤脊髓的可能性，同时也避免了后路内固定出现的背部皮肤隆起的缺点。

自从 Picetti 等于 1996 年 10 月开展了第一例胸腔镜下脊柱侧弯前路矫形术以来，至 1998 年 10 月他们共完成 50 例，均取得了良好的矫形效果。传统的开放前路手术，有着创伤大、恢复慢、切口瘢痕长影响外观等缺陷。同时，处理上下端椎区域时，椎间盘及上下终板常不能彻底切除，从而造成松解的不彻底和远期假关节的形成。胸腔镜下胸椎侧弯矫形手术用胸壁锁孔代替长的手术切口，无须离断背阔肌、前锯肌及肋间肌，对肩关节及呼吸功能影响小，同时，在处理上下端椎区域时，只需增加相应操作锁孔或采用带有角度的操作器械，便可以方便而彻底地切除椎间盘和上下终板，从而获得更好的松解和融合效果。然而胸腔镜前路矫形手术也具有一定的局限性，如手术适应证相对较少，仅适用于年龄较轻、Cobb 角较小、侧弯较柔软、脊柱矢状面形态正常或有轻度前凸的特发性胸椎侧弯，胸腔镜手术要求患者有良好的肺储备功能，另外它还存在技术要求较高、操作复杂、学习周期曲线长、手术者过量接受 X 线等缺点。

二、适应证

胸腔镜下前路矫形术仅适用于年轻、Cobb 角较小、畸形柔软、脊柱矢状面形态正常或有轻度前凸的特发性胸椎侧弯患者。对腰弯代偿功能良好的 King Ⅱ 型和 King Ⅲ 型脊柱侧弯尤其适合；而对 King Ⅴ 型脊柱侧弯，可采用选择性融合技术，即上胸弯较柔软时仅融合下胸弯。对于 Risser 征小于(++)的患者，胸腔镜下前路矫形术还能消除椎体的生长潜能，防止"曲轴效应"的发生。

三、禁忌证

1. 用力肺活量、1 秒用力呼气量<50%预期值。

2. 不能耐受单侧肺通气。

3. 脊柱侧弯严重，则胸腔镜手术时从侧胸壁至椎体的"操作距离"变短，视野的暴露和手术操作困难，尤其是神经肌源性脊柱侧弯和儿童患者，更适宜做开放性手术。

4. 双主弯患者不适合做胸腔镜矫形手术。

5. 未发育完全的存在后凸畸形的侧弯患者，因术后脊柱前部生长阻滞而后部继续生长，可产生"曲轴效应"，因此亦不适合做胸腔镜矫形手术。

6. 左胸弯可能存在"非特发性"病因学因素以及胸主动脉与椎体的特殊关系，因此左胸弯不宜进行胸腔镜下矫形手术。

7. 胸腔镜下无法进行脊柱去旋转操作，所以对脊柱旋转严重和"剃刀背"畸形明显的患者，不建议行胸腔镜矫形手术。

四、麻醉与体位

双腔管气管插管全麻，选择性单肺通气，手术侧肺叶压缩塌陷。取侧卧位，凸侧在上。上肢尽量向头侧屈曲，以避免肩胛骨影响上胸椎的镜下操作；肾区位于手术床腰桥部位，术中可适当升高腰桥，便于下胸椎的操作。体位的固定必须可靠，以免术中因体位改变导致置钉方向的错误。

五、手术操作

C臂机正侧位透视，定出须行内固定的最上端和最下端的脊椎在侧胸壁的体表投影。在腋中线或腋后线上第6肋或第7肋间隙作第一个直径2cm的锁孔，用手指探入锁孔内，仔细分离，探查是否有胸膜粘连的存在。插入胸腔镜镜头可见塌陷萎缩的肺，根据需要再在腋中线附近做3个操作锁孔。推开萎陷的肺，暴露出脊柱和肋骨，电刀切开椎体前方的壁层胸膜，在视野中可辨别出凸起的椎间盘、凹陷的椎体及覆盖于椎体中部的节段性血管。钝性分离壁层胸膜，节段血管电凝后切断。以电刀切开纤维环，使用髓核钳、刮匙等去除椎间盘组织及上下分离壁层胸膜，节段血管电凝后切断（图4-121）。以电刀切开纤维环，使用髓核钳、刮匙等去除椎间盘组织及上下终板（图4-122）。

在切除椎间盘后，取自体肋骨植入椎间隙。植骨完成后，联合使用C臂机透视和胸腔镜直视，在肋骨头前方0.5~1.0cm处的椎体中央将导针向腹侧倾斜10°置入椎体，导针在位后置入直径6.5mm、长度25~35mm的Eclipse中空螺钉（图4-123），透过操作孔置入直径为4.5mm的相应长度短棒，从下向上依次抱紧压缩Eclipse螺钉（图4-124），矫形固定。无须缝合椎体前方的壁层胸膜，再次查看有无出血存在，通过最下方的锁孔放置胸腔引流管。整个手术均在大脑皮层体感诱发电位监护下完成。

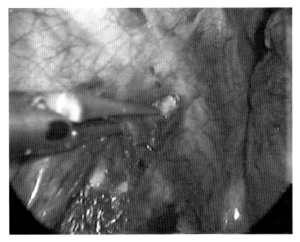

图4-121　节段血管电凝后离断

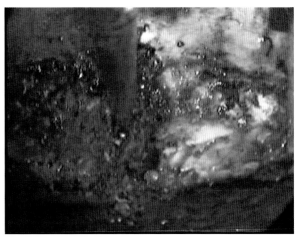

图4-122　摘除椎间盘

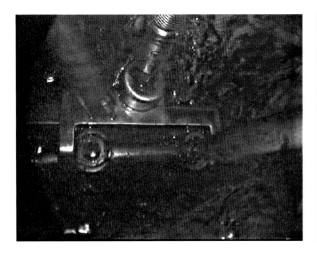

图4-123　置入空心螺钉

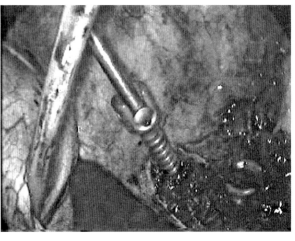

图4-124　加压器加压

六、术后护理

术后引流量<50ml/24h时可拔除胸腔引流管。术后外支具固定3个月，在骨融合前应避免体育运动，但日常活动不受限。

七、讨论

Motonobu Natsuyama等从1998年开始后路联合前路腔镜矫正脊柱侧弯，2000年12月开始应用腔镜下矫正脊柱侧弯，其报道了18例特发性脊柱侧弯女性患者，5例应用单棒，13例双棒矫正，平均随访15.2个月，平均手术时间8小时42分钟，平均失血量394±112ml，术前平均Cobb角64.5±15.5°，末次随访Cobb角22.5±14.0°其中，单棒系统矫正率57.9%，双棒系统矫正率66.9%。并认为双棒系统可获得更好的矫正效果（图4-125，图4-126）。Picetti等初期进行的胸腔镜下前路矫形术平均矫正率为50.2%，而后期最后10例的矫正率达到68.6%，同时手术时也明显下降。

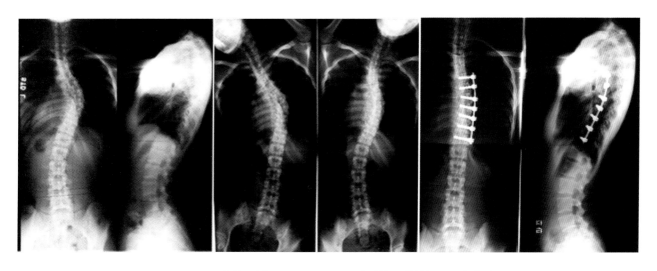

图4-125 术前正侧位、bending位及胸腔镜下单棒矫形固定术后

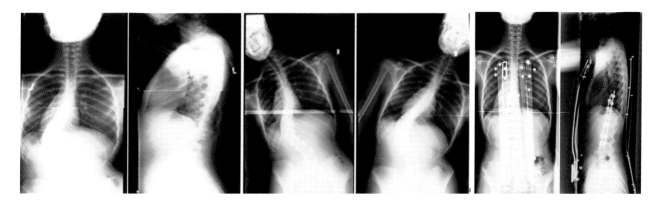

图4-126 术前正侧位、bending位及胸腔镜下双棒矫形固定术后

国内王渭君、邱勇等回顾性分析了2002年6月至2006年12月采用胸腔镜下矫形内固定手术治疗青少年特发性胸椎侧弯，并随访5年以上（平均6.2）的9例患者，术前胸椎侧弯平均Cobb角为51±8°，术后3个月、2年和末次随访时分别为20±8°、21±12°和25±13°，术后2年1例患者发生断棒、1例患者发生近端侧弯

延长（adding on）现象，由于侧弯无明显加重，2例患者均未行翻修手术。认为随着时间的延长伴有矫正的丢失，但差异并无统计学意义。

从手术研究数据证实，胸腔镜下脊柱侧弯矫形手术也能取得很好的临床疗效，也有学者研究表明，胸腔镜下松解手术的并发症发生率同开胸手术相近。并发症发生率、矫形效果、手术时间等均与胸腔镜技术的掌握程度密切相关。因胸腔镜技术较难掌握，存在一条明显的"学习曲线"，需要大量的时间和精力学习操作。同时熟悉胸腔镜下胸椎区域的一些解剖标志对于减少并发症具有重要意义。根据大量的临床实践，邱勇等建议如下：①孔选择与定位非常关键，正确设计锁孔的位置可以减轻对肋间神经和血管的压迫和损伤，防止术后胸壁皮肤麻木和肋间神经痛的发生。卧位时膈肌常升至第8或第9肋水平，所以第一个锁孔位置不宜过低，以免损伤膈肌及腹腔脏器。由于腋窝内存在臂丛神经和血管，因此也应避免在腋窝内做锁孔。第1、第2肋间由于锁骨下动静脉的存在，因此也不宜做锁孔。$T_9 \sim L_1$椎体离膈肌很近，在暴露时需将膈肌向尾侧牵开，可适当升高手术台的头侧，利用重力作用使膈肌、肝、脾等腹腔内容物的位置下降。T_{12}、L_1椎体的暴露较为困难，可适当切开膈肌脚并尽量压低膈肌暴露椎体，一般无需在腹膜后间隙另做锁孔。②节段性血管通常位于椎体中央部位的凹陷处，T_6以上的节段性血管略呈斜行跨过椎体，而$T_6 \sim T_{10}$的节段性血管呈水平跨过椎体。在节段血管的正下方，通常存在一个较大的椎体滋养孔，出血时容易被误认为节段性血管出血。节段性血管不宜过早切断，在切除椎间盘时不一定要切断节段性血，这样可减少出血，使手术野更加清晰，而且在钻入椎体钉前，位于椎体中央的节段性血管还可作为进钉位置的参考。③在切除椎间盘时，电刀及髓核钳进入椎间盘的位置以及方向非常重要。肋骨头是非常有用的参考标志。参考其位置可防止损伤大血管和避免进入椎管损伤脊髓。在切除椎间盘时，视野不可太小，必须使对应节段的肋骨头在任何时候都出现在视野内，才能保证操作器械不超过肋骨头的背侧而进入椎管。同时在使用髓核钳取出椎间盘时，必须严格控制髓核钳进入的深度，通常在椎体侧前方进入时，髓核钳进入的深度一般不应超过2.5cm，最深不应超过3cm。另外，在操作时，椎间盘的切除应保持在脊柱的壁层胸膜内，以免引起主动脉、奇静脉和肺损伤。在手术野中出现牛奶样或云雾状的液体提示淋巴管损伤，可通过镜下使用夹子或电凝装置使损伤淋巴管得到闭合。④在行胸腔镜下脊柱前路内固定手术时。要求椎体钉行双皮质固定以获得良好的固定效果，但突出对侧皮质的螺钉尖会对邻近的主动脉构成一定的威胁。特发性胸椎右侧弯患者由于椎体旋转以及矢状面形态的异常。胸主动脉较正常人偏向椎体后方并向椎体靠近，使得椎体钉置入的安全空间明显小于正常人，增加了置钉的危险性。尽管脊柱前路内固定手术导致的主动脉并发症很少见，但是一旦发生极其危险。邱勇等统计了前路小切口155枚椎体螺钉的精确性，其中螺钉尖与主动脉的最短距离>1mm的占79.4%。有51个固定节段主动脉位于螺钉延长线上，若螺钉选择过长则可能损伤主动脉。鉴于胸腔镜下置钉存在神经血管并发症的可能，初试者可先行小切口手术。胸腔镜辅助下小切口微创手术有着与传统开胸手术同样有效的矫正效果。螺钉触及主动脉及进入椎管的发生率均较低，大多获得了良好的双皮质固定。术前常规CT检查有助于提高前路矫形置钉的安全性。通过测量椎体横径来选择螺钉。实际上椎体与主动脉之间通常还会提供一定的安全空间；螺钉进钉点的选择要参考CT片上的安全空间，并注意肋骨头前方的软组织厚度；螺钉置入角度选择既要考虑到前方的主动脉，又要注意后方的椎管。此外，邱勇等统计发现，T_5、T_{12}的椎体钉最难钻入：T_5椎体较小，侧壁前倾，导引器易向前打滑，损伤前方的奇静脉或半奇静脉；T_{12}椎体部分被膈肌阻挡，进钉时容易损伤膈肌。因此将椎体钉置入这两个椎体时须反复透视。

总的来说，胸腔镜下行脊柱侧弯矫形手术可取得良好的临床效果，对于那些特别在意手术切口长度和位置、要求避免较长手术瘢痕的青少年特发性脊柱侧弯患者，且愿意在术后接受支具外固定的患者，严格把握胸腔镜下矫形手术的适应证，并排除禁忌证，胸腔镜下矫形内固定手术仍然是一项可取的手术方式。

〔（日本）Motonobu Natsuyama〕

第七节 俄式脊柱内矫正器治疗脊柱侧弯

20世纪60年代末Harrington手术问世，使脊柱侧弯的治疗有了质的飞跃，也使越来越多的骨科医师对发展脊柱内矫正装置发生兴趣，Luque装置、Dwyer装置、Zielke装置、C-D装置及THRS等相继问世，近几年又有C-DHorizon、Moss Miami等出现，使脊柱侧弯矫正效果日益提高。但上述方法均须遵循一定的治疗原则，即通过内固定装置矫正脊柱侧弯，但同时需进行植骨融合矫正范围内的脊柱节段，如融合失败，最终将导致内固定失败，而且上述方法多数（除Dwyer及Zielke手术外）为撑开矫正法，潜藏着拉伸损伤脊髓（过矫损伤）的危险。融合固定脊柱既影响脊柱的生长，又影响脊柱的运动功能。多少年来骨科医师追求着"理想的"矫正装置，它既能矫正脊柱侧弯，又不影响脊柱的生长和运动。近几年来俄式脊柱侧弯内矫正装置在我国的开发和应用，使我们向"理想的矫正"目标靠近了一步，它对传统的治疗原则提出了挑战：内固定矫正侧弯，但不须行融合术。

一、俄式脊柱侧弯内矫正装置的部件及其功能

（一）俄式脊柱侧弯内矫正装置的内植入物

1. 椎板下钩 由钩舌和钩柱组成，钩舌较细长（图4-127A），可跨越放置的椎板达到相邻上一个椎板下，咬开少许黄韧带即可直接放入，然后拧紧与钩舌相连的钩柱（图4-127B）使其穿透椎板，与钩舌的内面接触，将钩牢固固定到脊突基底一侧椎板上。

2. 棘突箍子 为一带梳齿的钢板，其上有一带孔的可调节高度的立柱（图4-127C）；通过其连接杆（图4-127D）与椎板下钩连接在一起，组成牢固的上下支撑点，不易脱落。

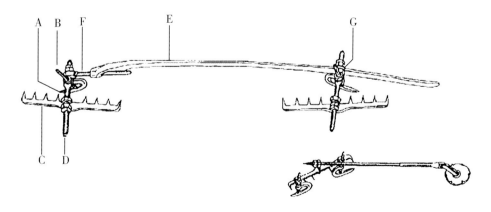

图4-127 俄式脊柱侧弯内矫正装置的内植入物

3. 带有弧度和弹性的钛制矫正钢板（图4-127E） 上方可通过带孔的螺纹杆（图4-127F）套在上支撑点上的连接杆的短臂上，用双螺母固定。下方通过一带孔的滑动套夹（图4-127G）固定到下方支撑点的连接杆短臂上，并用双螺母固定，这样新组成了一个强有力的矫正装置（图4-128）。

4. 成年人腰段脊柱侧弯可用一端固定到髂骨上的特殊矫正装置。

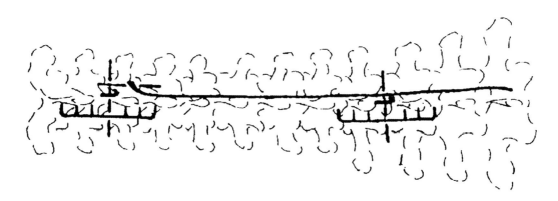

图4-128　俄式脊柱侧弯矫正装置矫正示意图

（二）特殊手术器械（图4-129）

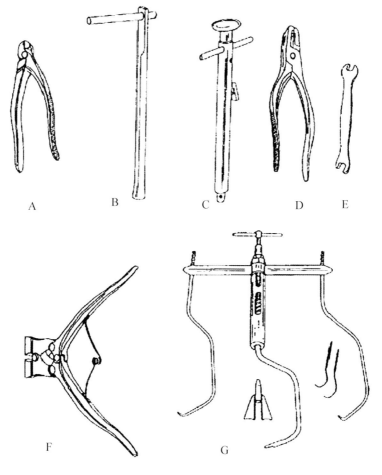

图4-129　特殊手术器械

持钩钳（A）；套筒扳手：六角口拧螺母用（B）和方口（C）拧螺钉用；棘突箍子嵌入器（D），普通扳手（E）紧固螺母用；钢钉剪（F），侧弯钢板三点反向挤压器（endocorrectorfasteners）（G）；用于矫正大于50°的较僵硬的脊柱侧弯手术时，旋以附加矫正力，使用时上下弓状拉钩置于侧弯凹侧上下端椎的椎间孔处，钩紧椎间孔处骨皮质，尾端则套在拧入器上，拧入器前端套接一弓状推进杆，顶在侧弯凸侧顶椎处的钢板上，拧紧推进器压钢板及侧弯的脊柱向凹侧移动，而上下弓状接钩则牵拉侧弯上下端椎向凸侧移动，矫正侧弯畸形，并使钢板下端的滑动套夹容易套接在连接横杆的短臂上（图4-130）。

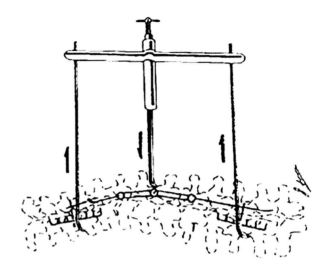

图4-130　侧弯钢板三点矫正器矫正示意图

二、手术指征

本手术适于生长发育中［Risser征（++）以内］的逐渐加重的轻型特发性脊柱侧弯，侧弯度50°以内者，或悬吊位X线片显示脊柱侧弯度可减少到20°以内者，一般大于50°较僵硬的脊柱侧弯则用带有两个定向张开运动齿轮关节的钢板（Ratchet-type joints plate）；成年人腰段侧弯则可用下端固定到髂骨上的矫下装置。

三、术前准备

同一般Harrington手术，但术前不需做牵引准备。手术较Harrington小，只需配血200ml。

四、手术步骤

手术在气管插管全麻下进行，患儿俯卧在中亚Ⅰ型脊柱外科支架上，常规消毒铺巾。

1. 切口与显露切口　分两种，对于较小儿童侧弯较轻且较柔软者，可用单根钢板固定矫正者，可在上下端椎处，以端椎为中心，上下各做一个6cm切口，剥离椎旁肌，显露端椎上下各两个节段的棘突椎板。

2. 上下端椎钩和放置　用垂体咬钳及Kerrison咬钳咬除上下端椎下缘凸侧的棘间韧带和黄韧带少许，用小神经剥离子探测已进入椎管后，用持钩器持钩，使钩舌紧贴椎板内板轻柔滑进椎管内，并继续向上伸入至钩柱与椎板垂直时，拧紧钩柱，使与钩舌嵌紧，使整个椎板下钩牢固固定在椎板上。

3. 棘突箍子及其连接杆的放置　先放上端椎钩，调节好箍子上的立柱高度，使箍的尖齿正对棘突基底。然后分别将固定钢板的带孔螺纹杆套在连接杆的短臂上，拧上两螺母固定，箍子上立柱孔套在连接杆的长臂上，内外两侧各用一螺母固定，再将连接杆上的椭圆形孔套在钩的立柱上用螺母固定，然后用棘突箍子嵌入器夹挤箍嵴，驱使箍齿刺入棘突基底皮质嵌插紧，拧紧相应螺母固锁。然后如法放置下端椎处的棘突箍子及其连接杆。

4. 矫形钢板的放置　将钢板上端螺纹孔旋入事先已套在上连接杆上的螺纹棍上，使长度合适，凸侧钢板的弧形顶在脊柱侧弯的顶椎及其相邻椎体凸侧棘突上，钢板尾端套入一滑动套夹，在助手手法推挤协助矫正脊柱侧弯情况下，将套夹上的孔眼套在连接杆的短臂上，用双螺母固定，然后拧紧所有螺母，可进一步矫正侧弯和固锁整个矫正装置，这样钢板的上下端均已牢固固定到上下固定装置上并能过其矫正脊柱侧弯，并持续对脊柱侧弯旋以矫正力。

如果脊柱侧弯大于50°且较僵硬，手法矫正帮助下套夹上的孔眼仍无法套在连接杆的短臂上时，则需使用侧弯钢板三点反向矫正器，在挤压矫正脊柱侧弯时，才能使钢板上的套夹的孔眼套进连接杆的短臂，再用双螺母固定。

5. 关于植骨融合问题　俄国医师主张不植骨融合，但笔者根据其他方法和使用俄式固定装置的有限经验认为，做有限的脊柱侧弯顶椎及其相邻上下椎体（共三个节段）的凸侧小关节 Moe 氏融合，可能有利于抑制侧弯凸侧的生长，和日后去除钢板后有利于脊柱侧弯矫正的维持。一般妥善止血后可不放引流，逐层缝合肌肉、皮下及皮肤。整个手术时间约70分钟，失血200ml 左右。本手术方法在矫正脊柱侧弯时不需撑开牵拉脊髓，一般术中不需做唤醒试验。

6. 关于附加脊柱侧弯凹侧矫正附件问题　对于大于50°以上或较僵硬的脊柱侧弯，可在凹侧加用一块弧形钢板，但钢板的凸侧对应脊柱侧弯的凹侧，笔者则在顶椎处凹侧加用一个棘突箍子以取代钢板，同样取得加强脊柱侧弯矫正效果和加强凸侧钢板的目的。

五、术后处理

术后继续静脉应用抗生素一周，由于创伤较小，一周后即可起坐及下地活动，一般不需外固定，个别脊柱侧弯较僵硬者，术后亦可佩戴塑料支具3个月，术后3~6个月 X 线检查一次。骨发育成熟后（Risser 征 V；一年内身高不再增长）可取去内固定，一般男性变嗓音后一年，女性来月经两年后可去钢板。

俄式脊柱侧弯内矫正装置的矫正效果比较理想，北京协和医院近两年应用观察一组病例，术前平均畸形度49°，术后平均畸形度15°，矫正率达70%（图4-131）。手术创伤小，很容易放置，其优点还在于不影响矫正节段内脊柱的生长发育，日后去除内固定后，患儿的脊柱的运动功能还可接近正常儿童。其矫正机制还不大清楚，除靠钢板弹力直接矫正侧弯外，作者估计，上钢板后，在钢板一侧（侧弯的凸侧）的椎体生长板将受到持续的压缩力，从而抑制椎体凸侧的终板的软骨生长能力。相反在凹侧的生长板将受到一个牵张力，这将刺激凹侧椎体终板软骨的生长能力，两侧的不平衡生长，可达到矫正脊柱侧弯的目的。有些人担心，几年钢板固定会导致固定节段的小

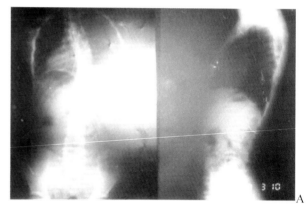

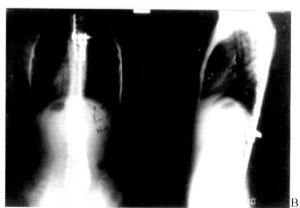

图4-131　俄式脊柱内矫正器治疗脊柱侧弯

A. 术前侧弯54°；B. 术后侧弯14°矫正满意

关节退行性变，作者估计这种可能性不大，因为钢板有较好弹性，在矫正过程中，允许矫正节段的椎间小关节仍然有一定活动度。这些将在今后实践中进一步观察证实。

近期随诊证明矫正区内的脊柱节段可继续长高（图4-132），随着脊柱生长延长，钢板可从套夹处向上随之延伸，本例在4年内身高增高5cm，矫正脊柱节段生长1.5cm（钢板短缩数），取棍时见沿钢板与棘突椎板接触处有许多骨痂自然形成为其缺点，不过取棍半年后可弯腰双手指触及趾尖。

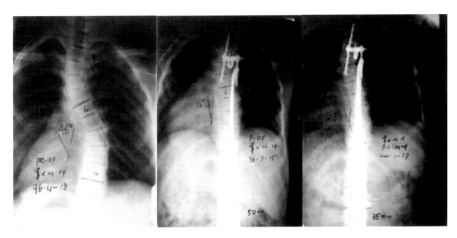

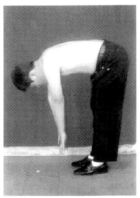

图4-132　患者，男性，14岁，特发性脊柱侧弯46°，1996年行俄式侧弯矫正术后，侧弯15°。4年后脊柱侧弯27°，身长增长5cm，下钩下方脊椎钢板尾端缩短15mm（向上延伸所致），4年后取去内固定后脊柱功能接近正常

（叶启彬，林　进）

第八节　脊柱侧弯前路手术

对年龄小的患者行后路融合术后，尽管融合非常牢固，但还是有明显的矫形丢失，Dubousset将这一现象定名为曲轴现象（crankshaft phenomenon）。他复习了40例麻痹性和特发性脊柱侧弯患者，他们均在Risser征（+）以前曾行脊柱后路融合术，术后随诊发现脊柱有进行性成角和旋转畸形，且手术时患者年龄越小，发展越快。他们认为在需手术治疗的患者，年龄在10岁或10岁以下、Risser征为0和月经前儿童和三

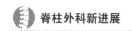

角软骨未闭者，都有曲轴现象潜在危险，须要行前后路融合以防止晚期旋转畸形。

用前路脊柱手术来矫正脊柱畸形的概念来源于 Hodgson 等，他们成功地用前路脊柱手术治疗脊柱结核。1969 年 Dwyer 和其助手创造了一种前路脊椎固定系统治疗某些侧弯。

前路椎间盘切除，融合和内固定显示出治疗某些腰侧弯或胸腰侧弯具有较好的效果，它既有优良的矫形，又能最大限度保留活动的椎体节段。北京协和医院对侧弯前路手术患者长期随诊证明，含前路手术者矫形丢失少，背痛的发生率减少，与减少远端融合的范围有关，这是前路手术矫形的最大优越性。保留远端活动节段和保留正常矢状面生理弧度都重要，而且融合节段少，可使骨盆上方有更多的活动节段。如胸腰段侧弯，若行后路手术，常需融合至 L_3 或 L_4，而用前路矫形，仅需融合至 L_2 即可。Hall 等提出前路短节段（一般 3～4 个节段）融合技术。适合做短节段融合术的患者一般是青春期或年轻成人有中等度的胸腰段弯曲，即腰弯小于 60°，代偿性胸弯小于 30°，在 Bending X 线片上改善大于 50%，伴有或不伴有躯干不平衡。短节段融合节段的选择，还取决于患者的 X 线片上弯曲顶点的水平，如果弯曲顶点位于椎间盘，那么需融合顶点上、下各两个椎体，即 3 个椎间隙、4 个椎体即可；如果弯曲顶点是椎体，则仅需融合顶椎上、下各一个椎体，即两个椎间隙、3 三个椎体即可。

一、Dwyer 手术

Dwyer 手术是 Dwyer 于 1969 年设计的前路矫正脊柱侧弯的手术装置，用于治疗胸腰段或腰段脊柱侧弯，特别是有椎板裂畸形无法放置 Harrington 装置者，Dwyer 手术中的螺钉之间的固定，是用软的缆绳，易发生腰后凸，其垫圈带有双侧叶片，置于椎间隙中，过多的金属妨碍了椎间植骨的生长融合，假关节发生率较多。是首先出现的具有反旋转作用的脊柱侧弯矫正装置，本手术的另一优点是融合脊柱节段比 Harrington 和 Luque 手术都短。Dwyer 手术不适于 10 岁以下儿童，因为椎体终板软骨太厚，骨质少，不易融合。对腰椎或胸腰椎侧弯治疗效果非常好，然而这一系统不坚强，常产生内固定节段内的后突畸形。此后 Zielke 等用带螺纹的棍取代钢索改良了 Dwyer 系统，能有效治疗某些腰侧弯或胸腰侧弯，具有去旋转能力更强，固定节段短且效果满意。

二、Zielke 手术

德国 Zielke 医师等于 1973～1976 年发展建立 Zielke 手术，是一种改良的 Dwyer 手术。他们应用 Dwyer 手术的一些原则，又采取一些新的措施，克服其缺点，Zielke 等改用无叶片的圆形垫圈，仅在上下端椎处使用平侧叶片的垫圈，用金属螺纹棍取代金属缆绳，可防止腰后凸的弊病，他们又设计了反旋转装置，具有对畸形椎体的更强的反旋转力。

手术步骤：脊柱的显露，患者取侧卧位，脊柱侧弯凸侧朝上，做经第 10 肋胸腹联合切口进入。将手术床摇桥加重脊柱侧弯的弯曲度，以利于切除椎间盘组织，显露矫正区脊柱后，如同脊柱前路松动术，交替用骨刀、垂体咬钳、刮匙切除椎间盘组织，并刮除椎体终极的软骨组织，刚刚达到骨松质为止，以利植骨生长融合，但切勿太深，以免引起松质骨渗血，如不慎招致明显渗血，可用骨蜡或明胶海绵填塞止血，在切除椎间盘组织时，应注意在胸椎肋骨小头连线后方，在腰椎椎弓根连线后方为椎间孔及椎管，至此要小心操作，防止损伤脊髓，松动矫正区内每一个椎体（图 4-133），但上、下端椎上或下缘的椎间盘不切除，只做一切迹，供垫圈叶片插入。先上螺丝钉 于每一个椎体侧方的上、下缘中点打孔，在侧弯的顶角椎上打孔点尽量靠后，由此向上（或下），打孔点逐个较前一个略靠前一些，上、下端椎体上之螺钉，应比顶椎的靠前1cm，使螺钉排列呈一浅C形（图4-134），然后用椎体径测量器测出每一个椎体径厘米数，据此选出

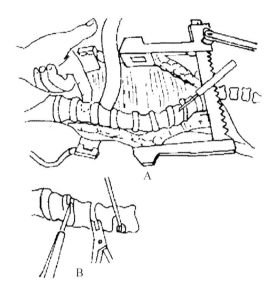

图4-133　显露与松动脊柱

合适长度的螺钉，一般我们所取螺钉长度，比测得椎体径数多5～9mm（近似等于椎体径+垫圈厚度+穿透对侧皮质-圈螺钉纹长度），将选好螺钉经垫圈孔拧入椎体中，拧入深度为钉尖刚刚露出椎体对侧皮质一个螺纹即可，钻时可用手指垫在椎体对侧，防止钉尖露出太多，损伤对侧椎旁组织（图4-135）。对于骨质疏松病例，如螺钉拧入后有松动现象，可取出螺钉，于钉孔内灌入稀骨水泥，再重新拧入。上、下端椎上（下）方的椎间盘不切除，用椎间隙角切刀于椎间隙处打出一切迹，将角垫圈的叶片插入此切迹之后，同样经垫圈孔拧入螺钉。螺钉进入的方向，在脊柱侧弯病例中，由脊柱侧弯的凸侧，从后方横越椎体中部，指向前方（图4-136A），这样可增加去旋转作用和防止腰后凸畸形。但如患者有过度腰前凸时，螺钉钻入方向，应由椎体前外侧

指向后方椎弓根的基底（图4-136B），这时要非常小心，勿将螺钉钻入椎管，损伤脊髓，注意脊柱侧弯上、下端椎之螺钉头是侧方开口的，余皆朝上开口。放第5腰椎的螺钉时，由于髂嵴阻碍，放置常常非常困难，这就需选用成角的打孔器及拧螺丝钉的扳手。我们的经验是，如个别病例放置非常困难，不强求固定L_5，可在三周后再行后路手术时再固定L_5，一样可以获得满意的矫正效果（图4-137）。上、下端椎上的螺钉，承受矫正压力最大，术后可有拔出，致出现矫正效果减小的现象。作者经验认为，可在上端椎上一个椎体上多上一个螺钉，特别对于双弧脊柱侧弯，应在上端椎上方多固定1～2个椎体，一般最上一个椎体上的螺钉，应该是不旋转的。放置Zielke螺纹棍，拧紧六角螺栓时，可产生向中间的加压矫正力。

去旋转矫正，如需纠正脊柱旋转畸形，需上Zielke去旋转装置，由于Zielke螺纹棍太细容易断裂，拧紧六角螺栓非常慢而费力。不久即为钉棒系统取代，但继承Zielke方法的去旋转理念。

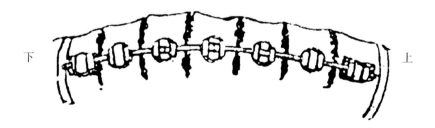

下　　　　　　　　　　　　　　　　　　　　　　　　上

图4-134　螺钉放入位置呈浅C形

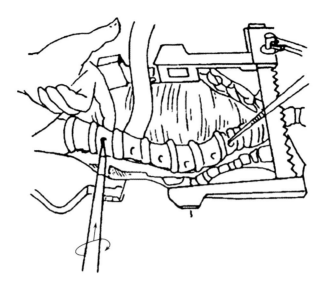

图4-135　拧入螺钉手法

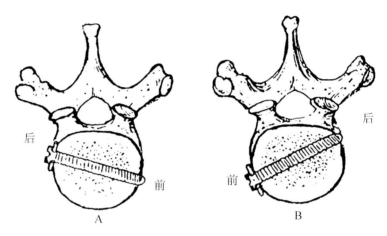

图4-136　螺钉拧入方向

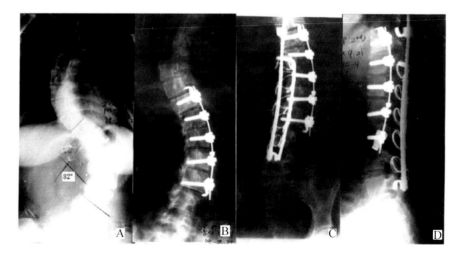

图4-137　Zielke与Harrington-Luque技术矫正成人重度腰椎侧弯旋转畸形

A. 患者，女性，21岁，脊椎侧弯82°；B. 前路Zielke，术后侧弯43°；C、D. 3周后再行后路
Harrington-Luque手术，侧弯矫正至30°，骨盆倾斜完全矫正

三、前路椎弓根螺钉系统——中华ADS前路脊柱侧弯矫正手术

腰锻或胸腰段脊柱前路去旋转融合术，始于1969年Dwyer手术，以后法国Zielke医生于1973～1976年建立Zielke手术，它们的缺点是不容易放置和难以重建腰前凸、易断棍和假关节发生等。近几年来，TRSH、MossMiami和CDH等在前路应用逐渐展开，使用直径5.5～6mm的直棍进行去旋转及加压矫正，取得良好的结果。但它们的价格昂贵，为此北京协和医院骨科于1999年研制成ADS装置（anterior derotation spondylodese），以钛合金制成，价格仅为进口1/3，经临床使用多年证明，ADS装置不但具有上述TRSH和CDH等完全相同的功能，而且更容易放置，矫正效果满意，疗效稳定。

（一）内植入物及手术器械

中华ADS内植入物及矫正手术器械见图4-138。

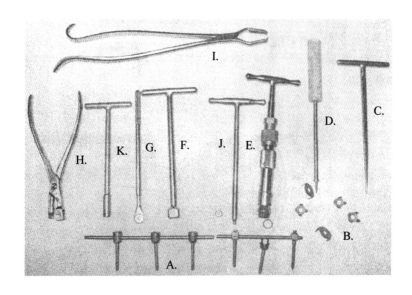

图4-138　中华ADS内植入物及矫正手术器械

A. 钉和圆棍；B. 垫圈；C. 手锥；D. 打孔锥；E. 万向钉扳手；F. 方头扳子；
G. 棘轮扳子；H. 扣盖钳；I. 加压钳；J. 内六方扳子；K. 螺钉扳手

（二）手术方法

手术在全麻下进行，患者取侧卧位侧弯凸侧再上。

1. 显露腰段或胸腰段侧弯，采取胸腹联合切口入路，$T_5 \sim T_{12}$可切开第4肋单纯开胸进入（图4-139）。显露$T_5 \sim T_{12}$。

2. 胸腹联合切口入路，切口沿第10肋至肋缘处转向腹壁，在髂嵴和腹直肌鞘之间行进，切除第10肋打开胸腔后，劈开第10肋软骨进入腹膜外腔，用"花生米"和方纱块推开腹膜囊，打开膈肌（图4-140）。

3. 结扎节段血管（图4-141）显露手术部分椎体，切除椎间盘组织松动椎体（图4-142）。

4. 用打孔锥将"小板凳"垫圈嵌到固定椎体的侧方中央，注意打孔锥应平行于上下椎间隙，由后向前倾斜约5°打入（图4-143）。

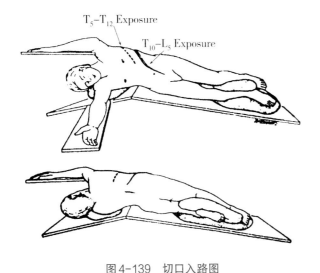

图 4-139　切口入路图

图 4-140　胸腹联合切口入路

1. 示劈开肋软骨为进入腹膜外腔指示点；2. 在距胸壁附着点 1.5～2cm 处切开膈肌

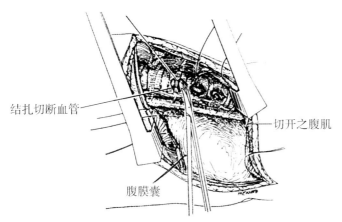

结扎切断血管

切开之腹肌

腹膜囊

图 4-141　切开胸腹壁层，游离结扎切断节段血管

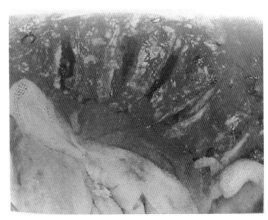

图 4-142　切除椎间盘和椎体终板软骨，松解矫正范围内脊柱

　　5. 选合适长度的万向椎弓根钉，从锥孔按上述方向拧入椎体，注意钉头上槽口的方向应上下一致以利放棍（图 4-144）。凹侧植入肋骨碎片。

　　6. 取合适长度的直径 5.5mm 的钛合金棍，弯好合适弧度，放入到万向钉槽口内，逐一用螺栓及套圈将棍初步固定，不完全拧紧以利转棒（图 4-145）。放棍入槽后，棍的预先度将"迫使"螺钉排成一直线，就已起到去旋转作用和矫正一部分脊柱侧弯。

　　7. 在较严重和僵硬的侧弯中，可能不易将钛合金棍完全压入万向钉槽口内。可借助我们设计的螺纹压棍器，这很容易压棍入槽口内，将螺栓拧入两圈稳住金属棍即可，取下螺纹压棍器，在钉头上套上套圈再将螺栓逐步拧紧。若放入套圈有困难，说明螺栓拧入太多，致钉头槽口张开，应退出 1～2 扣才能套上（图 4-146，图 4-147）。

　　8. 转棒重建腰前凸。用我们设计的单向棘轮扳手，将棍由侧弯状态转成前凸状态，即重建了腰前凸。助手用此扳手将棍稳定在此状态，直至术者拧紧中间一个螺栓锁住棍后才松开（图 4-148）。

9. 完全拧紧中部一个螺钉的螺栓，直至金属棍不能再转动为止，然后用加压钳依次夹住此螺钉及其紧邻的上（下）螺钉，进行加压，可见椎间隙靠拢，脊柱侧弯及旋转逐渐进一步矫正，将紧邻的螺栓拧紧。如法逐个由上下端向中央方向加压靠拢，逐个拧紧螺栓，最大限度的矫正脊柱侧弯和旋转，然后检查棍是否固定牢固，钉头上套圈有无松动，如套圈超出螺钉槽口上缘，应用打器嵌入（图4-149）。

10. 在残留的椎间空隙之间再植入碎骨片嵌紧，再用明胶海绵压紧以减少术后渗出（图4-150）。为常规缝合膈肌、胸膜壁后，置胸管引流一根后逐层缝合胸腹联合切口。

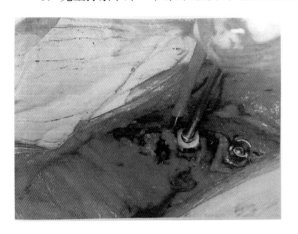

图4-143　打入"小板凳"垫圈

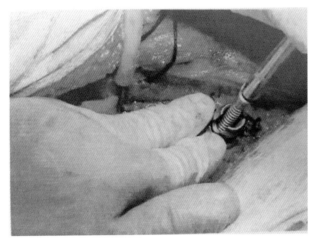
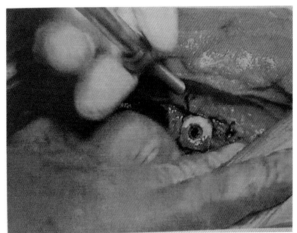

图4-144　由垫片中央打入小孔内，将选好的万向椎弓根钉拧入

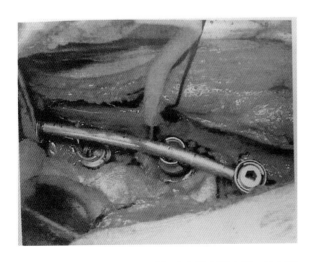

图4-145　取直径5.5mm圆棍欲弯轻度弧度后，放入万向钉头槽口内稍加紧固

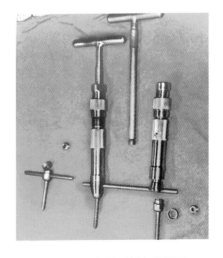

图4-146　螺纹压棍复位器图

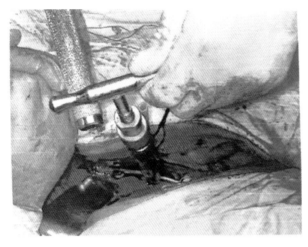

图4-147　压棍器压棍入槽

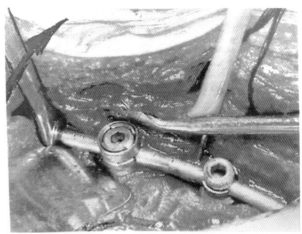

图4-148　将棍转至前凸状态以重建腰前凸

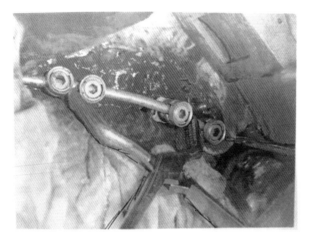

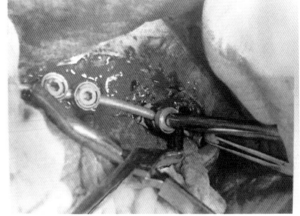

图4-149　进行加压矫正，在加压状态下拧紧内六角螺栓紧固

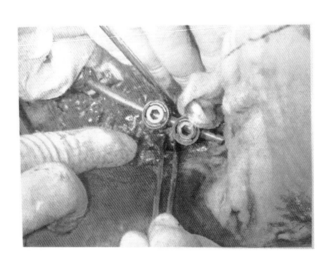

图4-150　植骨

　　ADS能满意矫正腰段侧弯，当有旋转畸形时，前路比后路矫正方法，可节约2～3个脊柱节段，保护脊柱活动度（图4-151）。先天性半椎体畸形导致脊柱侧弯，可在前路切除半椎体后，用中华ADS进

行矫治，在矫治时，同时在半椎体上下方多松动1~2节椎间隙，以利于矫正侧弯（图4-152）。严重的双弧侧弯而腰段旋转畸形者，可以先做腰椎前路ADS矫治，三周后再做后路PRSS矫治，可获得满意效果（图4-153）。

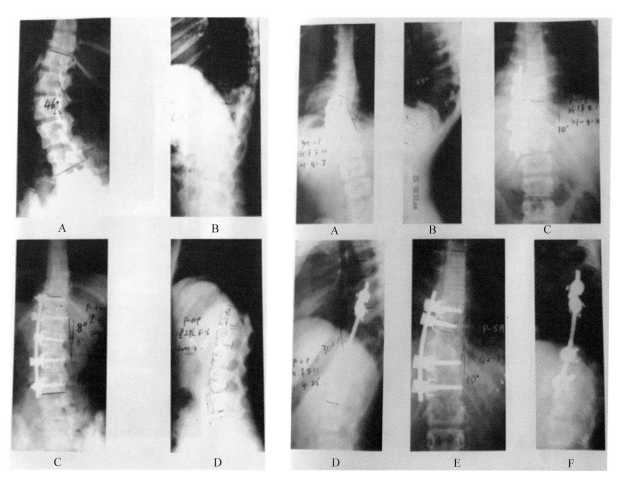

图4-151 患者，女性，16岁，腰椎侧弯46°（A），伴有Ⅱ°旋转，两下肢不等长，X线注示侧弯顶点在L，融合颈椎上下各两个椎体节段，术后侧弯矫正至8°（C），骨盆平衡，腰前凸维持

图4-152 患者，女性，11岁，先天性T$_9$侧方后方半椎体造成侧弯40°（A）；后凸65°（B）；于2001年9月做前路手术切除T$_9$半椎体支撑植骨后，用中华ADS矫治侧弯10°（C）；后凸30°（D）；术后5个月复查，矫正维持无丢失（E、F）

前路椎间盘切除和融合对年龄小的脊柱侧弯，虽然从畸形矫正是合适的。然而融合术引起的短小身材畸形不为人们接受。随着动物实验和生物力学等基础研究的深入，逐渐发现术后儿童生长期出现畸形复发、加重和出现"曲轴"等，是由于残留的脊柱侧弯在Hueter-Volkmann定律作用下侧弯椎体两侧的不对称应力及由此引发的不对称生长造成的。大家已不推荐在未成熟患者常规行前路融合，认为没有足够理由建议所有未发育成熟患者常规地前路融合手术。更注意调控脊柱侧椎体两侧不对称生长来控制持续发育致曲轴现象的。此后，为了在矫正脊柱侧弯儿童同时能保证脊柱生长，各种治疗儿童病例的脊柱侧弯的生长棒技术出现。

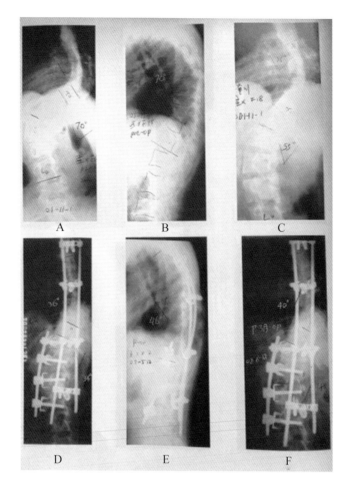

图4-153　患者，女性，10岁，严重双弧侧弯90°/70°（A）；
　　　　 后凸70°（B）；腰椎Ⅱ°～Ⅲ°旋转，较僵硬（C）；
　　　　 于2002年3月前路ADS手术后三周用PRSS矫正侧
　　　　 弯36°/34°（D）；后凸46°（E）；三个月后随
　　　　 诊40°/46°，没有明显丢失

（叶启彬）

第九节　脊柱侧弯的辅助手术

对脊柱侧弯合并后凸畸形的患者，尤其是畸形较重或脊柱较僵硬者，单纯一期做后路撑开Harrington器械内固定术，效果不好，患者须分二期手术。第一期经开胸或胸腹（腹膜外）联合切口先行脊柱前路松动术，术后2～3周即进行二期后路撑开固定术。对于严重僵硬脊柱侧弯合并有严重后凸畸形者，最好术前（或前路松动术后）做头颅-骨盆环撑开矫正，待达到满意矫正后，再做后路手术矫正。

一、脊柱前路松动术

一般从脊柱侧弯的凸侧做切口，开胸（胸段侧弯）或胸腹联合切口（胸腰段侧弯）进入，切除肋骨开胸进入水平应比松动最上部位高一个节段（如松动最高为T₇～T₈椎间盘，则最好切除第6肋开胸进入）。用扩胸器撑开胸腔切口，以湿纱布垫将肺组织挡开，即可见隆起之侧弯的脊柱，颜色发白隆起处为椎间盘部位，凹陷处为椎体，节段血管从椎体中部横过。用15号圆刀切开覆盖其上之壁层胸膜（或腰椎椎前筋膜），用"花生米"将其向两侧推开。用直角血管钳分离结扎切断节段血管，然后将所有需松动节段的椎间盘纤维环逐一切开，交替使用咬骨钳、垂体咬钳，将椎间盘组织摘除，再用刮匙将椎体终板之软骨刮去（勿深达骨松质以免引起渗血）（图4-154），应注意在胸椎处肋骨头连线后方及腰椎处椎弓根基底连线后方为椎间孔及脊髓，在此处切除椎间盘时应小心操作。椎间盘切除完毕后，用哈氏棒撑开钳（Harrington spreader）撑开检查有松动即可（图4-155），切除每一节后，用纱布或明胶海绵填塞止血。出血较多时，亦可涂抹骨蜡止血。松动完成后，将开胸时取下的肋骨咬碎成米粒大小，植入于间隙内，主要在脊柱侧弯的凹侧，然后洗净伤口，缝合胸膜壁层，于第8～第9肋间腋后线处放置闭式胸管引流，逐层关胸。

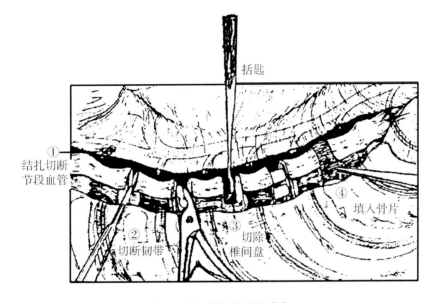

刮匙

① 结扎切断节段血管

② 切断韧带

③ 切除椎间盘

④ 填入骨片

图4-154 脊柱前路松动术

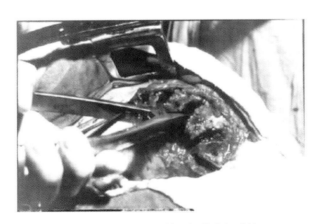

图4-155 Harrington撑开钳检查松动情况

二、头颅-骨盆环撑开牵引术

（一）概述

头颅环支撑牵引术于1959年首先由Peory等用于治疗颈椎麻痹性疾病（作为外固定），此后经过发展出现了头颅环–股骨牵引术，头颅环由一个金属环用螺钉拧紧固定到颅骨上，下端用两根施氏针固定到股骨上，持续撑开力可高达25磅，但此法可引起股骨头病变，且对脊柱牵引固定不够。1970年，Dewald等发展成头颅–骨盆环牵引术，施氏针固定到骨盆上，北京协和医院骨科王桂生教授与姚岱教授等，于1974年开始应用自行制造的颅环于颈椎骨折牵引和固定。1984年北京协和医院骨科应用马景崑教授仿制的头颅–骨盆环，作为严重脊柱侧弯手术治疗前辅助矫正术。

（二）头颅–骨盆支撑牵引装置

1. 头颅环　是由铝合金制成的圆环，后部呈半环状向后翘起（以利用颈椎手术），环有各种型号，选用时，金属环应大于头颅周径1～1.5cm左右为好，环上有四个拧螺钉固定器，入口处有二层螺纹，使螺钉拧入固定颅骨后稳定，不致摇晃（图4-156A）。

2. 螺钉　钉尖短，保证不致穿透颅骨内板，共四枚（图4-156B）。

3. 临时固定器　保持金属环与头颅–四周距离一致，有利于穿钉和固定（图4-157）。

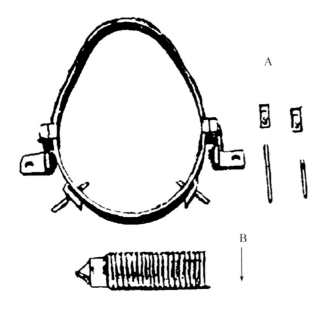

图4-156　头颅环与螺钉

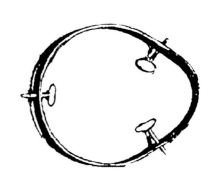

图4-157　三个螺环的临时固定器

4. 支撑螺纹杆　有4根，上、下端呈弓形弯曲，以防止压迫躯干部，杆中部有纵向双向螺纹装置，可撑开，亦可压缩（图4-158）。调节范围在20cm以上。

5. 骨盆环部分　金属环是椭圆形环，周径可调节，保持环与骨盆部软组织距离1.5～2cm，环上前后有骨盆针固定器，各2个，可滑动调节至合适位置，其上有固定钢针的螺旋（图4-159）。2根骨盆针可用长的施氏针代替。

6. 骨盆穿针导器（图4-160）　导器前端为尖叉状，可嵌顶在髂前上棘处，其中有恰能通过施氏针的套管，导器后端有一尖钉，可钻入髂后上棘，保证导针行进方向准确。

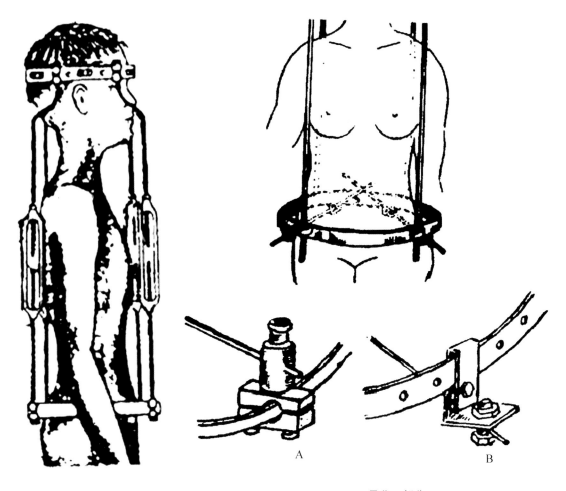

图4-158　螺纹支柱　　　　　　　　　图4-159　骨盆环部分

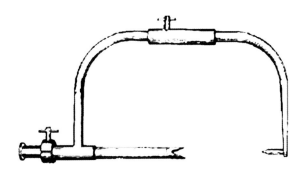

图4-160　导器

（三）手术技术

1. 颅环安装　术前最好剃去患者头发。头环、螺钉及骨盆针改椎均应高压消毒备用。手术可在局麻下进行，患者取坐位或仰卧位，选合适头颅环套于头上，旋紧临时固定器，使颅环稳定在头上，于螺钉钻入处常规消毒，前方螺钉拧入孔在两侧眉弓和额突凹槽中，略偏向外侧（即在眉弓中外1.3交界处上外方）（图4-161A）。后方2个螺钉与前方螺钉位置大致成对角线，在耳轮上方0.5～1cm，后方2cm处（图4-161B）进钉口，先用2%普鲁卡因做局部浸润麻醉，不做皮肤切口（可减少瘢痕），直接拧入螺钉，钉尖压紧皮肤（仅钉尖破一点皮肤），紧紧顶在颅骨上，拧至只用3个手指持改椎拧不动时为止，先拧入前方一侧螺钉，然后再拧对角线上后侧螺钉，拧紧后，颅环即定位牢固了，然后再如法上另一对角线上2个螺钉，颅环固定靠四枚拧紧螺钉卡在颅骨上，螺钉上方为额突及枕骨隆起，故纵向支撑牵引力不致引起螺钉滑脱，钉尖只需卡顶在颅骨外板上，故十分安全，螺钉入口处的皮肤伤口用酒精纱布条围绕保护即可。

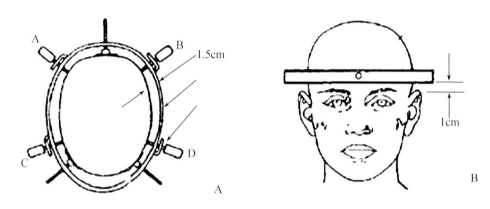

图4-161　安放头颅环示意图

2.　骨盆环安装　一般我们采用局麻+氯胺酮麻醉，患者取侧卧位，术侧朝上，常规消毒铺巾，然后先用局麻药浸润针的进出口，安置穿针导向器，其后端针尖先打入髂后上棘处，其前端套筒上的尖叉嵌在髂前上棘上后方2cm处（图4-162）。将施氏针从套筒针孔穿入，此时给予氯胺酮静脉麻醉，用锤轻轻将针打入，并应检查针行进方向是否偏离，不能完全依赖导器，由于髂前上棘至髂后上棘的髂骨翼水平，断面略呈横S形（图4-163），钢针之穿行不一定全在髂骨内外板之间，即针在髂骨翼前部；但不能偏出骨板太多，否则牵引时会痛。针尖从髂后上棘穿出合适距离后，用酒精纱布保护好进出伤口，然后让患者翻身，另一侧髂骨朝上，如法放置另一根施氏针。

3.　支撑安装　一般在放颅环及骨盆环后3天，局部症状消失后进行，对于脊柱侧弯严重致有旋转的病例，四个支撑棍上的支撑力是不相等的，如直接上棍，则不平衡的支撑力会使颅环上一个螺钉松脱，最好在上棍时让患者取坐位，进行悬吊牵引（至臀部离开坐椅），这时牵引重力使患者侧弯倾斜度矫正，再迅速安装四根支撑杆，并固定好，患者颅部应保持中立位（无颈前屈和后伸，除非骨折特殊需要）（图4-164）。放下悬吊牵引，再开始进行支撑矫正，可避免螺钉松脱。以后每天以2～3mm速度拧动支撑杆上的双向螺旋装置，进行支撑矫正（头一周速度可略快一些，越往后速度应减慢），本病一般牵引3～4周，术前脊柱侧弯平均矫正率可达40.6%（图4-165，图4-166）。

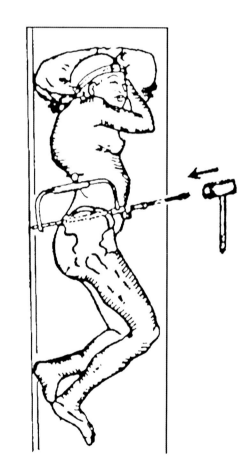

图4-162　穿骨盆针

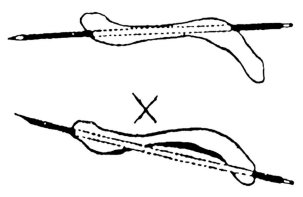

图4-163　针穿行髂骨方向

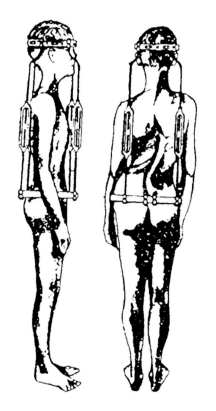

图4-164　上好支撑棍情况

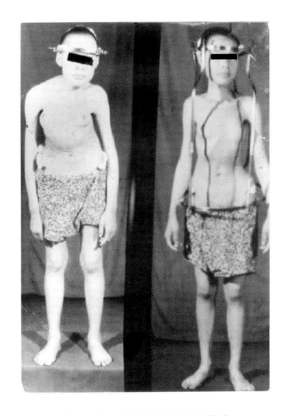

图4-165　头颅-骨盆环矫正前后

4. 头颅-骨盆环支撑牵引术后处理

（1）术后患者应卧于多个软枕垫好的床上，使针尖不直接顶床上，否则会使钉向前滑移致骨盆环压迫臀部皮肤。

（2）防止伤口感染，每天应在钉及针口纱布上滴70%酒精两次。

（3）每天检查头-盆装置，特别是术后前几天，每天应检查，拧紧螺钉，勿使钉、针松动滑脱。

（4）每天旋转双向螺旋2~3mm，进行撑开矫正。

（5）密切观察并发症的发生，特别是牵引后期，应警惕过度矫正，损伤脊髓神经。术后当天应注意有无腹痛、腹胀、血尿等内脏损伤的急腹症症状。脊髓、神经并发症观察：①迷走神经受伤可致吞咽及发音困难。②动眼神经损伤可致眼球偏斜。③臂丛神经损伤，可出现上肢麻木、无力、放射性痛。④脊髓损伤，下肢无力，易出现于严重脊柱侧弯畸形的病例，先天性脊柱侧弯病例，如合并脊髓纵裂患者易发生，故先天性脊柱侧弯患者于牵引前，均应做脊髓造影，⑤坐骨神经损伤，小腿外侧麻木和下肢无力，一旦发现神经系统合并症，应立即放松，减轻矫正支撑力，并用药物治疗。⑥颈椎合并症：由于牵引时间过长（超过6个月）所致，可见颈椎退行性改变，齿状突硬化或囊性变，也有报道颈椎半脱位的。

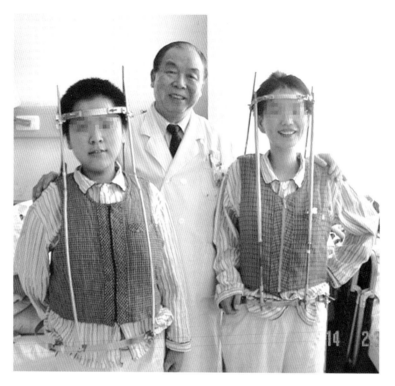

图4-166　头颅环-骨盆环矫正后

（庞晓东，叶启彬）

第十节　脊柱侧弯合并截瘫的治疗

脊柱侧弯引起的完全性截瘫不太多见，但在处理上却非常棘手，不仅需要矫正畸形，还要解除脊髓的压迫，才能达到治疗的目的。

一、发生截瘫或不完全截瘫的原因

（一）先天性后方半椎体畸形

后方半椎体畸形所形成的严重脊柱侧弯-后凸畸形，可压迫脊髓产生神经系统受压现象，特别是一些没有经验的医生，试图用切除椎板减压或切除凸侧多根肋骨后段而又没有使用有效的内固定时，常常引起截瘫或加重原有的截瘫。

（二）合并有椎管的肿瘤

如合并神经鞘瘤或脂肪瘤，或由于神经纤维瘤病的瘤组织侵入椎管，或同时侵犯椎体，引起脊柱后凸畸形。因此，神经纤维瘤病患者，一旦出现有逐渐加重的脊柱后凸，需尽快进行手术矫治。

（三）成年人脊柱侧弯

由于脊柱侧弯的凹侧长期不正常负重，致使侧弯的凹侧形成严重的退行性改变，造成椎管狭窄，严重时不仅可引起腰痛，还可发生下肢无力及大小便障碍等脊髓神经功能的障碍。

二、手术治疗

（一）术前准备

脊柱外科手术术前准备已有论述，在此，再次强调指出的是：做脊髓造影及脊柱侧位断层片与Stagnara像特别有用处。脊髓造影可揭示脊髓受压情况，是来自前方（如先天性后凸的骨嵴），还是来自侧方压迫（常见为肥大畸形椎弓根引起的压迫）。侧位断层片或Stagnara像可清楚显示畸形体的情况，前侧方分节障碍还是侧后方半椎体畸形以及残留椎内盘情况等，有助于手术减压时选择截骨途径。脊髓造影还可清楚显示椎管内的占位性病变，如肿瘤及造成脊髓纵裂的畸形骨嵴等。由于脊柱侧弯常合并有严重脊柱旋转，做MRI或CT检查帮助不大，只在疑有脊髓纵裂或"栓拉综合征"时应用。

（二）手术方法选择

1. 脊髓侧方受压的减压治疗　脊髓造影（正位片）显示脊髓压迫主要来自脊柱侧弯最严重处凹侧的畸形肥大的椎弓根，而侧位片显示脊髓前方无明显压迫，则可采取后方背正中切口入路，显露棘突椎板及凹侧横突肋骨关节，切除畸形最严重处的凹侧半椎板及横突，显露出畸形肥大的椎弓根凸向椎管内，脊髓受压变细，并移向凸侧（图4-167），如法显露脊髓受压区全部凹侧椎弓根（常需4～5个节段），结扎切断此区域内凹侧的神经根和椎间孔处血管（或用双极电凝止血），将横突椎弓根咬除，直至椎弓根基底，然后使用作者设计的"协和"环钻，从椎弓根处钻入，先垂直钻入，然后由外向内，略斜行钻入椎体少许（如图中圆孔），然后分别斜向上、下，指向邻近椎弓根处方向钻入，用尖嘴咬骨钳将相邻钻孔向骨皮质咬除，形成一骨槽，然后再用刮匙掏空骨松质及刮薄相应骨皮质，一助手用神经剥离子垫棉片轻轻向内牵引受压脊髓，用垂体咬钳或小尖嘴咬骨钳咬除椎弓极及其基底少许椎体骨皮质，根据压迫脊髓程度，如法一一切除3～5个椎弓根，骨创面用骨蜡止血，充分减压后，可见脊髓移向凹侧变直，由原来压扁状态膨隆起来。减压后可在脊柱侧弯的凹侧上Harrington撑开棍以矫正侧弯畸形，然后行植骨术。减压部分，由于椎板及椎弓根已切除，可取一长度合适髂骨条，呈架桥状置于上、下方正常椎板上，并用细钢丝缝合到相应棘突上，防止骨块滑落压迫裸露的脊髓，其余部位植骨同一般脊柱侧弯。作者常于减压同时，给患者静脉输入地塞米松20～30mg，以减少脊髓的手术创伤反应，然后，每天静脉给予激素30～40mg，连续3天，同时使用其他神经营养药。如无意外，而且手术前脊髓受压的时间较短，则术后几周至3个月左右，脊髓功能将逐渐恢复。

2. 脊髓前方或侧方及前方同时受压的减压治疗　如脊髓造影侧位片显示脊髓前方受到压迫，而后方还能有部分通过，而正位片显示凹侧压迫较轻时，应做二期手术，先做前路减压及支撑植骨术，3周后再做后路矫正术，同时有侧方压迫者，不必强求在前路减压时去减除侧方的压迫，可在二期后路手术时，如同上述侧方减压法，解除侧方的压迫，这样可避免脊髓受到过大的手术创伤。

三、前路脊髓减压术

对于后凸或侧弯-后凸畸形合并有神经系统症状者，治疗上非常棘手，不仅需要矫正后凸畸形，还需解除脊髓的压迫，手术比较复杂，需全部切除半椎体、相应椎间盘组织等所有脊髓压迫因素，而且减压范围需足够长，完全去除脊髓压迫才有效。

显露方法如同前述半椎体切除法，应先辨认清楚肋骨横突关节、椎弓根及肋椎关节。一般从左侧开胸入路进入，较容易处理，因为可避开上腔动静脉，但如果合并有脊柱侧弯，则应从脊柱凹侧进入，这样才能彻底去除来自侧弯凹侧及脊髓前方的后凸骨嵴造成的压迫因素，脊髓才能移向前方及身体中线（即移向脊柱侧弯的凹侧），使脊髓重新行进更接近正常的径路，但如果同时合并的脊柱侧弯大于50°时，由于上腔动、静脉均移向凹侧，所以从脊柱凹侧进入显露反而会遇到困难，而从凸侧进入则容易得多，但要做脊髓的充分减压，仍需从脊柱侧弯的凹侧进入才能达到。

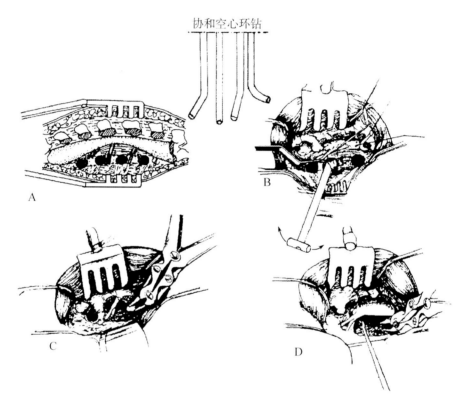

图4-167　脊髓侧后方减压术
A. 从椎弓根处钻入椎体；B. 连接上下椎弓根钻孔；C、D. 用咬骨钳及刮匙切除骨嵴减压

开胸显露椎体后，在后凸顶处，肋骨头连线前方，开一骨槽，宽度相当于椎体前后径的1.3（图4-168）。顺骨槽挖除椎体的松质骨，将骨槽逐步加深，有出血随时用骨蜡止血，同时注意椎体后壁为皮质骨容易辨认，然后用锐的弯刮匙刮出其后壁整个轮廓，顺骨槽从一侧挖向对侧皮质，将骨槽内全部骨质连同对侧相应皮质切除（图4-169）。

将整个骨槽打通后，再打开后侧的骨皮质，即脊椎管的前壁，在离后凸顶角较远处开始，用骨圆凿轻轻打开后壁皮质一个孔后伸入小锐刮匙，由后向前一点点刮除脊髓前骨质，可以看到硬脊膜露出，逐渐向后凸顶角处前进，直至彻底减压（图4-170）。如有脊柱侧弯同时存在，还需切除凹侧半椎体骨质，充分减压形成足够间隙，使脊髓能向前方及向中线移动，接近正常行进途径，应该指出的是，减压一般不能从脊柱侧弯的凸侧开始，这样不可能使脊髓移向中线，以获得松动的效果，后纵韧带不一定需要切除，除非发现它妨碍脊髓前移。如果脊柱后凸所含节段较多，即较广泛，则顶椎处相邻上、下方的椎体，均需大部切除，这样就需要在顶椎上、下方椎体上做前路坚强的支撑植骨（图4-171），植入时先一一切除融合范围内之椎间盘组织，松动脊柱，如果后凸严重，大于150°以上，则应支撑融合顶椎上、下方各4个椎体，而且支撑骨条应2根以上，最好有一根是较坚强的腓骨，在相应支撑植骨椎体上挖一孔穴，在助手向前顶椎后凸顶角处，进行手法矫正后凸同时，嵌插入植骨条卡紧，可防止植骨块滑脱。融合范围内的椎间隙及支撑骨条间隙，均植入椎体减压时切下之碎骨片压紧，表面还可盖一层明胶海绵防止碎骨节脱落，一定要防止碎骨节落入脊髓前的减压间隙，为此脊髓前间隙可松松填入一层明胶海绵，壁层胸膜一般不易缝合，能挂上1～2针即可，止血后逐层关胸或胸膜联合切口，置胸腔闭式引流管一根。图4-172示椎体切除矫正术后。

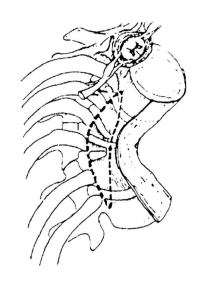

图4-168 后凸椎体处开骨槽范围

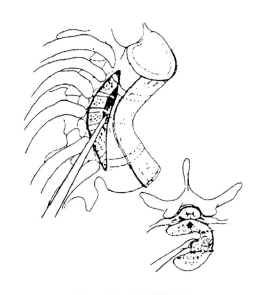

图4-169 开骨槽方法

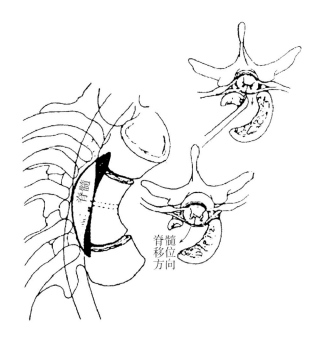

图4-170 切除脊髓前骨皮质

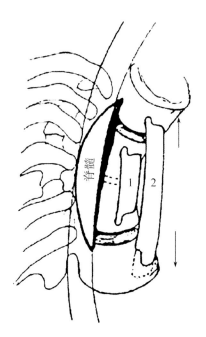

图4-171 支撑植骨

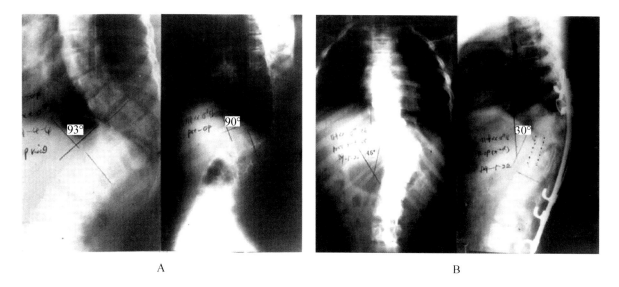

A   B

图4-172　先天性侧方及后方半椎体畸形前后路二期手术前后

A. 术前T₁₁侧方与后方半椎体畸形，形成脊柱侧弯93°及后凸畸形90°，伴不全瘫；B. 前路半椎体切除支撑植骨术及后路 Harrington撑开（凹侧）及加压（凸侧）矫正术后，侧弯减至46°，后凸减至30°，截瘫恢复

四、术后处理

1. 同一般开胸或胸膜联合切口护理常规。

2. 手术中静脉输入（小壶滴入）地塞米松20mg，以及每天给30mg，连续3天。

3. 术后可用山莨菪碱，20mg肌内注射，每天3次，连续3天，并可同时使用维生素B类神经营养药。

4. 由于手术减压中可产生对脊髓的刺激，术后常可出现截瘫短暂加重现象，一般经上述处理后，在几周至3个月内可逐渐恢复。

（叶启彬）

第十一节　先天性脊柱侧弯的治疗

先天性脊柱侧弯不管是脊椎分节障碍还是椎体发育异常所引起，除极少数外，脊柱两侧的不平衡发育生长都会随年龄（从3岁开始）增加而逐渐加重畸形。每年大约发展加重5°~7°，故对于有发展加重倾向的儿童，应严密观察和治疗。

一、非手术治疗

如塑料脊柱矫形支具及体表电刺激疗法，略能控制和延缓畸形发展速度，但不能对脊柱侧弯提供持久的帮助，只有对暂时不宜手术的儿童，可延缓手术的时间。对于那些有明显加重倾向的畸形，不应试行非手术治疗，以免既浪费金钱又耽误了最佳手术治疗时间。

二、手术治疗

（一）手术治疗的指征

最主要的指征是，一旦发现患者的畸形进行性加重，应尽早手术治疗，进行后融合术，并最好在3岁前完成，才容易控制畸形的发展。其他手术指征为畸形合并有疼痛，或有明显畸形外观，或畸形影响心肺功能，或合并有神经系统损害。

（二）术前准备

除同一般脊柱外科术前准备外，对于先天性脊柱畸形，还需做下述检查：

1. 全身系统检查 先天性脊柱畸形患者，常可合并身体其他部位畸形，特别以肾脏畸形多见，还有心脏畸形等，必要时需做静脉肾盂造影或心导管检查。

2. 先天性脊柱侧弯的患者，一定要做脊髓造影，以了解是否合并存在脊髓纵裂，或马尾终丝畸形所致"栓拉综合征"，必要时，做CT或MRI检查。

（三）手术方法的选择

1. 一侧骨桥所致脊柱侧弯的治疗 成功的关键是早期发现，早期治疗。由于有骨桥一侧即脊柱侧弯凹侧椎体生长受限，凸侧却能不断生长发育，故脊柱侧弯可迅速发展加重，所以，要在发展成严重畸形前，尽早进行脊柱后融合术。当首诊脊柱侧弯已很明显时，单纯后融合术无效，需对骨桥进行截骨矫正术。术前应仔细分析，不对称骨桥是仅累及后外侧，还是同时累及前方的椎体，进行脊柱正位X线断层检查可以确诊。如果脊柱侧弯患者的侧位平片显示有脊柱前凸畸形，说明仅有后侧或后外侧骨桥，切除骨桥并不困难。根据断层片，在前方椎体无骨桥部位，即椎间盘正常或接近正常的部位进行截骨，如同做强直性脊柱炎后路V形截骨那样，由椎板间隙处开始，先切除凸侧黄韧带及部分椎板，并在指向椎间孔主向上切除相应小关节，如法再做凹侧截骨显露脊膜囊。如有并肋存在，应在椎旁将并肋切断，截骨矫正术应缓慢进行，因为容易发生截瘫，操作过程中，应严密监护脊髓神经情况，单纯用Harrington撑开矫正较危险，有人建议截骨后用头颅环–骨盆环逐渐矫正至满意后，再做融合术，可获完全而满意的结果。

2. 侧方半椎体所致脊柱侧弯的治疗 一旦发现存在半椎体畸形，应进行严密观察，每半年摄X线片检查一次，如畸形进展，应尽早在畸形发展严重前即予以融合，以阻止病情发展。支具与电刺激治疗，对此型畸形均不理想。有人担心，早期融合会影响脊柱生长，这是事实，但只影响融合一段的脊柱生长，其他部位仍可继续生长，便应强调指出的是：如听任形成严重脊柱侧弯畸形，则造成的躯干短缩将更为明显。融合术后如脊柱畸形已被矫正至比较平直（残留角度不大），则融合后可不用外支具，如融合矫正后仍残留40°以上畸形，应在术后（整个小儿生长发育期）加用Milwaukee支具，以防止继发侧弯发展加重。关于半椎体切除问题，如半椎体所致侧弯能代偿（即头的中线仍在骨盆上），不一定切除半椎体；但如果不能代偿，甚至用牵引、石膏矫正也不能满意代偿者，应将半椎体切除。作者经验认为，如术前半椎体引起的脊柱侧弯发展较快，而手术时儿童年龄较小，在12岁以下，Risser征在（+++）以内者，应前路切除半椎体，或者用作者设计的"协和"环钻，从侧后方破坏半椎体生长板并植骨融合，否则矫正术后畸形会复发加重。腰段的半椎体应争取切除之，切除半椎体常用二期手术法，文献报告单纯前路或后路法切除半椎体，并发截瘫率较高，一般先做前路半椎体楔状切除，3周后再做后部手术，切除残留椎弓根及后部成分，加用C-D、TSRH或PRSS加压矫正，有助于闭合楔状截骨面矫正畸形（图4-173）。如儿童太小，可用PRSS进行加压矫正，仅做病椎上下3个节段融合（图4-174），PRSS允许矫正节段继续生长。亦有人先做后路截骨术，切除部分半椎体，3周后再做前路Dwyer手术或Zielke手术，闭合楔状截骨，矫正畸形。北京协和医院近两年来，使用一期前后路手术矫正效果满意。但应具备较好的术后观察处理条件，保证患者安全。手术技术则与分期手术无区别。

3. 脊柱后部畸形所致脊柱前凸畸形的治疗　需尽早行前路融合术，防止前凸发展至明显影响肺功能，而引起小儿早期死亡。

4. 混合型先天性脊柱畸形的处理　临床实践中，常常发现2个或多个先天性畸形复合存在，但处理原则基本上同上述。

（1）脊柱侧弯合并脊髓纵裂：Winter等报告，约有5%先天脊柱侧弯病例合并此脊髓病变。一般先天性脊柱侧弯患者存在下述情况时，应考虑有脊髓纵裂存在：①脊柱畸形处有异常毛发或色素沉着。②X线正位片见有椎板裂，二侧椎弓根间距与上、下方椎体比较明显增宽，侧位片可见有椎体融合，或椎体前后径明显比上、下方椎体小者。

脊髓造影可见脊髓分叉，CT检查可见来自椎体后缘或椎板前方的骨嵴，将脊髓分成左右两半（图4-175）。所以，对于先天性脊柱侧弯患者，术前需常规做脊髓造影，造成脊髓纵裂的骨嵴应在脊柱侧弯矫正前予以切除，以防止矫正时发生脊髓损伤。Winter建议，此类患者的骨嵴切除后，最好不用Harrington撑开矫正，因为这种患者的脊髓受拉伸的能力较差，或撑开纠正尽量小一些，笔者有限经验也证明，如严密监护神经系统，用Harrington装置撑开矫正还是可以的（图4-176）。

（2）马尾终丝畸形所致"栓拉综合征"：脊髓造影可见脊膜囊明显低位（甚至达S₄水平），CT检查可见终丝异常增粗，矫正术前应先将终丝切断，以免牵扯损伤脊髓。

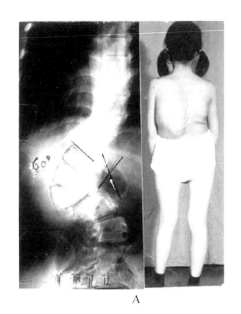
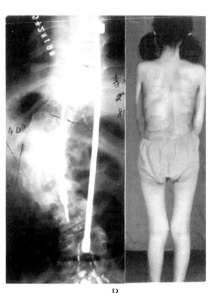

A　　　　　　　　　　　B

图4-173　先天性侧方半椎体畸形侧弯前后路手术矫正前后比较

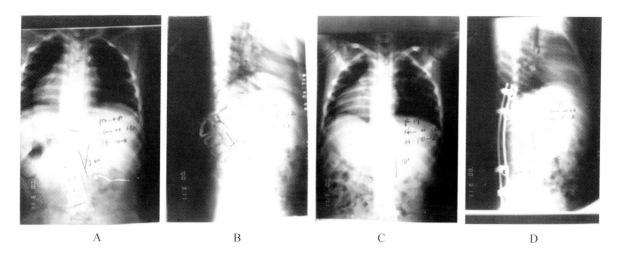

图4-174　患者，男性，12岁，T₁₁先天性半椎体畸形，侧弯32°（A），后凸90°（B）伴不全瘫，前路半椎体切除支撑植骨及后路PRSS矫正后，侧弯10°（C），后凸29°（D），截瘫完全恢复

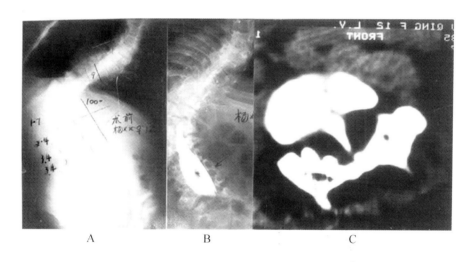

图4-175　脊髓纵裂影像表现

A. 先天性侧弯椎板裂，椎弓根距增宽；B. 脊髓造影示L₃处脊髓分叉；C. CT示椎体后缘骨嵴突入椎管

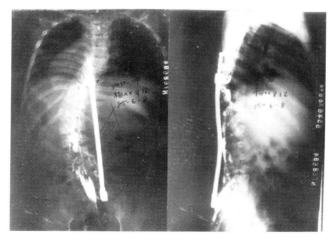

图4-176　同图4-175患者，脊髓纵裂骨嵴切除后，Harrington
　　　　　矫正侧弯至46°

三、前路脊柱截骨术

（一）适应证

主要用于矫治脊柱前方分节障碍的病例，脊柱前方分节障碍可引起明显后凸畸形，当首诊时患者的年龄已大于15岁，后凸的角度已超过60°时，需进行二期手术治疗。第一期行前方入路，对分节障碍的骨块（或称前方骨桥）行截骨术（anterior spinal os-teotomy），并同时进行支撑植骨，2～3周后再行后路手术。

（二）麻醉与体位

同脊柱前路松动术。

（三）操作步骤

1. 切口　根据病变部位，采取开胸入路或胸腹联合切口入路，切口水平取决于欲显露的脊柱平面，一般选择切除的肋骨应高出显露脊柱最上端一个肋骨（如需显露脊柱最高节段为胸$_8$，则最好切除第7肋骨进入）。如需更广泛牵开切口，还可切断切口上下紧邻的肋骨后段（肋骨角处）1～2cm长。

2. 手术过程　开胸后，用胸腔自动牵开器牵开切口，用湿纱布垫挡开肺组织，然后用15号刀轻轻切开需显露的脊柱的椎前胸膜壁层，然后用"花生米"纱球自两侧推开，可见椎间盘呈白色隆起，而椎体略凹陷，在每一个椎体中部有节段血管横过，小心用直角血管钳将其游离结扎切断，连同胸膜壁层向两侧推开直至椎间孔处，注意此处血管不能用电灼止血，因这些血管常和脊髓的动静脉沟通，电灼止血可能会影响到脊髓的血运。在腰段显露比胸椎困难些，因为其前方有腰大肌覆盖。在后凸脊柱的前方凹侧，充满坚强的结缔组织，不易分离。可用手指触摸到脊柱前方，先在隆起的椎间盘处开始向两侧推开椎前软组织，即显露椎间盘，并可见在两椎间盘之间的椎体中部之节段血管，一一结扎切断，若盲目乱推剥，易撕裂此处节段血管引起出血。用锐剥离法剥离并向侧方推开椎体前腰大肌直达椎间孔处。用手指或钝Cobb剥离器裹上干纱布，先在后凸顶上、下方紧贴椎体将椎前软组织轻轻推开，直至对侧横突根部。在后凸顶角处，用15号刀将其上的结缔组织纵行切开，并用Cobb剥离器进行骨膜下剥离，推开并切除这些结缔组织，清楚显露出分节障碍处的畸形椎体。

然后做截骨术。用Cobb剥离器垫好截骨部位对侧，然后用骨力做一骨槽和后方残存椎间盘相连，将骨槽中骨质切除干净，直达对侧；后方到椎间孔前方，直至用Harrington撑开钳检查完全松动为止（图4-177）。在切除后部骨质时应注意，胸椎在肋骨头连线的后方；腰椎在椎弓根连线的后方（图中虚线的后方）为椎间孔，慎勿过深进入，损伤脊髓。一般需切除后凸顶上、下方各1～2个正常椎间盘组织，以利松动脊柱，使在前路支撑植骨时或以后后路加压矫正时能更有效地矫正畸形。

最后行前路支撑植骨术。在植骨椎体上挖好骨槽穴，取合适长度腓骨（较好）或肋骨，助手用力从后部顶椎后凸顶角处，使截骨处张开情况下，嵌插入植骨条。三周后再根据情况做后方矫正术。常用双Harrington、C-D或TSRH加压装置。

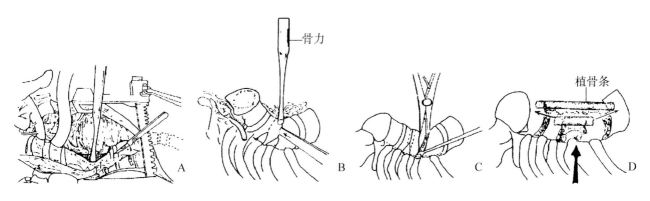

图 4-177 前路脊柱截骨术

A. 显露前方脊椎分节，障碍处用Cobb剥离子垫好；B. 于分节障碍处截骨；C. 检查截骨处松动情况；D. 腓骨（或肋骨条）嵌入支撑植骨

四、前路半椎体切除术

（一）适应证

适于脊柱前方发育障碍所形成的完全性或不完全性后方半椎体所致严重脊柱后凸畸形病例。

（二）麻醉方法

体位与显露同上述。

（三）手术过程

显露出半椎体部位后，可先切除半椎体处残面的椎间盘组织，有时仅残留一条白色的小缝几乎完全骨性融合（图4-178A）。需顺白线进行截骨至完全松动为止，并可同时切除半椎体上、下方1～2个正常椎间盘组织，然后一片片切除半椎体前方骨质（anterior hemivertebra excision），图中虚线所示（切下松质骨保留作植骨）。这样可连同切除半椎体前方的纤维结缔组织，有利于松动脊柱，但不需将整个半椎体全部切除，可留后方即椎管前方一薄层骨质，然后在重力负荷线上做支撑植骨术。注意整个脊柱后畸形结构的上、下两端末椎，均应包括在融合范围内，以矫正畸形和融合稳定脊柱。植骨材料最好有根腓骨，其余可用切下的肋骨，然后在支撑植骨间再填入骨片（图4-178D、E）。常见错误是仅融合后凸顶角处2～3个椎体，这样太短的融合，不仅不能满意矫正畸形，而且容易招致融合失败，畸形进展，如患者同时合并有脊柱侧弯，则植骨条应放在偏脊柱侧弯凹侧位置。然后根据矫形需要，手术后3周再用后路哈氏加压矫正术，或凹侧撑开凸侧加压的哈氏手术。

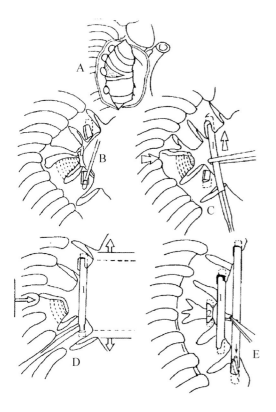

图 4-178 前路半椎体切除支撑植骨术

1、2均系支撑植骨条

（四）术后处理

除同一般开胸手术和胸腹联合切口手术护理外，在搬动患者过程中，应避免过度后伸脊柱，以防止嵌入的植骨松

脱。术后石膏心固定3个月，然后改换塑料支具至少半年。

（叶启彬）

第十二节　100°以上严重脊柱侧弯的治疗

国外将脊柱侧弯畸形度超过80°者，称为严重脊柱侧弯。我们的实践经验认为，只有超过100°以上的脊柱侧弯，才会给手术带来一定的困难。由于这一类型的脊柱侧弯常常合并较严重的后凸，同时发生明显的脊柱旋转，而且畸形比较僵硬，所以，上钩放棍均比较困难，截瘫较容易发生。这类患者的肺功能均有不同程度的损害，术中术后的危险性均较大，术后脱钩断棍发生率提高，甚至可发生肺功能衰竭而死亡。法国Stagnara报道一组病例，平均畸形度128°，死亡率达5%。北京协和医院自1983年以来，在治疗轻型脊柱侧弯取得成功基础上，着手研究解决这一问题，至今在院内、外做了近200例100°以上的严重脊柱侧弯，1988年总结早期的65例，平均畸形度120.2°，平均矫正率达35.5%，最好达61.2%（图4-179）。无一例死亡或产生神经系统并发症，达到国际先进水平，取得了一些粗浅体会。

治疗严重的脊柱侧弯，要求术前严格准备，仔细分析患者脊柱侧弯的特点和全身状态，选择合适的手术方法，制定正确周到的术后护理方案，才能获得满意的治疗结果。

一、术前准备

除一般大手术常规准备外，还需特别注意下述几点：

1. 训练呼吸功能　简易方法是，每天练习深吸气，吹玩具大气球或专用呼吸训练器。

2. 牵引　每天利用四头带悬吊重力牵引数次，可以减少畸形僵硬度，特别严重的畸形，还需做头-骨盆环支撑牵引3～4周。

3. 手术前按照悬吊位相，估计好脊柱侧弯的可矫正度，正确选择手术方法。

二、手术方法选择

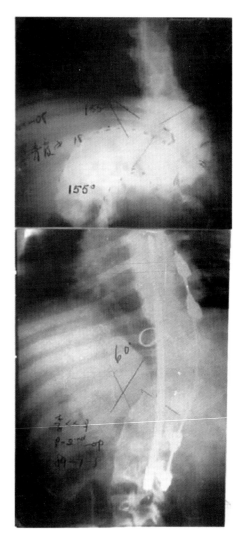

图4-179　严重僵硬脊柱侧弯经前后路二期手术矫正后侧弯曲155°矫正至60°（61.2%）

全面分析患者年龄，脊柱侧弯的僵硬程度，全身状态及经济情况等，为每一例患者选择好合适手术方法。

1. Harrington撑开棍及Luque钢丝法　适于相对年轻一些，侧弯相对较柔软者，或经济状况允许做一次手术者。行一期后路Harrington撑开矫正术，由于脊柱的旋转，上钩孔和下钩孔常常不在一个平面上，放置螺纹外撑开架时，容易掀裂放上钩的关节突，或棍的下方端不易进入下钩方孔，致放置Harrington装置非常困难，可通过下述几种方法处理:将后凸顶椎及其相邻的上、下方的椎体的凹侧肋骨后段切除3cm左右，以减少后凸度，然后在矢状平面上弯好Harrington棍使棍与胸后凸大致相一致（棍后凸比术中胸后凸少20°左右）；另外，使用作者和吴之康教授研制的"协和旋转扳手"（图4-180A），旋转棍下端，以对准钩方孔，然后用协和椎棍器将棍打入（图4-180B）。如棍进入仍然有困难，可用持棍器及协和旋转扳手固定棍的下端，顶在下钩孔边缘，卸去螺纹外撑开架，改用持钩器持下钩，同时旋转棍下端及下钩孔，相互对合，使棍端进入下钩孔，在进行此操作过程中，需一助手专职用持钩器稳住上钩，防止掀裂下关节突，安放好Harrington棍后，需用Luque钢丝穿过椎板下或剥离出的肋骨下，多处固定Harrington棍，以减少上、下钩的负荷，防止断棍和脱钩。

2. 联合应用Harrington撑开棍、加压棍及后方脊柱松动术 此法适于严重脊柱侧弯合并有胸腰段后凸者，显露脊柱后，先做后方截骨术，在后凸顶椎的上方或下方一个椎间隙处截骨（勿在顶椎上截骨），如同强直性脊柱炎V形截骨，从椎板间隙处开始，斜行向上，经小关节达到上一个椎间孔处，先做凸侧截骨，而且截骨间隙应较凹侧宽些，然后做凹侧截骨，截骨完成后，在脊柱侧弯的凸侧，先上Harrington加压装置，缓慢加压，矫正一部分后凸与侧弯畸形，

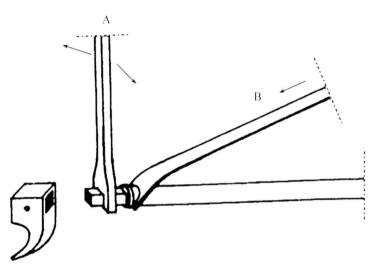

图4-180 协和旋转扳手（A）及椎棍器（B）的应用

做"唤醒"试验，检查患者双下肢活动，然后上凹侧Harrington撑开棍，撑开矫正，再次做唤醒试验，由于已先矫正了后凸畸形，故有利于放置凹侧棍。但这种手术方法，要仔细进行，防止截瘫。

3. 双Harrington棍法或凹侧双C-D棍矫正法 治疗严重脊柱侧弯，亦可在侧弯的凹侧放两根Harrington棍，给予双倍支撑力量，一般先放内侧短棍，较易放置，先矫正一部分侧弯后，脊柱旋转也随之矫正一部分，使放置长的Harrington棍较易进行，矫正效果也较由于矫正为分散，术后断棍脱钩较少发生。新疆田慧中设计一个下钩，两个上钩的双棒，亦有类同矫正效果。也可在凹侧上双C-D棍（图4-181）。

4. 联合Harrington-Luque矫正术 适于严重脊柱侧弯，但畸形相对尚较柔软，术前预测能矫正至50°左右者。先做凹侧Harrington撑开矫正，再加用凸侧Luque棍矫正，可进一步矫正畸形，联合方法的矫正效果比单纯使用一种方法好，多点牢固固定，又有利于术后维持畸形矫正，术后使用塑料支具外固定即可，脱钩断棍明显减少。

5. 两期手术法 即经胸或胸膜联合切口入路，先做严重脊柱侧弯的前路松动术，松动5~6节主侧弯的脊柱节段，3周后再做后路矫正术，前路手术可使僵硬的脊柱松动。本院病例分析证明，术后能增加16.2°左右的脊柱可矫度，故能提高后路矫正效果，前路松动术，还可获得松动区的前融合，能加强后融合作用，减少植骨假关节的发生，从而减少断棍和脱钩。

6. 头颅环-骨盆环支撑矫正法 严重脊柱侧弯，特别是合并有严重后凸畸形者，可先用头颅环-骨盆环

撑开装置，通过装置上螺纹撑开棍，每天缓慢撑开矫正脊柱侧弯畸形，能达到满意的矫正程度（详见第四章第十节）。由于脊髓比较能适应缓慢地拉伸作用，所以，头颅-骨盆环矫正不易发生脊髓损伤，术前即能获得30%～40%的矫正，所以后路手术时，不再需要做更多的矫正，比较安全。进行头盆环撑开矫正时，头三天撑开速度可快些（可一次撑开几个毫米），一周后，每天只能撑开1～2cm。北京协和医院一般使用头颅环-盆环牵引四周左右，即进行后路手术，由于手术时脊柱侧弯及后凸获得了基本满意的矫正，脊柱旋转也随之改善，故容易放置钩、棍，甚至可在局麻下进行手术，其缺点是患者住院时间长，周转慢，另外，每天需检查调整牵引，比较费事。

应该强调指出，不管用何种方法进行矫正治疗，如矫正术后仍然残留有严重的脊柱后凸畸形（超过70°者），很容易发生断棍和脱钩，我们认为，应为此类患者再做前路支撑植骨术（图4-182）。防止或者减少严重脊柱侧弯患者手术失误和并发症的发生，还有许多技术上的细节问题，将在本章第十三节"脊柱侧弯治疗中的失误和并发症的探讨"中详细论述。

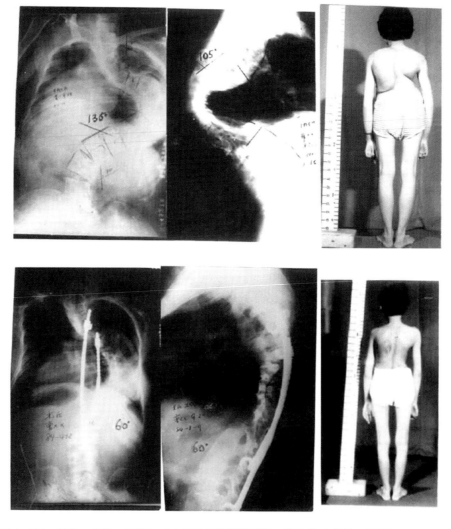

图4-181　患者，女性，24岁，成人严重僵硬脊柱侧弯，前路松动术后，凹侧双Harrington
　　　　　矫正脊柱侧弯-后凸畸形，侧弯从135°（上排）矫正至60°（下排），后凸从
　　　　　105°（上排）矫正至60°（下排），外观明显改善

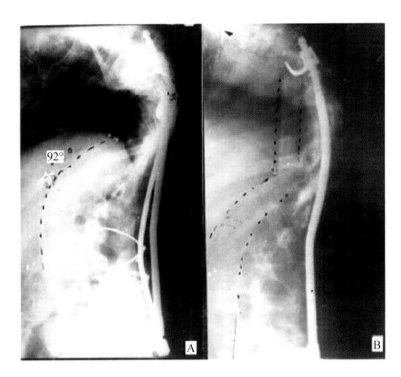

图4-182　严重侧弯－后凸畸形加用前路支撑植骨
A. 矫正后残留后凸92°致断棍；B. 加前路支撑植骨后矫正满意

（叶启彬）

第十三节　脊柱侧弯治疗中的失误和并发症的探讨

目前脊柱侧弯的治疗工作已在全国迅速开展，北京协和医院自1981年至今，已在院内外治疗了脊柱侧弯两千余例，取得了一定成绩，荣获部级二等奖及国家三等奖，但也存在一些问题。为促进脊柱侧弯治疗工作的开展，减少手术操作中的失误和并发症的发生，本节重点论述脊柱侧弯手术治疗中并发症发生的原因和我们有限的防治经验。本文将分析一组有合并症病例共101例（院内30例，院外71例），其中脱钩30例，断棍22例，Luque钢丝断裂或脱落15例，侧弯畸形复发加重12例。术后出现新的两肩不平或平背畸形13例，感染8例（深部1例，切口感染7例）及气胸1例。现就失败原因及一些防治办法分述如下。

一、矫治失败的生物力学因素

脊柱有其正常的解剖结构和生理曲线，脊柱侧弯的发生正是由于各种原因导致这些结构形态和曲线发生了变化，手术矫治时，应充分考虑。本组由于手术时忽视了这些解剖和生物力学因素而导致失败者23例，占22.77%。

1. 平背畸形（胸后凸消失）　9例，占本组39.13%，为放入的金属棍（Harrington、Luque或C-D棍）事先未弯好与胸后凸、腰前凸相一致的生理弯曲所致。也有些矫形装置的棍本身不能弯曲。

2. 脊柱侧弯矫正术后肩部倾斜反而加重　本组4例，占17.39%。这是处理胸段双弧（King V型）侧弯时上钩放置不当造成的。在处理这类侧弯时，应同时注意第一肋的倾斜情况，如第1肋在上一胸椎侧弯的凸侧翘起，第1胸椎上缘线在水平横线上方，则上钩应放在双弧中上一个胸椎侧弯的凹侧，如放在凸侧，则两肩不平衡将加重。使用较坚强的内固定为C-D、TSRH等时，如融合范围选择不当，可发生先代偿继发其他部位畸形（参阅本书有关融合范围选择的论述）。

3. 引起脊柱侧弯畸形复发并加重　本组7例，占30.44%。常见技术原因为 Harrington 下钩未放在脊柱侧弯矫正的稳定区（stable zone）内，即未放在两侧 $L_5 \sim S_1$ 小关节中点连线的垂直线内（图4-183，图4-184）。另一原因为生长发育中的先天性脊柱侧弯，特别是一侧有半椎体畸形者，术后虽然固定及植骨生长均好，但仍不能控制半椎体上下骺板极强的生长力，脊柱侧弯继续向凸侧加重。我们用自行设计的"协和环钻"，先从后侧方进入破坏半椎体的上、下生长板，同时做植骨融合，然后再矫正脊柱侧弯，手术一期完成。

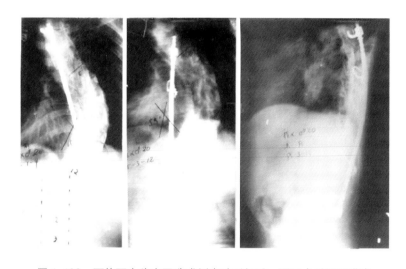

图4-183　下钩不在稳定区造成侧弯畸形加重，再手术后矫正满意

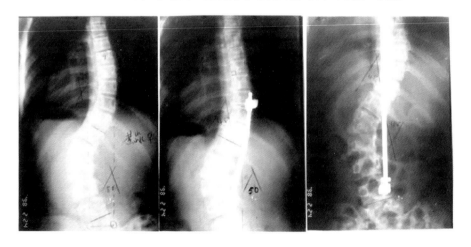

图4-184　腰段侧弯，第一次手术C-D棍放置不良致畸形复发加重（A、B），改成C-D
棍后畸形矫正，脊柱平衡

4. 矫正力矩过大致断棍脱钩　本组3例，占13.04%。一些矫正装置具有强大矫正能力，所以应根据

预计脊柱侧弯可矫正度预弯好金属棍，我们的经验是15岁以下，100°以内的脊柱侧弯可矫正度约等于悬吊位X线片测得度数减去20°~25°所得值。在矢状面上棍应弯成的后凸比术中的脊柱后凸少20°左右为宜，应根据预测好矫正后的残留角度大小，将金属棍预弯好相应弧度。绝不允许直棍放入以防止断棍或掀脱钩子。

二、适应证掌握不当引起矫治失败

本组29例，占28.71%（本组包括4例棘突钢丝法）。手术方法的选择应仔细结合脊柱侧弯的类型、畸形形态及严重程度等因素，否则易导致手术失败。

1. 严重脊柱侧弯特别是合并有100°以上的后凸畸形者，应先行前路脊柱松动术，否则容易发生断棍和脱钩，本组7例，占24.14%。术后残留后凸畸形大于70°者，最好再行前路支撑植骨术。

2. 胸腰段或腰段脊柱侧弯合并大于Ⅱ°的脊柱旋转，应行前路去旋转手术，3周后再行后路矫正术，否则由于在严重旋转的脊柱上，上下钩不在一个平面上，旋转应力大，容易引起脱钩，本组6例，占20.69%。

3. 神经纤维瘤病性侧弯或成骨不全性侧弯，由于植骨不易生长或骨质脆弱不能耐受支撑力而易脱钩断棍，本组3例，占10.34%，应选择多个支撑点的内固定装置，如Luque装置或C-D系统。

4. 脊柱侧弯分型错误致内固定不当而失败，本组2例，占6.90%。从部位上说，如腰骶型侧弯中骶骨应作为脊柱侧弯的组成部分，固定应达到骶骨，否则失败（图4-185）。

5. 内固定技术选择不当11例，占37.93%。从程度上说，有些内固定技术，如C-D、Luque和Drumand法，只适用于轻型脊柱侧弯（侧弯小于80°或悬吊位片示侧弯度能减轻到50°以内的柔软侧弯）。C-D装置如在严重脊柱侧弯中强行旋转矫正，易掀裂中间钩处椎板。Luque装置在术后残留侧弯度仍大于50°。维持矫正力较差，易发生棍与钢丝断裂。而将Drumand法（即棘突穿钢丝法，国内也有以改良Luque法加以报道的）误用于矫正较严重的脊柱侧弯后凸时，由于胸段棘突薄弱，不仅效果差，且易撕脱棘突或断钢丝而失败（图4-186）。

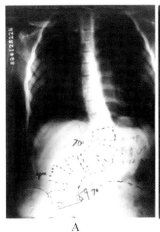
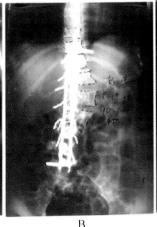
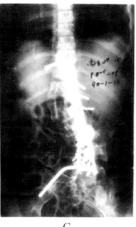
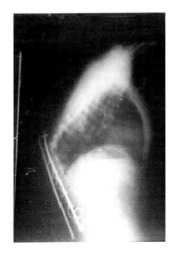

A　　　　　　　B　　　　　　　C

图4-185　分型错误，不认识腰双弯（A），仅矫正上腰弯，未将下端固定到髂骶部致矫正失败（B），改用Galvasfor手术将凹侧棍固定致髂骶，矫正满意（C）

图4-186　Luque钢棍，未预弯生理弧度，棘突下穿钢丝，大薄弱致Luque装置断裂散落失败

三、手术操作失误导致矫治失败

本组37例，占36.63%。每一种手术技术均有其规范的操作方法，应准确掌握，以避免下述失误。

1. Zielke螺钉放置不整齐，致相邻两螺钉间的Zielke螺纹棍形成较大的成角扭曲，易造成螺纹棍断裂，3例，占8.11%（图4-187），所以，放置Zielke螺钉时应注意良好排列，使之能平顺放入螺纹棍，此外，如果前路Zielke手术后，残留侧弯度大于40°则应加行后路手术。目前建议前路手术时用直径>5mm棍。

2. 手术因素致脱钩8例，占21.62%。脱Harrington上钩，常由于在放上钩的下关节突处未做"┏"型切迹（图4-188），致钩挂在较薄弱的下关节突边缘而易断裂。如果误将钩舌放入骨切迹的内外皮质骨板之间，此时仅外层骨皮质负荷上钩亦易导致掀裂。在T_6以上放置上钩时，应注意其下方紧邻的上关节的近关节间隙处有明显的骨嵴突起，正好顶在上钩的后部成为放棍后掀裂下关节突力量的杠杆支点（图4-189），故放上钩前应予削平。Harrington下端从下钩槽孔内滑出是由于上钩下未放"C"环致Harrington棍向上滑移脱出所致，有椎板裂畸形处放钩致1例C-D下钩脱落，此类患者应用C-D椎弓根螺钉代替钩。

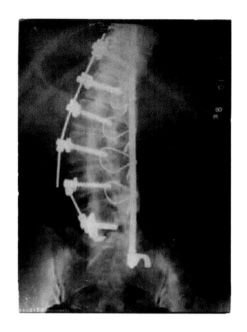

图4-187 Zielke钉放置不当致螺纹棍扭曲断裂，而且残留角度过大（85°）。重新放置Zielke装置并加作后路手术，侧弯成功矫正至40°

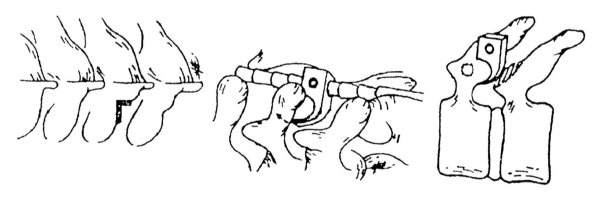

图4-188 于脊突根部及下关节突处作"┑"形切迹

图4-189 虚线处为隆起骨嵴

3. 违反Luque棍放置原则致Luque装置散落（10例，占27.03%）和Luque钢线断裂（5例，占13.51%），其中4例钢丝断裂发生在棘突穿钢丝法，而椎板下穿钢丝者仅1例发生钢丝断裂。再次手术时，见断裂钢丝处已有纤维结缔组织包绕，一般不存在损伤脊髓神经倾向。Luque装置固定范围的选择相同于Harrington棍应用原则，固定太短，可致畸形复发。如果Luque装置上端固定在靠近脊柱侧弯后凸顶椎上（正确的方法是在顶椎上方至少第3个椎体上），不仅上端钢丝易断，而且棍端顶在皮下常引起疼痛。Luque棍的L形短臂应压在长臂下，并需要钢丝将两棍拧拢在一起组成强有力的矩形矫正装置，否则短臂可旋转滑脱顶在皮下，或向上、下滑脱致Luque装置散落。Luque装置在矫正脊柱侧弯时上下端及顶椎处所受应力最大，需用双股钢丝，否则钢丝易发生断裂而致失败。

4. 过早拆除内固定并切除"剃刀背"处的肋骨后段，破坏了脊柱的后部稳定成分，造成畸形复发或加重，3例，占8.11%。如无特殊原因，脊柱侧弯内固定装置不主张再手术取出。此3例先天性脊柱侧弯及后凸畸形患者（先天性后方半椎体），外院取棍后又错误地行后凸处棘突椎板切除及相邻肋骨后段切除，术后不久畸形复发并加重，同时出现不全截瘫。

5. 过度依赖内固定装置，植骨不良，外固定时间太短（应至少6个月），致假关节形成，内固定装置疲劳断裂，8例，占21.62%。此外植骨尚未愈合，即进行过度活动（重体力劳动，跌跤，体育达标锻炼等），也可引起断棍脱钩和断钢丝等。生长中儿童脊柱侧弯术后存在复发倾向，不能按照成人方法处理，应选择好内固定方法。

四、神经系统并发症的防治

虽然过去总的很少发生截瘫并发症，但有不少病例下肢出现一过性感觉过敏现象，属截瘫前期表现，椎弓根钉技术使用以来，截瘫并发症有增加趋势，因为椎弓根周围毗邻脊髓神经和血管，本身结构小在脊柱侧弯时常有解剖结构变异，很容易误伤，究其原因，有如下几种：

1. 过度矫正是一重要原因　对此术前应对脊柱侧弯的可矫度有一比较正确的估计。我们的经验是：15岁以内、100°以内的脊柱侧弯，可矫度约等于悬吊位X线片测得度数减去20°～25°所得值（如15岁儿童，术前脊柱侧弯为85°，悬吊位度数为60°，则60°−20°（～25°）=40（～35°），即手术矫正至术后侧弯度35°～40°较为安全。施行了脊柱侧弯松动术者，可多矫正10°～15°。100°以上的脊柱侧弯，悬吊位测得度数减去15°～20°值为预计矫正度。但应强调术中做唤醒试验，矫正到一定程度后，唤醒患者，在患者下肢不断活动的情况下加大矫正度，则非常安全，一旦下肢出现过度矫正截瘫，尽快在4小时内手术放松矫正，80%患者可以恢复。

2. 迟发截瘫发生原因　手术后立即检查神经系统情况完全正常，但术后第2天或第3天始出现神经系统症状，则可能为水肿因素，水肿常于术后72小时达到高峰，应用激素或甘露醇等脱水药可在几天内恢复。如引流不畅，也应考虑血肿压迫。术后第3～4天出现截瘫伴有高热者，应考虑有感染的可能。有上述这些情况时，应紧急手术解除压迫因素，感染病例可在清创术后取去金属内固定（有经验的医师也可暂时保留植骨块及金属装置），然后置管持续冲洗吸引3周，全身用广谱敏感抗生素，一般感染可获控制。保留金属棍者，可遗留有小瘘道，需换药治疗，等半年后植骨生长已完成时，再取去金属棍，可保持脊柱侧弯的大部分矫正。

3. 先天性脊柱侧弯中，有一些在矫形时容易引起脊髓损伤的结构，应先仔细处理，如先切除脊髓纵裂病例中的骨嵴，有"栓拉综合征"的终丝，国内外都有报道，即使先行切断也无法预防迟发截瘫的发生。先天性脊柱裂病例中，显露脊髓时勿将椎板裂一侧当作棘突处理，应从上、下方正常部位解剖起。

4. 椎弓根钉技术不熟练，致钉进入椎管，应仔细操作至在C臂监视下进行，术者应熟悉椎弓根解剖。

脊柱侧弯矫正术后，主管医师应在患者麻醉清醒后，立即检查双下肢感觉、运动及牵拉尿管检查膀胱感觉情况，并记录在案，使能尽早发现神经系统损伤及分析损伤的原因。

五、内固定装置加工处理技术和材料因素

内固定装置加工处理技术和材料因素导致矫治失败15例，占14.85%。

Harrington棍断裂常发生在棍的有齿和平滑部交界处，此处为机械加工薄弱点。弯棍时，棍的后凸顶点应避开此部位（图4-190），而且在上钩下方棍的齿槽数不应超过3个（图4-191）。Luque棍一般要求在侧弯凹侧用直径0.8cm的，凸侧用直径0.6cm的，国内生产的棍只有0.6cm直径一种，所以易断裂。一般要求螺纹棍直径有3.2mm。Harrington加压棍从钩槽中脱出常是由于钢材质量不良致加压钩槽壁向两侧张开造成7例，占46.66%。

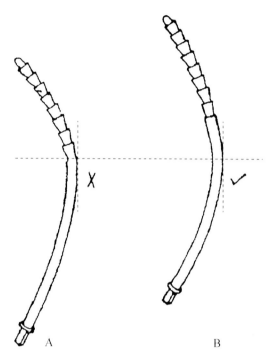

图4-190 棍后凸在齿与平滑交界处易断棍（A），正确弯棍法（B）

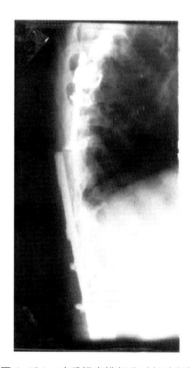

图4-191 哈氏棍齿槽部分过长致断棍

六、感染的原因及防治

发生感染的原因可能是多方面的，手术室环境、空气质量及皮肤准备以及内固定材质不良或表面清洗不彻底，均可发生术后急性感染或术后一段时间后发生"金属排异"或迟发感染：本组8例，53.34%。

可通过下述措施减少感染发生：

1. 抗生素的应用 手术当日晨静脉给予大剂量抗生素，术后继续使用6～10天。

2. 术前严格做皮肤准备，勿剃破皮肤，全身不得有任何感染灶，甚至面部痤疮。

3. 内固定材料良好并洗刷干净。

4. 严格无菌技术，尽可能减少手术创伤。

5. 术后引流，至引流液少于50ml时拔管。

（叶启彬）

第五章　生长中儿童脊柱侧弯的治疗

第一节　生长中儿童脊柱侧弯治疗的探索

在过去几十年里，人们早就发现，用治疗发育成熟人群脊柱侧弯的成功方法去治疗生长中儿童脊柱侧弯，特别是10岁以内早发性脊柱侧弯（early-onset scoliosis，EOS）会出现很多问题而失败，最主要的问题是无法控制术后脊柱侧弯的复发加重，或出现固定区上下端"附加畸形"（adding on）或"曲轴"现象。另外，一些作者观察到，单纯后融合无法控制前方椎体畸形的生长发育，提出前后路一起融合方法，但过早融合带来的上身短小和影响心肺功能发育也为人们所不能接受。为此，自20世纪70年代以来，一直有一部分脊柱外科学者在摸索儿童脊柱侧弯的治疗，在不断寻求一种新的理想的治疗方法，既能矫正脊柱侧弯又不影响脊柱的生长和运动，提出非融合生长棒技术。

回顾生长棒技术的发展历史，其临床研究工作很长一段时间主要向两个方面发展：一派是单纯从机械矫正观点，从内固定装置考虑，设计出长度可延伸的各种生长棒，早期以Harrington皮下棒、Luque-Trolley、McCarthy枪刺样套接棒和Isola儿童延伸双棒为代表，但这一类只是延缓脊柱融合的时间，满足身高增加的要求，都没有对脊柱侧弯的调控功能。因此需要依靠反复手术撑开矫正（约6个月1次），这对儿童无疑是残酷的，而且越来越多的使用者发现，1~2年后撑开越来越难，到最后完全撑不动了。一些学者则认为单纯后部手术无法克服前部脊柱生长，这是发生术后脊柱旋转加重、曲轴现象和侧弯加重的原因，提出用椎弓根螺钉所谓"三维矫正"方法去矫正儿童侧弯，但事实上，术后侧弯仍继续发展。毫无疑问，这些新技术都曾经在某一时间段起过一定作用，但大部分都还没有达到理想的水平，或因存在这样或那样的问题而最终几乎被放弃或淘汰了。目前还仍然处于一种不良循环中：一种被认为是"理想的方法"出现–被推广和应用–早期效果或可以–几年后问题出现–基本上手术失败–另一种"好"方法被推出来取代它–几年后随诊又发现问题–再次失败被迫放弃，书写了单纯机械矫正观点治疗生长中儿童脊柱侧弯的失败的历史。由于方法几年一换，所以极少有长期随诊病例报道。

另一派学者则在关注搞基础的学者的研究成果，后者在动物身上研究不对称应力对脊柱侧弯发生、发展加重的影响，美国Stoke等实验室研究人员，对生长中儿童脊柱侧弯的矫治已做了很多工作，他们应用调控方法，在研究动物的"椎体"一侧施加压应力，另一侧施加张应力，可以诱导出脊柱侧弯，而逆转之，又可以将人工诱导出的脊柱侧弯自行矫正。并得出结论认为，儿童脊柱侧弯术后进行性复发加重，是由于术后侧弯脊柱的两侧存在由不对称应力导致的不对称生长，即凹侧压应力抑制凹侧椎体终板软骨生长，而凸侧张应力加大则促进脊柱侧弯凸侧椎体终板生长，这是Hueter-Volkman定律效应。而利用矫正装置逆转Hueter-Volkman定律时，侧弯又会自行矫正。他们还调侃说："鼓励临床大夫制造出有效方法来验证我们的实验结果"。于是，国内外一些学者加强应用这方面的实验结果，在临床中进行观察和深入研究调控对脊柱两侧椎体终板不对称生长影响现象，让脊柱外科医生逐渐领悟到，治疗成年人的脊柱侧弯单纯用机械力矫正即可，而儿童术后仍然在生长发育，第一次手术后残留的脊柱侧弯也会跟着生长加重，因此儿童脊柱侧弯矫形系统，除了要在手术时能立即提供满意的矫正效果外，还需要能对手术后残存的脊柱侧弯带来的侧弯椎体两侧的不对称应力及由此引发的不对称生长进行调控，逆转 Hueter-Volkman 定律效应，即能在凹侧产生张应力促进脊柱侧弯凹侧椎体终板生长，而在凸侧产生压应力，抑制凸侧半椎体终板的生长，从而使术后在儿童生长期间减少侧弯矫正丢失或使侧弯度进一步自行矫正。鼓励脊柱外科医生在寻求逆转 Hueter-Volkmann 定律的方法，调控脊柱两侧椎体终板不对称生长，打断脊柱侧弯发展加重的恶性循环方面，前述依靠凹侧撑开不行、单纯非融合技术不行，那在侧弯的顶椎部位侧，应如何去改变呢？在支具治疗侧弯有效基础上，作者于1990年曾设想并提出了用电刺激仪刺激凸侧肌肉收缩，在凸侧产生压应力治疗脊柱侧弯，并设计电刺激仪，这个原始的设想，发表在我的讲义版《脊柱外科新手术》（1991年版）一书中（图5-1）。并对一组儿童脊柱侧弯进行了治疗观察。由于刺激力和刺激时间不够，未能完全成功，但方向是对的。

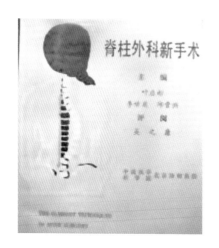 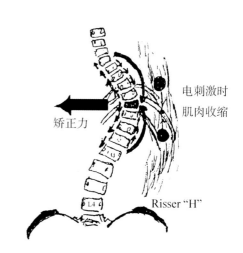

图5-1　《脊柱外科新手术》（1991年版）

近十多年，各国的学者也逐渐试图寻找调控侧弯脊柱椎体两侧不对称生长的方法，通过逆转 Volkmann 定律方法来解决这个问题，这方面的代表有美国U形椎体锚钉固定系统、中国的脊柱侧弯板-棍矫正系统(plate rod system for scoliosis，PRSS)和俄罗斯脊柱侧弯矫正钢板等。U形椎体锚钉固定系统同时抑制脊柱侧弯凹、凸两侧椎体终板软骨生长，只是凸侧抑制多一点，同样没有对脊柱侧弯的调控功能。我们于1998年研制成脊柱侧弯板-棍矫正系统(PRSS)，并应用于临床治疗脊柱侧弯（对成人无优势，适于儿童），虽然它设计并不复杂，但它却比较符合 Heuter-Vlkmann 定律的要求，它通过凸侧板棍侧推力，可以改变儿童脊柱侧弯的椎体两侧的不对称应力[已经 MTS 测试（与香港吕维嘉博士合作）、X 型胶原测试（北京协和医院张嘉、吴志宏）、光弹试验（北京工业大学张亦良主任合作）等研究证实]，在临床应用观察十多年，效果良好，先后荣获中华医学奖和国家科技进步二等奖（图5-2），虽然还存在不少需要改进地方，但它已经初步证明：治疗生长中儿童脊柱侧弯的关键是调控侧弯椎体两侧不对称应力和由它引发的两侧不对称生长。PRSS 装置已能提供调控侧弯椎体两侧不对称生长的初步功能，它不仅能手术放置时能立即满意矫正侧弯图（图5-3A），而且术后还能提供继续对抗脊柱侧弯复发功能，甚至进一步矫正残留的脊柱侧弯畸形。PRSS 的成功应用，也折射出多年来许多生长棒失败的三大原因，是它们不能提供产生脊柱侧弯调控矫正三因素：①顶椎地区的矫正力最强大。②凹侧无椎弓根螺钉栓拉。③生长棒下端不固定，随小儿长高延伸（图5-3B）。这项研究受到越来越多国内外同行的关注，这项目的研究成果已于2015年入列于美国第二版 *The Growin Spine* 书的第四十九章中，由 Springer 出版社出版（图5-4），有一定参考价值。

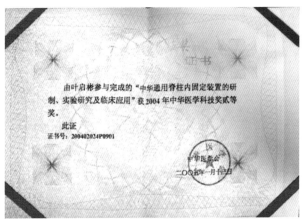

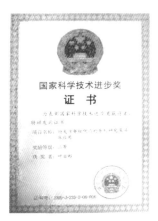

图5-2 中华医学二等奖（左）及国家科技进步二等奖（右）

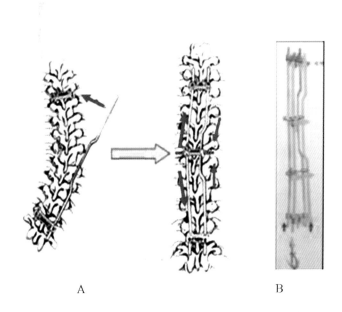

A   B

图5-3 A. PRSS放置后，在凸侧侧推，在侧弯凸侧产生压应力，凹侧产
生张应力；B. PRSS下端不固定，可随小儿长高而向上拔伸

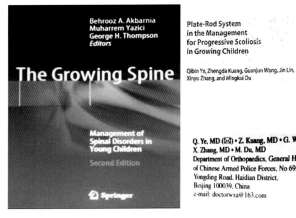

图5-4 *The Growing Spine*第四十九章，发表有PRSS全部内容

（叶启彬）

第二节 治疗早发儿童侧弯的生长棒技术的回顾与评论

现将已经发表的文献中各国学者提出的理想的矫正装置的要求进行综合，尝试建立对各型矫正方法的评价标准，去评论分析过去的和现在的治疗生长中儿童脊柱侧弯的矫正装置。

一、哈林同（Harrington）法

Harrington-Moe 最早使用延迟骨融合技术治疗生长中儿童脊柱侧弯，在脊柱侧弯的凹侧放上下钩，放置 Harrington 棍，逐年切撑开矫正，防止儿童上身矮短和防止"曲轴现象"，骨发育较成熟时再植骨融合（图5-5）。此法不能进行三维矫正，只有机械撑开力矫正，矫正力主要集中在上下端椎，无法在脊柱侧弯的顶椎部位提供足够矫正应力去逆转 Hueter-Volkman 定律效应，不能提供一种继续矫正作用，以克服术后残留的脊柱侧弯所带来的侧弯椎体两侧的不对称应力及由此引发的不对称生长，而且容易发生脱钩、断棍，效果不太满意。

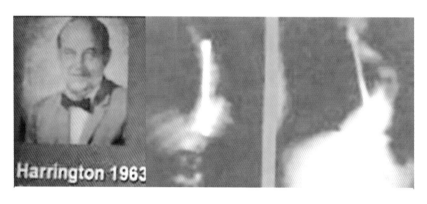

图5-5　Harrington 法

二、Luque-Trolley 法

两 U 形棍上下端用 Luque 钢丝牢牢固定，中部棍重叠处则松松地固定，让棍能随脊柱生长上下拉伸（图5-6）。拧钢丝时，横向拉紧力可产生纵向延伸的矫正弯矩，矫正侧弯。但手术放置 Luque 钢丝时，对椎板骨膜和骨质创伤较大，容易发生神经系统症状，易发生自发成骨融合。

三、Mc Carthy 枪刺样套接棒法

矫正装置的上下两部分，用多米诺连接器连接起来，每半年在此连接部位手术矫正延长一次。目前国内仍然有少数人在应用，矫正力不够强大，目前国外已为 Isola 双棒生长棒法（dual growing rod）所取代。

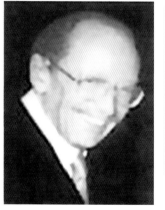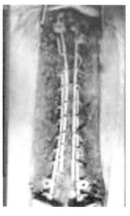

图5-6　Luque- Trolley 法

四、双棒生长棒技术

后路做正中切口，在两端内固定区上方做长约3cm的正中皮肤切口，剥离脊柱两侧的椎旁肌。上下两端内固定点的建立：在固定节段两侧分别行骨膜下剥离，使用椎板钩或椎弓根螺钉结构固定，椎弓根螺钉可增加固定结构的稳定性，可多节段固定增加稳定性。在侧弯凹侧和凸侧头尾两端各放置两根棒。在中部两棒连接处做长约3cm的正中皮肤切口，放入串联连接器，连接器的位置通常放置在胸腰椎交界处，这样对矢状序列的影响最小，可通过上下滑动撑开。将两棒插入连接器，并对脊柱凹侧置棒进行撑开，凸侧置棒并在节段间加压，直至椎板间隙基本闭合（图5-7）。术后每6个月撑开延长一次，双棒生长棒技术试图矫正并缓解侧弯的进展，并保留脊柱的部分生长潜能。但由于双棒生长棒仍然沿用了Harringtong "凹侧撑开矫正"的设计理念，撑开矫正力主要分布在脊柱侧弯的上、下两端，不能在侧弯的顶椎部位提供足够的矫正应力。生物力学研究已证明，脊柱侧弯的纵向负荷主要集中分布在顶椎及其相邻的上下椎体节段。所以它无法在顶椎部位提供足够矫正应力去逆转Hueter-Volkman定律效应，所以它不能调控侧弯脊柱的不对称生长，只能靠反复撑开，当脊柱侧弯凸侧椎体终板生长力超过凹侧撑开矫正力时，就撑不动了。强大持续的撑开力还可诱发上端椎部位上方交界区的后凸畸形。双棒生长棒放置后在凹侧生长棒都需要完全紧固，在侧弯凹侧产生"椎弓根螺钉栓拉作用"。使凹侧椎体软骨终板无法进行纵向生长，反过来会在术后在儿童生长期加重残留的脊柱侧弯畸形，这是致命的缺陷。文献报告其他合并症也较高，如感染、断棒、脱钩、螺钉拔出及曲轴现象等。

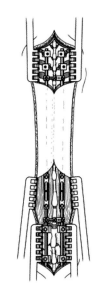

图5-7　双棒生长棒

五、椎体骑缝钉固定术（VBS）

又称Stapling。它在脊柱侧弯的凸侧打入椎体记忆骑缝钉，以产生压力对凸侧脊柱的生长进行阻滞，试图通过脊柱自身的生长调控改善脊柱侧弯，为轻型脊柱侧弯提供了一种新思路。但实践证明它不能调控侧弯脊柱的不对称生长，而是同时抑制椎体两侧软骨终板生长，只是抑制凸侧多一点而已（图5-8）。容易发生脊柱前凸或后凸，只应用于小于30°较轻型的脊柱侧弯，使用者不多。

六、纵向可撑开型人工钛肋技术（VEPTR）

早发性脊柱侧弯(EOS)常合并肋骨融合和胸腔变形，导致胸腔容量的明显下降，使呼吸系统功能受到严重影响。脊柱侧弯矫正手术矫正风险较大。Campbell于2003年报告人工钛肋技术(VEPTR)（图5-9），对先天性脊柱畸形伴有肋骨融合施行胸腔撑开成形术治疗，通过肋骨假体的纵向或斜向支撑，并配合治疗后定期器械延长，达到增加胸腔容积并辅助脊柱继续生长的功效。先天性胸椎侧弯伴有并肋或肋骨缺如等胸廓发育畸形、肺功能不全者有帮助，无调控功能。

七、Shilla引导生长棒技术（Shilla growth guidance technique）

2008年，McCarthy等设计了Shilla系统，由不锈钢制成，包括矫形棒、单向和万向的椎弓根钉。顶椎

4个节段融合固定锁定。远、近两端为特制万向椎弓根螺钉（图5-10），只锁定螺口，不锁定金属棒，这样随脊柱生长，金属棒可自动向两端滑动并延长，不需反复的撑开延长。保留脊柱大部分生长潜能及活动度。矫正力主要集中在顶椎，使之矫正，并通过两端的固定螺钉维持。上下两部分生长棒较短和弹性差，若患儿脊柱侧弯柔韧性较差时，放置困难。2014年，Mc Carthy只报道了10例临床结果，疗效一般，维持矫正能力差。分析其原因是凸侧棒在中部被固定后，实际上将长棒人为地分成两部分，使在凸侧的侧推矫正力明显下降，它也因此不能对上下残留的侧弯提供调控侧弯脊柱的不对称生长，只能引导生长棒技术，致主侧弯及代偿侧弯术后还可能继续发展（图5-10D、E）。长期观察病例不多。

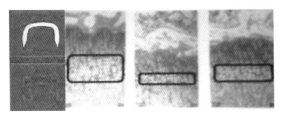

正常软骨板　　　打钉侧　　　打钉对侧

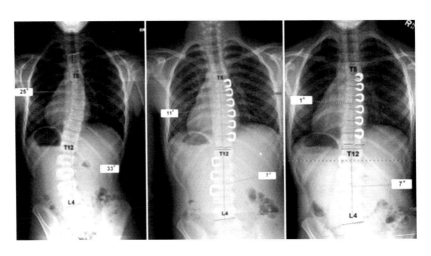

图5-8　椎体骑缝钉固定术

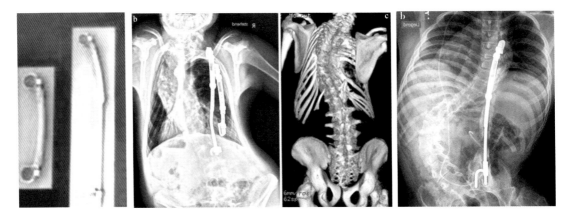

图5-9　人工钛肋技术畸形矫正

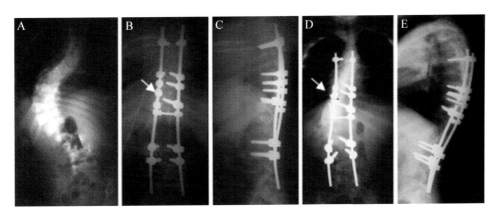

图5-10 Shilla引导生长棒技术

A. 术前X线片；B、C. 术后X线片；D、E. 术后2年侧弯明显复发（图引自Mc Carthy文）

八、PRSS治疗生长中儿童脊柱侧弯调控机制的实验研究和临床观察

作者于1998年开始先后在北京协和医院和武警总医院，根据Heuter-Vlkmann定律，研制和完善脊柱侧弯板棍矫正系统(PRSS)，用以治疗脊柱侧弯，并应用于临床，虽然它的设计并不复杂，但它却比较符合Heuter-Vlkmann定律的要求，它通过凸侧板棍侧推力，可以改变儿童脊柱侧弯的椎体两侧的不对称应力（图5-11）。PRSS的具有治疗儿童脊柱侧弯的两种性能：即在手术放置时能立即能满意矫正脊柱侧弯畸形，术后还能提供继续对抗脊柱侧弯复发功能使在长期随诊时脊柱侧弯度数维持甚至进一步减轻（图5-12，图5-13）。PRSS矫正后，允许矫正节段脊柱继续纵向生长，生长棒下端随小儿生长向上拔伸（图5-14箭头处）而且脊柱侧弯凹侧生长明显大于凸侧，这是使脊柱侧弯生长变直的调控功能表现，说明PRSS放置后，术后在凹侧产生的张应力继续刺激凹侧快速生长，这提示我们理想的矫正装置，必须在术后，在脊柱侧弯的凹侧保留让该侧能纵向生长延长的空间，应是动态负荷，所以不能将凹侧侧弯上下端固定栓拉。

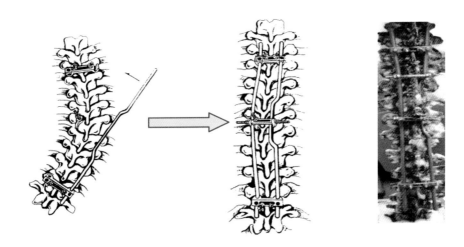

图5-11 PRSS矫正机制定示意图

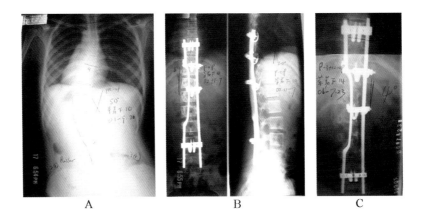

图5-12　A. 女，10岁，2008年9月20日术前脊柱侧弯50°；B. 术后侧
　　　　弯5°；C. 术后4年侧弯4°，2006年7月23日

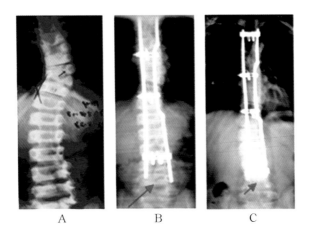

图5-13　A. 男，9岁，进展性先天侧弯；B. 术后侧弯5°；C. 术
　　　　后4年侧弯4°，2007年8月30日

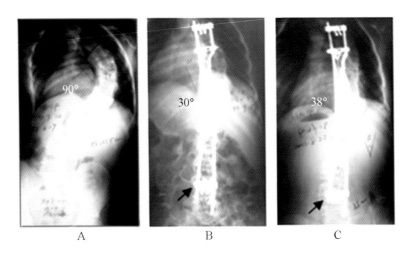

图5-14　A. 女，10岁，A术前侧弯90°，1999年9月7日；B. 术后侧
　　　　弯30°；C. 术后2年侧弯38°

（叶启彬）

第三节 垂直可延伸式人工钛肋技术

一、概述

早发性脊柱侧弯（EOS）最初定义为各种原因发生于年龄小于5岁的儿童伴较大进展风险的脊柱侧弯畸形。近年，SRS又将EOS发病年龄重新定义为10岁以前。EOS常合并肋骨融合和胸腔变形，导致胸腔容量明显下降，使胸腔容纳心肺发育并辅助呼吸系统功能发挥均受到严重影响。该类疾病具有畸形重和发展快的特点。Campbell于2003年在第三十九届SRS年会上首次做了题为"脊柱生长和胸廓与肺组织生长发育的相互依赖关系"（Growth of the spine，chest and lung are interdependent）的学术汇报，详细阐述了胸廓发育不良综合征（thoracic insufficiency syndrome，TIS）和垂直可延伸式人工钛肋技术（VEPTR）（图5-15），对先天性脊柱畸形伴有肋骨融合施行胸腔撑开成形术治疗，通过肋骨假体的纵向或斜向支撑，并配合治疗后定期器械延长，达到增加胸腔容积并辅助脊柱继续生长的功效。

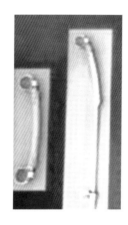

图5-15 人工钛肋骨

VEPTR首先应用于治疗TIS，这是一类因胸廓和肺组织生长发育不良而不能支持正常呼吸的疾病的统称，以先天性胸椎侧弯伴有并肋或肋骨缺如等胸廓发育畸形多见，后逐渐发展应用于合并脊柱侧弯的矫形。VEPTR的出现，预示着医生在追求畸形矫正的同时，更加关注脊柱侧弯患儿肺功能的改善。

二、适应证

1. 年龄6个月至骨骼发育成熟前。
2. 进展性胸廓功能不全综合征。
3. 侧弯凹侧胸廓高度较对侧降低10%以上。
4. 侧弯顶椎凹侧区域有≥3个肋骨融合和≥3个椎体畸形的进展性先天性脊柱侧弯。

三、禁忌证

1. 体重较轻、无足够软组织覆盖内固定物者。
2. 肋骨骨量不足或头端肋骨缺如无法安置抱钩者。
3. 因心肺或其他内科疾病不能接受全麻插管者。
4. 肺部活动性感染者以及膈肌功能障碍者。

四、手术方法

该手术需要由受过训练的有经验的医生执行，并有应对处理相关并发症的设施；术前应多学科评估患儿营养状况及肺功能，MRI/CT检测有无脊髓及椎体异常。

A切口（图5-16A），取侧卧位，根据脊柱畸形及胸廓畸形，确定切口位置及大小，上切口一般位于凹侧肩胛骨内侧采用从上内斜向下外侧的弧形切口，下切口通常采用纵向小切口（虚线）进入。

B显露（图5-16B），提拉肩胛骨，可见到中/后斜角肌群，并可见肌肉前方的神经血管束（白色箭头），头侧肋骨抱钩不应放置在第1、2肋骨，斜角肌的前方，以免造成神经血管的损伤。白色虚线区域（上缘不超过T₁肋骨）为放置头侧肋骨抱钩的安全区域。

C分离放置抱钩处肋骨（图5-16C）时，应尽量保留软组织，保证肋骨充足的血供。上位肋骨抱钩放置在肋骨邻近横突的位置。用电刀在肋间肌做1cm小切口，仔细剥离肋骨下骨膜及胸廓内结构，保护胸膜（箭头）。

D从上方肋间肌切口倾斜将抱钩钩盖插入（图5-16D），然后向下方旋转使之包绕肋骨，将上段肋骨抱钩置入下方肋间肌切口，与上方已插入的钩盖装配成一体，使用钳子通过钩锁将其锁紧。

E放置肋骨抱钩时用血管钳，使之稳定、安全（图5-16E）。

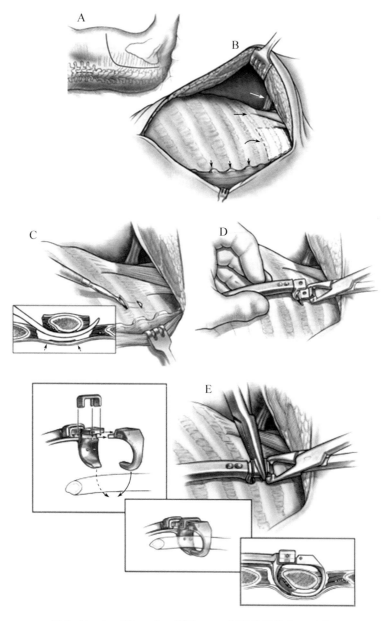

图5-16　A. 切口；B. 显露；C. 显露放置抱钩处肋骨；
D. 抱钩置入；E. 锁紧

如使用肋骨-肋骨（R-R）连接，则尾侧肋骨抱钩安装方法与头侧抱钩相似。如使用肋骨-腰椎

（R-S）连接，则下方小切口位于腰椎，呈纵向，通常选取椎板完整的最上腰椎作为腰椎支撑点，钝性分离椎旁肌后，暴露上下椎板及椎板间隙，植入向下支撑的单枚椎板钩，肋骨-骨盆方式原理同前。适当撑开后将两端锁紧，在撑开过程中，应反复检查并切除融合的肋骨。连接棒的预留长度取决于患儿的生长潜能。

开放性楔形胸廓开口术手术步骤（图5-17）：①在收缩的半侧胸侧，在胸椎横突与肋骨软骨联结处水平横向间隔切开；保留胸膜完整，使用骨剥与肋间缓慢撑开（箭头）。②当头侧肋骨呈水平位，则该半侧胸壁往往能充分撑开矫正畸形。③肋间撑开后，选取合适大小的假体放置，稳定维持撑开后状态。④若撑开间隙太大，可能引起连枷胸，在上部或者下部并肋可再横向切开，放置在中部，并与假体缝合固定保持胸壁稳定。逐层缝合皮肤，注意棒周围良好的软组织覆盖，术后防护装置的使用，避免皮肤伤口损害。

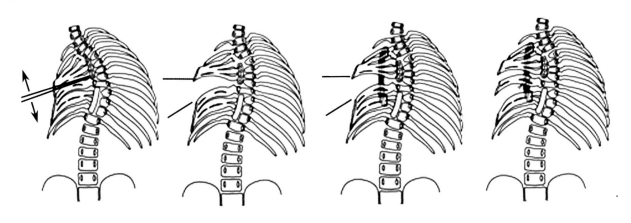

图5-17 切开并肋，撑开楔形胸廓

术后每5~6个月随访一次，根据患儿生长情况和影像学检查决定撑开延长手术的时机。撑开延长指征为Cobb角增大15°以上或间隔达10个月。通常，每6~12个月行撑开延长一次。对于骨骼发育接近成熟(女孩>10岁，男孩>12岁)、无法获得更多的撑开延长或因各种原因不能继续耐受撑开术的患者，可行脊柱矫形融合手术。

撑开手术步骤：沿原手术切口在撑开装置位置做3cm小切口，撑开头5~10mm阻力轻微，后阻力迅速增大；缓慢撑开（2mm/3min）至阻力太大无法继续撑开，锁定（图5-18）。

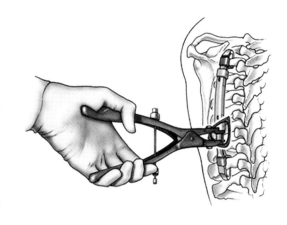

图5-18 间隔撑开延长手术

优点：①针对早发进展性脊柱侧弯患者，不仅对于胸椎侧弯畸形、肺功能、躯干失代偿及颈性倾斜均得到明显改善，而且使得患儿脊柱得以继续生长。②避免暴露胸段脊柱，不增加因放置胸椎椎弓根钉或椎板钩而引起的自发性融合及相关的内固定和神经并发症风险。

肋骨-骨盆撑开手术方式的处理原理同上述（图5-19）。

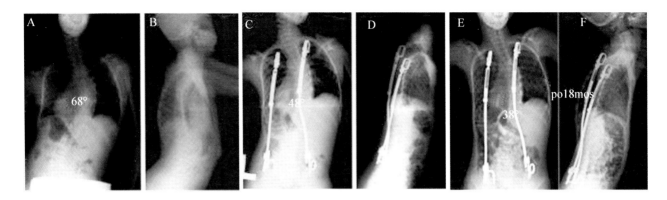

图5-19　肋骨-骨盆撑开连接方式

缺点：①低龄儿童患者往往骨量较低下、肋骨纤细，易发生近端肋骨不全骨折和肋骨抱钩移位等并发症。②肋骨-骨盆连接装置在术后易出现蹲踞步态，行翻修术改为肋骨-脊柱连接后，蹲踞步态消失。③反复撑开手术切口深部组织感染率提高。④少数可出现肩胛骨与肋骨抱钩及肋骨的自发融合，切口处瘢痕挛缩致肩关节活动功能障碍，臂丛麻痹，胸廓出口综合征等并发症；⑤后凸畸形，矢状位失衡；⑥抱钩处、脊柱附着点、VEPTR可撑开装置周边骨化，大多对活动度无影响，少数可有致降低胸廓顺应性及脊柱柔韧度的风险，违背了非融合的理念（图5-20）。

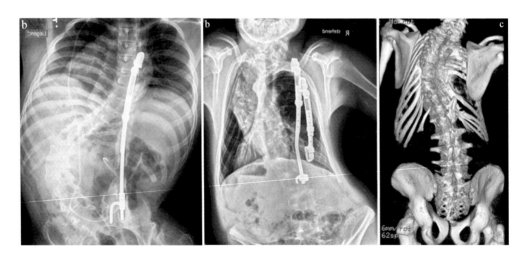

图5-20　装置周边骨化

五、讨论

EOS患儿的脊柱畸形常发生于脊柱纵向生长的高峰期，伴随年龄增长进行性加重。极易出现脊柱畸形加重和呼吸功能不全的风险，这些可引起严重的躯干短缩和肺功能发育迟缓进而导致心肺功能衰竭的过早发生。与青少年特发性脊柱侧弯相比，EOS患者的病死率明显增高。EOS的治疗方式主要包括石膏、支具和手术，而手术治疗为其主要手段。不过，过早脊柱融合手术被证实会导致胸廓和肺发育障碍，进而引起后期生活质量下降。现在越来越多学者开始关注EOS患者肺的发育和肺功能的改善并提倡使用非融合可延长技术治疗EOS，如Staple钉技术、脊柱生长棒技术、板棍矫形系统（PRSS）技术、磁力控制生长棒（MCGR）技术及VEPTR技术。

TIS治疗的首要目的是尽可能恢复正常的胸廓容量，提供相对优化的生长条件以促进胸腔和肺的发育，其次才是改善脊柱的外形，并通过定期延长过程维持与生长相关的胸腔容积以及脊柱的持续生长。根据其器械设计的特点，肋骨-肋骨连接可用于撑开扩大胸廓，而肋骨-腰椎连接，肋骨-骨盆连接则可在避免畸形加重的同时维持脊柱的纵向生长。

根据以往的研究表明，对于EOS患者，VEPTR在保持脊柱和胸廓生长的同时可有效控制脊柱侧弯畸形的进展，并可明显减少传统生长棒技术的脊椎自发融合及"曲轴现象"的发生，这是通过减少脊柱手术干扰和利用器械纵向撑开的方法来实现的。操作时，除肋骨-脊柱装置取了短段式的脊柱暴露和椎板下植入，其他操作都避开脊柱接触，这为器械安置后脊柱的继续生长创造了较好的条件。同时，这手术也伴有较高的并发症发生率，主要包括肋骨骨折、内固定移位等。根据我们的经验，可选用头侧肋骨抱钩时同时抱住两根相邻的肋骨以减小每根肋骨承受的应力，同时在撑开术中撑开宜轻柔缓慢，避免突施暴力造成肋骨骨折。

临床证实了VEPTR技术可作为EOS治疗的一种可供选择的方法，但同时因其并发症发生率较高，应该严格控制其适应证，推荐适用于伴胸廓塌陷或肋骨融合的进展性EOS患者，但不推荐用于严重营养不良、肋骨纤细及背部软组织覆盖差的患者。同时，术中一些小技巧的掌握，也可明显减少术后并发症的出现。

［（美）Robert M Campbell］

第四节　Shilla引导生长棒技术

一、概述

对于儿童脊柱侧弯的治疗，传统的固定融合手术虽然能够很好地矫正畸形，但也同时带来了诸多问题，如融合后产生的骨骺阻滞及骨融合效应阻碍了相应节段脊柱的进一步生长和发育，甚至导致术后出现曲轴现象。同时，目前临床上常用的双棒生长棒技术需要定期的切开延长手术，伴随诸多不利。

2008年，Mc Carthy等设计发明了Shilla生长导向系统，不需反复的撑开延长。Shilla系统由不锈钢制成，包括矫形棒、单向和万向的椎弓根钉。远近端、中间椎体固定均使用椎弓根钉，但远、近两端为特制万向椎弓根螺钉（图5-21），只锁定螺口，不锁定金属棒，顶椎4个节段融合固定锁定。这样，随脊柱生长，金属棒可自动向两端滑动并延长维持矫形。Shilla技术设计原理是：①顶锥较少融合节段，尽量保留$C_7 \sim S_1$的最大数量生长中心，保留脊柱大部分生长潜能及活动度。②通常脊柱畸形在顶锥处最显著，本设计矫正力主要集中在顶锥，首次矫正应尽量使顶锥处在三个面上（冠状面、矢状面、轴状面）得到矫正，必要时后路行截骨术

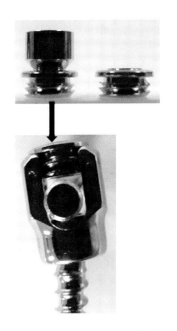

图5-21　Shilla万向钉及锁定钉

或者挖除部分松质骨，并通过两端的固定螺钉维持。若患儿柔韧性较差，可能同时需要做前路的松解。③万向椎弓根钉在影像学的引导下植入，避免了骨膜下的剥离，减少自发融合影响脊柱的生长设计。④椎弓根钉的锁定帽与椎弓根钉锁紧，约束生长棒滑出但允许其上下滑动。允许脊柱向头端和尾端的持续延伸生长。

二、讨论

McCarthy等将双侧Shilla生长棒置入11只2个月大的山羊中，随后进行6个月时间的观察，实验证实，该生长棒于上下端椎体处预留的生长棒可随幼羊生长而滑动，且顶锥双侧螺钉固定处也未发现椎管的狭窄；固定节段处虽有关节面的退变，但临近关节有关节软骨的保护并未发现退变。同时对内固定进行了重复运动压力测试，发现在100万个压缩周期后（相当于1年的活动量）出现滑动螺钉内部棒的磨损，磨损的金属碎屑是否会影响周围组织还需要进一步的临床观察。

2014年，McCarthy报道了10例（图5-22，图5-23）接受Shilla生长棒治疗的EOS患儿的2年临床结果，Cobb角由术前的70.5°(40°~86°)，6周随访改善至27°（7°~52°），并在2年后维持在34°(18°~57°)。未出现后凸畸形等并发症。肺容积提升13%，C_7~S_1高度增加12%。随访期间，1例发生断棒，1例因生长棒随脊柱生长脱离滑动螺钉而重新换棒，1例因后背凸起而更换细棒，均无神经并发症出现。

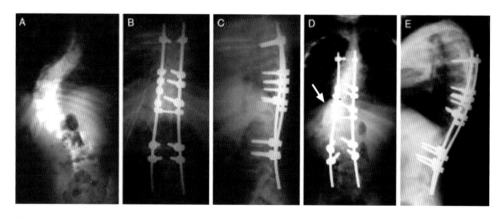

图5-22　A. 术前正位X线片（2.5岁婴儿特发性脊柱侧弯）；B、C. 术后X线片；D、E. 术后1年X线片，有复发（箭头）

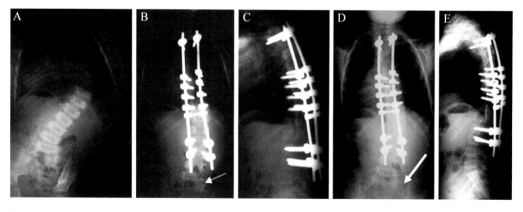

图5-23　A. 术前正位X线片（3岁婴儿特发性脊柱侧弯）；B、C. 术后3个月X线片；D、E. 术后2年X线片

Shilla生长棒相较传统的双棒生长棒技术，避免了反复的撑开矫正，并未继续沿用"撑开矫正"的理念，避免了曲轴现象等并发症。然而，作为一项新技术，仍存在诸多争议：①Shilla生长棒的设计理念为在顶椎区进行固定，将给棒的两端滑动钉固定端带来极大的应力，不可避免地带来较高的断钉断棒发生率。②矫形棒要连续穿过多个椎弓根钉，并在其中滑动，如果置钉稍有偏差则产生很大的摩擦力，导致无法滑动，且其抗旋转能力很弱。③脊柱内固定移除是否仍可维持矫正度，或者还需要另做融合。④远、近端棒与螺钉产生的磨损金属碎屑是否会对组织产生不利影响。这些都还需要进一步的临床验证及远期的随访观察。

国内赵胜和叶启彬曾经在2004年前后，试验过在顶椎部位放置PRSS固定横位连接体，中间牢固固定，上下端用活动横位连接体，类似Shilla生长棒结构，治疗了几例儿童侧弯，但效果不够理想，分析其原因是凸侧棒在中部被固定后，实际上将凸侧长棒人为地分成上下两部分，使在顶椎部位凸侧的侧推矫正力明显下降，失去了原有的调控能力，致主侧弯及代偿侧弯术后继续发展（参看图5-22术后1年侧弯即有明显复发加重，箭头处）。或内固定上下端出现附加现象（参看图5-23术后2年，下方代偿侧弯即有明显加重，箭头处）。

［摘编自（美）Mc Carthy 文 *The Growing Spine* 第40章，41章］

第五节　骑缝钉技术

一、概述

特发性脊柱侧弯是指冠状面测量Cobb角>10°的原因不明的脊柱畸形，最为常见。对于轻中度侧弯（20°~45°），目前主要的非手术治疗方式主要包括临床观察及支具治疗，旨在防止畸形的进一步加重。统计数据表明，年龄<10岁，侧弯>30°，而又未接受过非手术治疗的患儿，脊柱畸形进展自发融合率高达100%。Rowe等所进行的Meta分析显示，脊柱轻中度侧弯患者每天佩戴23个小时的支具是一种有效的治疗措施。然而佩戴支具仍有着诸多问题：①佩戴支具一定程度上可防止脊柱畸形的进一步进展，却不能调控矫正已出现的畸形。②一天佩戴23个小时的支具，1小时形体训练，患儿很难坚持。③长时间佩戴支具引起皮肤压疮等问题。椎体骑缝钉固定术（vertebral body stapling，VBS）利用压力对凸侧脊柱的生长进行阻滞，通过脊柱自身的生长自行改善脊柱侧弯，其原理基于Hueter-Volkmann定律，即椎体生长板的压力越大，其生长速度越慢，为轻中度的脊柱侧弯提供了一种新思路。

早就20世纪50年代，VBS技术已经应用于脊柱侧弯模型的建立与治疗中。1951年，Nachlas和Borden在很多幼犬的侧弯模型的畸形矫正研究中发现，其中一些侧弯畸形未再进一并未再进一步进展。在1954年，首次应用于3例脊柱侧弯患儿的治疗，但结果并不令人满意，矫正程度相当有限，2例患儿的骨骼已接近发育成熟，1例为重度侧弯患儿；术后出现了旋转畸形，U形钉的断裂、松动等诸多并发症。Medtronic Sofamor Danek（Memphis，TN）设计了一种具有形状记忆功能的镍钛合金U形钉（图5-24），在置入脊柱后利用其形状记忆的特性可持续性对椎体加压。该钉在冷却状态下时呈U形，但置入人体（正常体温）时钉脚则会收缩加压椎体为C形。这项技术也渐渐又重新应用在临床中（图5-25）。

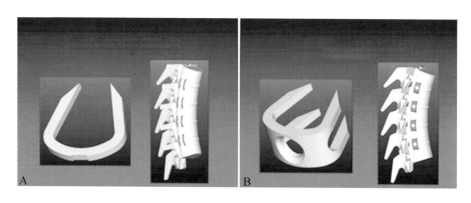

图5-24　镍钛合金U形钉

A. 两钉脚骑缝钉；B. 4钉脚骑缝钉

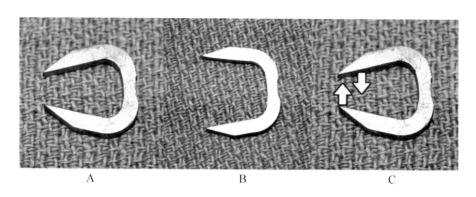

图5-25　镍钛合金U形钉的变化

A. 塑形前状态（C形）；B. 冷却至-20°变软两臂可展开呈U形；C. 加温后又呈C形

二、适应证

1. 女性年龄小于13岁，男性年龄小于15岁。

2. Risser征0级或1级，手掌正位X线片显示还有1年的生长潜能。

3. 胸弯和腰弯Cobb角小于45°，椎体旋转小，柔韧度好(Bending位片小于20°)。

4. 胸椎后凸小于40°，若患者胸椎侧弯在35°～45°，而Bending位片上未降至20°以下，则可考虑联合应用肋骨-脊柱固定（先行后路）。

三、禁忌证

1. 后凸畸形超过40°，中立椎高于T_4或者低于L_4。

2. 有全麻的禁忌证。

3. 肺功能较差，无法耐受前路。

4. 对镍金属过敏者。

四、手术步骤

全身麻醉，凸侧向上侧卧位，从凸侧进入，摄X线正侧位片，确认固定节段，通常一个小切口可放置2～3个节段骑缝钉。观察孔通常放置在第5～7肋间与腋前线交点的某个位置（为所固定节段的中点），视固定节段在腋后线水平做2～3个操作孔（图5-26）。

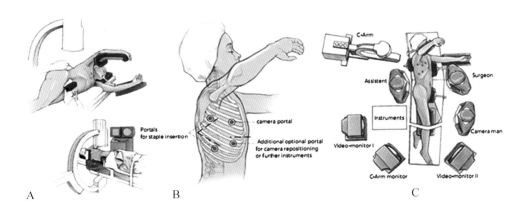

图5-26　体位及定位

　　单侧肺通气，CO_2充盈，使凸侧肺压缩以保证手术视野。再次X线片透视下固定节段，确立合适大小骑缝钉，最佳置钉应是钉脚靠近两侧椎体终板。胸椎侧位像上钉应放置在肋骨头前方，有利于维持胸后凸。腰椎则应放置在半侧椎体后方，有利于维持腰前凸。插入导向确定进入部位，并打好导向孔（图5-27），用导向器于凸侧推顶椎体以助矫正脊柱侧弯。

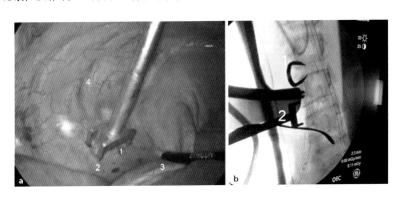

图5-27　应用导入器（trial inserter）做导向孔

A. 胸腔镜视野（1间盘间隙；2节段血管；3收缩的肺；4肋间血管）；B. 相同手术步骤下的腰椎平片视野（1上位椎间盘间隙；2插入器）

　　此时应注意节段血管的保护，如果节段血管正好覆盖在椎间隙上，则可做一平行于节段血管的小切口，使血管轻度移位从而避开手术操作视野。伴后凸畸形的患者，钉的放置应相对更加靠近椎体中部，或者在椎体前后位上另放置一枚骑缝钉；若为双弯患儿，则两个主弯均要放置骑缝钉。导向孔制定完成后，选取合适大小的骑缝钉置入（通常为宽5～12mm，4钉脚设计）（图5-28）。骑缝钉放置前应在冰块中保存（保持U形）。平片透视确认钉的位置。移除导向器，若钉孔未与间盘平齐，应重新击打导向器或持钉器调整，然后将钉进一步打进入椎体。术中应最大程度矫正畸形，因为这与其预后密切相关，若首次矫正后侧弯未达到小于20°时，则建议患儿佩戴夜间支具直到降至20°以下。再次摄X线正侧位平片确认（图5-29），若有一枚骑缝钉未在理想位置上，都要用夹钳将其取出并做轻微调整。术后一侧放置胸腔闭式引流管，防止气胸及胸腔积液。

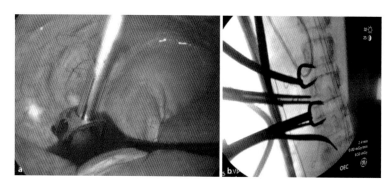

图5-28　沿原导向孔插入骑缝钉后确认透视

A. 胸腔镜；B. 腰椎平片

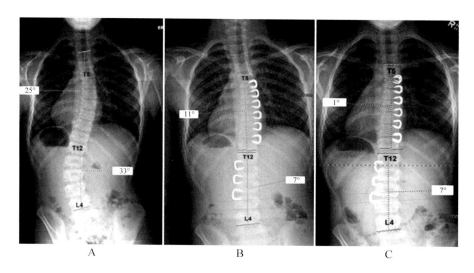

图5-29　A. 12岁女孩术前X线片；B. 术后X线片；C. 1年后随访X线片

　　腰椎取侧位小切口腹膜后入路，通常放置3~4个节段。在神经监测下仔细分离椎体后半部腰大肌，直视下显露间盘间隙，可大大减轻神经损伤风险，其余方法同前。

五、术后护理

1. 鼓励术后早期站立、适度走动。

2. 胸腔引流管引流量<100ml/24h时，即可拔出引流管，通常在术后第一天拔出。

3. 阿片类联合非甾体类抗炎药镇痛处理。

4. 胸椎侧弯术后一般无需再佩戴支具；当首次矫正后侧弯未小于20°时，建议患儿佩戴支具至降至20°以下。

5. 腰椎术后建议佩戴4周弹力腰围，减少术后早期患者的活动。

6. 允许4周后做非剧烈活动。

7. 术后1~2个月查看伤口状况，每6个月复查拍摄全脊柱正侧位。

8. 骑缝钉断裂可仍保留，不必取出，若退出、脱出，则可轻易通过夹钳取出，骑缝钉的取出并不会引起骨质缺损。

六、常见手术并发症

1. 节段血管的损伤可能增加失血量，可通过血管结扎止血。

2. 胸导管的损伤导致乳糜胸，需要术后一段时间的肠外营养。

3. 出现有症状的膈疝时应直接修复。

七、讨论

临床应用方面，Carrie A 等对 2007 年 1 月至 2010 年 12 月的 7 名患者进行了长达 2 年的随访，平均年龄 9（8~11）岁，术前平均 Cobb 角 34.1°±5°（25°~41°），平均应用了 6.4 个骑缝钉，术后矫正为 23°±5°（16°~30°），末次随访时平均 Cobb 角为 24.7°(15°~38°)。

Betz 等回顾性分析了 41 例病例（胸弯 26 例，腰弯 15 例），平均随访 3.2 年，侧弯矫正为 10° 以内或者术前脊柱侧弯矫正变小>10° 视为矫正成功。结果发现，胸椎侧弯<35° 时成功率为 77.7%，首次矫正后侧弯<20°，成功率为 85.7%；Bending 位上侧弯纠正 50% 的，成功率 74.1°；所有腰椎侧弯病例中，成功率为 87%；而当胸椎侧弯>35° 时，效果不佳，应联合其他矫形手术方案。并建议对于伴脊柱侧弯较大、柔韧度差的病例，则可考虑联合应用垂直可延长型人工钛肋技术（VEPTR）肋骨–脊柱固定。Lavelle WF 等总结回顾文献，也得出了相似的结论；上述病例研究表明，VEPTR 只对于轻度的仍有生长潜能的脊柱侧弯患者，有一定效果。椎体骑缝钉技术是一项安全、有一定效果的可供选择的一个方法。

相比于传统技术，VBS 具备以下一些优点：①早期对脊柱侧弯进行干预，防止侧弯进一步加重。②内植物通过胸腔镜（胸椎）或者腹膜后入路（腰椎），创口小，并保留脊柱一定的活动度。③无需再长时间佩戴支具，减少了皮肤压疮等并发症。并发症方面，随着具形状记忆功能的镍钛合金骑缝钉的临床应用，更是大大减少了脱钉、移位等风险；然而，作为一项新技术，临床应用较少，欠缺远期的随访，在下述方面仍存在争议：①部分病例中出现矫正过度，出现腰弯反屈现象，对于何时移除内固定尚无一个统一的标准，Betz 等建议：当过度矫正过度 10° 以上时，建议应移除骑缝钉（患儿应满 8 岁，未满 8 岁者，侧弯仍然还达到 30° 也应移除更换其他方法）。②早期置入骑缝钉，是否会引起固定节段及邻近节段的椎间盘退变；Hunt 等对山羊模型的实验研究中发现：U 形钉固定节段的椎间盘细胞密度降低，细胞凋亡较未固定节段显著。目前临床应用中尚欠缺远期的随访，是否能引起间盘的退变还需要进一步临床验证。③该技术不仅对脊柱凸侧产生持续压应力抑制其生长，而同时对凹侧生长也受到抑制只是凸侧抑制多一点，故 VBS 技术并不能算是真正意义上的生长调控技术。

一般认为，椎体骑缝钉技术对脊柱的直接矫形能力是较弱的，主要为利用脊柱在不同压应力下的不对称生长实现矫形，在脊柱侧弯早期进行干预，对凸侧椎体进行阻滞，避免畸形进一步加重，起到一种内支具的作用。在患儿尚有脊柱生长潜能并伴有椎体楔形变的基础上，可能致过度矫正，椎体旋转等并发症出现。当脊柱侧弯较重，凹凸两侧高度差较大，则很难通过其自身的生长调控实现矫正。

总的来说，VBS 可作为仍有生长潜能伴进一步加重风险的轻度特发性脊柱侧弯的一项有效治疗手段，但目前的临床数据多为初期应用结果，缺少远期的随访（至骨骼发育成熟），来验证这一项技术的临床效果，及发现一些潜在的并发症。

[摘编自（美）Randal Betz 文 *The Growing Spine* 第 43 章]

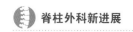

第六节　螺钉栓拉技术

一、概述

前路椎体栓拉技术（anterior vertebral body tethering）的作用原理是基于Hueter-Volkmann定律，即椎体生长板的压力越大，其生长速度越慢。利用压力对凸侧脊柱的生长进行阻滞，通过脊柱自身的生长缓慢矫正脊柱侧弯，为轻中度的脊柱侧弯矫正提供了一种新思路。

二、手术方法

侧卧位凸侧向上卧位，单侧肺通气使肺收缩，暴露视野。根据手术节段从肋间隙入路沿腋前线做3个5mm的锁孔。分别放置摄像镜头、超声刀及内镜。电刀切开肋骨头前方的壁层胸膜，并再次C臂透视确认节段。

将节段血管拨开，或电凝、结扎后离断，同时应避免椎间盘损伤。在所要栓拉的最头侧椎体上方（腋后线）做一个15mm的孔，首先，在肋骨头前方放置一枚三脚钉（预攻螺孔），注意不要放置在椎间孔内。透视确认钉的位置。拔出后，测量长度，放置合适大小的螺钉（5.2mm、6.0mm和6.4 mm），再次使用C臂确认位置（L_3及以下节段取腹膜后入路）。

通过这种方式，依次从头侧至尾侧放置螺钉。根据需要按相同方法在下方肋间隙水平做15mm切口，通常一个切口可放置3个节段螺钉。通过这些孔传递放置栓绳，并依次套扎在所有螺钉上，用T形手柄推杆固定螺钉，并锁定栓绳，通过拉紧栓绳和脊柱的平移来矫正畸形。当侧弯角度获得一定纠正时，则要再适当收紧一次。当所有螺钉栓拉上后，要再一次拍摄整体正侧位像，确认栓绳有持续的矫正力及无螺钉褪出，拔出等内固定并发症的出现。为防需再做适当的调整，栓绳的两端应各自至少留2cm。术后一侧胸腔放置引流管。

三、讨论

目前，在椎体螺钉栓拉技术方面的研究还比较少，大多数仍停留在动物实验上。Braun等报道了在山羊模型上应用骨钉-韧带栓拉技术治疗山羊脊柱侧弯的实验研究，发现骨钉-韧带栓拉技术较U形钉具有更好的矫形效果和更强的抗拔出能力。后来，Braun等又比较了骨钉-韧带栓拉和椎体U形钉对侧弯畸形的三维矫形效果，发现栓拉技术可以矫正冠状面上的脊柱畸形，但对于矢状面和水平面却无矫形能力。同时，栓拉组矫形效果好于U形钉组。Newton等又分别在牛和猪的动物模型上进行螺钉栓拉技术的实验研究，发现栓拉侧脊柱很快出现侧后凸畸形，当去除栓拉后侧弯部分可恢复到原来水平。同时，栓拉侧椎体和间盘出现楔形变，但未发现椎间盘退变的证据。Newton还做了其他一些动物实验，均证实了其在脊柱侧弯畸形中调控生长的作用。

关于椎体螺钉栓拉技术的临床报道仍然相对较少，Charles H等对1例8岁的特发性脊柱侧弯患儿，进行了$T_6 \sim T_{12}$的前路椎体螺钉栓拉，并记录了其4年的缓慢矫正过程，随访期间，身高长了36.1cm，栓拉部位的胸椎增高2cm（图5-30）。

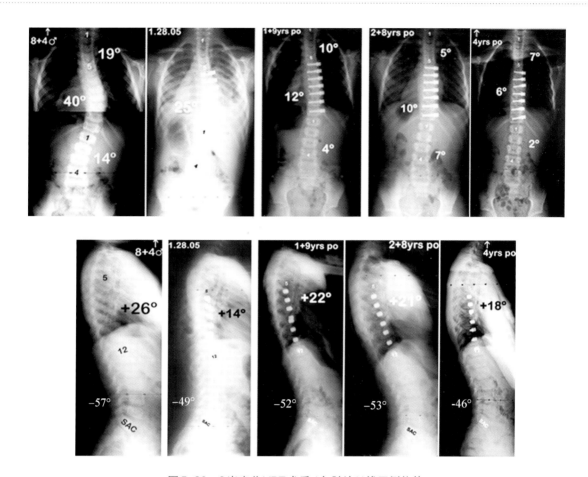

图5-30　8岁患儿VBT术后4年随访X线正侧位片

Samdani AF等对32例（72%为女性）胸椎特发性脊柱侧弯患者VBT术后进行了至少为期1年的随访，术时平均年龄为12岁，平均Risser分数0.42，平均7.7个节段。术前平均胸椎Cobb角为42.8°±8.0°，术后21.0°±8.5°，末次随访17.9°±11.4°。术前腰椎Cobb角25.2°±7.3°，术后18.0°±7.1°，1年后12.6°±9.4°。术前胸椎轴位旋转度13.4°，末次随访平均7.4°。其中1例患者术后出现了长期肺不张，3例发生过度矫正，未见其余并发症。

Samdani AF等建议手术适应证为：①骨骼未发育成熟的特发性脊柱侧弯患儿，Cobb角35°～60°。②50%的柔韧性，脊柱后凸<40°。③患儿年龄>10岁(暂无幼儿匹配的工具)。并发症为：①肋骨突出：当患者有较大的肋骨突出（倾角显示>20°），或伴内在肋骨畸形时，不建议行该手术。②过度矫正：移除内固定及栓绳的指征仍不明确，去除栓绳后，是否仍可维持矫正度。同时，在青少年的脊柱生长高峰期，是否需要额外的干预措施，如断绳或者融合等。③旋转畸形：临床观察发现，该项手术可同时行冠状位及轴状位的矫正，但一个面的矫正可能又会导致另一个面的畸形进展。同理，顶锥螺钉放置相对靠后，一定程度上可反旋矫正畸形。④栓绳断裂、栓绳松动、螺钉拔出等相关内固定并发症。⑤后凸畸形等并发症，短期随访内尚未出现。

该项技术目前在临床上的应用仍相对较少，短期的随访证实对于轻中度的脊柱侧弯其仍是一项安全、有效的治疗措施。但其结果还需要更进一步的随访及更大的样本量研究。

［摘编自（美）Peter O.New Ton 文 *The Growing Spine* 第41章］

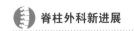

第七节 双棒生长棒技术

双棒生长棒技术治疗早发进展性脊柱侧弯多中心联合研究如下。

研究设计： 对在圣地亚脊柱中心行双棒生长棒技术（dual rods）治疗的脊柱侧弯儿童病例的回顾性分析研究，包含以前没有进行别的矫形手术治疗和初次手术后最少2年随访的病例。

目的： 双棒生长棒技术可实现并维持脊柱畸形矫正，同时允许脊柱继续生长，确定该技术的安全性及有效性。

背景资料： 传统生长棒技术通常使用单棒技术，相关报道已经证实了这是可行的。而对于双棒生长棒技术，尚无相关报道发表。

方法： 1993～2001年，23例患者使用了双棒生长棒技术，使用儿童Isola内固定器械和串联连接器结构。诊断包括小儿、青少年特发性脊柱侧弯，先天性，神经肌肉性和其他类型。所有病例均经支具治疗不理想，脊柱侧弯进展超过10°。数据分析包括初次手术及末次融合手术时的年龄、撑开延长的次数和频率、并发症；影像学资料评价包括脊柱侧弯Cobb角的变化、后凸、前弯、额状面、矢状面平衡，$T_1 \sim S_1$长度，空间供肺比值等。

结果： 脊柱侧弯Cobb角由初次手术术前平均82°（50°～130°）改善至38°（13°～66°），末次随访或者融合术后36°（4°～53°）。$T_1 \sim S_1$高度从首次术前23.01（13.8～31.20）cm增至28.00（19.50～35.50）cm，末次随访或者融合术后为32.65（25.60～41.00）cm。平均$T_1 \sim S_1$增长速度为1.21(0.13～2.59)cm/y。其中7例达到了最终融合。胸椎侧弯患者空间供肺比值从0.87（0.7～1.1）升至1.0（0.79～1.23，$P=0.01$）。治疗期间，23例中11例（48%）共出现了13次并发症。其中4例（17%）进行了计划外的手术。融合术后，2例因为侧弯进展和腰骶部疼痛而需要延长融合节段。

结论： 双棒生长棒技术是一项安全有效的矫形技术，它维持了初次手术后的矫正度数同时允许脊柱继续生长。提供了足够的稳定性，治疗持续时间延长，相比先前研究报道的单棒生长棒技术并发症发生率可接受。

一、概述

儿童脊柱畸形进行性加重，不仅严重影响了儿童的健康，同时也是外科手术中的一个难点。早发进展性脊柱侧弯具有发病早、畸形重、进展快等特点，手术难度较高。包括许多不同病因的脊柱侧弯，如特发性、先天性、神经肌肉性、神经纤维瘤病性以及其余综合征伴发的脊柱侧弯，均可导致早发性脊柱侧弯的进一步加重。虽然有一些侧弯类型在年幼患者并未进展，或者进展非常缓慢，甚至自发矫正，但仍有许多病例非手术治疗无效进一步恶化而需要进行手术干预。

侧弯如果有明显加重，而又未予干预，甚至会有危及生命的风险。肺的发育成熟直至8岁左右完成，若儿童胸椎侧弯会导致肺功能发育不全，而对患者的肺成熟产生不利的影响。脊柱侧弯对未发育成熟的肺主要影响是抑制肺泡及肺小动脉的发育，因此早发性脊柱侧弯常致肺换气功能障碍。

出生后最初5年是脊柱生长的一个生长高峰，这期间$T_1 \sim S_1$高度大约增加10cm（每年2cm），5岁时胸椎、腰椎的高度已达到大约2/3的成年人高度。5～10岁期间生长速度会明显降低，根据侧弯类型及患者年龄，可行非融合技术早期治疗进展型脊柱侧弯，并允许脊柱按照不同生长速度继续生长。所以，早期治疗严重的进展性侧弯对改善患者的肺功能及内脏发育尤为重要。

传统的非手术治疗主要包括支具矫形，Halo支架牵引结合手术有着良好的疗效。但单纯的支具、牵引对于重度进展脊柱侧弯是无效的。长期的支具佩戴难以控制脊柱畸形进展，因为在脊柱有明显的矫正前未成熟的肋骨已使胸腔变形。对于肺功能不全的患者佩戴支具某个特定时期内甚至有可能使得肺功能进一步恶化。此外，还有皮肤压疮等并发症发生。

矫形治疗对于特定的患者有效。对于小儿型侧弯，矫形治疗适于Cobb角>35°且进行性进展的侧弯类型。Milwaukee支具相对腋下型胸腰骶支具（TLSO），更能防止胸腔受压，胸廓畸形及肺功能并发症等。对于重度脊柱侧弯，可在全身麻醉下采取石膏支具完成适度的矫正后，再恢复矫形治疗。对于大于25°的青少年侧弯，需要坚持矫形治疗直至骨骼成熟。每6个月复查，观察畸形进展情况。根据病因以及畸形进展状况决定矫形类型及治疗时间。

当非手术治疗后，侧弯仍在进一步进展，则有必要手术干预。这种类型的侧弯Cobb角常大于50°。对于胸椎侧弯应尽早治疗以防止肺功能相关并发症。手术方式主要包括融合及非融合技术，对于幼儿的脊柱侧弯，则建议行生长棒非融合技术。生长棒技术的目标是在脊柱生长期间矫正畸形并维持防止进一步加重，允许脊柱继续生长，当脊柱成熟后，即予脊柱融合内固定术。治疗期间（初次手术到末次融合），需对儿童内固定行定期撑开延长或者更换，可在锚定点行有限的关节融合以增强稳定性。

二、适应证

1. 脊柱尚具有显著的轴向生长潜能。
2. 脊柱侧弯超过50°且进一步加重。
3. 脊柱具有一定的柔韧性或者有限的前路松解后达到一定的柔韧性。

三、手术方法

手术技巧主要包括锚定点的准备、棒的预弯、皮下或者筋膜下的置棒、串联连接器的放置。皮肤切口可做一中线长切口或者两个中线旁切口，取决于儿童脊柱的长度。

根据侧弯的部位及类型、患者的年龄、诊断等确定上下端固定节段，例如神经肌肉型侧弯，则建议行长节段的内固定，上固定节段通常达到$T_2 \sim T_4$水平，可用椎板钩或者椎弓根螺钉固定。通常上端固定使用椎板钩，根据后路结构、解剖变异等因素，椎弓根螺钉也是可行的。椎弓根螺钉更能提供额外的稳定性。若患者椎管较小或者需要额外的稳定性，钩可交错跨越两个节段。尾端固定通常在侧弯下端椎下2～3个节段。在锚定点做局部融合以增强稳定性。

所有患者常规术前准备，全身麻醉后取俯卧位，C臂X线机定位下，后路做正中切口，在两端内固定区上方做长约3cm的正中皮肤切口，剥离脊柱两侧的椎旁肌，在固定节段两侧分别行骨膜下剥离，显露椎板向外侧到椎小关节。上、下固定节段均可使用椎板钩或椎弓根螺钉结构固定，头端钩的位置通常放置在横突或者椎板，尾端钩则是呈爪形环抱关节突。椎弓根螺钉可增加固定结构的稳定性，也可通过多节段固定增加稳定性。在侧弯凹侧和凸侧头尾两端各放置两根棒。棒端与钉或钩连接锁紧另一端穿入皮

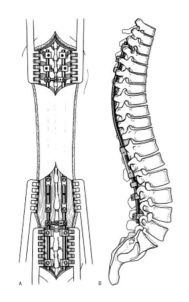

图5-31 双棒生长棒技术的正侧位观,串联连接器的位置应该放置在胸腰椎交界处

下在两棒连接处做长约3cm的正中皮肤切口,放入串联连接器,连接器的位置通常放置在胸腰椎交界处,这样对矢状序列的影响最小,可通过上下滑动撑开。将两棒插入连接器,并对脊柱凹侧置棒进行撑开,凸侧置棒并节段间加压,直至椎板间隙基本闭合。应避免对非融合节段椎板和关节突等脊椎后份结构的剥离暴露,将棒置入肌肉中。确定脊髓功能正常后最终锁紧内固定装置。切口放置负压引流,逐层关闭切口(图5-31)。

绝大多数患者,术后应佩戴TLSO支具6个月,确保上下固定点的坚固融合。其后,可根据患者的诊断、年龄、骨质量、患者活动水平等决定是否还需佩戴支具。

术后每6个月撑开延长一次,串联连接器的结构可通过体表触诊确定位置,做小正中切口暴露,松开螺钉撑开后再拧紧。也可在棒的两端放持棒器,然后在串联连接器与持棒器之间完成撑开。应避免过度撑开,特别是在首次撑开延长的时候。根据我们的初步经验,棒的撑开延长取决于患者的年龄、诊断、坐高及曲线的进展。通常间隔为5~9个月,大多数病例在6个月左右。从1988年开始,标准定为6个月撑开延长。当无法继续撑开或者脊柱发育成熟,则进行最终的矫正及融合固定。

最后的关节融合术通常有必要移除内固定、重建并重新放置内固定。融合固定节段同初次手术,除非侧弯进展超过了原上下节段的融合水平。术时应遵循手术技巧以减少术后并发症发生并获得良好的长期随访结果。在初次手术时上下节段固定点的准备及棒的预弯尤为重要,并应在冠状位、矢状位上矫正平衡并维持。为了避免近端交界处后凸,应预弯棒的后凸结构并保持棘间韧带的完整性。串联连接器的位置应放置在胸腰椎交界处。对于非特发性脊柱侧弯患者,应避免短节段固定。

四、材料与方法

从1993~2001年,89例早发进展性脊柱侧弯患者在4个单位行后路单棒或者双棒生长棒技术。其中,72例行双棒Isola内固定技术和串联连接器结构。排除了23例因之前进行了别的手术干预的患者。剩余49例患者中,23例初次手术后随访时间超过2(2~9.25)年,纳入本研究。

经机构委员会的批准,回顾病史档案及影像学资料。临床信息包括手术时年龄、性别、诊断、先前的非手术治疗、手术信息(内固定节段、延长次数、延长间隔)及手术并发症等。根据Dimeglio和Bonnel描述的脊柱生长速率,将患者根据年龄分成3个组:组1,0~5岁(n=10),平均年龄3.2(1.92~3.92)岁。组2,5~10岁(n=12),平均年龄6.8(5.33~9.83)岁;组3,一名骨架成熟的12岁患者。患者也分为两个群体,已完成治疗并末次融合的群体和一直在治疗中的并未行融合手术的群体。

收集患者术前,术后(首次术后1月内)、末次随访、末次融合术前、术后的站立前后位、侧位片。分别于冠状面和矢状面测量脊柱侧弯、后凸、前弯,$T_1 \sim S_1$长度、冠状位平衡、矢状位平衡、内固定长度,坎贝尔的空间供肺比值(SAL)。所有术后影像学资料的数据由两名观察者独立测量,且经过校准、纠正并放大呈现实际的改变。

$T_1 \sim S_1$长度定义为从T_1椎体的上终板中点到S_1椎体上终板中点间的距离。为计算坎贝尔的空间供肺比值(SAL),分别测量凹侧、凸侧的T_1肋顶点到隔膜的顶点间的距离。计算所得的凹侧与凸侧的比值即空间供肺比值。

术前、术后、随访的影像学数据资料的变化用配对 t 检验，适当时应用符号秩检验。组间的比较采用 t 检验和方差分析，相关分析采用皮尔森相关系数。

五、手术数据

均是首次手术，翻修手术不包含在内。包括 16 例女孩和 7 例男孩。诊断包括 5 例小儿特发性脊柱侧弯，2 例青少年特发性，3 例先天性，2 例神经肌肉性，2 例马方综合征，2 例神经纤维瘤病，2 例 Soto 综合征和以下各 1 例：染色体异常、先天性手部异常、Ulrich 综合征、Beal 综合征、Ehlers-Danlos 综合征；包括 14 例胸椎侧弯患者，9 例胸腰椎侧弯患者。

手术指征包括非手术治疗（绷带、支具或石膏）无效，侧弯曲线加重超过 10°。手术时平均年龄为 5.43（1.92～12.00）岁。平均固定椎节为 13（11～17）节。7 例患者在平均年龄为 10.24（8.08～14.00）岁时进行了脊柱融合手术。总共进行了 189 次手术，23 次首次手术，7 次末次脊柱融合，及 151 次撑开延长。其中 4 例患者出现了并发症而进行了 8 次非计划的手术，3 例随后进行最终融合。

所有病例上端椎的固定采取胸椎板钩。下端椎的固定 11 例采取椎板钩，2 例采取椎弓根螺钉，9 例混合使用钩和螺钉，1 例采取钩和 Galveston 固定至骨盆。横连的应用，6 例放置在上固定节段，2 例放置在下固定节段，11 例在上下各放置了横连，另外 4 例未应用。其中 20 例应用了双边串联连接器，剩下 3 例最初使用了左右侧侧连接，随后转换为串联连接器；16 例通过皮下置棒，剩余 7 例为肌筋膜下置棒。上固定节段达到 T_1 的 3 例，T_2 5 例，T_3 12 例，T_4 3 例。下固定节段至 L_1 的 1 例，L_2 12 例，L_3 1 例，L_4 7 例，L_5 1 例，髂骨 1 例。在计划的延长手术过程中，14 例患者进行了换棒，17 例患者更换了串联连接器。

6 例患者进行了前路的松解以达到更好的矫正，其中 2 例进行了髓核摘除术。所有额外的手术过程均在同一天或者后路手术前进行。

六、结果

所有患者在首次术后均进行了最少 2 年的随访，平均随访 4.75（2.00～9.25）年。在治疗期间（首次手术到末次融合），平均时间为 4.02（2.00～6.75）年，平均延长次数为 6.6（3～11）次，平均延长间隔为 7.4（5.5～21）个月。两组的平均延长次数分别为 6.3（3～10）次和 7（3～11）次，平均延长间隔分别为 7.4（6～12）个月和 7.5（5.5～21）个月。在组 1 和组 2 间的延长次数和延长间隔并无显著的差异。图 5-32 示治疗前后情况。

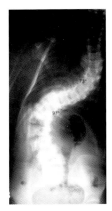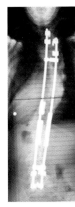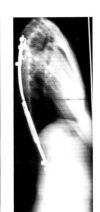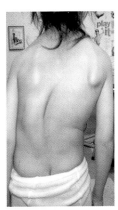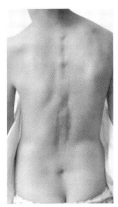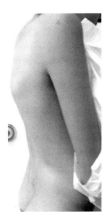

图 5-32　双棒生长棒技术治疗早发进展性脊柱侧弯

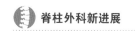

七、测量曲线和脊柱平衡

平均脊柱侧弯Cobb角由初次手术术前82°（50°~130°）改善至38°（13°~66°），末次随访或者融合术后36°（4°~53°）。首次术前后的矫正率为53%（9%~80%），末次随访时的矫正率为54%（14%~94%，*P*<0.0001）。其中6例患者在初次术后到末次随访或者融合期间矫正度部分丢失。在这些病例中，并未建立起相关变量来揭示矫正度丢失的原因。无论如何，所有病例相较于术前畸形均得到显著改善。

在后路手术前行前路单纯椎间盘摘除松解（annulotomy）的6例患者中，术前平均Cobb角为91°（67°~130°）。Bending位像上平均Cobb角为61°（40°~90°）。首次术后Cobb角改善至46°（27°~63°）。末次随访或者最终融合时Cobb角为37°（17°~58°）。脊柱后凸术前为50°（15°~95°），首次术后为35°（10°~80°），末次随访时为45°（20°~105°）。首次术后相较于术前，后凸畸形平均改善25%，从改善68%到加重73%不等。末次随访相较于首次术后，后凸畸形则平均加重40%，从改善33%到加重220%不等。L_1~S_1的脊柱前凸术前平均为−45°（−78°~−17°），术后平均为−42°（−73°~−21°），末次随访时为−48°（−90°~−17°）。T_1到S_1矢状序列的位移分别为3.72cm（0~9.20cm）、2.33cm（3.00~6.80cm）和3.92cm（0.40~8.20cm）。冠状位平衡（偏离中线）则分别为2.81 cm（0~15.40cm）、1.76 cm（0~7.90cm）、1.96 cm（0~7.30cm）。

八、生长

脊柱长度计算为测量T_1~S_1高度和测量首次术后及术后到末次随访或者融合的生长长度的变化。这些长度的变化也可由术后及末次融合内固定长度的变化确认。

T_1~S_1高度从首次术前23.01cm（13.80~31.20cm）增至28.00cm（19.50~35.50cm），末次随访或者融合术后为32.65cm（25.60~41.00cm）。首次矫正术后平均伸长长度为5.00cm（1.30~12.00cm），治疗期间的平均生长长度为4.64 cm（0.30~10.70cm），平均生长速度为每年1.21cm（0.13~2.59cm）。组1平均生长速度为每年1.19cm（0.13~1.78 cm），组2的平均生长速度为每年1.13cm（0.17~2.59cm）。初次手术后平均增长长度为23%（6%~62%），末次手术相比初次手术前的增长长度为44%（16%~92%），相比初次手术后则是增长17%（1%~36%），*P*<0.0001，有统计学意义。内固定长度则由初次术后23.66cm（15.00~30.00cm）更换至末次随访或者融合术时的27.75cm（21.20~36.00 cm），平均改变4.67 cm（1.00~10.70cm）。

初次手术伸长量同最初的诊断相关。3例先天性脊柱畸形的患者初次手术后T_1~S_1的伸长量明显较小，为9%（6%~13%）。剩余非先天性脊柱畸形组的伸长量为25%（7%~62%）。无论如何，先天性脊柱畸形和非先天性组两者间通过一系列的撑开延长手术获得的T_1~S_1的生长量还是有一定区别的。而在非先天性脊柱畸形组中，不同诊断的患者脊柱生长速率并无不同。同样，从首次术后到随访来看，脊柱固定节段同T_1~S_1生长率并无明显相关（r=0.2；*P*=0.3567）。

九、最终融合患者数据

将7例行最终融合患者同16例仍在积极治疗患者相比。初次手术年龄分别为6.70岁（2.08~12.00岁）和4.88岁（1.92~9.83岁）。最终融合手术时平均年龄为10.24岁（8.08~14.00岁），平均治疗时间为3.57年（2.00~6.00年）。尚未行最终融合组的患者的平均治疗时间为4.22年（2.00~6.75年）。融合组患者平均延长次数为6.1次（3~10次），两次撑开延长平均间隔为6个月（5.5~6.7个月）。尚未行最终融合组平均延长次数为6.8次（3～11次），间隔为8个月（6～21个月）。融合组术前平均Cobb角92°（71°～130°），首次术后39°（15°～62°），末次融合术前33°（4°～53°），末次融合术后26°（4°～53°）。其余患者术前平均Cobb角78°（50°～125°），首次术后38°（13°～66°），末次随访40°（18°～53°）。

7例行最终融合患者术前平均T_1～S_1高度为24.59cm（20.60～31.20cm），首次术后为30.49cm（26.00～35.50cm），末次融合术前为34.57cm（31.50～39.00cm），末次融合术后为36.37cm（33.10～40.20cm）。而尚未进行融合组患者的术前平均T_1～S_1高度为22.33cm（13.80～29.70cm），首次术后为26.92cm（19.50～33.00cm），末次随访时为31.02cm（25.60～41.00cm）。迄今为止，这些患者从术前到末次随访总的T_1～S_1高度增长平均为8.69cm（3.90～14.70cm），53%（18%～96%）归功于初次手术后的矫正，47%（4%～82%）为后续的增长。该组患者首次术后的平均增长速率为每年1.01cm（1.30～2.59cm）。而在已行末次融合组，首次术前到末次融合术后的平均总增长度为11.78cm（4.60～16.70cm），54%（34%～68%）归功于初次手术后的矫正，46%（20%～64%）为后续的增长，首次术后平均增长速率为每年1.66cm（0.37～2.35cm）。

十、胸腔

14例胸椎侧弯畸形患者应用坎贝尔的空间供肺比值，即SAL。术前平均为0.87（0.7～1.1），改善至0.96（0.49～1.16），末次随访时为1.00（0.79～1.23）。首次术后平均改变为13%（37%～55%），首次术后到末次随访平均改善7%（11%～64%），而术前到末次随访平均改善为18%（16%～64%）（$P=0.01$）。

十一、并发症

1. 治疗期间　23例患者中共11例（48%）在治疗期间（初次手术到最近一次随访或者末次融合手术）共发生了13次并发症。大多数并发症在计划内的延长手术时得到解决。

其中有2例发生深部组织感染，而进行了6次计划外的外科手术。该2例患者均进行了清创术并缝合关闭伤口，其中1例需移除1根棒，最终被替换了。4例发生了浅表组织问题，其中2例进行了非计划内的手术，1例为排空瘘管，另1例为切口肉芽肿。内固定相关并发症包括2例断棒、2例脱钩、5例椎弓根钉拔出（各1颗）。所有内固定相关并发症在计划延长手术时得到解决。2例序列相关并发症（alignment-related complications），包括1例曲轴现象和1例交界区后凸畸形，需在手术时延长固定节段。

2. 融合术后　2例患者进行了3次扩大融合，2例出现了侧弯继续进展，还有1例出现了腰骶部疼痛。1例患者分别通过2次手术向头侧、尾侧扩展融合。其余患者均融合扩展至骨盆。

3. 计划外的手术　在治疗期间共4例患者进行了8次计划外的手术，占总手术干预次数（n=189）的4%。2例患者在末次融合后进行了额外的3次计划外的手术。23例患者中5例在治疗期间和末次融合术后共进行了11次非计划内的手术。我们随访这些患者的时间更长，随着非计划手术次数的增加，并发症率也更高。

十二、讨论

手术治疗早发进展性脊柱侧弯是复杂的。根据患者的年龄、诊断、类型、侧弯严重程度、先天性椎体异常，才决定是否行手术治疗。

脊柱融合：传统该年龄段后路行脊柱融合术，不论是否上内固定，均应行前路固定，以防止曲轴现

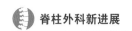

象。4周关节融合可阻止侧弯进一步加重；然而，这也中断了脊柱和胸廓的进一步生长发育。此外，研究表明，早期年龄行融合手术并不能改善肺功能。

在一些患者中，例如先天性儿童脊柱侧弯，则建议行脊柱融合术。手术治疗往往是根据类型、异常椎的位置及患者年龄决定的。如果畸形局限于短节段，则行有限的顶椎关节固定或者切除有可能替代长节段融合并允许其余脊柱节段脊柱生长。

半骺骨干融合术：侧弯凸侧的半骺骨干融合术是一项可允许逐步矫正并防止畸形进一步加重的另一种外科技巧。该项技术对先天性脊柱侧弯最有效，如预期逐步矫正。然而即便是在上了内固定的情况下，对小儿或青少年的特发性脊柱侧弯却并不是很有效，因为仍然不能使脊柱达到正的生长能力。Marks等报道同时应用 Harrington 内固定系统可阻止侧弯进一步进展并可减少胸椎畸形。但该技术不能减少已经确立的畸形。

Luque-Trolley 内固定系统也已经协同半骺骨干切除术应用于小儿或者青少年性脊柱侧弯。内固定本身并没有防止侧弯的进一步加重。但凸侧的骺骨干融合在一些病例中取得了成功。

前路骑缝钉：目前的研究热点是调控侧弯脊柱生长，而通过前路胸腔镜下放置骑缝钉可阻止侧弯的加重。从以往的一些实践来看，一些原因导致骑缝钉内固定松动而失败。改进骑缝钉的设计后保证了更好的固定。Betz 等最近回顾了 21 例应用椎体骑缝钉技术的青少年特发性脊柱侧弯患者，但却没有将小儿脊柱侧弯患者包含在内。

钛肋（VEPTR）：最近应用垂直可延伸式人工钛肋（VEPTR）行扩张胸廓成形术治疗胸廓功能不全综合征，见相关报道。该设备设计原来是治疗因先天性或综合病性的游离肋或者并肋导致的胸廓功能不全。这一成果使得对脊柱在胸壁和胸廓架构结构中的中心作用有了一个更加深刻的认识。这种新意识强调，除了传统的标准评估如前后路、矢状脊柱序列外，评估胸廓容积也很重要。重建这个"四维空间"，将肺功能改善最大化作为早发性脊柱侧弯患者治疗中的一项重大指标，特别是对于那些先天性脊椎和肋骨异常的患者。

生长棒技术：Harrington 最初于 1962 年报道了内固定装置加压或者撑开矫正畸形，矫正原理即是凹侧撑开，凸侧加压。Moe 等针对 Harrington 技术因骨膜下剥离自发融合率较高的问题，改进了这项技术，即"皮下置棒术"，并于 1978 年在脊柱侧弯研究协会上作了发表，其后又对该技术进行了多次改进。后来还引进了 Luque 椎板下钢丝固定技术。但长期随访发现椎板下放钢丝时，需要显露骨膜的会导致过早发生自发融合。

一些关于单棒生长棒技术的长期研究：Klemme 等回顾性研究 1973 年至 1993 年的 67 例进展性脊柱侧弯病例。行定期增量的脊柱内固定撑开，未行融合术，辅以全时外部支具支持。治疗过程中，侧弯 Cobb 角大小由首次术后平均 67°（38°～118°）改善至融合时 47°（19°～88°）。所有患者中，侧弯弯曲度在连续过程中均有下降的趋势，有 30% 患者没有进一步进展，33% 病例观察到侧弯继续加重。测量非融合节段脊柱生长平均为 3.1cm（0.0～10.2cm），平均治疗期为 3.1 年（0.5～6.6 年）。这些患者大多数应用改进过或者标准的 Harrington 棒，少数为最新的阶段性植入物。

先前关于非融合内固定的研究：在分析的结果和观察到的实际生长的数据收集，缺乏一致性。无论如何，这项技术伴随有高并发症率。Blakemore 报道了 29 例肌肉下单 Isola 棒患者，并发症发生率达 24%。Mineiro 和 Weinstein 报道了 11 例皮下置棒定期撑开患者，其中 2 例发生顶锥处的自发融合。术时平均年龄

5.7（2.8～9.0）岁，平均 Cobb 角 74°（53°～100°），术后矫正至 39°（25°～60°）。皮下置棒可停止侧弯的进一步进展，术后5年随访发现：1例没有进展，9例有32°（18°～60°）的改善，其中8例已经行固定融合。11例患者中脊柱的生长分布：2.0cm（0.5～4.5cm）。结果显示，皮下置棒可矫正非手术治疗无效的早发脊柱侧弯。影像学上显示旋转畸形并未加重，但主观上畸形加重。平均每位患者发生了1.5次并发症。Acaroglu 等回顾性研究了12例单棒内固定非融合的患者，并发现在脊柱侧弯改善的同时出现了椎体旋转的加重，在之前的研究均是在脊柱凹侧放置单棒撑开延长。

因为对先前治疗结果不够满意及高并发症率，Akbarnia 等提出了双棒技术，最近的结果也显示，在矫正青少年特发性脊柱侧弯病例中，双棒技术较单棒技术的优越性。

根据双棒技术的初步经验以及在对早发性脊柱侧弯单棒、双棒技术的比较研究来看，双棒技术内固定并发症更少，曲轴现象也减少了。

我们的病例中只包含了接受双棒治疗的病例，先前尚无单独应用双棒技术治疗病例的相关报道。在我们的病例中，初次手术后获得的伸长量是坐高总伸长量的重大组成部分。初次手术后的每年生长均接近于正常脊柱生长。治疗时间已经比先前报道的要长，但是并发症仍在可接受范围内。

为了减少曲轴现象的发生以及延长治疗时间，在双侧棒的头尾侧各放置横连以增加稳定性。定期撑开延长，骨与软组织的暴露应尽可能最小化，我们目前周期撑开延长的间隔大约为6个月。

该项技术并不适于重症侧弯和明显僵硬的病例。如果侧弯较重，弧度僵硬，第一步应在放棒前行前路松解。这项技术同样不适用于没有足够生长潜能的病例。而对于是否使用于神经肌肉源性及明显肋骨异常的病例，目前尚不清楚。如果患者骨架成熟未行最终融合术，则矫正能够维持，则有可能在脊柱成熟后移除内固定，保留脊柱活动度。

十三、结论

双棒生长棒技术是一项安全、有效的技术。它能维持初次手术后获得的矫正度，同时允许脊柱继续生长。提供了足够的稳定性，增加治疗期持续时间，相比单棒技术并发症发生率可接受，但并发症发生率仍然较高，治疗前应使家属充分了解并有足够的心理准备。该技术不仅允许脊柱继续生长，还可改善胸腔容积，这是一项正在进行的研究，还需要长期随访来证实我们的发现。

［摘自（美）Behrooz A. Akbarnia 文 *The Growing Spine* 第38章］

第八节　磁力控制生长棒技术

一、概述

生长棒系统从 Harringtong 皮下棒开始发展到现在已有10多种，主要应用于治疗生长中儿童的脊柱侧弯，以保留脊柱的长度和心肺的发育。目前常用双棒生长棒（dual growing rod）技术，手术时需要将生长棒系统两端连接在侧弯的上下端椎上，将固定点拧紧，其起矫形延长的部分一般位于生长棒系统的中部，为脊柱生长预留的棒长集中在此处，减少了两端的预留棒长度所造成的皮下突起，延长手术时只需做小切口进行撑开操作，且撑开力量平均分散到两端，减少两端连接点的骨折，脱钩风险。当cobb角增加15°即进行撑开手术，近年建议每6个月撑开1次。撑开手术太频繁为其最大缺陷，重复多次的手术，对患儿的生理、心理均造成了巨大的负担。同时反复手术会促进脊柱后路自发融合及肋椎关节的自发融合，增加了脊柱侧弯的僵硬度，2～3年后大部分病例无法继续撑开，就撑不动了。其他并发症如感染、上钩拔出、固定上端交界处的后凸畸形等的发生率也较高。

2012年，Akbarnia等设计了磁力控制生长棒（magnetically controlled growing rod，MCGR），为一个带有可延长的撑开器的生长棒，在撑开器内有一个小的磁铁延长装置（图5-33），通过体外磁力遥控装置（图5-34），可撑开延长或回缩矫形棒，借此实现畸形的矫正。

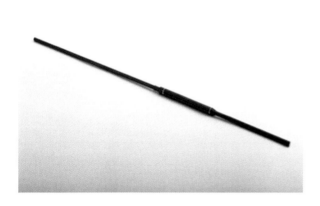

图5-33　MCGR棒（中部为可磁力延伸的装置）

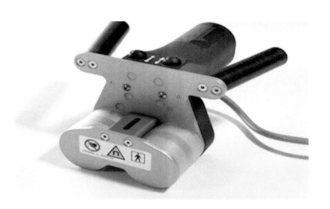

图5-34　体外调节装置用于撑开或缩回矫形棒

二、手术过程

手术过程基本类同放置双棒生长棒，在透视下，在固定的上端椎及下端椎节段位置，做好体表标记，然后做小切口，置入椎弓根螺钉，并通过皮下隧道放置连接固定MCGR棒，置单棒或双棒取决于患者的体型及外科医生的偏好，棒的粗细根据患者体重定制。在头侧、尾侧固定点作局部植骨，术后佩戴支具3个月。

术后每个月门诊随诊，俯卧位，将体外遥控装置放置在体内的可延长磁块的相应部位的体表上。通过磁力驱动延长磁块内部的调控装置使棒延长，进一步撑开矫正脊柱侧弯，延长脊柱。棒的延长程度可在外部仪表上显示出来。若患儿出现疼痛及其他不适症状，也可回缩长度。整个撑开过程不超过30秒。

三、治疗效果讨论

1. MCGR的治疗效果评价　Z Dannawi等对34例患者，术时平均年龄8 (5～12) 岁，其中22例双棒，12例单棒，进行平均15 (12～18) 个月的随访。术前平均Cobb角69° (46°～108°)；术后首次Cobb角47° (28°～91°)；末次随访Cobb角41° (27°～86°)。T_1～S_1高度由术前304 mm (243～380mm)增至术后335 mm (253～400mm)，末次随访为348 mm (260～420mm)。显示在术后1年多的随诊里，矫正的效果和矫正的维持尚可。但在短短的随访期间就已经出现不少类同于双棒生长棒术后的合并症，有2例表浅组织感染，2例无法继续撑开，1例钉拔出，2例断棒。Karten Ridderbusch报道的24例患者仅进行了为期1年的随访，就出现了1例矫正时撑不动，3例交界区的后凸畸形，2例邻近椎弓根螺钉拔出。

2012年香港玛丽医院的Cheung教授等也在人体使用该技术进行了一项回顾性研究，在随访24个月的

2 例患者中，植入前平均脊柱侧弯的 Cobb 角为 67°，植入后 24 个月时为 29°。每次体外延长操作后，矫正节段脊柱平均增长为 1.9mm。在第 1 例患者中，根据正常脊柱生长规律预测的脊柱生长应为 2.3 mm，而实际磁力驱动延长的生长棒延伸长度为 1.4 mm；对于第 2 例患者，植入的是双棒，预测的与实际磁力延长的两侧生长棒长度分别为 2.0 mm vs 2.1 mm 和 1.9 mm vs 1.7 mm。在整个随访过程中，2 例患者均无疼痛，功能预后良好，对该治疗满意，未发现 MCGR 相关的并发症（图 5-35，图 5-36）。

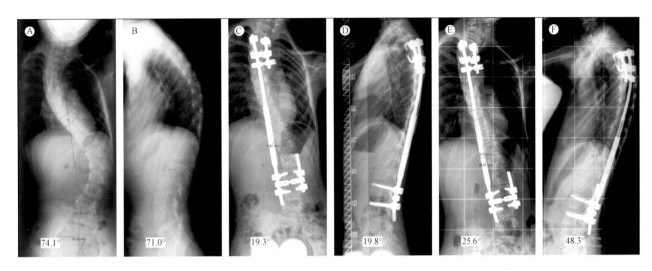

图 5-35 A、B. 术前 X 线片；C、D. 术后 X 线片；E、F. 2 年后随访 X 线片

但从图 5-34、图 5-35 可以看到术后照片显示的 Cobb 矫正度，主要是手术放入 MCGR 时产生的"钉-棒"系统的机械矫正力得到的。而比较术后即时和最后随诊时的 X 线片，则可以看到，两者并没有太大变化，也就是说，磁力控制生长棒进一步矫正的效果似乎不大，只是维持了手术时的矫正而已，而且下方代偿侧弯已逐渐加重（箭头处）。

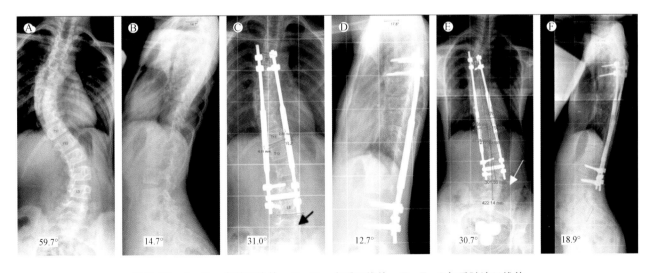

图 5-36 A、B. 术前 X 线片；C、D. 术后 X 线片；E、F. 2 年后随访 X 线片

2. 应用超声检测磁控棒撑开长度的可行性研究 术后随诊、撑开前后复查撑开效果，X 线平片目前仍为检查的主要手段，为了避免 X 线损伤，Oliver M 等建议应用超声检测磁控棒撑开长度（图 5-37），Oli-

ver等研究表明，超声可作为复查的一种有效方式。超声图像检测的准确性取决于最佳图像的获得及参照点的选择，方法可见图5-38。术时应注意椎弓根螺钉应距离转折点（棒的颈部）1.5cm以上，距离<1cm，则椎弓根螺钉易于与转折点的声影重叠相互干扰；此外，还有人建议制造商在转折点（棒的颈部）处放置金属环，在不影响棒的扭转及抗弯强度的前提下，更容易寻找参照点并大大提高准确率。然而，超声检测仍不能完全取代普通平片，因为其不能评估两端固定节段是否融合，也不能评估内固定的松动或者失败等其他并发症。所以每6个月复查一次平片还是必要的。

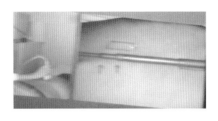

图5-37　超声体外检测

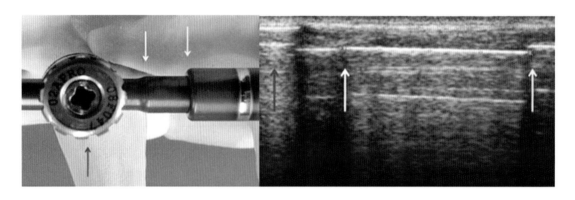

图5-38　黄色箭头为外壳终端；白色箭头为棒的颈部；红色箭头为椎弓根螺钉

上述所报道的为数不多的几组病例资料中，显示MCGR技术在短期（2年左右）内，可以在每月撑开矫正一次的情况下，获得满意的矫正效果和能够维持矫正度。但也可看到不少类同于双棒生长棒的合并症。

与传统生长棒技术相比，MCGR棒有以下几个优点：①避免了传统生长棒技术每隔6个月的手术撑开延长，减少了手术创伤，也减少了反复多次手术带来的感染和呼吸道感染及麻醉风险等其他并发症的发生率。大大地减轻了患儿的身体及心理负担，在门诊进行的非侵入性撑开延长治疗，可减少家庭的经济负担。②MCGR缓和、周期性的撑开力相较传统的一次性暴力撑开，能减少因脊柱僵直和自发融合导致的韧带、脊柱损伤等。③清醒状态下完成撑开，无需神经检测，安全性提高。④经受过合适的训练后，在家中完成撑开过程也成为一种可能。

MCGR的应用近况。作为一项新技术，目前还存在较多的问题和争议：①间隔多长时间撑一次，每次的撑开多长，根据是什么，尚无一个统一的标准。有人建议每个月随访撑开一次，每次撑开2mm，这接近于正常脊柱生长速度。②单棒、双棒的选择。既往研究表明，双棒较单棒更稳定，减少了断棒的发生率；但对于EOS患者，因皮肤较薄，又因皮下置棒，内固定会凸起导致皮肤受压刺激，引起不适症状甚至压破，对此，我们建议，对某些瘦小的个体，单棒可能更合适。③MCGR的缺点、应用前景及MCGR技术在今后的使用中应关注的一些问题：由于MCGR仍然沿用了Harringtong"凹侧撑开矫正"的设计理念，撑开矫正力主要分布在脊柱侧弯的上、下两端，和双棒生长棒一样，不能在侧弯的顶椎部位提供足够的矫正应力。生物力学研究已证明脊柱侧弯的纵向负荷主要集中分布在顶椎及其相邻的上下椎体节段。所以它们都无法在顶椎部位提供足够矫正应力去逆转Hueter-Volkman定律效应，所以它不能调控侧弯脊柱的不对称生长，当脊柱侧弯凸侧椎体终板生长力超过凹侧撑开矫正力时，就撑不动了。强大持续的撑开力还可诱发上端椎部位上方交界区的后凸畸形（图5-39）。MCGR也不能克服术后大部分时间里，在凹侧存在的"椎弓根螺钉栓拉作用"。因为磁力生长棒两端在体内也是需固定在脊柱侧弯上下端椎的椎弓根螺钉上的，"椎弓根螺钉栓拉作用"反过来会在术后加重残留的脊柱侧弯畸形，这是致命的缺陷。由于MCGR的矫正原理实际上和双棒生长棒的矫正原理一样，只是将双棒生长棒的每6个月切开撑开延伸手术，改成每4周在体外用磁力延伸，所以它也必将传承双棒生长棒的所有缺点，目前从上述为数不多的几组病例报道的资料中，已显示MCGR技术在短期（2年左右）内，虽然可以在每个月撑开矫正一次的情况下，获得较满意的矫正效果和能够维持矫正度。但已可看到不少类同于双棒生长棒的许多合并症出现，如上端螺钉拔出、无法撑开等。所以笔者建议在大面积应用之前，应做少量病例治疗应用观察，用严密的临床实践来考察这一项新技术。

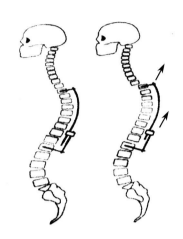

图5-39 诱发后凸畸形示意

［摘编自（美）Behrooz A AKbarnia文 *The Growing spine* 第44章］

第九节 脊柱侧弯板棍矫正系统治疗生长中儿童脊柱侧弯

在过去半个多世纪里，脊柱侧弯治疗已经取得了很大的进展，从Harrington装置问世以来，到现在矫正装置已经第四代了，但将这些方法用于治疗早发的生长中儿童脊柱侧弯还存在许多问题，因为儿童患者的脊柱仍在旺盛地生长，如果你用牢固的后路内固定，会引发脊柱的畸形复发和旋转，即所谓的"曲轴现象"（crankshaft phenomenon），另外牢固融合以后，会影响脊柱的生长和运动，从小孩需要长高和运动这方面考虑，用治疗成年人的方法治疗儿童患者是不够理想的，各国都在试图研究解决既能矫正侧弯，又不影响小儿脊柱的活动和生长这一难题。

在生长中脊柱侧弯病例中，不管何种病因引起的，脊柱侧弯一旦形成，其发展和加重过程中，机械力将起着重要的作用，在侧弯脊柱凹侧产生压应力，凹侧椎间隙受压变窄，相反，凸侧产生张应力，在Hueter-Volkmann定律作用下，压应力使凹侧椎体的软骨细胞的生长、分化、成熟和退化提前和加速，从而使凹侧半的椎体生长提前终结，而凸侧则相反，造成脊柱侧弯两侧不对称生长，如不加以干预，脊柱侧弯将迅速的发展和加重。

美国的Aronson教授，在老鼠尾巴上试验研究Volkmann定理对脊柱生长的影响，他发现在30°的脊柱侧弯中，凸侧椎体的生长比凹侧的多10%（图5-40），所以一旦侧弯形成以后，如不加以干预，将迅速发展和加重。

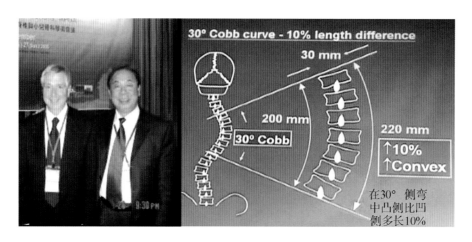

图5-40　A. Aronson和叶启彬；B. 在30°侧变中凸侧多长10%

前人的经验让我们想到：治疗控制生长中儿童脊柱侧弯发展的关键是要改变脊柱两侧的不对称应力，对脊柱侧弯椎体两侧终板的软骨生长进行生物力学的调控，这是治疗脊柱侧弯的关键，我们在20世纪80年代就注意到骨科的Volkmann定律对脊柱侧弯发生影响：压应力会抑制骨骺的生长，张应力会刺激骨骺的生长。作者一直在思考，在脊柱侧弯早期的阶段如何改变侧弯椎体两侧不对称应力，曾经试用凸侧电刺激方法未能成功。为了克服上述国外的固定装置需要反复多次手术，并影响儿童脊柱的生长和运动的缺点，作者先在北京协和医院骨科后到武警总医院，和两个医院骨科的同事们联合，进行生长中儿童脊柱侧弯的矫正的研制工作。根据Heuter-Volkmann定律，研制成脊柱侧弯板棍矫正系统(PRSS)（图5-41）。它跳出了Harrington撑开矫正的框框，通过放置凸侧板棍，提供侧推矫正力，在脊柱侧弯椎体两侧产生不对称应力，即使凹侧压应力下降，或产生张应力，凸侧产生压应力，调控脊柱两侧的不对称生长，即抑制凸侧骨骺板软骨生长，促进凹侧骨骺板软骨生长，从而使脊柱生长变直。并不需植骨，即能维持矫正及保留脊柱活动度，后提拉凹侧钉钩时能向后提拉凹侧椎板可产生脊柱去旋转

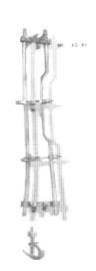

图5-41　PRSS

作用。PRSS的下端不固定，随儿童长高自动延伸，避免反复手术，可防止上身短小畸形及"曲轴"现象。PRSS矫正机制研究：PRSS的设计原理，较全面体现了调控脊柱两侧不对称应力的作用机制。

一、PRSS测试

PRSS装置研制出来后进行了各种测试，证明PRSS用于矫正脊柱侧弯时，具有调控脊柱两侧不对称应力的作用

（一）PRSS的矫正功能及安全性的生物力学测试

PRSS装置研制出来后，用PRSS矫正脊柱侧弯时，在脊柱侧弯的凸侧能否提供一个压应力，而在凹侧产生张应力呢？博士研究生张嘉在香港大学生物力学骨科实验室，在吕维嘉教授的指导下，选择与人脊柱力学性质相近的猪脊柱标本。在MTX机上对猪标本进行了各种测试，分别测定其完整时、模拟前后路手术后脊柱失稳时及再行PRSS内固定后的各向运动的刚度，从而评价PRSS临床应用在脊柱刚度和稳定性上的可靠性；并分别测定了胸椎和腰椎钉钩的拔出力，以证实PRSS能够提供脊柱侧弯的侧推矫正力，

并且还能维持矫正，符合临床应用的要求，并且根据脊柱侧弯用板棍矫正时椎间盘的形变测量和应力变换的计算，证实了PRSS应用以后，能够在脊柱侧弯椎体凸侧产生压引力，在凹侧产生张应力，并且可以用胡克定律的公式计算出来。实验计算证明：在脊柱侧弯凸侧施以3.0kg的侧推力时，可在脊柱侧弯的凹侧压产生127.16 kPa的张应力，而在凸侧产生127.16的压应力 kPa。为临床应用提供参考。

1. PRSS体外刚度测试（图5-42）　本实验目的是在脊柱前后方稳定结构（椎间盘、小关节、前后纵韧带）均被破坏而失稳后，测试应用PRSS内固定后脊柱标本各向运动的刚度，来研究PRSS是否能在临床相似情况下（如前路松解术及后路脊柱融合术后）对脊柱提供足够的稳定性，以验证这种侧推矫正系统的临床实用性。测定标本前屈、后伸、旋转、侧屈的刚度PRSS固定后标本与完整标本相比，在前屈、后伸、旋转及侧屈活动时，PRSS固定后标本的刚度明显大于完整标本（P值均小于0.05）。各向刚度测试图示如下（表5-1）。

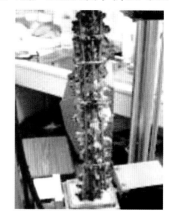

图5-42　失稳脊柱标本PRSS固定后进行刚度测试

表5-1　完整、失稳及内固定后脊柱各向运动刚度测试

组别	前曲刚度（N×mm/°）	后伸刚度（N×mm/°）	侧屈刚度（N×mm/°）	旋转刚度（N×mm/°）
完整	52.89±15.98	105.43±56.38	42.09±14.73	16.94±4.85
失稳	44.04±13.73	41.46±10.80	31.75±7.23	9.10±2.07
内固后	385.96±143.25	138.96±59.41	152.56±87.15	55.91±16.49

刚度测试中，在切除了前方的椎间盘和后方的小关节后，脊柱的稳定性明显降低；而经PRSS固定后，各个方向运动的刚度均大大增高，并明显高于完整标本的水平，表明在脊柱侧弯的治疗中，PRSS作为脊柱的内固定系统，其提供的稳定性足以代偿切除椎间盘行前路松解术及后路小关节Moe式融合术所带来的稳定性丧失，其提供的稳定性更已足够，可以用于传统的前后路脊柱侧弯矫正术，PRSS矫形手术时不需要进行植骨融合(或只在顶椎上下3个节段行植骨融合)，在稳定性上是可靠的。

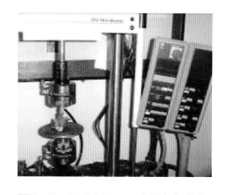

图5-43　PRSS于MTS上进行钉钩拔出力测试

2. PRSS钉钩拔出力测试（图5-43）　PRSS的设计是在PRSS棍上预弯胸后凸和腰前凸，并在侧弯顶椎的凹侧置钉钩，通过术中向后提起钉钩及其固定的相应而起到去旋转作用，从而矫正矢状面和水平面上的畸形。本实验是通过钉钩的拔出力实验，测试钉钩分别在胸椎和腰椎产生的提拉力的极限。

实验结果表明：PRSS能提供强大的椎体拉力，有利于矫正脊柱滑脱和旋转畸形（表5-2）。

表5-2　PRSS钉钩拔出力测试结果

组别	拔出力（N）
胸椎	546.04±142.94
腰椎	908.50±213.09

（二）PRSS调控作用的光弹试验研究

PRSS使用后，其改变椎体两侧压力能力，可在光弹试验机上显示出来，我们用无限元方法计算在30°侧弯模型上利用光弹法及应变电阻计算法测量模型应力，利用有限元ANSYN软件模拟试验通过彩色条纹的变化，直观地显示PRSS放置以后脊柱侧弯部位的椎体两侧的应力变化情况：在30°中，没有负荷时，彩色条纹主要出现在凹（左）侧，给以20kg负荷时，彩色条纹在凹（右）侧明显增加，提示凹（右）侧压应力明显增加，但当同时在凸侧施加侧推力时，凸侧彩色条纹明显增加，说明压应力由凹侧转移到凸侧（图5-44A）。线性关系如图5-44B所示。

结果显示：PRSS治疗脊柱侧弯时，具有较强的改变脊柱两侧不对称应力的能力。

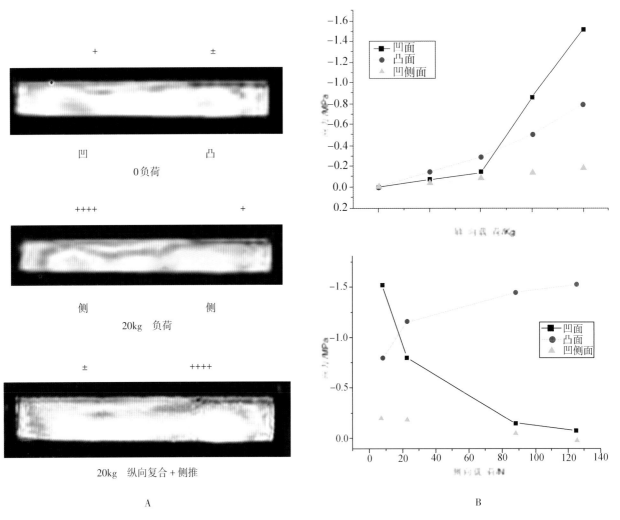

图5-44　PRSS调控作用的光弹试验研究结果

A. 模拟试验通过彩色条纹的变化；B. 侧推力与椎体两侧压力变化线性关系

（三）PRSS矫正脊柱侧弯机制的分子生物学测试

研究生张嘉和吴志宏选用能反应软骨生成、软骨下骨形成和软骨退变的X型胶原使用半量RT-PCR方法进行测试，作为软骨生长变化指标，使用PT-PCR测试方法。试验结果表明，在PRSS固定的未成年犬脊柱模型中凸侧X型胶原明显高于凹侧（$P < 0.05$），提示压应力增加的这一侧终板软骨的生成退化提前和加速，使该侧生长落后于凹侧，两侧不平衡生长使脊柱生长变直，达到矫正侧弯目的。从分子生物学角度阐述了PRSS治疗脊柱侧弯的原理（图5-45）。

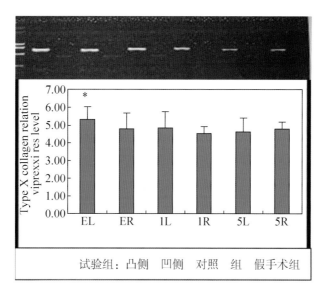

图5-45　测试凹侧、凸侧X型胶原变化情况

（四）PRSS调控作用的X线研究

PRSS装置调控侧弯脊柱两侧不对称生长的X线研究，分析术前、术后及长期随诊时的X线片，显示术前X线片可见凸侧间隙宽，凹侧窄，椎体呈楔状，PRSS放置后，在侧弯凸侧椎间隙发生逆转：凸侧间隙变窄，凹侧张开。说明PRSS放置后凸侧间隙受到压缩力，凹侧受到张应力，术后28个月X线片示椎间隙变得平行，楔状变椎体自行塑形成正方形，说明脊柱两侧骨骺板软骨生长受到了调控。早期X线的研究结果鼓舞我们更广泛应用PRSS去治疗儿童脊柱侧弯（图5-46）。

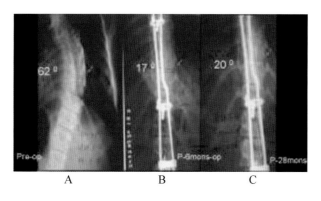

图5-46　PRSS调控作用的X线研究
A. 术前；B. 术后；C. 术后28个月

二、PRSS临床应用验证调控治疗作用

我们已在全国院内外用PRSS治疗了大量的(500多例)各种脊柱侧弯的患者，其中10岁以内50多例显示它对于治疗生长中儿童脊柱侧弯具有明显优势，PRSS通过具有弹性和弧形结构的凸侧板棍的侧推力，可以改变儿童脊柱侧弯的椎体两侧的不对称应力，具有逆转 Heuter-Volkmann 效应的功能，不仅手术放置时即能立即矫正脊柱侧弯畸形，术后还能提供继续对抗脊柱侧弯复发功能，表现为最后随诊时，不仅可以维持矫正，矫正度无明显丢失，而且脊柱侧弯度数还可进一步减轻。在影像学上可以看到：术前为楔

状变椎体变回方椎，初步的结果证明了它具有的明显的疗效，特别对于治疗生长中儿童脊柱侧弯具有优势，且在一些方面优于国外的方法。

（一）内植入物及手术器械

PRSS内植入物矫正装置由钛合金制成分钩、板棍系统及多钩双棍系统（图5-47），含有板棍一根（A）、直径5.5mm的圆棍一根（B）、固定横位连接体（上方为开口C，下方为闭口D）、椎板钉钩（E）、中间活动连接体（F）及椎弓根螺钉（G）。有相应手术器械（图5-48）。产品经国家检测合格。

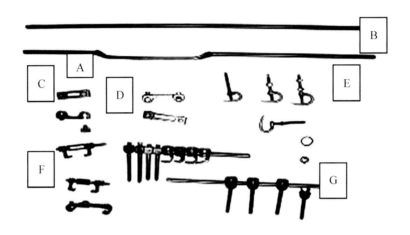

图5-47　PRSS内植入物

A. 板棍；B. 圆棍；C. 开口横位连接体；D. 闭口横为连接体；E. 椎板钉钩；
F. 活动横位连接体；G. 椎弓根螺钉

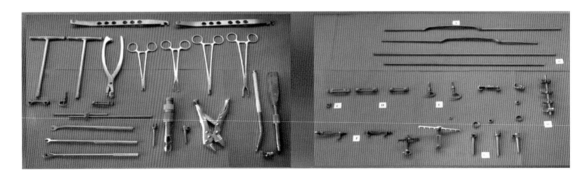

图5-48　PRSS手术器械

（二）临床应用适应证、禁忌证

①适于生长发育中的儿童脊柱侧弯，脊柱还具有明显的纵向生长潜能；②侧弯进展迅速，支具治疗无效并大于40°；③逐年进展的先天性脊柱侧弯，脊柱畸形相对柔软或者前路松解可以使之柔软。青少年或较僵硬侧弯需先做前路松动手术后也可以使用。

（三）围术期处理

同一般脊柱侧弯。

（四）手术步骤及注意事项

手术在全麻下进行，患者俯卧在中华Ⅰ型脊柱外科手术支架上，应用标准的Harrington手术后部正中切口进入，显露棘突椎板，但除了在放钩位置外，尽量少在骨膜下剥离椎旁肌，以减少脊柱僵直与自发融合，影响日后取棍后脊柱的活动度。

1. 端椎钩的放置　先在选好的上下固定端椎上，咬应该节除棘间韧带及部分黄韧带。在棘突两旁，用持钩钳持钩将钩舌紧贴椎板内板轻柔置入椎管内，并将钉钩上螺钉杆拧紧，使钉尖穿透椎板将钩舌锁于椎板上，使之稳定，此设计避免了脱钩可能（图5-49 A）。

2. 固定连接体的放置　将开口的连接体的槽沟套在上钉的两钉杆上（可用"可可"钳夹拢两钉杆根部使容易套入），拧上小螺母两圈暂时固定（勿全部拧紧到底），如法放置下方闭口横位连接体。这样就组成了上、下两固定点（图5-49B）。

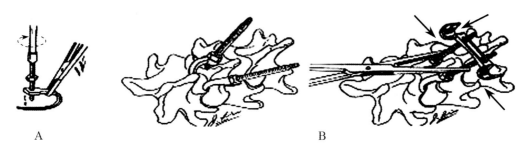

图5-49　端椎钩及开口的连接体的放置

3. 上方和下方中间钉钩的放置　放中间钩位置的选择同C-D系统，放置钉钩，钉钩放置好后，分别套上活动连接体，用小螺母拧上两圈暂时固定，在螺纹横梁两侧各套入一个〔形夹片，从两侧方套夹住棍-棍（或板-棍）上，向棘突方向拧紧小螺母，两侧拧紧活动L形夹片可将棍-棍板夹紧，产生进一步矫正脊柱侧弯的作用（图5-50A）；拧紧钉棒上的螺母，可后提拉椎板去旋转（图5-50B）。图5-49也显示中间钉钩及活动连接体的放置。

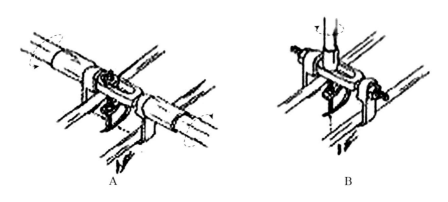

图5-50　活动横位连接体放置

4. 板棍与圆棍的放置　先将棍与板-棍预弯好合适的胸后凸与腰前凸。然后先在侧弯凸侧置入板-棍，棍的下端穿出下方闭口连接体凸侧圆孔，并伸出一定长度〔根据小孩生长需要留足相应长度（其长度约等于预计患儿身高还将增长的厘米数的1/5，如预计小儿术后身高还能长高15cm，则棍下端伸出钩孔外3cm〕。然后在助手手法推压板正脊柱侧弯的情况下，将板棍的上端推压入上方开口连接体的凸侧槽口内，用扣盖栓紧固定（图5-51A），放置时应注意将板棍的凸侧顶在侧弯顶椎棘突的凸侧缘（图5-51B）。此时脊柱侧弯得明显矫正，然后如法将圆棍放在脊柱侧弯凹侧的上下端椎横位连接体上。这样就形成了矩形的矫正框架（图5-51C）。

5. 矫正旋转畸形和后凸畸形，重建脊柱生理弧度　上述步骤满意完成后，先将上、下固定连接体上的钉杆上的小螺母向下拧紧，使整个矫正装置贴紧椎板，脊柱上下固定端上提，产生矫正后凸畸形作用和重建腰前凸，然后再先拧紧中间钩处的活动连接体上凹侧小螺母，使钉钩向上提拉凹侧椎板，使之紧贴金属棍，产生去旋转作用。然后拧紧所有连接体上的小螺母（上、下连接体钉杆上加上一个螺母紧固防松脱），在生长发育的儿童侧弯中，下方固定连接体上的小螺钉不拧紧，以利棍能随儿童的生长向上延伸。对于成年人侧弯，则需在凹侧植骨，且拧紧此两下方螺钉。在严重侧弯中也可用圆棍代替板-棍使易于放入。紧固整个矫正装置，剪去过长的螺钉杆。

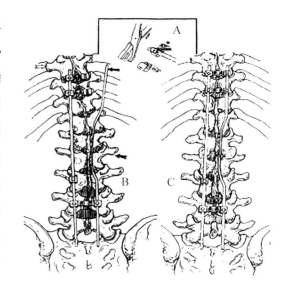

图5-51　PRSS形成的矩形的矫正框架

早期曾经在顶椎凸侧做三个节段Moe融合（植入手术中修剪下的少量碎骨即可），不久发现没有必要。置引流一根后逐层缝合，整个手术平均90分钟左右，输血400ml。

(五) PRSS矫正早发儿童脊柱侧弯

国内外对早发性脊柱侧弯年龄段的规定，目前还比较紊乱，有些人指为小于5岁的脊柱侧弯，也用于泛指发生于低龄（10岁）的儿童侧弯，目前比较倾向于后者，特点是具有较大畸形加重风险和影响心肺功能，给外科治疗带来许多困难。支具治疗对于控制这种较重（大于40°）的脊柱侧弯的进展，几乎没有作用，是对脊柱外科的挑战。

北京协和医院骨科于1998年以来，用PRSS治疗了10岁以内幼儿型脊柱侧弯50多例，本组中35例EOS侧弯由术前平均66.58°矫正至平均22.70°，矫正率68.86%，100%矫正者5例；一些病例侧弯加重后，如加大侧推矫正力，侧弯会进一步减轻（图5-52）。最后随诊时，平均矫正度27.50°无明显丢失（图5-53）；11例病例随诊时发现和术后即时摄X线片比较，脊柱侧弯度数进一步减轻（图5-54），这是PRSS所独有的术后自行矫正功能。矫正节段平均增加13mm。

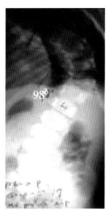
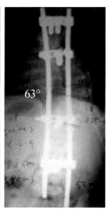
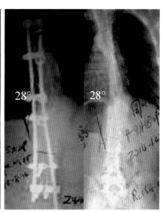

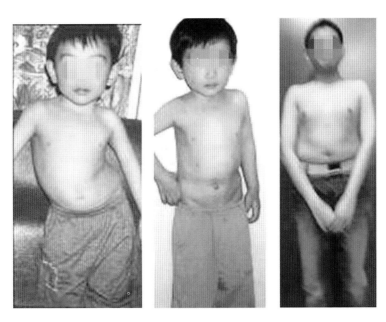

图5-52　患儿，男，3岁，术前特发性脊柱侧弯98°，后凸88°2007年7月。术后，侧弯37°，后凸29°，2011年侧弯加重至63°，给予小修理，顶椎凸侧加两钩加大侧推力，术后14年（2014）侧弯28°，拆PRSS后4个月后，矫正维持28°。手术前后和14年后外形比较，身高152cm最长者5.5cm。不满意者和失败者仅3例（为早期未在侧弯凸侧施加最大矫正力或严重先天性畸形病例）。无严重的并发症发生

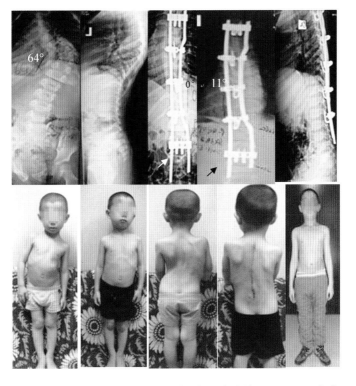

图5-53　患儿，男，4岁，先天性脊柱侧弯术前64°，2008年术后0°，外观改善。术后6年侧弯11°，身高139cm

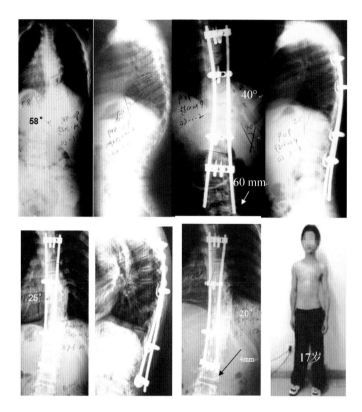

图 5-54　脊柱侧弯术后自行继续矫正（40°→20°）矫正节段
长高了 5.6cm（箭头所示）

三、PRSS矫治儿童脊柱侧弯后，允许矫正脊柱节段继续纵向生长，不影响儿童长高

表现为棍子下端术后随着小儿生长不断上提短缩，8年多缩短了5.6cm（图5-53、图5-54箭头所示），提示矫正节段的脊柱继续长高了5.6cm。矫正术以后，由于PRSS对侧弯脊柱椎体两侧不对称生长有调控作用，在生长过程中可使患者的脊柱畸形进一步自发矫正，本例手术将侧弯由58°矫正为术后40°，8年后，在PRSS调控下自行矫正至20°。

棍下端长度不够儿童长高所需的处理：一般我们在手术时根据预计小孩长高5cm，棍下端需伸出下方固定连接体1cm的方法，预留出棍下端的长度，但棍下端如果过长，将会刺激骶部的皮肤，使留棍的长度受到限制。当小孩迅速长高，棍端长度不够小孩长高向上延伸时（图5-55C），可做一个小手术用2个套接"多米诺"，套接延长棍的下端（图5-55D）。

四、PRSS治疗青少年脊柱侧弯

仍然具有生长潜能的青少年脊柱侧弯，也可以用PRSS治疗，选择标准为：Risser征（+++）以内，女孩未来月经或来月经1年以内，参考年龄：男孩15岁以内，女孩13岁以内，近期仍然在生长，用PRSS矫正治疗时，PRSS仍然显示出有很强的调控矫正能力，矫正和维持矫正能力效果都很好（图5-56，图5-57）。

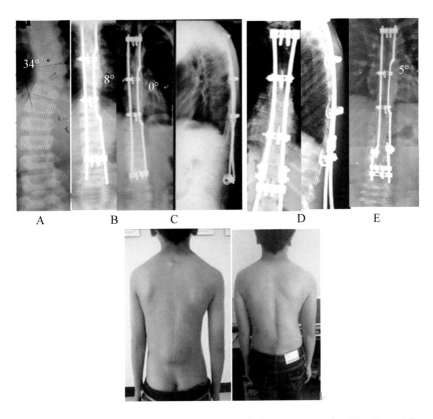

图5-55 男，A. 进展型半椎体侧弯34°，身高126cm，9岁；B. 术后侧弯8°；C. 术后4年下端脱出，棍下端处的皮肤"鼓起"；D. 套接延长棍的下端；E. 2014年9月，20岁身高164cm

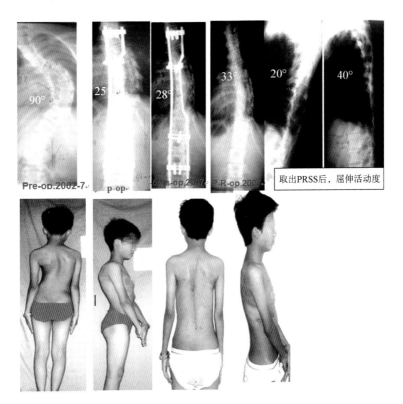

图5-56 女，13岁，术前90°，PRSS后25°，5年后矫正维持28°，取PRSS后33°，胸椎屈伸活动度好

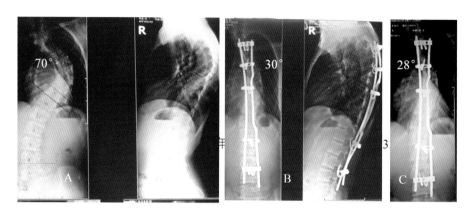

图5-57　男，14岁，A. 术前侧弯70°，2009年2月；B. 术后侧弯30°，2011年8月；C. 术后2年半侧弯28°

五、PRSS取出术

PRSS治疗病例发育成熟后，一般男性18岁。女性16岁，月经已经2年以上，近一年无身高生长者，可考虑取出PRSS，以尽可能多地保留和恢复脊柱的运动功能。

患者行全麻，原手术切口进入，全长显露PRSS装置，手术过程中尽量少伤骨膜，可见PRSS的表面有部分结缔组织包绕，在置钩部位及侧弯顶椎凸侧有少量陈旧骨痂生长覆盖。切除包绕的结缔组织，用薄骨刀清理骨痂，拧下全部螺母及上方横联体上的扣盖，中间活动横连可用大力剪剪断，将板棍及圆棍取出并取下上下横连，用转棒钳拧下钉钩上的螺杆，用薄骨刀轻敲钩周围及钩下方的骨痂，使固定钩松动，然后用持钩钳夹住退出，如退出困难可用大力剪于钩中段剪断后分段退出，钉孔用骨蜡封闭。取出PRSS装置整体较牢固，软组织反应小，唯一出现磨损较多的部位是下段闭口连接体与固定棒接触部位的周围软组织，因棒在此部位有活动度，故其间见较多黑色碎粉屑沉积，软组织中的黑色沉淀物，稍加清理即可，无需过多切除以免引起出血。术中可见固定区段内可保留5~6个有活动度的节段（图5-58小箭头处）。术后48小时拔除引流管后恢复下地活动，术后在疼痛减轻后，应尽早即开始练习脊柱屈伸功能和腰背肌力量，指导患者出院后在家继续康复锻炼，以利更多地恢复脊柱功能。12天拆线出院，以后定期每2周门诊复查，患者需经2周脊柱屈伸训练，取全脊柱站立正侧位和过屈位X线片观察脊柱活动度，PRSS装置取出前和术后3~6个月分别摄全脊。我们对取出PRSS术后处理及影像学观察，测量冠状面和矢状面Cobb角、顶椎处椎体凹凸两侧高度变化，以了解PRSS对侧弯椎体两侧终板生长的调控情况。本组术后21例均获随访，随访时间6~72个月，平均34.4个月。PRSS装置取出前冠状面Cobb角为（20.25°±8.25°），取出后为（23.63°±8.41°），比较差异无统计学意义（$P>0.05$）（图5-59）。

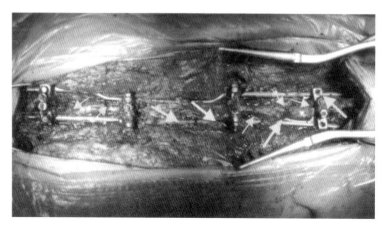

图5-58　PRSS取出术中，术中可见在置钩部位及侧弯顶椎凸侧有少量骨痂覆盖(粗箭头处)，固定区段内可保留5~6节有活动度的节段(小箭头处)

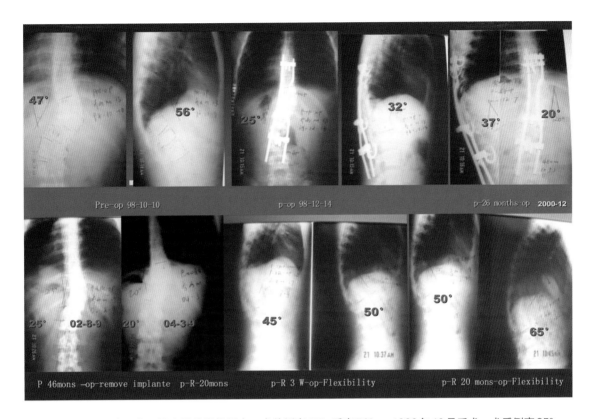

图5-59 男，13岁，先天性半椎体脊柱侧弯，术前侧弯47°后弯56°。1998年10月手术，术后侧弯25°，2000年12月侧弯20°，取去PRSS后侧弯25°，取去PRSS后20个月侧弯20°，胸椎屈伸度逐渐改善

六、PRSS矫治后仍然可保持脊柱一定的运动功能

国外的方法，在矫正固定后，最终都需在手术区域大量植骨，才能维持矫正，而植骨影响脊柱的生长和运动。PRSS矫正后，由于除了机械矫正作用外，还有生物力学矫正作用，能使脊柱侧弯椎体凹凸两侧软骨终板不平衡生长，随诊时发现原来楔状变椎体自行塑形成正方形，达到自行维持矫正的目的。所以不需植骨。这样不仅不影响脊柱生长，而且当小儿骨发育成熟，取去内固定后，不仅畸形矫正效果可以维持，而且脊柱运动功能接近正常，这是用国外方法矫正所不能得到的。

病例：女，因特发性脊柱侧弯47°支具治疗无效，于1999年8月行PRSS矫正术，术后侧弯矫正至10°，2年后患儿身高增加5cm，矫正节段脊柱增长8mm，于2001年10月（术后2年），取去内固定。术后照片侧弯维持在12°，胸椎屈伸活动，接近正常（图5-60）。

手术主要并发症：

同其他内固定手术，也发生一些合并症并发症，如小儿皮肤的刺激或压疮(共4例)，矫正区上方或下方失代偿（附加现象3例），脱钩和断棍（9例）等，发生率都非常少，且不会发生截瘫。

1. 小儿皮肤的刺激或压疮　由于小儿皮肤很细嫩，凸起内固定物偶尔可刺激皮肤，早期无菌性滑膜炎阶段，可以封闭治疗，本组4例形成压疮需清创延期缝合（图5-61）。

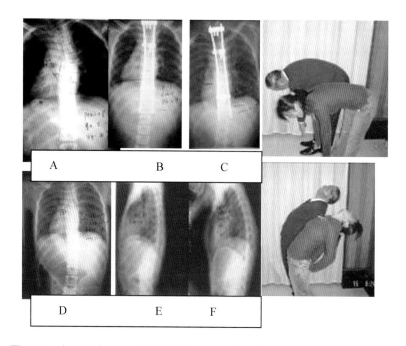

图5-60　女，10岁，A. 特发性脊柱侧弯47发，支具治疗无效；B. PRSS术
　　　　后，侧弯矫正至10°；C. 术后2年，侧弯10°，身高增加5cm，脊
　　　　柱矫正节段增高8mm（棍下端由67mm上延短缩至59mm）；D. 取
　　　　出内固定后侧弯矫正维持；E、F. 胸椎屈伸活动接近正常的大体像

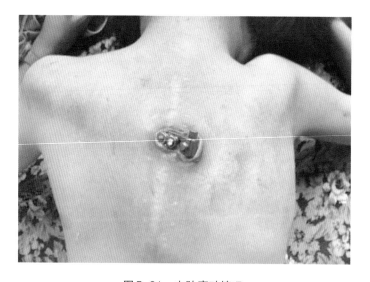

图5-61　皮肤磨破情况

2. 手术后失代偿的处理　有少数生长较快的病例，术后有失代偿的现象，可做小手术用"多米诺"
套接法向下延伸固定，即可再得到满意的矫正（图5-62）。

3. 手术后断棍的处理　由于侧弯较僵硬或较严重，或术后患者做较剧烈的体力活动，偶可发生断
棍，可做小手术用"多米诺"套接法套接固定，即可再得到满意的矫正（图5-63）。

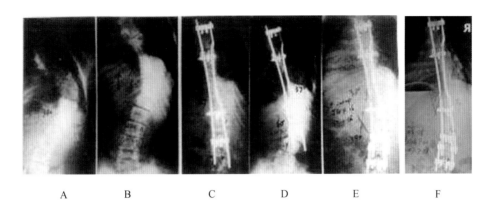

图5-62　女，14岁，特发性脊柱侧弯94°（A），牵引像示60°较僵（B），L₃有轻微旋转，2001年用PRSS矫正侧弯，T₅~L₂，侧弯矫正至29°（C），术后20个月后随诊，原矫正至侧弯37°（丢失8°），但矫正区下方失代偿，侧弯60°（D），翻修下延固定至L₄侧弯矫正至39°（E），2007年(翻修后7年随诊)，侧弯37°（F）

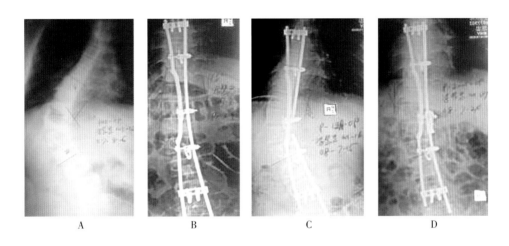

图5-63　男，16岁，特发性脊柱侧弯64°（A），2007年8月6日用PRSS矫正侧弯至13°（B），术后11个月后随诊，发生断棍（C），做小手术用"多米诺"套接法套接固定，侧弯矫正至18°（D）

七、结论

PRSS为我国首创，是矫正脊柱侧弯特别是生长中儿童脊柱侧弯的较为理想的方法，它将Heuter-wolkmenn定律成功应用于脊柱外科临床。其优于欧美方法的优点为：①PRSS能随小儿生长而自动延长，避免国外方法需平均半年一次手术去延长内固定，固定物放置后，处于能上下移动的活动状态，不影响手术部位脊柱的纵向生长，能防止上半身短小和防止一部分"曲轴"并发症。避免了侧弯凹侧的栓拉效应，有利于产生调控功能。②不需植骨融合来维持矫正，而是依靠其自身的调控功能使脊柱生长变直和维持矫正。③影响脊柱运动功能小。当骨发育成熟取出内固定后，脊柱运动功能接近正常。它的研制成功和临床应用的优良结果，为生长中儿童脊柱侧弯治疗提出了一个全新的概念，而且价格明显较进口便宜，利国利民。还可用于治疗脊柱后凸、骨折等，具有较大的社会效益和经济效益。

（叶启彬，张新宇）

第十节 生长棒矫正生长中儿童脊柱侧弯失败的原因分析及成功要素探讨

一、背景

在过去几十年里，成年人脊柱侧弯治疗从 Harrington 装置到现在的全钉-棒矫正装置，日趋成熟。但用以治疗儿童脊柱侧弯特别是 10 岁以内早发儿童脊柱侧弯时，却无法防止术后侧弯复发、加重和"曲轴"现象。开始以为是牢固的后融合造成的，于是发展出一系列非融合技术（Harrington 皮下棒，Luque-Trolley 技术、McCarthy 枪刺样套接棒和 Isola 儿童延伸双棒、Shilla 技术等），然而非融合技术仍然不能完全解决问题，为了控制脊柱前方的旋转，发展出三维矫正技术全钉-棒矫正，但仍然存在术后继续出现复发加重（图5-64，图5-65，图5-66）。

失败的表现形式大都相似，即早期有一定效果，而术后随着患者的生长发育，各种问题相继出现，如矫正后畸形复发加重和撑开失效等，最后归于失败。方法几年一换，所以极少长期随诊病例报道。

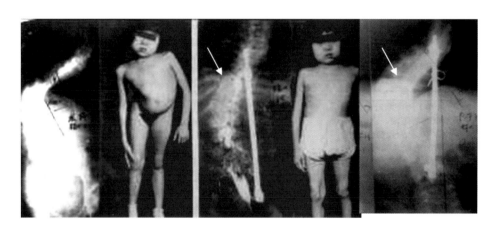

图5-64 Harrington 治疗儿童侧弯的长期随诊复发情况

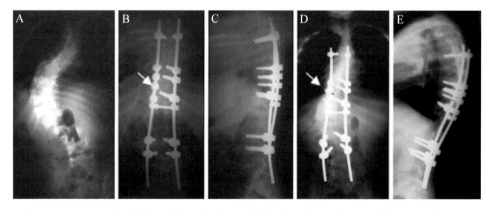

图5-65 Shilla 手术治疗 2.5 岁婴儿侧弯，开始情况好，术后 1 年明显复发加重（箭头处）

（引自 Mc Carthy 文）

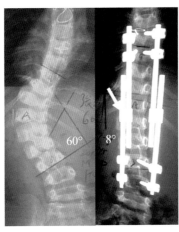
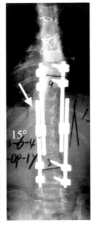
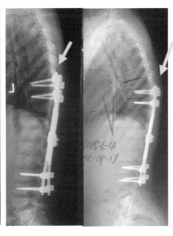

图5-66　Isola延伸双棒治4岁脊柱侧弯60°，术后8°，术后1年加重至15°再次撑开，上方交界处后开始有附加后凸出现（箭头处）

　　国内外学者都在寻求问题所在，美国Stoke等对影响生长中儿童脊柱侧弯矫治的Hueter-Volkman定律效应的实验室研究证明，在研究动物的椎体一侧施加压应力，另一侧施加张应力，可以诱导出脊柱侧弯，而逆转之，又可以将人工诱导出的脊柱侧弯自行矫正。这结果说明，需要在第一次手术后的儿童生长期间，继续关注术后残存的脊柱侧弯的发展，在Hueter-Volkmann定律作用下：术后残留的侧弯的椎体两侧的不对称应力及由此引发的不对称生长，将导致脊柱侧弯畸形在术后儿童生长期复发、加重和出现"曲轴"等。需要找到一种调控方法去克服残存的脊柱侧弯发展加重的潜在因素，才能维持脊柱侧弯的矫正。人们慢慢认识到术后儿童生长期脊柱侧弯畸形复发、加重的根本原因是由于儿童还在生长发育，残存的脊柱侧弯也会跟着发展。但直到目前，许多医生对这一定律对生长期儿童侧弯治疗的影响认识不够。表现在用它来指导临床工作评价和矫正装置的研制，在评价儿童脊柱侧弯的治疗效果时，他们仍然使用Cobb角矫正多，T-S段身高增加多少，这是评价成年人侧弯的标准，没有关注术后影响残存的脊柱侧弯发展的调控功能的评价。一些新的侧弯矫正装置的研制，仍然没有能跳出凹侧Harrington撑开矫正的框框。没有注意如何去逆转Hueter-Volkmann定律。所以至今还不能完全解决问题。

　　如何逆转Heuter-Volkmann效应，我们在综合分析国内外许多生物力学研究、动物实验报道和治疗儿童脊柱侧弯的大量临床结果时，认识到下述3个因素与逆转Heuter-Volkmann效应密切相关，新装置需具有下述功能，才能发挥调控功能（图5-67）。

　　1. 需要在脊柱侧弯两侧不对称应力最集中的顶椎部分，给以最强大的矫正力才能逆转Heuter-Volkmann效应，因为生物力学研究早就已经证明，在侧弯脊柱中，纵向负荷主要分布在脊柱侧弯的顶椎地区。

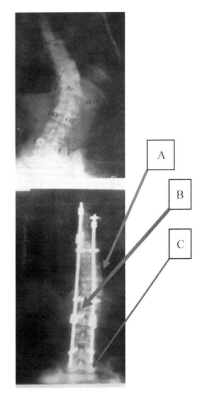

图5-67　脊柱侧弯调控矫正三因素
A. 顶椎地区的矫正力最强大；B. 凹侧无"椎弓根螺钉栓拉；C. 下端不固定

239

2. 避免在术后的侧弯凹侧出现"椎弓根螺钉栓拉"（pedicle screw-tether），因为它会在术后凹侧产生压应力，反过来促使残留脊柱侧弯的发展加重。

3. 矫正装置中下部位不能完全固定，为此，矫正机制应从凹侧撑开改成凸侧侧推矫正，才有可能使矫正棒的下端不需固定，这样才能使矫正装置从牢固的内固定改成动态的负荷，可以让生长棒能随小儿生长向上拔伸，避免反复延长手术，并能消除术后凹侧的栓拉效应，产生调控作用，让凹侧椎体终板能更多生长，以自行矫正残留的侧弯。

用上述3个标准来分析一个矫正装置有没有调控功能时，就可以进一步了解生长棒治疗成功与失败的原因。在分析国外的生长棒技术治疗儿童侧弯时，可看出它们最终失败的原因有如下几种：

1. 没有调控功能　目前治疗儿童脊柱侧弯矫正装置的设计原理，都深受Harrington撑开矫正原理的影响，基本上只重视脊柱侧弯凹侧的机械撑开力矫正，评价手术疗效标准也只局限于Cobb角的矫正程度和$T_1 \sim S_1$高度增加值，而没有关注矫正手术后，在小儿生长期矫正装置能否提供一种继续矫正的作用，以克服术后残留脊柱侧弯的生长发展，他们在设计之时没有注意这点，研究出来后也没有进行有关的生物力学测试。

在矫正装置在撑开矫正时，矫正力主要平均分布在脊柱侧弯的上、下两端，而最需要矫正力的侧弯的顶椎部位的矫正应力却小，不能去逆转Hueter-Volkman定律效应（图5-68），产生调控作用。

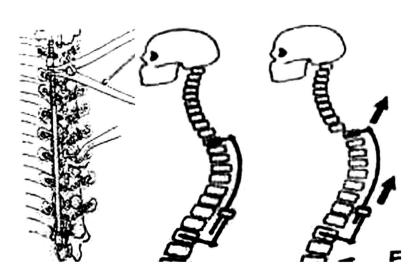

图5-68　Harrington撑开

因无调控不对称生长的能力，所以只能靠反复撑开去维持矫正，效果短暂，当脊柱侧弯凸侧椎体终板生长力超过凹侧撑开矫正力时，就撑不动了；持续撑开力还可诱发上端椎部位交界区的（图5-69）。

2. 术后凹侧形成椎弓根栓拉结构是失败的另一重要原因。脊柱一侧使用"椎弓根螺钉栓拉技术"，是国内外用来制造类似特发性脊柱侧弯动物模型的方法（图5-69A）。但在临床治疗工作中，凹侧的椎弓根螺钉术后会形成"栓拉"效应，却很少有人注意。目前在治疗儿童脊柱侧弯所有的椎弓根螺钉系统矫正装置中，术后在脊柱侧弯凹侧的上下端螺钉都被拧紧形成栓拉结构（图5-69B），这样就在脊柱侧弯的凹侧产生如同制造脊柱侧弯模型的栓拉效应，会在儿童侧弯椎体凹侧产生压应力，反过来又会在未成熟的椎体两侧形成不对称应力，引起残留的脊柱侧弯加重，这是目前国外生长棒失败的重要原因。

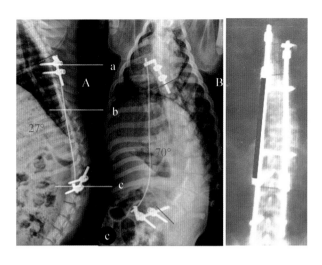

图 5-69 A. 制造脊柱侧弯猪脊柱模型（来自邱勇等文章）；B. "隐藏"在凹侧的栓拉结构（红线处）

3. 国外生长棒设计原理仍然受制于 Harrington 凹侧撑开原理，所以无法产生调控效果。过去，我们一直也在脊柱侧弯手术时，应用"凹侧撑开，凸侧加压"，但同时也将矫正装置全部拧紧固定，否则就会缩回去，所以它不能形成弹性的动态固定，这样也就无法产生调控效果，无法让生长棒向上拔伸和使凹侧半产生更多纵向生长而自行矫正侧弯，再加上凹侧栓拉效应，就无法矫正侧弯椎体两侧的不对称应力，在剖析各种生长棒的失败过程中，可以看出违反上述这三关键点，就会失败。要克服这些问题，需要改变矫正机制，即矫正机制应从凹侧撑开改成凸侧侧推矫正，这是我们研制国产生长棒的指导思想。据此，作者于1998年研制成脊柱侧弯板-棍矫正系统(PRSS)并应用于临床治疗脊柱侧弯，设计并不复杂但它却比较符合 Heuter-Vlkmann 定律的要求（图5-70），它通过凸侧板棍侧推力，可以改变儿童侧弯的椎体两侧的不对称应力，这些已经过 MTS 测试（与中国香港吕维嘉合作）、X 型胶原测试（北京协和医院张嘉、吴志宏）和光弹试验（北京工业大学张亦良合作）等多中心研究证实 PRSS 具有逆转 Heuter-Vlkmann 定律的功能。

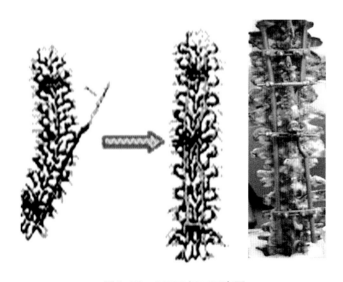

图 5-70 PRSS 矫正示意图

PRSS的矫正机制也经过了临床应用的验证。我们对PRSS治疗的35例10岁以内的儿童脊柱侧弯，进行了平均4.35年（2~14年）的随诊，大部分用PRSS进行一次性矫正，不植骨融合，手术时平均年龄7.89岁。结果显示如下。

1. 当PRSS将矫正机制从凹侧撑开改成凸侧侧推矫正侧弯时，不仅在手术时能获得立即满意的矫正畸形，还能在手术后继续治疗残存的脊柱侧弯，表现在能有效地控制术后残留脊柱侧弯的发展，矫正丢失很少。本组中35例侧弯由术前平均66.58°矫正至平均22.70°，矫正率65.91%，最后随诊时，平均矫正度27.50°($P > 0.05$)，无明显丢失（图5-71）；11例病例随诊时发现和术后即时拍的X线片比较，脊柱侧弯度数进一步减轻（图5-72），这是PRSS所独有的术后自行矫正功能。矫正节段平均增加13mm，最长者5.5cm。不满意者和失败者仅3例（为早期未在侧弯凸侧施加最大矫正力或严重先天性畸形病例）。

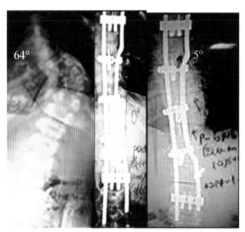
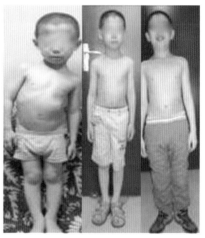

图5-71 男，4岁，先天侧弯64°，PRSS矫正到0°，6年后侧弯5°，无明显矫正丢失。矫正节段增加4.5cm（箭头示）

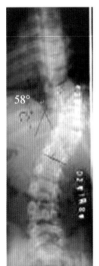
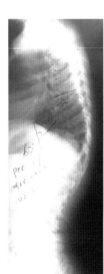
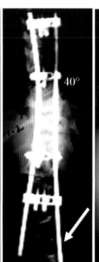
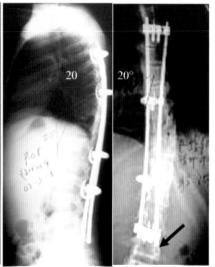
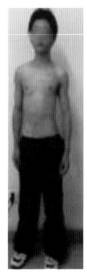

图5-72 男，9岁，术前64°，先天侧弯，PRSS矫正到40°，8年后侧弯自行矫正到20°，矫正节段增加5.5cm（箭头示），身高154cm

2. 当PRSS在顶脊柱侧弯椎部区域给以足够强大的矫正力时，能逆转Heuter-Volkmann效应，还能使复发的侧弯逆转。病例：男，3岁儿童，特发性脊柱侧弯，在2000年使用PRSS早期阶段，当时，未完全明白需要在顶椎部位给以最强大的矫正力的重要性，第一次手术后摄片显示，矫正满意，侧弯度由术前98°矫正到37°（图5-73 A、B）。由于顶椎部位凸侧给力不够，致未能完全逆转Heuter-Volkmann效应，7年后侧弯度发展加重到63°（图5-73C），不得不进行第二次手术干预，在顶椎部位的凸侧加用两钩加大侧推矫正力，术后侧弯度由术前63°矫正到40°（图5-73D)，在第2次术后6年多（小儿17岁时）侧弯度"自行"矫正到28°（图5-73E），拆去PRSS4个月后矫正维持28°（图5-73F）。3-D CT显示凸侧椎间隙骨融合提前，而凹侧椎间隙仍然存在仍有生长潜力（图5-73G），这是PRSS矫正术后残留脊柱侧弯的解剖基础。本例说明，如顶椎部位的矫正力不够强大时，就不能逆转Heuter-Volkmann效应，治疗会失败，如在顶椎部位给以足够矫正力，就可以维持矫正，还可进一步使复发的侧弯逆转。

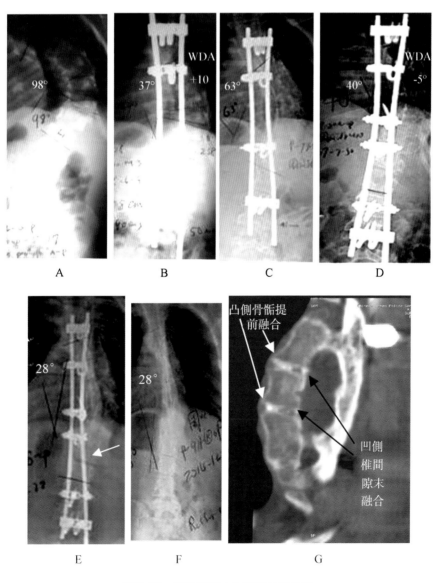

图5-73　顶椎侧推力与矫正效果关系

在顶椎部位矫正力不足，就会失败（A～C），加大矫正力不仅可以维持矫正还可以进
一步矫正侧弯（D～G)

3. 术后凹侧不能形成螺钉栓拉结构。其原因见下述病例，PRSS内固定放置后产生对抗残留侧弯复发加重的调控功能，促进椎体凹侧半生长速度超过凸侧，表现为凹侧半生长棒向上拔伸多于凸侧（图5-74箭头处），使术前楔状变椎体重塑变回方形（图5-75），使侧弯畸形生长变直。椎体凹侧半较多的生长使侧弯畸形生长变直，这个现象告诉我们，如果术后侧弯凹侧的上下端都被螺钉被拧紧，形成栓拉结构就会影响凹侧生长棒向上拔升，就不可能产生这种调控功能，也不可能让椎体凹侧半椎体终板较多的生长。

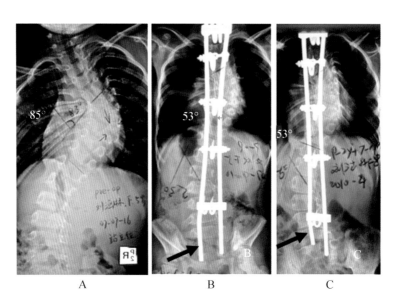

图5-74 女，6岁，A. 先天性侧弯85°；B. 术后53°；C. 2年8个月后53°，凹侧生长棒下端上拔伸变短快于凸侧（箭头处）

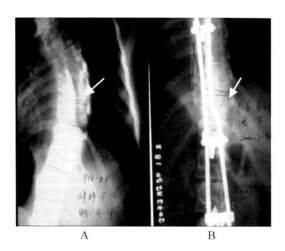

图5-75 楔状变成椎体重塑成方形
女，A. 侧弯62°术前顶椎部位椎体楔状变；B. 术后24个月侧弯矫正维持20°楔状变椎体重塑变回方形（箭头处）

上述用PRSS治疗小于10岁儿童侧弯时的一些成功与失败的现象，说明上述调控矫正三因素的重要性。违反它就不能产生调控功能，最终引起治疗失败。

如双棒生长棒（dual growing rod）技术，一度被认为是一个好方法，但近年国内外纷纷报道它的不足，而且极少长期随诊报道，其缺点为需要反复，每6个月一次撑开手术；常常几次以后就撑不动了，断棒脱钩（或上方螺钉拔出），上方交界处后出现后凸畸形等合并症多见和感染率较高等。在去年华沙的ICEOS大会上，几乎没有人再报告双棒生长棒成功应用的文章，报道的都是它的不足，并以此作为介绍另一种新方法磁力控制生长棒（magnetic control growing rod，MCGR）的铺垫，但就目前MCGR的设计看，其原理如同双棒生长棒一样，不可能对脊柱，特别是顶椎部位侧弯椎体的生长有足够调控作用，还必须靠体外磁场去反复延伸生长棒去维持矫正。另外，磁控生长棒需要连接在脊柱侧弯凹侧的上下端的螺钉上，不可避免地会在脊柱侧弯凹侧形成"椎弓根螺钉栓拉效应，所以它的前景不会好于双棒生长棒。

对上述与逆转Heuter-Volkmann效应相关的临床现象的认识，有助于分析为什么目前治疗儿童脊柱侧弯矫的生长棒技术，仍然处于几年一换状况，我们不能只满足于长棒技术的短期效果，要较长时间随诊下去，并注意长时间随诊结果，客观地分析它们失败的原因，这可以避免盲目引进，有利于发展我们自己的东西。同时，国外制定的脊柱侧弯的矫正装置疗效的评定标准，也应做相应改变。治疗成年人的脊柱侧弯，单纯用机械力矫正即可；而儿童脊柱侧弯矫形系统，要求在手术时能立即满意的矫正畸形，还需要治疗手术后残存的脊柱侧弯。所以，儿童脊柱侧弯治疗实际分两个节段：第一次手术即时矫正和术后需要继续矫正残存侧弯，这种调控的效能应另外评价，儿童脊柱侧弯的治疗效果评定标准要更新为：①手术后立即矫正效果，同成年人标准，Cobb角矫正度减少（%）和T-S段脊柱延长度。②调控能力的评定。调控能力表现在：在第一次手术后儿童的整个生长发育期，抵抗残存的脊柱侧弯发展加重的程度，术后在儿童生长期间侧弯矫正度丢失或进一步减少自行矫正的程度，3-D CT上凸侧提前融合程度等。

二、小结

治疗儿童脊柱侧弯的理论和临床实践有其特殊性，不能完全用成年人方法去处理，这个观点已成共识。PRSS通过侧推矫正力，可以改变儿童脊柱侧弯的椎体两侧的不对称应力，具有逆转Heuter-Vlkmann效应的功能，不仅手术放置时即能立即矫正脊柱侧弯畸形，术后还能提供继续对抗脊柱侧弯复发功能，不仅可以维持矫正，矫正度无明显丢失，而且脊柱侧弯还可进一步矫正减轻；术前为楔状变椎体变回方椎，3-D CT显示凸侧椎间隙骨融合提前，凹侧仍然有生长潜力，这是术后脊柱侧弯继续矫正的解剖基础。我们的研究显示治疗EOS的内固定应进行三点改进，才能产生调控功能：①术后侧弯凹侧无椎弓根螺钉"栓拉"结构，以使侧弯凹侧能自由地更多生长，避免反复延长手术；②矫正机制应从凹侧撑开改成凸侧侧推矫正，使侧弯的顶椎部位矫正力最大，也只有这样才能避免在脊柱侧弯的凹侧需要栓紧椎弓根螺钉；③内固定应从牢固的内固定改成动态的负荷。这些认识有助于今后提高儿童脊柱侧弯治疗水平和开发新的矫正方法。

（叶启彬，匡正达，王冠军）

第十一节　儿童脊柱侧弯PRSS矫治调控作用的影像学研究

生长期儿童脊柱侧弯尤其是早发性脊柱侧弯（early-onsetscoliosis，EOS），具有发病早、畸形重、进展快等特点。通常合并有椎体楔状变和胸廓的发育畸形，如不处理，将严重影响心肺发育，丧失劳动能力。不管何种病因引起脊柱侧弯，一旦形成以后，椎体两侧产生的不对称应力将使脊柱侧弯发展加重。1960年Roaf提出"恶性循环理论"，认为脊柱侧弯引起椎体两侧所受应力的不对称分布，从而引起椎体两侧的不对称生长和椎体的楔形变，椎体的楔形变进一步导致椎体两侧的不对称应力，由此产生脊柱的不对称生长进一步加重，产生恶性循环，导致脊柱侧弯的持续加重（图5-76）。无疑，儿童脊柱侧弯矫形术后一旦还有残存的侧弯，其发展也同样受到这一规律的影响。

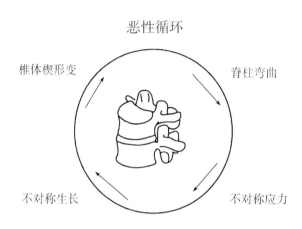

图5-76　Roaf的"恶性循环理论"

一、不对称应力对脊柱生长影响的实验室研究

美国Stokes等实验室研究人员，对影响生长中儿童脊柱侧弯矫治的Hueter-Volkman定律效应做了很多试验研究工作，在大鼠的尾椎骨一侧施加压应力，另一侧施加张应力，可以诱导出脊柱侧弯，而逆转之，又可以让人工诱导出的脊柱侧弯自行矫正，这就是脊柱生长的调控机制。Aronsson在牛尾上进行类似实验，证实了不对称压应力可减低该侧椎体和椎间盘的高度，同时增加张力侧椎体和椎间盘的高度，椎体张力一侧的生长明显快于压力侧。并且发现在30°侧弯的脊柱中，凸侧（张应力侧）平均每年较凹侧（压应力侧）多生长10%（图5-77）。

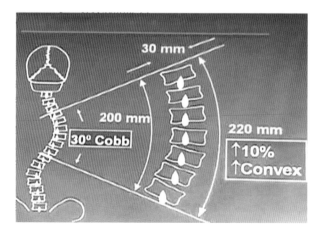

图5-77　在30°侧弯的脊柱中，凸侧平均每年较凹侧多生长10%

不对称应力对脊柱侧弯生长的影响主要通过改变椎体两侧终板软骨细胞生长速度来实现的。Michelsson在动物模型上发现，脊柱侧弯形成以后，椎体凹侧终板软骨形成减少，细胞结构紊乱，骨生成减少，凹侧软骨终板停止生长先于凸侧终板。张恒岩的研究结果显示，在脊柱侧弯椎体软骨终板横轴上，凹侧区域终板的厚度较凸侧区域明显变薄，提示凹侧较高的压应力抑制了次级骨化中心纵向骨化速度，使凹侧椎体的生长迟缓。Qian等在幼猪脊柱侧弯模型中发现，在猪脊柱一侧栓拉术后，首先几乎完全（96.8%）由椎间盘楔形变造成侧弯，随着时间地发展，椎体楔变角占Cobb角的比值逐渐上升，至栓拉固定8周时，Cobb角的构成变化为以椎体楔变角为主（71.5%），表明在侧弯早期阶段因椎间盘是弹性软组织，首先对不对称应力产生形变反应，而最终脊柱侧弯的发展，还是通过椎体的不对称生长来体现的。

这些反映脊柱侧弯椎体终板生长受到调控影响的结果，都来自动物模型实验研究。而在儿童脊柱侧弯的活体中，如何用无创的方法检查椎体两侧的不对称生长发育，国内外还没有成熟的报道，因此一直不能很好地判定矫形装置对人体脊柱生长是否有调控作用及如何进行调控的。

二、PRSS对生长中儿童脊柱侧弯调控的临床应用观察研究

1998年北京协和医院的叶启彬等研制成板-棍系统（PRSS），并应用于临床治疗脊柱侧弯，虽然它的设计并不复杂，但它的设计原理有别于欧美的矫正装置，比较符合Heuter-Vlkmann定律的要求，通过凸侧板棍侧推力，可以改变儿童脊柱侧弯的椎体两侧的不对称应力，这些已经过MTS测试（北京协和医院张嘉，中国香港吕维嘉）、X型胶原测试（北京协和医院张嘉、吴志宏、叶启彬）和光弹试验（武警总医院张仲文，北京协和医院叶启彬，北京工业大学张亦良）等多中研究证实PRSS具有逆转侧弯脊柱中存在的不对称应力的功能。然而，这些不对称应力是如何具体调控儿童脊柱生长来达到矫正儿童脊柱侧弯的？国内外都没有相关报道，这是我们研究的目的。

通过对应用PRSS治疗的大量患者的临床资料的研究我们发现一些与调控现象密切相关的现象，得到了一些启发。

1. 在我们应用PRSS治疗的70例10岁以内的儿童脊柱侧弯中，35例得到2年以上长期随访，平均随访5.13年（2~11年），手术时平均年龄7.41岁，大部分用PRSS进行一次性矫正，不植骨融合。Cobb角由术前平均62.47°±21.22°（25°~100°）矫正至平均24.26°±14.59°（0°~53°），矫正率61.17%，100%矫正者1例；末次随访时，平均矫正度30.53°±19.57°（4°~67°），无明显丢失，其中4例在随访时弯度数无变化，9例还在进一步减轻。表明当PRSS矫正侧弯时，不仅在手术时能立即提供满意的矫正效果，还能继续治疗手术后残存的脊柱侧弯，表现在随访时能有效地控制术后残留脊柱侧弯的发展，矫正丢失很少，还能自行进一步减轻侧弯畸形。显示了PRSS所独有的术后自行矫正功能——调控功能。

上述Aronsson等在动物研究中发现提示，只要术后残留脊柱侧弯，哪怕只有30°，侧弯的椎体两侧的不对称应力就会引起椎体两侧的不对生长——Heuter-Volkman现象，顶椎附近椎体和椎间隙就会楔形变，引起脊柱侧弯复发加重。而上述PRSS治疗儿童脊柱侧弯后，由于它具有调控作用，术后侧弯发展则很少甚至进一步减轻，这些调控作用是如何达到的呢？我们通过反复比较研究PRSS治疗侧弯患者的术后即时及随诊时的X线片，进行如下分析研究：①通过测量术后及末次随诊的X线片上的顶椎楔形变后椎体上下终板形成的楔变角度数变化观察评定脊柱侧弯椎体凹凸两侧生长受调控情况，楔变角度数变小表明凹侧与凸侧高度差变小，可作为凹侧受调控后生长加速的指标。②分别测量术后及末次随诊X线片上凹

侧与凸侧尾棒长度，计算两侧向上拔升高度。我们观察到PRSS治疗后的侧弯椎体凹凸两侧生长速度与上述国外报道的情况相反的现象：第一次矫正术后残留的脊柱侧弯没有明显发展，陷入Roaf的"恶性循环"而加重，甚至进一步减轻，在顶椎附近原来楔状变的椎体重塑变成方形（图5-78）。在楔变角度逐渐减小的同时，有些病例装置下端的棒尾在向上拔升时凹侧的拔升比凸侧快（图5-79）。这些都显示术后凹侧生长速度超过凸侧的现象，说明PRSS的调控作用，逆转了侧弯椎体两侧的不对称应力和由它引起的不对称生长的效应。

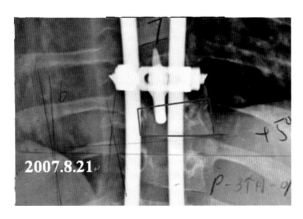
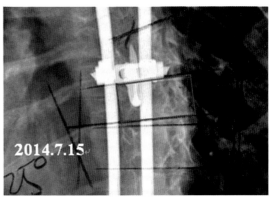

图5-78　顶椎逐渐由楔形重塑变成方形

上述动物实验结果和我们在临床上观察到的椎体楔形变的变化现象，都提示椎体楔形变的程度可作为反映脊柱在长期受力情况下产生调控作用大小的指标。所以我们决定应用测量比较术后及末次随访的X线片的顶椎楔状变角度来分析一个矫形装置产生的调控作用。

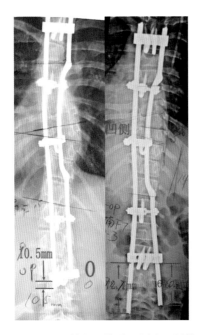

图5-79　尾棒向上拔升凹侧比凸侧快

随诊时间：2007年8月3日～2015年7月9日

尾棒长度：

凹侧：72.7mm→10.5mm

凸侧：60.2mm→0mm

凹侧比凸侧多生长2mm

2. 调控作用的3-D CT研究方法的建立　在PRSS设计过程中，我们曾进行PRSS矫正脊柱侧弯机制的分子生物学测试，选用能反映软骨生成、软骨下骨形成和软骨退变的X型胶原使用半量RT-PCR方法进行测试，作为软骨生长变化指标。试验结果表明，在PRSS固定的未成年犬脊柱模型中压力增加侧（相当于凸侧）的X型胶原明显高于张力增加侧（相当于凹侧）（$P < 0.05$），已经初步证明压应力增加的这一侧终板软骨的生成退化提前和加速，使该侧生长停止，而凹侧——张力增加侧还有继续生长潜能，两侧不平衡生长使脊柱生长变直，达到矫正侧弯目的。而如何在活体上显示椎体终板的生长的这些变化呢？我们用3-D CT观察凹侧与凸侧的椎体终板软骨的生长、退化现象，发现凸侧半椎间隙融合明显提前，而凹侧半椎间隙仍然完整（图5-80）。说明凸侧停止生长，而凹侧仍具有生长潜能，这是PRSS矫形装置调控作用的解剖基础。这个发现不仅可以验证上述PRSS矫正脊柱侧弯机制的分子生物学测试的动物实验结果，还可在活体身上无创检测到、直观看到各型生长棒有无调控功能和调控功能大小（3-D CT具体检测方法附于本文后）。

这一发现也可以解释有些病例在PRSS手术后，甚至在拆除PRSS装置后，脊柱仍然具有自行矫形的能力。我们初步发现的这些反映调控作用出现的方法，与其他反映脊柱是否仍然具有生长趋势方法如年龄、Risser征、女性月经初潮时间有某些相似之处，但它们不能分别反映脊柱两侧的生长情况，我们新建立的方法不仅能更敏感地反映脊柱的生长趋势，而且可以分别判断脊柱两侧不同的生长趋势，有进一步深入研究下去的价值。

三、需要确立儿童脊柱侧弯治疗调控作用的评价方法

自从1962年Harrington设计出了Harrington棒，各国学者不断改进、创新，各种技术不断发展，治疗生长中儿童脊柱侧弯的矫形装置总体可分为三个方向：①以撑开技术为基础的生长棒技术、纵向可撑开型人工钛肋技术（VEPTR）、自动撑开技术；②以生长导向技术为基础的Luque-Trolley技术、Shilla生长棒技术；③以生长调节为基础的椎体U形钉技术、Tether技术。矫形装置种类繁多、各有优劣，但基本上都没有调控功能。它们只重视脊柱侧弯凹侧的机械撑开力矫正，评价手术疗效标准也只局限于

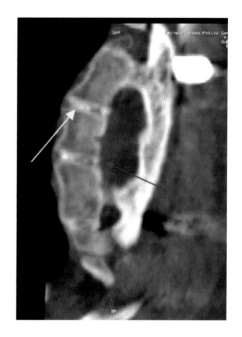

图5-80　2D-CT显示脊柱凸侧半椎间隙提前融合，而凹侧半椎间隙仍然完整

Cobb角的矫正程度和$T_1 \sim S_1$高度增加值，而没有关注矫正手术后，在儿童生长期矫正装置能否提供一种继续矫正的作用，以克服术后残留脊柱侧弯的生长发展。装置的研发者们在设计之时没有注意这点，研究出来后也没有进行有关的生物力学测试。但是与治疗成年人的脊柱侧弯不同，由于儿童还在生长发育，残存的脊柱侧弯也会跟着发展，所以儿童脊柱侧弯矫形系统，要求在手术时能有机械力立即满意矫正畸形外，还需要治疗手术后残存的脊柱侧弯。所以，儿童脊柱侧弯治疗实际分两个节段：第一次手术即时矫正和术后需要继续矫正残存侧弯，这种调控残存侧弯的效能应另外评价，评定标准要更新为：①手术后立即矫正效果，同成年人标准：Cobb角矫正度减少（%）和T～S段脊柱延长度；②术后对残存侧弯调控能力的评定。

调控功能可通过以下方面评价：①通过测量术后及随访的X线片上顶椎楔形变后椎体上下终板形成的楔变角度数；②通过3-D CT观察侧弯两侧椎体间隙融合情况；③分别测量术后及随访X线片上脊柱主侧弯的凹侧与凸侧高度。

四、关于PRSS调控能力（顶椎楔形变角度方面）的研究进展

我们共选取31例年龄<10岁、单纯行后路PRSS内固定手术、随访时间达2年以上、影像资料完整能进行有效测量的脊柱侧弯儿童资料，测量手术前、术后即刻及术后每次随访时的Cobb角、顶椎椎体楔变的角度，统计分析这些数据。

其中男性9例，女性22例，手术时平均年龄7.29±2.48岁（3～10岁），随访时长63.26±21.62个月（24～108个月），术前主侧弯Cobb角平均62.94°±21.09°（25°～100°），术后矫正为24.81°±15.12°（0°～

50°），矫正率60.58%。末次随访时Cobb角平均31.81°±19.75°（4°～70°），无明显丢失（*P* > 0.05）。术后即刻顶椎楔变角平均13.74°±5.88°（6°～30°），末次随访时平均8.74°±5.08°（0～19°），平均减少5.00°±4.46°，角度变化有显著的统计学差异（*P* < 0.05）。

图5-81显示了31例患儿的顶椎楔形变角度平均值在术后9年里的变化情况。在PRSS作用下，顶椎楔变角的均值总体呈下降趋势，术后2年内角度减小最明显，在2～6年间角度均值变化不大，而在6～9年中角度波动较大。图5-82是将所有病例的楔变角度数极差范围变化与均值同时表示出来，可以看到极差也是总体呈减小趋势，且与均值变化基本一致。楔变角度数变小表明凹侧与凸侧高度差变小，凹侧受调控加速生长而长高了。

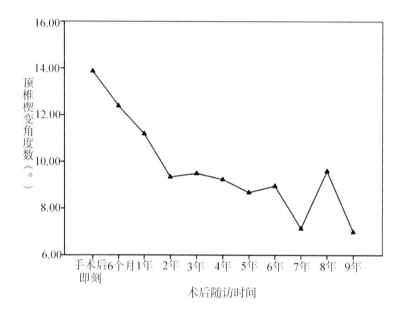

图5-81　顶椎楔形变角度平均值在术后总体呈下降趋势

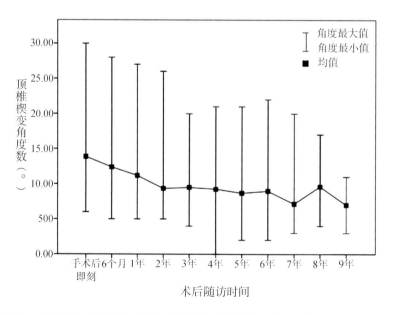

图5-82　31例患者中顶椎楔形变角度的最大值与最小值变化趋势与均值基本相同

为探求楔形变角度的减小幅度会逐渐变缓并最终出现波动的原因，我们将所有病例按年龄分为3组，A组（3～5岁）8例，B组（6～8岁）9例，C组（9～10岁）14例，以年龄为时间变量，分析各组角度变化（表5-3，图5-83）。从图表中可以看出，三组角度起始值依次递增，A组楔变角度数随年龄增长持续平稳减小，B组角度减小约4年后出现波动，而C组减小2年后即出现波动。由此可以看出，整体均值在后几年的波动是由B、C两组的波动引起的。

从本研究的结果可以看出，虽然本组患者总体年龄较国外报道的生长棒治疗的病例年龄都大，而且术前平均畸形度也较他们报道的病例严重，但仍达到了令人满意的术后矫正效果，并且在整个较长的随访期中角度无明显丢失，甚至还有部分病例的度数在进一步减轻，证明不仅PRSS的矫正能力是可以肯定的，还具有独有的术后自行矫正功能——调控功能。其调控功能体现在顶椎楔形变角度的变化上，根据Qian等在幼猪脊柱一侧栓拉术后能发生椎体楔变现象，提示椎体楔形变的程度可作为反映脊柱在长期受力情况下产生调控作用大小的指标。在我们的研究中，不仅顶椎楔变角均值总体呈下降趋势，所有病例中的最大角度和最小角度也在减小，说明PRSS的调控功能是全面的，无论病情轻重，均有调控功能。在经过按年龄分组后的分析，我们初步发现，患者年龄越小，其顶椎楔形变角度也越小，装置的调控作用越明显，在5岁以前手术治疗的矫正调控效果最佳，而随着年龄地增长，畸形结构越发稳定，调控效果逐渐下降。这符合儿童脊柱生长的规律（图5-83）。

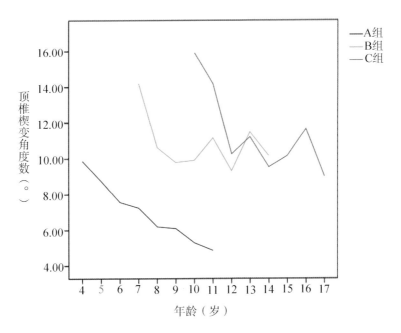

图5-83　A组3～5岁，B组6～8岁，C组9～10岁。三组角度起始值依
次递增；A组顶椎楔形变角度随年龄增长持续平稳减小，B组角
度减小约4年后略有波动，C组减小2年后度数即出现波动

结论：生长期儿童脊柱侧弯都会有椎体楔状变特别在顶椎部位，不管何种病因引起脊柱侧弯，一旦形成以后，椎体两侧产生的不对称应力将使椎体的不对称生长形成椎体楔变，脊柱侧弯发展加重，侧弯椎体楔角反映脊柱侧弯的发展。长期以来，儿童脊柱侧弯的发展预测，治疗机制的研究和治疗效果的评定，都只局限在动物实验，不能完全反映人体上发生的真实情况。本研究通过PRSS成功治疗生长期儿童

脊柱侧弯时出现的临床调控现象，摸索建立了一个比较客观的无创评测标准，通过测量椎体顶椎楔变角度大小反映脊柱侧弯两侧生长高度的变化，可以预测儿童脊柱侧弯术后的调控效果和远期疗效，通过3-D CT检测侧弯椎体两侧成熟融合程度反映检测矫正装置对椎体两侧调控效果，也许有助于儿童脊柱侧弯矫形装置的改进和创新提供一些帮助。PRSS的矫正、调控作用的大小与手术时年龄呈正相关，5岁以前接受手术的调控效果最佳，提示我们对EOS的矫正治疗，应尽早进行。但本研究是来自PRSS一种装置，仍需与其他矫形装置进行进一步对照研究。

表5-3　在PRSS作用下顶椎楔变角度数随年龄变化表　　　　单位：度（°）

组别	年龄（岁）													
	4	5	6	7	8	9	10	11	12	13	14	15	16	17
A	9.88	8.75	7.57	7.25	6.20	6.10	5.30	4.88						
B				14.22	10.63	9.80	9.92	11.17	9.33	11.50	10.17			
C							15.93	14.19	10.27	11.22	9.54	10.17	11.67	9.00

（汪心洋，匡正达，叶启彬）

附：WJ 3-D法对脊柱侧弯顶椎区椎间融合程度的检测研究

脊柱侧弯都会有椎体楔状变，特别在顶椎部位，这是由于不管何种病因引起脊柱侧弯，一旦形成以后，椎体两侧产生的不对称应力将使椎体的不对称生长形成椎体楔变，所以，生长期儿童脊柱侧弯都会发展加重，美国Stoke等在研究动物的"椎体"一侧施加压应力，另一侧施加张应力，可以诱导出脊柱侧弯，而逆转之，又可以将人工诱导出的脊柱侧弯自行矫正，这是逆转Heuter-Volkmann定律的调控作用。不对称应力对脊柱侧弯生长的影响，主要通过改变椎体两侧终板软骨细胞生长速度来实现的。Michelsson在动物模型上发现，脊柱侧弯形成以后，椎体凹侧终板软骨形成减少，细胞结构紊乱，骨生成减少，凹侧软骨终板停止生长先于凸侧终板。张恒岩的研究结果显示在脊柱侧弯椎体软骨终板横轴上，凹侧区域终板的厚度较凸侧区域明显变薄，提示凹侧较高的压应力抑制了次级骨化中心纵向骨化速度，使凹侧椎体的生长迟缓。也就是说，椎体两侧终板软骨，骨生成和成熟速度的差异，可以反映出椎体两侧生长受不对称应力调控情况。长期以来，儿童脊柱侧弯的发展预测，治疗机制的探讨，这些与调控作用密切相关的评定。都只都是间接通过动物实验来分析，不能完全反映人体上发生的真实情况。本研究通过PRSS成功治疗生长期儿童脊柱侧弯时出现的临床调控现象，摸索研究建立了一个比较客观的无创的评测标准，通过3-D CT检测侧弯椎体两侧成熟融合程度方法反映检测矫正装置对椎体两侧调控效果，也许有助于儿童脊柱侧弯矫形装置的改进和创新提供一些帮助。具体操作如下：

1. 对患者的全脊柱CT进行三维重建，去除脊柱以外的障碍物（肋骨、胸骨、头面部骨骼及其他影响观察的杂质）（图5-84）。

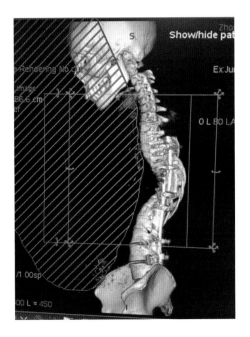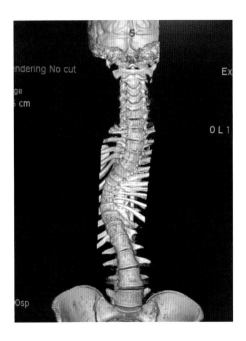

图5-84 进行三维重建，去除障碍物

2. 在三维重建图像中找到顶椎，选取上位或下位椎间隙的凸侧为标记点（图中标记"×"）（图5-85A），这样，在轴位、矢状位、冠状位的相应位置上都会出现该标记点（图5-85B）。

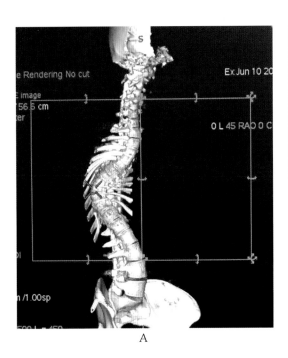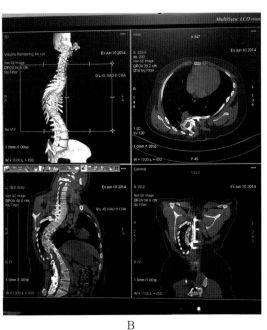

A   B

图5-85 顶椎定位法

A. 在顶椎凸侧标记"×" B. 旋转观察时"×"帮助定位顶椎

3. 进入轴位或矢状位图像，图像中即出现一个以标记点为中心的三维方框，拖动方框边缘可以任意角度旋转图像（图5-86）。

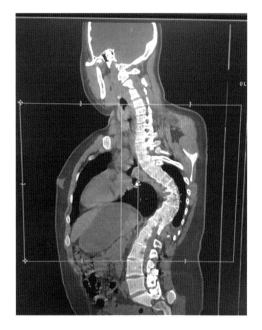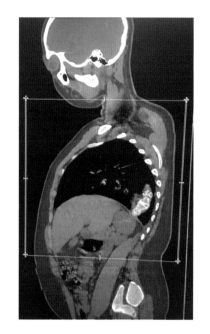

图5-86　拖动方框边缘，旋转图像

4. 以标记点所在垂线为轴，水平方向360°缓慢旋转图像（拖动方框垂直边左右旋转）。由于已在凸侧作好标记点X，所以可以以X为指示始终在图像上观察到凸侧椎间隙（图5-87）。

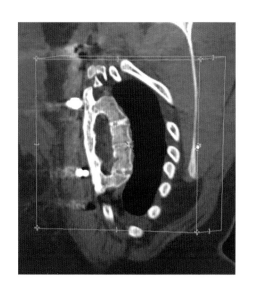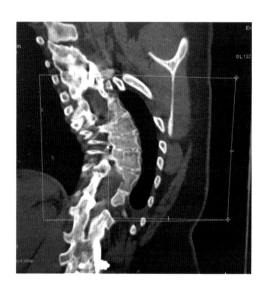

图5-87　凸侧椎间隙始终在图像上

5. 当转至凹侧椎间隙也出现在平面内时，可以更清楚比较观察顶椎区域（顶椎及其上、下2个椎体）椎间隙凸侧与凹侧的融合情况（图5-88）。

6. 因脊柱侧弯是三维畸形，椎体有形变和旋转，压力最大点不一定正好位于凸侧顶点，各椎间隙也不能在同一水平面上看到，所以有时需要旋转和适当上下调整角度观察（拖动方框水平边上下旋转）（图5-89）。

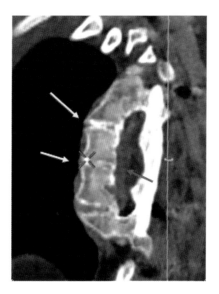

图5-88　观察顶椎区域椎间隙凸侧与凹侧融合情况

黄箭头为凸侧，红箭头为凹侧

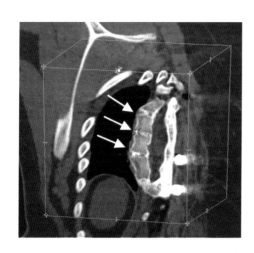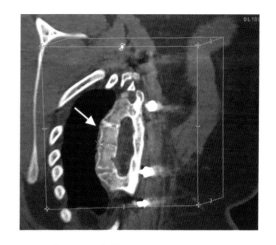

图5-89　上下调整图像以观察不同椎间隙融合情况

箭头所指不同椎间隙均是凸侧融合较多

　　上述图像是在一位3岁98°特发性侧弯的男孩3-D照片采取的，他在10岁时换棒加大侧推矫正力后，侧弯由术后40°自行矫正至28°，17岁时的3-D CT揭示出自行矫正的调控机制：PRSS放置后凸侧生长受抑制和提前融合，而凹侧间隙仍然接近正常，仍然能继续生长发育，这是调控的解剖基础，所以侧弯自行矫正变直。

　　　　　　　　　　　　　　　　　（王贵生，赵国全，匡正达，汪心洋，叶启彬）

第十二节　儿童脊柱侧弯PRSS矫正术后复发加重的预测研究

一、背景

　　到目前为止，尽管有许多非融合的技术在治疗生长中儿童脊柱侧弯时，能获得短期的良好的效果，但大多数仍然处于机械矫正阶段。它们都不能在手术后阻止残留的脊柱侧弯的发展加重，所以这仍然是一个问题，需要脊柱外科医生紧迫解决的问题是找到一个方法，能够及早预测到残留的脊柱侧弯会不会发展加重，并能用这个发现来指导临床实践，去逆转早发儿童脊柱侧弯，至少能尽可能早地采取有效措施，防止残留的脊柱侧弯发展加重。生长中儿童残留的脊柱侧弯在手术后的复发加重，一直被认为脊柱两侧存在不对称应力引起的不对称生长。在发展加重的脊柱侧弯中，都可以看到楔状变的椎体和楔状变的椎间盘，最明显的部位是在脊柱侧弯畸形的顶点部位，所以我们选择在顶锥上方测量相邻椎间隙的楔状椎间角（WDA）来表达在椎体两侧终板的不对称应力。由于在脊柱侧弯中，椎体和椎间盘它们所受的应力形式其实是相同的，但是椎间盘具有"流动性"，能更好、更快地反映出不同的应力情况，所以我们选择WDA测量的方法。本研究的目的是试图找到一个方法和指标来预测生长中儿童脊柱侧弯在手术以后是不是会发展加重。

二、材料和方法

在这个回顾性的研究中，我们调查了35例患者，平均年龄7.41岁（3～10岁），随诊时间平均5.13（2～11）年，均接受了PRSS治疗，根据术后有无出现明显的矫正角度丢失（指平均每年矫正角度丢失>5°），将病例分为两组。其中，2例患者属于A组（每年矫正角度丢失角度>5°），其余33例属于B组，矫正角度无明显丢失。他们都进行了标准的X线检查：后前位站立位X像，术前、术后及末次随诊。我们通过计算机的程序和人工的测量来找出顶椎（椎体外侧距离轴线最远的椎体）及其上方的椎间角进行测量，记录度数并进行分析。

关于WDA的测量(图5-90)，我们一般在站立前后位片上，测量顶锥上缘线及上位椎体下缘线的交角，即椎间角。为了更准确测量收集，减少人为误差，我们进行了多次的两个人以上的测量，力求测量数据具有更大的可靠性。我们也同时测量记录患者手术前、手术后和末次随诊时侧弯Cobb度数。结果，A组病例中，畸形矫正不够满意，术前Cobb角平均86.50°（75°、98°），术后即刻平均32.50°（28°、37°），矫正率62.43%，末次随诊时平均65.00°（63°、67°），与术后比较有明显丢失。A组椎间角的分布为6°、11°，这2例患者均进行了后期的手术干预。

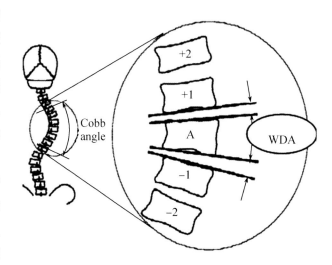

图5-90　WDA的测量图，A为顶椎

在B组，脊柱侧弯得矫正满意，术前Cobb角平均60.97°±20.77°（25°～100°），术后即刻平均23.75°±14.86°（0°～53°），矫正率65.93%，末次随诊时平均28.38°±18.04°（4°～65°），与术后比较无明显丢失（P>0.05），显示出没有明显的矫正度丢失，椎间角的分布在-10°～-5°，散点图反映了脊柱侧弯加重和相关的椎间角测量之间的相关关系呈线性正相关（图5-91）。

我们在临床病中发现，如果一个脊柱侧弯在顶椎上方椎间角，在术后即时拍片中显示小于或等于5°，在随诊中时脊柱侧弯矫正即能可获得好的维持，没有明显的矫正角度的丢失（图5-92）。

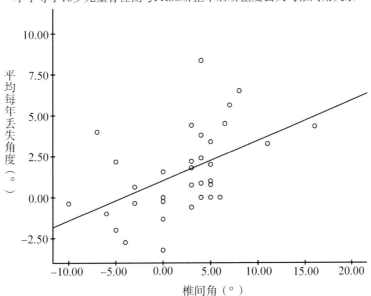

小于等于10岁儿童脊柱侧弯PRSS矫正术后矫正度丢失与椎间角关系

图5-91　侧弯加重和相关的椎间角之间的相关关系

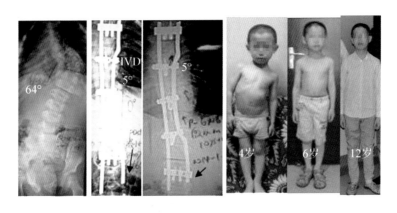

图5-92　10岁，术前脊柱侧弯64°，PRSS术后矫正至到0°，椎间角
测量5°，术后8年随访期间，脊柱侧弯维持到5°，矫正阶段
脊柱生长了4.5cm（箭头处），外观得到很好的维持

　　我们还在临床一些病例中看见，第一次手术以后虽然矫正满意，但由于椎间角仍然大于5°，术后脊柱侧弯逐渐发展加重，但采取合适的方法，使椎间角减少至≤5°，已经加重的脊柱侧弯又可逐渐减小。病例（图5-93）：3岁男孩，严重脊柱侧弯，术前为98°，2000年6月9日用PRSS矫正至37°，看来效果是不错。但是我们在测量术后X线片发现WDA为+10°，预示着会进一步发展加重，果然在术后7年，脊柱侧弯加重至63°，再予手术干预，在顶椎凸侧部位加了2枚钩子，加大侧推矫正力，术后患者脊柱侧弯矫正至40°，同时WDA由+10°逆转为-5°，第二次术后7年，患者17岁时，在术后生长过程中，脊柱侧弯逐渐自行矫正至28°，取棒4个月后维持在28°。3-D CT扫描发现：凸侧椎间隙融合，凹侧未融合。预示着凹侧仍存在着生长潜能，这是通过椎间角改变促进PRSS自我调控矫正脊柱侧弯的一个例证。这也是PRSS自我调控矫正脊柱侧弯的解剖基础。

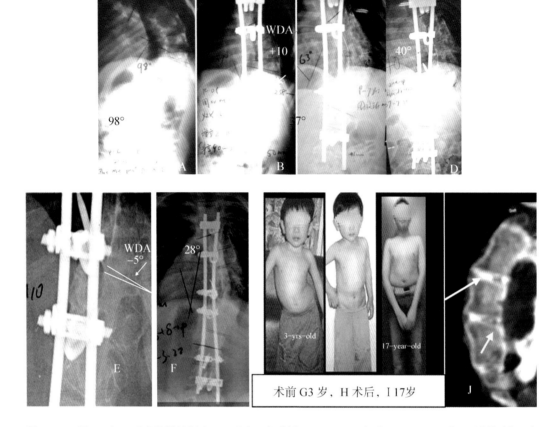

图5-93　男，3岁，手术前脊柱侧弯98°（A），术后矫正至37°，术后WDA+10°（B，看箭头），术后7年逐渐加重至63°（C），在脊柱侧弯顶椎凸侧加了2个钩子，矫正至40°（D），术后X线片显示WDA矫正至-5°（E，看箭头），第二次手术后5年，17岁时，侧弯由第二次手术40°逐渐矫正至28°（F），躯干外形（G，H，I），3D CT示凸侧椎间隙融合（白箭头），凹侧未融合（黄箭头）

　　我们也用一组应用PRSS治疗的33例青少年（11～16岁）脊柱侧弯的治疗情况，去验证上述研究方法的准确性，结果显示，本组在脊柱侧弯加重和椎间角测量值之间的关系，取得了相似于10岁以内年龄组的结果。在他们中，32例患者（平均年龄13.64±1.33岁），平均随诊时间为3.55±1.53年，WDA角小于5°，最后随诊时矫正度均得到了满意的维持，侧弯矫正度由术前的平均Cobb角50.35°±15.14°，矫正至19.45°±10.35°，最后随诊时25.25°±10.62°，无明显矫正度的丢失。然而，其中1例患者，虽然DWA角也小于5°，但每年的侧弯矫正度超出了5°的允许范围，由术前Cobb角70°矫正至术后34°，2年后随访发展至50°，平均每年矫正度丢失8°，可能与她的术前畸形较严重有关。本组的结果显示，我们方法的准确性仍然高达97.0％。

　　为了验证我们的研究方法是否同样适用于其他治疗脊柱侧弯的内固定方法，预测的准确性如何？我们使用5°WDA值去分析手中保留的多年前用CD治疗的有完整X线资料的8例脊柱侧弯患者，让我们很受鼓舞的是，本方法预测的准确性在7例患者中得到了证实。

三、讨论

　　1. 很多文章已报道过，进展加重的骨骼未成熟患者的脊柱侧弯中，在Heuter-Volkmann定律效应作用下，楔状变的椎间盘和椎体会越来越明显。我们的研究也发现，这二者之间密切相关，WDA角度＞5°

后，侧弯的加重就会明显出现。但是在正常人中存在胸椎后凸和腰椎前凸的地方，也看见椎间隙和椎体有轻微的楔状改变现象。为什么他们大多数后凸和前凸并无明显加重现象呢？我们推测很可能WDA只作用于额状平面的侧弯，或WDA角度要到达一定度数，如到达5°以后，才会触发Heuter-Volkmann定律效应，才会引起脊柱侧弯的发展加重。5°似乎是触发Heuter-Volkmann定律效应的拐点，这还需要进行相关的实验证实。

2. PRSS的能逆转Volkman定律，逆转存在于脊柱侧弯椎体两侧不对称应力，产生对脊柱侧弯进行生物力学调控的功能，这个过程在活体的脊柱侧弯上，通过WDA角的测量技术可得到了验证。当PRSS放置以后，可在侧弯椎体两侧产生不对称应力，凸侧产生压应力，凹侧产生张应力，这种情况通过WDA角的测量表达出来（图5-94A、B），在PRSS放置之前，X线片显示椎间隙在凸侧的地方张开，凹侧闭合狭窄受压，WDA角+10°（图5-94A），放置PRSS以后，这些现象都逆转了，凸侧椎间隙受压变窄，凹侧椎间隙张开，WDA角变为-3°（图5-94B），脊柱两侧的不对称的生长也随之发生了逆转，楔状变的椎体和椎间盘在生长过程中重塑为正常形态（比较图5-94A和图5-94C），矫正度无明显的丢失，还略为减轻，间接证明了PRSS对侧弯的两侧不对称生长的调控作用。

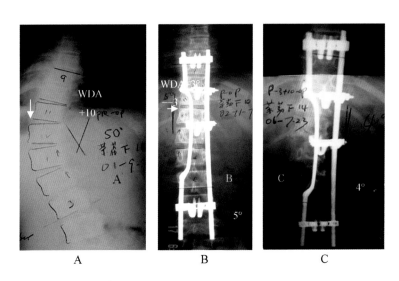

图5-94 WDA度数与对脊椎侧弯调控关系

手术前X线片显示在凸侧张开，凹侧闭合，WDA角+10°（A），放置PRSS以后，
WDA角逆转变为-3°（B），46个月以后楔状变的椎体和椎间盘在生长过程中重塑
为正常形态（C）

3. 本研究发现的WDA的测量方法，对于生长中儿童脊柱侧弯的治疗也具有一定的意义，如上述病例，术后脊柱侧弯出现复发加重，但采取合适的干预方法，在凸侧加大侧推矫正力，使椎间角减少至小于5°，逆转Hueuter-Volkman定律后，已经加重的脊柱侧弯又可重新获得矫正并逐渐减小，为此，我们建议，如果手术以后立即拍片，椎间角角度大于5°或者更加严重时，应该立即进行附加的干预手术，以避免手术后脊柱侧弯的发展加重。如何进行干预呢？我们在"联合应用一期后路经椎弓根半椎体挖除及PRSS固定治疗儿童半椎体脊柱侧弯"一文中，曾介绍手术时于后路经椎弓根尽量将半椎体骨松质抠掉并对半椎体上下终板进行破坏，然后用PRSS进行矫正，获得很好的效果。对于手术后立即照相显示顶椎的椎间角明显大于5°的患者，是否可以立即将顶椎凸侧部位椎体按半椎体处理？将顶椎凸侧半的椎体骨松质抠掉并对半椎体上下终板破坏破坏顶椎凸侧半的生长能力，以降低术后复发加重的风险。我们还没有

合适病例进行证实。

四、结论

我们的研究初步证明，术后椎间WDA角的测量，是预测脊柱侧弯手术以后是否发展加重的一个有帮助的方法，当WDA角测量大于5°以后，侧弯就会发展加重。5°WDA似乎可以作为进行再手术干预的节点。这个预测方法有可能帮助我们改善治疗儿童脊柱侧弯的手术技术，及早积极防治，以降低生长中儿童脊柱侧弯术后复发加重的风险，减少手术次数。但是我们这些结论是由同一种内固定材料PRSS治疗资料得来的，所以多中心的研究和进一步评价WDA测量的准确性和可行性还是需要的。

（叶启彬，汤加柱，匡正达）

参 考 文 献

1. Akbarnia B A，Emans J B. Complications of growth-sparing surgery in early onset scoliosis [J]. Spine，2010，35(25)：2193-2204.

2. Thompson G，Akbarnia B R J. Growing Rod Techniques in Early-Onset Scoliosis[J]. Journal of Pediatric Orthopaedics，2007，27(3)：354-61.

3. Yang J S，Mcelroy M J，Akbarnia B A，et al. Growing rods for spinal deformity：characterizing consensus and variation in current use [J]. Journal of Pediatric Orthopedics，2010，30(3)：264-270.

4. Roaf R. THE TREATMENT OF PROGRESSIVE SCOLIOSIS BY UNILATERAL GROWTH-ARREST[J]. Bone & Joint Journal，1963，45(4)：637-51.

5. Stokes I A. Mechanical effects on skeletal growth [J]. Journal of Musculoskeletal & Neuronal Interactions，2002，2(3)：277-80.

6. Aronsson D D，Stokes I A，Rosovsky J，et al. Mechanical modulation of calf tail vertebral growth：implications for scoliosis progression [J]. Journal of Spinal Disorders，1999，12(2)：141-6.

7. 张恒岩，崔立强，王储，等. 应用microCT对大鼠不对称力脊柱侧弯模型椎体终板微结构的观察[J]. 中华骨与关节外科杂志，2015(5).

8. 叶启彬. 调控脊柱侧弯椎体两侧的不对称应力是治疗脊柱侧弯的关键[J]. 中国矫形外科杂志，2013，21(1)：5-6.

9. 钱邦平，郑欣，邱勇，等. 幼猪脊柱侧凸模型中椎体与椎间盘楔形变的进展规律及其意义[J]. 中国脊柱脊髓杂志，2013，23(2)：151-155.

10. Newton P O，Cardelia J M，Farnsworth C L，et al. A biomechanical comparison of open and thoracoscopic anterior spinal release in a goat model [J]. Spine，1998，23(5)：530-5; discussion 536.

11. Newton P O，Wenger D R，Mubarak S J，et al. Anterior release and fusion in pediatric spinal deformity. A comparison of early outcome and cost of thoracoscopic and open thoracotomy approaches [J]. Spine，1997，22(22)：1398-406.

12. Stokes I A，Spence H，Aronsson D D，et al. Mechanical modulation of vertebral body growth. Implications for scoliosis progression[J]. Spine，1996，21(21)：1162-7.

13. Am. A. THE MECHANISM OF THE STRUCTURAL CHANGES IN SCOLIOSIS[J]. JOURNAL OF BONE AND JOINT SURGERY-AMERICAN VOLUME，1949(3)：519-528.

14. Arkin A M，Katz J F. The effects of pressure on epiphyseal growth：The mechanism of plasticity of growing bone[J]. Journal of Bone & Joint Surgery，1956，38-A(5)：1056-76.

15. Am. A. THE MECHANISM OF THE STRUCTURAL CHANGES IN SCOLIOSIS[J]. JOURNAL OF BONE AND JOINT SURGERY-AMERICAN VOLUME，1949(3)：519-528.

16. Roaf R. Rotation movements of the spine with special reference to scoliosis. [J]. Journal of Bone & Joint Surgery British Volume，1958，40-B(2)：312-332.

17. Burwell R G，Cole A A，Cook T A，et al. Pathogenesis of idiopathic scoliosis. The Nottingham concept[J]. Acta Orthopaedica Belgica，1992，58 Suppl 1：33-58.

18. Perdriolle R，Becchetti S，Vidal J，et al. Mechanical process and growth cartilages. Essential factors in the progression of scoliosis[J]. Spine，1993，18(3)：343-9.

19. Veldhuizen A G，Wever D J，Webb P J. The aetiology of idiopathic scoliosis：biomechanical and neuromuscular factors[J]. European Spine Journal，2000，9(3)：178-184.

20. 张嘉，叶启彬，邱贵兴，等，不对称应力对脊柱终板生长的影响. 中国矫形外科杂志，2000（13）：843-845.

21. 叶启彬，邱贵兴，王以朋，板棍系统（PRSS）对生长中儿童和成人脊柱侧弯的早期效果，中国矫形外科杂志，2001，8（1）：16~20.

22. 叶启彬，王以朋，张嘉，等. 生长发育中儿童脊柱侧弯治疗的理论与实践. 中国矫形外科杂志，2002（10）：955-95712.

23. 张嘉，吕维加，叶启彬，等，脊梓侧弯板棍系统的体外生物力学测试[J]. 生物医学工程与临床，2003（3）：129-132.

24. 叶启彬，王以朋，张嘉，等. 不需植骨融合治疗生长中儿童脊柱侧弯的新装置[J]. 临床骨科杂志，2004，7（1）：1-5.

25. 张嘉，叶启彬. 椎间盘组织内X型胶原的表达及意义[J]. 中国矫形外科杂志，2004（2）：197-199.

26. 叶启彬，王以朋，张嘉，等，中华通用脊梓内固定装置的研制实验研究和临床应用. 中国矫形外科杂志[J]，2005，13(23)：1787~1791.

27. 张仲文，叶启彬，张亦良，等，脊柱侧弯应用PRSS矫正过程中的力学性能研究[J]. 中国矫形外科杂志，2008，16（11）：848-851.

28. Qibin Ye, Xiaodong Pang, Zhengda Kuang, at al. Plate-rod Spinal System（PRSS）in The Management of Progressive Early Onset Scoliosis. Journal of Musculoskeletal Research, Vol. 11, No. 1(2008)21-27.

29. Qibin Ye, Zhengda Kuang, Guanjun Wang, et al. Plate-rod System in the Management for Progressive Scol Iosis in Growing Children. Journal of Musculoskeetal Research, Vol. 12, No. 4(2009)213-223.

30. 叶启彬. 调控脊柱侧弯椎体两侧的不对称应力是治疗脊柱侧弯的关键[J]. 中国矫形外科杂志，2013，21(1)：5-6.

31. Qibin Y, Wang G, Kuang Z, et al. Combination of transpedicular encleation and Plate-Rod System for sing le-stage correction of progressive hemivertebral scoliosis[J]. Acta Orthopeadilca Belgica, 2016, 82(2)：421-424.

32. Ye Q, Kuang Z, Wang G, et al. Plate-Rod System in the Management for Progressive Scoliosis in Growing Children[M]. //A kbarnia B A, Muharrem Yazici, Thompson G H. The Growing Spine, 2nd edition. Springer Berlin Heidelberg, 2016：819-834.

33. 汪心洋，匡正达，叶启彬，等. 生长棒治疗生长中儿童脊柱侧弯时调控功能的X线研究[J]. 中国矫形外科杂志，2017，25（15）：1367-1371.

第六章　脊柱后凸畸形的诊断与治疗进展

正常人的胸段脊柱有生理性后凸，正常后凸角应小于50°，正常后凸顶椎应在$T_7 \sim T_8$处，各种原因造成椎后凸角度大于50°时，可形成后凸畸形。造成后凸畸形的原因很多，有姿势性的、有肌肉无力造成的、也有的是腰前凸畸形的代偿，这些后凸畸形都是非固定性的。本章重点介绍固定性后凸畸形：强直性脊柱炎后凸、后方半椎体所致先天性后凸、脊柱结核或创伤所致后凸，此外，还有老年性骨质疏松症所致驼背畸形。

第一节　强直性脊柱炎

强直性脊柱炎的基本病变是脊柱韧带的风湿性炎症样改变，炎症病变由关节韧带逐渐延及关节，血管丰富的纤维组织——血管翳，使其附近的软骨分裂，并通过其裂隙进入其骨质，破坏了关节软骨，骨端出现纤维强直，最后形成骨性强直，数年后脊椎韧带发生骨化而强直。强直性脊柱炎曾一度被称为"中心型类风湿"，因其病理变化与组织学表现，与类风湿极为相似，但其病因不同，与类风湿关节炎有下述不同点：①本病好发于男性，而类风湿好发于女性。②本病主要侵犯脊柱，一般起病于髋关节不适，发展到骶髂关节，最后侵犯脊柱，而类风湿主要侵犯四肢小关节。③类风湿因子检查对本病无帮助，几乎都为阴性，而HALB27检查（+），免疫学检查无IgG、IgM球蛋白水平增高，而类风湿患者则存在，两者血沉增快，无鉴别意义，仅可提示病变活动程度。

临床表现：好发中青年人，病程缓慢，开始症状轻微，有轻度发热、疲劳和下腰痛，可由髋部及骶髂部位开始，有时可刺激坐骨神经产生放射性痛，然后向上蔓延，出现腰僵，穿鞋困难，波及胸椎时，患者可感到呼吸不畅，不能用力咳嗽等（此时检查患者呼吸差小于5cm，可作为早期诊断指标之一）。最后受累脊柱完全强直，大多数患者出现后凸强直畸形，致不能前视。

X线片征象常晚于临床数年才出现，一般三年以上才能出现韧带钙化征，较早X线片表现有：①椎间隙略变窄（由于血管丰富的纤维组织侵入髓核，并逐渐取代它，并延伸到纤维环，穿至椎体终板软骨，直至软骨下骨质，致椎间隙变窄）。②椎体的前缘和前外缘骨皮质（主要在椎体上或下角处），出现浅表侵蚀，致椎体前缘弧度消失，前壁变直，呈"四方形"椎体现象。③骶髂关节的变化出现在脊柱改变之前，做骶髂关节左右斜位相，可见关节间隙增宽，边缘不清楚，软骨下轻度硬化，偶可见"串珠样"阴影，以后出现硬化融合。

晚期脊柱的典型表现有：骨质疏松，椎间隙正常或略窄，前后纵韧带、黄韧带、棘上棘间韧带钙化，小关节亦硬化融合，前后位X线片可见呈"瀑布样"密度增高影，椎间盘纤维环发生骨化时，可于椎体间形成骨桥，呈竹节样改变，脊柱大多是强直屈曲畸形。

治疗：①非手术治疗。方法很多，由内科进行，在药物治疗期间，患者应避免睡高枕及软床，防止形成强直屈曲脊柱畸形，必要时可作塑料支具，使脊柱强直于功能位。②手术治疗。严重脊柱后凸畸形的病例，当症状稳定，血沉在50mm/h以下时，可做后路截骨矫正术，早期用Harrington装置、Dick装置，近年改用椎弓根螺钉固定系统或PRSS装置加压矫正与固定。

一、脊柱后柱截骨矫正术

脊柱截骨矫正后凸畸形，于1945年由Smith-Peterson首先描述，截骨矫正后，先睡石膏床6周，然后改用石膏背心固定一年，此后截骨加用各种矫正内固定方法，不断有所报告。目前比较成熟和广泛应用的有截骨加椎弓根螺钉内固定。

（一）截骨矫正需遵循的原则

1. 截骨矫正应从整个脊柱角度考虑，如颈椎同时有后凸强直者，腰部截骨时，应仔细计划，即腰部矫正后，应保证视野还能看到足下10英尺（3.05米）内，颌面与人体轴线角不要小于15°（图6-1），否则走路时，由于不能低头看路，易绊倒。坐下后能看到座位前桌面上的东西。

2. 有髋膝关节强直者，应先做关节置换术。

3. 截骨平面最理想的是在L_2以下，因为椎管宽，马尾较不易损伤，我科最高截骨平面曾达$T_8 \sim T_9$水平，但要非常小心。

4. 多平面截骨比一个平面截骨安全，如进行一个平面截骨，截骨角度最好不要超过50°。

5. 截骨为楔状，一般截骨宽度在棘突平面（图6-2a）为5cm，椎板平面（图6-2b）为3cm，底宽（图6-2c）小于1cm为好。截骨顶角应落在后纵韧带上。

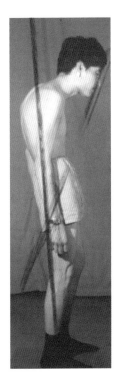
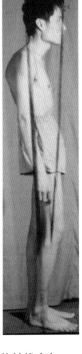
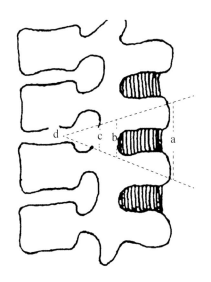

图6-1　颌面与人体轴线夹角　　　　图6-2　各平面截骨距离

6. 截骨平面应选择在前纵韧带无钙化处，如前纵韧带都有钙化，应先做脊柱前路松动术，3周后再做后路截骨。或选后路椎体楔状截骨或掏空手术法。

（二）手术指征

强直性脊柱炎，后凸角大于55°；胸腰或腰段半椎体所致先天性后凸（前路切除半椎体后3周，需做相应部位后路截骨及加压矫正）；结核性或创伤性后凸畸形。

（三）术前准备

1. 术前患者血沉最好控制在50mm/h以下，术前做呼吸功能锻炼，肺活量最好在1200~2000cm³。

2. 应摄清楚的正侧位X线片，最好术前进行全脊柱的CT扫描三维重建，了解前纵韧带钙化情况，量好角度，选择好理想的截骨平面。

3. 局麻手术者，应先做俯卧练习，并告知术中配合方法。

4. 配血600~1200ml。

5. 手术当日晨，静脉给予大剂量抗生素。

（四）手术步骤

1. 全麻或局麻下进行，患者取俯卧位。

2. 切口与显露做背正中切口，长度依畸形情况而定，一般需显露后凸顶角上、下各三个椎体以上（Dick内固定时，切口长度只需显露截骨处上、下各一个椎体；椎弓根螺钉固定系统通常显露上、下各两个椎体）。骨膜下剥离椎旁肌显露棘突，椎板及小关节直至两侧横突根部（图6-3A），在胸椎处剥离横突时，动作要轻柔，勿损伤横突皮质，否则上钩加压时，容易发生断裂。

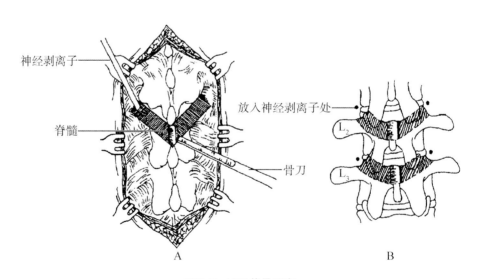

图6-3 V形截骨示意
A. 一个节段截骨；B. 两个节段截骨

3. 截骨选好截骨位置后，如做L₁~L₂、L₂~L₃多平面截骨，可找到L₁~L₂椎间孔伸入神经剥离子（勿太深，以免伤及脊髓）。以此作为标志点，并可保护神经根，然后用骨刀从椎板间隙指向椎间孔方向，做好截骨线（过小关节）（图6-3A、B；图6-4B），再用骨刀、咬骨钳和Kerrison咬钳，做向前和向上之楔状截骨，切除骨化的棘上及棘间韧带、黄韧带、小关节及大部分椎板，直达椎间孔处，呈V形截骨（图

6-4C），然后伸入Kerrison咬钳，慢慢咬除骨质，防止撕破硬脊膜，直至显露出硬脊膜束，并用Harrington撑开钳检查，显示完全松动为止（图6-4D）。有时在截骨完成后，因重力作用，截骨线自行靠拢，截骨过程中，应随时用神经剥离子，分离探查椎板与硬膜，因为这类患者的硬膜非常薄，外表常无硬膜外脂肪覆盖。V形截骨块尖部的内板，应予切除，以防止截骨线靠拢时压迫脊髓。

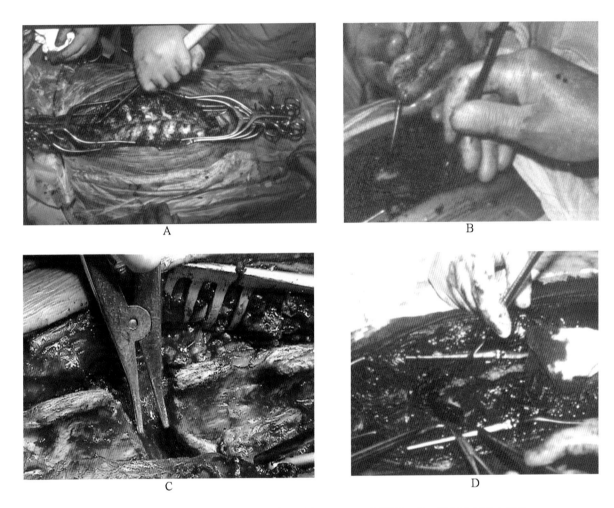

图6-4　A. 显露；B. 椎间孔伸入神经剥离子；C. V形截骨；D. 检查显示完全松动

4. 矫正方法　较僵硬的强直性脊柱炎病例，截骨矫正术后，截骨面常常不能自行靠拢，需通过下述几种方法使之靠拢：

（1）截骨处覆盖几层纱垫保护脊髓后，术者两手交叉其上，由后向前施以轻柔持续压力，麻醉师在台下帮助向上抬高患者双肩，施以对抗力，有时可听到前纵韧带撕裂声，截骨面随之靠拢。

（2）摇手术床两端翘起，使患者腰部下落，截骨面靠拢。

（3）椎弓根螺钉固定。确定后凸截骨上、下邻近椎体椎弓根钉置入，截骨大部分完成后用大块明胶海绵止血再用纱条止血。安装好椎弓根钉连接棒，并植入内外锁，先拧紧内外锁再取出纱条。此时用特制的推导刀以最快的速度截骨，留下椎体后缘的骨皮质。松开弓根钉的内外锁后截骨间隙会自动合拢。稍加椎弓根钉闭合钳加压，截骨间隙会全部闭合。

5. 植骨　于截骨处植入截骨时留下的骨片，然后置引流管一根，逐层缝合，术后12天拆线并下地活动，穿石膏背心，至少半年。

二、Dick矫正固定方法

在十多年前，我们曾在脊柱截骨后，于紧邻截骨上、下方的椎体椎弓根上拧入Dick螺钉，然后上Dick装置加压矫正畸形，获满意效果（图6-5），此法的优点是切口小，只需显露截骨平面上、下方各一个椎体，创伤小，出血少，可大大缩短手术时间，术后石膏背心固定半年。但短节段固定，在固定点上方，常常有后凸复发的可能。

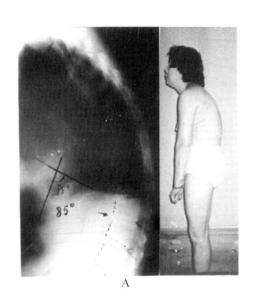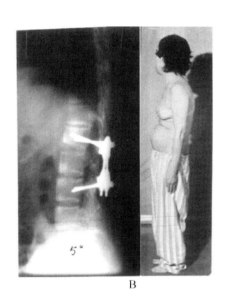

图6-5 Dick，短节段固定，后凸由85°矫正至5°，外观明显改善

三、经椎弓根截骨（PSO）及全椎体切除术（VCR）

详见第十五章第二节。

四、PRSS内固定系统在强直性脊柱炎纠正中的应用

由于容易手术放置，还防止过度加压矫正，有很大使用价值。

手术操作 如上法行V形截骨法截骨后，上PRSS系统进行固定。在后凸顶点上方第2个和第4个椎板间隙处，及后凸点下方第1个或第3个椎间隙处放置上下椎板钩，用咬骨钳咬开相应椎间隙，钙化较明显患者需用小号电动磨钻打开椎间隙，切除部分黄韧带，在棘突两侧各置入椎板钉钩，并用钉杆将钩锁椎板上（图6-6A），将固定横位连结体套放在钉钩上的2个钉杆上（图6-6B），拧上小螺母暂时固定，这样就组成上方2个和下方1个的固定点。取合适长度的圆棍2根，预弯好合适的胸后凸和腰前凸，将2根图棍分别置入二侧横位连接体圆孔内（图6-6C、D、E）。先将棍上端拧紧（图6-6F），下端先不拧紧，然后在台下助手抬患者两肩时，术者在截骨处垫厚下压矫正后凸畸形（图6-6G）。同时拧紧钩上钉杆上的小螺母，使下压横位连接体至贴紧椎板，以生产很强矫正后凸力量（图6-6H），但有圆棍制约，防止过度加压矫正。此时可见截骨间隙靠拢，然后在下钩下方持棍用Harrington撑开钳向上撑下钩进行加压，同时拧紧横位连接上下螺钉固定棍的下端，在截骨处植骨，即完成全部矫正过程，后凸可获满意矫正（图6-7）。

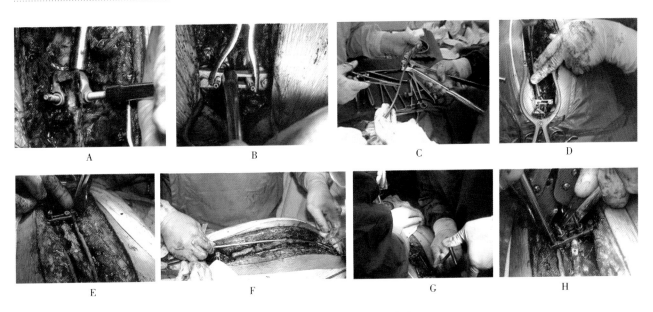

图6-6 放置PRSS矫正后凸步骤

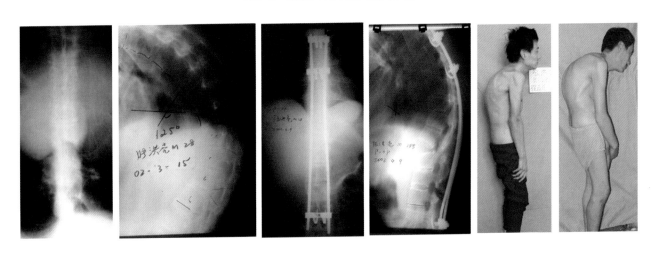

图6-7 用PRSS矫正强直性脊柱炎的效果

　　PRSS系统矫正装置为一种全新的内矫正装置，钩用螺杆钉锁在椎板上，不存在脱钩危险，不仅容易操作，而且很安全，无需做全脊柱截骨即可得到满意矫正。北京协和医院骨科早期报告应用本方法矫正13例强直性脊柱炎伴有脊柱后凸畸形，术前后凸畸形角度为55°～100°，平均74°，矫正至平均29°，近期（12个月内）随访效果均良好，无脱钩、断棍及丢失矫正度。

五、颈椎截骨矫正术

　　颈椎强直性后凸比较少见，但可以发生非常严重的畸形，甚至影响张嘴。颈椎截骨的危险性较大，因为一旦出现脊髓损伤，将发生四肢瘫，故非到万不得已慎勿进行。手术最好在局麻下进行。大多数作者建议患者取坐位手术。截骨部位应在C₇～T₁之间，因此处间隙较大，椎管相对较宽，第8颈神经较活动，且一旦出现神经损伤，影响手功能最小。但应注意颈椎动、静脉行经C₇颈椎前方，在C₆水平进入椎管，截骨过程中应防止损伤。另一重要之点是颈椎的后凸畸形不能过度矫正，术前应仔细设计好，使截骨矫正术后患者走路时能看到足下10尺以内左右距离，坐位时能看到书桌进行读书写字。

手术技术：

1. 截骨矫正前3天，上头颅环，并做好石膏背心（或塑料支具），供术后上颅环-胸部支撑固定用。

2. **体位** 患者取坐位，头部顶在椅子软高把上或手术床边。手术过程中，于头颅环悬挂9磅重物进行沿颈椎轴线方向的牵引，以稳定头颈部（图6-8A）。

3. **显露** 切口用1%普鲁卡因浸润麻醉，做颈后正中切口进入，C_6棘突部分容易辨认（必要时可手术中摄片定位），骨膜下推开椎旁肌，显露$C_6 \sim T_2$棘突椎板，C_7和T_1应显露至横突。

4. **截骨** 截骨线如图6-8B所示，全部切除C_7和T_1棘突椎板及椎弓根，椎弓根一定要彻底切除干净，以防止颈椎伸直矫正时压迫颈椎第8神经根。C_6棘突及下半部椎板、T_2上半部椎板亦需切除，打开椎管，找到第8颈神经根，用Kerrison咬钳切除截骨区小关节及C_7横突的下半部、T_1横突的上半部，使第8颈神经完全游离，无任何压迫。上、下截骨线均呈轻度上、下方向的倾斜，而且相互平行（图6-8C），两侧截骨应对称，这样截骨间隙才能在矫形时满意闭拢。

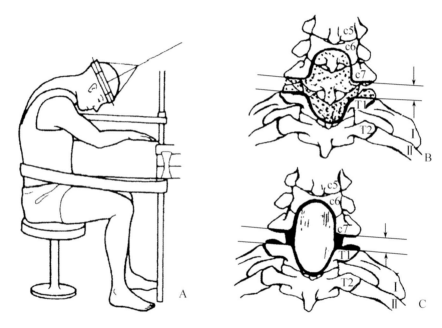

图6-8 颈椎截骨术
A. 体位；B. 截骨范围；C. 截骨线上后方向倾斜

5. **矫正** 截骨完成后，给予患者小剂量笑气或氟烷（或其他代用药），使患者进入浅全麻状态，然后吸些氧气，即开始矫正。轻柔但持续用力伸直患者颈椎，直至两侧截骨间隙靠拢，椎体前方张开，但截骨中心部分仍然敞开，使矫正时给硬脊膜囊的短缩"膨大"留有空间而不致受压。截骨靠拢后，经颈椎弓根螺钉固定，然后唤醒患者，活动四肢。术毕患者一般能在扶持下站立和行走。返病房后，平卧位，头颈部垫软枕，几天后即可戴颅环支具固定下地活动，6周后换戴塑料支具4～6个月，直至摄X线片后见截骨局部骨愈合为止。

（邢伟园，杜明奎，叶启彬）

第二节 创伤性与结核性后凸畸形

创伤性后凸畸形是脊柱骨折未进行复位或手术固定复位不良所引起。由于此病引起正常生理曲度的改变，故常遗留有腰背痛。脊椎后缘骨折片突入椎管压迫脊髓及第一次手术时错误切除过多椎板"减压"，致局部形成瘢痕组织，从后部压迫脊髓，以致患者术后仍然残留有脊髓神经功能损害的现象：下肢运动和感觉功能不同程度受到损害，此外还可能有大小便或性功能障碍，应再手术切除压迫脊髓的瘢痕组织及脊髓前缘的椎体后凸的骨嵴（环状减压术），然后再用Luque、Dick装置或椎弓根螺钉固定系统进行固定，同时可矫正一部分后凸畸形，术后（一般3个月左右）大部分患者神经功能均有不同程度的改善。坚强内固定可以使患者腰背痛明显减轻或消失。

脊柱结核后凸畸形是由于椎骨破坏所引起，一些术者在前路病灶清除手术后，未予植骨，也可造成严重脊柱后凸畸形，使脊柱生理弧度改变，造成日后腰背痛，严重者由于重力作用，后凸逐年加重，致出现晚期截瘫，应予手术治疗。

北京协和医院自1982年开始，对于新鲜脊柱结核在做彻底病灶清除术（切除死骨及硬化骨质至骨切面有小出血点，完全清除坏死椎间盘组织、肉芽、干酪样组织及脓汁）后，行前路椎间植骨术（肋骨条、腓骨或髂骨，图6-9 B，C），不主张使用金属代替物或骨水泥等无生命力的物质。前路支撑植骨可矫正一部分后凸畸形，术后3周再从后路做内固定术，术后畸形可获完全矫正图6-9 D)，术后2周即可带支具离床活动出院。

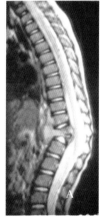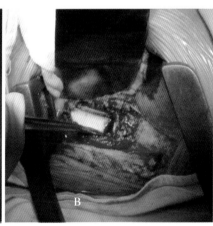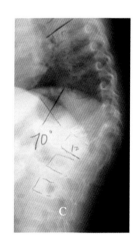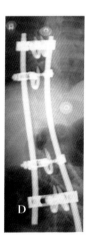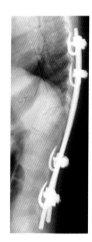

图6-9 A. 患者，男性，2岁半，T_{11}TB；B. 院外行前路病灶清除肋条骨条植骨；C. 术后植骨吸收，后凸70°；D. 在我院加后路PRSS固定后后凸40°，植骨融合良好

一、创伤性后凸畸形的手术治疗

创伤性后凸畸形，可遗留有腰背痛或有神经系统症状，应进行手术矫治，有脊髓神经症状者，更应尽早手术，争取在术后使不完全截瘫有更多的恢复可能性。压迫过久可导致脊髓、神经变性或神经肌肉连接处结构破坏，恢复可能性较小。加拿大Kostuik和日本学者发现，胸腰段创伤性后凸压迫脊髓患者，即使手术时间较晚，但压迫解除后，有利于膀胱功能的改善和恢复。

术前需做脊髓造影、CT或MRI检查，以了解脊髓压迫的情况及脊髓状态，如MRI显示局部脊髓有"囊性"变或密度增高，则恢复可能性较小。

手术方法：手术在全麻下进行，患者俯卧在中华Ⅰ型脊柱外科手术支架上，做背部正中切口进入，如已做过椎板切除术或仍然有脊突钢板固定者，应先取出钢板，从上、下方正常部位开始显露，骨膜下剥离椎旁肌，原手术处可见明显瘢痕形成（厚达2～3cm），从后方压迫脊髓，小心解剖出原手术切除的椎板边缘，用神经剥离子。解剖出正常的硬脊膜边缘，然后再用神经钩、神经剥离子及15号刀小心剥去压于脊髓后方的瘢痕，扩大原椎板切除范围，切除骨折椎体的棘突椎板及小关节，并根据横突找到骨折椎体的椎弓根，切除全部椎弓根，直达椎体的后缘，然后轻轻向内牵开脊髓，从两侧椎弓根处交替钻入作者研制的"协和环钻"，环钻的远端有各种不同弧度，可从椎弓根孔钻向椎体任何部位，用环钻将突入椎管内骨嵴的皮质下松质骨掏空（图6-10），然后用刮匙将骨嵴皮质刮薄，再用垂体咬钳将此皮质骨咬除（图6-11）。钻孔过程中，如有松质骨出血，可用纱布条填塞止血。如果是脊椎骨折脱位呈台阶状压迫脊髓，则可从椎间盘处钻入，切除椎间盘组织，并将相邻椎体后缘椎体后角皮质下骨松质掏空，再如上法切除椎体角皮质（图6-12）。这样就达到了"环形"减压的目的。然后在病椎上、下方椎体上Dick装置矫形与固定（或用Luque方法亦可）（图6-13）或钉棒系统固定。

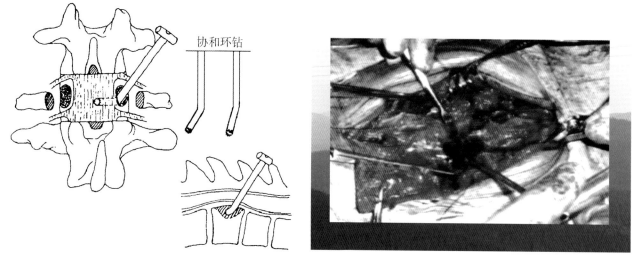

图6-10　协和环切除脊髓前骨嵴法

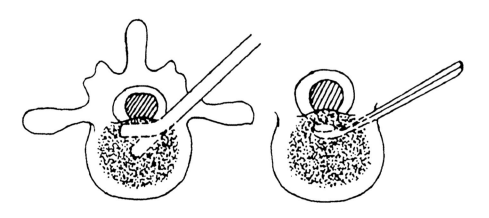

图6-11　掏空椎体松质骨示意

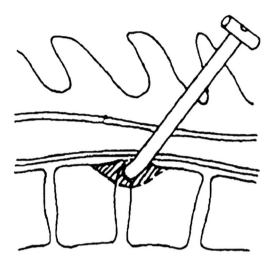

图6-12　从椎间隙处钻入法

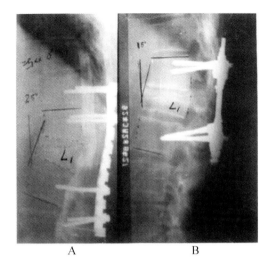

图6-13　环形减压Dick矫正前后

A. L₄爆裂型骨折，院外Roy-Comille术后残留后凸畸形，
不全瘫；B. 环装减压及Dick术后，后凸矫正，截瘫恢复

二、结核性后凸畸形的矫正

脊柱结核成角畸形破坏了脊柱的生理弧度和生物力学关系，应予手术矫正。

1. 胸椎新鲜结核所致后凸　应在前路或侧前方减压手术及植骨术后3周早期做后路Luque手术，矫正后凸与固定，固定范围包括病灶上方3个椎体，下方2～3个椎体，病椎处恐有粘连，不穿钢丝固定，通过预弯好棍的生理弧度及拧紧穿过椎板下的钢丝，矫正脊柱后凸畸形（图6-14），术后2周即可下地活动，带塑料支具出院，可免除老方法治疗时需长期卧床之苦。

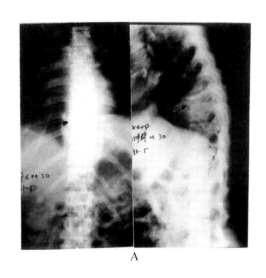

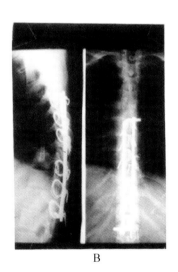

图6-14　Luque矫正新鲜脊柱结核后凸

A. T₈结核后凸畸形；B. 病灶清除植骨及Luque手术矫正后

2. 腰段脊柱结核病灶清除术后，可上椎弓根螺钉固定与矫形（图6-15）。

3. L₅～S₁结核病灶清除术后的固定　L₅～S₁结核病灶清除术后，如融合不良，可发生脊椎滑脱，产生腰痛及臀部后翘畸形外观或出现马尾症状。老式的单纯植骨融合术，假关节发生率高，且需卧床或睡石膏床数月。可以采用经后路病灶清除/椎弓根螺钉固定植骨融合术治疗（图6-16）。对于骶骨破坏严重，椎弓根螺钉固定困难时，可以将椎弓根螺钉固定在髂骨上，效果也不错（图6-17）。

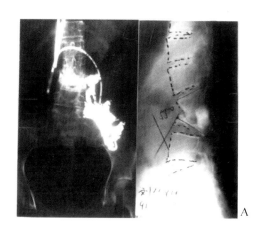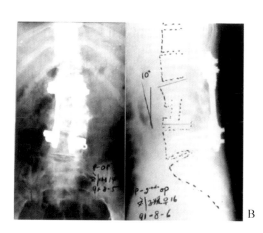

图6-15　Dick矫正脊柱结核后凸

A. L$_5$结核后凸畸形（55°），窦道形成；B. 前路病灶清除截骨及后路Dick矫正术后，后凸畸形减至30°

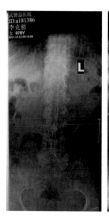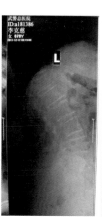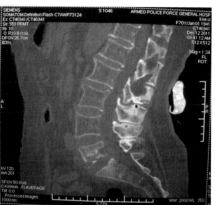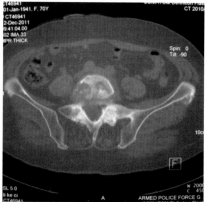

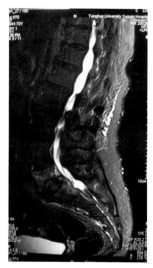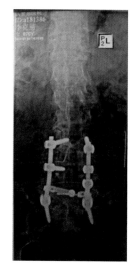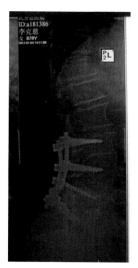

图6-16　椎弓根螺钉固定治疗L$_5$～S$_1$结核

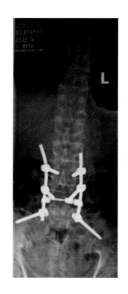
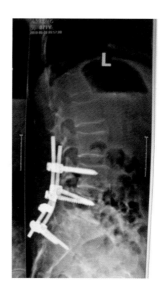

图6-17　椎弓根螺钉固定于髂骨上治疗腰骶椎结核

4. 严重陈旧性结核后凸畸形的治疗　此种后凸畸形，因重力作用，即使结核静止，畸形亦会逐渐加重，最后发生截瘫，需做前路支撑植骨术。陈旧结核的病灶处已呈骨性融合，不易松动，可在融合成角畸形上下方，正常椎体处做脊柱松动术，然后取腓骨一根（最好两根）做支撑植骨，可防止畸形发展，并矫正一部分畸形（图6-18）。

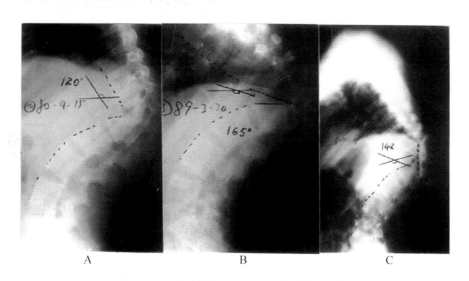

图6-18　前路支撑植骨矫正陈旧性结核后凸畸形

A. $T_{11}-T_{12}$结核，残留120°后凸；B. 术后9年后凸加重至165°，不全瘫；C. 前路松动及腓骨支撑植骨矫正，全瘫恢复

（邢伟园，杜明奎，叶启彬）

第三节　先天性脊柱后凸畸形

1844年Von Rokitansky首先描述先天性脊柱后凸畸形。1932年Van Schrick进一步将先天性后凸分成

两型：前方分节障碍和椎体前部发育障碍。1973年Winter等较全面地报道了先天性后凸的自然发展情况和治疗方法，他发现此病如未经治疗，每年可发展加重7°左右，并且有一部分患者会发生截瘫。

一、先天性脊柱后凸畸形分类

（一）脊柱前方分节障碍（椎间盘发育异常）

可引起不同程度的后凸畸形。由于前方椎间盘缺如，即前方1/3或1/4无椎间盘而后方存在，因而前方无椎体生长，而后方却不断生长发育，可发展成严重后凸畸形（图6-19）。此型一经发现，应尽早进行治疗。脊柱前方和一侧面分节障碍，则可导致脊柱侧弯-后凸畸形。

（二）椎体成分发育障碍

椎体前部缺如（又称后方楔状椎体），只有后半部椎体迅速生长发育，可引起严重的脊柱后凸畸形。它又分为椎体前方部分缺如（图6-20A），称Ⅰ型后凸，又称后方楔状椎体；椎体前方完全缺如（图6-20B），称Ⅱ型后凸，又称后方半椎体，可引起比Ⅰ型更严重的后凸畸形。畸形对人体的危

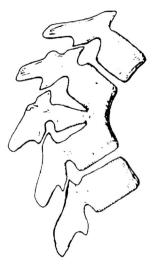

图6-19　脊柱前方分节障碍

害取决于畸形部位，病变部分长度及不平衡生长的程度。已如前述，Ⅱ型比Ⅰ型危害大，容易发生截瘫。Winter等发现后凸顶角椎在$T_3 \sim T_8$范围内时，容易发生截瘫，这与这一段脊柱解剖结构有关，此处椎管较窄，血液供应易受到损害，而且脊髓在此部位的弹性最差。截瘫出现的年龄阶段差异颇大，有些患儿出生后即有神经系统损害，产生足部畸形或尿失禁等。

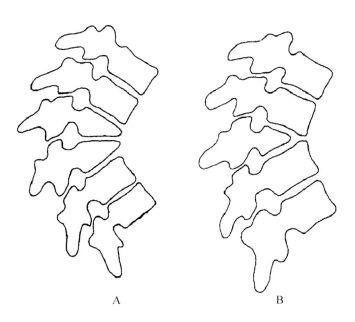

图6-20　椎体成分发育障碍

A. Ⅰ型：后方楔状椎体；B. Ⅱ型：后方半椎体

二、手术方法选择

非手术治疗方法对本畸形不能提供持久的帮助，对于Ⅰ型和Ⅱ型后凸畸形，更没有必要去试行非手

术治疗，否则既费金钱，又耽误了最佳手术治疗时间。

（一）先天型后凸畸形的手术治疗

此类患者预后不良，95%的患者畸形都会发展加重。一旦发现畸形发展，应尽早（3岁前）在畸形明显加重前（小于50°）即予以后融合，以阻止畸形节段脊柱的后部生长，控制畸形发展。后融合本身不能矫正畸形，但因后融合时包括畸形部位上下各一个正常脊柱（一般应融合6～7节段），如果小儿年幼（5岁以前）在脊柱生长旺盛期，则被融合的正常椎体后部不能生长，而前部可继续生长，形成像底边在前方的等腰梯形，这样在后凸畸形紧邻的上下方各形成一个代偿的脊柱前凸，可获得非常满意的矫正，特别对于前方分节障碍所致的后凸尤为满意。但应记住，只有在5岁以前完成的后融合，才能有此效果。对于年龄超过5岁、畸形大于60°者，单纯后融合无效，应进行前后入路二期手术：先行前路手术，切开前方分节障碍骨块或切除半椎体，同时松动畸形部位上下方各1～2个正常椎体节段，然后再进行前方支撑植骨。对于先天性后凸，单纯前路手术是不够的，3周后应再行后部手术，用Harrington加压棍（单纯性后凸），或先在凸侧加压，再在凹侧撑开矫正（对于脊柱侧弯及后凸畸形患者），现在改用钉棒系统固定，同时做后部融合，范围应包括所有后凸节段。做这种手术时，比一般脊柱侧弯容易发生截瘫，应非常小心进行。亦有些作者主张前路手术后，用头颅-骨盆环支撑牵引装置，慢慢撑开矫正，满意后再做后路手术融合。亦有前路手术后，用Risser石膏矫正或Milwauke支具矫正。在此应强调指出，在后凸治疗中应用牵引治疗，有利有弊。牵引有时只牵拉脊髓，而不能改变后凸畸形形态，使脊髓受到伸张牵拉而顶在后凸顶角上，引起脊髓损伤。截瘫容易发生在下述情况：①单纯严重后凸畸形，畸形非常僵硬。②后凸顶角在T_4～T_9范围内。③后凸畸形合并有脊髓本身发育病变，如脊髓纵裂或马尾终丝畸形形成的"栓拉综合征"。所以，牵引前一定做过伸位X线片检查，以了解后凸畸形僵硬程度，并要做脊髓造影。如X线照片显示脊柱仍然较为柔软，或后凸合并有较严重的脊柱侧弯，或后凸顶角在胸腰段时，牵引可能会收到较好的效果，牵引时每天应仔细检查两下肢的感觉运动和反射情况。

（二）合并截瘫的后凸畸形

处理上非常棘手。因为既要缓解截瘫，又要矫正脊柱畸形，应强调指出，后方的广泛椎板减压，不但无效反而有害，可加重截瘫。如果试图从后部牵开脊髓切除后凸的骨质压迫，可招致脊髓不可逆的损害。如果脊髓的压迫主要来自脊髓前方的骨嵴和椎间盘，应从前方入路，手术切除这些压迫成分。前方入路可用Capener法，即肋骨横突间入路，但此法显露不够充分，植骨困难。作者愿意选择前方开胸入路，或不开胸胸膜外入路，即切除与顶椎相连的肋骨，但不开胸，仔细切开肋骨床的骨膜纤维层、肌层，将薄薄的胸膜壁层连同肺组织轻轻推向前方，直至显露椎体前缘，还可同时切除相邻上下肋骨的后段4～5cm，以利牵开切口，更广泛地显露畸形脊柱的侧方和前方。前路减压的目的是去除脊髓压迫，使其走向更接近于正常的径路，即减压后脊髓能够移向前方和身体的中线（即移向脊柱侧弯的凹侧），为此目的，手术入路应在脊柱侧弯的凹侧，而不是凸侧。由于脊柱的旋转，凹侧入路显露困难得多，但对脊髓减压有利。侧弯畸形超过50°则从凹侧进入太深，亦可从凸侧进入。前路支撑植骨应放在身体中轴线上，即重力负荷线上。应注意不是所有患者均需显露脊髓进行减压，也可通过矫正严重的畸形，以达到减轻脊髓压迫的目的。常用方法有过伸位石膏矫正；前路手术松动及支撑植骨矫正畸形，待脊髓压迫症

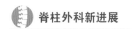

状消失后，做后方融合术。下述情况可使用这些方法：①脊髓压迫相应较轻，如有痉挛性瘫，反射亢进，Babinski 征（+），但没有严重的运动受限、感觉减退和括约肌障碍。②过伸位 X 线片显示后凸畸形仍然较柔软。如为僵硬的后凸，则不适于这些方法。

三、前路脊柱截骨术

本手术方法主要用于矫治脊柱前方分节障碍的病例，脊柱前方分节障碍可引起明显后凸畸形，当首诊时患者的年龄已大于15岁，后凸的角度已超过60°者，需进行二期手术治疗。第一期行前方入路，对分节障碍的骨块（或称前方骨桥）行截骨术，并同时进行支撑植骨，2～3周后再行后路手术。

（一）手术前准备

同一般脊柱外科手术。

（二）入路

根据病变部位，采取开胸入路或胸腹联合切口入路，切口水平取决于欲显露脊柱平面，一般选择切除的肋骨应是高出显露脊柱最上端一个肋骨（如需显露脊柱最高节段为 T$_8$，则最好切除第7肋进入）。如需更广泛牵开切口，还可切断切口上下紧邻的肋骨后段（肋骨角处）1～2cm 长。

（三）显露

开胸后用胸腔自动牵开器牵开切口，用湿纱布垫挡开肺组织，用15号刀轻轻切开需显露的脊柱的椎前胸膜壁层，然后用"花生米"自两侧推开，可见椎间盘呈白色隆起，而椎体略凹陷，在每个椎体中部有节段血管横过，小心用直角血管钳将其游离结扎切断，连同胸膜壁层向两侧推开直至椎间孔处，注意此处血管不能用电灼止血，因这些血管常和脊髓的动静脉沟通，电灼止血可能会影响到脊髓的血运。腰段显露比胸椎困难些，因为其前方有腰大肌覆盖。在后凸脊柱的前方凹侧，充满坚强的结缔组织，不易分离。我们的经验是用手指触摸到脊柱前方，先在隆起椎间盘处开始向两侧推开椎前软组织，即显露椎间盘，并可见在两椎间盘之间的椎体中部之节段血管，一一结扎切断，如盲目乱推剥，易撕裂此处节段血管引起出血，用锐剥离法剥离，并向侧方推开椎体前腰大肌直达椎间孔处。用手指或钝 Cobb 剥离器裹上干纱布，先在后凸顶上、下方紧贴椎体将椎前软组织轻轻推开，直至对侧横突根部。在后凸顶角处，用15号刀将其上的结缔组织纵行切开，并用 Cobb 剥离器进行骨膜下剥离，推开并切除这些结缔组织，清楚显露出分节障碍处的畸形椎体（图6-21）。

然后做截骨术，用 Cobb 剥离器垫好截骨部位对侧。然后用骨刀做一骨槽和后方残存椎间盘相连（图6-22）；将骨槽中骨质切除干净，直达对侧；后方到椎间孔前方，直至用 Harrington 撑开钳检查完全松动为止（图6-23）。在切除后部骨质时应注意，胸椎在肋骨头连线的后方；腰椎在椎弓根连线的后方（图6-23中虚线后方），为椎间孔，慎勿过深进入，损伤脊髓。一般需切除后凸顶上、下方各1～2个正常椎间盘组织，以利松动脊柱，使在前路支撑植骨时或以后后路加压矫正时能更有效地矫正畸形。

接着做前路支撑植骨术。在植骨椎体上挖好骨槽穴，取合适长度腓骨（较好）或肋骨，助手用力从后部顶推后凸顶角处，使截骨处张开情况下，嵌插入植骨条（图6-24）。3周后再根据情况做后方矫正术，常用双 Harrington 加压装置，现在多用钉棒系统矫正固定。

典型病例，前方不分节畸形（图6-25A箭头处），前路截骨及后路加压矫正后后凸由80°～55°（图6-25B）。

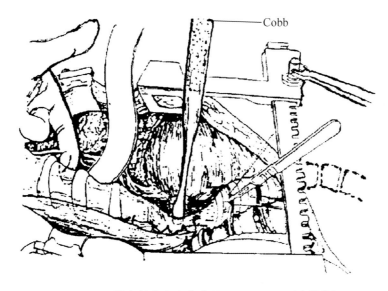

图6-21　显露脊柱前方分节障碍处，用Cobb剥离器垫好

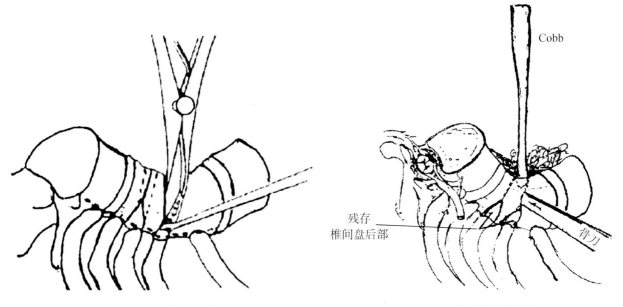

图6-22　于分节障碍处截骨　　　　　　图6-23　检查截骨处松动

　　前方半椎体病例，显露方法同前路截骨术，当清楚显露出半椎体部位后，可先切除半椎体处残面的椎间盘组织，有时仅残留一条白色的小缝几近完全骨性融合（图6-26A，B），需顺白线进行截骨至完全松动为止，并可同时切除半椎体上、下方1～2个正常椎间盘组织，然后一片片切除半椎体前方骨质，如图6-26中虚线所示（切下松质骨保留作植骨用）。这样可连同切除半椎体前方的纤维结缔组织，有利于松动脊柱，但不需将整个半椎体全部切除，可留后方即椎管前方一薄层骨质，然后在重力负荷线上做支撑植骨术。注意整个脊柱后凸畸形结构上、下两端椎，均应包括在融合范围内（图6-26 C，D，E），以矫正畸形和融合稳定脊柱。植骨材料最好有一根腓骨，其余可用切下之肋骨，然后在支撑植骨间再填入骨片。常见错误是仅融合后凸顶角处2～3个椎体，这样太短的融合，不仅不能满意矫正畸形，而且容易招致融合失败，畸形进展。如患者同时合并有脊柱侧弯，则植骨条应放在偏脊柱侧弯凹侧位置。然后根据矫形需要，于术后3周再做后路哈氏加压矫正术，或凹侧撑开凸侧加压的哈氏手术（图6-27），现在用钉棒系统固定。

　　关于前路脊髓减压术，请参阅第四章第十节"脊柱侧弯合并截瘫的治疗"。

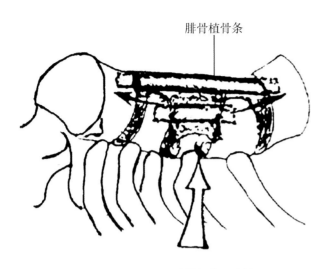

腓骨植骨条

图6-24　腓骨（或肋骨）嵌入植骨

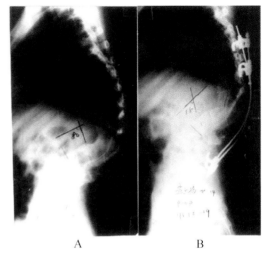

A　　　　　　　　　B

图6-25　T₁₂～L₄前方分节障碍所致先天性后凸畸形

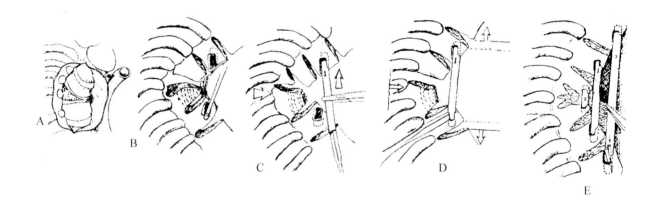

图6-26　前路半椎体切除支撑植骨术

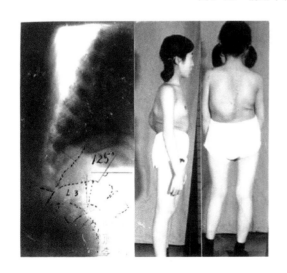

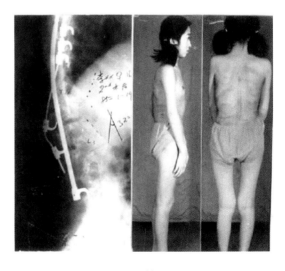

图6-27　L₂后方半椎体畸形，形成压重后凸畸形125°，驼背明显。前路半椎体切除支撑植骨及后路Harrington
术后，后凸减至32°，驼背改善，身高增加10cm

（邢伟园，杜明奎，叶启彬）

第四节　一期后路全椎体切除与固定治疗脊柱后凸畸形

脊柱后凸畸形是脊柱矢状面向背侧的曲度增加，病因以先天性脊柱后凸和结核性脊柱后凸为多见。严重脊柱后凸畸形是指Cobb角大于80°的脊柱后凸畸形，其病因常见为结核性脊柱后凸或先天性脊柱后凸。严重脊柱后凸畸形多表现为进展型，且柔韧性较差。严重脊柱后凸畸形患者常伴有神经系统症状，若严重脊柱后凸畸形患者不给予外科干预措施，将使患者的病情有逐渐加重的趋势，可能导致患者发生躯干失衡、心肺功能障碍或疼痛等并发症，甚至出现迟发型瘫痪，严重影响严重脊柱后凸畸形患者的生存质量。严重脊柱后凸畸形患者经过传统手术矫正方式进行治疗，如对患者进行后路加压矫形手术效果往往不尽如人意，因此，临床治疗严重脊柱后凸畸形一直是一个医学难题。严重脊柱侧后凸畸形往往畸形复杂，且呈进行性加重。特别是先天性脊柱后凸畸形患者，常混合存在半椎体和分节不良畸形，并涉及多个椎体。由于畸形长时间存在,造成脊柱周围软组织挛缩。畸形重者心肺功能严重受损，多数患者会发展导致脊髓受压。这些均增加了手术的难度和风险。脊柱畸形是三维畸形，对于严重脊柱侧后凸畸形来说，传统的矫形方式，如单独的后路矫形或者前路松解加后路固定，并不能获得满意疗效。近年发展起来的脊柱截骨术和脊柱前后路重建手术，使严重脊柱畸形的治疗有了新的进展。其中脊柱截骨术最早用于强直性脊柱炎后凸畸形的治疗，包括Smith-Peterson和Thomasen截骨术。由于严重脊柱侧后凸畸形前方结构紊乱和后凸度数过大且成锐角，因而不适合采用脊柱截骨术。1990年，Bradford等报告了一期前后路半椎体切除脊柱融合术，2004年，仉建国等也报告了同样的手术方式，结果显示半椎体切除术只适用于轻中度的脊柱侧后凸畸形的矫正。1985年，Heinig等采用后路一期闭合截骨(蛋壳技术)治疗脊柱后凸畸形的，取得了良好效果。但由于采用的是脊柱短缩技术，矫形效果有限。2006年，Snell等采用后路一期全椎体切除加重建手术治疗脊柱肿瘤和陈旧性脊柱骨折合并后凸畸形，结果显示后路一期全椎体切除，脊髓环形减压是安全的手术方式，且360°重建符合生物力学。日本的富田胜男在这方面也做了许多工作。

一、术前准备

所有患者术前均拍摄站立位全脊柱正、侧位和侧位前屈、后伸X线片,了解脊柱后凸程度及柔韧性。磁共振成像（MRI）检查明确脊髓有无畸形和受压情况，CT脊髓造影（computedtomographymyelogram，CTM）加脊柱三维CT了解脊椎畸形状况。有限制性通气障碍的患者术前行爬楼梯和吸气功能锻炼。

二、手术方法

使患者全身麻醉后俯卧于软枕上，因后凸大，一般不采用脊柱手术架。安装脊髓监护，取后正中切口，骨膜下剥离显露畸形段脊柱，显露范围至横突外缘。在选择全椎体切除的病椎上下相邻椎体置入2～3对椎弓根螺钉。如残留的畸形大，最好用3对。切除病椎棘突椎板关节突及上位椎体部分棘突、椎板和下关节突（图6-28A），从后方显露脊髓和神经根。保护好神经根后，沿外侧面紧贴椎体皮质，推开节段血管(图6-28B)（如出血，用明胶海绵及纱布条压迫10分钟即可止住）钝性剥离至椎体前缘，显露出椎体及相邻椎间盘（如出血，用明胶海绵及纱布条压迫10分钟即可止住），放置撬板保护好(图6-28C)，使用骨刀或者球磨钻经椎弓根骨膜下切除椎体、上下间盘和相邻椎体置终板，暂保留部分椎体后缘以维持稳定性。置入一侧金属棒，切除椎体后缘，完成环脊髓减压。两侧交替压棒，每次置入的棒后凸要小于当时脊柱后凸，使脊柱逐渐矫形至满意，日本富田胜男在保护好脊髓后，用线锯切开椎间盘（图6-28D），或于椎体后方皮质下面切除右半侧畸形椎体及相邻的上下椎间盘，如法切除左半侧椎体及相邻的上下椎间盘，使两侧相通。最后潜行将椎体后壁及后方椎间盘纤维环切除，直至脊柱前纵韧带显露并切断，于椎体后方皮质下面切除右半侧畸形椎体，将半椎体块从侧方旋转取出（图6-28E）。如法切除左半侧椎体及相邻的上下椎间盘，使两侧相通。最后潜行将椎体后壁及后方椎间盘纤维环切除（图6-28F），最后潜行将椎体后壁及后方椎间盘纤维环切除取出。矫形过程中要注意脊髓监护信号和硬膜搏动。取长度合适的钛笼，中央打紧碎骨植入椎体间（图6-28G）。如手术视野小，手术减压和植入钛笼困难，在胸段可切断神经根。最后做后方加压，后外侧植骨融合，矫正后凸畸形（图6-28H）。手术过程中采取控制性低血压以减少出血。术前有神经系统症状的患者和术中对脊髓有挤压时，可使用甲泼尼龙1000～1500mg静脉滴注。通常术后1周神经系统开始出现恢复，术后3个月恢复正常。

与传统的前后路手术相比，后路一期全椎体切除加重建手术具有以下优势：①减少了手术时间和出血量。②减少了手术过程中因不稳定所造成的风险。③能获得前方的即刻稳定，重建效果可靠。④因不进胸腔，减少了术后并发症；⑤前方减压时比后路手术更加容易，脊髓减压彻底。对于该手术赵宏等人的经验是：①手术过程中应避免脊髓过度短缩，尽量少于25mm，这也说明严重脊柱侧后凸畸形前路支撑的重要性。②手术前计划要完善，确定切除椎体的数目，单个椎体切除矫形有限，一般是40°，要切除顶点部位多个变形椎体，以免矫正后凸畸形时前方压迫脊髓。③手术方法是经椎弓根骨膜下切除椎体，术中出血时可用骨蜡涂抹或加快切除，切除干净后出血可自行控制。④后方椎板切除要广泛，以免矫形后上下椎板压迫硬膜。⑤交替换棒矫形时要注意硬膜搏动和脊髓监护波形。⑥因前方软组织挛缩，可适当短缩脊髓，张力大时避免过度矫形，以减少并发症。后路一期全椎体切除加重建手术是治疗严重脊柱侧后凸畸形安全有效的手术方法，可使神经充分减压，矫正后凸畸形效果满意，早期恢复负重。在避免神经副损伤方面尤为重要。

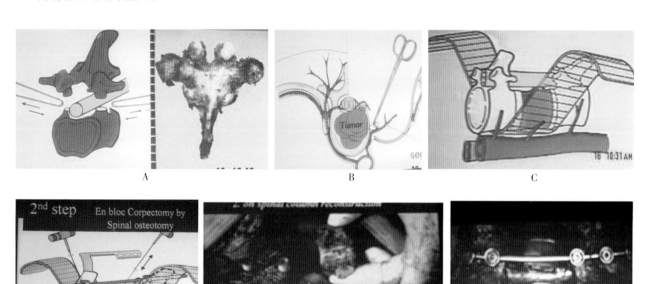

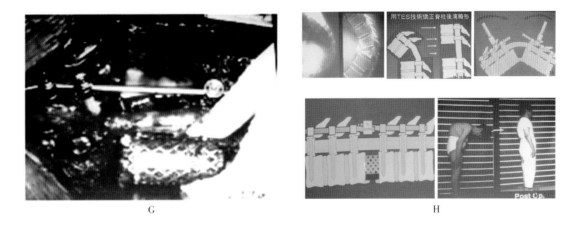

G　　　　　　　　　　　　　　　　　　　H

图6-28　富田胜男治疗后凸畸形的方法

A. 切除后凸椎体的棘突与椎板；B. 沿椎体侧壁推开节段血管；C. 放置撬板；D. 保护好脊髓，用线锯切开椎间盘；E. 切除右半侧畸形椎体取出；F. 再潜行将椎体后壁取出；G. 植入填入碎骨的钛网于脊柱截骨断端间，后方椎弓根螺钉加压固定；H. 术后畸形矫正满意

　　目前，最大问题是后路一期全椎体切除手术的脊髓损伤风险仍然较大，需要有经过严格训练的医生进行，前后路两期手术仍然是比较安全可靠的，特别是对于比较严重的半椎体畸形后凸，矫正效果更好（图6-29）。

　　病例1　严重先天性后凸畸形侧弯30°（图6-29A），后凸110°(图6-29B、C)，前后路两期手术，前路半椎体切除肋骨支撑植骨，牵引，三周后（图6-29D、E）后路椎弓根螺钉矫正固定（图6-29F、G）。效果良好（图6-29H、I）。

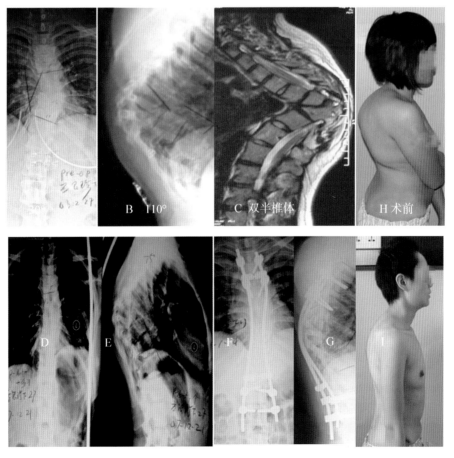

图6-29　严重先天性后凸畸形侧弯30°，后凸110°

病例2　严重先天性后凸畸形侧弯27°，后凸100°(图6-30B、C)，后路一期手术，经后路半椎体切除钛笼支撑植骨+后路椎弓根螺钉矫正固定（图6-30D、E）。因钛笼松动移位，发生截瘫（图6-30）。所以外科医生，在效果大致相同的情况下，应首选安全，简便、易行方法。

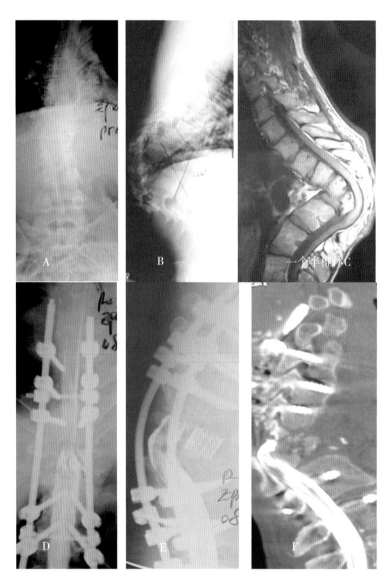

图6-30　严重先天性后凸畸形侧弯27°，后凸100°

（邢伟园，杜明奎，叶启彬）

参 考 文 献

1. Bradford D S，Moe J H，Montalvo F J，et al. Scheuermann′s kyphosis and roundback deformity. Results of Milwaukee brace treatment[J]. Journal of Bone & Joint Surgery，1974，56(4)：740-758.

2. Thomasen E. Vertebral osteotomy for correction of kyphosis in ankylosing spondylitis[J]. Clinical Orthopaedics & Related Research，1985，194(194)：142-152.

3. Goel M K. Vertebral osteotomy for correction of fixed flexion deformity of the spine[J]. Journal of Bone & Joint Surgery，1968，

50(2)：287-294．

4. Simmons E H．Kyphotic deformity of the spine in ankylosing spondylitis[J]．Clinical Orthopaedics & Related Research，1977，128(128)：65-77．

5. Mayfield J K，Winter R B，Bradford D S，et al．Congenital kyphosis due to defects of anterior segmentation[J]．Journal of Bone & Joint Surgery American Volume，1980，62(8)：1291-1301．

6. Moe J H，Lonstein J E．Moe′s textbook of scoliosis and other spinal deformities[M]．W．B．Saunders，1995．

7. Johnson J T，Robinson R A．Anterior strut grafts for severe kyphosis．Results of 3 cases with a preceding progressive paraplegia [J]．Clinical Orthopaedics & Related Research，1968，56(56)：25-36．

8. Bradford D S，Winter R B，Lonstein J E，et al．Techniques of Anterior Spinal Surgery for the Management of Kyphosis[J]．Clinical Orthopaedics & Related Research，1977，&NA;(128)：129-139．

9. 叶启彬，李世英，邱贵兴，等．Dick 技术在脊柱外科的应用[J]．中国医学科学院学报，1993(1)．

10. 赵宏，翁习生，沈建雄，等．Application of internal fixation in the treatment for tuberculosis of the spine[J]．Chinese medical sciences journal = Chung-kuo i hsüeh k′o hsüeh tsa chih / Chinese Academy of Medical Sciences，1994，9(3)：179-182．

11. 仉建国，翁习性．霉菌性脊柱炎一例报告[J]．中华骨科杂志，1999(11)：698-699．

12. Kim K T，Suk KSCho Y J，Hong G P，et al．Clinical Outcome Results of Pedicle Subtraction Osteotomy in Ankylosing Spondylitis With Kyphotic Deformity[J]．Spine，2002，27(6)：612-618．

13. Bradford D S，Boachie-Adjei O．One-stage anterior and posterior hemivertebral resection and arthrodesis for congenital scoliosis[J]．Journal of Bone & Joint Surgery，1990，72(4)：536-540．

14. 仉建国，邱贵兴，刘勇，等．前后路一期半椎体切除术矫治脊柱侧后凸[J]．中华骨科杂志，2004(5)：257-261．

15. Snell B E，Nasr F F，Wolfla C E．Single-stage thoracolumbar vertebrectomy with circumferential reconstruction and arthrodesis：surgical technique and results in 15 patients[J]．Neurosurgery，2006，58(58)：263-268．

16. 赵宏，邱贵兴，仉建国，等．后路一期全椎体切除加重建治疗严重脊柱后凸畸形[J]．中国医学科学院学报，2008，30(3)：323-325．

17. Thomasen E．Vertebral osteotomy for correction of kyphosis in ankylosing spondylitis[J]．Clinical Orthopaedics & Related Research，1985，194(194)：142-152．

18. Johnson J T，Robinson R A．Anterior strut grafts for severe kyphosis．Results of 3 cases with a preceding progressive paraplegia [J]．Clinical Orthopaedics & Related Research，1968，56(56)：25-36．

19. Bradford D S，Winter R B，Lonstein J E，et al．Techniques of Anterior Spinal Surgery for the Management of Kyphosis[J]．Clinical Orthopaedics & Related Research，1977，&NA;(128)：129-139．

第七章　椎弓不连及脊椎滑脱

脊椎滑脱（spondylolisthesis）的定义是一个椎体在另一个椎体上向前或向后滑动或脱位。此名词来源于希腊语，"spondylos"的意思是椎体。"olisthesis"的意思是滑脱。椎骨脱离（spondylolysis）是指小关节之间部分单侧或双侧有缺损，但尚无滑移。此概念是1858年Lam-bl首先提出的。

第一节　概　述

一、历史和现状

1782年比利时产科医师Harbininaux在处理一难产时发现骶骨前一个骨性隆起为难产原因，解剖发现L_5前移。1854年Kilian通过4例标本研究指出其原因为下腰椎逐渐滑脱所致，首次使用"spondylolisthe-sis"一词，1855年Robert提出了椎弓断裂为脊椎滑脱主要原因，认为只有椎弓断裂才能产生滑脱，此后陆续有一些学者支持证实这一发现，如1865年Hart-mann注意到椎弓断裂分离后椎体向前滑移，而棘突仍然留在原来部位，但另一些学者如1881年Neugebauer却发现尽管椎弓根无断裂也能发生滑脱，这些患者上、下关节突之间（峡部）有发育延长现象。1930年Junghanns解剖研究60例脊椎滑脱尸体时也发现椎弓完整的脊椎滑脱，有人将后一种情况称为"假性滑脱"，而将有峡部裂的称为"真性滑脱"。1955年Newman发现在后一类（假性）滑脱部位的小关节面均有明显退行性改变，首次提出退行性脊椎滑脱（de-generative spondylolisthesis）的诊断。脊椎滑脱各种解剖变化逐渐为人们所认识。长期以来，医学界对腰椎滑脱症治疗的争论和探索一直在继续。随着现代医疗技术的发展，新理念、新技术、新器械的不断涌现，腰椎滑脱症的治疗已得到长足的进步，目前临床上治疗腰椎滑脱症的方法很多，从传统的开放手术到微创手术等多种形式的外科手段是其主要的治疗措施，选择何种方法还需要临床医师的综合考虑，严格把握适应证，选择合适的术式，以达到最理想的治疗效果。

二、病因及发病机制

本病的病因到目前仍不完全清楚，学说很多，在X线摄片技术出现前病因讨论主要为推论性的，直到1983年有些学者将种种病因综合形式"先天性"学说和"后天性"理论，以及先天峡部发育不良加上后天损伤外力综合因素说。

（一）先天因素

1. 骨化中心未融合说　Schwegel、Rambaud和Wrote等均认为在每一个椎弓处均有两个骨化中心，一个形成上关节突，另一个形成下关节突及半侧椎板和棘突。这两部分形成不全未互相融合为滑脱先天性因素，美国 Epstein 观察到 8 例 3 个月～3 岁半儿童的腰椎骨脱离全部伴有腰椎弓的缺损，在做这些病例脊柱的屈曲活动时可见 L₅ 轻度前移。但 Batts 观察了 200 例，Rowe 和 Roche 观察了 509 例死胎和新生儿尸体的脊柱并未出现一例椎弓根缺损病例，如前述有些滑脱病例有峡部发育延长而无断裂。

2. 骨化缺损 Mutch 和 Walmsley 发现胎儿椎弓根的骨化不是软骨内化骨而是膜内化骨，峡部的骨发育不全形成脊椎滑脱的先天结构，Chandler（1931 年）发现在上、下关节突间的骨化进程中有囊样间隙形成，外缘骨皮质很薄，故特别容易断裂。

3. 遗传因素 许多作者发现美国阿拉斯加州的因纽特人中脊椎滑脱的发病率很高（60%），而其他地方美国人发病率仅 5.8%，由于此高发病率发生在因纽特人这样一种孤立的、彼此有关系的家庭或种族中，因而考虑有一种遗传基础存在。

（二）后天因素说

1. 创伤因素 可以是应力性骨折，或一次性明显特殊外伤造成。作为应力骨折可发生于运动员和舞蹈演员，常侵犯数节，我国一些著名举重运动员腰椎峡部几乎全部断裂。因为在反复强烈的后伸过程中峡部受到的压缩和拉伸应力明显大于椎体其他部位（图 7-1），而且在 4 岁前本病几乎见不到，40 岁以后随年龄增加，发病率也逐渐增加，40～50 岁最高。一次急性外伤外力也可使峡部骨折，Hitcheoch（1940年）做了一些试验，他将婴儿尸体的脊柱极度屈曲引起了峡部骨折。Roche（1948 年）和 Schmeider 及 Melamed（1957 年）也观察到峡部外伤断裂后有愈合现象。

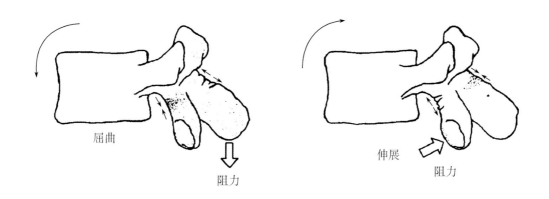

图 7-1 腰椎前屈或后伸时峡部受力情况

普通的应力和负重除非有先天发育不良存在，否则不应产生峡部断裂，如前述在峡部骨化进程中有囊样间隙形成，外缘皮质很薄容易骨折，也有认为峡部断裂是由于幼年的外伤引起的，软骨骨折后形成假关节面而不是骨痂形成。L₅ 椎弓骨化较其他节数为晚，所以受伤断裂的概率也大，临床上本病累及 L₅ 者占 80% 以上。

2. 退行性因素 椎间盘退变和小关节骨性关节炎所致不稳为主要原因。随年龄增长（平均 51 岁）椎间盘软骨及小关节软骨退化变薄，纤维化，髓核水分逐渐吸收，椎间隙变窄，椎间盘缓冲作用逐渐消失，纤维环松弛，椎体间逐渐产生不稳，椎体上下关节面及小关节突可因异常旋转及前后滑移应力而产生骨质增生，关节囊及韧带代偿肥大，加上脊柱不稳可产生脊髓神经根牵拉和压迫而出现临床症状。单纯退行性滑脱的滑脱度不超过 30%（平均 14%）。

三、分型

分型的目的是为了指导临床治疗实践，分类方法很多，但常用的仍然是Wiltse Newmenn-Macnab法。

（一）发育不良型滑脱

可见骶骨上缘发育不良和L₅神经弓发育不良，常伴有骶骨较宽，脊椎裂，滑脱可很严重（图7-2），但非一出生就有的先天滑脱，先天因素只是造成不同程度发育不良，此后在脊柱负重生长和椎间盘、韧带退化等情况下才发生、发展成为脊椎滑脱。

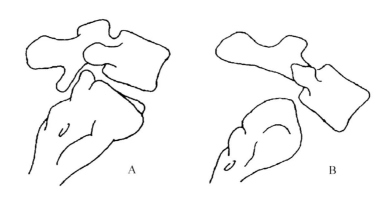

图7-2　正常腰骶椎（A）和发育不良性脊椎滑脱（B）

（二）峡部型滑脱

包括峡部疲劳骨折、峡部延长或急性骨折，共同特点为峡部缺损。又分三个亚型：①由于峡部应力骨折，常发生于50岁以上的人。②峡部延长被认为是峡部反复微骨折-修复过程形成峡部延长椎体滑脱。③急性严重峡部骨折（图7-3）。

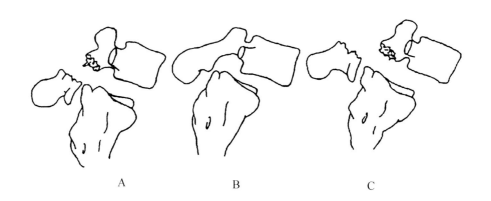

图7-3　峡部型滑脱

A. 慢性或疲劳性骨折；B. 小关节之间部分拉长；C. 急性骨折

（三）退行性滑脱

椎间盘及小关节退变产生不稳为主要原因，50岁以上多见，女性发病是男性4～5倍，好发于L₄～L₅，滑脱程度不超过30%（图7-4）。

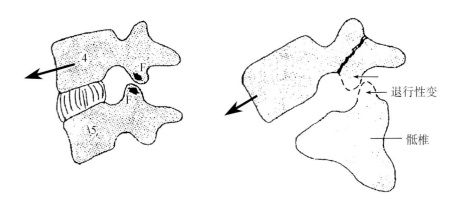

退行性变

骶椎

图7-4 阻挡滑脱及退行性滑脱

（四）创伤性滑脱

为一次急性强大暴力引起，常为过伸损伤，峡部骨折处可见锯齿状不规则外形，而其他峡性病变较光滑，不像骨折处有锯齿状外形。常伴有其他部分骨折，可通过固定而达到愈合。此型是后天获得性的（图7-3C）。

（五）病理性滑脱

为脊椎峡部病变或全身病变导致峡部骨质破坏或溶解而发生滑脱，如Von Recklinghausen病；Albers-Schonberg病（骨硬化病）；Paget病或成骨不全等。肿瘤（原发或转移）及结核等也可导致局部骨质破坏，局部感染破坏，这种滑脱多不会严重进展。

（六）医源性滑脱

Wiltse等分类缺此一项，后来的许多学者将手术造成后部棘突、椎板或小关节广泛切除，或椎间盘切除或化学性溶解等直接或间接导致的脊柱不稳归入此类。近年此种滑脱比率正在上升。广泛椎板切除术后发生的退行性滑脱可以进展很快，可发展加重超过Ⅱ度，个别可到Ⅳ度。一经发现进展应尽快手术固定。

四、脊椎滑脱的X线诊断

脊椎滑脱的诊断和分度主要靠X线检查。一般应照前后位，侧位以及35°～40°的左右斜位。脊椎滑脱的X线表现正位片一般不易显示，偶可见上下关节突之间骨结构紊乱或有2mm左右裂隙。L_5滑脱者可见L_5上缘明显低于L_3横突连线水平。侧位片可见下述一些表现：①椎弓根后下可见一个由后上方向前下方的透明裂隙。②椎间隙一定程度狭窄，相邻椎体边缘骨质硬化。③椎体不稳，向前或向后滑移，滑动度较大者可见椎体前缘有"牵拉骨刺"（为不稳定像）（图7-5）。④还应注意是否有脊椎的先天性或发育不全改变：如骶椎上缘发育圆钝，S_1小关节发育不全或缺如，椎弓根延长，椎板裂等。⑤左后斜位及右后斜位照片上，可清楚显示本病，其形似"狗颈挂项链"，即正常椎弓投影形似猎狗。狗鼻表示同侧横突，狗眼为椎弓根切面像，狗耳为上关节突，狗颈为关节间部即峡部，前后腿为同侧和对侧的下关节突，狗体为椎弓（图7-6）。当脊椎滑脱时，侧斜位像更能清楚显示出关节间部的骨缺损（箭头处）。⑥前屈后伸相可显现滑脱部位不稳，临床症状和体征变化幅度与不稳定程度呈正比。

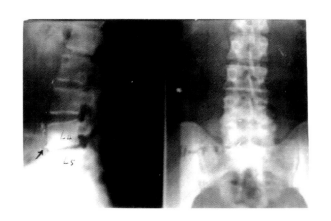

图7-5　退行性脊椎滑脱
L₄椎体滑脱前移，椎体前缘可见平拉骨刺（箭头处），示脊椎失稳

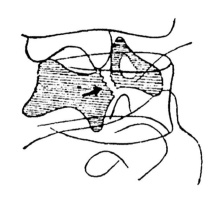

图7-6　椎弓峡部断裂示意图
箭头示"狗颈"部裂隙

X线测量。脊椎滑脱程度差别很大，由几毫米到大于1cm，严重者滑脱椎体可滑落至下一个椎体前面。Meyerdig四度分类法见图7-7。正常L₅与S₁椎体前后缘构成一连续弧线，本法将骶骨上关节面分成四等分，根据L₅在骶骨上面前移位程度将脊椎滑脱分成四度 Ⅰ度不超过1/4（25%以内）；Ⅱ度在1/4～2/4处（25%～50%）；Ⅲ度在2/4～3/4处（50%～70%）；Ⅳ度>3/4（75%以上）。

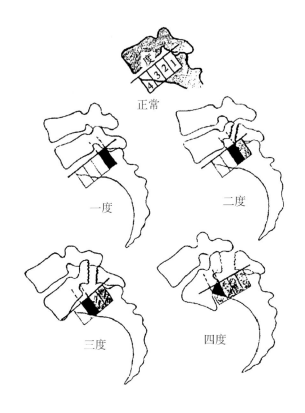

图7-7　Meyerdig脊椎滑脱症分度示意图

Wiltse和Winter测量滑脱百分比法为：A÷A1×100%为滑脱百分率，A为滑动的距离（为L₅椎体后缘到S₁椎体后缘的距离）。A₁为S₁的前后径（图7-8A），当L₅～S₁发育畸形时需用特殊方法来确定L₅椎体后缘（图7-8B）。a为L₅椎体前缘平行线，b为过L₅上缘的与a垂直的线，C平行于b与椎体下缘相交点为X，即

为 L$_5$ 椎体的后缘线。此法稍繁琐，现常用改良 Taillard 法。A 为滑移距离，A1 为 L$_5$ 前后径，（A÷A1）× 100% 即滑脱度（图 7-9）。

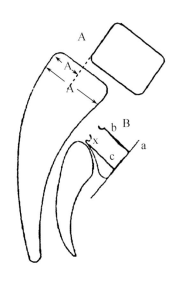

图 7-8　Wiltse 和 Winter 测量滑脱度法

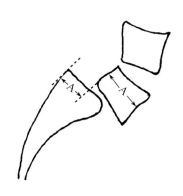

图 7-9　Taillard 法

Boxall 等用滑脱角来描述滑脱的严重度，其测定方法为滑脱角由 L$_5$ 下缘的平行线为 S$_1$ 后缘的垂直线相交而成（图 7-10）。

Laurent 和 Einola 用测定腰椎指数来代表 L$_5$ 椎体不规则四边形的特性（图 7-11）。计算方法为 L$_i$%（腰椎指数）= L$_5$ 椎体后缘高÷L$_5$ 椎体前缘高×100%，S$_1$ 椎体上缘的隆起分为 0、Ⅰ、Ⅱ、Ⅲ级。侧位片无隆起为 0，若 0～1.3 部分隆起为Ⅰ级，1.3～2.3 为Ⅱ级，超过 2.3 部分为Ⅲ级。这代表了椎体前后缘被侵袭的程度。

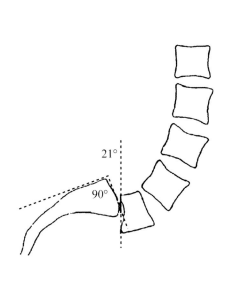

图 7-10　Boxall 法

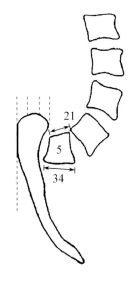

图 7-11　Laurent 和 Einola
椎体指数计算法

五、脊柱滑脱的病理变化与相关临床表现

脊椎滑脱由峡部缺损引起时椎弓根、横突、上关节突与下关节突，椎板及棘突分开，即椎板游离，有松动现象，峡部缺损形成假关节，该处有纤维软骨组织增生，引起神经根粘连与压迫。了解这些变化很重要，提示在脊椎滑脱治疗中，复位固定前别忘了局部减压（即使无神经系统症状），如不减压，可能在复位后，潜在神经根压迫马上显现出来（临床工作中常常遇到此现象）。另一启示是复位固定需使用椎弓根螺钉系统才能抓住向前滑脱的椎体。

患者的症状和体征取决于滑脱程度及加重速度、脊柱不稳定程度和继发椎管狭窄的程度。早期症状都不重或休息后即可缓解，一般在20~30岁时症状缓慢出现，腰腿痛症状常见，由于脊椎不稳前移，前移椎体与其上下椎体间的韧带、筋膜长期处于紧张状态，可致局部组织充血水肿，刺激挤压神经末梢可致腰部钝痛不适，椎间盘萎缩、膨出或失水，产生"真空样变"，椎间隙变窄，小关节关系发生紊乱，关节囊增生肥厚，小关节退行性变，增生硬化，亦可刺激压迫神经根，出现坐骨神经痛症状和体征，椎体前移较多者相邻椎体后缘形成台阶，可引起马尾神经牵拉和压迫症状，致鞍区麻木，大小便失禁，下肢无力，肌肉麻痹力弱，甚至不全瘫痪。

反向脊椎滑脱（脊椎后移）一般为中度移动（0.3~0.9cm），好发L_4~L_5间隙，次为L_5~S_1，大多合并小关节排列呈冠状型，可能因这种先天变异，引起局部活动异常和关节受力不平衡致韧带松弛和椎间盘退化，椎间隙狭窄，手术治疗无特殊，固定时只需撑开和纠正腰前凸即可。

严重Ⅳ~Ⅴ度滑脱可使女性骨盆变形、变扁，腰椎至耻骨联合距离变窄而使分娩时难产，也可使小儿腰前凸加大，腘绳肌挛缩而呈向前屈膝畸形外观（图7-12）腰前曲受限。

获得性脊椎退行性滑脱可能由于外伤及手术等因素导致椎间盘退化或小关节椎板完整性受到破坏而引起不稳定，值得注意的是国内仍然常见由于不必要的、广泛的椎板及小关节切除而引起的"医源性"脊椎滑脱，滑脱度可大于Ⅱ度（图7-13）。Lee认为用不做内固定的脊椎滑脱融合术来防止滑脱是不可靠的，仅在男性患者中当椎体前方已有较大骨刺形成且有近乎椎间相互融合现象时或椎间隙狭窄已小于2mm时，这时可能已存在解剖上的自行稳定，才可以考虑不做内固定，但最好在术前做腰椎侧位的动态前屈后伸像，了解真实的稳定状况。此型脊椎滑脱患者前来求治时，常常合并有腰椎管狭窄现象，影像学检查常显示有黄韧带肥厚，小关节增生内聚，椎板增生增厚，不同程度的侧隐窝狭窄或椎间孔狭窄。经保守治疗无效时，需行手术治疗，治疗原则和方法同原发性滑脱。

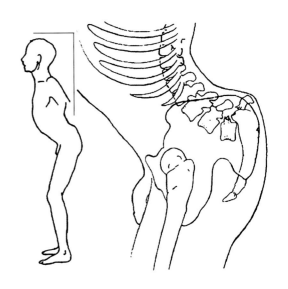

图7-12　严重L_5~S_1滑脱之特殊畸形

从生物力学观点出发，椎体间融合更符合脊椎负荷的生物力学要求。作者本人主张对年龄较大患者，能用后部减压加椎弓根螺钉和后外侧植骨融合解决者，不一定做较困难的椎间融合（用或不用TFC或BAK），以减少手术创伤和并发症。

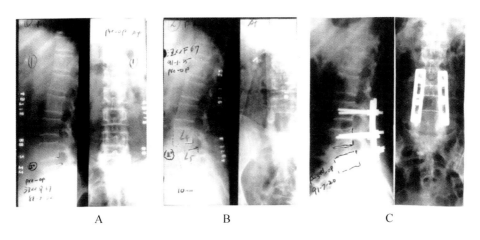

图7-13　医源性滑脱

女，67岁，因L₄~L₅退行性椎管狭窄（A），在院外行广泛椎板及大部小关节切除术后半年，症状复
发加重，X线片示L₄~L₅滑脱加重（B），在北京协和医院行减压及Steffee钢板固定后康复（C）

（张新宇，叶启彬）

第二节　成年人脊椎滑脱

一、分类

成年人脊椎滑脱可以由发育不全造成，也可以由退行性变引起，后者多见，此外还有创伤性和病理性所致滑脱。

成年人轻度发育不全脊椎滑脱：特点为L₄、L₅形态相对较方型，L₅或S₁上椎体终板一般比较完整，无半圆形或球形隆起，相邻两椎体终板平行，发展加重一般很轻且较缓慢。脊椎滑脱一般为前移，而不会向下倾斜，滑脱椎体下一个椎体的前方可能出现一骨刺予以"支撑"，滑脱是否加重与椎间盘状况有关，椎间盘较厚，仍然较完好者，容易发展加重，而椎间盘已有退化者，椎间可形成纤维强直，反而较稳定。女性病变较男性的容易发展，可能与妊娠因素有关。这一型脊椎滑脱有神经系统受累现象，则需行手术治疗，进行减压、复位与固定。

成年人退行性脊椎滑脱：分原发性（没有先天性或后天获得病变因素）和继发性（由于局部或有先天性畸形和后天性病变因素引起）。

继发性退行性脊椎滑脱多发生在60岁以上老年人，女性发病率是男性的4倍。退变性滑脱其后方椎弓是完整的（图7-14），以上位椎体相对下位椎前移为特征的。好发在L₄~L₅，其次为L₃~L₄，再次为L₅~S₁节段，其矢状面移位受后方完整椎弓限制，滑脱度一般不超过30%，可能由于小关节退变造成关节不稳和椎间盘退化所引起，所以在形成脊椎滑脱的同时往往也同时形成了椎管狭窄，患者来求治时常常有间歇跛行、下肢无力和麻木等症状，发展加重常较缓慢。早在1930年，Junghanns首次描述了脊椎滑脱是因椎弓根峡部的缺陷。1950年Junghanns描述了具有脊椎滑脱的临床综合征但其椎弓完整的称为"假脊椎滑脱症"。Newman于1955年发现具完整椎弓的椎体滑移是腰椎小关节的退变性关节炎的结果，故将其命名为"退变性滑脱"。

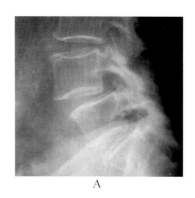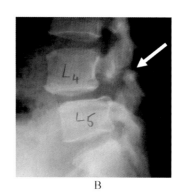

A   B

图7-14 A. 退变性脊椎滑脱L₄椎体向前滑移但后路椎弓完整；
     B. 峡部裂性腰椎滑脱显示椎弓处的缺陷（箭头处）

二、病理生理学

退变性脊椎滑脱的病因是多方面的，广泛关节松脱，卵巢切除术后，甚至妊娠均被认为是危险因素，这些危险因素均主要发生在女性。小关节面多为矢状方向，小关节面方向改变，认为其为诱发因素。$L_4 \sim L_5$节段的退变性脊椎滑脱发生与$L_5 \sim S_1$小关节面的冠状面方向相关（图7-15），其骶骨化及老龄化均会导致$L_4 \sim L_5$节段的应力增加（图7-16，图7-17）。但Love等人在一项年轻及老龄病患的关节面方向的比较研究中发现，老龄组中关节面矢状角是关节炎关节重塑的结果，而非退变性脊椎滑脱的主要病因。回顾先前关于退变性脊椎滑脱的发病率及病理学研究的相关文献发现，大多与白种人人群相关，且集中在下腰段，几乎均是前滑脱。Iguchi等人最近对3259名下腰背痛的亚洲人群的研究中发现，退变性脊椎滑脱的总体发病率在8.7%，其中单节段的占66%，多节段的占34%（绝大多数为2个节段）。单节段组中，前滑脱占70%，主要为发生在$L_4 \sim L_5$节段的女性患者。后滑脱占30%，集中在$L_2 \sim L_3$节段，男女比例相近，且脊柱退变性侧弯比例明显增高。而在多节段组，也是以女性患者更为常

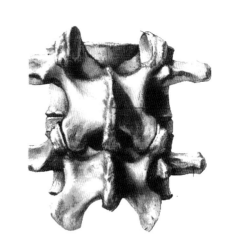

图7-15 $L_4 \sim L_5$节段的椎弓根关节面矢状角增加是腰椎向前滑移的一诱发因素

见，且多累及$L_3 \sim L_4$、$L_4 \sim L_5$，后滑脱组则更多见于男性，多发生在$L_2 \sim L_3$节段。前所述的诱发因素，如小关节面的矢状方向增加了椎弓根面角在前滑脱组中更常见，后滑脱组中却并非如此。Rothman等报道了150例病例，他们发现腰椎向前半脱位主要是脊柱后方关节的缺陷，多发生于$L_4 \sim L_5$，而后脱位则多数为椎间盘的功能障碍，多发生于$L_3 \sim L_4$。

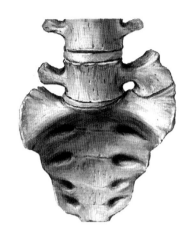

图 7-16　腰椎骶化可导致 $L_4 \sim L_5$ 节段的应
力增加

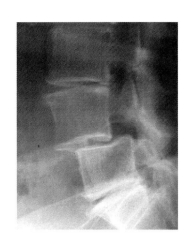

图 7-17　老化或者严重的 $L_5 \sim S_1$ 脊椎病
会导致 $L_4 \sim L_5$ 节段更多的活动

三、发病机制

最初的病理机制就是椎间盘的退变，导致椎间隙的变窄，运动节段的代偿稳定，继发黄韧带屈曲，增加了微观不稳定因素。不论是前滑脱还是后滑脱，均取决于解剖诱发因素。脊柱移位的发生一般同时伴随着椎间隙的变窄，亚运动节段的继发改变如骨刺形成，软骨下硬化，韧带的肥厚与骨化以及小关节肥大，这些继发性改变，特别是骨赘的形成，是重建运动节段的稳定的过程。上位椎滑移鲜有超过下位椎体宽度的 25%～30%。椎间盘退变可导致的冠状面不稳，继而导致退变性脊柱侧弯，产生的矢状面不稳也可导致脊椎滑脱。退变性脊柱侧弯的最初病理改变就是侧方滑移，外加椎体的楔形变，小关节面的对称性退变导致成角。因此退变性滑脱常与退变性脊柱侧弯相关。

退变性滑脱导致疼痛。退变性脊椎滑脱诱发疼痛至少有如下述的三种不同模式：①椎体滑移及其他病理改变如黄韧带增生肥厚，关节面向椎管内的骨赘形成，致椎管狭窄而伴随神经源性跛行。疼痛沿着臀部及双侧下肢放射，站立或行走常伴随着刺痛、麻木、下肢无力，经休息或脊柱屈曲缓解，如身体前倾（图 7-18）。这种神经源性跛行必须与老年患者周围血管疾病导致的血管源性跛行相鉴别。血管源性跛行主要有以下几个不同点：疼痛诱发多源于行走而非长时间的站立；可因休息缓解但不会因脊柱屈曲而缓解；伴随着周围脉搏减弱。血管源性跛行常伴随着恒定的跛行距离及"套袜样"感觉丢失，而神经源性跛行则是可变的跛行距离及神经分布的节段性感觉丢失。骑自行车可致血管源性跛行加重但对神经源性跛行没有影响。神经源性跛行考虑是因硬膜外压力增大致马尾神经根的缺氧所致的。②椎间孔及侧隐窝的狭窄致神经根受压，导致其特定神经根支配区域的麻木、感觉异常及运动障碍。神经根痛与机械性压缩及炎性化学介质的释放有关。$L_4 \sim L_5$ 节段的脊椎滑脱常致 L_5 神经根的侧隐窝部位受压。然而，这个节段的滑移也可导致出口根孔的狭窄，也会导致 L_4 神经根受压。椎间隙高度的丢失可致下位椎上关节面的往前上方的半脱位，可致椎间孔空间减少。椎间盘高度的丢失、关节突的肥厚增生等致椎间孔前、后位的狭窄，致神经根受压（图 7-19）。椎间盘突出症、椎体终板后外侧的骨赘形成致纵向上的椎间孔狭窄，致神经根受压。③机械性下腰痛的发生通常与日常的姿势及活动相关。退变的椎间盘及关节突可致下腰痛，臀部及股后区的放射痛的发生，弯腰前屈可使腰背痛加重，前屈过程中可出现突然活动受阻，即通常所说的不稳定性交锁现象，患者常将手扶在膝盖和大腿上方能缓慢直身。另一方面，机械性下腰痛源于椎间盘退变、髓核失水等导致椎体终板的不对称载荷分布。出现有关。关节面疼痛常在脊柱伸展和旋转活动时加重，通常伴随椎旁压痛，局部注射类固醇类药物常可有效缓解疼痛。然而，Drey-fuss 和 Dreyer 等回顾文献总结认为，并无特殊病征证明下腰痛源于关节面的退变，所以局部封闭的治疗方案仍有待考量。

腰椎活动突然受阻认为与脊柱不稳及运动节段的平移增加有关。脊柱不稳定指运动节段刚度的丢失及异常活动。然而在脊柱屈伸侧位片上，并无证据表明退变性脊椎滑脱较正常组活动（角度和平移）的范围增加。Mcgregor 等应用 MRI 评估滑脱节段的动力学，发现在退变性脊椎滑脱组，该节段的活动范围反而减小，对退变性脊椎滑脱可能增加活动范围这个论点提出了质疑。

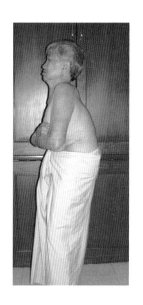

图7-18　退变性脊椎滑脱患者站立位身体前倾

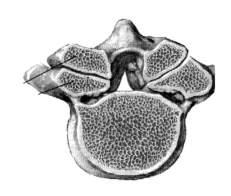

图7-19　脊柱横截面显示小关节肥大增生导致椎管、侧隐窝、椎间孔狭窄

四、诊断

退变性脊椎滑脱的诊断并不复杂，临床表现包括下腰痛病史及间歇性跛行，多为五十多岁的肥胖女性患者。神经系统查体不典型或不明显。但在某些情况下，可在 L_4、L_5 神经根支配区域查到感觉、肌力的减退。退变性滑脱的可经 X 线侧位像诊断。其主要特征就是：上位椎体在下位椎体上向前滑移不超过 35%且不伴随峡部的缺陷（图7-20）。腰椎正位片可同样观察到是否有椎间盘高度的塌陷或者退变性脊柱侧弯等。且在受累节段常可观察到关节突的肥大增生、骨刺形成等。腰椎 MRI 可同样检测到椎体向前滑移、椎间隙塌陷、椎间盘退变、椎间盘突出等。轴位像上可观察到椎管狭窄、黄韧带肥厚、关节突骨刺形成、侧隐窝狭窄等导致神经根受压等表现（图7-21）。

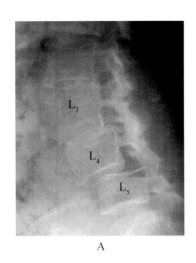 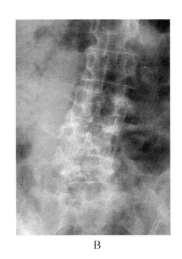

A　　　　　　　　　　　　　　B

图 7-20　A. 退变性脊椎滑脱侧位像：L_3 在 L_4 椎体上向前滑移，L_4 在 L_5 椎体上向前滑移；B. 正位像提示有一定程度的侧弯畸形

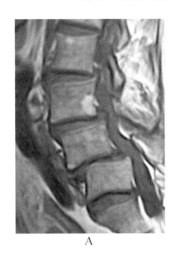 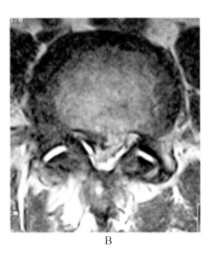

A　　　　　　　　　　　　　　B

图 7-21　A. 同例患者的 MRI 显示 L_3 在 L_4 椎体上向前滑移，L_4 在 L_5 椎体上向前滑移，相应节段椎间盘塌陷；B. 横断面显示关节突肥厚增生，椎管、椎间孔狭窄，椎间盘突出

五、手术治疗

从退变性脊椎滑脱的自然进程可发现，当患者仅有下腰痛、神经源性跛行而无神经功能受损的表现时，可接受保守治疗，大多数病例可通过保守治疗治愈。而且下腰痛伴随椎间隙塌陷进展患者中，只有不到30%的患者滑移加重，且侧位像上向前滑移通常不超过椎体宽度的30%。76%的患者首次检查神经系统查体完好且并未随着时间恶化加重，这些患者可接受保守治疗。保守治疗方法包括：NSAIDS、镇痛、肌松药、卧床休息、骨盆牵引、腰椎的物理治疗等，一般3～4周后症状可缓解。

手术治疗的指征如下：①6～12周的合理非手术治疗无效，顽固的、反复的腰腿痛或神经源性跛行，日常活动量显著减少，生活质量下降。②渐进性神经损害。③膀胱或肠道功能障碍；

（一）手术治疗方式及效果

主要手术治疗方式是减压。是否需要脊柱融合及内固定取决于受累节段的严重程度及类型：手术的目的：①减压的目标是缓解神经根痛及神经源性跛行症状。②融合的目标是缓解因间盘退变引起的腰背痛；以及在小关节面切除后以及广泛减压后重新使脊柱稳定。③内固定的目标是促进融合，消除不稳定。经后路腰椎椎间植骨融合或在椎间隙放置cage或钛网使前柱稳定。关节突关节切除后通常放置椎弓根螺钉棒系统，新近发展的动态稳定内固定非融合技术也可作为一有效方式。

（二）不同手术方式的结果

1. 单纯减压　这种方式适用于中央椎管狭窄及一定程度的椎间孔狭窄。Lombardi等报道了47例患者，随访了2~7年。减压后获得了良好的结果，其中只有33%的患者全关节突关节切除。80%病例保留了关节突，90%病例另外做了后外侧植骨融合。他们认为减压后应保留小关节，而作后外侧植骨融合可改善临床疗效。

1986年，Johnson等报道了45例单纯椎板减压后未做融合的病例，20例退变性脊椎滑脱，25例椎管狭窄。18例可见术后椎体滑移，其中13例（65%）属于脊椎滑脱组，只有5例（20%）为椎管狭窄组。脊椎滑脱组术后再滑移的13例中只有5例取得了良好的结果。

2. 后路减压，后外侧融合，无内固定（图7-22）　这种手术方式在内固定系统尚未应用时较为流行。

1991年，Herkowitz和Kurz等做了50例单节段退变性滑脱的前瞻性研究，比较了单纯减压组及减压后后外侧融合但无内固定组，随访3年。结果显示，融合组有更好的疗效，少有滑移进展，其中9例（36%）伴假关节形成，但均有着良好的临床效果。

Postacchini和Cinotti报道了16例退变性滑脱患者，平均随访8年，6例单纯减压，另外10例做了小关节融合。结果显示，单纯减压组有着更多的骨再生，临床疗效较差。融合组可预防复发性椎管狭窄现象。

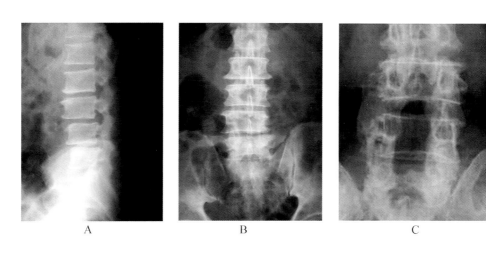

图7-22　后路减压融合术

A：L₄~L₅节段的退变性脊椎滑脱，术前侧位像；B. 术前正位像；C. 术后正位像示减压后后外侧植骨融合达到坚固的骨性融合

3. 后路减压、后外侧融合及内固定术　在过去的几十年里，曾有一些报道比较内固定器械的作用。融合内固定能否增加融合率及改善临床疗效仍争议不断，同时还必须权衡内固定植入物的成本及相关潜在并发症。

Zdeblick等对124例患者做了前瞻性研究，其中56例为退变性或峡部裂脊椎滑脱，指出内固定组有着更好的融合率。Bridwell等报道了44例退变性脊椎滑脱组患者，比较了单纯减压组、融合非内固定组及融合后内固定组，内固定组有着明显的更高的融合率，更好的临床疗效。矢状序列也较未固定组有着更好的恢复(87% vs 30%)。

1994年，Mardjetro等回顾1970～1993年的文献做了一个Meta分析，25篇符合标准的关于退变性脊椎滑脱的论文入选，比较了4组间的融合率及临床疗效：①单纯减压组。②减压融合未内固定组。③减压融合内固定组（Harrington、Luque）。④减压融合椎弓根螺钉内固定术。结果显示，非融合组满意度为69%，而融合组满意度为90%，差异有统计学意义。融合组内，内固定组满意度为（86%～90%），非内固定组满意度为90%，差异无统计学意义。内固定组融合率在93%～96%，显著高于非内固定组86%。并提出结论，内固定组不论控制装置或者椎弓根螺钉内固定均有助于提高融合率，两者间无明显差异。

Yuan等对2684例退变性脊柱患者进行了一项历史性回顾研究，其中81%通过椎弓根螺钉内固定，并发现内固定组的融合率、融合速度明显较非内固定组要高（89.1% vs 70.4%），且能更好的维持脊柱序列，提高神经功能的改善率。Rechtine报道了一组退变性脊椎滑脱分别行减压后外侧融合内固定及内固定原位融合，内固定组融合率几乎为非内固定组的3倍。在其余的研究中，Fischgrund等对67名单节段脊椎滑脱患者椎板减压后融合有无行椎弓根螺钉内固定做了随机对照研究，临床结果显示非内固定组优良率为85%，而在内固定组为76%，差异并不显著。但观察到在非内固定组融合率为45%，而内固定组为82%，差异显著。总体上是否融合并未明显影响患者的临床结果。他们提出内固定可明显提高融合率但并未明显影响临床结果。Kornblum等对58例非内固定融合患者进行了5～14年的随访（平均7.7年）。其中47%病例影像学观察到融合，临床结果优良率为86%，其中56%进展为假关节。假关节组短期结果内优良，但远期随访有着恶化的趋势。他们建议内固定可达到更好地融合，有利于长期的临床疗效。Booth等报道了49例后路减压内固定融合术后的患者，进行了5～10.75年的随访，平均6.5年。8例病逝，剩余41例患者中，83%对结果满意。而在12例患者中出现邻近节段的退变且其中5例出现症状，相对满意度较低。

4. 前路腰椎间融合（ALIF） 前路腰椎间融合适于60岁以下的退变性腰椎滑脱患者，Inou等分享了其在1958～1985年期间做的36例手术的经验，前路手术可解决椎间不稳，并通过增加椎间隙高度及减少滑移而间接对神经根管减压。Satomi等对27例ALIF、14例PLIF术后进行了一项回顾性研究，减压后满意度分别为77%和56%。前路途径推荐应用于退行性脊柱滑移的早期阶段，其狭窄主要是由于椎体间滑移造成。在晚期，下位椎体的上关节突骨刺形成也造成椎管狭窄，需通过后路途径解决。

Takahashi等对39例ALIF术后患者进行了平均长达12.5年的随访，10年的满意度为70%，20年后为60%，30年后仅为52%。并得出结论65岁以上的患者可保持一个令人满意的结果。

5. 复位 减少滑移及矢状面重建的影响。内固定可减少椎体的向前滑移并间接减压，但操作困难并伴随相关并发症。如果能减少椎体滑移临床上可能会得到一个令人满意的效果。Montgomery和Fischgrund等报道了退变性脊椎滑脱患者中椎板减压融合并恢复其矢状序列。与术前屈伸为像相比，术中平卧位摄片滑移平均减少24%。Bednar报道了56例患者并平均随访了33个月，通过椎弓根钉棒系统固定，减少滑移。一年后发现滑移复位后又丢失了16%，这项结果显示滑移复位同原位融合相比并未得到一个更好的结果。Kawakami等研究了减少滑移并恢复矢状序列的临床效果，发现31例重建矢状序列，有着相对更好的临床效果（62%），而16例未恢复矢状序列平衡的则相对临床效果较差（44%）。并强调了滑移复位后内固定及重建矢状位平衡的必要性。

6. 是否需行内固定融合的争议　引起下腰痛的退行性疾病的是否需行融合一直存在着争议。Cochrane等人不推荐融合，而Swedish等则认为脊柱融合在退行性病变中有着重要作用。退变性脊椎滑脱是否有必要行内固定融合？Phillips支持行非内固定融合，他的论点源于不论是否行内固定，临床效果相似，而内固定则增加了并发症的发生率，相对成本收益低，且椎弓根螺钉可致神经根损害，对邻近未融合的椎间关节的应力增加。而支持行内固定组则认为可显著减少假关节的发生率，提高融合率，尽管短期内两者的临床效果相似。

7. 骨生成蛋白（BMP）的应用　为了增加融合率且不增加相关并发症的发生率，BMP逐渐应用与临床。在多项前瞻性研究中证实了BMP促骨性坚固融合方面的作用。前瞻性随机临床试验的早期结果已经报道，Johnson等将20例患者平均分为2组，对脊椎滑脱患者行后外侧融合非内固定术并添加BMP-7，另一组则是添加自体骨移植。结果显示两组间的融合率及临床效果并无显著差异。

Boden等报道了25例自体骨移植后外侧融合的病例，其中5例联合后路腰椎TSRH内固定，11例rhBMP-2联合内固定，9例单独应用rhBMP-2；后外侧融合后双侧各放置20mg BMP-2，包括60%的羟基磷灰石，40%三钙磷酸盐。结果显示，BMP-2组可更快更好的改善临床症状。Vaccaro等做了一个多中心临床试验报道来评估BMP-7以OP-1的形式用于椎板减压后融合的安全性，结果显示，OP-1的使用并无出现不良反应。虽然BMP在促融合方面显示出较好的临床结果，但仍应综合考虑其成本先治疗其临床推广。

8. 动态固定系统　在过去十余年来欧洲首先开展动态固定非融合技术，并近年向亚洲引进。动态稳定装置包括棘突牵拉装置，韧带、半刚性的塑料或者金属穿过椎弓根螺钉。大多数动态稳定设备的作用机制都是限制异常活动。Graf韧带，1991年Henry Graf介绍的由一对聚酯纤维韧带连接椎弓根螺钉是目前最常用的动态固定装置。其余类型，如Dynesys系统以聚乙烯材料为芯，连接椎弓根钉，本身产生一定的张力，其周围为聚氨酯制成的中空套杆，也较常用。绝大多关于动态固定系统的报道都与退行性椎间盘疾病导致的下腰痛有关。Komo and Kikuchi等做了一个关于脊椎滑脱应用动态固定装置报道，发现首次术后腰腿痛改善后在3年随访内又出现逐步恶化。Graf韧带的应用在3年内针对腰腿痛的缓解相对有着一个更好的临床疗效。

六、脊柱融合内固定指征

（一）术前因素

1. 椎间盘高度　当高度显著下降使脊柱有不稳的趋势，容易发生椎体滑移。我们建议当术前椎间高度下降超过2mm，预防滑脱的进一步进展我们建议行内固定融合术。

2. 后凸畸形程度　正常$L_{4~5}$节段的前凸矢状角为8°～17°）。退变性脊椎滑脱通常表现为前凸角变小，脊柱变直，则有必要行内固定融合矫正畸形。

3. 退变性侧弯　退变性滑脱可合并脊柱侧弯存在，若侧弯比较严重，则需要通过后路减压内固定来矫正冠状位的失衡。

4. 不稳定的程度　滑移节段出现异常活动，超过5mm即为脊柱融合内固定的指征。腰椎不稳可通过仰卧位或者坐位的屈伸动力位片观察到。也可通过站立位X线过伸过屈位片侧位像上观察到。

5. 滑移的程度　退变性脊椎滑脱少有超过Ⅱ度，先前有椎板切除术后或者邻近节段内固定术后患者可能超过Ⅱ度，当滑移超过Ⅱ度时，则建议行内固定融合术，不论是否矫正畸形。

6. 椎板切除术后　先前有椎板切除史的患者，退变性脊椎滑脱可进展到超过50%。即便滑移未超过50%，相同节段的翻修减压通常需要大幅切除剩余关节面。当前次减压术后出现自发融合，则无需再做进一步的融合。

7. 邻近节段病变　我们不建议对邻近节段仅有退变即行手术治疗。但当邻近节段退变进展为脊椎滑移或者出现症状时，则可能需要减压治疗，尾侧的融合固定会导致其应力增加而使病情进展，建议也行内固定术。

（二）术中因素

1. 减压程度　从生物力学上来说，运动节段的稳定包括前方的椎间盘及后方的小关节、峡部等。据报道，特定节段双侧小关节切除1/3，甚至到1/2，或者单侧小关节全切，脊椎滑脱并不会进一步加重。Albumi等在尸体脊柱上做了一项生物力学研究证实了双侧切除超过50%的小关节则会出现滑移。所以，当需要行充分减压，或者因小关节突妨碍双侧切除椎间盘等操作时，双侧小关节切除部分超过50%，滑移可能会进一步进展，则需要行内固定手术。

2. 矫正滑移　并无直接证据表明滑移复位后融合能比原位融合获得更好的临床疗效。但矫正滑移可重新建立矢状位的平衡及对椎间孔的间接减压可提高临床疗效。建议滑移复位后需要行融合手术。此外，如果恢复椎间盘的高度，则有必要行内固定以防止后期椎间高度重新塌陷或者滑动。

3. 可利用骨块　在不上内固定的情况下为了使椎间更好地融合，植骨床上需要足够量的植骨。在骨质疏松的女性患者中，横突较小，融合相对更加困难。为了实现关节面的融合，则需要破坏关节囊及关节面，但同时又会诱发不稳定因素。这种情况下则需要行内固定以达到稳固的融合。但是，在重度骨质疏松患者，内固定又是禁止的。

内固定的类型

（七）目前常用方法选择

1. 后路椎弓根螺钉固定及后外侧融合　我们建议后路椎弓根螺钉固定及后外侧融合适用于退变性脊椎滑脱伴中等程度的狭窄患者。尽管有报道称单节段的单侧或双侧螺钉固定在融合率及临床疗效方面并无显著差异，但依据我们的经验还是推荐行双边固定，特别是在多节段病变中。理论上来说，每个病变节段均应行内固定，也可跨越一个节段固定。此举可减少内固定的花销，同时也可避免因椎弓根螺钉置入相关的不必要的并发症。选择性融合：后路多节段的退变性脊椎滑脱广泛后路减压后会造成不稳，应行内固定融合，否则会导致滑移的进一步加重。

2. 椎间融合　腰椎Ⅱ度或者Ⅱ度以上的滑移矫正并恢复生理前凸，则应行后路腰椎间融合并椎弓根螺钉内固定。椎间支持可减少椎弓根螺钉固定的应力（图7-23，图7-24）。固定融合节段到S_1应谨慎，因为需要尽量保留$L_5 \sim S_1$运动节段（图7-25）。

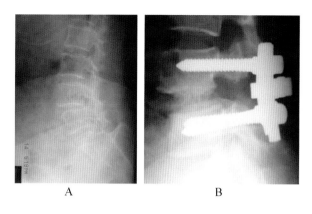

图7-23 单纯后路椎弓根螺钉固定
A. L₄～L₅节段的退变性滑脱；B. 后路减压椎弓根钉棒系统固定术后X线片

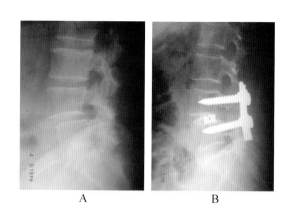

图7-24 加用椎间融合固定
A. L₄～L₅节段的退变性滑脱术前X线片；B. 后路椎弓根钉棒系统固定（PLIF）及植骨网椎间融合

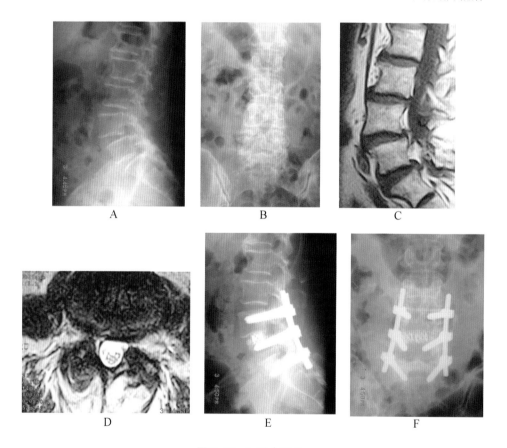

图7-25 L₄融合到S₁
A. 侧位像显示L₄～L₅、L₅～S₁节段的退变性脊椎滑脱；B. 正位像；C. MRI示L₄～L₅、L₅～S₁节段的椎体滑移、狭窄；D. MRI轴位像显示侧隐窝狭窄；E. PLIF术后L₄～L₅钛网、L₅～S₁骨移植物；F. 正位像

（八）结论

退变性脊柱滑移在老年女性患者中常见，亚洲人群在L₄～L₅节段多见。后滑脱则好发于上位腰椎，男女性发病概率接近。最初通常建议保守治疗，单纯减压的适应证局限，减压后融合的临床效果可显著改善，而内固定则又可明显提高融合率，即便如此，是否需行内固定仍存在着争议。

相关证据表明内固定有着相对较高的并发症，改善融合率，但在短期随访内并未提高临床疗效，而长期随访内，非内固定组因假关节的形成而逐步恶化。通常来说，内固定适用于Ⅱ度或Ⅱ度以上的滑移、临床或影响上提示腰椎不稳定、矫正滑移或者后凸畸形等。如果重建塌陷的椎间盘高度，则需椎间融合内固定。早期结果显示，BMP可提高腰椎融合率而未出现其他相关并发症，但前瞻性随机对照研究的最终结果目前仍不明确。目前，成本仍是其主要的限制性因素。退变性脊椎滑脱动态固定设备应用的有效性目前也尚未确立。

[（泰国）Charoen Chotigavanich 教授）]

第三节　儿童和青少年脊椎滑脱

　　儿童和青少年（小于20岁）的脊椎滑脱基本上是发育性的，局部的病理解剖结构、临床表现及治疗均有自身特点，与成人型不完全相同。一般滑脱出现在$L_5 \sim S_1$，很少累及$L_3 \sim L_4$，常伴有神经弓、$L_5 \sim S_1$椎间盘和S_1上终板的畸形改变。如L_5常呈梯形，后部受压发育受阻而变短，前方受到牵拉张力致生长较快而变长，相反S_1椎体则因前方受压，后方受牵拉作用，使S_1顶部隆起，妨碍脊椎滑脱恢复，L_5处于趋向于垂直下降的位置，椎间盘因压力不正常而发育畸形。所以青少年脊椎滑脱局部的结构变化，反过来又加重滑脱，形成恶性循环。椎间盘韧带不能稳定和阻止滑脱加重，所以当L_5出现向下旋转下降趋势时，需进行手术治疗，临床症状仅作为参考，因为如果滑脱发展加重较慢，脊髓和神经根可逐渐适应，所以虽然滑脱很严重，可无临床症状或不明显。

　　临床特点：在儿童期一般很少发生症状，只有大约22%患者在20岁前出现症状，其中仅9%左右的患者前来求治。严重的脊椎滑脱，有特别的临床特点：脊椎较短，腰前凸加大，站立时，骶部后凸明显，由于绳肌紧张致膝关节呈现屈曲形态腰椎前屈受限，直腿抬高时骨盆随着向上抬起。儿童的重度脊椎滑脱，如进展缓慢，大多数可没有任何症状，少数可出现神经根受压或牵拉症状（有时可很严重）。另外，局部节段性脊椎不稳定，也可引起症状，稳定性越差症状越重，滑脱发展加重的可能性也越大，此情况需行手术治疗。

　　严重的儿童和青少年脊椎滑脱的手术治疗，手术时首要解决的问题是使滑脱的椎体复位，同时矫正脊椎的半脱位、后凸和椎间隙变窄。即使不能完全复位，也可改善局部的解剖和生物力学状态，减轻脊髓和神经根的病理性张力，也有利于前路手术的复位与固定。对于Ⅳ～Ⅴ度的滑脱，过去有的患者先做牵引复位石膏固定，然后再做石膏开窗进行手术固定。这种方法比较繁琐。现在已经有许多一期后路手术复位及固定方法，不仅效果良好，也可缩短疗程。

　　在发育不良型脊椎滑脱中骶骨的形态对滑脱的发展加重和治疗均有很大影响，作者在加拿大Armstrong教授指导进行相关研究，于1982年提出：骶骨的形态可分成正常型、垂直型和后凸型三种，并发表研究论文。建立了按骶骨的前弯角进行骶骨形态分类。摄立位的骶骨侧位后片，前弯角的构成法为：画一条骶骨上缘A线的垂直线B，此线通过S_3、S_4连线C相交成α角（图7-26）。根据所测的角度进行分型：0°～25°为垂直型，25°～50°为正常型，50°以上为后凸型。我们发现，后凸型骶骨的上缘常处于90°

的位置，强大的剪刀垂直通过 $L_5 \sim S_1$ 椎间隙，几乎无阻力（图7-27），此种剪刀的方向接近平行于人体纵轴线，故此滑脱力只能使椎体向前移动，而不能产生足够的旋转分力使滑脱的椎体同时发生旋转，故多见不到真正的脊椎滑脱。旋转则多见于骶椎为垂直型或正常型的脊椎滑脱中，故真正脊椎滑脱在后两型脊椎滑脱中多见。后凸型骶骨的脊椎滑脱病例，腰骶部后凸的顶点常在 S_2 水平，腰前凸明显增大，而在骶骨为正常型或垂直型的脊椎滑脱中，后凸的顶点在 $L_5 \sim S_1$ 连接处，腰椎前凸较小，骶骨上端圆钝。这些结构不同也影响手术。

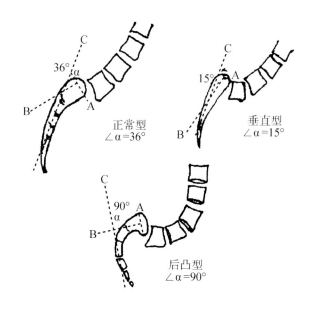

图 7-26　骶骨前弯角测量法

A. S_1 上缘线；B. A 的垂直线；C. S_3 及 S_5 中点连线与 B 线相交成角 α 为骶骨前弯角

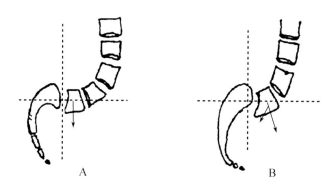

图 7-27　后凸型中只有 L_5 向前滑移而无旋转（A）和
正常型中既有前移又有旋转（B）

对于骶骨形态为正常型或垂直型的病例，第一次手术采用 Gill 所介绍的方法，即切除滑脱椎体后部松动的成分，使之易于复位，然后暴露两侧骶骨翼，采用 Dewald 所介绍的方法，在骶骨翼上倒放下位方形骶骨钩，这样能使 Harrington 棍处于更靠前侧的位置，有利于减少腰骶部的后凸畸形，上位钩子则放在 L_1 椎板上，并将 L_1 和 L_2 的棘突用钢丝绕在一起，以防止撑开力撕裂此节段的后纵韧带和张开椎间隙，放置两根Harrington棍，在撑开复位前摇转手术台，使腰骶关节呈过度后伸位，尽可能使骶骨上缘倾斜处于第五腰椎之下，然后慢慢撑开Harrington棍，当X线片显示复位满意时（图7-28）再用髂骨植骨行$L_4 \sim S_1$的后外侧融合术。约在首次手术后10天，行前路植骨融合术（图7-29）。对于骶骨为后凸型的病例，手术方法应略作改变。首次手术时，在用Harrington装置进行复位之前，应摇动手术床，使腰骶关节向后凸，以减少腰前凸。而在第二次手术时，不用腓骨植骨，因为垂直的剪力将交叉通过植骨块（图7-27A），故前路手术可以简单一些，只切除$L_5 \sim S_1$间椎间盘，再植入松质骨以促进椎间融合即可。

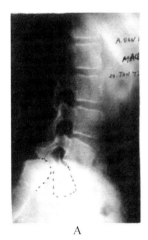
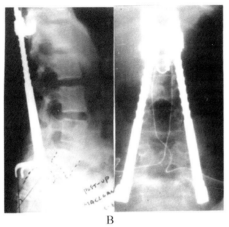
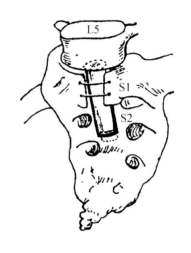

图7-28 脊椎滑脱双Harrington棍复位法
A. 复位前；B. 复位后

图7-29 前路腓骨植骨嵌入骶骨骨槽中

骶骨为后凸型的脊椎滑脱，治疗效果不如其他两型好，因骶骨本身的后凸畸形及髂后嵴的隆起均不能为上述手术所纠正。

滑脱合并侧弯：特发性侧弯及滑脱均为常见病，因此可能两者同时存在。Fisk等在500例特发性脊柱侧弯的腰骶部斜位X线片研究中，发现小关节之间部分的缺损率为6.2%。

滑脱本身也可引起脊柱侧弯：一种是椎体一侧较另一侧更向前滑脱，从而使脊柱旋转或扭转引起侧弯，程度轻；另一种是痉挛性侧弯，较常见，侧弯涉及整个脊柱，无旋转，此型侧弯常见于Ⅲ、Ⅳ度滑脱的生长期儿童中，平卧时或麻醉下，侧弯可消失，腰骶椎融合后，侧弯即自动纠正。滑脱引起侧弯的治疗主要是腰骶部融合；侧弯伴有滑脱，治疗针对侧弯及滑脱，双弧侧弯分别融合胸段、腰段两个区域。若脊柱侧弯在腰椎，并在50%以上，且伴有3°或4°滑脱，此时应从侧弯的顶端连续融合到骶椎。

（叶启彬）

第四节　脊椎滑脱的治疗概况

脊椎滑脱的治疗包括保守疗法及手术疗法。应根据患者的年龄、症状和体征，滑脱的程度等因素综合考虑。

一、保守疗法

保守疗法可以减轻症状，防止滑脱进一步进展。对于滑脱程度较轻，症状、体征不明显，年龄大、体质差不能忍受手术者，可考虑用保守治疗。方法很多，除热敷、理疗、镇痛抗炎药物对症处理外，重点加强肌肉锻炼，加强腹部背部肌肉体操，不主张用腰部、腰围或支具等消极的办法，另外患者常常合并有腰肌劳损，背部肌肉锻炼体操尤其重要，仰卧起坐体操，或做 Williams 运动（图 7-30）双手抱住屈曲双膝关节，在床上前后摇滚，有助于加强静态稳定结构（椎间盘、韧带及椎旁肌等），以减轻或停止脊椎滑脱进展。但应限制患者的较激烈负重力活动。降钙素 50~100U 肌内注射 1 次／天，可缓解症状。

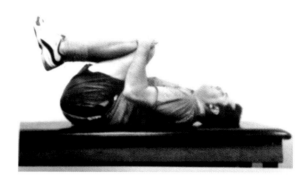

图 7-30　膝-胸靠拢的 Williams 运动，有助于提高腰椎的稳定性

二、手术治疗

（一）手术指征

1. 有疼痛的滑脱患者，年龄越轻，手术效果越满意。

2. 下腰部、臀部及大腿持续性疼痛，步行不能达一站地，或不能站立做饭者。

3. 有坐骨神经痛的非体力劳动者。

4. 有持续性疼痛，保守治疗至少 6 个月无效者。

5. 青少年中腘绳肌严重紧张或滑脱持续进展者。

（二）手术方法的进展

手术的主要目的是解除神经压迫，重建脊柱序列，加强脊柱稳定性。手术的主要原则为减压、复位、内固定及融合。目前普遍认可的手术适应证包括：①保守治疗无效的持续性腰腿痛或神经源性跛行，生活质量明显降低。②出现马尾神经（直肠和膀胱）症状。③腰椎滑脱加重，即使临床症状不严重也需考虑手术。④滑脱＞50%，处于生长发育期的青少年，也应尽早手术。

1. 传统的开放手术　开放手术方式作为经典手术术式沿用至今，按手术入路可分为前路与后路。前路手术的手术入路主要为正中经腹入路和前外侧腹膜后入路，因正中经腹入路易损伤腹腔内脏器及并发症较多，故目前临床上应用较多的是前外侧腹膜后入路。前路手术的好处是能更彻底地清除病变椎间盘、更方便地通过撑开器恢复椎间隙的高度，另外，前路手术还具有以下优点：①避免损伤椎旁肌及降低术后慢性腰部疼痛的发生率；②避免对脊柱后柱结构的破坏，减少脊柱不稳的影响因素；③避免牵拉损伤神经根，减少对椎管的干扰。前路手术的不足之处为不能很好地进行滑脱椎体的复位及受压神经根的减压，因其术野较深，解剖结构复杂，术中操作相对困难，易损伤大血管、腹腔脏器、骶前神经丛等，尤其是对于瘢痕形成或血管钙化的患者，易造成大出血、腹膜破裂、男性患者逆行射精等并发症。后路手术常需进行椎旁肌的广泛剥离与软组织牵拉，容易引起椎旁肌的缺血、失神经病变、萎缩等并发症。后路手术还可导致术后慢性腰背疼痛、不能早期下床活动和因术后长期卧床导致的并发症。

2. 微创手术 近年来，随着各种微创手术设备和器械的不断发展更新，微创手术技术在治疗腰椎滑脱上取得了一定的进展，并积累了较多的经验，是脊柱外科发展的趋势。微创手术通过特殊的工作管道、内镜等，经皮直达病变节段，再通过特殊的手术器械及内置物进行滑脱椎体的复位、受压神经的减压、椎体间的融合等操作。微创手术器械包括微创牵开器、微创融合器、微创内固定系统等，目前国内外同行中使用较多的主要有枢法模公司的 Mast quadrant 系统（图7-31）、强生公司的 Pipe-line 系统（图7-32）、史塞克公司的 Luxor 系统等。微创手术通过可扩张的管状通道可直接到达病变节段，直视下进行操作，不需大量分离软组织，从而减少了椎旁软组织的破坏及神经周围纤维化，降低术后血肿发生率以及减轻术后顽固性腰背疼痛。从另一方面看，微创手术作为新兴技术，仍然存在一些挑战：有限的手术视野使手术操作存在一定难度；学习曲线陡峭；需要专门的手术设备；需要手术医师掌握、熟知每种术式的适应证和手术风险；对设备依赖性高；术后长期随访研究目前仍较少，有待进一步观察。尽管如此，微创手术仍为治疗腰椎滑脱症提供了一种相对安全且有效的手术方式。

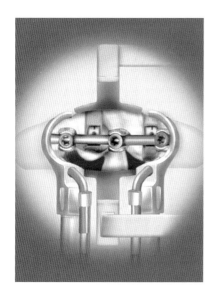
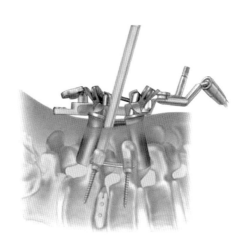

图7-31 SofamorDanek公司开发的微创通道系统quadrant和单节段内固定操作示意图

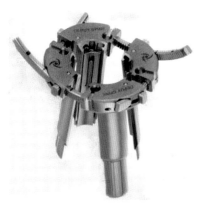

图7-32 Depuy 公司的 Pipeline 可调式撑开系统

3. 峡部关节直接修复术 即在峡部关节缺损部位直接修复植骨，对于无椎间盘退变、有腰痛症状的年轻峡部裂性腰椎滑脱患者，可采用此术式。临床研究报道，对有症状的慢性峡部裂性腰椎滑脱Ⅰ度的患者，峡部裂直接修复可使患者症状明显缓解并获得影像学上的愈合，这对于保留脊柱的运动功能、防止邻近节段退变有一定的意义，但术前需向患者说明的是，由于有可能愈合不良而需要再次手术。

4. 椎体切除术 此术式最先由Gaines报道，适用于合并严重腰骶部畸形和脊柱矢状面不平衡的重度腰椎滑脱患者，也可作为重度滑脱手术治疗失败后的补救手术。

（三）外科手术策略

1. 关于减压的问题 腰椎滑脱症产生腰腿部疼痛的根本原因是神

经受到压迫，手术的主要目的为神经的充分减压及松解。彻底切除增厚椎板小关节突，肥厚黄韧带、关节囊，钙化后纵韧带或椎间盘组织，这是手术成功的关键步骤。目前临床上减压术式的选择较多，主要包括全椎板切除术和有限椎管减压术。在缺乏有效内固定及融合的情况下，行全椎板切除减压术的患者术后大多出现椎体滑移、失稳、腰背部疼痛加重等并发症而需要再次手术。有限椎管减压术包括选择性椎板切除、椎板间开窗、侧隐窝及神经根管扩大成形术等。研究表明，如关节突关节切除范围合理，小关节突切除尽量不超过 1/4，不影响脊柱的稳定性，而椎板切除到下关节基部或小关节切除范围超过 1/2 将导致脊柱失稳。目前大多数学者更倾向于避免广泛椎板切除减压，在达到减压目的的同时尽可能保留椎体后部结构。为了顺应这一要求，微创有限减压手术方式逐渐兴起。微创撑开系统或内镜下进行的有限减压方式具有保留脊柱后部结构、减少术后瘢痕组织粘连及卡压、避免医源性椎管狭窄和脊柱失稳等优点，越来越被临床医师和患者所推崇。

2. 关于椎间融合的问题　手术的另一个主要目的是恢复脊柱的稳定性，滑脱椎体与邻近椎体的有效融合是恢复脊柱稳定性的保证，其在解决椎体不稳、恢复生理弯曲、缓解腰腿部疼痛等方面起着重要作用，是手术治疗中的重要环节。脊椎滑脱存在下述不稳定因素者，最好使用内固定加植骨融合：Ⅱ度以上脊椎滑脱；伴有椎间盘明显退化（CT 示有 "真空" 现象）；小关节亦有不规则退变并有 "含气" 现象；前屈后伸相显示滑椎位置变化较明显者；X 线片示滑脱椎间隙相邻椎体前方有 "牵拉骨刺" 存在；手术减压时切除小关节超过 1/2 以上者，或棘突椎板广泛切除者。由于椎体和椎间盘承受了腰椎 80% 的负荷，椎体间融合可使腰椎获得更高的稳定性且有利于椎间隙高度的恢复，同时椎体间较大的接触面也提供了较为理想的植骨床，因而椎体间融合具有独特的优势。主要的椎间融合术式有前路椎间融合术（anterior lumbar interbody fusion，ALIF）、后路椎间融合术（posterior lumbar interbody fusion，PLIF）、经椎间孔椎间融合术（transforaminal lumbar interbody fusion，TLIF）、环状融合（又称前后路联合融合或 360° 融合）等。植骨融合可以防止滑脱加重，是保持脊柱长期稳定性的根本方法，长期以来被认为是治疗腰椎滑脱的金标准。但脊柱融合改变了正常的生物力学环境，使相应节段运动功能丧失，且易导致应力集中出现相邻节段退变，引发继发性椎管狭窄、关节突关节退变和滑脱，融合的方法很多，介绍如下。

（1）ALIF 由 O'Brien 等 1983 年首次完整报道，ALIF 优点为：术野相对清楚，直视下摘除椎间盘组织；Cage 从前方有效地撑开和维持椎间高度；避免切除椎板、小关节等中后柱结构而影响术后脊柱稳定性；避免了因脊柱后方结构的切除以及骶棘肌的损伤而导致的脊柱稳定性破坏从而造成的 "融合病"；有效应用于翻修。ALIF 患者术后可早期下床活动。ALIF 的局限性：缺乏器械的提拉复位作用；不适用于下肢的神经受累症状重的退变性滑脱病例；不适用于显著骨性椎管狭窄，并可能出现逆向射精、损伤大血管等并发症。ALIF 主要适用于轻度腰椎滑脱或已行后路椎弓广泛减压切除难以再次后路融合者。

（2）PLIF 手术主要适应证：可能因全椎板切除术引发椎体失稳者；因峡部不连而引发的腰椎滑脱者；病变腰椎存在不稳定因素需行融合术者；因盘源性疼痛需行融合术者；部分腰椎病变治疗效果不佳需行二次手术者。PLIF 的优势是仅从单一入路即可同时完成神经减压、滑脱椎体的复位与内固定及各种角度的植骨，避免了前路手术的血管和生殖系统并发症的风险，但常伴有硬脊膜撕裂、神经损伤、椎间植入骨移位等并发症。

（3）TLIF 是由 PLIF 手术改良而来，其通过单侧的路径到达椎间融合区域，因其几乎将症状侧的关节突切除，而且以更靠外侧的入路进入椎间隙，从而避免术中向内侧牵拉神经根，减低神经根损伤风险，同时，该术式保留了对侧的关节面及椎弓，对脊柱稳定的影响较小，为今后的翻修手术提供了良好的机体环境，目前已越来越被广大学者所认可。TLIF 术不易损伤神经根和硬膜囊，且适合在通道辅助下完成，有着良好的应用前景。TLIF 主要适用于无神经症状或仅有单侧神经症状的Ⅰ～Ⅱ度腰椎滑脱症及退行性滑脱症、峡部裂、硬膜外瘢痕行 PLIF 困难的再次手术患者等。值得注意的是，行 PLIF 和 TLIF 植骨时，植骨量必须足够且均匀分布，以防止椎间隙塌陷。

（4）椎体环周360°融合：该术式不但能提供腰椎生物力学上的稳定性，而且附加后外侧植骨和后路内固定系统，可以获得腰椎的四周融合。椎体间环周360°植骨融合的优点是融合率高，甚至可达100%，其缺点是手术时间长、失血量多、住院时间长、费用较高，并且有前、后路手术并发症的风险。

（5）融合材料的选择：椎体间重建时可供选择的移植材料很多，如自体骨、同种异体骨、骨形态发生蛋白、脱钙骨基质、陶瓷及各种多聚体移植物，如 Cage 和 BAK(Bagby and Kuslich) 等。自体骨存在供骨处的疼痛、畸形、出血等问题，骨块植入椎体间后可发生植骨块的移位、椎间隙塌陷、植骨块吸收等问题。椎体间融合器(Cage) 的形状从开始的有螺纹圆柱体变为方形、盒形，材料从钛合金变为碳纤维和生物相容性更好的 PEEK(聚醚醚酮) 。但 Cage 界面固定，本身无融合作用，且骨与融合器界面间存在微动，导致局部纤维组织形成过多，妨碍骨长入。钛合金材料的 Cage 因为弹性模量过高，易致应力集中、椎体切割、Cage 下陷。碳素纤维 Cage 弹性模量接近于椎体，但其中间代谢、降解产物对机体的影响尚不清楚，可吸收材料存在强度不足，降解时间难以掌握等问题。近年 Spacer 开始用在椎间融合，其作用是支撑椎间隙，留更多位置植松质骨，还出现了 HA 涂层的 Spacer，能诱导骨生长，不需要植骨。

3. 关于复位内固定的问题

（1）滑脱椎体是否需要完全复位：目前对于腰椎滑脱症是否必须复位尚无定论。有学者认为，对Ⅰ度或Ⅱ度腰椎滑脱不需要完全复位，原位融合就能达到良好的疗效。也有些学者认为，腰椎滑脱是导致临床症状的根本原因，腰椎滑脱使脊柱的排列发生紊乱，导致神经根管道发生渐进性的狭窄而压迫神经根，从恢复生物力学和解除神经压迫的方面考虑，复位是十分必要的，尤其当重度滑脱伴节段性不稳或者显著的矢状面失衡时应行复位术。我们认为可以不要求很严格的完全解剖复位，但减压后如果能够得到良好的复位，可以满意地恢复椎管的容积，减少滑脱椎体对椎旁软组织及椎管内脊髓神经和韧带的牵拉和紧张，使患者感到更舒服，也更容易从心理上接受这种手术，另外良好的复位减少滑脱的应力有助于植骨生长减少复发的可能性，所以若可能，应尽力争取良好的复位。

椎弓根螺钉内固定系统是目前脊柱外科技术最常用的内固定方法，但与之有关的常见并发症如螺钉的松动、脱出、断裂导致固定失败，假关节形成等也比较常见。随着人口老龄化，这类问题会更加突出。加强和维持椎弓根螺钉系统稳定性是目前研究较多的课题。如膨胀式螺钉，可灌注椎弓根螺钉等。

（2）腰椎非融合内固定技术：近年来研究发现，传统的融合术式并未带来预期显著的临床疗效，可能与术后活动度减少、持续性下腰痛、邻近节段退变等并发症有关，故腰椎非融合内固定技术作为一种新的治疗方式，逐渐被学者们所研究及应用，其目的是改变脊柱运动节段承载负荷的传递方式，控制节段间的异常活动。目前用于治疗腰椎滑脱症的动力稳定系统有 Graf 韧带系统、Dynesys 系统、Isobar TTL 系统和 Isolock 系统等。Graf 人工韧带是最早使用的非融合固定系统，由非弹性的高分子聚乙烯圆环加压后套在椎弓根钉尾端，拉紧固定后通过限制腰椎节段的前屈活动而达到稳定作用，但其有一定的适应证，可用于治疗轻度退行性腰椎滑脱，但对脊柱畸形的矫正作用有限，不适用于继发性滑脱。Dynesys 系统是在 Graf 的基础上改进而成，效果比 Graf 更优越，此系统由椎弓根钉、聚乙烯管芯和碳纤维套管三部分组成，将椎弓根钉锚定在椎体上，套管置于椎弓根钉帽之间，管芯在套管内连接固定相邻的椎弓根钉。整套装置的内在稳定性可对抗折弯力和剪切力，从而在控制异常活动的同时保留一定的活动度。其主要适用于医源性或复发性椎间盘突出和轻度不稳；较适用于轻度退变性滑脱或退变性椎间盘疾病伴脊柱不稳；退变性椎管狭窄需广泛椎板切除减压和椎间盘突出伴脊柱屈曲不稳。不适于Ⅱ度及以上峡部不连性及退变性腰椎滑脱；退变性侧弯＞10°；颈椎、胸椎；单侧；以往融合节段；局部肿瘤；显著骨质疏松；椎体骨折或感染；椎弓根直径较小或各种原因形成的骨缺损致椎弓根螺钉植入困难等情况。

4. 关于术后邻近节段退变的问题　术后邻近节段退变是一种常见的并发症。其发病机制目前尚未完全明了，可能与椎体融合后邻近椎节生物力学的变化有关，融合的节段越长引起相邻椎节退变的可能越大。目前国内外均无有效应对措施。主要靠术后的保护，避免腰部过度活动以及加强术后腰背肌力练习，以增强对脊柱的支持力量。

总之，腰椎滑脱症患者的手术治疗方法应该根据患者的年龄、对生活质量的需求、滑脱及椎管狭窄的程度、经济状况等综合因素进行选择，取得良好手术结果的关键在于掌握适应证，选择性地应用内固定，确定正确的术式和降低手术并发症，并且合理控制医疗费用。

（张新宇）

第五节　脊椎滑脱各种手术治疗方法的应用与简评

各型脊柱滑脱大多具有下述解剖病理变化的特点：椎间盘退化、椎间隙狭窄；椎体不稳向前滑脱及椎体向前下方旋转；腰前凸减少或消失。理想的治疗装置（或方法）应在彻底减压后能逆转上述病理改变：①恢复狭窄的椎间隙一定宽度（以利复位）和向后提拉滑脱的椎体复位。②重建腰椎生理性前凸。③提供牢固的三维内固定。④容易放置，手术时间短。这四项指标也常常用来评价各型外科矫正装置优缺点。目前国内外过去几十年来流行的各种方法的演变，大致分类叙述如下。

一、后路减压复位固定法

分长节段和短节段两类。

（一）双 Harrington 棍法

为长节段代表。两根 Harrington 棍从 $L_{1\sim2}\sim S_1$，长棍由于杠杆作用强，复位力量较强，能使严重 L_5 复位，这种严重滑脱的复位方法和思维，今天还有参考价值。其缺点为需固定整个腰椎，假关节发生率较高，复位 2～3 周后可能需再行前路手术行前路支撑植骨才能较好维持复位。

（二）Luque 环法

利用预弯制好 Luque 环（棍）和拧紧穿过椎板的钢丝，可在减压后使Ⅰ～Ⅱ度脊椎滑脱满意复位而且价格便宜，仍不失为一个可选择的方法，但本法需在每椎板下穿过钢丝，操作麻烦，而且有损伤脊髓和神经根的危险，对于需全部切除棘突、椎板进行减压的病例则不能使用。在椎弓根螺丝钉广泛应用前，Luque 环手术是治疗脊椎滑脱的一种理想的常用手术。其优点是手术简单易行，固定安全牢靠，有利于植骨块的融合，对脊柱滑脱有一定的复位功能，便宜。不足之处在于 Luque 钢丝必须依赖椎板固定，因此使一些病例的椎板减压不够彻底，即使部分减压后，钢板承受钢丝的力量减少，影响复位效果。鉴于此手术较安全可靠，减压充分后，将Luque棍弯成U形，长度必须包括滑脱部分的上下各1~2个节段。如L₄、L₅滑脱，Luque环至少应放在L₃、L₄至L₅、S₁之间。选择好长度合适的Luque环后，将其弯成腰前凸生理弧度，但与滑脱椎板之间应有0.5cm距离，以利复位。

若需在S₁、S₂之间打孔穿Luque钢丝时，需小心。因为骶椎椎板较薄，并与马尾挨得较紧，打孔时应避免损伤马尾。可用气动磨钻磨一小孔，再用Kerrison扩大，也可用小峨眉凿或咬骨钳仔细地咬一小孔后再扩大。逐步拧紧两边钢丝，将滑脱的椎板尽可能上提，以便复位。将钢丝剪断，修整齐后，留下1.5cm长的残端，弯转埋在Luque环旁。图7-33示Luque手术治疗脊椎退行性滑脱。如无特殊情况，可不取出内固定。

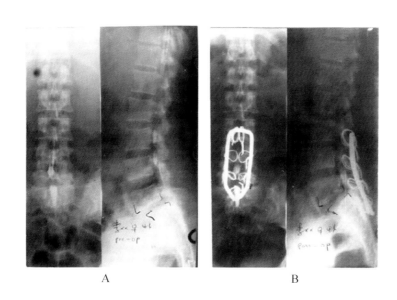

图7-33　Luque手术治疗脊椎退行性滑脱

A. 术前，L₅~S₁，Ⅰ~Ⅱ度退行性滑脱椎管狭窄；B. 术后、减压后用Luque环复位固定满意

（三）椎弓根螺钉系统的应用

椎弓根螺钉具有三维矫正和固定能力，是较理想的治疗方法。椎弓根螺钉系统包括钉棒系统和钉板系统，椎弓根螺钉特点和效能及进展历史简述如下。

1. Steffee装置　Steffee装置为钉-板系统，由两块带槽钢板和椎弓根螺钉组成，使用时根据需要在棘突两旁两侧椎弓根上置入3~4枚螺钉，然后套上钢板进行复位固定，北京协和医院于1986年首先由国外引进和应用，是目前我国应用最多的内固定系统。10多年来治疗了大量病例，收到良好效果，其缺点为没有撑开作用，而且需要先做直钢板复位，然后再取下钢板折弯后重新放置（图7-34）才能维护腰前凸，而且要上6~8枚螺钉，增加手术困难，当螺钉排列不良时放置钢板更加困难，致使操作繁琐、费时。

2. Dick装置和C-D装置　Dick和C-D装置均为钉-棍系统，这两个系统引进后，许多医师也用于治疗脊椎滑脱，收到良好效果。这两个装置虽然有撑开椎间隙的能力，但本身均无复位功能，需附加两枚椎弓根提拉螺钉才能进行复位（图7-35）。

3. RF-Ⅱ装置　RF-Ⅱ装置为钛制钉-棍系统，由椎弓根螺钉和金属棍及连接装置组成（图7-36），其连结装置有不同的长度，很容易将螺钉及棍连接在一起，固定牢固，适用于多节段脊柱滑脱，但本身

脊柱外科新进展

亦无撑开能力，提位、复位能力不强。

4. 骶骨钢板 骶骨钢板为钉-板结构，用于L₅滑脱，钢板下端需插在骨质较脆弱的骶孔内（图7-37），复位能力不太强，且有损伤骶管内血管和神经的危险，用者甚少。

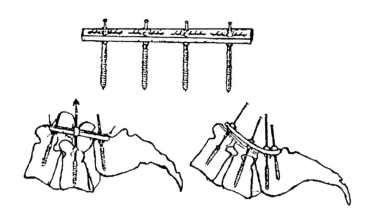

图7-34 Steffee钢板-螺钉及其放置示意图

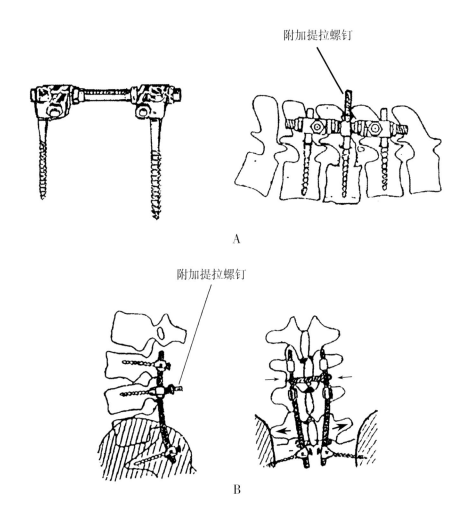

图7-35 A. Dick装置及其附加提拉螺钉复位法；B. C-D装置及其附加提拉椎弓根螺钉复位法

310

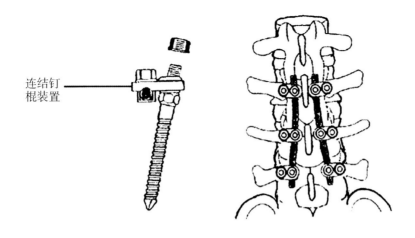

图7-36　RF-Ⅱ装置治疗脊椎滑脱复位固定示意图

连结钉
棍装置

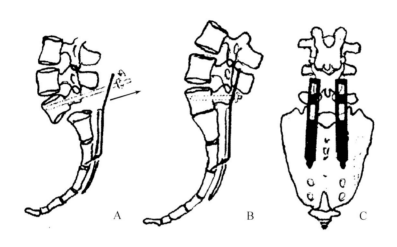

图7-37　骶骨钢板-螺钉系统复位固定法

5. RF装置　RF装置为短节段钉-棍系统，具有较好撑开复位功能，具有撑开、提位复位和利用角度螺钉重建腰椎生理性前凸（图7-38）的作用，是接近"理想"的治疗脊柱滑脱的装置，其缺点为需紧固的螺钉及螺母太多，操作繁琐、费时，而最大的缺点是角度螺钉成角处应力集中，断钉累有报道，而且还有矫正的滑脱度丢失现象。

6. DRFS装置　为钉-板系统，基于国内外流行的脊椎滑脱固定系统，虽然各具优点，但都存在各种各样的问题，叶启彬等专家于1994年根据"理想"固定装置的四项标准，着手研制新型脊柱滑脱复位固定装置（DRFS），为钛钢制短节段的螺钉-钢板系统，是一种完全不同于西方各内固定系统的全新设计（图7-39），具有部件最少、功能最全和容易放置优点，已获国家专利（专利号ZL95202439X）。

DRFS的功能由下述几项特殊设计产生，钢板尾端有一可调节距离的带有多个等距离切迹的槽式结构以适于不同椎体长度的要求，槽底向上倾斜，使凸型螺钉母紧固时能使钢板上端后翘离开滑脱椎体的椎板，增加向后提位复位的能力。钢板上端的上、下面由滑动斜槽构成，当拧紧凸型螺母时，可产生两个方向作用力，即能驱使上方螺钉向上移动0~5mm距离，可根据需要撑开狭窄的椎间隙一定距离；另外还能同时向后提拉螺钉，使已向前Ⅰ~Ⅲ度滑脱的椎体复位。下面的滑动槽除协助产生向上滑移及后提拉作用外，它的斜槽上端呈凹六角型结构并与矢状面是15°。当最后紧固上方螺母时，螺钉上的六角型凸出结构与此槽底凹六角型结构相匹配，驱使螺钉前方张开15°，自动重建腰椎生理性前凸，并以最牢固方式锁定上方螺钉，使之不易松动，避免复位丢失（图7-40，图7-41）。

目前国内市场上各种型号椎弓根螺钉系统很多，医师可根据自己的经验，患者的经济条件和医院设备条件等选择，但有一点需要强调指出，治疗脊柱滑脱椎管狭窄不能单纯依靠内固定，其治疗原则，按其重要顺序，依次是彻底的减压；固定及植骨融合和复位。从本院比较研究材料证明，只要彻底减压，不管用哪种内固定方法，均可获得大致相同的满意的临床效果。但良好的复位有助于恢复椎管的容积，减少滑脱复位的应力和有利于植骨融合。

（四）椎弓根螺钉

钉-钩系统的应用，椎弓根钉-钩系统用于峡部裂修复后的单节段内固定，使腰椎峡部裂处骨质直接骨性愈合修复，手术创伤小，较其他内固定生物力学稳定性好，操作简便，临床效果及后期脊柱稳定性亦更好，而且不需要跨脊柱节段融合内固定，不会改变手术部位正常的生理结构，适用于年轻峡部裂患者。

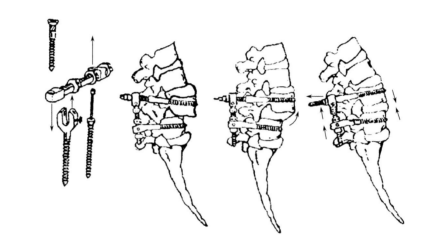

图7-38　RF装置复位固定示意图

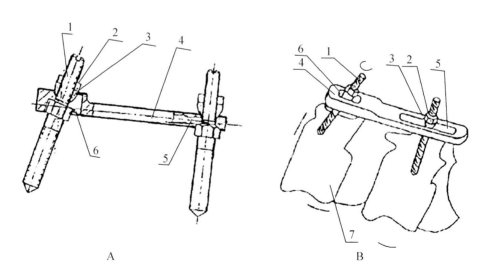

A   B

图7-39　DRFS设计示意图

A:1. 螺钉；2. 扁螺母；3. 凸面螺母；4. 钢板下斜槽孔；5. 钢板下斜槽孔；6. 钢板上斜槽孔

B:1. 螺钉；2. 扁螺母；3. 凸面螺母；4. 钢板；5. 调节槽孔；6. 滑动槽；7. 椎间隙张开

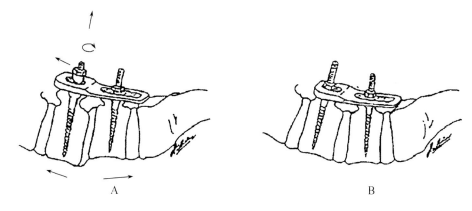

图7-40 DRFS治疗脊椎滑脱示意图

A. 复位前；B. 复位后

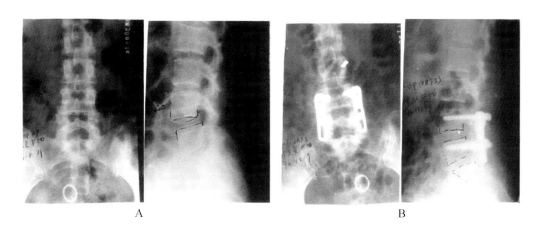

图7-41 DRFS治疗脊椎滑脱

A. 复位前L₄~L₅Ⅰ度退行性滑脱；B. 减压后用DRFS解剖复位，完全康复

二、前路固定方法

前路复位及椎间融合依生物力学观点是最理想的固定方法，植入物可直接增加脊柱的稳定性且直接承受外来压力，较易融合，融合后又能承受剪力和弯曲力矩。

1. 前方植入自体骨方法　这种方法已使用多年，效果较理想。其缺点为需取较大髂骨块或腓骨条，术后稳定性较差，需卧床休息和石膏固定，有假关节发生和植骨松脱的危险。

2. 前路植骨加各种钢板固定　如Kaneda、Armstrong钢板等，这就克服了单纯植骨的缺点。

3. 椎间螺纹笼式融合法　目前常用的有TFC和BAK，可在减压术后，从后路经椎间隙两侧插入保护套筒，经套筒插入铰刀进入椎间盘进行铰孔，然后清除碎骨椎间盘组织，做好cage植入孔，取cage（TFC和BAK），取髂骨的松质骨将Cage填满压紧，然后经保持套筒将cage向下方拧入，使之完全嵌入在上、下椎全间。也可以从前方切口入路或腹腔镜法在椎间隙两侧置入cage。作者认为cage使用应严格掌握指征，即经后外侧融合不能稳定脊柱者才使用，如因减压时广泛切除椎板和小关节，或椎间盘退化明显，间隙变窄，前屈后伸相显示有严重失稳现象，或滑脱椎体复位不满意，仍有Ⅰ度以上滑脱者，不能滥用

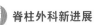

凑数，因为在椎管内操作太多，增加了脊髓神经损伤和遗留后遗症危险。

（叶启彬，张新宇）

第六节　椎弓根螺钉的钉-板系统和钉-棒系统手术治疗脊椎滑脱

椎弓根螺钉系统发展有较久历史，1949年Mickele及Krueger首先描述了椎弓根的外科解剖，并从后路经椎弓根进入椎体。1959年Boucher报道螺钉经椎弓根到椎体，用于腰骶融合固定，获得良好效果。1964年Pennel等也采用本法获得同样满意效果。直至1963年Roy-Camille研制出完整的椎弓根螺钉钢板（pedicle screw plate，PSP），1984年他和Judet将脊柱钢板系统广泛应用于临床腰椎和颈椎的固定。1982年Dick在Magerl脊柱外固定器（external spinai skeletal fixation，ESSF）的基础上做了改良，设计了一种具有三维固定作用的经椎弓根短节段脊柱内固定器，形成了脊柱椎弓根钉内固定系统。

一、Steffee手术

为钉-板系统。1984年Luois和1986年Steffee报道使用钢板-螺钉系统用于腰骶椎和下胸椎固定。1986年Steffee等首次报道了此种新技术。在120例随访患者中，其优良率高达90%。本手术主要用以治疗脊椎滑脱，进行复位与内固定，也可用于其他方面。1985年北京协和医院骨科与天津医疗器械厂根据国外样品共同研制的。

（一）手术适应证

1. 需广泛减压而导致脊柱不稳定的椎管狭窄以及脊柱关节的其他疾病。
2. 脊柱滑脱伴椎管狭窄。
3. 胸椎和腰椎的不稳定骨折。
4. 背部曾作过多次手术，由于手术失败或假关节形成，需再次手术者。

（二）手术步骤简介

后侧正中切口进入，清楚地暴露上、下关节突、椎板及横突。先行彻底广泛地椎板及神经孔减压。确定椎弓根螺丝钉的进针点要正确，咬除上关节突部分骨皮质，以利于手钻钻入（图7-42）。用探孔器通过椎弓向椎体钻一通道，钻孔方向与脊柱纵轴成10°～15°（TSA，图7-43）。螺丝钉要求垂直进入椎弓根，在椎体内要平行椎体上缘，即矢状角（SSA）要求为0。由于腰前凸的原因，为了使矢状角为0，L_5、S_1处螺钉尾部宜向头侧倾斜（图7-44）。但倾斜角度要合适，一般在5°向头侧倾斜10°，在骶椎宜向头侧倾斜35°～45°。由于个体差异，术前应仔细研究侧位X线片，以决定螺钉倾斜的角度。矢状角若为正角较为安全，因为神经根紧挨椎弓根下方，矢状角若为负角容易损伤神经根。但正角过大容易打入椎间盘。拧入椎弓根螺丝钉，用荧光增强图像或X线片检查各个螺钉位置是否正确，对于脊椎滑脱患者需复位时，先放直钢板，拧中间螺丝钉的第二个螺母，以使滑脱复位。有局部椎间隙狭窄时，在拧螺钉时用撑开器同时另做复位，然后换上有腰前凸的钢板，拧紧第二个螺母（图7-45），步骤繁琐为其缺点。

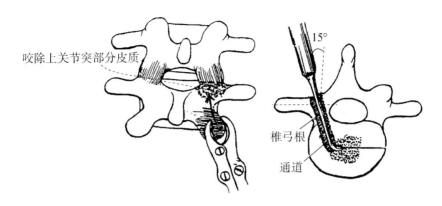

图7-42　咬除上关节突部分皮质

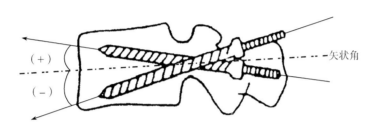

图7-43　矢状角

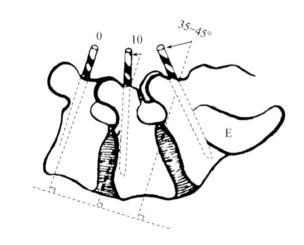

图7-44　L₅、S₁处螺钉尾部向头侧倾斜

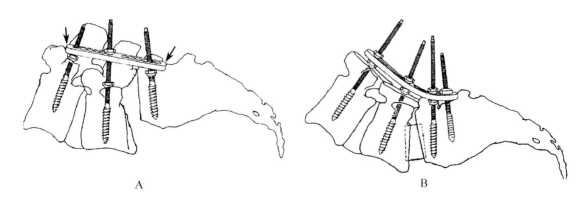

图7-45　先用钢板复位（A），换用生理弧度钢板（B）

315

二、RF手术

在Steffee手术之后发展起来的RF手术，为用于治疗脊柱骨折和脊椎滑脱的钉-棒系统。RF提供牢固内固定，允许使狭窄的脊椎管和侧隐凹得到彻底减压，以利神经系统症状缓解，无需产生脊柱不稳定的后顾之忧。

复位与固定上椎弓根螺钉同Steffee钉一样，于滑脱椎体两侧椎弓根上置入推拉力椎弓根螺钉，深达前方骨皮质（这点对骨质疏松患者更重要），以增加拉力。下一个椎体上则植入10°~15°的成角椎弓根螺钉，术中应在X线或C臂X线机监视下进行，以保证螺钉放置方向正确，特别在Ⅲ度脊椎滑脱病例中，滑脱椎体常有向前下方倾斜和旋转，应调整进钉方向，在矢状面上，螺钉应始终保持与椎体上下终板平行。将双通变向螺帽旋在全螺纹棍上后，套在推拉螺钉上，螺纹棍放入角螺钉U形槽内［图7-46B（1）］。其特殊的角螺钉在螺母拧紧时可使滑脱椎体间隙稍撑开，并使棍及双通螺帽向上抬起［图7-46B（2）］，减少滑脱椎体的滑脱角，使有利于复位。并在旋紧推拉螺钉上的球面螺母、螺钉可产生向后拉力，使滑脱椎体复位和恢复腰前凸生理弧度［图7-46B（3）］。取髂骨行小关节横突间（后外侧）融合术（图7-47）。它的缺点为太多放置的大小螺钉和螺母，操作繁琐。

戴支具3~6个月，如无特殊情况，一般不需取出内固定。

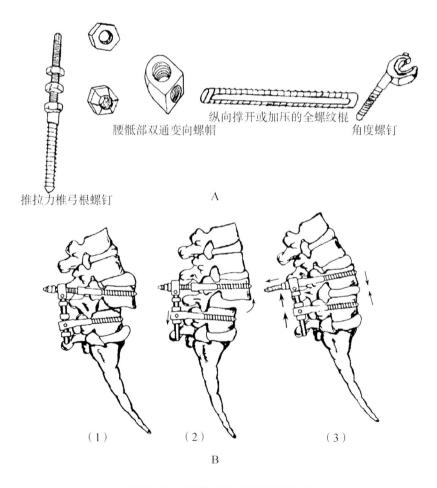

A

推拉力椎弓根螺钉　　　　腰骶部双通变向螺帽　　　纵向撑开或加压的全螺纹棍　角度螺钉

（1）　　　　　　（2）　　　　　　（3）

B

图7-46 RF手术治疗脊柱滑脱示意

A. RF系统-植入物部分（椎体滑脱）；B. RF治疗腰椎椎体滑脱植入及复位固定过程

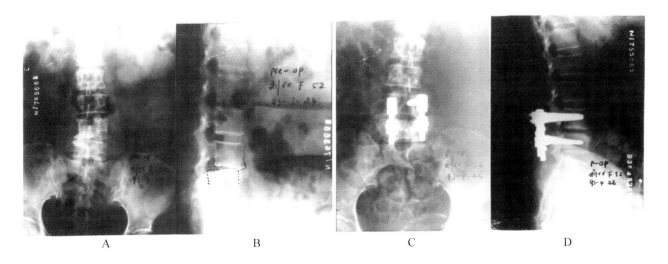

图7-47　RF治疗脊柱滑脱椎管狭窄

A、B. 术前，X线片是$L_4\sim L_5$Ⅱ度退行性滑脱椎管狭窄及失稳；C、D. 术后，减压后用RF复位固定满意

三、RF-Ⅱ装置

RF-Ⅱ装置为钛制螺钉–金属棍系统。内植入物：椎弓根螺钉、头端成10°～15°的成角金属棍及连接装置组成（图7-48A），较RFID容易放置，可以根据需要进行多个节段固定，较之RF易于放入预弯好合适腰前凸的金属棍和减少操作（图7-48B）。本装置对Ⅰ度脊椎滑脱有较好定位和固定作用（图7-49）。其缺点为金属棍成角处，应力集中，容易在此处断棒。

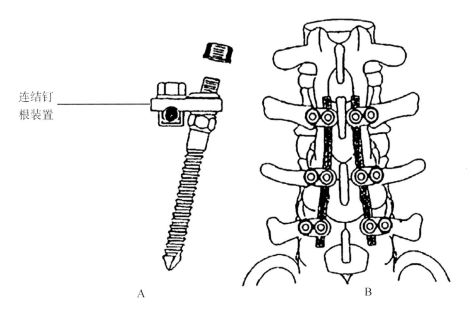

连结钉
根装置

图7-48　RF-Ⅱ装置治疗脊柱滑脱复位固定示意图

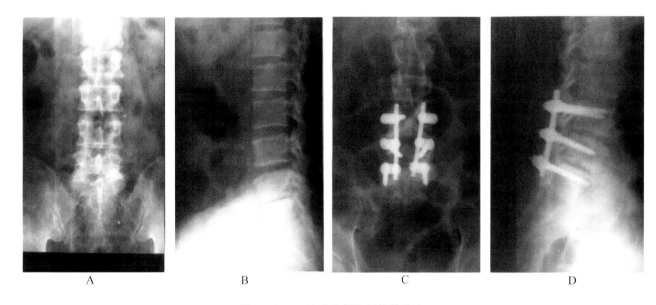

图7-49　RF治疗脊椎滑脱椎管狭窄

A、B.　术前，X线片示Ⅰ度滑脱椎管狭窄；C、D.　减压后用RF-Ⅱ解剖复位

（叶启彬）

第七节　脊椎滑脱、脊柱骨折撑开复位固定装置（DRFS）治疗脊椎滑脱

自20世纪80年代以来，国内陆续引进国外内固定技术，治疗了大批脊柱滑脱椎管狭窄患者，取得了满意的结果，改变了我国对本病治疗单纯植骨融合和长期卧石膏床的落后状况。然而在应用国外技术的临床实践中，发现它们均存在这样或那样的缺点，为此叶启彬等研制较为理想的钢板。根据脊椎滑脱的典型病理变化特点椎体不稳向前滑移、椎间盘退化、椎间隙变窄，理想的治疗装置应克服上述病理改变，应能：①向后提拉前滑脱的椎体复位，恢复狭窄椎间隙一定宽度以利复位。②重建腰椎生理性前凸。③提供牢固的三维内固定。④而且还应容易放置，手术时间短。他们根据这四个新型内固定装置的指标，并于1995年研制成功DRFS并应用于临床。

DRFS的研制与临床应用 DRFS钢板螺钉系统（又称"协和钢板"）为钛钢制成，该装置及其功能详见本章第五节。

一、DRFS装置内植入物和手术器械（图7-50，图7-51）

1. 内植入物

（1）椎弓螺钉：有多种长度和直径，直径5.5、6.5mm及长度35、40、45、50mm。

（2）球面和固锁螺母。

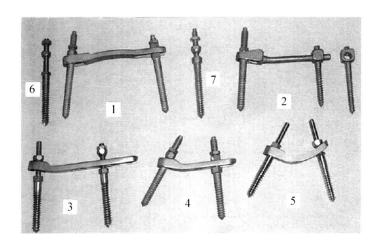

图7-50　DRFS内植入物

1. 治疗胸腰脊柱骨折的DRFS；2. Ⅱ型DRFS；3、4、5. 不同型号DRFS（三节段、二节段及腰骶段用）；6. 提拉螺钉；7. 固定螺钉（北京亚华人工开发公司生产）

2. 椎弓根探子帮助探测从椎弓根进入椎体的通道，其钝头可避免穿破椎弓根皮质，克氏探子可在拧钉前，探测钉道是否穿透椎弓根皮质，如无突破感表示在椎弓根皮质内，套筒拧入螺钉及拧紧螺母。

各种工具作用如图7-52所示。

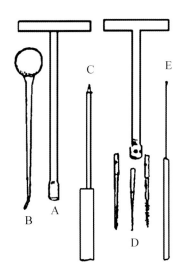

图7-51　DRFS手术器械

A. 套筒扳手；B. 椎弓根探子；C. 打孔锥；D. 万用手钻及配件；E. 椎弓根克氏针探子

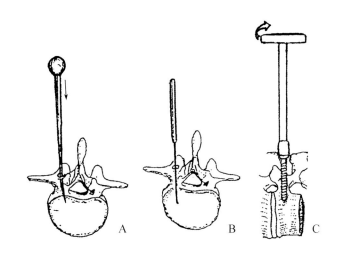

图7-52　各种工程及其应用示意

A. 椎弓根探子，帮助探测从椎弓根进入椎体的通道，其钝头可避免穿破椎弓根皮质；B. 克氏探子，可在拧钉前，探测钉道是否穿透椎弓根皮质，如无突破感表示在椎弓根皮质内；C. 套筒，拧入螺钉及拧紧螺母

二、DRFS适应证及禁忌证

1. 适应证

（1）脊柱Ⅰ～Ⅲ度滑脱和骨折的复位和固定。

（2）脊柱稳定性重建：脊椎肿瘤切除术后，脊柱截骨术后等内固定。

2. 禁忌证

（1）两个椎弓根钉距离<5cm不能用。

（2）急性感染。

（3）先天畸形，解剖不正常，椎弓根缺失或骨骼有变异。

（4）对金属过敏者。

（5）僵硬脊柱侧弯。

（6）严重骨质疏松症。

三、术前准备

同Dick、Steffee手术。应有清晰的正侧位X线片，CT片可测量椎弓根的正确宽度。

四、手术技术

手术技术大致同其他椎弓根螺钉方法，显露滑脱椎上下紧邻的两个椎体节段的小关节和横突基底，以利打入椎弓根螺钉。在CT或X线监视下，上好两侧四个椎弓根钉，检查位置合适。先进行狭窄椎管的彻底减压术，然后在滑脱椎体及其下紧邻的椎体两侧椎弓根打入椎弓根螺丝钉。注意钉上的六角型钉座应大部露在骨质外以利复位。然后套上钢板。如有椎间隙狭窄，将上方螺钉与钢板上槽孔下端紧贴（图7-53A），先拧紧两侧下方凸型螺母，使钢板上端后翘，再加用下方扁螺母固定，然后交替逐渐拧紧上方两侧凸型螺母，便产生撑开、后提拉复位并产生前方张开15°矢状角，重建腰椎生理性前凸，剪平过长的钉尾，做横突小关节后外植骨融合术，置入闭式引流和闭合切口，术后行X线片检查可见复位满意（图7-54）。

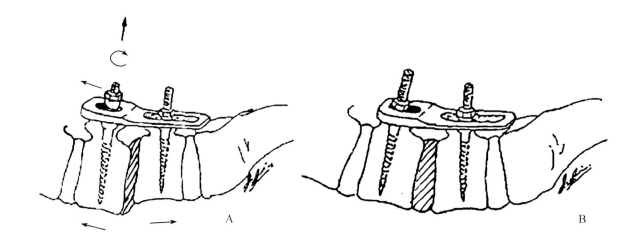

图7-53　DRFS螺钉及钢板放置及复位固定示意图

A. 复位前；B. 复位后

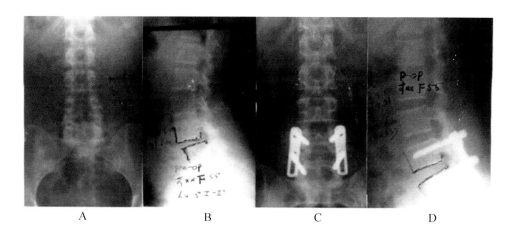

A　　　　　　B　　　　　　C　　　　　　D

图7-54　DRFS治疗退行性脊椎滑脱

A、B. 术前正侧位X线片，示L_4~L_5脊椎Ⅰ度滑脱椎管狭窄；C、D. 减压后，用DRFS解剖复位与固定

五、术后护理

术后护理同一般脊柱外科手术。术后起床后应佩戴塑料支具至少6个月。

避免做过度屈伸脊柱活动和作剧烈运动，可以游泳和慢跑。术后每隔3个月返门诊做X线检查一次，直至植骨融合好。术后至少一年在植骨坚硬后才可取去内固定，如无不适可以终生不取。

六、早期结果与评价

至1998年在北京协和医院应用DRFS装置在院内治疗了30例患者资料，年龄最大者为81岁，随诊一年以上16例，无一例有合并症发生，术后患者腰痛及腰椎管狭窄症症状全部缓解，与该院同期使用的方法比较证明，早期结果显示本法具有较佳的复位与固定效果（表）。

表　DRFS与其他方法复位、固定的效果比较

合并症	复位情况			症状缓解		
	完全	部分	无	完全	部分	无
Luque环法 例数（%）	3(12.5) 7(20.6)	11(45.8)	10(41.7)	24(58.8)	8(39.5)	2(4.7)
Steffee法 例数（%）	5(18.5) 6(22.2)	22(81.5)	(－)	12(44.4)	14(51.9)	1(3.7)
R、F法 例数（%）	11(78.6) 2(14.3)	3(21.4)	(－)	12(85.7)	12(85.7)	(－)
Dick法 例数（%）	2 (－)				2	2(14.3)
DRFS法 例数（%）	16(94) (－)	1(6)	(－)	17(100)		

注：①luque环法34例中仅有24例X线片完整进行比较；②术后X线片示滑脱有减轻即列入

（叶启彬）

第八节　钉-钩系统治疗脊柱滑脱

腰椎峡部裂是引起青年腰腿痛的常见原因之一，峡部裂的具体位置如图7-55所示，传统的手术方法为跨脊柱节段融合内固定，然而其改变了手术部位正常的生理结构，术后邻近节段的应力增加，加速了邻近节段退变。相对而言，腰椎峡部裂的直接修复是在病变椎体节段内进行局部植骨融合、固定，使腰椎峡部裂处骨质直接骨性愈合修复，手术创伤小，能恢复脊柱正常的生理结构，减少邻近节段椎间盘退变的发生率。直接修复峡部裂的方式有很多种，最初是峡部裂处单纯植骨，不用内固定。该方法术后患者卧床时间长、融合率低。随后，有些学者为弥补单纯植骨的不足，陆续研究出了多种辅助的内固定方法。如 Buck 螺钉法、Scott 钢丝环扎法、椎弓根钉钢丝法、记忆合金节段内固定、椎弓根钉钩系统内固定法等。目前普遍认为，椎弓根钉钩系统用于峡部裂修复后的单节段内固定，较其他内固定生物力学稳定性好，操作简便，临床效果及后期脊柱稳定性亦更好。

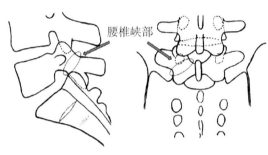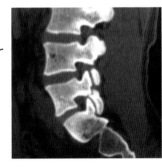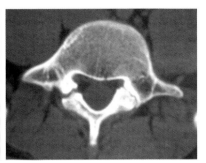

腰椎峡部

图 7-55　L$_5$峡部位置示意图及CT二维重建图像

应用椎弓根钉-钩系统治疗青年腰椎峡部裂，仅对崩裂椎弓进行融合固定，应力集中，对手术的适应证应该严格掌握。普遍认为有下列临床表现可进行直接修复手术：①明确的下腰痛而无神经根压迫症状。②椎间隙高度基本正常。③无椎体间滑移或轻度滑脱。④经1～2个月严格正规保守治疗无效。⑤年龄不超过35岁。椎弓根复合体钉-钩系统治疗青年腰椎峡部裂，具有一系列优势：①手术在直视下进行，确保手术的安全性，仅需标准的椎弓根钉技术，操作简单。②植骨时不受器械干扰，植骨容量大，钉-钩间加压使骨折断端紧密嵌合，有利于植骨融。③固定强度高，有助于术后早期康复活动。④有多种规格的椎板钩，可根据不同年龄的患者挑选应用，也可与其他国产钉-棒系统联合应用，具有良好的通用性。⑤由于该手术不破坏棘突、棘间及棘上韧带，创伤较小，避免了脊柱后方韧带复合体的破坏。

手术操作步骤：

1. 麻醉　气管内插管全身麻醉，患者俯卧位于脊柱支架上。

2. 显露　常规后正中入路，以病椎棘突为中心，逐层切开至腰背筋膜，骨膜下剥离附着于棘突及两侧椎板骨面的软组织，显露双侧椎弓峡部、小关节突及横突根部，保持棘上韧带和棘间韧带的完整性。

3. 判断断裂部位　巾钳提拉病椎棘突见峡部断端有异常活动，并且椎板活动度加大，局部可能有较多的瘢痕组织。如果仍不能确定，可根据C臂透视确定峡部裂位置。

4. 植骨床准备　彻底清除断端之间的硬化死骨及纤维瘢痕组织，直至骨端的骨面渗血为止，用磨钻以双侧峡部裂处为中心仔细制作植骨床，将邻近椎板表面皮质去除，以利于植骨融合，有效清理植骨面是保证术后良好融合效果的关键（图7-56）。

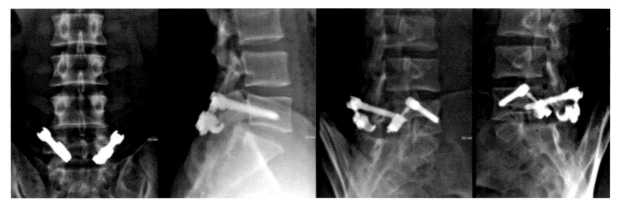

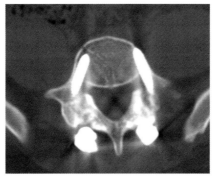

图7-56　术后1年零3个月复查已达完全骨性愈合

5. 安放内固定并植骨　按"人字嵴"法定位椎弓根，置入双侧椎弓根钉。自髂后上棘处取单层皮质髂骨块，或应用同种异体骨，将骨块修整后植于椎弓断端间。在相应的椎板下缘处潜行剥离黄韧带附着点，用椎板钩试模测试椎板钩大小，安装合适型号的椎板钩，置入长短合适并预弯的连接棒，对峡部断端加压。断端周围还可适当植入碎骨，放置负压引流管，逐层缝合伤口。

由于钉-钩系统仅为病变节段的手术操作，没有提拉复位作用机制，故不适用于有明显滑脱并需要复位的手术操作，同时存在一定的不融合比例，在使用前必须向患者说明，如出现不融合的情况，有可能需要二期进行跨节段手术固定。

（张新宇）

第九节　Ⅳ～Ⅴ度严重脊椎滑脱的治疗

严重的脊椎滑脱有下述病理解剖变化，造成复位与固定困难，术者应有足够认识：①脊椎严重滑脱后与之相连的结构与黄韧带、关节囊、前后纵韧带均有代偿肥大影响复位。②滑脱椎体内滑移前旋致横突和椎弓根位置变深且方向改变，而且滑椎椎弓根发育不良致复位和打椎弓根钉非常困难甚至不可能。严重滑脱治疗至今仍是骨科的一个难题。

以前虽有人作过原位融合，亦有少数成功报告，但多数严重滑脱病例虽然后外侧牢固融合，但滑椎仍向前继续滑脱。有作者发现严重滑脱复位不到70%～75%者，滑脱多数复发，而且单纯后融合者由于未复位，所以患者仍常感不适。这是由于代偿屈膝和腰前凸过大未获矫正。少数病例还由于L₅神经根受压而出现神经症状。所以，对于严重滑脱病例，为了防止滑脱继续发展，缓解神经症状，减少复发，应对滑椎进行复位，再将之融合在腰骶椎正常顺列上。现在规定适合于原位融合的条件是滑脱角接近正常，不能超过20°，骶骨倾斜小于30°，腰骶前凸小于80°。

一、一期后路减压及器械复位固定法

1. Harrington棍法 Harrington等于20世纪70年代初采用双哈氏棍对进行性加重的严重脊椎滑脱进行复位固定取得了成功。手术在全麻下进行，患者俯卧于脊柱外科支架上，背正中切口进入，暴露L₁～S₁，采用Gill介绍方法切除滑脱椎体的后部成分，进行减压并使之易于复位。然后使用DeWald介绍方法放置Harrington钩棍，上方哈氏钩放在L₁椎下缘，L₁～L₂棘突用钢丝绕起，以防止撑开力撕裂此节段的后部韧带和张开椎间隙。在两侧骶骨翼上，倒放骶骨方形钩，然后取两根哈氏棍，预弯成轻度前凸，置入上下钩孔里，进行撑开矫正。在撑开矫正前摇转手术台使腰骶关节过度后伸位，尽可能使骶骨上缘倾斜处处于滑脱的第5腰椎之下，然后用双哈氏撑开钳两侧同时撑开哈氏棍，当X线侧位片或C臂显示复位满意时，行L₄～S₁后外侧融合术（包括滑脱椎及其上下各一个椎体），或做椎间植骨或TFC或BAK融合法，必要时加做前路L₄～S₂腓骨支撑植骨术。作者和Armstrong教授总结用本法治疗21例严重脊椎滑脱病例取得了满意结果，其中Ⅳ～Ⅴ度5例（图7-57）。

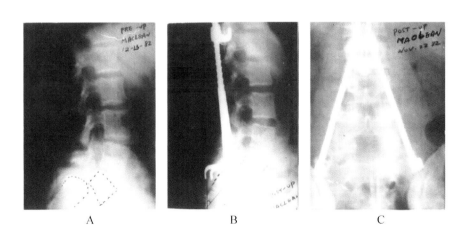

图7-57　严重脊椎滑脱Harrington治疗法

患者女，L₅Ⅴ度滑脱（A），双Harrington法进行满意复位与固定（B、C），两周后再前路L₅~S₂支撑植骨

2. 改良C-D法 作者近年来利用Harrington法长棍复位杠杆作用较强原理，用双C-D棍加上提拉螺钉，治疗了2例严重脊椎滑脱，取得更满意效果。对于L₅的严重滑脱在减压后，在两侧S₁上拧上骶骨螺钉，在L₁上如哈氏法放置C-D上钩，先于L₄两侧拧上椎弓根螺钉，然后于L₁两侧上钩孔和骶骨钉孔内置入C-D棍，如同双Harrington棍法撑开复位，然后再于L₄两侧椎弓根螺钉上加提拉钩进行复位，可获得非常满意的复位（图7-58）。然后进行后外侧融合或椎间植骨融合。

对于L₅以上严重滑脱，下方椎弓根钉可放置在L₅两侧椎弓根上，先撑开矫正复位一部分，然后在滑脱椎上加用提拉螺钉复位。

3. Steffee法　Steffee手术一般只适于Ⅰ～Ⅱ度脊椎滑脱的复位，对于Ⅳ～Ⅴ度滑脱的L₅脊椎由于前移严重且旋转，横突及椎弓根定位困难，拧入螺钉非常困难，需使用特殊骨撬撬起L₅椎体（图7-59），则横突及椎弓根比较容易看见且进钉方向容易掌握。但应注意此种情况下L₅椎弓根较相邻L₄椎弓根常常发育较小且骨质较疏松，由于L₅病椎正常负荷较小，应选好合适螺钉，如不够坚强则可在钉道内置入骨水泥，再拧入。而且由于维持滑脱力量很强，所以最好在滑脱上下方两个节段椎弓根上使用椎弓根钉，滑脱椎椎间相邻隆起的骨质切除之并作椎间植骨（图7-60）。

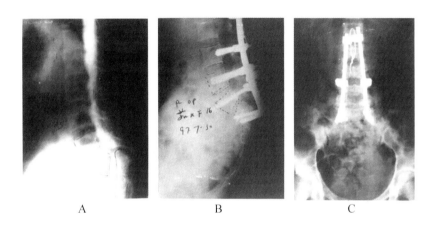

图7-58　严重脊椎滑脱钉棒治疗法

患者女，15岁，L₅Ⅴ度滑脱伴下肢麻木（A），经后路减压，用双C-D棍及椎弓根螺钉复位，复位满意，症状缓解（B、C）

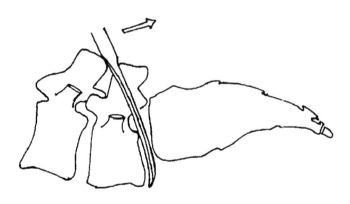

图7-59　骨撬帮助复位法

4. Socon装置　为德国蛇牌公司制造的椎弓根系统，除一般固定装置外，还有一附加复位装置，以加强后提拉复位。当上好椎弓根螺钉后，取两根连接螺纹棍（可预弯出与腰前凸相适应前弯）再用螺钉通用夹钳，夹住螺纹棍并通过复位棍将夹钳套在螺钉上（图7-61）。夹钳螺母一般在棘突旁以利调节，套接好后用扳手略紧固此螺母，然后在四个螺钉中心线上将复位器械上好，拧上四支复位杆，注意复位器带曲杆部分为下端，连接在滑脱椎体下一个椎体上，如L₅前移下端装在L₅螺钉上，然后用快速调节的上紧扳手，转动复位器横杆上螺纹撑开进行撑开矫正。然后同时下压曲杆使上端复位杆向后提拉滑椎复位（图7-62），满意后拧紧阻挡螺钉使复位器维持于满意状态。然后用扳手牢牢紧固夹钳上螺母，使夹钳和钉棍牢固，然后卸下复位装置，利用此法可使严重滑脱得以复位（图7-63）。

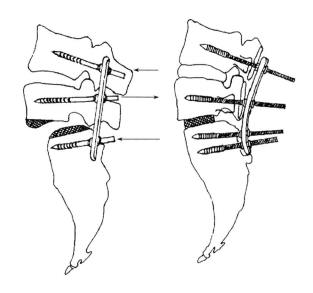

图7-60　滑椎与相邻椎体畸形隆起，切除骨嵴与Steffee
　　　　固定融合

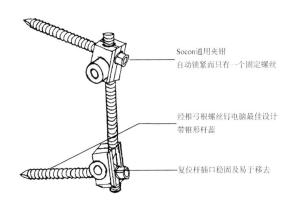

图7-61　Socon内植入物

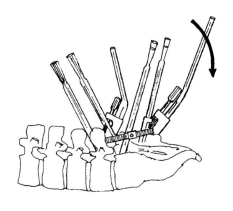

图7-62　脊椎滑脱复位器及使用示意图

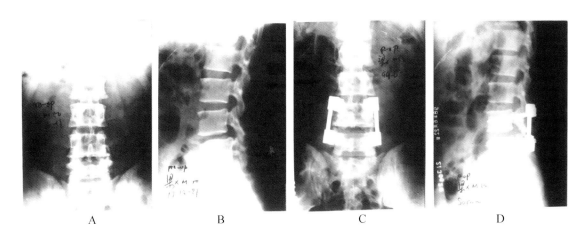

图7-63　Socon复位固定退行性脊椎滑脱术前，L₄~L₅Ⅰ度滑脱（A、B），减压及Socon复位固定满意，症
　　　　状缓解（C、D）

二、前路滑椎切除融合法

前方入路复位方法有很多，常见为L_5滑椎切除，将L_4融合到S_1，Gaines在1985年报告过这一手术方法。

手术分两期进行：先做前路手术切除L_5椎体。做下腹正中切口进入，注意勿伤膀胱，在髂动脉分叉处解剖翻转腹膜，连同髂内外动脉分别向两侧牵开，暴露L_5，在L_5两侧下缘各打入一斯氏针，套上橡皮管，可代替血管拉钩，较容易做L_5切除术（图7-64），然后向侧方钝分离推开髂腰肌；在L_4、L_5和S_1椎体外缘附着点，清楚暴露L_5椎体前缘直至和两侧椎弓根交界处及两侧椎间孔结构与$L_4 \sim L_5$椎间盘。在骶中线处轻轻钝性解剖骶前交感神经丛并轻轻向两侧推开，取显露L_5椎体和$L_5 \sim S_1$椎间盘。至此整个L_5前方两侧方和与上下缘椎体交接处均已清楚显露。

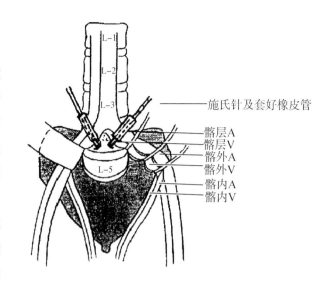

图7-64 前方入路显露L_5椎体示意图

（图中标注）
L-1
L-2
L-3
L-5
施氏针及套好橡皮管
髂总A
髂总V
髂外A
髂外V
髂内A
髂内V

切除L_4、L_5椎间盘，然后一片片截骨切除L_5椎体直至两侧椎弓根处，刮除移位在骶骨前方的$L_5 \sim S_1$椎间盘，妥善用电灼和明胶海绵止血，逐层缝合切口。前路手术时不要试图从前方探查L_5神经根，也不要马上进行复位，切除L_5缺损处可留置一些切L_5时留下的一些小骨片。术后患者卧床两周，翻身时勿旋转躯干，不需用牵引。

术后$2 \sim 3$周患者前路伤口已愈合，再行后路手术。后正中切口入路，骨膜下推开椎旁肌显露$L_1 \sim S_3$可见L_5棘突浮动，然后用前述Harrington棍撑开法，于L_2椎板及S_1两侧骶骨翼上放置Harrington钩，先用哈氏外撑开架（outrigger）轻轻缓慢撑开复位，使S_1上部和L_4尾端间间隙张开并使L_4椎体向后提伸，同时使L_5椎板、关节囊、横突和椎弓根更加向后升起显出，一般很容易撑开2cm左右。进行此步骤时最好用皮质诱发电位监护L_5的神经根的功能，然后小心切除L_5浮动的后部成分。暴露出硬脊膜囊，并用棉片保护好，L_5两侧两关节突及椎弓根及相连椎体后部骨质用刮匙，咬钳或Kerrison咬钳将其切除，则可清楚显露出L_5神经根，保护好。L_5完全切除后，L_4变得非常松动，但哈氏外撑开架良好维持着脊柱轴线。然后显露$L_{3\sim4}$椎板间隙，于L_4椎板上缘和$S_{1\sim2}$骶间孔内放置标准Harrington加压装置，进行加压矫正，使L_4复位到骶骨上方（图7-65）。L_4下关节突和S_1上关节突，虽不能形成正常关节，但可牢固接触。探查脊膜囊与L_4和L_5，证实无任何压迫后，去除哈氏外撑开架，肉眼检查或触摸探查脊柱的顺列，特别是L_4和S_1是否满意恢复。于$L_4 \sim S_1$处髂骨取骨进行横突及小关节处后外侧融合术，置引流一条后逐层缝合伤口。术后患者卧床一周后做长的前后塑料支具，使下肢（髋关节）处于伸直位固定；继续卧床3个月直至X线片显示骨牢固融合，然后换普通支具2个月，可下地行走。平均第一次手术输血3000ml，第二次手术2000ml左右。从理论上讲椎间前融合最符合脊椎生物力学要求，可得到良好的结果，但手术毕竟较大，创伤较大，应慎重选择。作者使用Harrington改良C-D法即可起到满意的复位；而且需加做椎间融合时从后路手术，较容易进行且创伤较小。

对于无（或很轻）神经症状和体征的$IV \sim V$度脊椎滑脱，成人病例一般可不做处理，对年轻患者有发展加重趋势，可在牵引部分复位后，行大量自体骨植骨或就地将滑脱L_5椎体融合至骶骨前方（图7-66）。

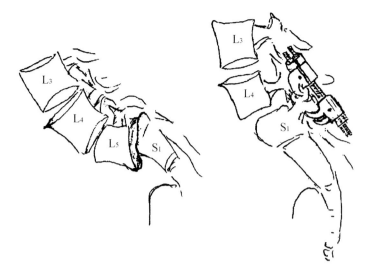

图7-65 L₅Ⅲ~Ⅳ度滑脱L₅切除L₄加压融合到S₁上

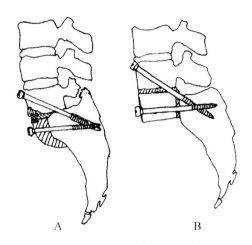

图7-66 滑脱椎体前路大块植骨融合（A）
或原位融合法（B）

三、石膏牵引闭合与手术复位植骨固定术

外科手术前先用Risser管型矫形石膏，做石膏切开，在头盆牵引情况下，过伸腰骶部并用特殊外加压矫正装置推压骶部向前，使之复位（图7-67），复位满意后切开石膏重新打上，然后做开窗手术，行前路或后路融合术。此方法比较慢而繁琐，且有石膏影响手术，使用者日少。

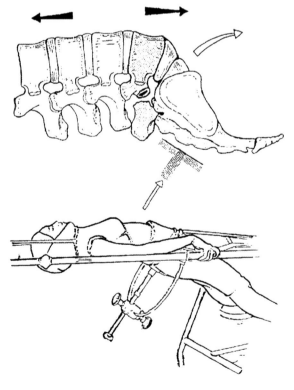

图7-67 石膏牵引复位法

（叶启彬）

第十节　椎间融合器的进展和在脊柱外科的应用

脊柱退行性疾病及下腰椎不稳症是临床最常见的脊柱外科疾病，严重影响患者的生活和工作，经药物及物理保守治疗无效时手术治疗往往是此类患者的最终选择。手术方式亦由曾经单纯的椎间盘摘除术发展改进至目前最常见的椎间融合术，在追求椎体间完美融合的过程中，出现了一系列融合术式，如横突间植骨融合术、小关节植骨融合术、H椎板植骨融合术，但从解剖和生理的角度，以做椎体间植骨融合术最为合适，因为它不但能解除腰椎屈伸方向上的不稳，也能同时解除因屈伸方向不稳而产生的侧向不稳和旋转不稳，而且切除了将来可能引起疼痛的椎间盘组织。自椎间融合器（cage）首次应用于腰椎间融合术治疗椎间盘源性腰痛并取得成功以来，各种不同的椎间融合器便相继问世，且椎间融合器的运用在世界范围内已被广为接受和不断深入，并取得了巨大的成功。

除手术技术因素外，椎间融合器的设计及材料的选择对远期疗效起关键性作用。不同的手术方式再加上不同的椎间融合器往往意味着不同的临床效果。现如今经过短短三十年的发展，种类繁多、式样新颖的椎间融合器不断问世并应用于临床，并给广大的脊柱疾病患者带来了福音。诚然，每一种融合器都有其自身的长处和缺点，科研工作者和临床手术医生们也一直在不断努力，试求能尽善尽美。理想的椎间融合器应能纠正已存在的畸形，保持节段稳定直至完全融合，并提供有利融合的、理想的力学环境。但随着随访时间的延长，出现融合器的移位，沉降，应力遮挡，邻近部位的骨吸收，迟发性炎症反应等并发症的报道也越来越多，由此说明，椎间融合器的研发还有很长一段路要走。

一、cage植入手术的适应证、禁忌证和并发症

椎间融合器最初的设计目的是寻找一种理想的椎间融合介质，理论上可以应用于需要进行椎间融合的病例。但随着对融合器研究的深入，适应证也有所改变，故在手术选择上要严格掌握其适应证及禁忌证。

（一）适应证

1. 颈椎　颈椎间盘突出症，前纵韧带骨化型颈椎病，单节段或双节段的颈椎间盘退变、钩椎关节骨赘增生压迫脊髓或神经根，或明确造成顽固的交感神经根型颈椎病的节段，经非手术综合治疗无效，反复发作，影响工作及生活者。

2. 腰椎　退行性变所致腰椎不稳，1个或2个节段退行性椎间盘疾病，Ⅱ度与Ⅱ度以下椎体滑脱，慢性下腰痛影响日常工作，病程超过6个月，经正规非手术治疗无效，椎间盘病变不超过2个节段，椎板切除术后腰椎不稳，无滑脱的腰椎崩裂等。

（二）禁忌证

1. 颈椎　明显的广泛颈椎管狭窄，外伤性脱位骨折，明显的颈椎不稳定，颈椎后纵韧带骨化症，近期有脑血管意外事件发生，椎动脉粥样硬化、斑块形成，严重骨质疏松等。

2. 腰椎　严重骨质疏松，腰椎Ⅱ度以上滑脱，3个节段以上的融合，曾有椎间融合史，椎间隙狭窄

并伴有显著的终板硬化，伴有先天性或退变性脊柱侧弯，后凸畸形，骨发育不良，活动性椎间盘炎症，椎间隙感染和严重的全身感染，广泛性硬膜外瘢痕或无法安全的游离神经根，恶性肿瘤，过于肥胖，孕妇，对材料过敏等。

（三）并发症

1. 颈椎　前路颈椎椎间盘切除cage植入融合术的潜在并发症较严重，包括软组织损伤如Horner综合征、水肿、伤口感染、椎动脉损伤、中风等脑血管意外、血肿、动静脉瘘形成、脑脊液瘘形成、喉麻痹、颈动脉损伤、颈静脉损伤和食道或气管穿孔等。神经并发症包括四肢完全瘫痪、不全瘫痪和单根神经根损伤等。与融合器有关的并发症包括cage移位、沉降、脱出、破裂、迟发性炎症反应等。

2. 腰椎　包括与手术操作有关的和融合器本身的并发症，前者为主。术中造成的并发症主要包括神经根或马尾损伤，硬脊膜损伤，脑脊液漏，内脏损伤(如肠梗阻，血管破裂，泌尿生殖系统损伤等，主要见于前路手术)，以及融合器位置不佳；术后并发症通常包括伤口感染，融合器移位、脱出、甚至破裂，椎间隙塌陷，假关节的形成，医源性椎间盘突出(见于经腹腔镜手术者)，融合失败，邻近节段的退变等。

二、cage的植入方式及其稳定性

（一）颈椎

对颈椎病的手术治疗，1955年Robinson和Smith首先介绍了从颈椎前方入路，切除颈椎间盘和椎体间融合的方法——前路颈椎间融合（anterior cervical interbody fusion，ACIF）。ACIF技术在1958年经Cloward改良并引入新器械后得到重视和推广。国内20世纪60年代初开始行颈椎前路手术。最开始颈椎椎间融合是通过取髂骨填塞入颈椎间而获得的。而根据填塞的骨块形状的不同分为四种不同的融合方式。Cloward方法（图7-68）是以椎间隙为中心钻一个圆孔，并将稍大的圆形髂骨栓嵌入空中。Smith-Robinson方法（图7-69）是在去除椎间盘和软骨终板后嵌入一块三面皮质骨的髂骨块，植骨块的松质骨面朝向脊髓。Bailey-Badgley方法（图7-70）是在上下椎体上凿一个骨槽，该法适合因为肿瘤、椎管狭窄或其他较广泛的疾病切除一个以上椎体后的重建。从生物力学角度讲，Smith-Robinson方法最稳定，脱出的危险最小。但以自体三面皮质骨块作为融合介质的融合技术仍存在着力学和生物学的缺陷，它不能维持融合椎间隙的高度并达到满意的融合率。为寻找理想的椎间融合方法，1979年，Bagby首先将一种名为"Bagby融合器"的金属笼状支架固定于马的颈椎，并获得了88%的融合率。1988年，Bagby又将不锈钢的BAK-融合器首次按照Cloward方法植入人体颈椎，术后证实达到了较好的融合效果。从此，各种材料及不同形状的椎间融合器相继发展起来。

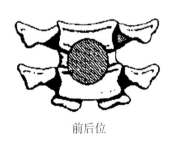

前后位　　　　　　侧位

图7-68　Cloward法

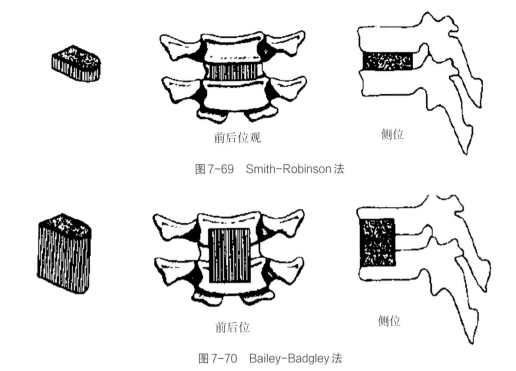

图 7-69　Smith-Robinson 法

图 7-70　Bailey-Badgley 法

（二）腰椎

1. 前路腰椎间融合(anterior lumbar interbody fusion，ALIF)　ALIF技术自1932年首次报道以来，人们对它的认识不断深入，且伴随着前路椎间融合器的研究不断成功，ALIF技术也得到了推广并获得了良好的临床效果。

ALIF具有其他术式没有的适应证的优势，可经前路到达病变椎体部位，不必破坏脊柱后柱结构，不必牵拉神经根和硬膜囊，可以直接去除病变椎体及椎间盘，易恢复脊柱的生理前曲。避免了后路手术对椎旁肌肉损伤和失神经支配带来的腰背痛问题，避免了硬膜和神经根周围的瘢痕形成。可用于假关节形成后的翻修手术、相邻节段的扩展融合、下腰椎手术失败综合征(failed back surgery syndrome，FBSS)以及后路椎板切除导致的腰椎不稳和滑移、需要前路截骨、椎间盘切除和椎体植骨进行畸形矫正、椎体肿瘤及结核的病例等。开放式ALIF的手术途径包括经腹腔或者腹膜外入路，缺点是容易损伤大血管及交感神经丛，导致逆行性射精及小便障碍等并发症，融合器本身存在下沉、松动及脱出等并发症。

经腹膜手术需要大小不同的拉钩进行协助暴露，且在行L_4/L_5椎间融合时难度比行L_5/S_1难度要大，容易损伤小血管及输尿管。经腹膜外途径一般从左侧进入，可以避免肝脏遮挡手术视野并减少对下腔静脉的损伤，并可同时置入两枚融合器，并发症少。经典腹膜后入路多由左侧进入，与其相关的主要并发症包括逆行性射精、静脉损伤和动脉血栓等。在一项最新的经腹中线右侧入路行腰椎前路手术的前瞻性研究中，所行手术为L_2/L_3间隙至L_5/S_1间隙范围内一或多个节段的经前路椎间融合术或椎间盘置换术，结果显示并无血管损伤及逆行性射精等并发症。故腹中线经右侧入路行腰椎前路手术安全有效并发症少。目前随着内镜技术的发展，采用经腹腔途径的腹腔镜下L_4/L_5、L_5/S_1椎间融合获得发展，随着临床病例的增多，随访时间的延长，该技术的一些并发症也为人们所认识。研究发现，在L_5/S_1节段，腹腔镜法与开放法比较，前者可以早出院、早恢复正常工作。但逆行性射精的发生率较高，腹腔镜下行ALIF并没有长期的益处，而在L$_4$、L$_5$节段，并发症较多，需要长时间学习、掌握。在腹腔镜法和微创法前路椎间融合进行的前瞻性研究中比较手术时间、出血量、住院时间、并发症等，结果发现腹腔镜法并没有明显的优势。因为能有效减少血管、神经在腹腔镜法和微创法前路椎间融合进行的前瞻性研究中比较手术时间、出血量、住院时间、并发症等，结果发现腹腔镜法并没有明显的优势。因为能有效减少血管、神经损伤等严重并发症，且技术容易掌握，开放性前路微创法正逐步取代腹腔镜法。

2. 后路腰椎间融合（posterior lumbar interbody fusion，PLIF） 后路腰椎的融合是指经椎管置入椎间融合器，从而实现椎间的融合。因为前路手术潜在的血管、脏器和自主神经损伤，一直为人们所关注，PLIF技术自问世以来，一直作为腰椎椎间融合的首选。采用这项技术具有可扩大椎间孔减少椎间压力，促进椎间融合，恢复椎间隙的高度等优点。另外，如果存在椎间盘退变、小关节增生、后纵韧带钙化、侧隐窝和椎管狭窄等病理改变，前侧入路难以解决全部问题，PLIF则允许减压、融合、固定一次完成。但是PLIF需要切除椎板、部分或全部关节突，对腰椎稳定性破坏较大。且后方置入cage对关节突、椎板的破坏使脊柱扭转应力下的稳定性较其他植入方式明显降低，而其余植入方式对脊柱的屈伸稳定性影响不大。目前后路腰椎融合术的改进研究主要集中在疗效的评价、小切口技术的应用以及椎间融合器的使用等方面。另外，PLIF也存在硬脊膜撕裂、神经根损伤、椎间隙感染、cage移位和沉陷、不愈合以及粘连性蛛网膜炎等较多的术中及术后并发症。

值得提出的是，椎弓根钉棒固定辅助PLIF与20世纪70年代在美国最开始应用，这种坚强的椎弓根钉棒系统增加了融合节段的稳定性，减少了假关节形成率，在国内运用较广泛。且近几年来针对PLIF的生物力学分析包括单纯椎间融合（无器械辅助）与椎弓根钉棒系统辅助椎间融合的对比分析，椎间应用单融合器（cage）与双融合器对比分析，单侧应用椎弓根钉棒与双侧应用椎弓根钉棒对比分析等的不断深入，PLIF技术已成为外科医生首选的腰椎椎间融合手术。尸体实验证明，应用椎间融合器加后路椎弓根钉棒系统与单纯应用椎间融合器相比，在承受压力、扭转力、剪切力方面有明显优势。在对尸体脊柱的体外测试中发现在后路椎弓根钉棒系统辅助的情况下，应用单枚斜向BAK融合器与应用两枚BAK融合器有着相似的稳定性，前者比后者还可减少腰椎后部结构的破坏和治疗费用，增加融合器植入的精确性；认为单融合器更有优势。对单侧椎弓根钉棒固定单节段腰椎及其邻近节段生物力学研究显示单侧椎弓根钉棒固定对单节段腰椎在大部分运动方向上具有与双侧固定相似的即刻稳定性，邻近节段侧弯活动度较双侧固定后更少。

3. 经椎间孔腰椎间融合（transforaminal lumbar interbody fusion，TLIF） TLIF技术是改良的一种PLIF技术，通过单侧后外侧入路即可实现脊柱的前柱固定。于1981年首次报道经后方单侧入路行椎间融合术，此术式最大的优点是：一个入路完成前后融合，融合率高；无椎管内操作，减少神经和硬膜的牵拉、损伤的机会和术后瘢痕的形成，特别适于曾经行单侧椎板切除、椎间盘切除、一侧神经根狭窄的患者，为术者提供良好的显露和操作空间，达到彻底减压、良好重建和融合，还可以进行一定程度的畸形矫正。国内外近期都有随访三年以上的TLIF临床报道，发现椎间融合率可高达100%，临床症状改善非常显著，并发症发生率亦低于ALIF和PLIF。在对一项去除骨赘并植入一个cage的TLIF手术的随访中发现，术后根据改良Prolo功能评分，90.4%的患者获得了良好的早期效果。术后VAS评分也显著降低。术后后侧椎间盘高度以及腰椎运动节段前凸角及得到了显著的提高，且在随后的随访中并没有明显的丢失，融合

率达96.6%。广州军区广州总医院自行设计了一种可注射骨诱导材料的新型椎间融合器（图7-71），应用40
套成人腰骶椎干骨标本，针对不同椎间隙（L_3/L_4、L_4/L_5、$L_5/$
S_1），分别测量斜跨中线放置时所需的融合器理论长度及放置
融合器的最佳倾斜角α；同时测量Xtube管道下操作允许的器
械内倾角μ。为实施微创TLIF手术放置单枚斜向融合器提供了
解剖学的测量数据，为下一步的临床研究奠定了基础。

　　微创经椎间孔腰椎间融合术（MIS-TLIF）治疗腰椎管狭
窄合并腰椎滑脱是近年研究的重点。研究表明，MIS-TLIF与
OPEN-TLIF都能为患有Ⅰ度退行性腰椎滑脱症且有腰腿痛的
患者提供长期的疼痛、残疾和生活质量等方面的长期改善。
而且，MIS-TLIF更能缩短患者的住院时间，减少术后麻醉药
的使用，使其早日重回工作岗位，并由此节约直接的医疗费
用和因行TLIF手术而失去工作能力等有关的间接损失。而且

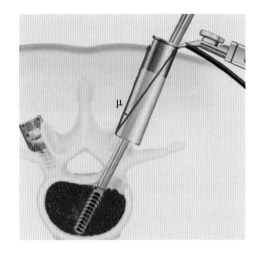

图7-71　可注射骨诱导材料的新型椎间融合器

相对于OPEN-TLIF，MIS-TLIF的术后伤口感染率更低，由此更能为患者节省一笔高昂的由于术后伤口感
染带来的费用。MIS-TLIF相对于OPEN-TLIF来说，是一种对保守治疗无效的合并腰腿痛的Ⅰ度退行性腰
椎滑脱症的有效外科治疗技术，且其能明显的减少治疗费用。

　　4. 椎体间轴向融合术（Axial lumbar interbody fusion，AxiaLIF）　AxiaLIF技术是近年来新出现的一种
融合技术。此术式最早于2004年由美国的Cragg等人提出，之后在美国的一些医院推广。该术式突破了传
统的后方和前方入路，创造性地提出骶骨前入路。此入路利用骶骨前间隙，通过特制的器械，经皮到达S_1
椎体前下方。穿过S_1椎体到达L_5/S_1椎间盘，最终到达L_5椎体。在这个工作通道中，完成椎间盘部分切
除、植骨、撑开、椎间融合。该术式切口小，操作简单，操作过程中不会产生失活组织和解剖死腔，感
染的风险较小。不会损伤椎间盘纤维环、后纵韧带等组织，也没有剥离肌肉、骨膜、韧带，尽量多的保
留了原有的正常组织，创伤小，在力学上比较稳定，最大限度地减轻了手术损伤。因这项术式在手术过
程中不显露椎间盘附近的神经血管结构，因此就不会伤及这些神经血管，也不会在神经附近产生瘢痕。
未来如果需要开放手术，将会容易许多。在手术过程中，椎间隙的撑开高度可以任意选择，而且操作特
别简单，只需确定融合器的型号即可。

　　在生物力学上，轴向融合比传统的椎间融合要稳固。无论是抗剪切、平移，还是抗屈曲、伸展，都
有很好的力学表现。动物实验证实了经骶骨前的腰椎椎间融合术具有良好的脊柱稳定性。在新鲜尸体标
本上进行的生物力学试验发现经骶骨前的单用轴向融合器的腰椎椎间融合术与结合后路椎弓根固定的经
骶骨前的轴向椎间融合术的脊柱稳定性无显著性差别，并且轴向融合器上的特制螺纹通过撑开椎间隙达
到间接减压的效果。临床报道在一项回顾性研究中，随访156例行经骶前L_5/S_1轴向椎间融合术的患者，通
过两年的随访，发现严重的腰背部疼痛和功能障碍都取得了显著的临床效果。术后两年腰背部疼痛分数
总体改善了63%，功能障碍指数改善了54%，腰椎融合率达到94%，同时显示此种椎间融合棒稳定且耐
用，值得进一步的研发。自从2002年美国FDA批准使用重组人骨形态发生蛋白-2，使用此物质促进脊柱

融合也越来越多。但在一组行经骶前 L_5/S_1 轴向椎间融合术病例的回顾性分析中发现，接受 rhBMP-2 组融合率为 96%，不接受 rhBMP-2 组融合率为 93%，且在术中出血量、住院时间、视觉模拟评分、功能障碍指数等方面并没有显著的差异，临床数据明确显示在行经骶前 L_5/S_1 轴向椎间融合术的患者使用 rhBMP-2 对融合并无明显作用。椎体间轴向融合术作为一种全新的术式正逐渐被一些脊柱外科医生所接受，但其效果仍需接受时间的检验（图 7-72）。

三、cage 的分类

cage 目前最常用的为颈椎融合器和腰椎融合器。常见的椎间融合器，从形状上可分为线形、矩形、锥形、环形、螺旋形、棒形、飞镖形等种类。从材质上则包括不锈钢、纯钛、钛合金、碳素纤维、可吸收材料、高分子材料等。各型融合器各有其优、缺点，选择融合器就意味着脊柱的融合，而脊柱融合术是牺牲节段间的运动功能来满足重建稳定性的目的，并不符合生理功能的要求，应力的重新分布必将导致相邻节段的退变，从而产生新的不稳定或者狭窄，故在选择椎间融合器前首先应严格手术适应证。

（一）自体骨和同种异体骨螺纹融合器

1. 自体骨　目前也已证实，如果从所形成的融合骨量考虑，自体骨移植是所有植骨术中效果最好的，是评价其他植骨技术的"金标准"。脊柱融合通常需要植骨，植骨块主要来自自体髂骨，其次为自体胫骨、股骨、腓骨、肋骨以及术中局部切除的碎骨。随着内固定系统和椎间融合器的应用，作为结构性支撑作用的皮质骨在腰椎椎间融合中应用逐渐减少，松质骨得到了更为广泛的应用。取骨手术并发症和骨量不足，是自体骨移植应用受限的主要原因。

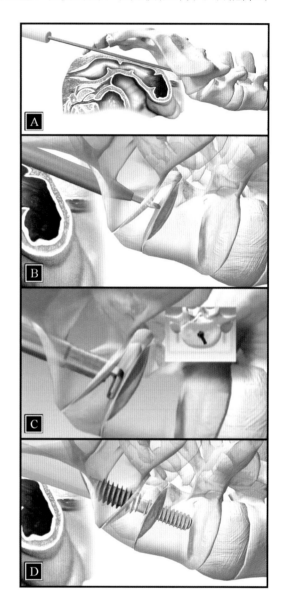

图 7-72　椎体间轴向融合术

髂骨取骨严重并发症如失血、术后疼痛、疝形成、严重感染、瘢痕化、血肿形成、血管神经损伤等的发生率高达 25%。

2. 异体骨螺纹融合器（图 7-73）　异体骨螺纹融合器对椎间高度及生理曲度的维持并不理想，与自体三面皮质髂骨组比较，差异有统计学意义，异体骨螺纹融合器组病例大部分是在椎间隙塌陷状态下融合。随访发现，绝大部分的异体骨螺纹融合器置入体内后的变化是在置入后 2～4 个月出现破裂，由于其破裂，失去支撑椎间隙的作用使椎间高度逐渐丢失，当上椎体、下椎体接触或异体皮质骨碎片具有一定的支撑力时，骨融合在椎间隙塌陷状态下形成。因此，异体骨螺纹融合器不能保持完整的结构来抵抗轴向载荷和维持椎间高度及节段前凸，出现上述变化可能与异体骨移植的一个共同缺陷：异体骨吸收与新骨形成不同步有关。异体骨螺纹融合器在维持椎体高度及前凸上也不够理想。自体松质骨包含成骨、骨诱导和骨传导三方面特性，是最好的融合材料。但承重能力比较差；皮质骨虽有较高的承重能力，但其含成骨细胞和各种活性因子少，结构致密，不利于骨质的长入，融合所需时间较长，同时自体骨块的质量、大小和形状无法精确掌握，而且增加手术时间和术中出血。MDⅡ型螺纹皮质骨螺钉是螺纹型同种异体股骨，能拧入椎间隙内。精密的移植骨环是将同种异体股骨切割而成，并嵌入椎间隙。这种融合器能够通过 ALIF、PLIF、TLIF 手术植入体内。这种骨制的融合器的优势在于能避免放射检查时的假影且植入的是一个完全生物型的融合器。通过 ALIF 手术植入的单独的股骨环（图7-74）不如螺纹型螺钉稳定，且独立的融合率只有60%。同种异体骨材料制成的融合器有传播疾病的风险，当利用工具使其嵌入椎间隙的时候有断裂的可能。

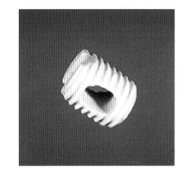

图7-73 异体骨螺纹融合器

（二）金属融合器

1. BAK-C（Bagby and Kuslich cage）（图7-75） 金属融合器是最先问世的融合器。1979年 Bagby 将一不锈钢中空带孔柱状体（内填塞减压时切除之骨碎片）代替髂骨块用于马的颈椎椎间融合术，称 Bagby 笼（Bagby basket）。1983年与 Kuslich 合作用于人的腰椎椎间融合，即 BAK-C（Bagby and Kuslich-cage)。BAK-C 以钛合金为材质，为表面带有斜形螺纹的空心柱状体，上下两端及侧面有多个大孔。植入后，cage 表面的螺纹可咬合上下终板，达到自稳。纤维环、前后纵韧带由于被撑开，处于张力状态，形成"撑开-压缩张力带"效应，从而维持 cage 的稳定和椎间隙的高度。1988年

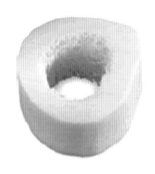

图7-74 股骨环

Bagby 首次将一种不锈钢中空状篮子应用于临床，用来装载移植骨进行腰椎椎间融合治疗椎间盘源性下腰痛，取得非常大的成功。1992年 Kuslich 和 Dowdle 分别施行第1例人的后路和前路 BAK-C 融合术。

Butts 首先进行了 BAK-C 的生物力学性能测试。他将2枚 BAK-C 平行放置于猪和牛的椎间隙内并将纤维环撑开约3mm 以模拟植骨，结果表明，BAK-C 的植入明显提高了该运动节段在屈伸和侧弯方向上的稳定性。Brodke 等采用小牛腰椎比较了单纯后路植骨融合（PLIF）、BAK-C 融合，后路椎弓螺钉固定加植骨融合后的相应融合节段的稳定性。结果表明，在纵向载荷、屈伸运动和旋转运动三个方向上，BAK-C 融合组稳定腰椎的能力均优于单纯 PLIF，而与后路椎体间融合加椎弓螺钉固定相同。Arnold 等对行颈椎间 BAK-C 植入融合术患者进行随访，术后功能评分证明 BAK-C 在颈椎融合方面的效能与自体髂骨相似。Kuslich 等对196例患者4年临床随访发现行 BAK-C 植入患者腰椎完全融合率高达91.7%～95.1%，出现与手术相关的不良反应的患者仅有3.1%。

2. 螺纹型椎间融合器（Ray Threaded Fusion Cage，TFC）（图7-76） 螺纹型椎间融合器外观似一枚短粗螺钉样的内固定物，实质上也是一种由高强度钛合金制成的螺纹状、空心圆柱形、周边可让骨痂或血管长入的金属笼状椎间融合器。TFC 于20世纪80年代末期由 Ray 设计，国外最先主要用于腰椎退行性疾病及腰椎滑脱症等疾病的治疗，后来被引进国内并加以改良，设计出符合颈椎解剖特点的椎间融合器而被应用于颈椎病的治疗。行腰椎融合时可以从后路或前路植入两枚平行的 TFC 或从椎体侧方成角植入一枚 TFC。而在颈椎，一般为前路相邻椎间放置一枚椎间融合器。TFC 主要通过周边的螺纹将上、下椎体牢固的固定在同一静止状态，术中可在 TFC 的内芯填充自体骨粒或同种异体骨，通过壳壁上的空隙与上

下椎体骨面相接触，以利于成骨细胞的长入，最终达到骨性愈合（图7-77）。

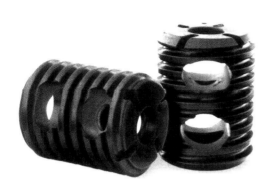

图7-75　BAK-C

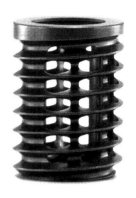

图7-76　螺纹型椎间融合器（TFC）

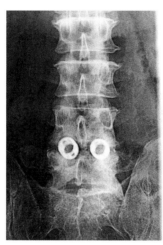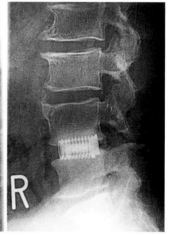

图7-77　术后X线片

　　Allan最先研究了TFC的生物力学性能，他采用小牛脊柱标本和人体尸体标本进行研究，研究发现行TFC融合后椎体运动节段的强度得到增强，但因切除椎间结构后运动节段的柔韧性降低。且在屈曲、过伸、侧弯等同负荷情况下，TFC融合组的力学强度要优于钉棒系统组和单纯植骨融合组。Tsantrizos对TFC、CFC(立方柱状)和同种异体骨环三者单独及结合椎弓根固定的脊柱节段进行研究，发现三者在轴向旋转、过伸、侧向弯曲等方面的稳定性无明显差异。进一步研究发现，除了压缩应力以外，骨融合器界面间还存在一种微动(micmmotion)，一般认为，界面处的微动妨碍骨长入，导致过多纤维组织形成。

　　3. LT-cage　LT-cage（图7-78）是目前在北美使用最广泛的椎间融合器。因其梯形外型（前高后低）故只可通过前路手术植入。这种形状增加了骨生长的表面积，且这种锥形结构能促使脊柱前凸的恢复。这是一种薄壁的螺旋形融合器，缩短的侧壁可以促进影像学评估融合器内外新生骨的形成情况。与同种异体骨移植相比，这种融合器减少了对供体大小或来源的需求，改善了生存质量，减少了疾病的传播。

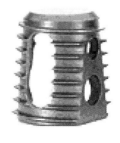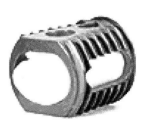

图7-78　LT-cage

腰椎间融合器中植骨已从最初的自体松质骨发展至异体骨、骨替代材料等，近期应用最多的则是缓释材料(胶原蛋白最为常用)浸沾 rhBMP-2 置入 LT-CAGE 椎间融合器中促进椎体间融合，六年的随访研究表明不但此种术式不但减少了患者取骨区的并发症且获得了相当满意的融合率，明显改善了腰腿痛的症状。

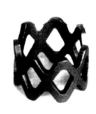
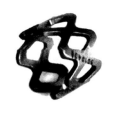

图7-79 Harms-cage

4. Harms-cage(图 7-79) 其设计开始于 20 世纪 70 年代初，主要模拟环状的自体或同种异体长骨圈的骨移植。20 世纪 90 年代由 Harms 设计的 Harms-cage 是目前应用最为广泛的融合器之一。与前两种设计不同的是，该型融合器是垂直放置的钛制网笼，有一个开口以增大移植骨的融合面积，并允许负载平衡。融合器有 1mm 的壁厚，以提供轴向强度。它能通过前路或者后路植入体内。此种融合器可以裁剪成不同长度，可以用于椎体的替换，常用于椎体次全切术后的稳定性重建。

5. 轴向腰椎融合器（图 7-80） 轴向腰椎融合器是一种比较特殊的金属融合器，只能在行椎体间轴向融合术时通过专用导向器放置。此轴向融合器呈杆状，由钛金属制成。外观由三部分组成：较粗一端位于骶骨内，较细一端位于 L_5 椎体，中间部分位于 L_5/S_1 椎间盘。融合器的 L_5 椎体部分直径 11mm，螺纹间距较窄；骶骨部分直径 14mm，螺纹间距较宽。由于螺纹间距的差异，当轴向融合器拧入时，在 L_5/S_1 椎间隙形成撑开机制。测量导针上椎间隙的高度，加上希望撑开的高度，根据所得数值选择适当型号的轴向融合器。

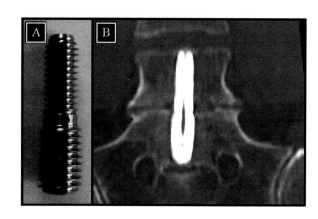

图7-80 轴向腰椎融合器

轴向融合器的粗头是中空的，可以容纳一个特制的植骨器，通过植骨器，把植骨材料植入 L_5/S_1 椎间隙。

行腰椎融合术的术式一般有三种，即我们熟知的 PLIF、ALIF 和 TLIF，以椎间融合器行腰椎椎间融合术既可以恢复椎间隙高度、稳定腰椎滑脱区域，又较大限度地避免了与椎体间植骨相关的一系列并发症，故很适合于轻度腰椎滑脱症的治疗。最开始研究的金属融合器如 Bagby 研究的金属笼状支架，到后来改制的钛合金为材质 BAK-cage 和 TFC-cage，在一项植入 BAK 融合器术后的长期随访中发现，颈椎前路减压 BAK 融合器植入融合术能及时纠正颈椎侧弯畸形并恢复椎间隙高度，达到即刻稳定，但随着时间的延长，融合器下沉，椎间高度丢失的现象比较严重，且界面的松动最终可造成植骨融合失败，骨不连甚至长期颈部疼痛等。BAK-cage 和 TFC-cage 等金属融合器存在不足，界面间的微动以及产生金属微屑不可避免。对微屑的细胞反应最早由巨噬细胞开始，并可引起其释放调理素可直接影响骨形成和骨分化，进而造成骨溶解和界面松动。而且金属材质 X 线无法穿透，并在 CT 检查时引起伪影，给影像学观察融合效果带来困难，使得骨融合情况无法判定。各种生物力学检查也认为金属椎间融合器高弹性模量过高，与人体椎骨弹性模量不匹配，容易产生应力遮挡效应，后期相邻椎体骨质疏松导致融合器下沉，椎间高度丢失，并且 cage 以螺纹与上下终板的咬合，可引起椎间隙塌陷。此外外形设计与生理形状相差较大，并使植入骨块融合面积减小。各种不可忽视的缺点使得金属融合器遭到淘汰并促使人们研究更加符合人体生物力学与组织相容性的椎间融合器。

（三）碳素纤维融合器

1. 聚醚醚酮椎间融合器（PEEK-Cage）　　PEEK是一种人工合成的、高性能的、线形的芳香族、半水晶样多聚体。1997年Scient通过实验后将PEEK椎间融合器应用于临床。此种cage外形为矩形金属框架，上下面均有齿状突起，由于PEEK-cage突起较浅，咬合力低，因此，它必须和椎弓根螺钉内固定系统联合使用。PEEK-cage有足够大的承重表面，可以获得与骨最佳的接触，而且可填入骨量更大，有利于促进骨的融合。另外PEEK-cage的弹性模量与骨更相近，同时咬合齿较浅，发生塌陷的可能性较钛合金制造的BAK-cage大为降低。同时PEEK材料与骨界面间的微动情况强于金属材料，这也就可能潜在的促生了碎屑产生并影响骨的融合。而目前这种材料的优点在于其力学特性比金属材料更接近骨。因此，其应力遮挡作用较小，对促进骨融合有积极意义。另外，此种cage的另一优势就在于其放射学穿透性，不会影响X线平片、CT、MRI对骨融合情况的判断。同时腹侧有两条钽金属线，在X线片中清晰可见，可以确保医生术中准确定位等。

通过观察植入PEEK-cage的山羊行椎间隙组织切片，证明PEEK材料具有良好的组织兼容性。与PEEK材料相似材料的其他都表现出良好的组织兼容性。通过对比试验证明，在行腰椎融合术的患者中，植入PEEK-cage与植入自体骨所达到的融合效果相似。同样，在1~2个水平的颈椎间盘前路减压融合术的患者，PEEK-cage在维持颈椎椎间隙高度并达到影像学融合方面优于钛笼。填充脱矿骨的PEEK-cage应用于相邻两个阶段的颈椎间盘退行性病变的长期随访也显示了良好的融合率。临床证据表明，PEEK椎间融合器结合椎弓根螺钉能达到良好的复位及牢固的固定，可保持椎间高度和恢复脊柱生物力学稳定性（图7-81）。生物力学试验也表明，单纯应用PEEK-cage的前路腰椎椎间融合术即刻稳定性优于完整腰椎标本，在辅以后路椎弓根螺钉系统固定后融合节段稳定性得到显著增强。

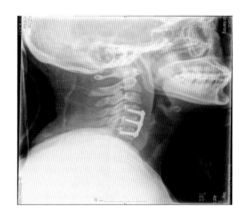

图7-81　椎间融合器结合颈椎前路钢板固定

颈椎前路减压、椎间盘切除、融合器植入、前路钢板内固定术是治疗颈椎病的经典术式，但因颈椎前路固定钢板放置靠近相邻节段的椎间盘，可能造成相邻节段椎间盘邻近或者周围骨形成，同时存在手术创伤较大、螺钉脱出、甚至食管瘘等并发症。而由此设计了一种新型零切迹颈椎前路椎间融合固定系统(Zero-P)，Zero-P实为一种改良的PEEK-cage与固定板的结合系统（图7-82），与一般颈椎前路固定钢板不同，Zero-P内植物容纳于减压后的椎间隙内，不会突出于椎体前缘。这种前缘零切迹的设计可以显著降低术后吞咽困难的发生率和严重程度，创新型的固定板和椎间融合器结合，使得固定板上的应力与椎间融合器相分离，同时也提供一个安全牢固的螺钉锁定界面。Vaněk P等报道了一项Zero-P和传统融合器的回顾性研究，

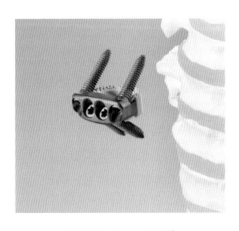

图7-82　Zero-P系统

Zero-P在单节段或双节段的颈椎病行颈椎前路椎间盘切除、椎间融合的治疗中，能获得比传统融合器更快更高的融合率，且颈椎稳定性好，神经功能恢复理想，短期临床效果明确。

因优点明显，PEEK-cage是目前临床应用最广泛的椎间融合器，被认为是理想的椎间融合器，在临床上也取得了巨大的成功。虽PEEK椎间融合器具有以上优点，但也导致了一系列并发症：融合器松动、神经根损伤、融合器塌陷、椎间隙及椎间孔高度减小、椎间不融合等；且该材料在正常负荷下产生碎屑，可能影响椎间融合；同时因材质不能被机体吸收，存在占位效应，对再次手术或邻近节段手术影响较大；Cage作为异物在体内长期存在，仍是潜在的排斥反应源等。

2. Brantigan I/F cage（图7-83） 1991年Brantigan和Steffee根据三面皮质骨结构设计了箱形融合器（Brantigan I/F cage，简称I/F cage）。其外观为一中空楔形体，前后高度相差2 rnml，与椎体接触的一面两边有齿状设计防止其从间隙内脱出。其框架结构在力学上起到支撑功能，中空部分置入的自体松质骨则有优于皮质骨的融合作用。两者结合弥补了传统三面皮质骨在生物力学和融合性能方面的不足。材料为碳纤维，可摄X线片，易于进行融合观察，是目前国外应用最广的融合器。目前有类似结构的以钛金属为材料的箱形cage。两者均用于后路椎间融合，须结合椎弓根

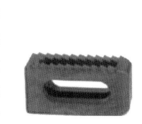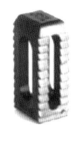

图7-83 Bratigan I/F cage

内固定系统同时使用。Brantigan对碳纤维箱形融合器进行了力学测试。实验证实融合节段的强度增加；循环试验表明，试件衰竭之前椎体终板早已被破坏，证明I/F cage可以抵抗足够的纵向压力。其上、下两面的齿状设计可产生比常规骨块高3倍的抗拔强度。

碳素纤维融合器有其明显的优势：①避免了金属类融合器的应力遮挡。②空腔大，可填塞大量自体松质骨，有利于融合。③终板保留完整，呈面状接触，弹性模量与椎体皮质骨相似，有效防止融合器下沉；碳纤维融合器相对于金属类融合器更适用于骨质疏松患者。④碳纤维可透过X线，可通过X线片方便地了解植骨融合的情况，而金属类融合器不能透过X线，在X线片上有明显的伪影干扰，很难判定融合状况；⑤对于退行性侧弯的患者，可于凹侧植入单枚碳纤维融合器，恢复椎间隙的对称和平衡，从而纠正侧弯畸形。这一点明显优于圆柱状，后者一般每个椎间隙需植入两枚，以防产生"摇椅样"改变，造成冠状面的失衡。

最近利用一种新型丙烯酸椎间融合器应用于狗颈椎融合模型的初步研究试验表明，与自体髂骨移植组相比，丙烯酸融合器组能显著增加机械刚度，并导致更少的沉降。碳素纤维融合器近年来应用广泛，I/F cage堪称此型融合器的经典，但是同样存在一些不足，并可能出现一些并发症。比如手术中可能因为相邻椎体终板处理过度导致融合器塌陷、椎间隙及椎间孔高度减小；术中cage安放位置不当或选择的cage过大，强行扩大椎间隙使得神经根过度牵拉导致损伤，且有造成硬膜外甚至硬膜内广泛纤维化的危险；不能控制轴向旋转和后伸应力，故必须同钉棒系统同时使用；手术时间相对较长，出血量有可能增多。总的来说，且碳素纤维cage是一种新型融合器，应用时间还是相对较短，对它的认识还需长期观察，从而更加客观的评价它的使用价值。

（四）可吸收融合器

由于金属融合器及碳素纤维融合器在临床上表现出来的种种缺陷和不足，近年来利用可吸收材料制

作的椎间融合器，已成为研发的重点，逐渐应用于临床并取得一定成果。

可吸收材料是指在生物体内可被水解或酶解成能被生物所吸收的无毒小分子物质，并且与生物体具有良好生物相容性的高分子材料，能够用来设计成融合器的最常用的材料为聚乳酸（PLLA）。此类可吸收材料实为骨组织工程支架材料，因其具有良好的生物相容性、生物可降解性；良好的骨诱导性、骨传导性；多孔的立体结构,具有负荷最大量细胞的高渗透性；支持骨细胞生长和功能分化的表面化学质与微结构；可与其他活性分子如BMP等生长因子复合，共同诱导骨的发生等优点故被用来制作椎间融合器。骨组织工程支架材料与骨质具有完全一样的弹性模量，并且可降解为能被人体吸收的产物；内植物降解的同时，可被周围组织替代，不存在占位效应；材料可塑性较好，可根据需要塑成各种形状。聚乳酸降解速度快，降解产物在早期可刺激生发层多功能干细胞分化及膜内、骨内成骨，从而加速早期愈合过程。随着骨组织工程学的发展和应用，使设计组织工程支架材料制成的生物学融合器成为可能，这种新型融合器将采用组织工程骨作为材质，可加工成各种不同形状。不仅弹性模量与骨组织相同，具有不存在应力遮挡、不影响影像学观察等优点，且组织相容性好，更有利于骨愈合，并且术后可完全被周围骨组织爬行替代，无异物残留，对邻近组织再次手术无影响，较传统椎间融合器有明显的优势。

在大多数生物力学实验研究中，聚乳酸椎间融合器具有足够的力学强度及良好的分解速率可满足脊柱融合的要求。利用动物模型研究70∶30聚乳酸与磷酸钙聚乳酸椎间融合器融合术后各种指标发现，磷酸钙聚乳酸融合器无论是力学强度，还是术后椎间高度，活动范围的维持，以及术后融合率都显著高于前者，且发生的组织反应更少。在碳纳米管/羟基磷灰石/聚乳酸椎间融合器的动物实验研究中发现，此型椎间融合器不但具有足够的初始强度，在动物体内力学强度持续时间长，是一种能用于胸腰较理想的生物型椎间融合器。为探讨PDLLA可降解腰椎椎间融合器在体内降解过程的生物力学变化规律，在健康成年家猪椎间隙植入填充自体骨的PDLLA可吸收腰椎椎间融合器和大小相当的自体骨块，观察一年半后发现PDLLA可降解腰椎椎间融合器植入体内前3个月为自身稳定期，3~6个月为易松动期，6~9个月处于稳定与非稳定之间的临界期，9~12个月进入稳定期，植入体内12~18个月达到骨融合期。用动物模型研究使用聚乳酸椎间融合器、碳素纤维椎间融合器与自体髂骨三种不同的融合方式融合后融合节段生物力学和组织学情况得出：三种不同融合方式融合后融合器周围各点影像学评分以及融合节段在相同力矩下运动范围并无统计学差异。在2002年首次报道将70∶30聚乳酸加工成圆柱形可吸收椎间融合器应用于临床，术后随访融合率满意且未发现与融合器有关的并发症。Lanaman将填充人重组骨形成蛋白－2的PLDLLA（聚左旋/消旋乳酸）椎间融合器置入颈椎间盘退变性疾病的患者，行单节段或多节段颈椎前路融合，短期随访显示获得满意融合，且患者的功能、精神状态及疼痛均得到不同程度改善。Debusscher等将退变性颈椎间盘疾病患者行颈椎前路减压和融合，并置入一种新型可吸收椎间融合(40%PLLA和60%Bet-TCP)，术后随访两年以上，显示融合达96%，且患者颈肩部疼痛较术前明显减轻，颈椎畸形亦获得显著改善。国内学者设计开发了一种新的生物型、可被爬行替代的颈椎椎间融合器即一体成型式皮质骨生物型颈椎椎间融合器（图7-84），并对15例颈椎病患者行前路减压一体成型式皮质骨生物型颈椎椎间融合器植入前路钢板内固定术，术后近期随访显示融合率达100%，表明此新型椎间融合器

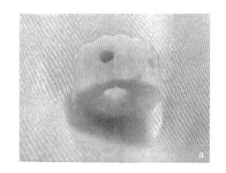

图7-84　一体成型式皮质骨颈椎椎间融合器

可辅助维持脊椎的生理弧度和椎间隙的高度，提供颈椎初始及中期的稳定性，以实现椎间骨性融合及便于判断椎间融合情况。有学者将患有腰椎退变的患者随机分为两组并施以后路腰椎融合，并分别置入PEEK融合器PLDLLA（聚左旋/消旋乳酸）融合器，随访一年后发现PEEK组的融合率显著高于PLDLLA组，PEEK组术后效果似乎比后者更好，且PLDLLA融合器发生了骨质下沉和骨溶解，该材料在降解过程中产生的颗粒，可能引起炎性反应，对周围组织的生长具有一定影响。

纳米羟基磷灰石（Nano-hydroxyapatite，Nano-HA）[分子式为$Ca_{10}(PO_4)_6(OH)_2$]是最常见的一种新型仿生人工骨生物材料，它与其他生物材料显著不同之处在于它具有与人体骨组织相似的无机成分，约占干骨组织的45%，含有人体组织所必需的钙和磷元素。植入体内后，在体液的作用下，钙和磷会游离出材料表面，被机体组织所吸收，并能与人体骨骼组织形成化学键结合，生长出新的组织。因此，HA材料是目前公认的具有良好的生物相容性和骨传导性的生物活性材料。近年来，随着生物材料和纳米技术的发展，人们逐渐认识到许多材料细化到纳米量级时其性能可能发生突变，包括一些机械性能，HA颗粒越小，骨植入体的扭转模量、拉伸模量和拉伸强度就越高，疲劳抗力也相应提高，合成纳米级HA将有利于改善骨植入体力学性能，克服其脆性大、抗压、抗折强度低，不能承重的缺点。同时学者们还发现人自然骨中的磷灰石主要以HA纳米级针状晶体的形式沿一定方位分布在胶原网络之中，人体内生物矿化的HA是单晶体结构，其粒径位于纳米范围内，因此纳米级的HA与人体内组织成分更为相似，具有更佳的生物性能。所以近年来将纳米羟基磷灰石与高分子材料、无机物、金属材料、骨诱导活性因子等不同的物质予以复合制备生物仿生人工骨的研究似乎成为一热点，且其在组织工程实验研究中取得了较好效果，对其认识也日趋成熟。该类材料最开始研究是用来修复骨缺损，后来被制成于椎间融合器的形状并用于椎间融合的实验研究。

聚乳酸复合纳米羟基磷灰石椎间融合器的研究较早，生物力学实验认为15%纳米羟基磷灰石含量的复合材料的力学强度最佳，能满足脊柱重建中作为替代骨的生物力学要求。椎间融合器能满足腰椎前路重建中生物力学稳定性的要求，而且具有良好的轴向压缩载荷和椎间支撑能力，力学性能优异。其中n-HA/PA－66是目前纳米级椎间融合器研究最多且转化为临床应用最成功的一种新型纳米仿生复合人工骨替代材料，主要成分是纳米羟基磷灰石与聚酰胺－66，其作为骨修复替代材料具有良好的生物相容性。n-HA/PA－66复合生物活性融合器的理化、力学性能，特别是抗压、抗弯刚度和弹性模量，与人体皮质骨类似，能满足颈椎椎间支撑融合的基本要求（图7-85）。经力学测试，n-HA/PA－66复合生物活性融合器各项指标均优于目前广泛使用的钛网和髂骨块，且其具有良好的生物相容性和安全性。动物实验中将纳米羟基磷灰石/聚酰胺－66复合物（n-HA/PA－66）椎间融合器、钛网植骨、自体三面皮质髂骨块分别植入山羊颈椎，术后12周发现三种融合方式在手术节段平均椎间高度、椎间角、前凸角及融合率等方面有显著性差异，且n-HA/PA－66组明显要优于其余两组。欧云生等对52例颈椎病行前路减压、n-HA/PA－66复合生物活性融合器植骨、钛钉板系统内固定颈椎前路重建手术患者进行术后随访，探讨纳米羟基磷灰石/聚酰胺－66复合生物活性融合器在颈椎病前路减压固定融合手术中的初步临床疗效。所有病例术前症状均得到改善，n-HA/PA－66复合生物活性融合器于术后3~6个月即获得骨性融合，且颈椎生理曲度、椎间高度、颈椎稳定性均维持良好，无融合器下沉、塌陷、移位发生，无感染、内固定物松动、脱落、断裂等并发症。宋跃明等对54例胸腰椎爆裂骨折患者采用前路减压多孔n-HA／PA－66椎间融合器支撑植骨融合内固定治疗，术后随访一年，发现椎间高度恢复满意，后凸畸形纠正明显，随访过程丢失少，并能获得满意的融合。由此证明N-HA/PA-66复合生物活性融合器能有效重建和维持椎体的结构和高度，可能是一种理想的椎体间植骨融合的替代材料。但由于随访时间有限，其更远期的稳定和融合效果还有待进一步观察。

可吸收材料在脊柱外科的应用尚处于初级阶段，尽管已表现出令人瞩目的临床效果和应用前景。而且以前的研究也证明它克服了传统融合方式带来的众多缺陷，但作为一种新兴的技术，尚需逐步发展完善。总体来说，可吸收椎间融合器在颈椎和腰椎融合术中都取得了一定的临床效果，但可吸收颈椎、腰椎融合器广泛应用于临床还有待于进一步的跟踪随访和长期研究。就目前来说，广大临床医生似乎对可吸收融合器还持谨慎态度，临床虽有应用，但因暂无远期随访而限制了其广泛推广。相信今后由仿生复合人工骨替代材料制成的可吸收椎间融合器应有着良好的应用前景。

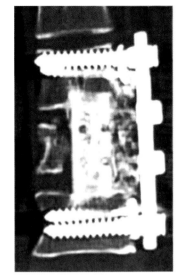

图7-85 多孔纳米羟基磷灰石-聚酰胺66椎间融合器

四、椎间融合器外形设计理念的发展

椎间融合器的材质大致经历了金属、碳素纤维、可吸收材料等发展过程，期间椎间融合器的形状也在不断改进与更新。BAK-C、TFC等早期的第一类椎间融合器，皆为带螺纹水平中空圆柱体状，其缺陷最突出的便是融合界面小，存在骨长入限制区。妨碍影像学判断融合率，过多破坏骨性终板，易导致沉陷、移位，因为水平植入椎间隙，故不能有效防止cage在椎间隙内的滚动，抗扭转力量较弱。1992年Harms首次使用直立形钛网状cage，此后相继有了Syncage、TIS(titaIlium interbody spacer)等，均为直立形，上、下面锯齿状设计，通过增加界面摩擦力从而加强与终板的固定，此为第二类cage。第三类cage主要是长立方体形，中空，四周开孔，内部填充骨屑，平放于椎间隙内，融合面有不同形状的锯齿结构，以防前后滑动。顾宇彤等自行设计了一种帽式颈椎椎间融合器，并与自体三面皮质髂骨，Harms cage，Carbon cage分别植入动物C$_{3/4}$椎间隙。术后观察12周后进行影像学、生物力学及组织学评估，研究表明此帽式颈椎椎间融合器的支撑能力、生物力学性能及椎间融合效果均适合于临床使用。近年来，此类cage发展较快，出现了多种变化，很多新的设计创意，如借鉴人工假体的设计理念，将cage四周进行表面喷涂钛丝(如PRO-SPACE)、羟基磷灰石(HA)，涂层的微孔样结构有利于骨组织长入。cage的形状设计更适应椎间隙的解剖形态，如带有弧度的肾形、马蹄形、飞镖形。第四类cage为环形，网状，垂直放入，如MOSS等，可根据融合长度进行裁剪，特别适用于椎体切除后重建的病例。目前研究较多的可吸收材料融合器在试验阶段基本上都是设计成此种形状，因其设计较简单，且中心可以填塞自体松质骨。但其有稳定性不足的弱点，常需要与其他内固定形式结合使用。

五、结论

椎间融合器经过长期发展，在材料学、生物力学等方面不断进步，已取得了非常优良的临床效果。总的来说，脊柱椎间融合术联合椎间融合器的植入，较好地适应了椎间压力及脊柱生理功能，是一种安全可靠的手术方式，故开发研制更加理想的融合器以及专门的融合器植入工具是将会是未来cage研究发展的重要方向。

目前，相关的研究正在如火如荼地开展。随着材料学、生物力学和仿生学的不断进步，新型椎间融合器的发展趋势，在材质上将向着更高的生物相容性、更好的骨替代能力、更符合正常脊柱生物力学特性方面改进；在外形上将向着更大的融合面积、更接近正常脊柱生理曲度、更方便的植入路径方向、更符合人体正常椎间隙解剖学形状持续优化。

（陈　扬，王大平，石　岩）

参 考 文 献

1. Dewald R. Severe Lumbosacral Spondylolisthesis in Adolescents and Children[J]. Journal of Pediatric Orthopaedics，1981，1(4)：455.

2. Steffee A D，Biscup R S，Sitkowski D J. Segmental spine plates with pedicle screw fixation. A new internal fixation device for disorders of the lumbar and thoracolumbar spine[J]. Clinical Orthopaedics & Related Research，1986，203(203)：45-53.

3. Harrington PR，Dickson JH. Spinal instrumentation in the treatment of severe progressive spondylolisthesis. ClinOrthop，1976，117：157.

4. Matsuxaki H，et al. Problems and solution of pedicle screw plate fixation of lumbar spine. Spine，1990，15：1159.

5. Roy-Camille R，et al. Internal fixation of the lumbar spine with pedicle screw plating. Clin Orthop，1986，203：7.

6. 邱贵兴，等. Steffee手术在脊柱外科中的应用. 中华骨科杂志，1992，12(3)：167.

7. 王以朋，叶启彬，李世英，等. 不同内固定技术在腰骶椎后融合术中的应用[J]. 中国医学科学院学报，1996(4)：292-297.

8. Qiu G，Wu Z，Li S，et al. Application of Steffee operation in spinal surgery[J]. Chinese medical sciences journal = Chung-kuo i hsüeh k'o hsüeh tsa chih / Chinese Academy of Medical Sciences，1993，8(3)：167-171.

9. 叶启彬，谢光明，王以朋，等. Ⅳ°～Ⅴ°严重脊椎滑脱的治疗(文献综述附7例报告)[J]. 中国矫形外科杂志，1999(10).

10. 杜心如，叶启彬. 经椎弓根胸腰椎内固定应用解剖学研究的进展[J]. 中国矫形外科杂志，1998(5)：446-448.

11. Yan D L，Li J，Gao L B，et al. Comparative study on two different methods of lumbar interbody fusion with pedicle screw fixation for the treatment of spondylolisthesis[J]. Zhonghua wai ke za zhi (Chinese journal of surgery)，2008，46(7)：497-500.

12. Togawa D，Bauer T W，Lieberman I H，et al. Lumbar Intervertebral Body Fusion Cages：Histological Evaluation of Clinically Failed Cages Retrieved from Humans[J]. Journal of Bone & Joint Surgery，2004，86-A(1)：70-9.

13. Edgard-Rosa G，Geneste G，Nègre G，et al. Midline Anterior Approach From the Right Side to the Lumbar Spine for Interbody Fusion and Total Disc Replacement A New Mobilization Technique of the Vena Cava[J]. Spine，2012，37(9)：E562-9.

14. Wang S T，Goel V K，Fu C Y，et al. Comparison of two interbody fusion cages for posterior lumbar interbody fusion in a cadaveric model[J]. International Orthopaedics，2006，30(4)：299-304.

15. 董健文，邱奕雁，赵卫东，等. 单侧椎弓根钉棒固定单节段腰椎及其邻近节段生物力学研究[J]. 中国临床解剖学杂志，2010，28(1)：85-89.

16. Chen Z，Zhao J，Liu A，et al. Surgical treatment of recurrent lumbar disc herniation by transforaminal lumbar interbody fusion. Int Orthop[J]. International Orthopaedics，2008，33(1)：197-201.

17. Faundez A A，Schwender J D，Safriel Y，et al. Clinical and radiological outcome of anterior‐posterior fusion versus transforaminal lumbar interbody fusion for symptomatic disc degeneration：a retrospective comparative study of 133 patients[J]. European Spine Journal，2009，18(2)：203-211.

18. 王建华，夏虹，尹庆水，等. 可注射骨诱导材料的椎间融合器研制及其Xtube管道下置入方法的研究[J]. 中国脊柱脊髓杂志，2010，20(7)：577-580.

19. Adogwa O，Parker S L，Bydon A，et al. Comparative Effectiveness of Minimally Invasive Versus Open Transforaminal Lumbar Interbody Fusion：2-year Assessment of Narcotic Use，Return to Work，Disability，and Quality of Life[J]. Journal of Spinal Disorders & Techniques，2011，24(8)：479-484.

20. Parker S L，Adogwa O，Witham T F，et al. Post-operative infection after minimally invasive versus open transforaminal lumbar interbody fusion (TLIF)： literature review and cost analysis[J]. Minimally invasive neurosurgery ： MIN，2011，54(1)：33-7.

21. Parker S L，Adogwa O，Bydon A，et al. Cost-effectiveness of minimally invasive versus open transforaminal lumbar interbody fusion for degenerative spondylolisthesis associated low-back and leg pain over two years[J]. World Neurosurgery，2012，78(1-2)：178‑184.

22. Ledet E H，Tymeson M P，Simon S，et al. Biomechanical evaluation of a novel lumbosacral axial fixation device[J]. Journal of Biomechanical Engineering，2005，127(6)：929-933.

23. Tobler W D，Gerszten P C，Bradley W D，et al. Minimally invasive axial presacral L5-S1 interbody fusion： two-year clinical and radiographic outcomes[J]. Spine，2011，36(20)：E1296-301.

24. Gerszten P C，Tobler W D，Nasca R J. Retrospective analysis of L_5-S_1 axial lumbar interbody fusion (AxiaLIF)： a comparison with and without the use of recombinant human bone morphogenetic protein-2[J]. Spine Journal Official Journal of the North American Spine Society，2011，11(11)：1027-32.

25. Williams A L，Gornet M F，J Kenneth B. CT evaluation of lumbar interbody fusion： current concepts[J]. Ajnr American Journal of Neuroradiology，2005，26(8)：2057-2066.

26. Paul A，Scott B，Joan M M. Threaded interbody fusion cage for adjacent segment degenerative disease after previous anterior cervical fusion[J]. Surgical Neurology，2008，70(4)：390-397.

27. Kuslich S D，Danielson G，Dowdle J D，et al. Re： Four-year follow-up results of lumbar spine arthrodesis using Bagby and Kuslich lumbar fusion cage[J]. Spine，2001，26(13)：1506-8.

28. Tencer A F，Hampton D，Eddy S. Biomechanical properties of threaded inserts for lumbar interbody spinal fusion[J]. Spine，1995，20(22)：2408-2414.

29. Tsantrizos A，Baramki H G，Zeidman S，et al. Segmental stability and compressive strength of posterior lumbar interbody fusion implants[J]. Spine，2000，25(15)：1899-1907.

30. Cutler A，Siddiqui S A，Hillard V，et al. Comparison of polyetheretherketone cages with femoral cortical bone allograft as a single-piece interbody spacer in transforaminal lumbar interbody fusion[J]. Journal of Neurosurgery Spine，2006，5(5)：534-9.

31. 张继东，夏群，胡永成，等. 前路腰椎椎间融合术即刻稳定性的生物力学研究[J]. 中华骨科杂志，2010，30(5)：492-496.

32. Frank K，Robert P，Matti S，et al. Bioabsorbable interbody cages in a sheep cervical spine fusion model[J]. Spine，2004，29(17)：2005-6.

33. 张海兵，金大地，李雪生. 碳纳米管/羟基磷灰石/聚乳酸椎间融合器力学研究[J]. 中华实验外科杂志，2008，25(6)：710-711.

34. 李开南，李继友，兰海，等. 生物降解聚-DL-乳酸腰椎椎间融合器体内降解的生物力学研究[J]. 中华骨科杂志，2010，30(8)：783-788.

35. Lowe T G，Coe J D. Bioresorbable polymer implants in the unilateral transforaminal lumbar interbody fusion procedure[J]. Orthopedics，2002，25(10Suppl)：s1179-83，discussion s1183.

36. Jiya T，Smit T J，Mullender M. Posterior Lumbar Interbody Fusion Using Nonresorbable Poly-Ether-Ether-Ketone Versus Resorbable Poly-L-Lactide-Co-D，L-Lactide Fusion Devices A Prospective，Randomized Study to Assess Fusion and Clinical Outcome[J]. Spine，2009，34(3)：233-7.

37. 顾宇彤，贾连顺，陈统一，等. 帽式颈椎椎间融合器的活体实验研究[J]. 中华外科杂志，2006，44(16)：1127-1131.

第八章　脊柱非融合技术（半刚度固定）

第一节　脊柱非融合技术概论

脊柱不稳定往往导致疼痛不适，尤其多见于腰椎。治疗下腰痛和腰椎不稳的手术方法较多，传统的脊柱融合术（spinalfusion）被认为是治疗该种疾病的金标准。随着融合技术的发展，融合率可达到90%～100%。虽然融合率不断提高，而临床疗效却没能相应提高，并且椎间融合手术存在植骨块吸收、不融合、相邻节段退变加速（图8-1）等问题，这使得许多学者开始质疑脊柱融合术治疗下腰痛的功效。手术相邻节段应力集中导致邻近节段椎间盘退变加速由于椎体融合改变了原有脊柱的结构，导致脊柱运动学及运动力学均发生明显改变，邻近节段活动度代偿性增大，导致应力异常集中于椎间盘和关节突，促使其发生退变，可导致腰椎不稳和椎管狭窄的复发。Mulholland等认为慢性下腰痛的主要机制是椎间盘退变后通过椎间盘的载荷分布异常。椎间盘退变后脊柱节段的运动范围通常不增加，而运动本身不是疼痛的原因。但是异常位移方向、程度可通过椎间盘载荷分布异常导致疼痛。因此，可以认为单纯阻止异常位移不是取得腰背痛缓解的因素，创建一个正常的载荷承载模式对临床成功甚为重要。在此背景下，一种更符合生理需要的手术方法，即非融合技术开始受到大家的重视。"动态稳定（dynamic stabilization）"又称"软稳定(soft stabilization)"的概念遂提出，其定义为：一个保留有益运动和节段间负荷传递的稳定系统，不做椎体节段融合。换言之，这种稳定系统能改变脊柱运动节段的负荷传递方式，阻止产生疼痛的运动方向和运动平面的脊柱运动。其目的是改变运动节段承载负荷的方式，控制节段间的异常活动，这意味着动态固定通过控制异常活动并允许更多的生理性负荷传递缓解疼痛和预防邻近节段退变。一旦恢复正常的运动和负荷传递，只要椎间盘退变的进程不是特别迅速，椎间盘就有可能在动态系统的保护下得到自身修复。

Graf于1989年设计了首例软固定系统——Graf韧带，随后获得了广泛应用并在早期取得了较好的临床效果。此后，Senegas、Sengupta等学者设计了多种腰椎后路非融合性固定装置。这些内置物的使用，产生尽可能和正常的脊柱相似的活动，保证可控制范围内的脊柱运动，改变运动节段的负荷模式，并限制该节段的异常活动，可以单独使用，也可以与坚强内固定同时使用，以防止融合节段相邻的运动单位可能发生的退变加速。

尽管其各自的适应证并不相同，目前治疗腰椎疾病的非融合技术大致主要有几类：棘突间撑开装置、棘突间韧带装置、经椎弓根螺钉韧带装置和经椎弓根螺钉的半坚强金属内固定装置4种类型。

非融合技术对脊柱疾病的治疗提出了新的理念，其在缓解疼痛、改善临床症状的同时保留椎间活动，并耐受重复负荷，最终避免邻近节段退变的发生，具有令人兴奋的前景。在一定条件下，腰椎后路非融合性固定在退变性下腰椎疾病的治疗实践中具有重要的意义，对传统的手术治疗模式的理念进行了修订，在去除病变的同时，保留了手术节段的功能。不需要植骨，不会有供骨区并发症。在初步临床应用中取得了较好的疗效。非融合性固定时椎间盘应力分布更符合生理状态，可以避免相邻节段的早期退变，在减少椎间盘负荷的同时又能保证一定范围内的运动，也为椎间盘的自身修复或未来的基因治疗创造了一定的条件。在使用各种非融合固定系统时必须严格掌握适应证，主要适用于椎管狭窄、退变性椎间盘疾病、椎间盘突出行椎板切除减压后可能存在或术前已存在轻度椎间不稳的病例，不适用于已有明显滑脱的病例。

但是，脊柱非融合固定装置是近年来出现的，种类较多，在手术适应证、使用的适应证、手术技巧、失败后的翻修及远期效果还有待于深入研究和探讨，应谨慎地接受这一新技术。部分非融合性装置未能取得优于融合术的疗效，大部分装置也缺少医疗器械使用前必需的 RCT 研究。迄今为止，非融合性固定的理想模式尚不明确，而对运动进行何种程度的限制以及固定器械合理分担固定节段的载荷是多少等问题，至今没有明确的答案。随着下腰痛病因及病理生理研究的不断进展和更理想装置的研发，腰椎后路非融合性固定装置将具有更加广阔的应用前景。

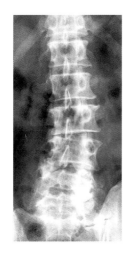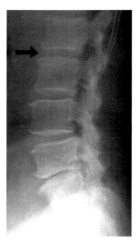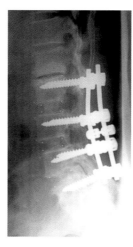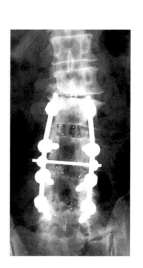

图8-1　脊柱融合术后二年邻近节段退变

（杜明奎）

第二节　各型脊柱非融合固定装置在临床应用

一、棘突间撑开装置

(一)概念

棘突间撑开装置（interspinousprocess distraction system，IPD）主要包括 Minns 撑开装置、Wallis 系统、X-STOP、DIAM 系统和 Coflex 系统等。棘突间撑开装置是一种"漂浮"装置，即不是牢固地连接在椎骨上，通过撑开棘突产生作用。棘突间置入物能恢复神经根管高度，承受小关节负荷传导，同时减轻脊柱前方和后方结构的压力，提供脊柱稳定，尤其是伸展位的稳定，同时还保留一定的运动，缓冲置入节段存在的疼痛运动。棘突间置入物均可发生置入物脱落、棘突骨折、同节段退行性变、退变性滑脱等并发症。

（二）发展历程

棘突间撑开器（稳定器）是放置于腰椎棘突间获得椎体分离的一种内置物。总的设计理念是产生撑开（distract）棘突和防止腰椎后伸的力学目的，内固定产生的撑开力可在手术节段产生相对的后凸，使内折的黄韧带反向张开以减少其对椎管的侵入；椎体间产生的纵向撑开力还可增加椎间孔的大小，从而影响相邻椎体间的相对关系。撑开力维持在一定的阈值以上，撑开力大小不同的临床目的是为了治疗不同的腰椎疾病，包括退变性椎管狭窄、椎间盘原性下腰痛、关节突综合征、椎间盘突出症和腰椎不稳。以旧设计为基础的新固定物如 X-STOP 系统、DIAM 系统、Coflex 系统等开始在腰椎内植入物市场出现，CoRoent Devices 和 ExtenSure 系统(both from NuVasive)是分别于 2005 和 2006 年开始出现的，其中 X-STOP 和 ExtenSure 已被 FDA 批准在美国用于临床。其设计理念包括从"静态间隔物（space）"到"动态弹簧锁（springlike）"各不相同；其应用材料差异也较大，包括同种异体骨移植物、钛、聚醚醚酮（Polyetheretherketone，PEEK）和人造橡胶复合物（elastomeric compounds）等，棘突间内固定根据其内植物的特性分大体分为静态系统和动态系统两类。

1. 静态系统 是一种不可压缩的系统，以 X-STOP(St. Francis 医学技术公司)、ExtenSure (NuVasive 公司)和 Wallis (雅培公司)为代表，棘突间植入的是不可压缩的间隔器（spacer）。尽管它们是由不同的材料制成，但其设计意图都是在棘突间持续维持一定程度的撑开力，使腰椎始终处于前曲的状态。撑开程度随着腰椎的屈伸活动不断变化，这些设计适合在腰椎屈曲时适当松开而在腰椎后伸时适当收紧。一些静态系统如 Wallis 系统通过应用坚硬有弹性的涤纶带使其在腰椎活动过程中始终维持一定的紧张度，除限制后伸外，答应腰椎在其他所有方向的活动。

（1）X-STOP 系统：由椭圆形间隔植入器、固定于椭圆形间隔器的侧翼及锁定部件、对侧锁定翼及锁定螺丝组成（图 8-2、图 8-3），内固定材料为钛合金以方便术后影像学的监测。该系统的推荐适应证为：伴轻中度神经性间歇性跛行的腰椎管狭窄症，并且患者年龄在 50 岁以上，已经接受物理治疗、非甾体抗炎药口服和(或)脊柱注射等非外科治疗至少 6 个月。其中关键的入选标准是：患者的症状可在腰椎屈曲时缓解。腰椎管狭窄症患者在腰椎屈曲时可缓解下肢症状，而在站立或腰椎后伸活动时症状加重，其理论基础是腰椎屈曲使增生肥厚的黄韧带（是主要致病因素之一）伸展并使椎间孔撑开。根据设计，这款钛合金装置可置入腰椎棘突间隙，通过限制腰椎伸展保持椎管空间，从而缓解椎管狭窄导致的腿部、臀部、腹股沟以及背部等的疼痛。术中将 X-STOP 塞入棘上韧带和黄韧带之间，并尽量靠近椎板后部，其挡翼可以防止前移，棘上韧带可以为器械提供遮挡，防止其后移。它分散了椎体间的压力，不破坏棘间-棘上韧带复合结构，使腰椎处于轻度屈曲位，允许患者保留一个相对正常的体位而非过度的屈曲。虽然它并没有同棘突等骨质相连接，但是衬垫可在矢状面上限制脊柱的活动，它的置入起到了稳定脊椎的作用。症状较重的腰椎管狭窄患者以往主张行椎板切除减压手术，作为对传统手术的补充，X-STOP 专用于治疗继发于腰椎管狭窄的神经源性间歇性跛行患者。初步应用结果表明 X-STOP 系统可持续缓解合适患者的临床症状，2005 年 11 月开始被美国食品药物管理局（FDA）批准应用于临床。

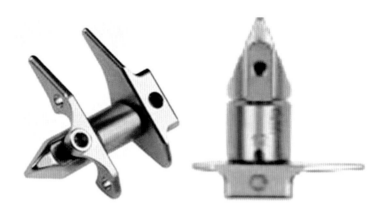

图8-2　X-STOP的组成部件

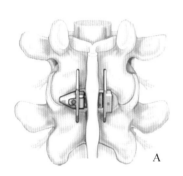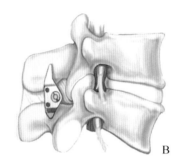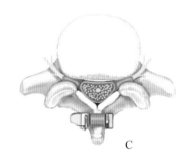

A　　　　　　　　　　B　　　　　　　　　　C

图8-3　X-STOP植入后情况

1）X-STOP植入

①植入手术器械(图8-4)：小扩张器、大扩张器、间隔器测量器、间隔器插入器械、翼插入器械、六棱螺丝刀。

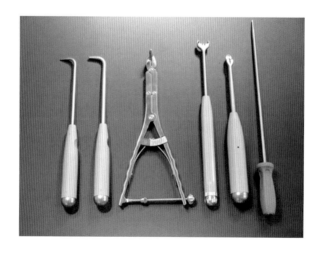

图8-4　手术器械

②手术植入

a. 局麻加强化麻醉。

b. 患者取可屈曲腰椎的右侧卧位（图8-5A）。

c. 在拟手术间隙为中心后正中做4~8cm长手术切口（图8-5B）。

d. 保留棘上韧带1.5cm宽度，于韧带两侧切开，剥离显露棘间韧带及椎板（图8-6）。

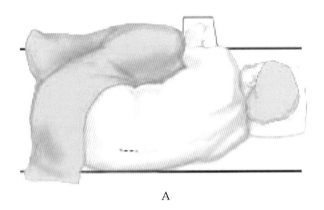
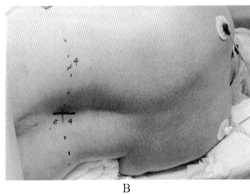

图8-5　手术体位及手术切口

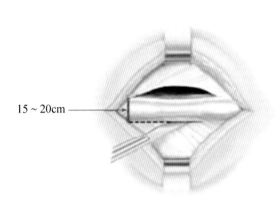
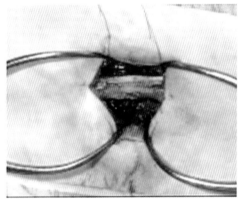

图8-6　显露棘间韧带及椎板

e. 在腰椎屈曲位用扩张器于棘间韧带处进行打孔、扩张，注意保护棘上韧带。先用小的扩张器，扩张器的顶端要到达对侧小关节，并且尽可能达到棘间韧带最低点（图8-7）。

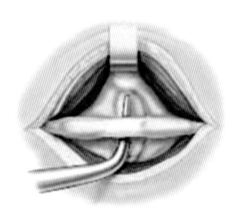
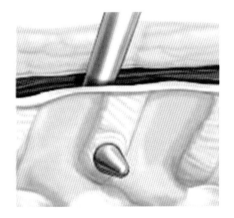

图8-7　棘间韧带处打孔、扩孔

f. 用间隔器测量器进行测量所需间隔器尺寸（间隔器有6~14mm大小尺寸变化），放置测量器时应该尽量贴近椎板，温柔、缓慢扩张测量器，直到棘上韧带紧张，此时的尺寸为最佳尺寸。

　　g. 根据测量尺寸选择合适的间隔器（图8-8）。

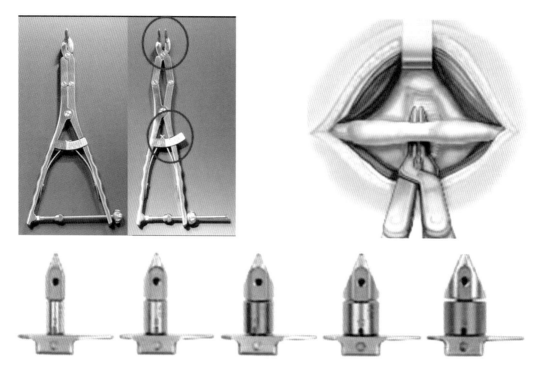

图8-8　间隔器

　　H. 植入固定：X-STOP植入物方法（图8-9）：通过棘间韧带的孔植入间隔器（图8-9A），将通用的锁定翼连接到手柄(图8-9B)，将手柄上锁定翼连接到间隔器上（图8-9C）用六棱螺丝刀固定锁死侧翼（图8-9D）。

　　2）临床效果：Kondrashov等报道了一项多中心、前瞻性对照研究应用X-Stop系统治疗伴有神经性间歇性跛行的腰椎管狭窄症患者的临床结果，平均4.2年随访时的成功率为78%（定义为：术后oswestry disability index score较术前提高15分以上）。该手术最大的特点是方式简单，创伤小，局麻下即可完成，不影响以后其他手术的施行，可用于老年患者。但也有学者认为X-Stop的有效率不如想象中那样高，65例术后2年以上的患者自我评价显示只有31.1%有很好的效果。

　　（2）ExtenSure系统：是一种圆柱形同种异体骨内植物（图8-10）。作为一种腰椎棘突间（ISP）固定物的设计，它可提供有效的撑开力。手术中将ExtenSure置入棘突间并保留棘上韧带，并将其双侧紧密缝合于上方的棘突而获得短期的稳定。该系统推荐只对上方棘突的下方骨面去皮质化以促进内植物和上位棘突的融合，内植物和下位棘突之间有活动。这样系统即可保证内植物长期的生物学稳定，又可保留相应节段椎间的活动度。系统的适应证和X-STOP系统相似，2005年也已被FDA批准在美国运用于临床。

　　手术操作步骤（图8-11）：①切口和暴露。做后正中线切口，暴露受累间隙上下棘突。②用试模撑开棘突间，选择合适的间隔器(图8-11A)。③置入内置物。在撑开的状态下将内置物插入棘突间（8-11B）。④植骨。可能的情况下，轻轻地将上位棘突与植入物接触处去皮质，在上位棘突和植入物间植入脱钙骨，松质骨碎粒或其他的骨诱导基质（图8-11C）。⑤闭合切口。术毕。目前在美国有超过200例的应用，但至今无临床效果的报道。

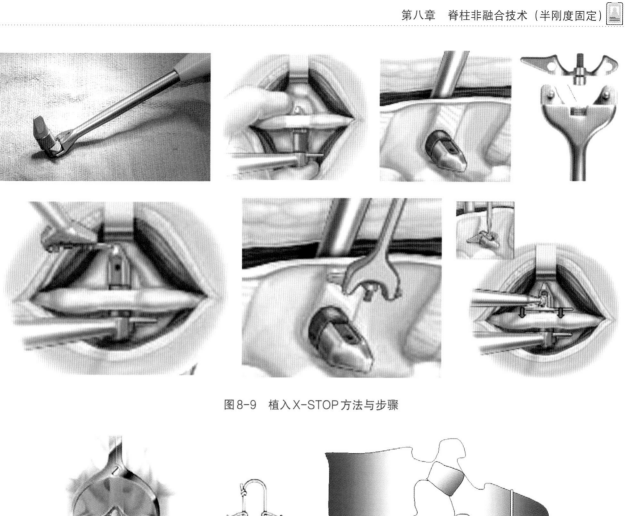

图8-9 植入X-STOP方法与步骤

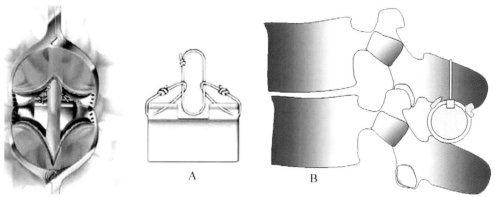

A B

图8-10 ExtenSure系统

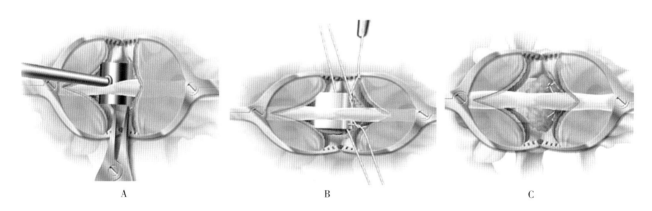

A B C

图 8-11 ExtenSure系统手术操作步骤

（3）Wallis 系统（图 8-12）：该系统经历过很多次设计，是一种研究历史最悠久的腰椎棘突间内固定物。第一代 Wallis 系统开始于 1986 年，材料为钛合金。Senegas 在第一代的基础上发展了第二代 Wallis，目前该系统由棘突间间隔物和两条坚硬有弹性的涤纶带组成，两侧涤纶索带缠绕相邻棘突提供张力稳定。整个系统在棘突间形成一个"漂浮"装置，对椎体没有永久的固定，可增加失稳阶段的稳定性。和第一代的主要区别是间隔物材料改为聚醚醚酮（PEEK），因为 PEEK 的弹性模量和椎体后方结构更匹配。Wallis 系统手术指征是治疗轻中度退行性椎间盘疾病引起的下腰痛，Senegas 推荐的主要适应证为：①大块椎间盘突出行椎间盘切除术继发椎间隙高度显著丢失者。②椎间盘突出复发行翻修术者。③L_5 骶化时 L_4、L_5 椎间盘突出行椎间盘切除术者。④既往融合节段出现相邻椎间盘退变者。⑤腰椎终板 Modicl 级退变导致慢性下腰痛者。不适用于术前已存在严重滑脱的病例。目前该系统已被 FDA 批准在美国进行多中心的临床试验，其理论基础为通过撑开力卸载后方纤维环的负荷而发挥临床作用。Senegas 等对 241 例 Wallis 植入患者经过 14 年的随访，在 10 年时 Wallis 的在位率为 82.8%，14 年时为 78.9%。作者认为该装置具有下列特点：操作技术简单，未发现严重的并发症，失败病例取出内固定物无技术困难，容易行二次腰椎融合翻修手术。该系统是安全有效的（图 8-13），有利于避免融合后出现的临近节段退变的问题。

Wallis 手术中若要双侧椎板进行减压，应该注意棘突骨折的问题，术中应注意保护棘上韧带的完整性。同时 Wallis 系统不能应用于 L_5、S_1 椎间隙的固定。

2. 动态（可压缩）系统　是一种可压缩的系统。作为另一种设计理念，动态棘突间内固定物开始发展并引起重视。植入棘突间的是具有弹性的物质，在腰椎伸直时，通过其自身的弹性装置限制腰椎的过度伸展。Coflex 内固定系统(Paradigm 公司)主要是一种插入棘突间的轴向可压缩的 U 形金属片，以一种预压缩的状态置入棘突间，在腰椎屈曲时进一步伸展（撑开）。而 DIAM 内固定系统(美敦力枢法模·丹历公司)，由弹性材料制成，在棘突间起到弹力缓冲器（rubbery bumper）的作用。

（1）Coflex 系统（图 8-14）：是由 Samani 在 1994 年设计并提供的，目前的系统材料为钛合金，从侧面观系统呈 U 形，在 U 形主结构上下端有两个"夹状"固定翼结构（一个偏前，另一个偏后）可夹紧固定上、下棘突。该系统可在相邻连续节段的棘突间同时使用，和 Wallis 系统、ExtenSure 系统相似。术中必须移除棘上和棘间韧带，以一种先张（预压缩）模式置入棘突间，这样可在腰椎屈伸活动中都能对抗上下棘突间的压迫，从而尽可能维持内固定物的位置。正确置入该假体后，能维持棘突间高度，在脊柱后伸位时表现为动态压缩，答应腰椎屈曲，旋转中心靠近椎管，增加了旋转的稳定性。适应证为：椎间盘突出、退行性椎间盘疾病、退行性脊柱侧凸、腰椎管狭窄症和腰椎不稳；可以答应包括部分椎板切除、椎间关节切除、椎间孔扩大以及黄韧带、棘间和棘上韧带切除在内的减压术。棘突以及大部分椎板保留，提供了对硬脊膜的保护。系统有助于减少软组织环状卡压、椎管变窄和减轻已退变椎间盘的负载。它还有一个独特的适应证：作为一种填充"过渡地带（从僵硬融合节段向活动非融合节段）"的方法，用于器械内固定融合的邻近节段棘突间的内固定。Adelt 等通过多中心的回顾性分析了 589 例采用 Coflex 系统治疗的患者，随访了 6～121 个月，75% 患者的中重度下腰痛得到了改善，87% 患者腿痛得到改善，87% 患者跛行得到改善，89%患者感到满意。

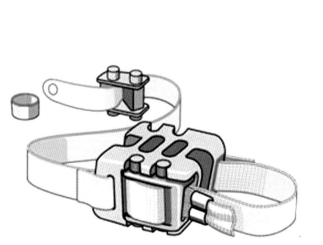

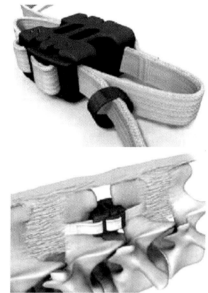

图8-12 Wallis系统

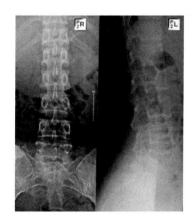

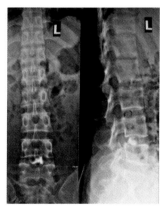

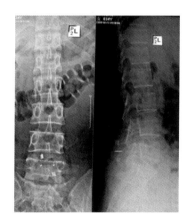

图8-13 Wallis系统固定治疗L_4、L_5椎间盘退变

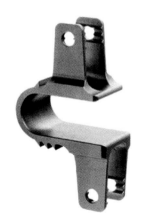

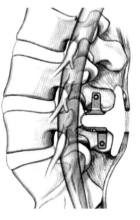

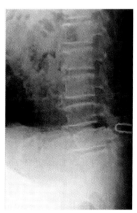

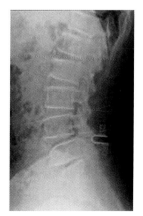

图8-14 Coflex系统

（2）DIAM系统（图8-15）：该系统由锚定索带及利用硅树脂材料制造的棘突间固定器组成，因此这种设计的材料是真正的可压缩材料。和Wallis系统相似，它通过三个网带（mesh band）维持其在棘突间的位置：一个固定于上位棘突的上方，另一个固定于下位棘突的下方，还有一个固定于棘上韧带的后方。棘突间固定器可稳定脊柱，锚定索带可限制腰椎后突。在生理负荷下，DIAM可减少椎间盘切除术后增加的前屈、后伸及侧弯运动，其成角运动较正常节段下降，但对椎间盘切除术后增加的轴向旋转运动无限制作用。DIAM与X-Stop相比，DIAM不影响置入物相邻节段的运动。手术适应证为：腰椎管狭窄症、轻度腰椎不稳、年轻患者的腰椎早期退变、椎间盘突出复发。和Coflex系统相似，DIAM也可合并用于"过渡地带"防止邻近节段退变的发生。目前FDA已批准开始进行临床试验。Phillips等认为无论既往有无椎间盘切除术，对于脊柱不稳（特别是前屈、后伸及侧弯运动增大）引起临床症状的患者建议应用DIAM，可取得良好效果。

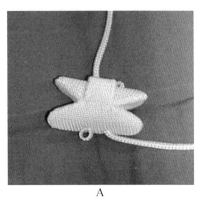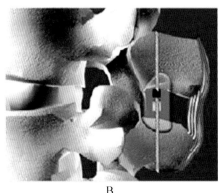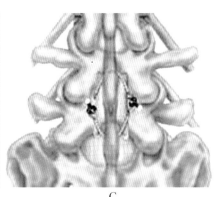

A   B   C

图8-15　DIAM系统

二、棘突间韧带样装置

棘突间韧带装置是采用韧带样固定物直接固定在棘突间，不用任何的金属进行锚定。这类固定系统至今都没有详细的固定材料及部件组成的详细资料，并且没有临床应用效果的详细报道。这类固定装置主要有两种：弹性韧带和环形系统。

（一）弹性韧带

弹性韧带（elastic ligament）即穿过棘突间的Bronsard韧带（图8-16）。仅Caserta等报道了单独使用弹性韧带或将其作为节段性融合的辅助治疗的经验。1994年至今，他们一共治疗了82名患者，并对其中61名患者进行了平均20个月的随访，取得了较好的疗效，但作者并没有详细说明内置物的材料和具体的临床效果评价。作者认为其单独应用指征是：①轻度的腰椎不稳。②年轻患者椎间盘的早期退变。③椎间盘突出复发伴或不伴瘢痕组织形成。④腰椎管狭窄症。节段性融合时，如果相邻椎间盘存在早期退变联合应用弹性韧带可避免其进一步退变。作者报道该装置无手术并发症，仅有1例患者2年后椎间盘突出复发，并指出L₄、L₅单节段应用弹性韧带效果最好。作者在其生物力学实验中发现应用弹性韧带腰椎前屈超过30°时椎间盘压力明显上升，作者认为可能是韧带的机械特性所致，并建议应用较柔软的DIAM来代替该韧带装置，进一步研究结果还未见报道。

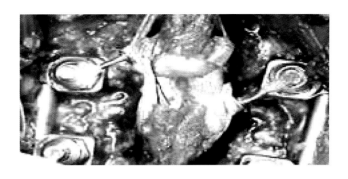

图8-16　弹性棘突间韧带

（二）环形系统

环形系统是Garner等提出的一种张力带装置，该系统由编织的聚乙烯索和锁定夹组成，这个金属锁定夹可任意固定在棘突间，将聚乙烯索穿过上下两个棘突，通过施加张力工具对聚乙烯索施加张力，固定两棘突，然后用锁定夹固定（图8-17）。聚乙烯索穿过棘突来固定脊柱，比金属绳索更易操作，锁定夹采取不滑脱设计，使固定始终保持张力，而且与骨表面相容性更好，从而具有更强的抗负荷能力。作者应用生物力学实验比较其最大扭转负荷、疲劳张力、静态张力和结构刚度等数据，认为环形系统具有更高的抗疲劳强度，承受张力的能力接近钛缆。

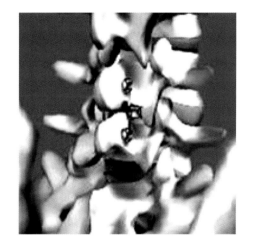

图8-17　环形（loop）系统

三、经椎弓根螺钉韧带

腰椎经椎弓根螺钉韧带是一种后方韧带成形术，与传统的强直固定融合术相比，创伤较小，更符合脊柱生理性稳定，经椎弓根螺钉韧带和棘突间固定装置是目前应用最多、时间最长的脊柱后路动态固定系统。这类系统的共同点都是通过椎弓根螺钉进行锚碇，然后采用韧带样固定物对脊柱后路进行固定。主要包括三类：Graf韧带、Dynesys装置和FASS系统。经椎弓根韧带均可发生螺钉松动、断裂和同节段退行性变等并发症。

（一）Graf韧带

Graf韧带是Graf于20世纪80年代末首先设计出椎弓根螺钉弹性固定系统，该系统由2根与椎弓根螺钉相连的涤纶韧带组成(图8-18，图8-19)，称为Graf固定术或Graf韧带成形术。它是经椎弓根螺钉韧带固定系统中应用最多的装置，是唯一一个用聚酯纤维棒取代刚性棍棒的经椎弓根固定装置。在完成椎管减压后，植入椎弓根螺钉，在保持一定张力的情况下，将聚酯韧带棒固定于钉子上。该装置发明者Graf认为脊柱不稳与椎体间异常旋转有关，因此，他设计该装置将椎体于脊柱前凸位固定，锁定小关节，限制椎体间旋转，但允许有一定范围内的屈曲活动。该装置用于限制脊柱前曲的活动；改变作用于纤维环和终板的张力，使后方纤维环减压，减少纤维环的撕裂，限制椎体活动，使损伤的组织得到恢复；经过适当的休息，可以让患者重返一些运动。固定时需要保持预定的张力。Graf韧带手术适应证为：①腰痛症状明显，保守治疗无效。②影像学提示轻中度椎间盘退行性变。③Ⅰ度退变性滑脱或峡部裂伴或不伴Ⅰ度滑脱。④椎管狭窄或其他神经卡压综合征，腰痛难以忍受。⑤融合节段的相邻椎间盘退变引发临床症状。⑥行椎间融合术同时应用Graf韧带稳定邻近有症状的节段。⑦腰椎不稳伴或不伴神经根症状。禁忌证：①Ⅱ度以上的峡部裂性或退变性滑脱。②骶骨前移大于2mm。③严重退变性椎间盘疾病（DDD）。④椎体骨折脱位、肿瘤或感染。

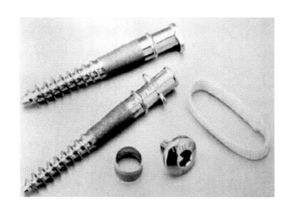
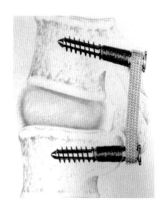

图 8-18　Graf韧带

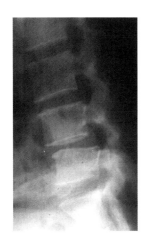
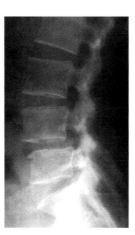
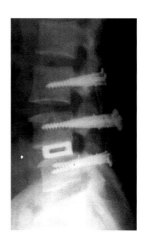
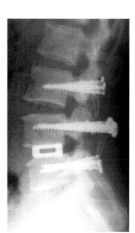

图 8-19　Graf韧带固定腰椎退变不稳

Madan等对分别采用Graf系统和椎间融合器融合术治疗的腰椎退行性病变患者进行2.1～4.4年的随访，患者满意率分别为93%和77.8%。Markwalder等对39名保守治疗无效的腰椎退变患者应用Graf韧带后7.4年的随访显示长期疗效满意度为64%，尽管疗效尚可，作者认为Graf韧带过度锁定椎间小关节。Kanayama等对56例Graf韧带植入术后患者最少10年的随访观察发现：70%患者的手术节段保持了前凸及一定的活动度，32.6%的患者在术后平均82个月（18～130个月）时出现小关节自发融合。推荐应用的适应证为轻度退变性滑脱及屈曲不稳的患者。认为对于退变性侧凸及侧方滑脱病例效果不佳，认为该术式并不能代替脊柱融合术。研究显示：Graf韧带的近期手术效果类似融合手术，但远期效果却不如融合手术，原因可能为：Graf系统是以关节突关节和后部纤维环为支点，在限制腰椎活动的同时，增加了关节突关节和后部纤维环的载荷，并可能造成侧隐窝狭窄和神经根卡压；Graf韧带固定导致黄韧带皱褶（图8-20）；Graf韧带增加了椎间盘和小关节后方的负荷从而加速腰椎退变，或是韧带的弹性随着时间推移逐渐降低。

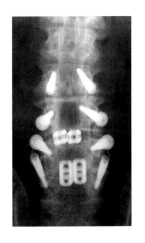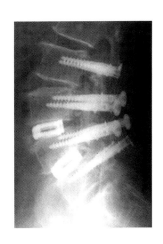

图8-20　Graf韧带固定后增加了关节突关节和后部纤维环的
载荷，造成侧隐窝狭窄和神经根卡压，黄韧带皱褶

（二）Dynesys装置

Dynesys装置是Dubois等于1994年提出了动力中和系统——Dynesys装置（dynamicneutralization system for the spine），它由钛合金椎弓根螺钉、聚酯索、聚碳酸盐材质的圆柱形弹性管组成（图8-21，图8-22）。聚酯索被固定在椎弓根螺钉的头端并维持与Graf韧带相似的张力，连接椎弓根螺钉的聚酯索穿过一个中空的圆柱形弹性管以防止聚酯索对椎弓根头部产生过大的拉力，固定的聚酯索承受牵拉的负荷而圆柱形弹性管外套对抗压缩负荷。这一系统的目的是能够灵活地传导应力，同时在各个方向控制椎体的运动。与Graf所不同的是韧带周围套一个塑料筒，因为属于弹性固定，所以允许固定节段的椎体间有一定的相对运动而不是无活动。Dynesys系统可以缓解后方纤维环压力，从而缓解腰痛。力学实验表明其有加大椎间隙、减少后部纤维环后凸的作用。在腰椎后伸和旋转时能提供更大的灵活性，但在屈曲和侧弯时僵硬程度与坚强内固定相似。该装置手术适应证为：①腰椎管狭窄或退行性腰椎滑脱导致神经源性疼痛或下腰痛。②单节段或多节段椎间盘退变导致下腰痛。③减压手术导致医源性腰椎不稳。④退行性脊柱侧弯导致腰椎管狭窄并处于进展期。

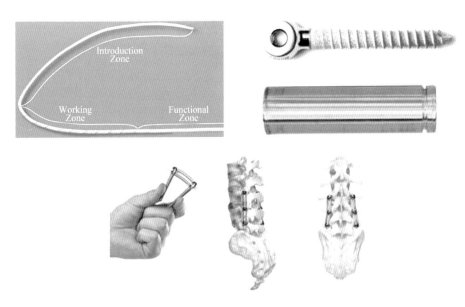

图8-21　Dynesys装置

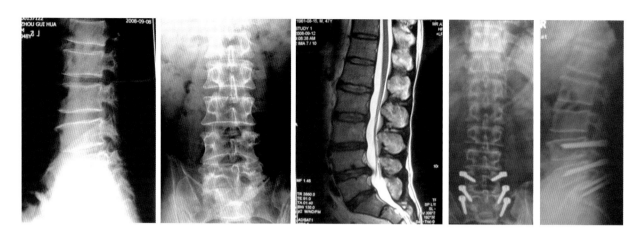

图8-22　Dynesys装置固定治疗腰椎间盘突出症

生物力学实验显示该装置在腰椎后伸和侧弯时明显减少椎间盘内压，在中立位、轴向旋转时椎间盘内压减少不显著，屈曲时椎间盘内压下降反而小于正常参照，对相邻椎间盘的椎间盘内压影响轻微。该装置与坚强内固定相比，对椎间盘内压的影响无明显差异。圆柱形弹性管的长度与置入节段的运动有关，较长的弹性管会促使置入节段活动范围和三维运动螺旋轴接近正常标本的水平，但弹性管长度存在最大允许值，一旦超过将导致脊柱后凸。该装置在腰椎后伸和旋转时能提供更大的灵活性，但在屈曲和侧弯时僵硬程度与坚强内固定相似。

手术操作步骤：

1. 采取俯卧位，后正中切口，分离显露椎板及双侧小关节（图8-23）。

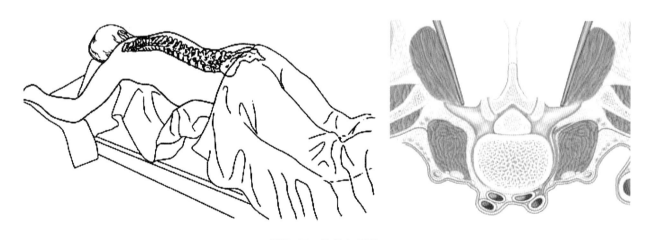

图8-23　体位与显露

2. 于小关节外侧植入椎弓根螺钉。正确位置的椎弓根螺钉是该固定装置效果最佳和长期效果的保障。注意不要破坏小关节，若植钉的空间不够，可去除关节突外侧部分骨赘，但不能破坏关节囊。利用间隔器试模确定螺钉植入最佳位置。为了达到良好固定，骶骨螺钉最好选用直径大于6mm的螺钉。要使螺钉头的抛光面与骨面接触。由于螺钉是锥状设计的，螺钉只能前进，不能后退，否则会影响螺钉的固定强度。螺钉尽可能深入，使螺钉头中心与骨面距离小于10mm。注意使螺钉头孔道排列整齐，防止扭力导致椎弓根骨折。透视确定椎弓根螺钉的位置(图8-24)。

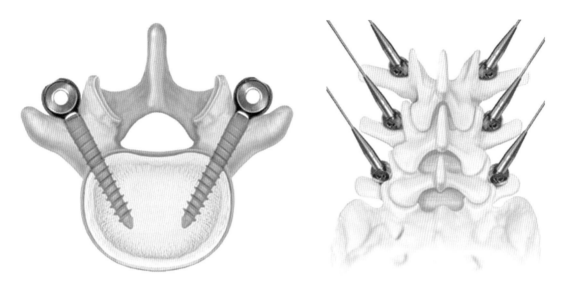

图8-24 椎弓根螺钉定位

3. 在绳索插入辅助器的帮助下从第一根椎弓根螺钉穿入绳索，几乎将绳索穿入到功能区至少10mm长留在螺钉头的外侧处，通常从尾侧椎弓根螺钉开始穿入，于第一椎弓根螺钉头上方用螺母锁定绳索（图8-25）。

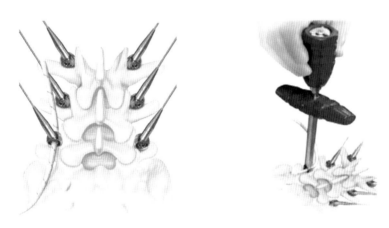

图8-25 椎弓根打孔

4. 于椎间适当撑开的情况下用测量尺测定椎弓根螺钉间距离，根据测量结果，截取相应长度的圆柱形弹性管。但测量时要注意避免引起脊柱后凸或侧弯（图8-26）。

5. 将绳索穿过弹性管，并穿过第二个椎弓根螺钉头，注意绳索不能扭转或打结，用绳索导引器缓慢牵引绳索，直到听到弹性管"啪"的一声，到达两椎弓根钉间（图8-27）。

6. 用螺母从第二个螺钉头锁紧绳索。锁紧绳索要在绳索牵张器上的两个三角标记对齐的情况下锁紧，此时的张力为300牛顿（图8-28）。

7. 同法固定对侧。若为两个节段，要同一个节段双侧固定完后，才能固定上一个节段（图8-29）。

8. 椎管减压同常规的减压方法。

9. 充分减压后逐层关闭切口，术毕。

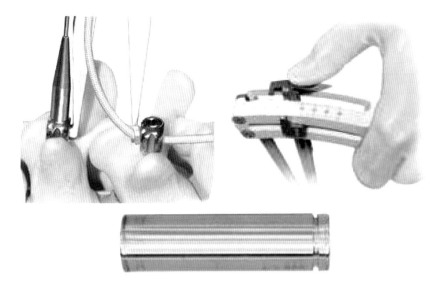

图8-26　测量螺钉间距

　　该装置的早期临床效果较好，且安全性较高，其非随机化临床随访结果类似腰椎融合手术。经欧洲10 000多例患者临床使用，总有效率超过80%，为腰椎退变和不稳定提供了新的治疗途径。Stoll等对多中心83名患者平均随访38.1个月研究显示：术后疼痛和功能评分明显改善，4例患者早期就需要再手术治疗，而晚期有12例患者需行翻修手术。Schnake等对26例Ⅰ度或Ⅱ度退变性腰椎滑脱行椎板减压、DYNESYS固定术后随访2年发现，87.5%的患者对手术效果满意。认为：应用DYNESYS治疗Ⅰ度或Ⅱ度退变性腰椎滑脱可与脊柱融合椎弓根螺钉固定手术相媲美，同时指出该系统自身缺乏保持腰椎前凸的稳定机制，螺钉钉尾的撑开可导致腰椎前凸消失。Schaeren等通过前瞻性研究分析了采用椎管减压后利用DYNESYS固定治疗的26例腰椎管狭窄或退变性滑脱的患者，最少随访了4年，发现疼痛和行走距离得到了明显改善，放射学评价显示脊柱节段稳定，即使在2例螺钉松动、1例螺钉断裂的患者中，脊柱也是稳定的。95%的患者感到满意，但47%的患者邻近节段显示有一定程度的退变。部分临床资料显示由于应用不当导致局部后凸畸形，从而增加椎间盘前方所承受的负荷，而脊柱后方的伸肌通过压缩椎间隙和减少椎间盘负荷来恢复前凸。因此，腰椎前凸和动力化固定作用的实现，维持前凸的伸肌力量和内固定对负荷的分解能力具有非常重要的作用。

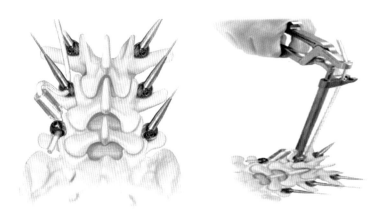

图8-27　椎弓根螺钉定位与钻孔

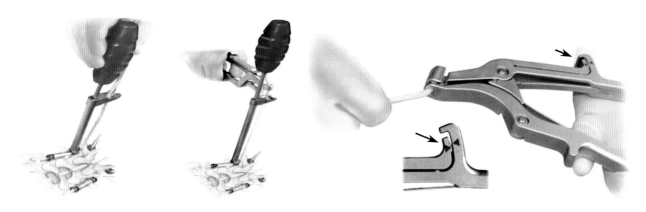

图8-28 锁紧绳索

(三)FASS系统

带套管的软固定系统（fulcrum-assisted soft stabilization，FASS）由Sengupta等设计的，是对Graf韧带的改进，旨在解决Graf韧带存在的两个缺点：①Graf韧带造成的前凸尤其在合并小关节病变时会导致椎间孔狭窄及神经根受压。②Graf韧带增加了纤维环后方的负荷，可导致椎间盘源性疼痛。FASS系统由椎弓根螺钉、聚乙烯支撑杆及后方的弹性韧带构成（图8-30）。柔软的套管安装在椎弓根螺钉之间，可转移纤维环后方的负荷，弹性韧带提供椎弓根螺钉之间的张力并维持脊柱前凸，可起到压缩作用，同时套管把后方的压缩应力转变为前方的撑开应力。椎间盘负荷减少的程度由套管和弹性韧带所产生的相对张力和压缩力决定，生物力学实验显示套管和弹性韧带为减少椎间盘负荷所产生的张力越大，内固定系统就要承受越多的负荷，椎弓根螺钉松动和内固定失败的可能性就越大。第一代FASS系统存在某些缺陷：①聚四氟乙酸套管在系统长轴上表现僵硬而不容易弯曲。②弹性韧带的弹性有待提高；③腰椎屈曲时椎间盘负荷明显减少而腰椎伸展时负荷变化很小。随之而改进的第二代系统套管由可压缩的钛环组成，弹性韧带保持不变，新装置在整个屈曲和伸展运动中能够均匀地减少椎间盘的负荷，但FASS系统需要进一步研发新的不易发生明显形变的弹性韧带和更加柔软灵活易于压缩的套管装置。

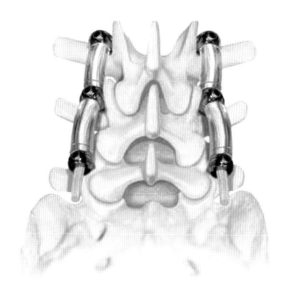

图8-29 放置完毕

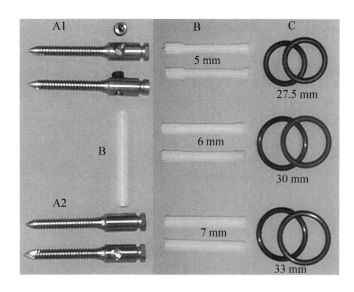

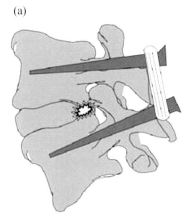

图8-30　FASS系统

　　通过比较FASS、Graf韧带和DYNESYS的体外生物力学测试结果发现，单独使用Graf韧带固定后可限制椎间异常活动却增加了椎间盘内压；DYNESYS系统将塑料筒套在韧带上能防止椎间盘的过度负荷，却可能限制了脊柱的伸直和失去其生理前凸；而FASS通过联合使用韧带和杠杆，既能卸载一定的椎间盘负荷，控制椎间活动范围，又能保持脊柱的生理前凸。这些生物力学结果预示着FASS可能在临床上有较好的应用前景。目前尚未见到临床应用效果的报道。

四、椎弓根螺钉间金属半坚强内固定装置

　　经椎弓根螺钉的半坚强金属内固定装置是将坚强内固定和软固定的结合。可以同坚强的内固定结合使用，也可单独使用。该类装置都是通过椎弓根螺丝钉连接一对弹性钛环固定脊柱运动节段，弹性钛环在固定时预置一定的张力，限制脊柱的屈曲，同时在脊柱屈曲活动时承载椎间盘部分负荷。它不像坚强固定那样完全承载椎间盘的全部负荷，是部分承载，承载多少负荷与弹性钛环同脊柱运动节段的瞬时旋转轴是否一致有关，若一致，能够很好承载椎间盘部分负荷，否则还可能会增加椎间盘负荷。该类固定目前也有好几种形式，包括：韧带钢板固定系统（ligaplate system）、DSS系统（dynamic stabilization system)和Bioflex系统等。

(一) 韧带钢板固定系统（图8-31）

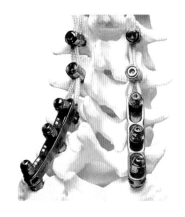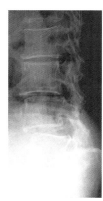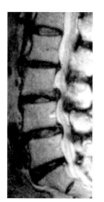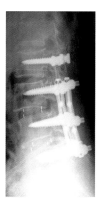

图8-31　韧带钢板固定系统

（二）Isobar TTL 系统(图8-32)

Isobar TTL半坚强固定系统由1997年美国Scient X公司研发，该系统的动态棒包含一个受控微动关节，内部由叠加的钛环构成，具有±2mm的纵向位移，±2°的三维活动度，在融合邻近部位起到"震荡吸收器"作用。

该系统可在不进行椎间融合的前提下保留可控制范围内的脊柱运动，改变失稳节段运动的负荷模式，并限制其异常活动。对于需要行椎间融合而邻近节段已存在椎间盘变性者，Isobar TTL系统则可通过相邻节段半坚强动态固定来保护邻近节段，延缓其退变，减少术后邻近节段退变的发生。

适应证：①单节段非融合半坚强动态固定，适应证为单节段不稳，包括原发小关节不稳、椎间盘源性不稳及与椎管狭窄有关的医源性不稳。②单节段融合半坚强动态固定，适应证为单节段椎间滑移需行椎间融合患者，无相邻节段退变。③单节段融合坚强固定与相邻节段半坚强动态固定，适应证为腰椎双节段病变、下位需融合、上位相邻椎间盘髓核仅有轻度变性，无相应临床症状，无需摘除髓核。

Cédric Barrey等对18例进行Isobar TTL半钢性固定的病例进行了长达10年的随访，其中15例对疗效满意，术后6个月时融合率为16/18(89%)，末次8例出现相邻近端的轻度退变。

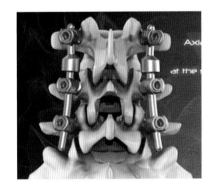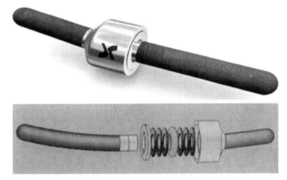

图8-32 Isobar TTL 系统

（三）Bioflex 系统（图8-33）

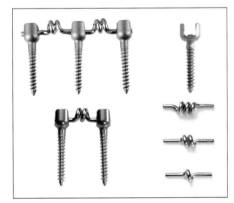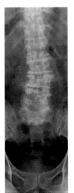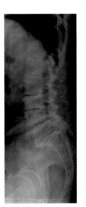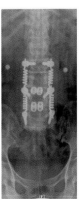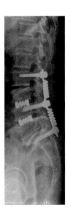

图8-33 Bioflex动态固定系统组件，螺钉头侧示有两个凹槽，便于置棒

Bioflex系统是由韩国广惠脊柱专科医院朴庆佑教授于2005年设计发明，并且获得美国FDA批准应用

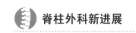

于临床。该系统由钛制椎弓根螺钉和镍钛记忆合金弹簧棒组成的半刚性固定装置。钛制椎弓根螺钉钉头有两个沟槽，便于安装与置入。镍钛记忆合金具有高弹性和高张力的特点，<10°时柔韧性好，>30°时刚度好，弹性模量适中，生物相容性好、耐腐蚀，抗疲劳强度大。

Bioflex系统在后柱中充当张力带，可屈曲性并提供足够的后路支撑，起到类似于后方韧带的作用。可避免过度后伸产生腰椎前凸，维持非融合节段的正常活动度。通过椎弓根螺钉的撑开、加压机制可调节中立位角度及椎间高度，并优化力学传递途径，减低病变椎间盘负荷。当行纯弹性固定时能够更好地恢复人体活动度，起动态稳定的作用，改善力学传导机制；在与cage联合应用行半刚性固定时，其微动可以促进融合节段融合；对于多节段病变，通过融合与非融合相结合，既能稳定脊柱又可避免邻近节段椎间盘出现退变。

适应证：①腰椎间盘突出：包括巨大椎间盘突出、复发性椎间盘突出、微创治疗无效的轻度椎间盘突出、不伴椎间高度变化退变较重的椎间盘突出、不伴椎间高度明显丢失局部不稳的椎间盘突出。②退变性腰椎滑脱：包括Ⅰ度和部分Ⅱ度腰椎滑脱。③退变性腰椎椎管狭窄：该系统半刚性固定，可为椎板切开减压的患者提供稳定。

禁忌证：①部分Ⅱ度和Ⅲ度腰椎滑脱，Bioflex系统无复位装置。②重度骨质疏松症。③多节段重度失稳者。武警总医院治疗病例术后前曲后伸X线片显示腰椎保留一定活动度，腰部僵硬感不明显。

（四）Cosmic系统

Cosmic后路动态固定系统是德国Ulrich公司研发的一种新型的非刚性固定器械，最突出的特点是铰链式螺钉头，允许4°的矢状位轴向运动及减少骨与螺钉接触面的应力，屈曲时降低内固定系统的应力，并通过系统分担或转移部分应力以减少邻近节段的应力遮挡，可保持长期抗疲劳性。同时螺钉表面的Boint涂层（第二代具有活性的磷酸钙涂层）不仅使螺钉可在椎体中锚定更稳固，而且表面大量的微孔还可以刺激机体形成新骨。该系统消除了脊柱间的非生理疼痛性旋转和平移活动，但保留了脊柱的屈伸运动。

TuncayKaner等报道了30例进行Cosmic动态固定的退变性腰椎管狭窄病例，平均随访42.93（24~66）个月，节段前凸角、椎间高度变化较术前无统计学意义，但随访期间恢复生理性腰椎前凸较术前有统计学意义。并发症相对更少，包括2例皮下切口感染、2例硬膜囊撕裂（其中1例脑脊液漏）、1例尿路感染和1例尿潴留。内固定相关并发症：其中1例出现L_5螺钉松动。未出现螺钉断裂及需要翻修手术的病例。

适应证：①有症状的腰椎椎管狭窄症。②椎间盘源性的慢性复发性腰痛。③小关节综合征-慢性复发性腰痛。④手术后复发的腰椎间盘突出症。⑤联合脊柱融合术固定。

禁忌证：①需要重建节段前路缺损。②复位矫形力量较大。③超过3个节段固定。④过度畸形。

武警总医院使用Cosmic系统治疗脊柱退行性变失稳、椎管狭窄病例，术后X线片显示腰椎保留一定活动度，效果良好（图8-34）。

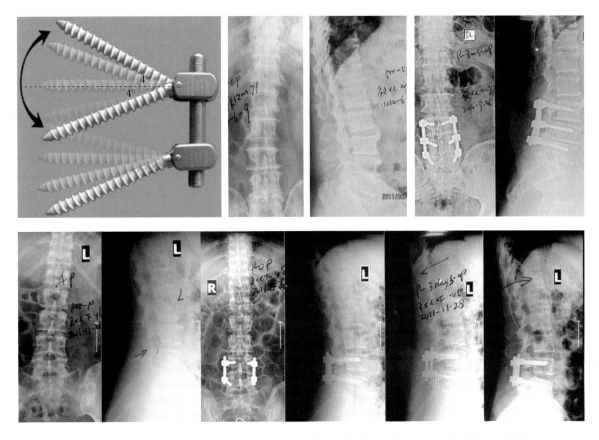

图8-34 Cosmic系统治疗脊柱退行性变失稳，术后前曲后伸X线片显示腰椎保留一定活动度

（五）Twinflex动态固定系统

Twinflex半刚性固定系统由两对可弯曲的2.5mm不锈钢棒、连接的平头连接器和椎弓根钉组成，椎弓根螺钉通过连接器固定。能使纵向负荷更多、更均匀地经脊柱功能节段传递，但并不显著减弱固定腰椎节段的刚性。该系统的临床应用仍然较少，国内尚未见相关报道。

（陈　扬，杜明奎）

参 考 文 献

1. Gibson JN，Grant IC，Waddell G. The Cochrane review of surgery for lumbar disc prolapse and degenerative lumbar spondylosis. Spine，1999，24：1820-1832.

2. Mulholland R，Sengupta DK. Rationale，principles and experimental evaluation of the concept of soft stabilization. Eur Spine，2002，11 (2)：s198-s205.

3. Nockels RP. Dynamic stabilization in the surgical management of painful lumbar spinal disorders［J］. Spine，2005，16 Suppl：68-72.

4. Senegas J. Mechanical supplementation by non-rigid fixation in degenerative intervertebral lumbar segments：the Wallis system［J］. Eur Spine J，2002，2 Suppl：164-169.

5. Sengupta DK，Mulholland RC. Fulcrum assisted soft stabilization system：a new concept in the surgical treatment of degenerative low back pain［J］. Spine，2005，30(9)：1019-1029.

6. Sengupta DK. Dynamic stabilization devices in the treatment of the low back pain［J］. Neurology India, 2005, 4：466-474.

7. Kondrashov DG, Hannibal M, Hsu KY, et al. Interspinous process decompression with the X-STOP device for lumbar spinal stenosis：a 4-year follow-up study. J Spinal Disord Techa, 2006, 19(5)：323-7.

8. Brussee P, Hauth J, Donk RD, et al. Self-rated evaluation of outcome of the implantation of interspinous process distraction (X-Stop) for neurogenic claudication. Eur Spine J, 2008, 17(2)：200-203.

9. Sénégas J, Vital JM, Pointillart V, et al. Long-term actuarial survivorship analysis of an interspinous stabilization system. Eur Spine J, 2007, 16(8)：1279-1287.

10. Adelt D, Samani J, Kim, WK, et al. coflex⃝R Interspinous Stabilization： Clinical and Radiographic Results from an International Multicenter Retrospective Study. Paradigm Spine Journal, 2007, Number 1：1-4.

11. Phillips FM, Voronov LI, Gaitanis IN, et al. Biomechanies of posterior dynamic stabilizing device（DIAM）after facetectomy and discectomy［J］. Spine, 2006, 31(6)：714-722.

12. Caserta S, La Maida GA, Misaggi B, et al. Elastic stabilization alone or combined with rigid fusion in spinal surgery：a biomechanical study and clinical experience based on 82 cases［J］. Eur Spine J, 2002, Suppl 2：192-197.

13. Garner MD, Wolfe SJ, Kuslich SD. Development and preclinical testing of a new tension-band device for the spine：the Loop system［J］. Eur Spine J, 2002, Suppl 2：186-191.

14. Madan S, Boeree NR. Outcome of the Graf ligamentoplasty procedure compared with anterior lumbar interbody fusion with the Hartshill horseshoe cage. Eur Spine J, 2003, 12(4)：361-368.

15. Markwalder M, Wenger TM. Dynamic stabilization of lumbar motion segments by use of Grafs ligaments：results with an average follow-up of 7. 4 years in 39 highly selected, consecutive patients［J］. Acta Neurochir（Wien）, 2003, 3：209-214.

16. Kanayama M, Hashimoto T, Shigenobu K, et al. A Minimum 10-Year Follow-up of Posterior Dynamic Stabilization Using Graf Artificial Ligament. Spine, 2007, 32(18)：1992 - 1996.

17. Stoll TM, Dubois G, Schwarzenbach O. The dynamic neutralization system for the spine：a multi-center study of a novel non-fusion system［J］. Eur Spine J, 2002, Suppl 2：170-178.

18. Schmoelz W, Huber JF, Nydegger T, et al. Dynamic stabilization of the lumbar spine and its effects on adjacent segments：an in vitro experiment［J］. J Spinal Disord Tech, 2003, 4：418-423.

19. Schmoelz W, Huber JF, Nydegger T, et al. Influence of a dynamic stabilisation system on load bearing of a bridged disc：an in vitro study of intradiscal pressure［J］. Eur Spine J, 2006, 8：1276- 1285.

20. Stoll TM, Dubois G, Schwarzenbach O. The dynamic neutralization system for the spine：a multi-center study of a novel non-fusion system［J］. Eur Spine J, 2002, Suppl 2：170-178.

21. Schnake KJ, Schaeren S, Jeanneret B. Dynamic stabilization in addition to decompression for lumbar spinal stenosis with degenerative spondylolisthesis. Spine, 2006, 31 (4)：442-449.

22. Schaeren S, Broger I, Jeanneret B. Minimum four-year follow-up of spinal stenosis with degenerative spondylolisthesis treated with decompression and dynamic stabilization. Spine, 2008, 33(18)：E636-642.

23. Gibson JN, Grant IC, Waddell G. The Cochrane review of surgery for lumbar disc prolapse and degenerative lumbar spondylosis. Spine, 1999, 24：1820-1832.

24. Mulholland R, Sengupta DK. Rationale, principles and experimental evaluation of the concept of soft stabilization. Eur Spine, 2002, 11 (2)：s198-s205.

25. Nockels RP. Dynamic stabilization in the surgical management of painful lumbar spinal disorders［J］. Spine, 2005, 16 Suppl：68-72.

26. Senegas J. Mechanical supplementation by non-rigid fixation in degenerative intervertebral lumbar segments:the Wallis system［J］. Eur Spine J, 2002, 2 Suppl:164-169.

27. Sengupta DK, Mulholland RC. Fulcrum assisted soft stabilization system:a new concept in the surgical treatment of degenerative low back pain［J］. Spine, 2005, 30(9):1019-1029.

28. Sengupta DK. Dynamic stabilization devices in the treatment of the low back pain［J］. Neurology India, 2005, 4:466-474.

29. Kondrashov DG, Hannibal M, Hsu KY, et al. Interspinous process decompression with the X-STOP device for lumbar spinal stenosis: a 4-year follow-up study. J Spinal Disord Tech, 2006, 19(5):323-7.

30. Brussee P, Hauth J, Donk RD, et al. Self-rated evaluation of outcome of the implantation of interspinous process distraction

(X-Stop) for neurogenic claudication. Eur Spine J，2008，17(2): 200-203.

31. Sénégas J，Vital JM，Pointillart V，et al. Long-term actuarial survivorship analysis of an interspinous stabilization system. Eur Spine J，2007，16(8):1279-1287.

32. Adelt D，Samani J，Kim，WK，et al. coflex® Interspinous Stabilization: Clinical and Radiographic Results from an International Multicenter Retrospective Study. Paradigm Spine Journal，2007，Number 1:1-4.

33. Phillips FM，Voronov LI，Gaitanis IN，et al. Biomechanies of posterior dynamic stabilizing device（DIAM）after facetectomy and discectomy［J］. Spine，2006，31(6):714-722.

34. Caserta S，La Maida GA，Misaggi B，et al. Elastic stabilization alone or combined with rigid fusion in spinal surgery:a biomechanical study and clinical experience based on 82 cases［J］. Eur Spine J，2002，Suppl 2:192-197.

35. Garner MD，Wolfe SJ，Kuslich SD. Development and preclinical testing of a new tension-band device for the spine:the Loop system［J］. Eur Spine J，2002，Suppl 2:186-191.

36. Madan S，Boeree NR. Outcome of the Graf ligamentoplasty procedure compared with anterior lumbar interbody fusion with the Hartshill horseshoe cage. Eur Spine J，2003，12(4) : 361-368.

37. Markwalder M，Wenger TM. Dynamic stabilization of lumbar motion segments by use of Grafs ligaments:results with an average follow-up of 7. 4 years in 39 highly selected，consecutive patients［J］. Acta Neurochir（Wien），2003，3:209-214.

38. Kanayama M，Hashimoto T，Shigenobu K，et al. A Minimum 10-Year Follow-up of Posterior Dynamic Stabilization Using Graf Artificial Ligament. Spine，2007，32(18): 1992‐1996.

39. Stoll TM，Dubois G，Schwarzenbach O. The dynamic neutralization system for the spine:a multi-center study of a novel non-fusion system［J］. Eur Spine J，2002，Suppl 2:170-178.

40. Schmoelz W，Huber JF，Nydegger T，et al. Dynamic stabilization of the lumbar spine and its effects on adjacent segments:an in vitro experiment［J］. J Spinal Disord Tech，2003，4:418-423.

41. Schmoelz W，Huber JF，Nydegger T，et al. Influence of a dynamic stabilisation system on load bearing of a bridged disc:an in vitro study of intradiscal pressure［J］. Eur Spine J，2006，8: 1276-1285.

42. Stoll TM，Dubois G，Schwarzenbach O. The dynamic neutralization system for the spine:a multi-center study of a novel non-fusion system［J］. Eur Spine J，2002，Suppl 2:170-178.

43. Schnake KJ，Schaeren S，Jeanneret B. Dynamic stabilization in addition to decompression for lumbar spinal stenosis with degenerative spondylolisthesis. Spine，2006，31 (4) : 442-449.

44. Schaeren S，Broger I，Jeanneret B. Minimum four-year follow-up of spinal stenosis with degenerative spondylolisthesis treated with decompression and dynamic.

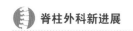

第九章　脊柱的退行性变及椎管狭窄

第一节　腰椎管狭窄的分期及病因

腰椎管狭窄是晚年发生腰腿痛的常见原因，它严重影响患者的劳动及日常生活能力。其病因复杂，了解椎管狭窄的发生机制及各个阶段的病理改变，对椎管狭窄的治疗是极其重要的。

一、退行性脊柱侧弯发病机制

目前对退行性脊柱侧弯的发病机制尚不完全清楚，一般认为其发生和进展的主要因素是脊柱椎间盘及椎间关节的不对称退行性改变，在退行性脊柱侧弯的发病过程中，Aebi 等人认为椎间盘非对称性退变是始动因素，并继发引起椎间小关节、韧带和肌肉的一系列退变。Michel Benoist 等认为椎间盘退变有两方面原因，一方面，随着年龄增长，椎间盘细胞代谢功能紊乱，导致椎间盘组织内蛋白聚糖、胶原组织和水分减少；另一方面，因间盘组织内不含血管，其主要通过上下软骨终板的渗透性作用提供营养，而随着年龄增长，终板的渗透性降低，间盘组织因缺乏营养而变形降解，尤其是髓核组织。以上病理生理引起间盘高度的减少以及节段不稳，影响椎间盘正常贮存能量并分散负荷的能力。继而产生全脊柱的非对称性负荷，形成非对称性畸形，这种畸形又反过来传递非对称性负荷，进一步加重了退变，周而复始形成恶性循环，导致侧凸的进行性发展。

Daffner SD 等人认为骨质疏松和椎体压缩性骨折可能起到相关作用。由于退行性脊柱侧弯患者多为45岁以上的中老年人，这些患者多数合并重度的骨质疏松，且有时可在此类患者的 X 线片发现骨质疏松性椎体压缩骨折。而另一些学者不同意上述观点，因为在没有骨质疏松和骨软化症的成人群体中也可发生退行性侧凸，故认为其与退行性脊柱侧弯的发生没有直接联系。因此，骨质疏松可能与侧凸的进展相关，但并不是主要原因。

二、腰椎管狭窄的分期和病理

根据病理学和临床特点，腰椎管狭窄可分为三期。

（一）功能紊乱期

由于反复地、细小地屈伸、旋转等磨损创伤，脊柱后方的小关节及椎间盘的纤维环发生退行性改变，从而引起腰痛。时好时坏，影像学上还没有明显器质性改变。疼痛的刺激因素主要来自脊柱后方及关节，产生一系列病理性改变：滑膜炎、关节囊撕裂、关节软骨退行性变、覆盖的肌肉痉挛、椎间盘纤维环的周边撕裂等，虽然可能愈合，但形成的瘢痕组织比正常胶原纤维的力量差。如此反复创伤愈合。

瘢痕组织退行性变持续发展加重，病情由轻变重，向第二阶段发展。

（二）非固定期

开始有小关节的破坏松动、关节囊的松弛以及椎间盘纤维环的放射状撕裂引起髓核膨出、突出等器质性改变，在脊柱后方小关节及椎间盘出现异常活动，脊柱失稳。在这期，只在腰椎的旋转以及过伸、屈曲活动时，由于有异常活动的上关节突向前向后移动压迫腰神经根时，出现症状。改变姿势关节突复位时症状消失。

（三）固定期

退行性变持续发展，髓核丧失、椎间盘内的结构纤维化真空样变、关节软骨破坏以及骨赘形成，产生固定性畸形，神经根的压迫症状为持续性。产生关节僵硬，异常活动减少，当椎间隙小于2mm时，脊柱又可重新稳定。但此时患者可有椎间盘突出及椎管中央或侧方狭窄发生。

三、腰椎管狭窄的分类

（一）侧方狭窄

为侧方腰神经受到挤压，椎体后方的两个小关节及椎间盘中任何一个有病变，都可使腰神经根受挤压，出现症状。如后关节囊的松弛以及椎间盘的蜕变，使椎间隙变窄，两个椎体互相靠近，后方的小关节半脱位。此时上关节突向上向前移动，使椎间孔及椎管外侧部分变窄（图9-1）。把神经根挤夹在上关节顶端、上位椎弓根及椎体后缘之间，产生挤夹症状。而上关节内缘长出的骨赘向内突出，可压迫下一个平面的神经根。每个脊柱平面上，可有两个神经根被挤夹。如L_5、S_1平面，L_5神经根可挤夹在L_5椎弓根、骶椎上关节突及L_5椎体后缘之间。另外S_1神经根可挤夹在骶椎上关节突及骶椎椎体后缘之间的关节下隐窝内。每个神经又可在二个平面受挤夹。如L_5神经根在L_4、L_5平面，可被挤夹在L_5上关节突及L椎体后缘组成的关节下隐窝内，同时还可被挤夹在L_5、S_1平面的L_5椎弓根、骶椎上关节突及L_5椎体后缘之间。

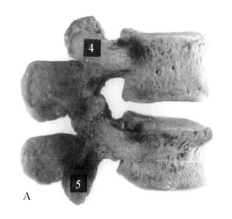 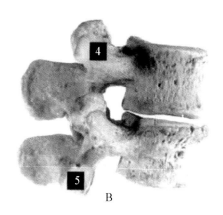

图9-1　腰椎管侧方狭窄
A. 正常椎间隙；B. 椎间隙变窄导致椎管狭窄

（二）椎管中央狭窄

下关节突的骨赘向内侧增大，使中央椎管狭窄，压迫马尾（图9-2）。病变开始时仅涉及一个平面，

常见为 L_4、L_5。以后病变涉及上下平面，引起多平面的中央或侧方椎管狭窄。

（三）发育性椎管狭窄

由于生长期不同成分的异常发育，均可导致椎管中央或侧方狭窄。一般发育性椎管狭窄很少单独发生症状。常常在有轻度椎间盘突出或退行性变时，椎管狭窄的症状才出现。

四、椎管狭窄的分型

造成椎管狭窄的因素很多，如创伤、脊柱滑脱、椎板切除术后、椎间盘突出、脊柱融合术后（图9-3）、Paget病、慢性氟中毒及硬膜外肿物等均可引起椎管狭窄。

根据病因将椎管狭窄分成下列几种类型：

1. 先天性和发育性　①软骨发育不全；②特发性。

2. 退行性　①中央型。②周边型。③退行性脊柱滑脱。

3. 综合性　发育性、退行性及椎间盘突出综合而成的椎管狭窄。

4. 脊柱滑脱及椎骨脱离。

5. 医源性　①椎板切除术后。②脊柱融合术后（包括前或后融合）。

6. 创伤性（晚期改变）。

7. 代谢性（氟中毒）。

8. 其他（Paget病等）。

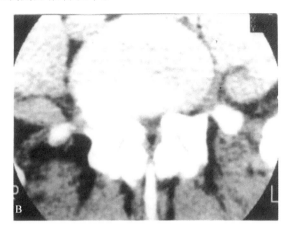

图9-2　腰椎管中央狭窄

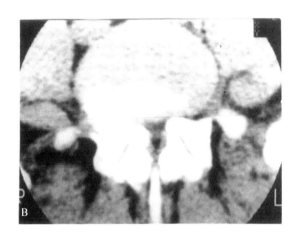

图9-3　脊椎融合术后狭窄

（叶启彬）

第二节　腰椎管狭窄的临床表现及诊断

一、临床表现

患者多半主诉腿痛、腿麻，步行一段距离后症状加重。腰椎前屈、患者下蹲或休息几分钟，症状好转，称为间歇性跛行。患者可骑自行车，但步行困难。少数患者有上山容易下山困难现象，直腿抬高试验常为阴性，病史较长的患者也可有感觉、运动障碍及反射的改变。

影像学检查很重要。普通X线片发现椎间隙变窄，椎体骨赘形成，后方小关节增大，中央及侧方椎管明显变小均应怀疑椎管狭窄。侧位的过伸位、屈曲位及正位左右倾斜位X线片，可以诊断脊柱是否稳定（图9-4）。脊髓造影对于椎间盘突出及椎管中央狭窄的诊断有帮助（图9-5），但对侧方椎管狭窄的诊断帮助不大。CT分辨能力强，它对椎间盘突出、椎管中央及侧方狭窄的诊断都很重要（图9-6，图9-7）。因此，术前几乎每个患者可以借助CT明确诊断。椎间盘造影对合并有椎间盘突出的诊断有意义

（图9-8）。MRI是很好的诊断手段。此外，肌电图等检查也是有意义的。

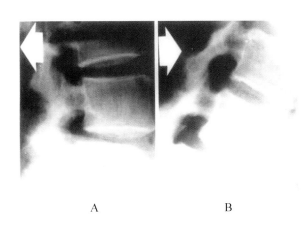

图9-4 屈曲及过伸位X线片

A. 屈曲位；B. 过伸位

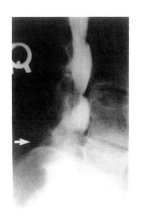

图9-5 脊髓造影

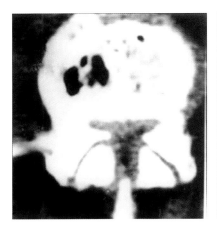

图9-6 CT显示椎管狭窄

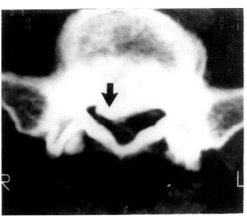

图9-7 C示显示椎管狭窄及椎间盘突出钙化

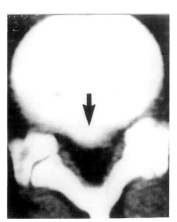

图9-8 椎间盘造影

二、诊断与鉴别诊断

根据临床表现、影像学检查，应可诊断。但需除外：

1. 糖尿病、甲状腺功能低下及酒精中毒引起的周围神经病变，也有下肢麻木症状。
2. 运动神经元疾病。
3. 缺血性跛行。
4. 脊柱肿瘤（原发或转移瘤）。

（叶启彬）

第三节 腰椎管狭窄的治疗

腰椎管狭窄应根据患者年龄、症状和临床分期确定治疗方法，通常分保守治疗及手术治疗两种。

一、保守治疗

对于症状和体征均不严重的轻、中度患者，常用保守疗法。非固定期的患者经保守治疗后，可克服其不稳定性，回到功能紊乱期。保守治疗的目的在于减轻症状，明确诊断。方法包括休息、止痛、局部理疗、纠正不正当姿势和进行适当的有针对性腰部肌肉锻炼。为此应了解腰椎的结构、病变的类型以及疼痛的原因。古语云"久坐伤腰"，长时间坐着工作，容易引起腰肌劳损，不但引起腰部疼痛，而且保护腰椎能力下降，使病变发展加重。所以要纠正日常生活的活动规律和姿势。椎管狭窄患者腰部从伸直位转移到屈曲位时，椎管的容积增加5ml左右，故能缓解椎管狭窄症，反之症状加重，所以站立或下山时症状加重，患者可骑自行车，但步行困难，因此患者常常在站、坐、行走或睡觉时不自觉地采取屈曲的姿势。锻炼项目包括脊柱的屈曲肌群即腹肌的锻炼（即仰卧起坐操），每天至少2次，每次10分钟。手法推拿和小关节的局部封闭等方法都一样，只能减轻肌肉痉挛，缓解一些腰部疼痛症状，但对控制椎管狭窄发展本身无作用，而腰部肌群锻炼是主要的。

二、手术治疗

（一）手术指征

1. 疼痛影响日常活动和睡眠，步行 < 50m 距离，夜间下肢痛，影响睡眠，保守治疗无效者。

2. 进行性的神经系统症状，如股四头肌无力、膝关节弯曲受限、踝关节不能背伸等。

3. 膀胱功能障碍。

（二）手术目的

预防进一步的功能障碍，减少疼痛以及改善日常活动是手术的主要目的。必须向患者讲清不能保证疼痛完全消失，功能明显改善。

（三）手术方法

1. 彻底地减压及内固定　椎板减压需充分，宜广泛椎板切除。每个平面的减压范围至少应包括上位椎板的下 1/3，下位椎板的上 1/4，黄韧带要充分切除，解除侧隐窝狭窄。神经根行经的侧隐窝。5mm 的直径为正常，4mm 为边缘值，3mm 为狭窄。侧隐窝宜扩大到不少于 5mm（用神经剥离子探查骨和神经根之间有宽松感即可），一般用骨刀切除下关节突的下 1/3 ～ 1/2（有内固定时），即可见到上关节突的关节软骨及附着在其内侧增厚的黄韧带，要充分切除，须去掉上关节突的内侧 1/3，并且扩大侧方椎管到椎间孔（图9-9）。扩大时宜用 Kerrison 小心仔细地一点点去掉骨质。即使完全是中央型椎管狭窄，上关节突的内侧部分也应切除。

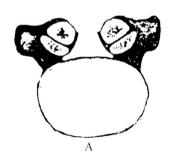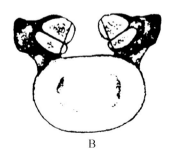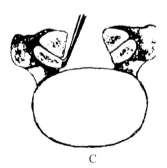

图9-9　腰椎管狭窄的减压和关节切除
A. 需减压；B. 关节切除线；C. 切除

椎板切除的长度原则是既要足以充分减压，Kirkaldy-Williso认为若关节突切除不超过1/3时，不会导致脊柱不稳定，所以无内固定者，不要超过此限。自从内固定手术问世以后，特别是近年来椎弓根螺丝钉的发明后，椎板减压可以广泛、彻底，不必担忧脊柱的不稳定。减压范围根据临床症状，脊髓造影，CT及手术所见而决定。理论上要求减压后出现硬膜的正常搏动，但不一定看得见，一般用神经剥离子探查骨和神经根之间有宽松感即可。

2. 脊柱融合 多年来对保守治疗无效的严重下腰痛患者，侧位动态X线片有异常活动时可采用脊柱融合术来治疗。但Broasky报告融合后椎管狭窄的发病率很高，目前对这样病例，可用非融合技术的半刚度固定。

3. 预防术后粘连 术中仔细止血，避免血肿形成，椎管内出血可用双极电凝止血。椎管外用骨蜡及电凝止血。另可从皮下组织切取1～2cm厚的脂肪，放在硬膜后面，预防粘连（图9-10），伤口负压引流。

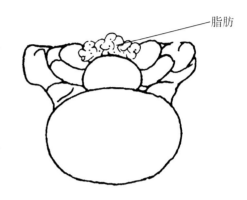

脂肪

图9-10 取脂肪放于硬膜后

（四）术后处理

术后第2～3天后，患者即可起床，10天左右出院。住院期间教会患者保护腰部的训练及加强腹肌的锻炼姿势和骨盆倾斜纠正的训练等。分别在1个月和3个月后复查。我们的经验是根据患者的体质、狭窄的严重度及手术的大小、范围来决定。一般需卧床1周，然后支具保护起床活动及锻炼肌肉，并继续用支具保护3个月。然后门诊复查，估价手术效果。

（五）手术失败的原因

手术平面有错误、椎间盘突出复发、单纯脊柱后融合后引起椎管狭窄等。但最主要的原因是侧方椎管狭窄减压不够。另外单纯减压对两个椎体间异常活动的增加未认识到和给予治疗致手术失败。

（杜明奎，叶启彬）

第四节　多节段脊柱不稳定的内固定治疗

在临床上，由于各种原因导致的多节段（三节段及三节段以上）脊柱不稳定仍然是摆在脊柱外科医生面前的一个课题，尽管其治疗手段多种多样，且随着脊柱外科技术的发展而不断完善，但重建脊柱稳定性与保持脊柱功能之间一直存在着矛盾和争议。同时，多节段脊柱内固定后引起的继发性病变，如相邻节段退变加速等问题不断被一些学者所发现并日益得到重视。

一、临床表现及诊断

脊柱运动节段退变是导致不稳定的常见原因，而腰段及腰骶段是脊柱最容易发生退行性变的区域。在临床上，能合并或导致脊柱不稳定的疾病有多种，如椎管狭窄、腰椎滑脱、成年人退行性脊柱侧弯、痛性腰椎间盘病变、脊柱骨折、脊柱肿瘤等。

不稳定脊柱的主要临床症状为腰痛，或伴有下肢疼痛、麻木，神经源性间歇性跛行，个别有尿便功能障碍等；主要体征为脊柱深压痛，活动受限，有的可见退行性脊柱侧弯，部分有下肢感觉、肌力减退，腱反射减弱或消失，个别合并颈胸段病变者可出现病理征。通过辅助检查，如脊柱正侧位、双斜位、前屈及后伸侧位X线片，脊髓造影、CT、CTM或MRI等，可证实相应的临床诊断。

对于不稳定脊柱的诊断，屈-伸动态X线片为重要的检查手段，其诊断标准为：$L_1 \sim L_5$节段前、后移位正常值分别为8%和9%；$L_5 \sim S_1$分别为6%和9%。也有学者将屈-伸动态X线片椎间隙开角差大于10°或滑移大于3mm作为不稳定的指标（图9-11）。当不稳定的范围达到或超过三个节段时，即诊断为多节段脊柱不稳定。

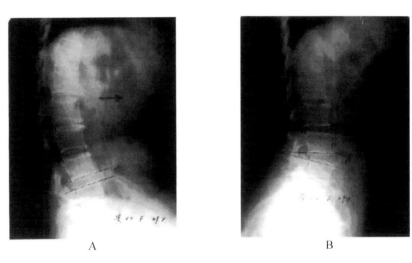

图9-11　脊柱不稳定
A. 前屈；B. 后伸

一般认为，由于病情的需要而手术减压范围广泛，尤其在侧隐窝减压必需去除下关节突的1/3以上时，将导致医源性脊柱不稳定（图9-12）。

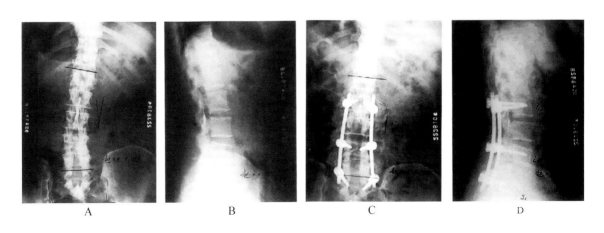

图9-12　患者，女性，50岁，腰椎术后医源性不稳定出现，出现脊柱侧弯及椎管狭窄（A、B），手术减压固定后症状消失（C、D）

二、治疗

(一) 内固定指征

如某些节段影像学显示不稳定，则在行椎管减压等手术的同时应安装内固定。安装内固定的指征是：①保守治疗无效，有明显症状的腰椎不稳定患者。②手术减压产生了医源性不稳定者。当然，对于有明确内固定手术禁忌证的患者则应实行保守治疗，如药物、理疗、支具等，或行单纯减压、植骨手术，术后支具保护1年。

(二) 内固定类型

目前常用的内固定装置多种多样，但总体可归纳为后路椎弓根钉-棒系统、椎弓根钉-板系统、钩-棒系统、钩-钉-棒混合系统及前路钉-棒、钉-板系统，可根据不同病情需要和医生的经验选择功能、结构各异的装置，如Steffee、DYNA-LOK、C-D、CCD、CDH、TSRH、、Diapason等（图9-13，图9-14，图9-15）。

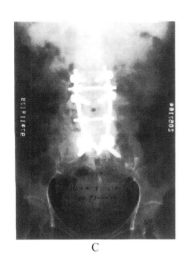
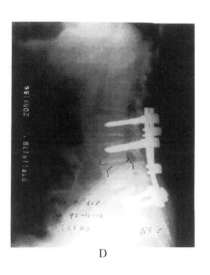

图9-13 患者，女性，61岁，腰椎管狭窄并滑脱（L₃~S₁）CCD术后

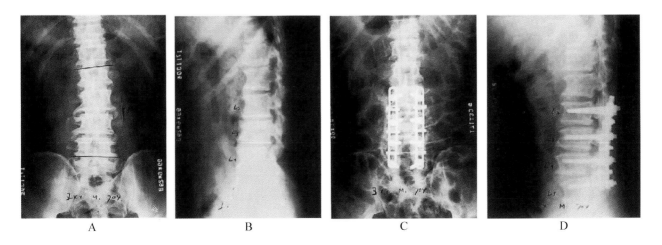

图9-14 患者，男性，70岁，多节段腰椎管狭窄，退行性侧弯，腰前凸消失（A、B），DYNA-LOK术后（C、D）

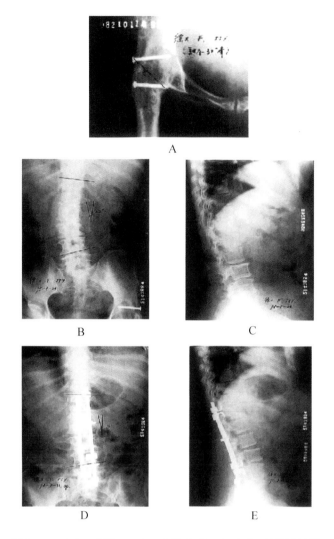

图9-15　患者，女性，55岁，右髋术后30年（A），继发脊柱退变（侧弯、后凸、椎管狭窄）（B、C），腰椎管减压、C-D矫形内固定、髂骨取骨植骨融合术后，症状消失（D、E）

（三）融合固定范围

这是一个仍然存在争议的问题，因此需要慎重考虑。在综合分析多种因素的前提下，融合固定原则上应包括所有不稳定节段。对于需融合固定到L_5的患者，仔细观察L_5～S_1节段有无早期退变等异常迹象，必要时固定到S_1（图9-16）。在行必要的减压和内固定后，均应强调植骨融合，以确保稳定性重建后的维持。

多节段狭窄的患者有些节段不稳，有些节段已趋向稳定，如均需要手术治疗，可采取全椎板切除减压+椎弓根钉固定的术式。有些多节段狭窄的患者难以每一节段均减压，因每一节段均减压，手术创伤大、时间长，患者难以忍受。手术主要对引起主要症状的狭窄节段，称为"责任椎体"进行减压（图9-17，图9-18），对有些节段，影像学虽有明显狭窄，但无此神经根损害的临床表现，不需行预防性减压；对有些节段轻度狭窄、症状轻微的，称为"非责任椎体"，不一定需要减压，这就要求术者术前仔细分析病史、查体和影像学，正确判断。固定术后，一般不会发展。

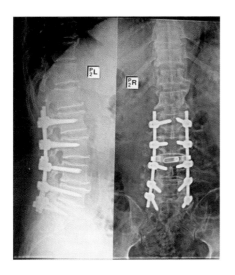
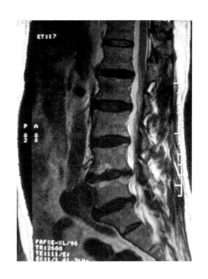

图9-16　患者，男性，65岁，下肢疼痛麻木，伴间歇性跛行等症状2年，影像学
示L$_2$～S$_1$腰椎管明显狭窄，减压，术后内固定L$_2$～S$_1$，术后症状消失，
日常生活能力影响不大

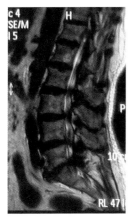
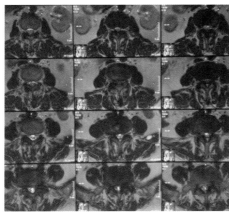
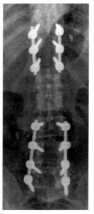
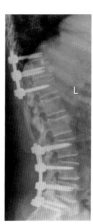

图9-17　患者，女性，69岁，出现下肢行走乏力，间歇性跛行症状10年，影像学示胸、腰多发椎管狭窄，
为了保留一些脊柱的活动度，采用只对"责任椎体"进行减压，分段固定方法，我们采用分段固定
方法，术后症状基本消失，对日常生活影响较小

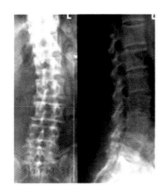
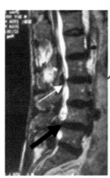
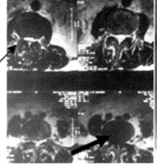
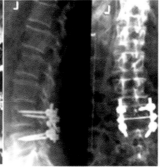

图9-18　患者，男性，82岁，下肢行走无力12年，近半年间歇性跛行20米，影像学示L$_2$～S$_1$多发椎管狭窄，为了
保留脊柱的活动度，考虑患者年龄偏大，我们未做L$_2$～S$_1$长段固定，仔细分析狭窄以L$_4$～L$_5$为止主（粗箭
头处），其他虽然狭窄，但离神经根还有一点距离（细箭头处），故只对"责任椎体"进行减压固定，分段
固定方法，术后症状基本消失，随诊1年，效果维持

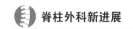

上述病例告诉我们,"责任椎体"的确定,对是否需要长段固定,非常重要,今后应在这方面仔细研究,摸索制订出参考标准。

(四) 多节段椎管狭窄手术效果的分析

据国内文献报道,在不考虑年龄因素的情况下,腰椎管狭窄症患者的手术疗效较好,但对于老年患者,一般学者认为由于病程较长、腰椎退变明显、神经损害症状重,加之骨质疏松、韧带软组织劳损,手术效果较年轻患者差。

我们亦发现老年患者多节段椎管狭窄的病程长短并不是决定手术疗效的重要指标,手术疗效主要取决于术前神经受损害的程度,如已经长时间出现明显肌萎缩、肌力下降的患者,或在平卧时亦有下肢麻痹的患者,术后感觉和肌力的恢复则相对较差。分析其原因,可能与椎管狭窄病史较长有关,造成椎管内血液循环障碍致神经功能不可逆引起。不过手术减压后,仍能获得较好的疗效。

长节段固定治疗椎管狭窄的术后疗效虽然较为肯定。但不可否认,仍然存在着许多问题有待进一步的解决。如:①仍有少部分患者术后存在腰部僵硬,轻度的慢性腰痛。②由于长节段固定,不仅腰部僵硬,对日常生活功能有影响,而且远期螺钉发生松动的概率将会增高。③远期疗效在于防止长节段内固定失败,所以要在于保持脊柱稳定的前提下,将脊柱活动控制在一个较为合适范围,减轻椎间盘负荷。

腰椎非融合技术试图作为治疗腰椎管狭窄替代传统腰椎固定融合术的一种新选择,该技术能否正确、合理的应用于多节段椎管狭窄尚存在许多疑问有待解决,还需长时间以及进一步临床研究证明这些置入物的安全性及与宿主的生物相容性,以获得更加满意的疗效,伴随内固定器械的改良和更加深入的临床研究,脊柱动态稳定系统将会更加符合脊柱生理功能,并在治疗腰椎管狭窄的领域发挥更加重要的作用。

长节段椎管狭窄内固定治疗后对患者的日常生活影响巨大,有学者对48例长节段椎管狭窄固定后的患者在弯腰、下蹲等日常生活中影响颇大,而固定节段多的比固定节段少的生活质量低。生活质量可以综合反映患者的生理状态、心理状态和社会生活状态,目前在医疗和卫生领域日益受到重视,尤其是随着医学由单纯的生物医学模式向生物 - 心理 - 社会医学模式的转变,要求医学工作者由主要挽救、延长患者生命,解除或减轻患者病痛,向不仅重视延长患者生命数量,而且注重生活质量的方向发展。因此,尽管在减压的同时能缓解患者症状,但随着固定节段增多及患者年龄的增大,术后的并发症发生率也随之增高,而对生活质量的影响也增大,因此对于固定节段的多少应慎重。所以在选择固定的节段时,首先需要进一步明确长节段固定系统的适应证和禁忌证,避免因盲目的扩大适应证而造成的并发症增多。

长节段椎管狭窄内固定治疗后,是否进行有效的功能康复锻炼,对生活质量的影响也较大,我们也看到不少病例,术后坚持系统的腰背部肌肉和髋、膝关节功能锻炼,对穿鞋袜、下蹲等日常生活影响并不大,目前对术后康复锻炼患者和医院普遍注意不够。所以建议随诊时对患者的日常生活能力、恢复工作等情况等进行综合时评定,应加上术后功能锻炼因素。

三、并发症

脊柱融合内固定手术的并发症已报道的有腰痛、感染、假关节形成、内固定物断裂或松动、神经系统损伤、复发椎管狭窄以及内固定移行区病变（如邻近未融合节段的加速退变、椎管狭窄、滑脱、继发侧凸及疲劳性骨折等）。

Cleveland等早在1948年就报道三节段脊柱融合术后假关节的发生率高达33.3%，且50%以上患者的疼痛未得到缓解，而单节段融合的假关节发生率只为3.4%。所以随着融合节段的增多，为了提高融合率并促进术后脊柱稳定性的重建，在脊柱融合术的同时使用内固定技术，因为这种内固定可在术后即刻提供稳定性，并维持对线关系直到融合完成。Kim和Ransom的临床观察显示，应用内固定能提高多节段脊柱融合术的融合率，因此认为植骨加内固定是最可靠的方法。必要时需行前后路内固定（图9-19）。

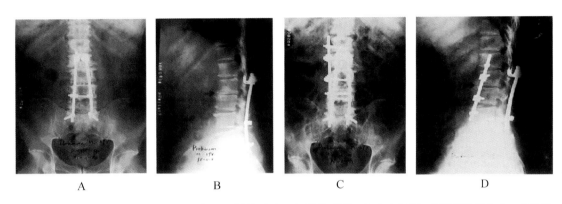

图9-19 患者，男性，69岁，因多节段腰椎管狭窄，行椎管减压、C-D内固定、后路植骨融合术，术后症状明显减轻（A、B）。由于前路未融合，术后半年又出现腰椎不稳定性腰痛，遂再行前路内固定，术后随访5年，症状无复发（C、D）

四、术后处理及随诊

术后复查X线片以再次确认内固定状况。鼓励患者早期下地活动。支具保护3～6个月。随诊时对患者的疼痛缓解状况、镇痛药的使用、日常生活能力、恢复工作情况等进行综合了解与评定，同时通过X线片（静、动）观察内固定及植骨融合情况。

对于内固定移行区病变近年来逐渐被人们所关注。Anderson在1956年首先报道了脊柱融合术后继发滑脱1例。1963年Harris和Willey注意到有6例滑脱均继发于脊柱融合术后。最近有学者统计腰椎后路内固定后移行区并发症的患者中，39%出现了继发滑脱，随后依次为椎管狭窄、疲劳性骨折、继发侧凸和邻近节段的退变（图9-20）。Lee发现，多数病例在融合术后5年内出现症状，患者常表现为脊柱融合内固定术后有一段长短不一的症状缓解期（常为数年），而后发病。如诊断明确，保守治疗无效，再手术延长内固定效果仍良好。Rahm等对49例患者的调查发现相邻节段退变占35%，当然如单独统计多节段内固定病例，则比例可能更高。

国外文献报道椎弓根螺钉断裂发生率为2.9%～7%，在多节段融合固定中更为多见。然而，随着生物力学的发展和内固定材料与设计的改进以及对植骨融合的进一步重视，断钉率将逐渐降低。

总之，尽管在脊柱融合术的同时应用内固定可提高融合率，但是随着固定节段的增多和患者年龄的增大，其并发症发生率也将随之增高，而临床疗效却随之降低，因此，对于有明确诊断依据和手术指征的多节段脊柱不稳定患者，内固定治疗仍应慎重。而兼顾必要的融合固定范围与尽可能保留足够的活动节段，并选择更为接近人体骨弹性模量的内固定装置，这是获得满意疗效和减少并发症的关键。同时，对于这类患者应长期随诊，以了解其内固定及脊柱退变情况并给予适当的治疗。

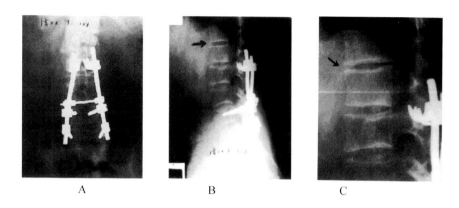

图9-20 患者，女性，68岁，因腰椎管狭窄合并成人退行性脊柱侧弯行椎管减压、
C-D内固定（A、B），融合上方相邻节段退变（术后6年）（C）

（匡敬勇，匡正达，叶启彬）

第五节 单侧椎弓根螺钉固定技术

单侧椎弓根螺钉固定并加椎间融合术是治疗腰椎间盘突出症伴腰椎不稳的常见方法，该方法能完整地重建脊柱的稳定性。为了减少双侧固定融合手术带来的较大创伤和加重邻近节段退行性变等缺点，缩短手术时间和减少出血、减轻手术的费用，我们设计了一种单侧椎弓根固定技术，用于治疗腰椎间盘突出伴腰椎不稳的微创技术。

一、单侧椎弓根固定系统的可行性研究

我们在河北省三院骨科研究所生物力学骨科实验室，在申勇教授指导下，在猪标本上，用长春材料仪器厂生产的CSS-44020生物力学测试仪上进行了各种测试，模拟临床的手术过程，设计了以下四种不同状态下的不稳定的力学模型：（A）未手术组；（B）左侧L_4下半段切除和椎间融合组；（C）椎体左侧椎间融合加同侧椎弓根螺钉固定组；（D）腰椎左侧椎间植骨融合及双侧椎弓根螺钉固定组（图9-21）。

1. 测试方法 生物力学测试时，对20个不同的猪脊柱标本测试轴向压缩、前屈、后伸和左右侧屈状态下，获得了500个载荷。

2. 统计学处理 应用AutoCAD2004软件测量5mm位移下最大载荷。采用两因素方差分析和SNK-q检验，在SPSS10.0软件上进行，$P<0.05$认为有统计学意义。

3. 本研究比较了5种不同载荷4组脊柱节段的强度（表）。结果表明：在所有的载荷下，D组（自体植骨融合联合双侧椎弓根固定组）重建的脊柱结构强度最大，但C组自体植骨椎间融合联合单侧后路固定也有着类似的强度。而且两种内固定方法提供的生物力学强度不仅高于B组(左侧L_4下半段切除和椎间融合组)还均高于A组（未手术组）。C组椎间盘切除自体植骨融合联合同侧椎弓根螺钉固定也能提供较好的

脊柱稳定性，但腰椎固定强度小于双侧固定，这样较小的刚度可减少由于腰椎双侧固定刚性过大引起邻近节段退行性变加剧的弊病。

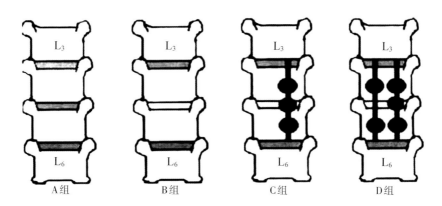

图9-21 四组腰椎标本示意图

表 各组腰椎标本不同运动状况下平均应力强度结果($\bar{x} \pm s$, n = 5)

分组	压缩 (N/mm)	前屈 (N·m/°)	后伸 (N·m/°)	左侧屈 (N·m/°)	右侧屈 (N·m/°)
A组	410± 28	0.82±0.02	0. 82±0.02	0.82±0.06	0.80±0. 03
B组	356 ±3	0.76±0.17	0.71±0.08	0.47±0.06	0.40±0.03
C组	447±6	0.88±0.03	1. 06±0.28	1.13±0.03	0.93±0.05
D组	561±16	1.12±0.24	1. 99±0.03	1.16±0.05	1. 06±0.04

二、单侧椎弓根螺钉的临床应用观察

（一）手术适应证

1. 腰间盘突出症伴腰椎不稳。

2. 以一侧神经管狭窄为主的腰椎管狭窄。

3. 腰间盘突出症术后复发，尤以单侧椎板开窗间盘摘除术后翻修为宜。

4. 极外侧型腰间盘突出症。

5. 巨大腰间盘脱出症。

6. 腰痛明显的腰间盘突出症。

以上均选择单侧下肢神经症状，且为单节段或两个节段病变，经保守治疗效果欠佳的病例。

（二）术前准备

常规腰椎X线、CT及MRI检查，必要时可行脊髓造影检查，明确责任节段，术中使用体表诱发电位仪监测脊髓及神经根功能。

（三）麻醉及体位

硬膜外麻醉或气管插管全身麻醉。取俯卧位，胸前及两侧髂骨翼处垫软枕使腹部悬空，双侧髂嵴部对准手术床的折叠桥，摇动折叠桥使腰部轻度后突，从而使椎板间隙张开。

（四）手术步骤

1. **体位及切口** 患者取俯卧位，后正中切口，长3～7cm。

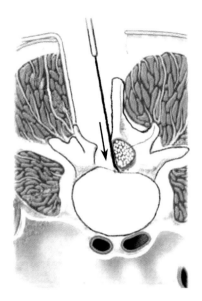

图9-22 椎间盘切除术正中切口的
轴位像

2. **暴露及减压** 剥离患侧骶棘肌，暴露同侧责任节段棘突、椎板、关节突关节及横突。应用半椎板拉钩暴露椎板。C臂X线机定位准确后，在同侧病变间隙上、下常规置入椎弓根螺钉，根据椎管狭窄情况凿除上一节椎体下关节突内侧2/3或全部，尽量多切除上关节突内侧部分以增加外侧操作空间，防止对硬脊膜和神经根的过度牵拉。对神经根管进行充分减压，轻轻牵开神经根将1.5mm克氏针紧贴神经根锤入椎体借克氏针保护神经根（图9-22），常规切除突出椎间盘，在椎弓根螺钉间安装预制前凸连接杆，适当撑开椎间隙。应用绞刀刮匙尽可能向前方及对侧刮除椎间盘组织和软骨终板。

3. **取髂骨及测量** 经原切口同侧皮下游离至髂骨，切开剥离骨膜，应用板钩牵开暴露，根据需要切取髂骨，常规自髂骨凿取两块2.5cm×1.0cm×1.0cm两面或三面带皮质骨块及适量碎骨块，将其放入我们设计制作的植骨盒中。此植骨盒规格3.0cm×2.5cm×1.0cm，骨块放入植骨盒后用锤入器打实（图9-23），根据植骨盒上标尺，测量出植骨盒中骨块体积，然后将植骨块自植骨盒中取出以便准确记录椎间植骨量。

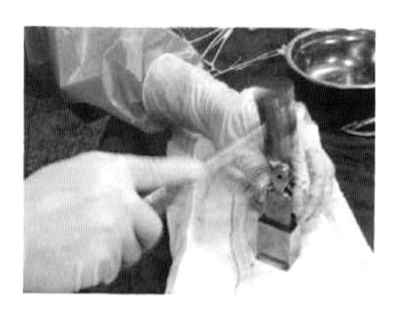

图9-23 将骨块放入植骨盒并打实，测量植骨量

4. **植骨及固定** 采用腰后路经椎间孔减压椎间植骨（TLIF）联合同侧关节突后外侧植骨（PLF）方法进行植骨融合。首先于椎间隙放入碎骨块，将其打压至椎间隙前方（图9-24），再放入较大的髂骨块，一般选2.5cm×1.0cm×1.0cm两面或三面带皮质髂骨块，骨块高度根据术前腰椎X线片确定，一般高度为1cm，松质骨面冲上、下，皮质面向内或外侧，应用锤入器打入（图9-25），再应用绞刀贴植骨块外侧捶入，顺时针方向旋转将骨块推向中央，然后再植入同样骨块并捶击打压（图9-26，图9-27）。

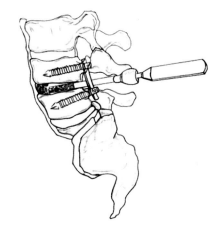

图9-24 于椎间隙前方应用植骨漏斗置入碎骨块

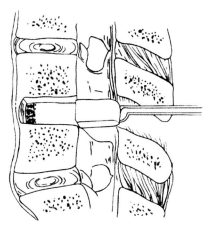

图9-25 置入适合椎间隙高度的植骨块

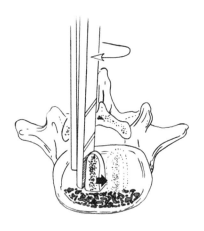

图9-26 应用铰刀向对侧推挤骨块示意图

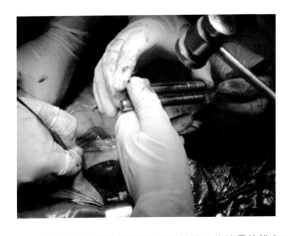

图9-27 紧贴植骨块插入两把铰刀旋转铰刀将植骨块推向对侧

经C臂X线机透视显示植骨块位置良好后，将椎弓根螺钉加压锁定，剩余骨块放入植骨盒中，打实后测量其体积，其与取骨量之差即为实际椎间植骨量。剩余骨行同侧横突间及关节突后外侧处植骨达到270°植骨融合（图9-28）。术毕探查神经根以防有碎骨块压迫，开窗处应用可吸收明胶海绵填塞，然后关闭伤口。

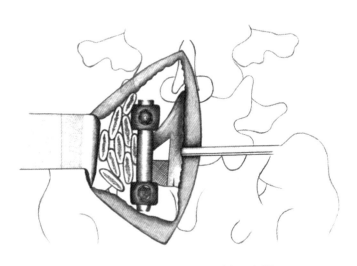

图9-28 单侧固定后外侧融合示意图

经典TLIF手术切除整个下关节突，为增加后外侧植骨面积，提高融合率，在椎管较宽情况下，我们认为以切除2/3下关节突保留少部分下关节突为好。这样在神经根背面保留的关节突可以起到支架作用，防止术后瘢痕粘连压迫神经根，并可提供植骨床，增大植骨面积。

长期随诊观察显示，固定可靠，椎间骨性融合良好，腰椎过伸过屈位X线片显示腰椎活动度较好（图9-29）。

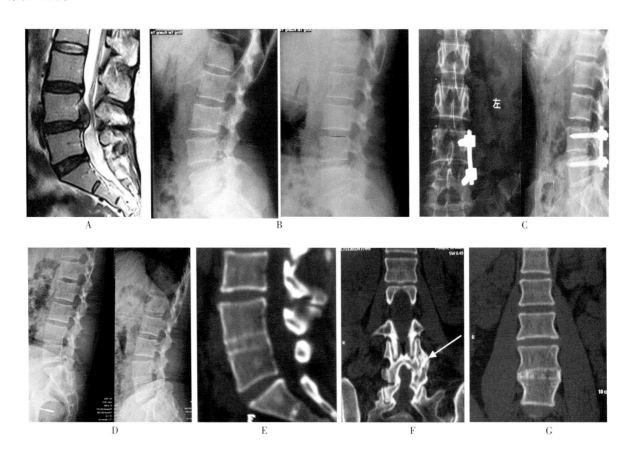

图9-29　A. 腰椎MRI显示L$_{4\sim5}$椎间盘脱出；B. 腰椎过伸过屈位X线显示L$_{4\sim5}$节段不稳；C. 术后X线片；D. 术后五年内固定物取出后，过伸过屈位显示L$_{4\sim5}$节段稳定性良好，已有椎间骨性融合；E. 术后七年CT显示椎间骨性融合；F. 正位片示L$_{4\sim5}$右后外侧骨性融合（箭头所示）；G. 正位片示L$_{4\sim5}$骨性融合（箭头所示）

（五）术后处理

1. 术后应密切观察双下肢感觉、肌力及反射情况，注意下肢症状恢复情况。

2. 注意观察引流管是否通畅，一般24小时引流量小于50ml时，可拔除引流管。如引流液为清亮液，且量较多，则考虑存在脑脊液漏，应将负压引流改为常压引流，头低脚高位，适量补液，预防电解质紊乱，注意预防感染，一般术后5～7天拔除引流管，并在引流管口缝合1针。

3. 行双下肢屈伸、直腿抬高及腰背肌功能锻炼，有助于防止神经根粘连及肌肉失用性萎缩，并且有助于防止因长期卧床可能导致的下肢深静脉血栓形成。

4. 一般术后2～4天即可佩戴腰围下地活动，并逐步增加行走时间和行走距离。

（六）随访情况

2005～2014年对205例腰椎间盘突出合并腰椎不稳患者，行单侧椎弓根固定270°植骨融合，随访16～

86个月，平均53个月，有1例因伤口感染而再次手术将同侧椎弓根钉取出，在对侧行单侧固定，1例植骨块脱出而再次手术取出脱出植骨块，其余病例无植骨不融合，无钉棒断裂，两侧椎间隙对称，未发现冠状面失衡表现，随访时未出现邻近节段退变而无需手术，住院费用平均1.5万元，术中无需输血。

（七）讨论

1. 如何防止神经根损伤　本术式仅剥离一侧椎旁肌，手术视野相对较小，特别是在处理椎体间隙时，助手在使用神经剥离子或神经根拉钩牵开及保护神经根时，往往容易阻挡术者视线及操作空间，影响手术操作，操作不当甚至可能损伤神经根。我们采用直径为1.5mm克氏针取代神经根拉钩，显露效果更佳。具体方法如下：显露硬膜及神经根后，用神经剥离子将硬膜及神经根牵向中线，显露椎间盘，紧贴神经剥离子于椎间隙上下椎体内各插入1.5mm克氏针1根，移走神经剥离子，用该克氏针取代神经剥离子牵开及保护神经根，该方法能明显增加手术操作空间。另外，术中使用体表诱发电位仪监测神经根功能，能随时发现神经根传导异常，预防神经根损伤。

2. 单侧椎弓根固定减少相邻节段退变的意义进传统的手术治疗腰椎退行性变应用双侧椎弓根螺钉通过后路达到控制脊柱三柱结构的目的，对融合节段起到了即刻稳定的效果，从而增加融合率。但Shah等指出坚强内固定系统会改变邻近节段椎间盘和关节突关节的载荷，使其活动度增加，椎间盘压力增高，继发如邻近节段的椎间盘突出、关节突关节退变，固定节段的骨质疏松、骨融合下降、假关节形成和椎体楔形压缩性变等改变；Mc Afee等认为由于脊柱内固定过分坚强遮挡融合区域的应力而导致骨质疏松和移植物吸收，因而提出适当的应力作用有益于植骨融合。为降低脊柱内固定强度，有学者提出应用单侧椎弓根内固定方法来降低脊柱坚强内固定出现的邻近节段退变问题。1991年，Goel等通过人体新鲜脊柱标本行L_4、L_5双侧椎板及关节突切除减压来证明单侧和双侧固定在固定强度上的差别，完整地切除退变的椎间盘，在伸屈模型中，单侧固定活动度减少了40%，双侧固定活动度减少了70%，他们认为与双侧固定相比，单侧固定为非坚强固定，可能减少应力遮挡。1992年，Kabins等首先报告单侧内固定的临床应用，并证明单侧和双侧内固定在L_4、L_5单节段两者融合率相同。

本组205例单侧固定随证结果也表明单侧椎弓根固定取得相当高的融合率(94%)，未发现加剧邻近节段退变。

3. 单侧椎弓根固定可以减少腰肌的损伤，保护肌肉的功能。Potter等研究指出：在术中保护骶棘肌、腰背肌的完整性及其神经支配是防止术后发生腰背衰弱综合征和脊柱不稳的重要预防措施。研究证实棘上、棘间韧带富含神经纤维，腰部后方韧带可以通过神经反射来影响腰部肌肉的收缩，维持腰椎精细活动和姿势。单侧椎弓根螺钉固定术仅剥离一侧骶棘肌、椎旁肌，可以避免对无症状侧软组织的剥离和对关节突关节的破坏，不仅可节约费用，还可减少软组织损伤，减少腰椎失稳。因此术后肌肉萎缩无力、"腰背衰弱综合征"的发生率明显降低。

4. 腰后路经椎间孔减压椎间植骨融合（TLIF）联合关节突后外侧植骨融合（PLF）的技术要点。传统上对于腰椎融合采用PLF法，但发现采用PLF方法治疗后仍有部分椎间盘源性腰痛，并且断钉率较高，可能与腰椎残留不稳定有关，而进行腰椎椎体间融合术后疼痛完全消失。Rolander进行的一项生物力学研究显示，PLF不能消除融合节段椎间盘的活动，他认为这种遗留的不稳定是造成术后慢性疼痛的根源，也是造成椎弓根钉断裂的原因。Patwardhan等报告后路腰椎椎间融合术在造成脊柱旋转中心轻度后移的同时增加了脊柱承载能力，因而椎间骨性融合可大大降低椎弓根螺钉松动、断裂的发生率，所以近年来椎体

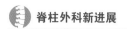

间融合受到推崇。

目前，后路椎间融合有以下两种方式：经后路椎体间融合（postlumbar interbody fusion，PLIF）和TLIF。但PLIF技术对硬脊膜和神经根的牵拉，增加了神经根损伤、硬膜破裂和硬膜外瘢痕纤维化的危险，此外，该技术需要剥离大量的椎旁肌。TLIF实际上是对PLIF技术的改进，TLIF主要的技术特点在于通过单侧后外侧入路即可实现脊柱的前柱固定。其优点包括：有效减少对椎管内结构的干扰，将对神经根和硬脊膜的刺激和损伤程度降至最低；保留对侧椎板和关节突关节结构，有助于将来可能的翻修手术以及术后稳定性的恢复和防止内固定断裂。TLIF的缺点是在入路侧需要切除的结构较多，在椎间隙对称地植入融合物困难。

为提高融合率，近年来有学者提倡在PLIF或TLIF的基础上附加PLF术以达到三柱融合的目的。Rosenberg和Mummaneni报告PLIF+PLF和TLIF+PLF的比较，同等条件的两组患者术后两年融合率和临床疗效方面比较差异无统计学意义，手术费用等方面比较差异无统计学意义。但Humphreys等报告PLIF+PLF组术后神经损伤的发生率高达19%，而同等条件下TLIF+PLF组无一例有类似情况发生。TLIF+PLF术可减少硬膜囊和神经根牵拉，后侧张力带能够基本保留完整，可降低术后神经功能障碍的发生率和引起症状的硬膜外纤维化，最大程度保留解剖结构。

正确的植骨是手术成功的关键环节。国外对椎间植骨有明确要求，终板植骨床面积要达到$6.25cm^2$，以保持接触面的稳定，这是在患者具有正常骨密度且术后生理条件正常情况下的标准。国内缺乏对椎间植骨量的要求标准，加上国人椎弓根间距相对较窄，宽度>1cm的植骨块较难从后路植入椎间隙。由于腰椎存在生理前凸，椎间隙前宽后窄，郭世绂等报告国人L_4、L_5、$L_5～S_1$椎间隙后缘高$5.43～11.06mm$，而前缘高$10.19～18.94mm$，所以如椎间隙植入一方形骨块，椎间隙前方将很难与骨块紧密接触，所以在椎间隙前方先放入碎骨块，并将其打压紧密，应用含两面或三面皮质髂骨块植入椎间隙后侧，一般选（2.5～3.0）cm×1.0cm×1.0cm左右两面或三面带皮质髂骨块，这样也可防止椎弓根螺钉加压时椎间隙塌陷和椎间孔狭窄，并能恢复腰椎生理前凸。

生物力学试验显示影响骨块塌陷的最主要因素为椎体的骨密度、施加的压应力及植骨床相互接触的表面积。所以增加椎间植骨量非常关键，我们据此设计了植骨盒，可对椎间植骨进行量化，便于规范植骨量。最后于关节突后外侧做好植骨床，应用髂骨条植骨。本组患者术后椎间隙有轻度塌陷，椎间植骨量少者塌陷明显但并未引起神经症状。

5. 单侧椎弓根螺钉固定TLIF联合PLF技术治疗腰椎退行性疾病的适应证和临床意义。Suk等研究发现腰椎管狭窄手术患者，单侧腰椎弓根螺钉内固定的内植物失败率仅为5.9%，而腰椎峡部断裂滑脱患者的单侧内固定的内植物失败率则高达30.8%，其建议单侧椎弓根螺钉内固定不能用于腰椎峡部断裂滑脱患者。

此手术切口小、创伤小、术野清楚，结合TLIF技术通过单侧后外侧椎间孔入路进入椎间隙而提供前路支撑，保护了前纵韧带和后纵韧带以及棘突上、棘突间韧带而其能提供压紧植骨的张力带作用和防止植骨块脱出，同时也增强了腰椎的稳定性，且对椎管内神经组织基本无干扰，术中避免了过度牵拉硬脊膜和神经根，降低了损伤神经的风险，也避免了椎板切除造成硬膜囊外广泛纤维化的危险。椎体间植骨加后外侧植骨，可提高脊柱融合率。与传统的双侧椎弓根螺钉固定手术相比时间短、创伤小、出血少，节省了椎间融合器费用和一半的钉棒费用，住院费用大幅降低，经济效益显著，所以单侧椎弓根螺钉固定TLIF联合PLF技术治疗腰椎退行性疾病具有创伤小、安全系数大、神经减压彻底、融合率高、功能恢复早和经济负担少等特点。

单侧椎弓根螺钉固定270°植骨融合术式体现了微创的理念，将传统的双侧椎弓根螺钉固定改为单侧固定，保留棘突、棘上、棘间韧带及对侧关节突结构的完整，更好的保留了后柱稳定结构，同时通过减少对神经、肌肉组织的破坏，使患者早期恢复腰背肌力量及脊柱活动，是治疗单侧症状需要进行融合手术的腰椎退行性疾病较为理想的术式。

（吴占勇）

参 考 文 献

1. Rosenberg NJ. Degenerative spondylolisthesis： predisposing factors. J Bone Joint Surg Am，1975，57：467-74.

2. Matsunaga S，Sakou T，Morizono Y，et al. Natural history of degenerative spondylolisthesis： pathogenesis and natural course of the slippage. Spine，1990，15：1204-10.

3. Sanderson PL，Fraser RD. The influence of pregnance on the development of degenerative spondylolisthesis. J Bone Joint Surg Br，1996，78：951-4.

4. Boden SD，Riew KD，Yamaguchi K，et al. Etiology of spondylolisthesis： assessment of the role played by lumbar facet joint morphology. Spine，1993，18：80-91.

5. Love TW，Fagan AB，Fraser RD. Degenerative spondylolisthesis： developmental or acquired. J Bone Joint Surg Br，1999，81：670-4.

6. Iguchi T，Wakami T，Kurihara A，et al. Lumbar multilevel degenerative spondylolisthesis： radiological evaluation and factors related to anterolisthesis and retrolisthesis. J Spinal Disord Tech，2002，15：93-9.

7. Herkowitz HN. Spine update： degenerative lumbar spondylolisthesis. Spine，1995，20：1084-90.

8. Simmons ED. Surgical treatment of patients with lumbar spinal stenosis with associated scoliosis. Clin Orthop，2001，45-53.

9. Takahashi K，Kagechika K，Takino T，et al. Changes in epidural pressure during walking in patients with lumbar spinal stenosis. Spine，1995，20：2746-9.

10. Dreyfuss PH，Dreyer SJ. Lumbar zygapophysial (facet) joint injections. Spine J，2003，3(suppl)：50-9.

11. Kirkaldy-williS WH，Hill RJ. A more precise diagnosis for low-back pain. Spine，1979，4：102-9.

12. Sengupta DK. Dynamic stabilization devices in the treatment of low back pain. Orthop Clin North Am，2004，35：43-56.

13. Herkowitz HN，Kurz LT. Degenerative lumbar spondylolisthesis with spinal stenosis： a prospective study comparing decompression with decompression and intertransverse process arthrodesis. J Bone Joint Surg Am，1991，73：802-8.

14. Zdeblick TA. A prospective，randomized study of lumbar fusion： preliminary results. Spine，1993，18：983-91.

15. Bridwell KH，Sedgewick TA，O'Brien MF，et al. The role of fusion and instrumentation in the treatment of degenerative spondylolisthesis with spinal stenosis. J Spinal Disord，1993，6：461-72.

16. Yuan HA，Garfin SR，Dickman CA，et al. A historical cohort study of pedicle screw fixation in thoracic，lumbar，and sacral spinal fusions. Spine，1994，19(suppl)：2279-96.

17. Rechtine GR，Sutterlin CE，Wood GW，et al. The efficacy of pedicle screw/plate fixation on lumbar/lumbosacral autogenous bone graft fusion in adult patients with degenerative spondylolisthesis. J Spinal Disord，1996，9：382-91.

18. Fischgrund JS，Mackay M，Herkowitz HN，et al. 1997 Volvo Award winner in clinical studies. Degenerative lumbar spondylolisthesis with spinal stenosis： a prospective，randomized study comparing decompressive laminectomy and arthrodesis with and without spinal instrumentation. Spine，1997，22：2807-12.

19. Sengupta DK，Herkowitz HN. Degenerative sponaylolisthesis： Review of current trends and controversy. Spine，2005，30：S71-S81.

20. Booth KC，Bridwell KH，Eisenberg BA，et al. Minimum 5-year results of degenerative spondylolisthesis treated with decompression and instrumented posterior fusion. Spine，1999，24：1721-7.

21. Satomi K，Hirabayashi K，Toyama Y，et al. A clinical study of degenerative spondylolisthesis：radiographic analysis and choice of treatment. Spine，1992，17：1329-36.

22. Montgomery DM，Fischgrund JS. Passive reduction of spondylolisthesis on the operating room table：a prospective study. J Spinal Disord，1994，7：167-72.

23. Bednar DA. Surgical management of lumbar degenerative spinal stenosis with spondylolisthesis via posterior reduction with minimal laminectomy. J Spinal Disord Tech，2002，15：105-9.

24. Kawakami M，Tamaki T，Ando M，et al. Lumbar sagittal balance influences the clinical outcome after decompression and posterolateral spinal fusion for degenerative lumbar spondylolisthesis. Spine，2002，27：59-64.

25. Phillips FM. The argument for noninstrumented posterolateral fusion for patients with spinal stenosis and degenerative spondylolisthesis. Spine，2004，29：170-2.

26. Katz IN，Lipson SJ，Lew RA，et al. Lumbar laminectomy alone or with instrumented or non instrumented arthrodesis in degenerative lumbar spinal stenosis：patient selection，costs，and surgical outcomes. Spine，1997，22：1123-31.

27. Shah RR，Mohammed S，Saifuddin A，et al. Radiologic evaluation of adjacent superior segment facet joint violation following transpedicular instrumentation of the lumbar spine. Spine，2003，28：272-5.

28. Fischgrund JS. The argument for instrumented decompressive posterolateral fusion for patients with degenerative spondylolisthesis and spinal stenosis. Spine，2004，29：173-4.

29. Burkus JK，Dorchak JD，Sanders DL. Radiographic assessment of interbody fusion using recombinant human bone morphogenetic protein type 2. Spine，2003，28：372-7.

30. Johnsson R，Stromqvist B，Aspenberg P. Randomized radiostereometric study comparing osteogenic protein-1 (BMP-7) and autograft bone in human noninstrumented posterolateral lumbar fusion：2002 Volvo Award in clinical study. Spine，2002，27：2654-61.

31. Boden SO，Kang J，Sandhu H，et al. Use of recombinant human bone morphogenetic protein-2 to achieve posterolateral lumbar spine fusion in humans：a prospective，randomized clinical pilot trial. 2002 Volvo Award in clinical studies. Spine，2002，27：2662-73.

32. Herkowitz HN，Abraham DJ，Albert T J. Management of degenerative disc disease above an $L_5 \sim S_1$ segment requiring arthrodesis. Spine，1999，24：1268-70.

33. Abumi K，Panjabi MM，Kramer KM，et al. Biomechanical evaluation of lumbar spinal stability after graded facetectomies. Spine，1990，15：1142-7.

34. Suk KS，Lee HM，Kim NH，et al. Unilateral versus bilateral pedicle screw fixation in lumbar spinal fusion. Spine，2000，25：1843-7.

35. Chotigavanich C. Thanapipatsiri S. Yingsakmongkol. Surgical treatment of degenerative lumbar spondylolisthesis. Presented at the 77 Annual congress JOA，Kobe，Japan，2004，134.

第十章 脊柱损伤

第一节 概 述

脊柱的骨折和脱位较为常见，平常时期其发病率占全身骨折的4.8%~6.63%。在异常情况下，如战争、地震时，其发病率更高，可达10.2%~14.8%。

一、脊柱解剖生理上的特点在脊柱创伤中的意义

脊柱是人体的中轴，四肢和头颅均直接或间接附着其上，故身体任何部位的冲击力或压力，均可能传导到脊柱，造成损伤。在诊治多发损伤患者时，应记住这一点，以免漏诊。脊柱有四个生理弧度，在脊柱的后凸和前凸的转换处，受力作用较大，是整个脊柱中最易受伤害的部分。在椎体间共有23个坚韧而有弹性的椎间盘，脊柱受伤时，依据暴力方向不同，椎间盘可受压而疝入到椎管内，压迫脊髓，也可嵌入到下一个椎体的皮质、松质骨内，甚至引起椎体向四周迸裂，形成爆裂型骨折（bursting fracture）。在颈部，椎体小关节间隙近乎水平位，故易向前后或左右脱位，又容易在脱位后自然复位，在临床上常常可见到外伤性高位截瘫的病例，其X线片却显示颈椎的解剖结构正常。在胸段，小关节间隙与水平面几乎垂直，故极少脱位。在腰部，小关节突的排列是一内一外，即上关节突在外，下关节突在内，因此腰椎不易发生单纯性脱位和交锁，除非合并有一侧的关节突骨折。第一颈椎（寰椎）无椎体和棘突，寰椎的前部及背部均比较细，和侧块相连处尤为薄弱，故此处容易发生骨折。绝大多数的脊柱骨折和脱位均发生在脊柱活动范围大与活动度小的变动处，此处也正是生理性前凸和后凸的转换处，如C_1~C_2，C_5~C_6，T_{11}~T_{12}，L_1~L_2和L_4~L_5处的骨折脱位最为常见，约占脊柱骨折的90%以上，而胸腰段T_{11}~T_{12}的骨折，又占脊柱骨折的2/3~3/4。

二、脊柱外伤的病因

任何可引起脊柱过度屈曲、过度伸展、旋转或侧屈的暴力，都可造成脊柱损伤。在平常时期，多数脊柱骨折和脱位的患者系由高空坠落，足或臀部着地，上半身的体重加冲力，使脊柱过度屈曲；或高空坠落的重物，落在患者的头部或肩背部，同样可引起脊柱过度屈曲，造成脊柱的骨折和脱位。一些异常情况如车祸、塌方、地震、爆炸、跳水和体育运动等，也是脊柱损伤的常见原因。

三、脊柱骨折的急救处理

在事故现场对疑有脊柱损伤患者的正确处理非常重要。但开始接触和救治患者的常常不是医务人员，而是警察、司机和伤者同事朋友等，这些人如果缺乏现场救护常识，常在搬运患者时，造成脊柱脊

髓继发损伤，使一些本来无（或轻度）神经系统损伤的病例，出现不可逆的截瘫。国外文献统计，有25%的致命并发症发生在事故现场至医院的这一段时间里。随着急救技术的改进，能大大降低截瘫发生率。美国Moyer统计发现，1976年脊髓损伤在入院患者中完全截瘫发生率为75.8%，1986年由于急救及转运技术的改进，完全截瘫发生率下降至21.1%。在我国广大群众，甚至基层医务工作者当中，脊柱脊髓损伤的急救处理水平仍较低，应尽速开展普及教育，予以提高。

（一）病情的评估

在搬动患者前，应了解一些情况，以除外脊柱骨折。如患者清醒，应询问患者颈部及胸背部有否疼痛，手或足是否感到发麻。如回答是肯定的，则应高度怀疑有脊柱损伤，应进一步让患者弯弯手，抬抬腿（但不能让患者抬头转颈）。如患者不能做这些动作或力弱，说明存在脊髓损伤，在采取合适固定措施前，应维持患者当时的体位（即使是非常不舒适的体位），不准作任何翻动。如果患者有神志不清，则搬动患者时按有颈椎骨折情况搬动处理亦不为过，因为有10%的头颅损伤患者合并有颈椎损伤。

（二）患者的运送

搬动患者前，最重要的事就是固定患者受伤的颈椎或胸腰椎，以防骨折处因搬动而产生过大的异常活动，而引起脊髓继发损伤（通过直接脊髓牵拉、挫伤或刺激供应脊髓的血管引起痉挛致伤）。

1. 颈椎损伤患者的搬运　从地上将患者抬到运输板上，应由三人同时进行。一边一人抬躯干和下肢，另一人扶持头颈部。具体做法为：两手放在患者肩上，让患者头部支承在两肘部（图10-1），然后抬起患者，最好放置在一个特制的颈椎固定牵引板上。将患者放在板上后，垫紧头两侧固定垫，用四头带固定头颈部，但不作过多牵引；然后固定双肩及腰部（图10-2）。但这种对颈椎骨折的固定还不够牢固，故搬动固定板时仍需小心。如无特制的固定牵引板，亦可用门板代替，颈椎两侧放置沙袋，头部、肩部及腰部再用布带固定亦可（图10-3）。亦可用头盔式铁丝夹板固定（图10-4）。

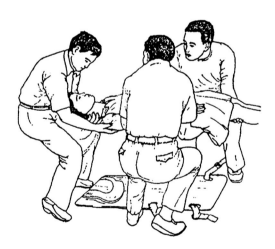

图10-1　颈椎损伤患者搬运法

2. 胸、腰椎骨折患者的搬运　搬运患者最好使用硬质的担架或木板。由受伤场地将患者搬到担架上时，应有2～3人，采取轴向翻身法，即翻身时臀部和肩部应在同一平面上翻转，不能像"拧麻花"似扭曲。将患者翻转至担架上平躺，腰部最好垫一个软枕（图10-5）。如无硬质担架而用毛毯等软质物体抬送患者时，最好采取俯卧位（图10-6），保持脊柱于伸展位，因为大多数脊柱骨折均为屈曲性损伤。严禁一人抱肩，一人抱腿的搬运（图10-7）。邢台矿业集团总医院吴占勇研制的全身搬运支架（图10-8），可以避免在转运患者和患者做CT或X线检查时不断搬动，发生继发神经系统损伤，有推广价值。

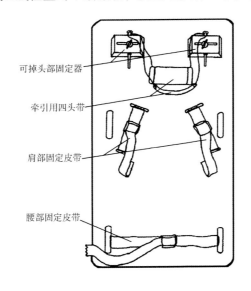

可掉头部固定器

牵引用四头带

肩部固定皮带

腰部固定皮带

肩部固定皮带

牵引用四头带

可掉头部固定器

腰部固定皮带

图10-2 颈部固定牵引板及其应用

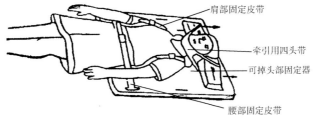

图10-3 颈椎骨折的简易固定

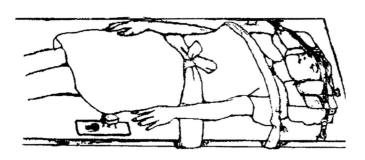

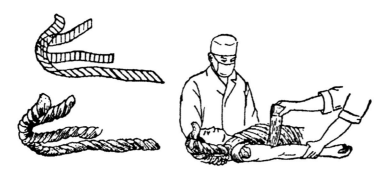

图10-4 头盔式铁丝夹板固定法

391

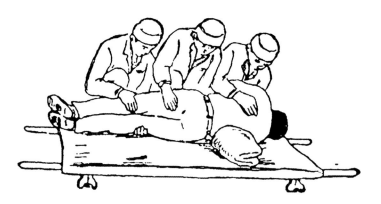

图 10-5　胸腰椎损伤患者上担架法

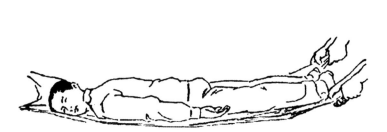

图 10-6　软担架运送胸腰椎骨折者

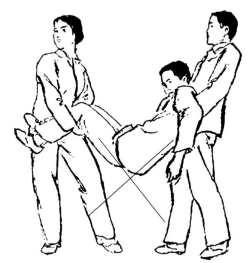

图 10-7　错误搬动脊柱损伤患者

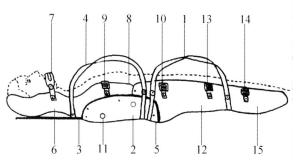

1：搬运带
2：腰椎托板
3：胸椎托板
4：搬运带
5：支撑层
6：颈部托板
7：下颌骨固定带
8：柔性海绵层
9：胸部固定带
10：骨盆部固定带
11：透气孔
12：大腿部托盘
13：大腿部固定带
14：小腿部固定带
15：小腿部托板

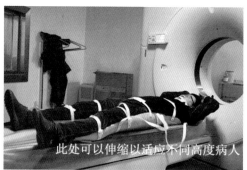

图 10-8　全身搬运支架

（三）脊柱骨折急诊室的处理

维持患者在运送过程中正确的暂时固定。医生根据患者受伤机制分析，进行有重点的全身检查和神经系统检查。初步判定受伤程度及可能受伤的平面。

X线检查对诊断很有意义，但应强调不能随意翻动疑有脊柱骨折的患者，应用轻便X线机器在运送的担架上选择照颈椎及胸、腰椎X线正位和侧位片，在颈椎照片时，应照$C_1 \sim T_1$侧位片。下颈椎骨折脱位患者的侧位片，常常由于肩部软组织影的遮挡，致病变照不清楚而漏诊，应在照片时牵拉患者双肩向下向后。

（叶启彬，吴占勇）

第二节 颈椎损伤诊断、分类及手术治疗

颈椎损伤是一种严重的损伤，合并脊髓损伤、四肢瘫者约占患者的半数，病死率约为15%。

在对颈椎损伤进行分类时，应详细收集病史，包括受伤姿式、暴力作用于颈部的方式等。临床检查应有节制，不要造成继发损伤。神经系统检查，可发现有无脊髓或神经根受损伤的情况。必要的X线、CT或MRI检查对诊断分类有很大帮助，而正确的分类有助于正确选择治疗方法。常将颈部损伤分成四大类，前两类仅有软组织损伤，后两类有脊柱骨性损伤。

一、过度伸展-过度屈曲联合损伤——"挥鞭"损伤

其受伤机制为小汽车的尾部突然受到高速行驶的大汽车撞击；或是小车突然快速开动；或是高速行驶小汽车突然减速；或撞到前面的物体。前一种情况，司机或乘客的头颈部受到间接外力的作用，强力甩向后，引起颈部过度伸展，然后再反弹回原来的位置（图10-9）；后一种情况乘客头部因惯性作用将继续向前屈曲摆动后，又弹回原来的位置或继续向后伸，遂使颈部产生过伸-过屈往返动作。颈椎下部（$C_6 \sim C_7$）和躯体连在一起如同鞭柄，而头部和上颈椎犹如鞭梢，前后甩动。前一种情况比较常见，在头颈部过度后伸时，颈前部的肌肉（特别是胸锁乳突肌、斜角肌和颈长肌）可被拉伤或部分纤维断裂。更严重的后伸损伤，还可拉伤食管和气管，引起吞咽障碍和声音嘶哑。颈长肌撕裂出血、血肿，压迫交感神经纤维，可引起恶心、头晕、视物模糊和两侧瞳孔不等大（Horner综合征），甚至发生耳痛和心前区痛。

严重过伸还可撕裂前纵韧带和椎间盘（图10-10），出现椎间盘症状：颈伸展时疼痛加重，并可放射到肩胛部、肩关节处和上臂。在严重挥鞭损伤(whiplash injury)病例中，由于头部过度前后甩动，可引起前额叶、颞叶脑组织的挫伤和出血，引起严重的头痛和头晕。

在受伤当时，患者常常体会不到自身受伤的程度，只诉说颈部轻度不适和略发僵，伤后12～24小时，开始出现颈部疼痛并逐渐加重，如活动颈部将加重疼痛。如果颈一侧受伤较另一侧重，患者可出现"强迫性斜颈"。颈前部肌肉有触痛。X线片可"无异常所见"。

处理：疑有本病者，应立刻给予配戴颈托，口服镇痛剂，多数患者经此处理2～4周后症状缓解。如症状不缓解者，可行颈牵引治疗（图10-11），牵引重量不超过5kg。必要时可作局部封闭治疗。如果症状持续7～8周后仍不缓解，则应仔细检查是否存在其他严重损伤。如颈项部疼痛并放射到上肢，可能有椎间盘撕裂，确诊后应行手术治疗。从颈椎前方入路，切除受伤椎间盘，然后取髂骨块嵌入植骨。

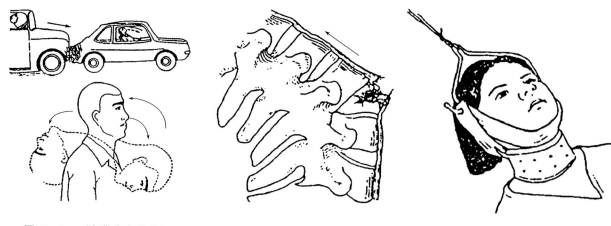

图 10-9 "挥鞭"损伤的机制   图 10-10 严重的后伸损伤   图 10-11 四头带牵引法

二、过伸损伤合并截瘫

常发生于老年人，颈椎原来就存在有骨质增生等退行性变化。在向前摔倒时，头和前额部撞到物体上，颈椎受到强力的直接的后伸暴力作用而向后过度伸展（图10-12），即发生上肢麻痹或截瘫。X线检查常常只能看到颈椎退行性改变，椎体后缘骨刺和椎管狭窄，这些是引起脊髓损伤的病理基础。当过度后伸时，与椎体后缘骨刺相对应的黄韧带皱缩增粗，突入椎管，加重椎管狭窄和脊髓压迫，引起脊髓内出血和"自溶"。

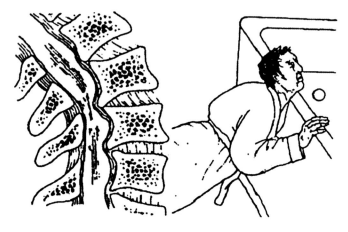

图 10-12 过伸损伤机制

治疗：治疗原则为减轻水肿和缓解脊髓所受到的压迫。这种患者做牵引治疗时，应将颈椎置于轻度屈曲位，严禁过伸牵引。多数作者主张伤后尽早行前路手术，切除椎间盘和骨刺，做椎间植骨融合，与此同时联合应用地塞米松，以救治截瘫和防止死亡。

三、脊柱本身的损伤——脊柱骨折和脱位，可合并或不合并截瘫

伤后症状有时可不大明显，以致受伤椎体在畸形状态愈合，甚至造成隐患。常见骨折脱位有下述几种情况：

脱位：分屈曲损伤合并脱位（分Ⅰ～Ⅳ度，以椎管前后径分成四等分计算），伸展损伤合并脱位。

挤压骨折：椎体挤压骨折分Ⅰ～Ⅳ型。

骨折+脱位：前脱位+后部成分骨折，上颈椎骨折（齿状突屈曲损伤骨折，C_2～C_3伸展骨折，C_1压缩骨折和环椎开裂骨折，即Jefferson骨折）。

（一）颈椎脱位

由颈椎屈曲损伤引起的，约占颈椎骨折2.3%。常发生于高速行驶的小车撞车时，司机或乘客头部因惯性强力前屈；后倒摔跤致头后部撞到物体上，亦可引起屈曲损伤（图10-13）。分半脱位、暂时性脱位与脱位。

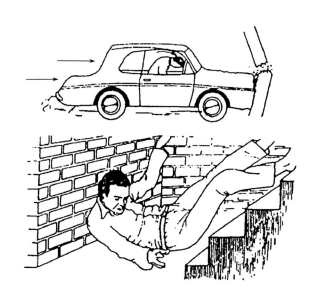

图10-13　颈椎屈曲损伤机制

1. 颈椎半脱位或暂时脱位　颈椎半脱位，常因"挥鞭"损伤或重物坠落头部引起颈前屈时引起，多见于C_4～C_6。因暴力较小，一般（仅少数例外）不足以使颈椎体发生挤压性骨折，仅受伤处之上一椎体的下关节突向前轻度移位，棘突间宽度增加。许多病例在运送医院途中或诊查过程中，经简单的后伸活动，脱位即可自行复位，所以X线检查常常无阳性发现。但椎体后部的软组织，如小关节囊、棘间韧带、黄韧带，甚至后纵韧带可发生撕裂及出血，它也可因脊髓周围出血而致截瘫与死亡。

颈椎半脱位一般症状较轻，常见主诉为颈部疼痛，颈部转动时加重。检查可见颈部肌肉痉挛，头略向前倾，局部棘突可有压痛。X线检查偶可见上一个椎体之下关节突前移，棘突间的距离增宽（图10-14）。当脱位自然复位后，仅可见颈椎生理弧度变直。必要时在谨慎扶持下拍摄颈部屈曲位侧位片，可发现上述病变。

治疗：需将损伤颈关节固定一段时间，否则它可引起韧带松弛及再发脱位，并可造成神经根的刺激与压迫，引起一侧或双侧上肢持续性神经炎，患者颈部和臂部有持续性疼痛不适。颈椎半脱位的复位很容易，肌内注射50～100mg哌替啶镇痛后，慢慢使颈部伸展即可复位。必要时可作四头带牵引复位，用石膏领固定维持此位置6～8周，直至撕裂的关节囊及韧带等软组织完全愈合。

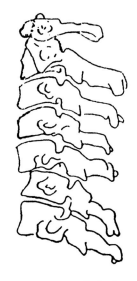

图10-14　颈椎半脱位

2. 颈椎脱位　在颈部遭受屈曲性损伤时，颈椎屈曲，势必使颈椎的下关节突掀起，此时再加上暴力的向前分力，可使后关节囊及棘间韧带甚至椎间盘部分纤维撕裂，上椎体遂整个前移，甚至发生一侧或双侧脊椎之下关节突完全移至下一椎体的上关节突前方，形成交锁。多发生在C_4～C_7之间，常为Ⅲ～Ⅳ度脱位。少数患者还可伴有下一椎体的轻度挤压性骨折，或椎体前缘小骨折片，多合并脊髓损伤（图10-15）。

X线片检查侧位片可见上一椎体前移，其下关节突位于下一椎体之上关节突前方，称为小关节跳跃，两棘突间距离增宽。半侧脱位常为屈曲加旋转暴力引起，X线正位片可见损伤平面的上一个椎体的棘突明显偏歪向患侧，椎板间隙增宽，侧位片示损伤平面轻度成角畸形，上椎体稍向前移，摄45°颈椎斜位片，可见一侧关节突移向前方。

症状与体征：单纯的Ⅰ度屈曲性损伤脱位，可有颈部疼痛，活动受限，疼痛可放射到颈背部、肩胛缘、上臂及手；可有手指麻木或感觉过敏。严重脱位，可引起完全或部分脊髓功能损害。

治疗：轻度屈曲半脱位，需将损伤关节固定一段时间，否则可以引起韧带松弛及再发脱位，并可造成神经根的刺激与压迫，引起一侧或双侧上肢持续性神经根炎，患者颈部有持续性疼痛不适。颈椎半脱位的复位很容易，肌内注射50～100mg哌替啶镇痛后，慢慢使颈部伸展即可复位，用石膏颈托或塑料支具固定于此位置4～6周；有些作者建议至少要固定3个月，因为韧带愈合后还需一段时间钙化和变得更坚强。如果保守治疗失败，颈部仍然有疼痛和不稳时，则需手术治疗，用钢丝将棘突固定（图10-16）。

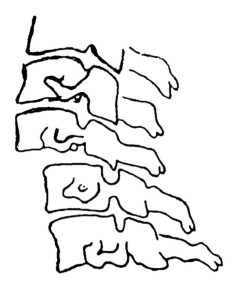

图10-15　C_5~C_6脱位，小关节跳跃

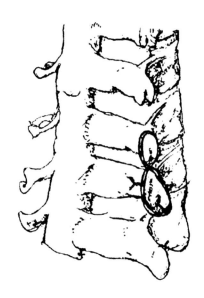

图10-16　颈椎后路棘突钢丝固定法

颈椎脱位特别是有关节交锁者，不能用伸展法复位，因为越伸展，交锁的小关节嵌顿越明显，甚至压迫脊髓。应行颅骨牵引复位，成功的关键是短时间内做重磅快速牵引，牵引重量由5～7kg开始，逐渐增加至10～15kg，一般不要超过15kg（或按每一节椎体不超过2.5kg计算，如C_6脱位，2.5×6=15kg）。牵引时颈椎应处于轻度屈曲位（15°～20°）才容易成功（图10-17）。开始牵引后，每半小时于床旁摄颈椎侧位片一次，直至交锁被松开为止，一般需几小时。然后，在患者肩下垫一枕，使颈部逐渐成过度伸展位，即可复位。之后将牵引重量减至1～1.5kg，维持4周，有关节突骨折者为6周。后改用石膏领再固定6～8周。如颅骨牵引不能复位者，需行切开复位，切除下一个椎体的上关节突后多可顺利复位。复位后做椎板融合术，术后继续牵引4～6周后，再改用Minerva式石膏固定（图10-18）。现在许多医生在重磅快速牵引复位后，维持颅骨牵引状态下，立即行前路减压及固定。

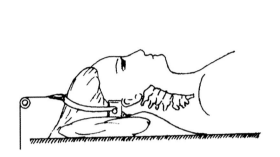

图 10-17 轻度屈曲位牵引法

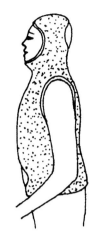

图 10-18 Minerva式石膏领固定法

在交锁的颈椎脱位牵引复位失败，有多种方法治疗，可行一期前后路手术复位法，也有些作者建议立即一期前路手术复位，暴露脱位处椎间盘，切除之，然后用一骨撬撬起有小关节交锁的椎体，使交锁的关节突尖向上脱出，然后用手指推压脱位椎体，使之复位（图10-19），再行椎间植骨融合术和前路钢板固定。可早期下地活动。

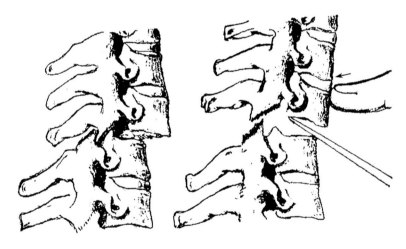

图 10-19 颈椎骨折脱位前路复位法

（二）颈椎挤压性骨折

常因患者从高处坠落头部着地引起。如游泳跳水头部撞在池底受伤（图10-20）。此型骨折分Ⅰ～Ⅳ型。

1. 颈椎挤压骨折Ⅰ～Ⅱ型　此两型骨折比较少见，仅有椎体前缘轻度压缩骨折，不伴有脱位，亦无脊髓损伤（图10-21）。少数Ⅱ型骨折病例可合并有椎间盘突出，可引起颈部疼痛，颈部活动受限。X线检查：侧位片可见椎体前缘有"泪滴"状骨折片。疑有椎间盘突出者（有上肢放射性痛），可做MRI或CT检查，进一步明确诊断。

治疗：轻度压缩性骨折，可用石膏围领或塑料支具固定颈部于轻度伸直位8～10周，直至骨愈合。如果椎体前缘压缩较多，且颈椎有成角畸形，则成角处的椎管将变窄，引起脊髓压迫或迟发颈脊髓病变，最好先行颅骨牵引复位，再行前路手术。摘除骨折上方椎间盘，取髂骨块椎间植骨融合，以防止颈椎成角畸形发展加重。在棘突间隙较大的病例，说明有棘间韧带和小关节囊的撕裂，应再行后路棘突间8字钢丝固定。

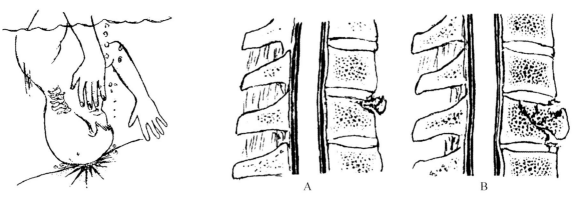

图10-20　颈椎挤压骨折损伤机制

图10-21　颈椎挤压骨折
A. Ⅰ型；B. Ⅱ型

2. 颈椎挤压骨折Ⅲ～Ⅳ型　此两型均为爆裂型骨折，骨折较为严重，几乎都合并有脊髓损伤导致截瘫。脊髓受损伤因素有下述几种：爆裂型骨折片突入椎管，或合并脱位椎管前后径变窄，直接挤压脊髓。在这些情况下，脊髓功能往往是不可逆的（图10-22）。较轻一些损伤，是由于脊髓前动脉受压引起脊髓缺血。在Ⅲ型及Ⅳ型病例中，如CT显示椎体后缘有较大骨块突入椎管内（超过椎管横径30%以上），说明脊髓受到严重损伤，甚至横断，需切除整个骨折椎体，行减压与固定。

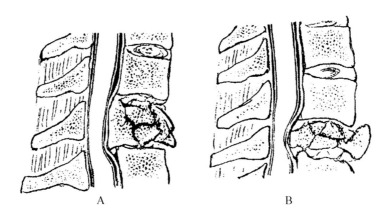

图10-22　颈椎挤压骨折
A. Ⅲ型；B. Ⅳ型

颈椎前路骨折椎体切除手术：手术在局麻下进行，因为完全截瘫患者不能咳嗽，全麻容易出现肺部并发症。手术时（图10-23）先切除骨折椎体上、下方椎间盘，然后交替用咬骨钳、刀和气动锯切除骨折椎体，使脊髓前方至少有2.5cm左右减压范围。然后在上、下方椎体上做骨槽，取合适长度腓骨（或带皮质的髂骨块）嵌入植骨，钢板固定。术后应用外固定至少8周。

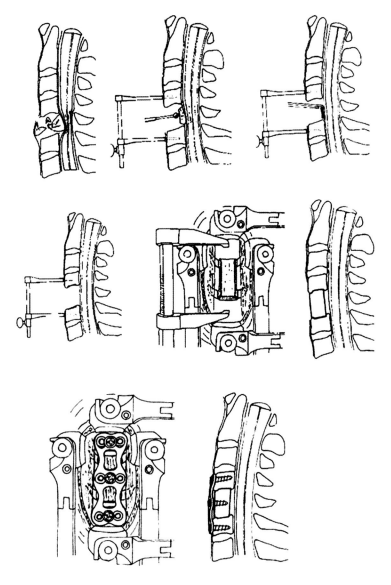

图 10-23 椎体次全切减压、植骨内固定

3. 过伸性颈椎骨折脱位 此型骨折并不少见，而且常常误诊为屈曲性颈椎骨折脱位，因为常常可以看到椎体向前脱位。损伤机制为暴力由前向后作用于前额，致使颈部强力后伸，并继续作用于颈椎后部成分上（图10-24）。

典型损伤可见下关节突上移，椎体向前脱位，棘突骨折并向上移位，或见棘突聚拢在一起（图10-25），甚至有椎弓根、椎体前缘撕脱骨折及小关节突骨折。早期X线片偶可见咽后壁有血肿影（前纵韧带撕裂出血）。

治疗：轻型无神经系统症状者，由于骨折较稳定，颈微屈，卧床休息3周，即可戴颈围领下地。严重的过伸损伤，可引起神经根甚至脊髓受压，出现神经系统症状，需给予牵引治疗。应注意不能过伸位牵引，否则会加重畸形和神经脊髓损伤，应做中立位（不屈不伸）牵引（图10-26），开始牵引重量为2.5kg，然后每隔15分钟加2.5kg。每半小时摄X线片（侧位），检查复位情况，一般说来比较容易获得解剖复位。复位后减至2.5kg维持。如患者全身情况允许，可改换头颅环-石膏背心牵引装置（图10-27），继续固定6～12周。然后再改用颈托固定保护至少两个月。

如牵引复位失败，则在2.5kg牵引维持下，做切开复位融合术。

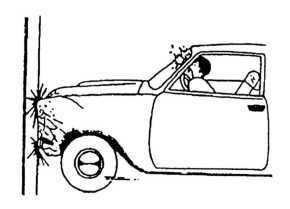

图10-24　颈椎过伸骨折机制

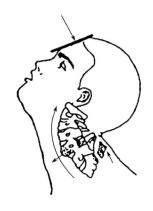

图10-25　颈椎过伸损伤形态

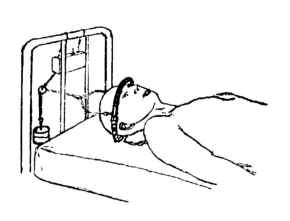

图10-26　颈椎中立位牵引

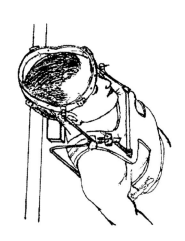

图10-27　头颅环-背心固定法

4. 纵向挤压损伤　常见有寰椎裂开骨折及颈椎爆裂性骨折。

颈椎的X线检查对颈椎的诊断与分型很有帮助。如侧位片上显示椎体前方楔状压缩骨折，则为屈曲暴力引起；椎体前上缘有骨折，亦常为屈曲型损伤；如有椎体前下缘骨折，多为伸展型损伤。关节突有交错者，亦为屈曲型损伤。一侧关节突骨折小片成嵌插骨折或一侧椎体高度减少，则为侧屈暴力损伤，可致神经系统非对称性损伤，不易恢复，不能用颅骨牵引治疗骨折，只用颈托即可。

（1）寰椎裂开骨折：较少见，为重物坠落击于直立患者头部，或患者由高处坠落，头顶垂直冲击地面所致。冲击力通过颅骨传导，过枕骨髁作用于寰椎两上关节突，而反作用力则由枢椎作用于寰椎两个下关节突，使寰椎侧块被挤压于枕骨与枢椎之间，由于寰椎的上关节突朝向外上方，下关节突朝向外下方，上、下两力的作用，使寰椎最薄弱部分，即前弓和后弓发生裂开骨折（图10-28）。

患者常感头部剧烈疼痛及颈部疼痛，常自己用双手托位头避免头颈活动，当C$_2$神经（枕大神经）受损时，患侧枕部可有放射痛。检查可见颈上部压痛，颈肌痉挛及颈椎活动特别是旋转活动受限。少数伴有脊髓损伤者，常显示不同程度的运动和感觉丧失。摄下颌颅顶位X线片（Hertz摄影法）或作CT检查，可清楚显示骨折。

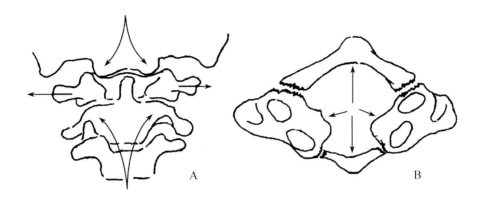

图 10-28　寰椎受力示意图
A. 冠状位；B. 水平位

骨折无移位且不伴有脊髓损伤者，可卧床数日，疼痛减轻后，Minerva 石膏固定 3 个月。骨折有较明显的移位和合并有脊髓损伤时，需采用颅骨牵引数周后，换石膏固定如上法。

（2）枢椎骨折：齿状突的完整对头部的稳定甚为重要，如有骨折、半脱位或脱位，将使椎管狭窄、损伤脊髓。齿状突骨折占颈椎骨折的 13%，尤以齿状突基底部骨折最为多见。多因跳水或高空坠落时头部着地，外力作用于头部，使齿状突骨折移位。齿状突骨折又可分为成人型和儿童型两种：①7 岁以内的儿童型齿状突骨折，绝大多数为屈曲型损伤，前脱位多见，其骨折线多在骨骺线上，甚至低至椎体内，骨折愈合无问题，且虽复位较差，亦可在生长过程中自行塑形矫正，极少出现再移位及晚期脊髓受压情况；②成人型齿状突骨折则相反，骨折平面较高，由于血运不良，不愈合率高或形成纤维愈合，为不稳定状态，很容易再移位引起症状。治疗时应充分考虑上述不同特点。

单纯齿状突骨折不合并有神经系统损伤时，临床表现轻微，仍能步行入诊室，仅感颈部疼、旋转时加重。一部分患者合并不同程度的脊髓损伤，有肢体无力或感觉减退，上肢麻痛等。新鲜的齿状突骨折，可用 Minerva 石膏固定治疗。骨折有移位者，先行牵引 6 周，复位后再行固定。

齿状突骨折合并寰椎脱位以合并前脱位多见，约为后脱位的两倍。齿状突骨折合并寰椎脱位时，可引起脊椎不同程度损伤，而且后脱位较前脱位的机会更大，因为齿状突骨折合并前脱位时，齿状突仍依附于寰椎前弓之后一起前移，加之寰椎、枢椎交界水平的成年人脊髓直径仅约 10mm，而寰椎横径约 20～25mm，故脊髓仍有较大的活动余地，而免于受压。临床体征有颈部强直，局部压痛及脊髓神经损伤或受压症状。X 线检查可见齿状突骨折线及寰椎移位。

治疗要求：①保护脊髓免受再损伤。②复位完善，否则日后有疼痛及多发现象。③固定要可靠有效，否则愈合不良可引起复发。我们常常先用颅骨牵引或颌带牵引。对前脱位者，开始即用 6.8kg 牵引，并逐渐增加重量至骨折重叠拉开后，再逐渐伸直颈部复位。然后再根据不同情况采取进一步措施。对于齿状突骨折线较低、位于枢椎体内容易愈合者、儿童型齿状突骨折和复位基本满意者，继续牵引 4～6 周，待骨折有纤维愈合时，再用 Minerva 石膏固定头颈部于轻度过伸位。对于成年人型齿状突骨折，特别是基底部骨折并复位较差者，或颅骨牵引复位不满意者，非手术治疗 3～4 个月骨折仍不愈合者和有移位复发甚至压迫脊髓者，应尽快行颈椎融合术。

寰枢椎融合的方法很多，我们认为改良的Mc Grow法实用易行（图10-29）。具体做法为，显露颈椎上部后，将双股钢丝弯成合适的弧形，紧贴寰椎后弓前缘穿过，一端由后弓上缘引出，然后于枢椎突根部钻孔，钢丝两端交叉穿过此孔，将枢椎棘突和寰椎拧在一起，然后将寰椎后结节、C₂棘突及一部分椎板凿成粗糙面，髂骨取骨植骨（图10-30），再用Minerva石膏固定8～10周。现在已经有Axis、Apofix内固定术等内固定系统取代。

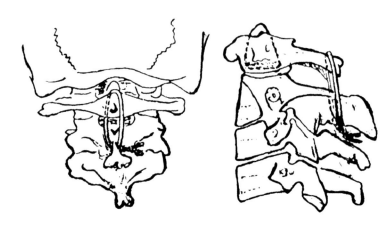

图10-29　Mc Grow法寰枢椎融合术

前路C₁～C₂融合术也为许多作者推荐，做右侧下颌下横切口，从胸锁乳突肌内缘与甲状舌骨肌群间，在颈动静脉鞘内缘，钝分离进入，显露枢椎两侧较粗大的小关节，用自动牵开器牵开，维持清楚显露。然后用气动钻在两侧小关节上分别钻一圆洞，在髂骨处取相应骨块嵌入圆洞内植骨融合（图10-31）。术后带塑料颈托6～8周。尹庆水，夏虹等经口咽前路寰枢椎复位，用自行设计的TARP钛板（transoral atlantoaxial reduction plate，TARP）固定，在寰枢椎内固定翻修手术中有应用价值。陈旧寰枢椎损有神经系统症状者应行齿状突切除减压。

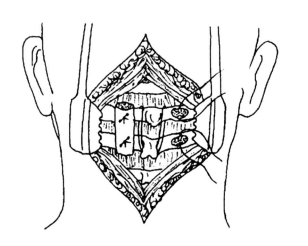

图10-30　C₁~C₂骨折后融合术

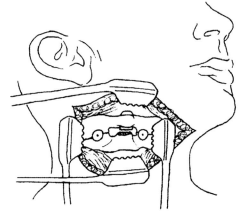

图10-31　前路C₁~C₂融合术

（叶启彬）

附1：齿状突切除术——经枕颈后外侧途径法

一、适应证

1. 颅底及上颈椎发育畸形　如颅底凹陷症合并齿状突过长或合并寰枢椎关节脱位者。脊髓除受到枕骨大孔和寰椎后弓的压迫外，齿状突亦从前方压迫脊髓。此种情况下必须施行齿状突切除才能达到脊髓的彻底减压。

2. 寰枢椎陈旧性损伤　枢椎齿状突陈旧性骨折合并脱位造成脊髓前方受压，牵引难以复位者。如寰枢关节向后脱位时骨折的枢椎齿状突从腹侧压迫脊髓。如陈旧性齿状突骨折合并寰枢关节向前脱位时枢椎椎体后上缘从前方导致脊髓腹侧受压。此时必须切除前方致压物，才能使脊髓减压彻底。

3. $C_1 \sim C_2$椎体肿瘤及感染导致脊髓腹侧受压　如C_1、C_2椎体骨巨细胞瘤、骨囊肿或C_1、C_2椎体结核。

二、手术方法

1. 麻醉　气管插管全身麻醉。

2. 体位　患者侧卧位并向腹侧倾斜$10° \sim 15°$。神经症状较重一侧在上方为宜。以头圈垫枕。如患者合并寰枢关节脱位，术前试行过颅骨牵引复位者，术中仍继续维持颅骨牵引。以保持术中颈枕部的相对稳定。

3. 切口　从乳突至枕外粗隆作水平连线，在该线中点向下作一纵形垂直线，长$10 \sim 15$cm。如需做颈枕植骨融合，暴露枕外粗隆，可将切口上段向粗隆方向延长呈"┓"形（图10-32）。

4. 显露　枕颈区为连接头颅和颈椎的重要解剖部位，由于该部肌肉丰富，在显露时必须熟悉解剖特点，尤其在病理条件下，必须通过术前对影像学征象充分研究，术中才能准确无误地显露（图10-33）。小脑、延髓和脊髓交界部，在先天性畸形和损伤后，使其形态和位置及骨性结构同步发生变化。在施行显露时，务必保持动作轻柔和准确。此手术入路区内重要的相关解剖结构有：枕颈后部的肌群、枕大神经和枕小神经、$C_1 \sim C_2$神经根等，而最重要的结构为椎动脉。该血管从C_2横突孔出来后向上进入C_1横突孔，再从该孔上口出来绕过寰椎侧块的上关节凹后方的椎动脉沟，穿过硬脑膜进入颅内。

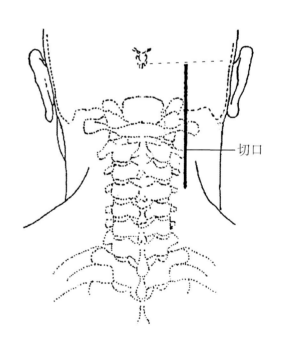

图10-32　切口示意图

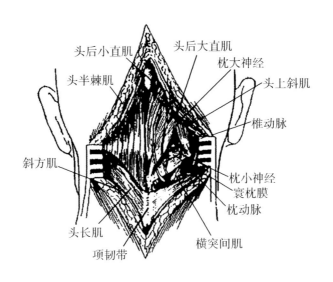

图 10-33　手术区组织结构

切开皮肤皮下组织后，在胸锁乳突肌后缘和斜方肌之间分别切断头颈夹肌、头半棘肌，头后大小直肌和头上、下斜肌，并用双极电凝止血。并用骨膜剥离器锐性剥离枕后部和 $C_1 \sim C_3$ 椎板骨膜向前至 $C_1 \sim C_2$ 和 $C_2 \sim C_3$ 关节的后外侧部。可见枕寰区硬脊膜的侧方和其间向上行走的椎动脉，该动脉搏动明显，极易辨认，并可见走向前外侧的 $C_1 \sim C_2$ 神经根。然后切断 $C_1 \sim C_2$ 棘突上附着的肌肉，并向对侧椎板及枕骨作骨膜下锐性剥离，至此可充分显露枕外粗隆、枕骨大孔、颅底的后外侧部分、寰椎后弓和 $C_2 \sim C_3$ 棘突及对侧椎板。

5. 枕骨大孔及寰椎后弓切除　对枕骨大孔狭窄，后缘陷入者，先用开颅钻在颅底后外侧部钻孔，再用尖嘴咬骨钳向枕骨大孔方向切除枕骨大孔后缘及寰椎后弓。如寰枕膜增厚呈索带状压迫脊髓，可将增厚之硬脊膜切开减压。或将增厚的硬脊膜切开呈筛状，而不切破蛛网膜，这样既可达到减压目的，又可避免脑脊液漏发生。其骨质切除扩大范围可与枕肌下减压术相同。亦可只切除枕骨大孔周围部分和寰椎后弓。

6. 齿状突切除　先将手术侧寰椎后弓向前切除至横突后方，从 C_2 椎板由后向前剥离。可见 C_2 横突孔出来的椎动脉向上行走及枕寰区硬脊膜侧方。用神经拉钩将硬脊膜轻轻向后牵开，即可显露出 C_2 椎体和齿状突之后外侧方及颅底斜坡。用直径 4mm 无极变速球形磨钻逐步向对侧磨削齿状突直到完全切除。使枕寰区脊髓前、后方充分减压。

如无寰枢关节脱位的齿状突过长者，可只磨掉突入颅内部分的齿状突上部，这样可仍然保留寰枢关节的稳定性（图 10-34）。

7. 重建枕颈区稳定性　对合并枕颈区不稳定者（寰枢关节脱位），在前后方减压的基础上可一期按常规取大块髂骨行枕颈植骨钢丝内固定融合。切口内常规放置血浆引流管一根，逐层缝合切口各层。

三、术后处理

术后应常规应用脱水剂和地塞米松治疗 3 ~ 5 天。对合并寰枢椎脱位者，维持颅骨牵引或枕颌牵引至伤口拆线后，更换头颈胸石膏或颈托离床活动。外固定维持 3 ~ 4 个月。无寰枢椎关节脱位者术后头颈部保持中立位，按时翻身。伤口拆线后用颈托保护 1 个月左右。

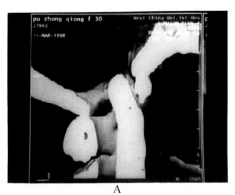

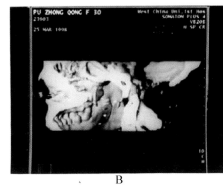

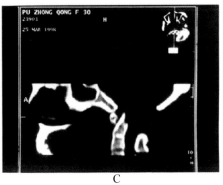

图10-34 术前CT三维扫描齿状突突入颅内（A），术后CT三维扫描齿状突上部已切除，枕大孔扩大，寰椎后弓切除（B），术后CT断层，齿状突上部及寰椎后根切除，枕骨大孔已扩大（C）

（宋跃明）

附2：颈椎骨折脱位后路手术

一、手术适应证

1. 一侧或双侧关节突骨折并颈椎脱位或不稳。

2. 一侧或双侧小关节脱位或半脱位经非手术复位失败。

3. 关节突骨折并神经根损伤，颈椎后方结构(椎板、棘突、韧带)牵张性损伤并颈椎后突畸形或不稳。

4. 椎板骨折，骨折片突入椎管压迫脊髓并颈椎脱位或不稳。

5. 颈椎管狭窄、不稳定并脊髓损伤。

6. 陈旧性骨折脱位伴不全瘫痪者。

二、手术的优点

1. 关节突交锁复位容易，直视下可直接对脱位小关节进行复位。

2. 后路侧块螺钉或椎弓根螺钉技术具有良好的生物力学稳定性。

3. 尤其适合多节段椎管狭窄，可以广泛多节段减压，充分解除脊髓压迫。

但实施后路手术时，必须明确：①脊柱前中柱结构没有明显破坏。②无明显的椎间盘损伤及突出、或前方没有明显的骨块压迫，否则会在复位过程中因碎裂的椎间盘髓核组织或碎骨块挤入椎管而压迫脊髓，进一步加重脊髓损伤。

三、手术操作及入路

项部皮肤厚，直接附着于深筋膜，移动性小，由于皮肤的张力线与切口相垂直，所以术后会留有较厚的瘢痕。但因为有后发际遮盖，故外观影响不大。项部浅筋膜致密，借纤维束与深筋膜相连。浅筋膜内有颈神经后支及浅血管走行。项部深筋膜分层包裹项部诸肌。在后中线上有呈三角形的项韧带，作为弹性纤维隔（肌间隔），将项部肌肉分隔于棘突两旁，两侧椎旁肌分别由左右颈神经后支呈节段支配。项部的肌肉由浅入深分三层。浅层为斜方肌，中层为头夹肌，深层为横突棘肌。后者包括头半棘肌（浅面）、颈半棘肌（中间）及多裂肌和回旋肌（深面）。向外侧剥离深层肌肉，便可显露颈椎椎板及其外侧的椎间关节囊。相邻上下椎板之间由黄韧带连结，棘突之间有棘间韧带连结。

颈椎后侧正中入路是显露颈椎后部最常用的手术入路，棘突是颈椎后方最突出的体表标志（C_2棘突最大，C_7棘突最长而且棘突不分叉，可作为定位参考），$C_2 \sim C_6$棘突分叉为项韧带和项部肌肉附着。切口沿正中线在左右椎旁肌之间的界面进入是安全的，此入路不伤及神经。椎旁肌由颈神经左右后支按节段支配。颈椎后方由数层纵行肌肉覆盖，应了解诸肌的层次及位置有助于手术分离。

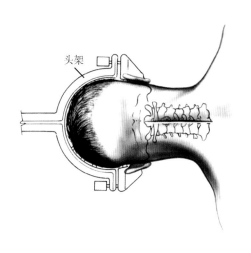

头架

图 10-35　切口

1. 手术操作　以损伤节段为中心做颈后正中直线切口，其长度应包括损伤节段上下两个椎节棘突。还可根据损伤位置的高低，使切口上下延伸，以达到良好的显露，显露过程中切口应居中，减少因切割肌肉导致的出血(图 10-35)。

切开皮肤和皮下组织，显露深筋膜，将项韧带自上而下行正中切开，从正中线往下切开颈后各肌肉的联合部，沿棘突、椎板行骨膜下剥离，但必须注意损伤的病理特点，在剥离棘突和椎板时，使用骨膜剥离器不宜用力过猛，防止进入椎管，在脱位或关节交锁时，下位椎节的小关节脱向后侧，应仔细将撕裂的关节囊切除，以清楚显示手术野。椎板剥离范围一般不超过小关节外侧缘，以免损伤椎动脉，显露后用自动拉钩固定(图 10-36)。

在颅骨牵引下，术者直视下将损伤节段上下棘突分别向上下牵引，关节突一般即可复位。如有困难，则用骨膜剥离器伸入脱位的关节突下方撬拨使之复位。如仍不能复位，可将脱位的关节突关节用咬骨钳部分切除后再复位，对于合并椎板和关节突骨折并陷入椎管内引起椎管狭窄及脊髓损伤的，则应将其切除减压。

2. 全椎板切除减压　将棘突、椎板和关节突关节表面残存肌纤维等切除干净。根据减压范围，用棘突咬骨钳切除拟减压椎节之棘突。再以鹰嘴咬骨钳将其残存棘突切除。自远侧椎节的椎板下方分离黄韧带与其附着处，应用薄型椎板咬骨钳自椎板两侧分别咬除，当达到椎板上缘时，该节椎板完全游离，并可切除之。同法继续下个椎板切除(图 10-37)。也可用"蚕食"方法逐步逐块切除目标椎板及黄韧带完成减压。复位（减压）后，视骨折脱位的部位、程度，选择适当的内固定及植骨融合方式。目前一般采用颈椎弓根钉棒系统内固定。

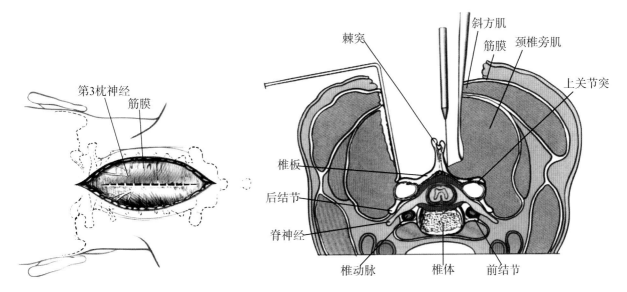

图 10-36 椎板剥离范围

3. 后路侧块椎弓根螺钉系统内固定 椎弓根螺钉系统在胸腰段和腰椎已广泛应用，上胸椎弓根钉也开始在临床得以应用。因为颈椎解剖关系复杂，椎弓根钉置入困难，开展较晚。自1994年日本学者Abumi和瑞士学者Jeaneret分别报道应用经椎弓根螺钉固定治疗下颈椎损伤以来，该技术并未得到广泛应用，究其原因，一是因为颈椎椎弓根解剖数据较胸椎、腰椎小得多；二是因为解剖结构复杂，一旦损伤紧邻的椎动脉或颈髓，将会引起严重的后果。由于担心手术可能引起严重的并发症及对椎弓根周围结构的不了解，很多大医院仍未能开展该手术，并被骨科学者认为该技术成为脊柱内固定的

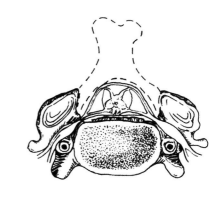

图 10-37 椎板全切除

最后一个堡垒。然而，颈椎椎弓根螺钉的生物力学检测同样表明，其力学性能优于既往所用的棘突钢丝固定或侧块螺钉内固定。国内于1995年开展了颈椎弓根内固定技术，近年来在国内大医院较广泛开展。

目前行侧块螺钉固定时，进钉点定位可采用Margel法（图10-38），位于关节突中点的内侧和头侧各2~3mm，进钉角度矢状面向头侧倾斜45°，并平行于关节突关节面，水平面向外侧倾斜25°。钻孔后探壁测深、攻丝，选择合适长度的螺钉植入，安装预弯连接棒锁紧螺栓。将固定节段椎板及关节突表面凿或磨成粗糙植骨床，行松质骨植骨。

对于椎弓根螺钉，因解剖上除C$_2$、C$_7$外颈椎弓根比较细小、变异较大且周围均为椎动脉、脊髓、神经根等重要结构，所以颈椎弓根置入存在很大风险而受到限制。但椎弓根螺钉具有独特的三维稳定性，可对不稳定节段提供坚强的固定。有些情况下，例如严重骨质疏松患者侧块螺钉抗拔出力弱，椎弓根螺钉的固定可能是最好的固定方式。植入技术概括起来包括解剖标记法（又称徒手盲打法）、直视法、计算机导航法。

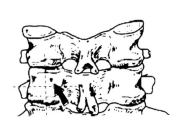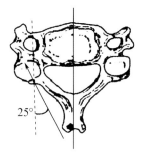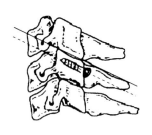

图10-38　Margel法

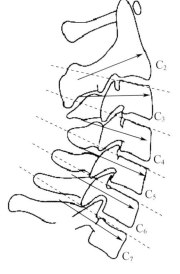

图10-39　进针方向

（1）解剖标记法：又称盲打法。是根据后路局部解剖结构选择合适进钉点和角度。

1）Ebraheim等认为，进钉点在侧块的外缘，上关节间隙下缘2.0mm处。进钉点与两侧上关节突最低点水平线的距离，各椎节间无明显差异，平均2.0mm。进针点与连接侧块外缘垂线的距离自上向下逐渐增大，C_3为4.8mm，C_4为5.2mm，C_5为5.8mm，C_6为6.1mm，平均为5mm。水平面上螺钉内倾$40° \sim 47°$，矢状面上C_3、C_4稍向头侧倾斜$10°$，C_6、C_7稍向尾侧倾斜$10°$，C_5部螺钉垂直(图10-39)。

2）王东来法：$C_3 \sim C_6$进针点位于关节突背面外上象限的中点，C_7位于中垂线接近上关节面的下缘。钻孔矢状方向平行于椎体上终板，$C_3 \sim C_6$螺钉内倾$40° \sim 45°$，C_7螺钉内倾$30° \sim 40°$（图10-40）。

3）吴占勇法：将关节突背面画三条垂线分关节突为4等份，进针点在$C_3 \sim C_5$关节间隙外1/3垂线上，距上位椎的下关节突下缘3mm处。C_6、C_7在关节间隙的中垂线上，距上位椎的下关节突下缘2mm处。进针方向与椎体矢状线夹角$C_3 \sim C_5$为$40°$，C_6、C_7为$35°$，C_3、C_4稍向头侧倾斜$5°$，C_5与椎体水平线平行，C_6、C_7稍向头侧倾斜$5°$。在以上所描述处的下位椎体侧块上钻孔，用磨钻磨个小孔可以出现松质骨（图10-41）。

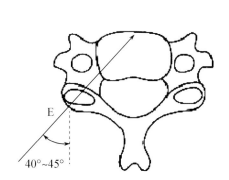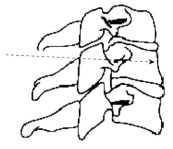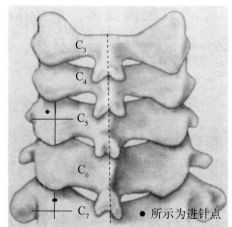

图10-40　进钉点与进钉方向

（2）直视法：由于人类颈椎椎弓根形态变异较多，单独依靠对后路解剖结构的了解置颈椎椎弓根螺钉可能会带来严重的血管神经、脊髓损伤并发症。直视下置入颈椎椎弓根钉虽然相对麻烦，但文献报道可以明显减少盲置法带来的并发症。

1）椎弓根钉探查法：术中切除椎弓根部位的椎板骨皮质部分，用刮匙刮除侧块内松质骨开窗以暴露椎弓根的上、下及内侧面，探清椎弓根后，直视下穿钉。

谭明生管道疏通法：先通过一锐利手锥开口，扩大皮质后，以刮匙刮除侧块内松质骨，当刮匙碰到椎弓根管口皮质骨时会向骨质松软的椎弓根管腔内转向，显露喇叭口状的椎弓根管口，直视下置钉。

2）Abumi法：Abumi等认为椎弓根螺钉的进针点为侧块中心的稍外侧和靠近侧块上关节面的后缘。通过高速磨钻去除侧块皮质骨和松质骨后直接直视下探及椎弓根的入口及椎弓根内侧壁，并用2.5mm手推钻按进钉方向慢慢进入椎弓根。探查椎弓根四周为坚硬骨壁后在透视帮助下直视置入椎弓根螺钉。螺钉在矢状位上与椎体上终板平行，水平面上内倾$30° \sim 40°$（图10-42）。生物力学的研究显示，与标准的螺钉置入方法比较，Abumi法虽然去除了侧块的皮质与松质骨，但并没有降低螺钉的抗拔出力。

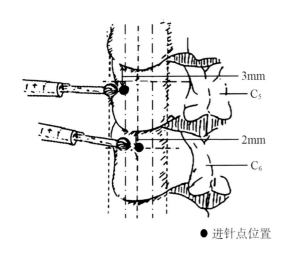

图10-41 吴占勇法螺钉入点

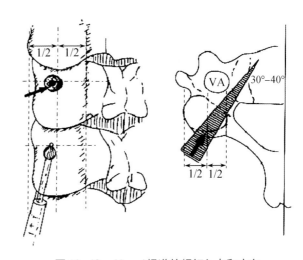

图10-42 Abumi报道的螺钉入点和方向

（3）计算机导航法：通过术前的影像学检查，经过电脑处理和术中的导航系统结合，提供实时直观的进针位置和角度的调整。

四、手术方法

1. 术前评估　术前均进行颈椎正侧位、双斜位放射学以及颈椎CT检查，要重点关注颈椎椎弓根走行方向，CT重建图像主要观察颈椎椎弓根的宽度、高度、向内倾斜角度及其相对应的侧块解剖结构的特点。通过详细观察、术前计划好选择进针点及进针方向。

2. 切口及显露　手术在全身麻醉下进行，俯卧于头颈手术架上，头呈中立位固定，用约3cm宽的长胶布于双侧肩部向尾侧牵拉皮肤，以消除颈后部皮肤皱褶，利于手术操作。取后正中切口，切开皮肤后，依项韧带正中白线用电刀逐渐仔细切入至棘突，将其两侧肌肉做骨膜下剥离以显露$C_2 \sim C_7$椎板及侧块（依所显露范围而定），注意骨膜下要用电刀剥离以防出血并充分显露侧块及关节突间关节。对于骨折脱位的椎体及关节突予以牵引撬拨复位。可用钢丝捆扎棘突临时固定防止脱位。

3. 进针点的确定 充分显露需固定之椎体侧块，依作者介绍，选择进针点和椎弓根置入方向，用 3.0mm 球形钻头磨去骨皮质，然后用丝锥首先进深 1cm，用球探探孔道四周及孔底是否空虚，如无空虚，掌控每进深 2mm 球探探一次，直至进深 2.5~3cm。如超过 2cm 后出现空虚，就置入相应长度椎弓根螺钉，螺钉全部置入后，于相应关节突用球磨打磨作植骨床，将预弯前凸连接棒植入，用防旋器固定螺钉逐一拧紧，透视正侧双斜位 X 线片后观察螺钉位置无误后于植骨床处植骨。

五、注意事项

1. 椎弓根螺钉手术中最大的危险是损伤脊髓、神经根和椎动脉。术中并发症中大都为置钉中出现偏差所致。如何提高置钉准确率是该手术成功的关键。

（1）显露要清楚，要显露至颈椎侧块外缘，入点要准确。

（2）颈椎关节突处皮质非常坚硬，应使用电动磨钻钻孔。

（3）丝锥攻丝要掌握好矢状角及颈椎弓根外展角。如颈椎弓根外展角大，丝锥不易改变方向而造成外展角偏小，易造成螺钉偏外，可在切口旁另切一小口，从此切口插入丝锥可较方便攻丝及拧入螺钉。

（4）钻孔后应用细针探孔道四周及底部，可初步判定是否有方向偏差，应用 C 臂 X 线机监测定位或进行术中摄片，正、侧位尤其是双斜位可较准确判断钉道方向是否正确。

（5）术中应用神经剥离子探测椎弓根上、下缘及内侧壁可提高颈椎弓根螺钉置入的准确性。

（6）尽管在椎弓根上下侧均有神经根通过，但上位神经根是紧贴椎弓根上缘行走，而下位神经根却与椎弓根下缘存有一定间隙，故置钉时要"宁下勿上"。

（7）一般每次钻孔进深 2mm，然后用探子探通道四周和洞底，如有落空感要调整方向。

2. 颈椎弓根置钉个体化 虽然一些作者对颈椎弓根置钉点、方向等进行了描述，但颈椎弓根形态学变异很大，每例手术均应根据每个椎弓根实际 X 线和 CT 测量结果来置钉，才能提高手术成功率。术前除常规拍摄颈椎正、侧位 X 线片外，应摄 45°斜位 X 线片，并做拟固定节段经椎弓根平面 CT 扫描，测量椎弓根宽度、高度及与椎体矢状面的夹角及测量椎动脉到关节突后皮质距离，综合判断以选择进钉点和进钉方向。这其中也包括椎弓根螺钉直径与长度选择。对于螺钉直径，国内外报道差别较大，分别为 4.0mm、4.5mm、5.5mm。Paniabi 等认为，同一螺钉不能普遍应用于每一节段的椎弓根，C_3、C_4 应用较细螺钉，C_5、C_6 应用较粗螺钉，C_7 应用更粗螺钉。一组经验结果显示，如螺钉直径大于 3mm，则穿破椎弓根可能性就明显增加，目前在 C_3、C_4 颈椎应用 3mm 螺钉为多，$C_5 \sim C_7$ 颈椎应用 3.5~4mm 螺钉。马迅报道自进钉点到颈椎弓根基底距离为 13.61~14.98mm，进钉点经椎弓根到椎体前缘距离为 28.58~31.85mm，螺钉长度选择应大于 14mm 小于 28mm。Paniabi 等认为，颈椎椎弓根钉穿破外侧皮质概率高于内侧，穿破颈椎弓根上壁的可能性较穿破下壁可能性大。

因此在置入螺钉时要掌握好颈椎弓根外展角、矢状角。椎弓根直径小于 4mm 时置入椎弓根螺钉时穿破率非常高，一般不主张应用颈椎弓根钉固定。

3. 术中并发症处理 尤需关注其带来的血管损伤。若开路过程中出现活动性出血，可能会有暗红色血液涌出，而非鲜红色喷射性出血，出血原因考虑为穿破外壁损伤了横突孔内椎静脉，也可能是松质骨较大的静脉窦出血。此时，常规以骨蜡填入封堵，如钉道已达 2cm 深，可选合适螺钉快速拧入孔道进行止血。对封堵后仍有出血者，应行椎动脉造影，如对侧椎动脉闭塞，出血侧动脉断裂，应行介入放置椎动脉支架。如对侧椎动脉正常，如骨蜡封堵不成功，可咬开横突孔对椎动脉进行结扎。

4. 麻醉方法的选择　颈椎骨折脱位患者均采用术前Halo-vest外固定，使颈部稳定，此类患者插管途径为鼻腔，因颈部不能过伸，无法经口插管。术前未行Halo-vest外固定者，均可经口腔插管。

5. 手术适应证的掌握

（1）颈椎骨折伴关节突交锁患者，尤其适用于三柱受损的不稳定性颈椎骨折脱位及椎板关节突骨折下陷对脊髓有压迫者。

（2）颈椎肿瘤：颈椎肿瘤切除后存在颈椎不稳定者。

（3）颈髓肿瘤：颈髓肿瘤切除时需广泛切除椎板及关节突引起颈椎不稳定者，尤其是椎间孔处哑铃型肿瘤。

（4）颈椎后突截骨矫形以及其他手术或疾患引起的颈椎不稳定者。

（5）多节段颈椎失稳伴颈髓压迫者。

（6）类风湿骨质疏松严重颈椎病前路不能获得可靠固定者。

如图10-43所示$C_5 \sim C_6$骨折脱位治疗。

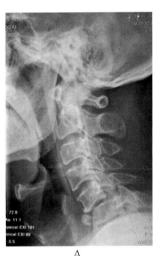
A

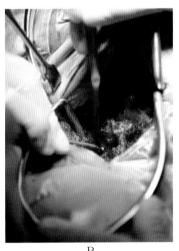
B

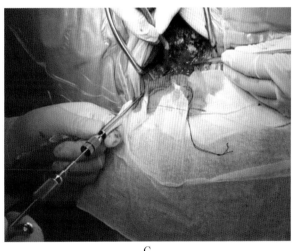
C

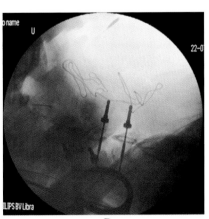
D

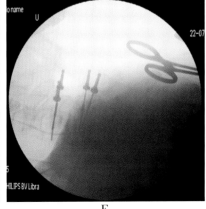
E

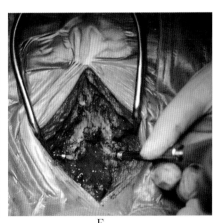
F

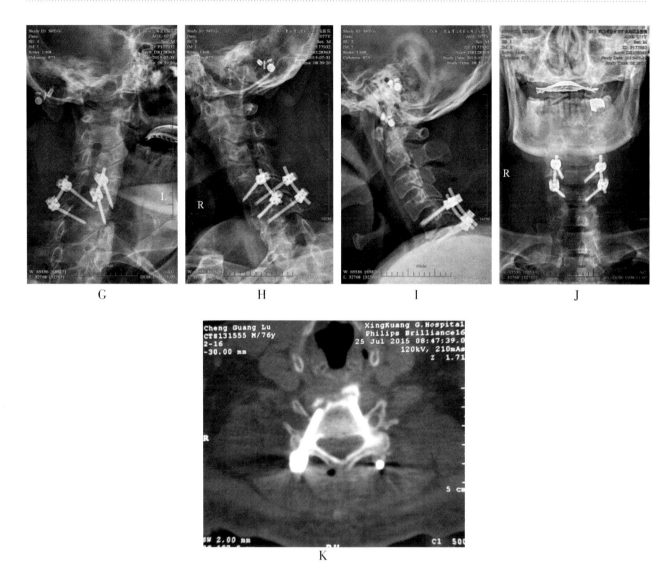

图10-43　C₅、C₆外伤性脱位治疗

A. 颈C₅、C₆外伤性脱位术前X线片；B. 术中应用球磨钻开孔；C. 术中应用扩孔器每次进深2mm；D. 术中应用C臂斜位透视显示定位针于颈椎弓根内；E. 术中侧位显示定位针位置；F. 术中置入颈椎弓根螺钉；G. 术后右斜位片显示颈椎弓根螺钉位于颈椎弓根内；H. 术后右斜位片观察颈椎弓根螺钉位置；I. 术后侧位片显示颈椎脱位已复位；J. 术后正位片显示颈椎弓根螺钉情况；K. 术后CT显示颈椎弓根螺钉情况

（吴占勇）

附3：颈椎骨折脱位前后路联合手术

　　颈椎前后路联合手术的时机和手术顺序存在争议，根据是否合并椎间盘突出，脊髓受压的部位（前方或后方），小关节交锁、嵌顿的情况，前中后柱的损伤情况，来决定手术减压和固定的方式。首先应积极试图先行牵引复位，如方法得当成功概率很大，然后应考虑行前路一期复位，如果后柱结构保持完整，满意复位后只做前路固定。如果后柱结构破坏严重，再行后路固定（前-后），不应作为首选。对于有椎间小关节交锁的患者前路复位困难，有椎间盘损伤但不存在椎间盘脱出压迫脊髓，应首选后路复位

或复位固定（颈椎后柱损伤严重，减少翻身造成的二次损伤），再行前路减压固定融合术（后-前路）。如果既有小关节交锁，又有椎间盘脱出或椎体骨折严重骨折块自前方压迫脊髓者，后路切开复位可能使脱出的椎间盘或粉碎的骨折块等组织随脱位椎体的复位而进入椎管，引起脊髓神经功能恶化，甚至产生永久性脊髓神经功能丧失，应该首先前路切除突出椎间盘，后路将交锁的小关节突复位固定，如果可以一期手术，在复位前施行前路减压，去除椎间盘组织或血肿；然后再经后路复位、固定、融合，最后行前路固定（前-后-前）。

一、手术适应证

1. 严重下颈椎骨折脱位、关节突绞锁、颈椎生理曲度明显异常。单纯的前路或后路不能同时完成椎体复位和脊柱即刻稳定。

2. 脊髓前后均有致压物，出现钳夹样改变时，单纯行前方或后方入路均难以达到椎管彻底减压目的。

3. 椎体的爆裂骨折及椎间盘破损压迫脊髓、前后纵韧带破裂、血肿形成，颈椎极不稳定，前后路联合手术重建脊柱三柱稳定性符合生物力学特性。

4. 累及颈椎前中后柱的骨折、椎节严重不稳者。

5. 严重骨质疏松患者，单纯前或后路内固定无法达到预期的固定效果者。

6. 前后柱结构均有明显破坏或脱位同时合并有颈椎管狭窄者。

7. 骨折脱位时间＞2周，复位较为困难或复位过程中易并发脊髓神经损害者。

8. 单纯前路或后路手术没有达到术前预期效果，二期或一期采取联合术式以达到预期的减压或固定效果。

9. 术前颈椎骨折脱位没有发现颈椎间盘损伤或脱出，术中或术后出现脊髓神经功能恶化者。

二、手术优点

1. 采用前后联合减压，减压彻底，有利于脊髓神经损伤的恢复，为肢体功能康复创造条件。

2. 前后联合固定，达到了颈椎三柱固定，无论在强度、抗扭转及承载能力方面都得到了很大提高，可有效恢复椎体高度和三柱的即刻稳定，维持颈椎的正常生理曲度。便于患者术后早起坐起进行康复锻炼，特别对于截瘫患者可避免一系列并发症的出现。

3. 后路关节突交锁复位较易完成，联合前路减压固定，可以避免单纯前路暴力复位引起的脊髓损伤加重。

4. 患者的平均屈伸运动范围和单纯的后路减压椎管成形术相近，说明前后路同时手术并不严重影响颈椎的活动度。由于前后路同时植骨，植骨充分，加上前后坚强的固定，植骨融合率高，稳定性好。避免了手术后椎间高度的丧失和因椎间隙塌陷造成的后突畸形和继发性神经损害；并且很好地调和了颈椎手术后运动与稳定的矛盾。

5. 颈椎骨折后，颈髓明显受压，缺血水肿，椎管容积明显变小。如果单纯从前路减压，由于手术入路深，操作器械对脊髓的任何刺激，都会加重脊髓的损伤，引起术后症状加重的可能。先从后路行椎管减压，使交锁的关节突关节复位，可明显扩大椎管的有效容积，增大了颈髓的缓冲空间，提高了再从前路手术的安全性。

三、局部解剖、手术入路及操作

术中除需涉及前后路手术体位180°或360°的变换外，局部解剖、手术入路及操作与前路、后路手术相同。

四、注意事项

1. 手术前医患应充分沟通，单纯前路或后路不能达到预期的彻底减压和坚强固定效果时，可能要改行一期或二期联合手术，求得共识，减少纠纷，达到安全医疗目的。

2. 如果患者生命体征不稳及耐受手术能力较差，可以进行分期手术，原则上应首先解决脊髓压迫责任病变并在最主要的不稳定区实施融合固定，再二期完成彻底减压及坚强固定。

3. 因前后联合手术创伤大、技术复杂、脊髓干扰多、术后处理要求高，应充分做好术前准备及术中、术后发生并发症的防范工作，注意止血、操作轻柔，变换体位时颈部要佩戴颈托临时固定，避免脊髓二次损伤。

4. 其他注意事项参考颈椎前、后路手术，不再累述。

5. 颈椎前-后-前路联合手术，一些下颈椎骨折脱位并关节突交锁患者在解锁复位时，有可能会因椎体后份的破碎组织块、骨块突入椎管而加重脊髓损伤。所以有人提出了先前路手术减压，再后路手术复位，最后再行前路内固定术的手术方式。作者认为该手术方法繁琐，手术时改变体位多，易加重脊髓损伤，污染机会多，增加感染机会，麻醉及手术时间长，多不必采用。

（吴占勇）

附4：颈椎骨折脱位经椎旁肌入路后路复位联合前路手术

一、手术适应证

颈椎骨折脱位并关节突交锁，椎间盘损伤突出，经牵引无法复位，单纯前路手术复位困难者。且无椎板骨折和椎管狭窄，不需要后路去椎板减压。

二、手术优点

1. 经椎旁肌入路，切口下方即为关节突，显露清晰，且暴露时间短，出血少。

2. 椎旁肌间隙入路，避免了椎旁多裂肌的剥离，保留了多裂肌等椎旁肌在棘突上的起点，术后肌肉之间愈合快，瘢痕小，并最大限度保护了多裂肌深面的神经支配，减少了多裂肌去神经化改变的区域，保留了棘突、项韧带等大部分脊柱后柱结构的完整性，保护了椎旁肌的正常生理特性，降低了术后颈背痛的发生率。

3. 椎旁及入路对颈椎后方结构影响较小，保留了大部分后柱的完整性，再联合前路减压锁定钛板固定，可达到力学的稳定性，无需再行后路固定及融合。

4. 必要时切除部分下位椎体上关节突，使复位的纵向距离缩短且需要撬拨动作的幅度减小，不需要颈椎纵向过度牵引就能达到复位的目的，因此，脊髓很少受到牵拉损伤，复位的风险也大大降低。

5. 操作在椎管外进行，避免了因手术失误而加重脊髓损伤。

三、局部解剖、手术入路及操作

经椎旁肌入路后路复位联合前路手术，（适应证范围内）对传统颈椎前后联合手术进行了后路术式改良，采取后路经椎旁肌入路复位交锁小关节，再改行前路手术（图10-44）。

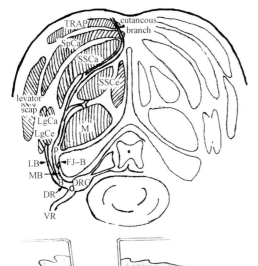

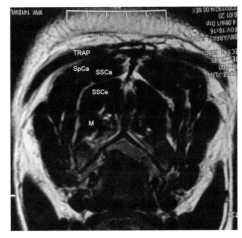

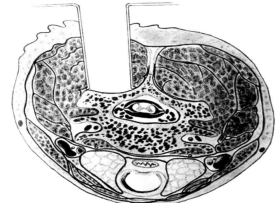

图 10-44　经椎旁肌入路后路入路

TRAP：trapezius muscle斜方肌

SpCa：spleniuscapitis muscle头夹肌

levatorscap：levator scapulae肩胛提肌

SSCa：semispinaliscapitis头半棘肌

SSCe：颈半棘肌

M：multifidi多裂肌

LgCa：longissimuscapitis头最长肌

LgCe：longissimuscervicis颈最长肌

　　传统后路解剖基础上，后正中切开，抵筋膜层后采用经椎旁肌间隙入路显露交锁关节突。此手术前路局部解剖、手术入路及操作相同。具体操作如下：

　　1. 先行后路手术　气管插管全麻，持续颅骨牵引俯卧位，头架支撑头颅，颈部略屈曲位，取后正中切口，切开皮肤、皮下组织，抵筋膜层后采取后正中旁开约2.5cm处切开筋膜进入，手指纵向钝性分离肌束，可触及并直达交锁关节突，拉钩牵拉显露交锁关节突，柳叶剥离子插入到交锁的关节间隙中进行撬拨，同时使颈椎过伸将关节突复位，如撬拨复位困难，可将下位颈椎的上关节突部分切除（一般是切除上1/3），再行撬拨复位，从而使脱位的颈椎得以复位，维持颈椎过伸位，如为双侧关节突交锁，则在对侧同法操作，创口置1枚负压引流管后，关闭切口，无菌纱布包扎。然后患者翻身仰卧，在变换体位的过程中，术者应小心谨慎地将双手四指掌面沿颈根部的两侧置于肩部，用拇指及手掌固定颈部，助手固定颅骨牵引于过伸位进行翻身（不要纵向牵引颈椎），如患者术前佩戴Halo-vest架，则安装Halo-vest后片再行翻身，避免加重颈髓损伤，仰卧位后再次C型臂透视明确脱位椎体及关节突交锁复位情况，少数病例后路没有复位，或复位不完全者，可通过前路前方撬拨椎体多数可轻松复位。

　　2. 再行前路手术　取颈前右侧横切口长5～7cm，逐层切开皮肤、皮下组织、颈阔肌，于胸锁乳突肌内侧将颈动脉鞘和内脏鞘间钝性分离，显露并切开椎前筋膜，C臂X线机定位病变椎间隙，用刮匙、椎板咬骨钳彻底清除脱位椎间的椎间盘、上下终板和可能存在的椎体后缘骨折块，取髂骨块植入椎体间，颈椎前路带锁钛板固定，创腔内放入引流管1根，逐层关闭切口。

四、注意事项

1. 术中要仔细辨认交锁关节突，先试行撬拨复位，如复位困难需咬除部分下位椎体的上关节突；要将剥离子插入关节间隙正中，深度以过上位椎体的下关节突尖部1～3mm为宜，不能过于偏外或偏内，亦不能过深，太偏外容易伤及椎动脉、偏内易进入椎管、过深有伤及神经根的可能。

2. 撬拨和颈椎过伸配合要得当、适时。

3. 切除下位椎体的上关节突的上1/3即可，过少则增加复位的难度和危险、过多则复位后暂时的稳定性受到影响。

4. 其他注意事项详见附3"颈椎骨折脱位前后路联合手术"。

(吴占勇，王少峰)

第三节　胸腰椎损伤的诊断、分类及治疗

一、胸腰段脊柱骨折的分类及病理

传统的分类是根据致伤的外力进行分型的，如屈曲型、伸展型、旋转型和纵向压力损伤等，这种分类方法不够理想，因为一种外力可以产生一种以上的脊柱损伤，而且老的分类法无助于治疗方法的选择。加拿大Armstrong综合他自己的经验和西方一些作者的分类，提出按损伤形态分类的方法，将脊柱骨折分成以下七型。每一型有其特有的损伤特点，并和特定的处理方法相联系，新的分类方法使脊柱骨折的治疗更加科学。现将每一型的特点分述如下。

（一）压缩骨折

像前屈或侧屈暴力引起，最常见的为椎体前缘高度减少的前方楔状骨折（图10-45），此外还有侧方压缩骨折，即椎体两侧高度不一样，这些楔状改变常伴有椎体终板及椎间盘的损伤，椎间盘可被压进椎体内。但压缩骨折的椎体后缘高度不变，此有别于爆裂型骨折。

（二）旋转损伤

X线检查可见一个椎体在另一个椎体上旋转（图10-46）。有时可见椎间隙变窄，主要为纤维环及髓核损伤，下一个椎体的前缘上角可被纤维环撕脱一小片，但椎体高度不变。少数患者仅有单纯椎间隙变窄，无纤维环撕脱。

（三）爆裂型骨折

是由沿身体纵轴作用的暴力造成的骨折。椎间盘被压入椎体终板，进入松质骨内致伤。椎体由中央"爆炸"样裂开，将骨折片推向四方，有椎体后缘骨折，且有骨折片突入椎管内（图10-47），椎弓根之间的距离裂开增宽，常合并后方椎板的纵行骨折。前方椎体裂开越大，椎板骨折就越明显（图10-48），有时仅有椎板内板骨折，作CT检查才能发现。爆裂型骨折本身又分成五型：①同时有上、下终板损伤，伴有椎体后缘骨折片突入椎管，压迫脊髓，产生神经系统症状。②椎体上半部骨折，椎体后方压缩，有骨折片旋转进入椎管内，此型最多见。③下方椎体终板损伤。④爆炸型合并有旋转骨折，除有爆裂型骨折

特征外，还可见旋转棘突偏向一侧。⑤爆炸型骨折合并侧方压缩骨折，骨折线斜行过椎体，椎弓根距离增宽，椎体两侧高度不一，常伴有多发横突骨折，此型最不稳定。

爆裂型骨折的主要特点为：椎弓根间距离增宽，椎体后部压缩，高度变小及椎体横径增宽。几乎所有爆裂型骨折都具有神经系统症状。

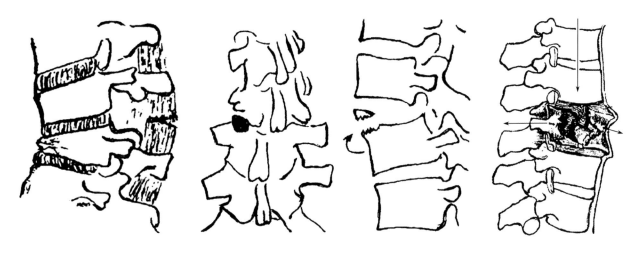

图 10-45　前方压缩骨折　　　　　　图 10-46　旋转骨折　　　　　　图 10-47　爆裂型骨折

（四）剪力骨折

又称切片状骨折（slice fracture）。常为屈曲旋转暴力所引起。脊柱后方所有韧带均撕裂，可伴有一侧或两侧小关节、横突及椎弓根的骨折。椎体骨质破坏不明显，椎体高度不变。但旋转剪力可将下一个椎体上缘撕脱小片骨质，就像刀切下一薄片一样（图 10-49）。由于所有结构几乎完全横断，骨折高度不稳定，患者常合并完全截瘫。X 线片可见"切片"状骨折片和椎间隙增宽的特点。

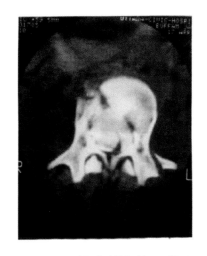

图 10-48　爆裂型骨折的 CT 所见

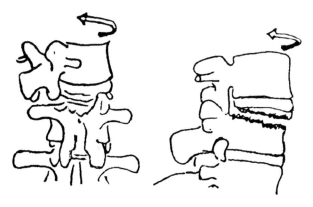

图 10-49　切片状骨折

（五）椎体后部骨折

又称座带骨折（seat belt fracture）。Chance 于 1948 年首先描述此骨折，故文献又常称 Chance 骨折，为一种屈曲拉伸骨折。典型的损伤机制为：由于汽车座带束于患者腰腹部，当高速行驶的汽车突然减速或撞车时，座带支点以上的躯干屈曲，前冲力还同时产生一个向前拉伸的力量（图10-50），将椎体由后方向前撕裂，骨折线横过椎体、椎弓根和椎板，椎体后部的韧带完全撕裂（图10-51），有时前纵韧带亦可撕裂，常合并有神经系统的症状。

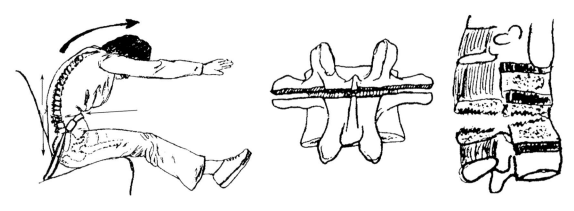

图10-50　坐带骨折机制　　　　　　　　　　　图10-51　坐带骨折图示

（六）拉伸骨折

分屈曲拉伸损伤（图10-52）和过伸拉伸损伤。Chance骨折属于屈曲拉伸损伤。过伸拉伸损伤时，前纵韧带撕裂，椎体上端略向椎管处移位（图10-53），常为汽车从后方撞于腰部引起。

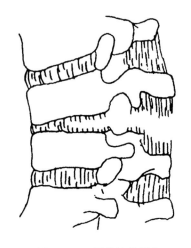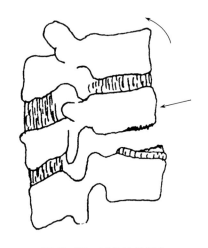

图10-52　屈曲拉伸损伤　　　　　　　　　　　图10-53　过伸拉伸损伤

（七）综合性损伤

包括楔状骨折加椎体后部骨折、爆裂型加椎体后部损伤等。

在分类时需仔细测量椎体前后缘的高度、椎弓根之间的距离、椎体的横径及棘突间距、并和上、下各一个椎体的测量相比较，进行准确分类，再根据分类选择各自合适的治疗方法。

Denis不久前提出腰椎骨折三柱分类法，即前、中、后三柱：前柱包括椎体前2/3，中柱包括后纵韧带、椎体后1/3和椎间盘后部纤维，后柱包括椎弓根和脊柱的后部成分（图10-54）。一般中柱和后柱的骨折，常常合并有脊髓和神经根的损伤。但我们认为，Armstrong教授的分类更为科学和实用，因为该分类方法与选择正确的治疗方法密切联系。

二、脊柱骨折的治疗选择

我国对脊柱骨折的治疗有着悠久的历史，1749年出版的中国医学巨著《医宗金鉴》中，对于脊柱损伤的治疗方法和器械应用已有较完善的论述，也是国内外治疗脊柱骨折的最早记录，其中记述的"攀索叠砖"法，就已科学地采用自身重力牵引及脊柱后伸方法进行脊柱骨折的复位（图10-55）。在过去10多年里，国外在脊柱骨折的治疗上发展很快，1975年脊柱CT扫描的出现，更促进了治疗的发展。国内目前还在普遍使用的老式脊突钢板（Holds Worth钢板），由于不能满意复位骨折，而且固定不牢固，术后患者常残留腰痛，在北美早已弃置不用，20多年前使用的Harrington、Luque、Galveston、Steffee、Dick、C-D和RF等手术近几年来也已被各种新的钉-棒系统所取代。

（一）单纯楔状压缩骨折的治疗

轻型的压缩骨折可以采用保守治疗方法。天津医院骨科发掘我国古代医学遗产，创造了"垫枕背伸肌锻炼法"，是一种可行的方法（图10-56）。具体做法为：患者仰卧硬板床上，腰部用塔形枕垫起，垫枕正对骨折部位，保持脊柱过伸位，先静卧2～3日，待骨折处出血停止，疼痛减轻及腹部气胀消退后，即开始

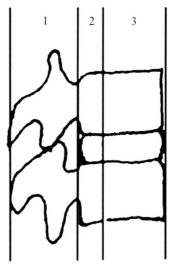

图10-54　脊柱三柱划分示意图
1. 后柱；2. 中柱；3. 前柱

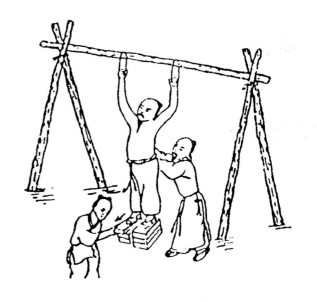

图10-55　攀索叠砖法

如图示方法，逐渐加强锻炼，患者需卧床3个月，应天天坚持锻炼，大部分患者可获得良好的结果（图10-57）。此法的缺点是需较长时间的卧床，且对一些比较严重的脊柱骨折，有时复位不够满意。我们的经验认为，对于椎体前方压缩50%以上者，特别是青年患者，最好手术治疗，以前用两根Harrington（图10-58）或RF或Dick棒进行手术复位固定，现在用钉-棒法可以使骨折解剖复位，而且术后即可戴支具下地活动。

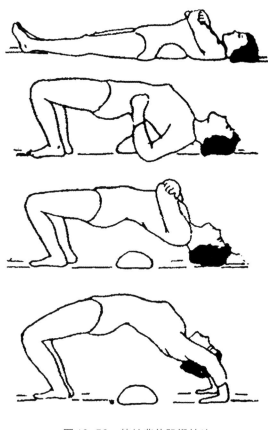

图 10-56 垫枕背伸肌锻炼法

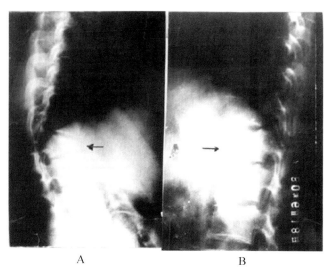

图 10-57 垫枕背伸锻炼获良好结果
A. 骨折初时X线片；B. 背伸锻炼3个月后X线片

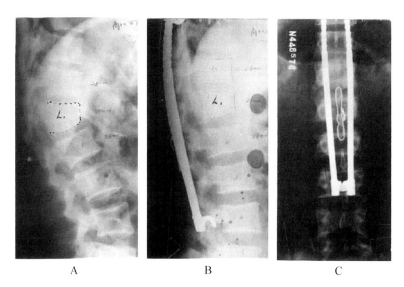

图 10-58 双Harrington棒法对爆裂型骨折的治疗
A. 术前骨折脱位X线片；B. 术后侧位X线片；C. 术后正位X线片

（二）旋转型脊柱骨折的治疗

用Harrington棒法不能矫正旋转，过去用Luque棒法进行矫正与固定。可以矫正旋转畸形，并牢固固定骨折，可以获得满意的结果。如未合并神经系统症状，一周后即可下地活动，现在用新的各种钉-棒系统或钉-板系统，可更满意复位与固定此型骨折。

（三）爆裂型骨折的治疗

如不合并严重的神经系统症状，损伤又在两周以内者，过去用双Harington棒法撑开矫正，现在新的各种钉棒系统，复位固定，复位后需融合相邻两个椎间隙，因为CT相常显示在爆裂型骨折中，相邻的上、下两个椎间盘均有损伤，如不融合，日后取棒后会出现腰痛。使用本法时，如前纵韧带完整，则很容易恢复椎体前方的高度。但爆裂型骨折存在下述三种情况时，需行前路减压术：①合并较严重神经系统症状者。②就诊较晚已超过两周以上者（一般10日以上就复位比较困难）。③脊柱CT扫描断层显示已有较大的骨折片突入椎管内，使髓腔管变窄超过30%以上，预示后纵韧带已有明显损伤，使用后路手术方法，已无法使骨折片复位。Kostuik复习了日本和多伦多治疗脊柱骨折的结果后证实，前路减压术能使膀胱、肛门及肢体的功能得到更好的恢复。

前路手术方法：骨折块突入椎管内，不容易后路复位减压者。患者取侧卧位，腰椎骨折由肾切口进入，胸腰段骨折则经切除第10肋之胸腹联合切口进入。结扎节段血管后，切开并向侧方推开椎前胸膜壁层，从腰椎侧方向椎体前方剥离骨膜，先掀起骨膜，再进行骨折的处理，有助于防止血管的损伤。然后切除骨折处的椎间盘，此时先找出椎间孔前缘，保护好神经和脊髓，再用咬骨钳咬除病椎骨质（保留作植骨用）。靠后部分可用电钻磨，对于旋入椎管腔内的骨片，可用刮匙将骨片旋转回原来的部位，减除脊髓的压迫。直至看到对侧硬脊膜，然后进行植骨，取一段腓骨或切除的肋骨嵌入植骨。在助手将脊柱由后向前推顶的同时，将植骨块卡入，恢复椎体前缘高度，再行钉-板或钉棒固定。然而前路手术创伤较大，现在大都行一期后路经椎弓根减压植骨固定。

（四）椎体后部Chance骨折的治疗

因后方韧带完全撕裂，缝隙很大，故此型骨折不能用撑开棒法治疗，需要用加压棒法（Dick及RF装置或新的各种钉棒系统，能满意加压治疗），应特别指出的是，对于伴有后方椎间隙增宽并有撕脱骨折者，说明有椎间盘损伤，有时用加压术复位后，反而出现神经系统的症状。这是由于加压时，损伤的椎间盘突入椎管内压迫脊髓所致。对于这样的骨折，加压复位前，应将受伤的椎间盘先行摘除。

（五）切片状骨折的治疗

因为这种骨折伴有整个韧带的完全撕裂，且常合并截瘫，过去用的Luque装置，能获得满意的复位（图10-59），而且固定牢固，术后即可随意翻动患者，现在已用新的各种钉棒系统复位固定，术后7天即可让患者坐轮椅活动，有利于截瘫患者的康复与护理。

（六）对于T₁₀以上的高位胸椎骨折截瘫的治疗

由于患者腰部的肌肉完全麻痹，可发生麻痹性侧弯和后凸畸形，由于腰部肌肉麻痹，患者不能维持坐姿。过去用Harrington或Luque技术治疗，均不能解决腰椎固定到骨盆上的问题，所以都不能维持患者的坐姿。由于腰骶部过度屈伸活动，很容易引起断棒、脱钩或钢丝的疲劳断裂（图10-60）。后用Galveston手术取得成功。因为将事先弯好生理性胸后凸与腰前凸的两根金属棒，从T₃~T₄一直固定到髂骨坐骨切迹上方内外骨板之间，不仅牢固固定了骨折，而且能有效地维持患者的坐姿（图10-61）。我们现在用各种钉棒系统，只需要从骨折椎体上方开始固定即可，下端用骶骨螺钉固定到S₁上或髂骨螺钉固定到髂骨上，更容易操作。

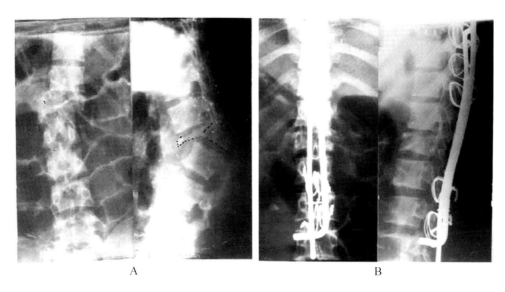

图10-59　切片状骨折的治疗

A．L₄切片状骨折及脱位，L₄上缘撕下一薄片；B．用Luque棒手术复位及固定后

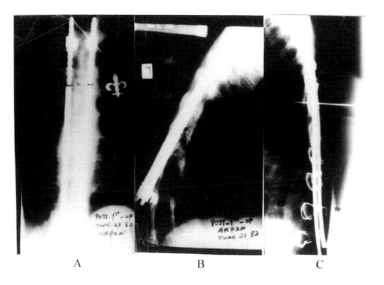

图10-60　腰骶部过度屈伸活动引起的内固定断裂

T₉骨折高位截瘫患者，用Harrington棒复位与固定后，断棒（A）、脱钩（B），用断裂Luque棍固定后，下端钢丝疲劳断裂（C）

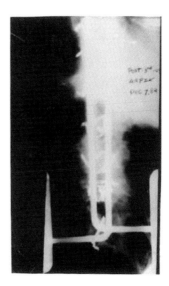

图10-61　Galveston法固定脊柱，从T₄至髂骨维持良好的脊柱生理弧度

（叶启彬）

第四节　Harrington和Luque法治疗脊柱骨折简介

目前Harrington和Luque方法现已少用。但其矫正的力学原理，仍然是新方法应用的基础，故在此仍做简单介绍。

一、Harrington法

由于骨折的脊柱不稳定，先为患者做好厚衬垫的腹侧半片简易石膏壳。手术时，患者连同石膏壳一起翻转放在手术台上两个软枕上，可防止脊髓继发受伤。

麻醉：局麻或全麻下进行。做背部正中切口进入，骨膜外剥离椎旁肌（仅在椎体骨折处做骨膜下剥离，以利植骨融合）。显露骨折处及其上下方各三个椎体，清除骨折处血块和游离碎骨片，切除撕裂的黄韧带，即可探查到脊髓受伤的情况。有关节突交锁者，先用咬骨钳咬除上关节突上 1/3，以利复位。于骨折处两个棘突先用钢丝绕起。Harrington 上钩放在骨折处上方第三个脊椎的小关节间隙内，下方钩子放在骨折处下方第 2 个或第 3 个椎板上缘。选择长度合适的两根 Harrington 撑开棒，事先弯好相应的胸后凸（正对骨折处的撑开棒，可以向前回弯一些，有利复位）和腰前凸，然后放在两侧上下钩钩孔内，再用 Harrington 撑开器撑开，利用上下钩和弯好的棒呈三点压迫复位。手术台上照脊柱侧位 X 线片，检查骨折复位情况（图 10-58），然后做相邻两个椎体的后融合术。

二、Luque 法

同上 Harrington 法显露脊椎及骨折局部处理后，切除骨折处上、下方三个椎体范围内之棘间韧带及黄韧带，直至显露出硬膜外脂肪，然后在每个椎板下（骨折处椎板除外），穿过两根弯成半圆弧形的 Luque 钢线，再取两根长度合适的 Luque 棒，同样事先弯好相应之胸后凸和腰前凸生理弯曲，然后用上述穿好的 Luque 钢丝，将两钢棒分别固定到棘突基底两侧的椎板上，先拧紧钢丝固定好钢棒两端，然后再拧紧中间部分的钢丝。逐一拧紧钢丝，进行复位与固定（图 10-59），植骨方法同 Harrington 法。

（叶启彬）

第五节　后路椎弓根螺钉-棒和钉-板系统治疗脊柱骨折

早期的钉-棒和钉-板系统如 Dick、Roy-Camille 和 AF 与 RF 系统手术。目前这些方法现已少用，但了解这些早期治疗脊柱骨折的椎弓根螺钉法发展过程，有助于新方法的研制和应用。

1984 年，瑞士 Dick 医师为克服当时的 Harrington 和 Luque 等的一些缺点：如需要固定过多的正常脊柱节段，骨折复位不够满意，或术后容易出现断棒脱钩等并发症等，而设计出 FI（fixatore interne），为钉-棒装置。1985 年，Dick 等正式报道了此种新手术，介绍了他们在 45 例患者中应用的结果，效果很满意。1986 年，Roy-Camille 首先介绍了 Roy-Camille 新手术。它与 Dick 手术相似，都用椎弓根螺钉，不同之处在于钢板的设计。现在各种椎弓根螺钉-棒法五花八门，但它们的设计思维都来源于这些早期椎弓根螺钉法。

一、椎弓根螺钉-棒法的优点

1. 内固定的稳定度很好，并且鉴于本器械仅固定邻近骨折的上下两个椎体，不需像 Luque、Harrington 等手术那样固定 3 个以上的椎体，因此脊柱的活动度较好。此外若脊柱后侧部分有骨折或韧带撕裂，也不影响此方法的固定。

2. 螺钉有长的杠杆臂，可直接在各个方向调整椎体，使椎体满意复位。螺钉的尾端靠近，可使前方压缩的椎体张开，纠正后凸畸形较为满意。另外通过在螺纹根上用螺母将其纵形撑开，使骨折椎体的高度复原。

3. 此手术可应用于椎板切除后的患者，也可用于脊柱后侧部分有创伤性破坏的患者。

二、手术适应证

1. T_8到骶椎的所有不稳定性脊柱骨折、韧带断裂。

2. 脊柱畸形，如椎间盘的退行性变、脊柱滑脱以及脊柱后凸等。

3. 脊柱肿瘤，包括部分或全部椎体切除。

4. 背侧或腹侧的脊柱截骨术。

三、手术器械与手术步骤

（一）Dick手术器械与手术方法

1. 手术器械（图10-62）。

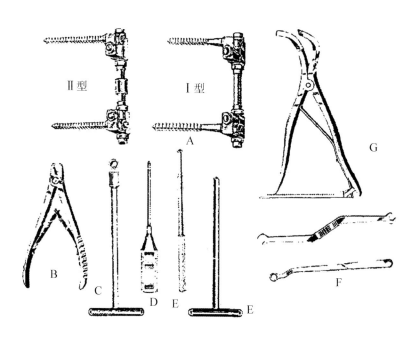

图10-62　Dick器械及Dick装置

A. Dick装置；B. 持杆钳；C. 套筒扳手；D. 复位杆；E. 直、弯型扳手；F. 光锤；G. 撑开钳

2. 手术步骤　体位全麻后俯卧在U形垫上。切口与暴露 以骨折的椎体为中心作正中切口，依次切开皮肤、皮下组织，显露腰背筋膜，用Cobb骨膜剥离器沿一侧棘突及椎板行骨膜下剥离。此时应注意避免Cobb剥离器通过破裂之椎板误入椎管，损伤脊髓。剥离到两侧横突，暴露上下关节突、椎板及横突。确定椎弓根螺丝钉的进针点，在上关节突的外侧缘与横突中线的交点（图10-63）。而在胸椎，进针点在小关节面下缘，距关节面的中线外侧约3mm处（图10-64）。确定进针点后，咬去部分皮质骨，便于进针。叶启彬发现，在腰椎进针点选在峡部嵴和上关节点副窦形成的人字嵴顶点，成功率更高，因人字嵴顶点和椎弓根中心点相重叠。用开路锥通过椎弓根钻一通道后到达椎体，深约30mm。在不同节段进针时，其尾部向头侧或尾侧倾斜的角度应有所不同，开路锥与棘突的中线应成10°～15°夹角（图10-65）。用C臂图像或X线片来确定克氏针的位置是否正确。拧入螺钉。国外资料表明，在胸椎，螺钉拧入的深度为40～50mm，在腰椎为50～60mm，骶椎则为30mm左右。而国内，一般螺钉拧入的深度，胸椎为35～

40mm，腰椎40～50mm，骶椎30～40mm。用C臂图像或X线片来确定螺钉位置是否正确。然后进行骨折部位减压。带螺纹的棍应放在棘突与椎弓根螺丝钉的中间(图10-66，图10-67)。将螺钉尾端互相靠近，使前面的椎体张开，恢复脊柱的正常解剖，纠正后凸畸形（图10-68）。在后凸畸形纠正的过程中，同时纠正10°后凸反方向拧螺纹棒上的两个内侧螺母，使其撑开，以便完全复位及使椎体达到适当高度。摄X线片检查位置是否合适。一般在骨折处有椎体终板损伤区域或椎体有严重压缩者进行小关节横突间植骨融合术。1982年，Daniaux建议经骨折椎弓根进行骨折椎体缺损充填植骨，他设计了植骨漏斗，用漏斗经椎弓根植入自体松质骨（图10-69），现在大家用根据这原理，设计出各种植骨器。

图10-70示Dick治疗脊柱骨折前后情况。

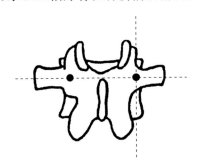

图10-63 腰椎进针点

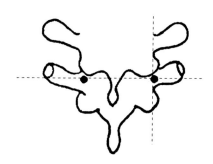

图10-64 胸椎进针点

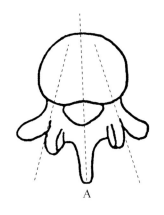

A

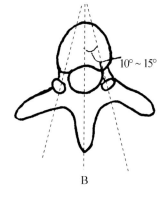

B

图10-65 螺钉置入与脊柱矢状面向内侧倾斜15°

A. 腰椎；B. 胸椎

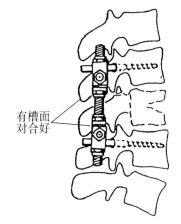

图10-66 齿槽面对合好，螺母紧挨锁夹

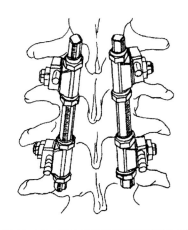

图10-67 棒在棘突与椎弓根螺钉之间

425

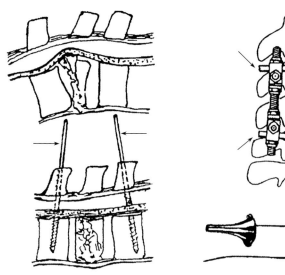

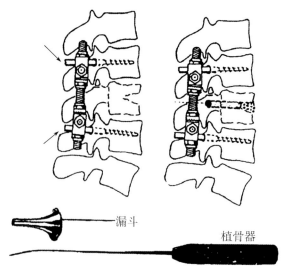

图 10-68　螺钉尾部靠近，椎体前方张开复位　　　　图 10-69　漏斗植骨器及植骨示意图

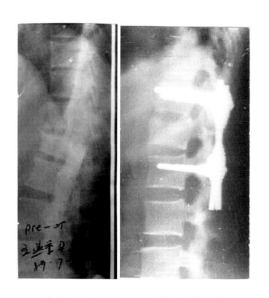

图 10-70　应用 Dick 法治疗脊柱骨折

（二）Roy-Camille 手术器械与手术法

基本的手术器械同 Steffee 和 Dick 手术，不同的是钢板。由于相邻椎弓根的平均距离为 2.6cm，而钢板上每隔 1.3cm 处有一孔，这样可以每隔 2 个孔固定一个椎弓根螺钉。螺钉长约 4.5cm，另有 1.9cm 长的螺钉用以固定小关节。将钢板弯成胸腰段的正常生理弧度，钢板上每个孔均有领圈加固，使钢板有均匀的耐磨力。钢板长度由 49～190mm 不等，带有 5～15 个孔。钢板由钴铬钼合金或不锈钢组成（图 10-71）。

另有一种特殊钢板为腰骶关节融合及仅三个腰椎椎板固定所用。因它位于皮下，其特征是钢板上面是光滑的。其外孔是斜的，以便将螺钉固定于骶骨翼上。

手术步骤：参见Steffee及Dick手术。两侧放置长度合适之钢板。与Dick手术不同，不稳定骨折宜固定骨折上下各两个椎体。脱位患者仅固定4个椎体（图10-72，图10-73）。

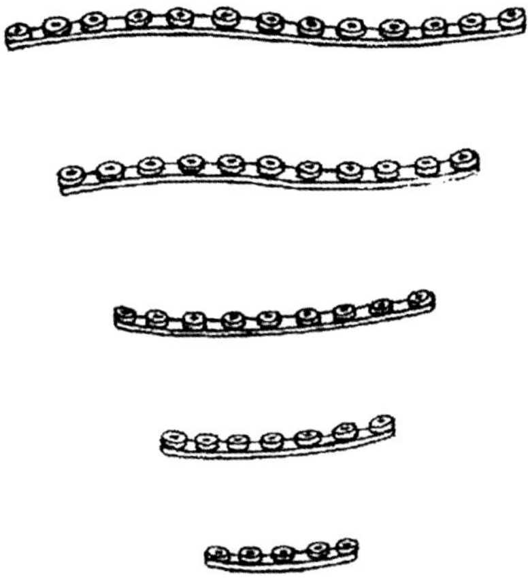

图10-71　Roy-Camile钢板

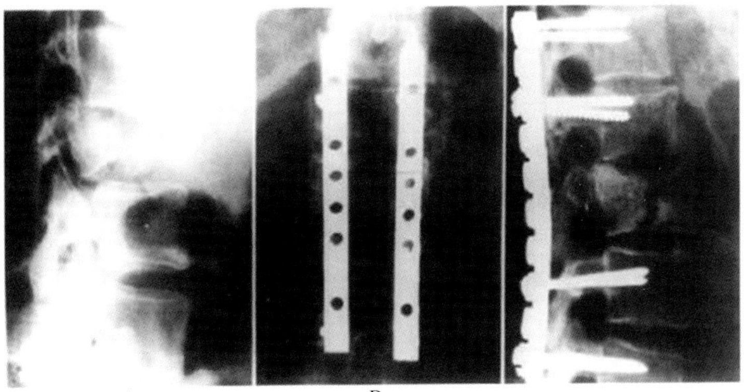

图10-72　固定骨折上下各两个椎体

A. 腰椎骨折；B、C. 固定上下两个椎体（正位像及侧位像）

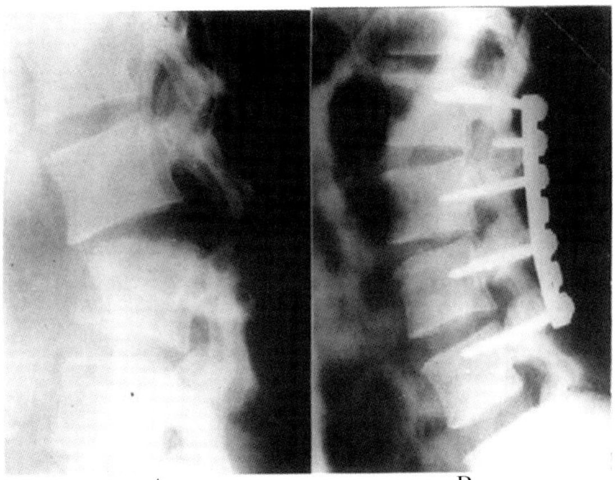

图10-73　L₂、L₃脱位，固定上下两个椎体

（三）RF系统和AF系统治疗脊柱骨折

1. RF系统　意为脊柱复位（reduction）固定（fixation）系统。RF系统植入物和手术器械：植入物部分（图10-74）包括RF系统螺纹棒，直径为8mm，并有9种不同长度（50～150mm）；角度椎弓根螺钉。U形的钉头与螺钉杆部成角，具0°、5°、10°、15°四种型号。各型螺钉具有五种不同直径（5.75～7mm）及不同长度（35～55mm）。锁固螺钉。沿同一方向旋转夹住椎弓根螺钉U形头的螺母，即可推动螺钉在生理前凸的纵轴上。进行均匀的轴向撑开，进一步使骨折复位（图10-75）。RF系统手术操作繁杂，使用不多，RF的贡献在于首次使用成角螺钉，通过在矢状面上螺钉能在前方张开成角，直接使骨折压缩的前柱椎体张开复位，恢复脊柱的生理前凸。

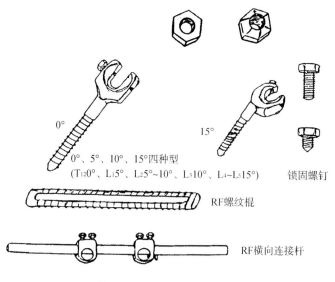

0°、5°、10°、15°四种型
(T₁₂0°、L₁5°、L₂5~10°、L₃10°、L₄~L₅15°)

锁固螺钉

RF螺纹棍

RF横向连接杆

图10-74　RF内固定部件

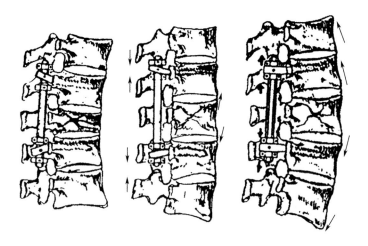

图10-75　RF植入及复位固定
RF治疗下胸及腰椎爆裂骨折植入及复位固定过程

2. RF-Ⅲ（AF）系统　AF装置在RF基础上发展而成，它克服了RF螺母多、操作费事和角度螺钉易断裂的缺点。它具有轴向撑开和压缩功能。可矫正胸椎和腰椎后凸或前凹和旋转畸形，还可对轻度滑脱的椎体提拉复位，并提供坚强的三维固定。RF系统的缺点是后翘的头部与螺钉杆部成角处，应力集中，术后断裂常发生在此处。

内植入物见图10-76，器械见图10-77。椎弓根钉放入器械同RF和DRFS。手术时，将上下螺帽分别套在两侧上下椎弓根螺钉上（图10-78A）。拧紧10mm的凸面螺母，以产生满意的复位角度，并用叉扳手旋转杆的六角部分，供骨折椎体张力复位（图10-78B、C）。图10-79示AF系统治疗脊柱骨折术前后情况。术后护理同一般脊柱外科手术。

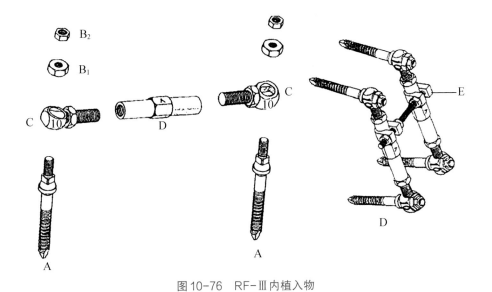

图 10-76 RF-Ⅲ内植入物

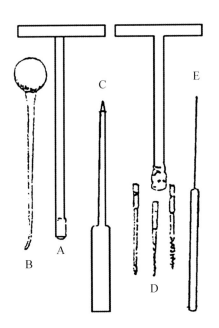

图 10-77 RF-Ⅲ手术器械

A. 套筒扳手；B. 连接杆扳手；C. 打孔锥；D. 万用手钻及配件；E. 椎弓根探子

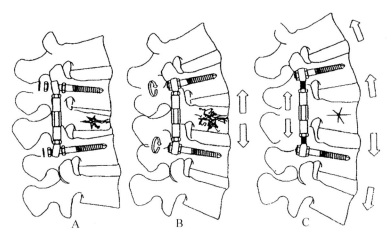

图 10-78 RF-Ⅲ（AF）治疗脊柱骨折示意图

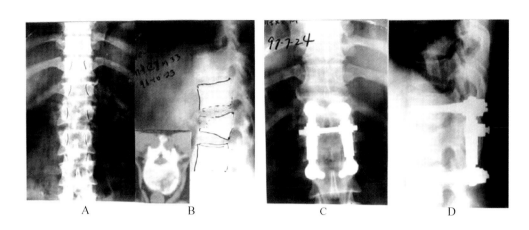

图 10-79　RF-Ⅲ（AF）系统治疗脊柱骨折

患者，男性，33岁，X线及CT示L₁爆裂型骨折（A、B）合并不完全截瘫7周，一期后路"协和"环钻减压及
AF复位固定后，骨折解剖复位（C、D），术后6个月截瘫几乎完全恢复

（叶启彬）

第六节　近代椎弓根钉-棒系统治疗脊柱骨折

椎弓根螺钉固定技术已成为目前脊柱骨折手术中最常用的固定方式。将人体椎体生物力学最坚硬的
椎弓根作为受力点。通过其强大的力臂作用，椎弓根螺钉固定可提供三维的矫正，收到很好的矫正效果
（图10-80），可用于脊柱骨折的复位和维持。

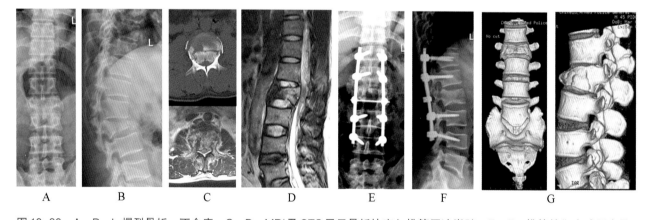

图 10-80　A、B. L₂爆裂骨折，不全瘫；C、D. MRI及CTS显示骨折块突入椎管压迫脊髓；E、F. 椎管的彻底减压术及
椎弓根螺钉复位固定后；G. 3-D CT显示爆裂骨折

（叶启彬，匡正达）

第七节　脊柱撑开复位固定装置治疗脊柱骨折

脊柱撑开复位固定装置（DRFS）为北京协和医院骨科叶启彬等于20世纪90年代初研制成的治疗脊椎

滑脱与脊椎骨折的撑开复位固定装置，又称协和钢板。它除具有国内外流行椎弓根螺钉系统所具有矫正功能能外，另有结构简练、最容易手术放置的特点，手术创伤较少，复位与维持复位固定满意，已在国内广泛应用，并获国家专利（专利号：ZL952024392）。

一、DRFS装置的内植入物和手术器械

1. 内植入物　DRFS钢板螺钉系统（图10-81），由钛合金制成。

（1）椎弓螺钉有多种直径和长度（图10-81A）：直径5.5、6.5mm，长度35、40、45、50mm。

（2）球面和固锁螺母（图10-81B1、B2）

2. 手术器械　见图10-82。

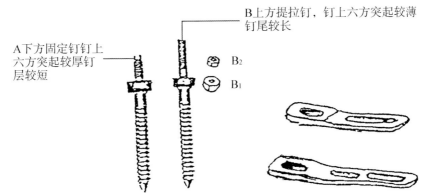

固定钉（A），提拉钉（B），长钢板可跨1~2个椎体节段，使用时按顺序选固定下、上端，最后紧固中间螺母

图10-81　DRFS内植入物

二、手术技术

1. 麻醉与体位　在气管插管全麻下进行，俯卧于马蹄形脊柱外科手术软垫上。

2. 切口　操作同一般脊柱手术，显露骨折椎上下紧邻的各二个椎体节段，显露骨折椎体及其下方相邻椎体的小关节和横突，以利打入椎弓根螺钉。

3. 上椎弓根螺钉方法同Dick和Steffee手术　在CT或X线片监视下，上好两侧四个椎弓根钉，检查位置合适。本院进钉点及进针方向有特点。DRFS设计特点使本身具有后提拉复位前方自动张开15°腰前凸和前方自动后倾加压功能，手术器械最少，容易操作，而且具有前方自动张开产生的最强的骨折复位能力。

我们先进行骨折处椎管的彻底减压术，然后在骨折椎体及其下紧邻的椎两侧通过椎弓根打入椎弓根螺丝钉。注意钉上的六角型钉座应大部露在骨质外以利复位。然后套上钢板。如有椎间隙狭窄，将上方螺钉与钢板上槽孔下端紧贴，先拧紧两侧下方凸型螺母，使钢板上端后翘，再加用下方扁螺母固定，然后交替逐渐拧紧上方两

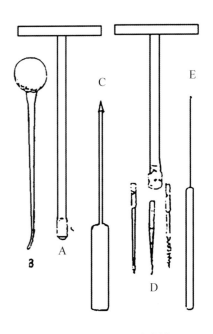

图10-82　DRFS手术器械

A. 套筒扳手；B. 椎弓探子；C. 打孔椎；D. 万用手钻及配件；E. 椎弓根克氏钉探子（北京亚华人工关节开发公司生产）

侧凸型螺母，使产生后提拉复位并产生解剖角，使骨折复位并重建脊柱生理性弧度，加用上方扁螺母固定，防螺母松脱，剪平过长的钉尾，作横突小关节后外植骨融合术，置入闭式引流和闭合切口，术后摄X线片检查可见复位满意（图10-83）。

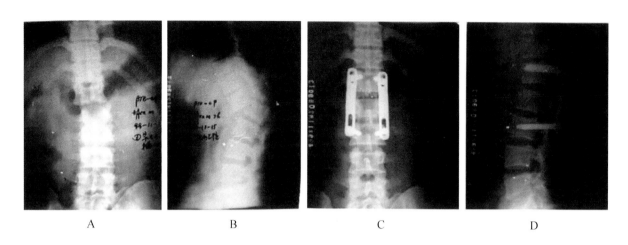

| A | B | C | D |

图10-83　DRFS治疗脊柱骨折脱位

患者，男性，33岁，L_2~L_3骨折脱位（L_2爆裂骨折）（A、B），减压后用DRFS复位固定，术后X线片示骨折脱位解剖复位（C、D）

三、术后处理

1. 术后护理同一般脊柱外科手术。

2. 术后起床后应配带塑料支具至少6个月。

3. 避免作过度屈伸脊柱活动和作剧烈运动，可以游泳和慢跑，但过剧烈运动可使螺钉弯曲断裂或松动。

4. 术后每隔3个月返门诊照X线片检查一次，直至植骨融合好。

5. 术后至少一年当植骨坚硬后才可取去内固定，如无不适可以终生不取。

6. 椎弓根螺钉断钉率国外报告6%左右，DRFS少于此数。

（叶启彬）

第八节　经伤椎椎弓根植骨螺钉内固定治疗胸腰椎爆裂骨折

胸腰椎爆裂骨折是常见严重损伤之一。由于该骨折病理复杂，极易造成脊柱不稳及脊髓损伤，是残障的重要原因，所以如何更好治疗是热点难点之一，手术治疗是目前主要方法，后路手术与前路相比，创伤小、操作较为简单，一直为临床医生所青睐。经伤椎上下相邻椎弓根螺钉内固定治疗胸腰椎爆裂骨折是目前常选择的术式。这些术式所选用的内固定是在伤椎相邻上下椎弓根置入螺钉，经局部撑开连接杆或角度钉恢复脊柱生理弯曲，然后固定、减压、植骨融合以达到治疗目的，但因骨折类型、手术时机及器械性能等诸多因素影响常存在着复位欠佳、伤椎前缘难以恢复到原来或接近原来的高度、后凸畸形矫正不满意、突入椎管的骨折块难以复位等缺点。有时因器械过度矫正，在骨折脱位复位前出现螺钉切割椎体松质骨现象，直接影响固定后的稳定性，远期出现伤椎前高丧失及后凸矫正角度丢失，螺钉拔出或疲劳断裂等并发症。如何克服这些不足是需解决的问题。为此我们在研究了胸腰椎爆裂骨折的病理特点的基础上，自1999年作者与北京协和医院叶启彬教授一起开始进行经伤椎椎弓根螺钉内固定术治疗胸腰段骨折，经临床观察，有效地克服了上述缺点，现总结如下，供同道参考。

一、经伤椎椎弓根螺钉内固定术的解剖学基础

脊柱骨折以胸腰段多发，T_{11} 至 L_1 为最常见的骨折部位，在胸腰椎爆裂骨折中，以上终板破坏最为多见，如何使上终板复位是重要问题。通过解剖学观察，T_{11}、T_{12} 椎体及 L_1 椎体呈心形，其前后径较大，椎弓根接近椎体的侧缘，从侧位上观察椎弓根位于椎体上 1/3 ~ 上 1/4 处，距椎体上终板较近，所以通过椎弓根可以更容易接近或达到椎体、上终板及侧缘，从而达到骨折复位的目的（图10-84）。

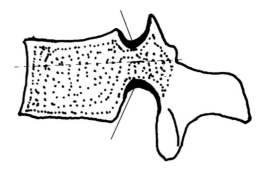

图10-84 椎体侧面切面观，说明椎弓根螺钉与上终板、椎体侧缘距离较近

在椎体前方，前纵韧带自上而下走行，在胸腰段前纵韧带厚而韧，覆盖椎体前方的大部，侧方有腰大肌起始部附着，自上而下，腰大肌附着部覆盖的范围逐渐增大。另外，在腰椎侧前方还有粗状的膈肌脚纤维附着，膈肌脚左右各一，由韧厚的腱性组织构成，自 L_1 ~ L_2 椎体向下延伸至 L_3 ~ L_4 椎体前方，与前纵韧带紧密附着，所以在胸腰椎体周围有厚韧的韧带及肌肉组织附着，这些组织对维持脊柱稳定起着重要作用（图10-85，图10-86）。在胸腰椎骨折时这些韧带及肌肉多保持完整，完全断裂的很小，当脊柱骨折时，这些韧带肌肉除对限制骨块移位及保护脊柱前方的血管及内脏器官起重要作用外，同时还对骨折复位起着重要作用。在对胸腰椎骨折进行复位时，这些韧带肌肉可起到软组织夹板作用，能够协助复位并维持骨折块的稳定。

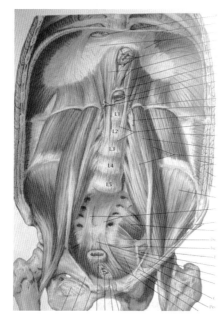

图10-85 前纵韧带、腰大肌及膈肌脚的毗邻关系示意图

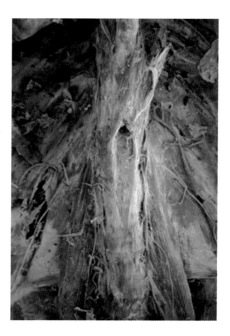

图10-86 标本图示粗大的膈肌脚及其与前纵韧带、腰大肌关系

在椎体后方，椎管前壁有后纵韧带附着，后纵韧带在椎间盘水平与椎间盘附着紧密，难以分离，而在椎体后方，后纵韧带与椎体之间填充着脂肪及静脉从（图10-87），当爆裂骨折时，后纵韧带有阻挡骨折块向后移位的作用，但由于下腰椎后纵韧带较细小，所以阻挡作用较为有限，严重爆裂时，后纵韧带及椎间盘破坏的概率增大，这可能是骨折块移位严重的解剖学基础之一。

椎间盘是连接椎体的重要结构，其外周纤维环强韧，在椎间盘前方及侧方与椎体终板连续紧密，当脊柱骨折时，椎间盘内压增高，可使终板中心部破坏，但很少使外周的纤维环破坏，完整的纤维环是经伤椎椎弓根骨折复位的重要结构之一(图10-88)。

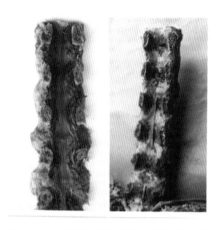
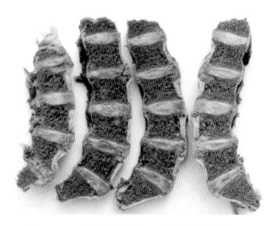

图10-87　后纵韧带与椎体、椎间盘、椎弓根的关系（左）；部分后纵韧带较细小（右）

图10-88　椎间盘与终板及前纵韧带密切附着

为了研究经伤椎椎弓根内固定术复位的机制及其形态学基础，我们对脊柱标本进行了三维形态学及断面观察。

在腰椎横断面标本上，可见到椎体前方的前纵韧带、后方的后纵韧带及侧方的腰大肌纤维及骨膜。冠状面观察，可见到连结各椎体的上下终板及椎间盘，侧方的腰大肌纤维及骨膜，这些结构相互连续将各个椎体串连起来。矢状面观察，前纵韧带与椎间盘前部纤维环融合，紧紧附着于椎体前方，椎间盘及上下终板将椎体相互联结，所以椎体被包裹在四周厚韧的韧带、肌肉组织的软组织框架中（图10-89）。这些结构对维持椎体稳定及缓冲振荡有重要作用，在脊柱压缩及爆裂骨折时有阻止和限制骨折块移位、保护椎管内神经及脊柱前方血管免受压迫损伤的作用，使骨折块包裹在韧带、肌肉形成的软组织框架内，不至于过度分散、移位。在骨折块复位时，又起到协助复位，维持骨折块处于复位状态的作用。

模拟椎弓根螺钉复位时发现，椎弓根螺钉在拧入椎体过程中，其上方接近椎体上终板，侧方靠近椎体侧缘，椎弓根前端可以达到椎体前缘，这样可以直接起到撬拨作用（图10-90）。如果相邻三个节段椎弓根螺钉共同作用及牵拉，可以紧张前纵韧带，对恢复椎体前缘高度及生理弯曲有明显作用，与相邻上下椎弓根螺钉内固定术相比，伤椎内固定技术可更好地牵张前纵韧带，维持椎体前缘高度及生理弯曲。

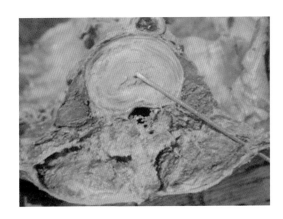
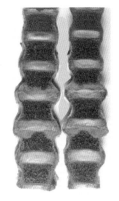
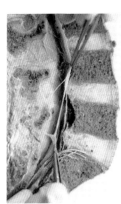

图 10-89　脊柱标本断面观（横断面、冠状面、矢状面）

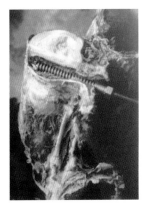
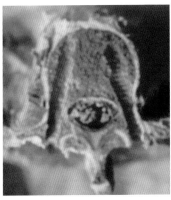
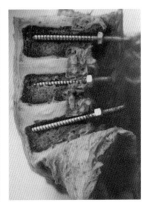

图 10-90　模拟椎弓根螺钉复位

二、胸腰椎爆裂骨折的病理基础

目前文献中对爆裂骨折的分型多有详细的描述，但对周围结构的变化则较少提及。通过我们的观察，发现胸腰椎爆裂骨折多为上终板破裂，较少有下终板骨折，椎弓根多完整，只有少数椎弓根破裂（图 10-91）。在大部分病例中椎弓根与突出椎管的骨折块分离，但并不证明二者并没有联系，而是靠后纵韧带或椎间盘相连，所以可以经伤椎椎弓根向前推移而使骨折复位或部分复位。椎弓根间距是否变宽并不是爆裂骨折的必备特征，在大多数病例，椎弓根间距并不变宽，只有在合并有移位椎板骨折时椎弓根间距才变宽。在经伤椎椎弓根行螺钉内固定时可以和上下相邻节段的椎弓根螺钉排列在一条直线上而不会导致安放钢板或杆困难。在下胸椎骨折时，由于存在着第 11、12 肋骨，这些肋骨不受累，而且肋横突、肋小头韧带及椎肋关节保持完整，这些对维持骨折块及复位有重要作用。

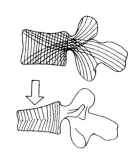
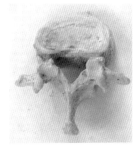
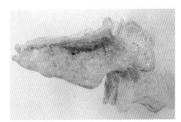
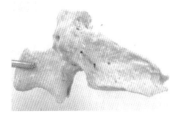

图 10-91　爆裂骨折标本（已愈合），可见上终板下陷，椎体前缘高度丧失，前后径增大

三、经伤椎椎弓根螺钉治疗胸腰椎爆裂骨折的机制

爆裂骨折时前纵韧带、膈肌脚及腰大肌纤维保持完整是经伤椎椎弓根螺钉内固定术骨折复位的基础，其复位机制如下：

1. 通过上下撬动伤椎椎弓根螺钉使压缩或爆裂的椎体恢复高度，这种复位除了直接复位作用外还可以牵张前纵韧带、膈肌脚及腰大肌纤维使之紧张，起到软组织夹板作用，恢复伤椎形态及空间。

2. 器械的提拉复位与上下撬动共同作用于伤椎及相邻上下节段，使前后纵韧带紧张，爆裂椎体的骨折块聚集，协助骨折复位。

3. 术中通过向前拧入椎弓根螺钉可使突入椎管的骨折块复位。

4. 在存在椎弓根间距加宽的爆裂骨折中，可以通过伤椎螺钉使椎弓根间距恢复正常，协助骨折复位。

5. 伤椎内固定可以以伤椎椎弓根螺钉作为支点，利用钢板向前推挤的作用而增加器械的提拉作用。

6. 经伤椎椎弓根螺钉连同上下相邻螺钉每侧共三枚螺钉较单纯邻椎复位固定更牢固、稳定，在合并脱位时，此种内固定方法易使脱位复位，且较易维持稳定。

四、手术

1. 麻醉　全麻或硬膜外麻醉，胸腰段爆裂骨折多采用全麻，下腰椎骨折时可采用硬膜外麻醉。全麻可使全身肌肉松弛，尤其是腰大肌、腰背肌松弛，可使前纵韧带、膈肌脚充分伸展，既有利于复位，又有利于显露。

2. 体位　俯卧位。麻醉成功后，患者俯卧于脊柱外科支架上，使腹部悬空（图10-92）。

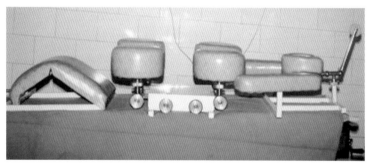
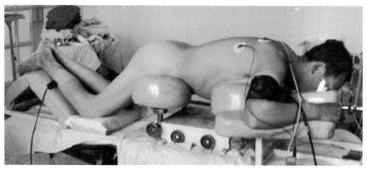

图10-92　手术支架及体点阵图

3. 手术步骤 以伤椎节段为中心后正中切口，切开皮肤、浅筋膜，剥离腰背肌至椎板，直至关节突关节的外缘。在剥离肌肉显露椎板时，要注意是否存在椎板骨折及关节突关节脱位，仔细辨别有无外露的神经根纤维及硬膜（图10-93）。一般情况下，先剥离上下两端的肌肉，由正常处向伤椎椎板处剥离，同时注意切勿用力，以免骨膜剥离子由椎板骨折处或关节突关节脱位处捅入椎管而加重脊髓及神经损伤。当剥离肌肉完成后，确定损伤节段。对于胸腰段，我们采用显露触摸一侧肋骨来计数脊椎节段，有时附着于横突的筋膜也很厚韧，触摸时和肋骨的感觉相似，极易误认，故手术前应仔细阅读X线片，识别肋骨及横突的形态特点，必要时可进行C臂透视或摄X线片，协助确定伤椎节段。

确定伤椎节段后，显露上下相邻节段的椎弓根螺钉进钉点。T_{11}胸椎以横突根部与上关节突下缘的交点为进钉点，T_{12}以上关节突乳突为椎弓根进钉点，腰椎以腰椎人字脊为进钉点。进钉角度在横断面上与后正中线呈5°～10°，矢状面上尽量与椎体终板平等，进钉时常出现的失误是在矢状面进钉角度难以掌握。因为术前X线片上所显示的椎体骨折畸形及相邻椎体形成的后凸畸形，有俯卧及全麻状态下多有不同程度的改善，骨折也有部分复位，此时如再参照X线片所示角度，进钉则易偏大或偏小。所以此时如果具备C臂可在其引导下置入螺钉，如无此设备，则充分估计俯卧及全麻后复位情况，适当调整矢状面上的进钉角度，然后摄X线片确定螺钉的位置及进钉深度。由于椎体呈椭圆形，侧位X线片上所显示的椎体前缘并不是椎体侧方的边缘，即使螺钉已穿透椎体侧方皮质，侧位X线片仍显示螺钉在椎体内的错觉，所以在侧位片上判断进钉最佳深度是螺钉在椎体内占其前后径80%～85%为宜，过大则有可能穿透椎体皮质，过小则可能进钉过浅影响螺钉的牢固性（图10-94）。

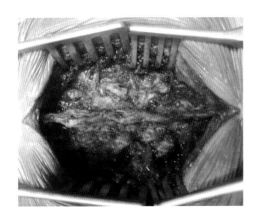
图10-93 显露椎板、关节突关节

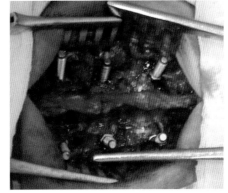
图10-94 依次拧入螺钉

一般情况下，椎弓根内钉道壁粗糙感较强，触及钉道前端时有骨感，拧钉时均匀阻力感觉明显，但在伤椎进钉时，由于椎体骨折，钉道前端有时无明显的骨感，甚至有突破感，进钉时均匀阻力感也不明显，所以伤椎椎弓根螺钉的置入要更加小心，进钉深度不宜太深，可在C臂透视或摄X线片后再适当调整进钉深度。

4. 伤椎骨折复位 在俯卧全麻状态下有时骨折可以有部分复位，在拧入伤椎椎弓根螺钉过程中，由于向前推压的力量也可有复位作用，但仍需利用伤椎椎弓根螺钉进行复位。复位方法：用椎弓根T形板手2把，分别套在伤椎椎弓根螺钉的尾端，利用杠杆作用(以椎弓根为支点)进行撬拔，使钉尾向尾侧、钉尖向头侧撬动，从而起到直接复位作用。另外，利用向腹侧推压的力量使伤椎前侧的前纵韧带、腰大肌及膈肌脚等组织伸展、紧张，使椎体前缘高度恢复，向前推压还可牵动后纵韧带，从而使突入椎管内的骨折块复位。如果椎弓根间距加宽，也可以调整椎弓根螺钉间距使之与上下相邻椎弓根螺钉在一条直线上，以利安装连接系统。

5. 伤椎椎弓根内植骨　在复位完成后，拧下伤椎椎弓根螺钉，用异体干燥冷冻骨(最好是松质骨)或自体髂骨松质骨自椎弓根螺钉的钉道置入，边置入边用椎弓根锥填压塞实，以便植骨进入椎体内。植骨完成后，再拧入椎弓根螺钉。

6. 减压　确定减压范围及节段。一般情况下，爆裂骨折一般为椎体上终板，故遭到损伤的节段往往在伤椎与上位椎体节段，故后路减压重点一般在伤椎与上位脊椎节段。如L_1爆裂骨折应重点在T_{12}和T_1之间，切除破坏的黄韧带及骨折的椎板，充分减压至硬膜囊侧缘，可用神经剥离子探查硬膜囊前方的骨折块复位情况。多数情况下骨折复位良好，如有必要，可用窄而薄的骨膜剥离子在硬膜囊与椎管侧壁间进入至骨折块与硬膜囊前方的间隙，轻轻敲击骨膜剥离子，使骨折块复位。减压完成后，局部用明胶海绵覆盖。

7. 安放钢板或连结杆　上述步骤完成后，安放钢板。我们多采用DRFS钢板。此钢板的优点是头侧有15°的后倾角，在拧入螺帽的过程中可以钢板为支点，使螺钉的前方张开，同时有提拉作用，从而使前纵韧带及其他前方链接的软组织撑开，起到维持复位的作用，这种自动撑开、提拉作用是其他内固定器械所不具备的，对骨折复位极为有利。如果安放连结杆，则进行预弯及撑开，加压等操作步骤，操作繁杂且效果不佳。安放DRFS钢板时，要按以下步骤拧紧螺帽，先拧紧最下一对螺帽，

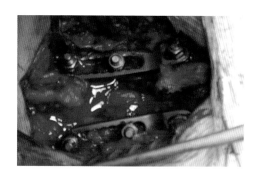

图10-95　复位、减压、安放钢板完成

再是伤椎，最后是最上一对提拉钉螺帽，以上顺序不能颠倒，否则起不到复位和撑开作用。钢板安装完成后将相邻横突根部及关节突部咬成粗糙面，用剪碎的骨块植于钢板下方及横突之间，融合节段为骨折与上位相邻椎体节段（图10-95）。

8．冲洗、放置引流管、依次闭合创口，在缝合两侧肌肉时，在棘突上打孔，将棘上韧带缝合于棘突上。

五、临床效果

1999年作者与北京协和医院叶启彬教授一起开始进行经伤椎椎弓根螺钉内固定术治疗胸腰段骨折，经临床观察，手术操作比较简单，效果良好，2003年时随诊一组术后2年以上病例28例，所有病例，手术时伤椎都得到完全复位（图10-96），随诊复位无明显丢失，脊柱侧功能良好，7例2年后取去DRFS后矫正维持。

六、关于伤椎椎弓根螺钉内固定术的注意事项

1. 经伤椎椎弓根植骨问题　是否需要植骨尚有争论。我们在63例中，60例未进行椎弓根植骨，经随访，效果良好，未出现矫形角度丢失现象。与植骨的相比，并无明显区别。但从理论上讲，植骨似乎更合理一些，这样可以增加椎体内骨质含量。

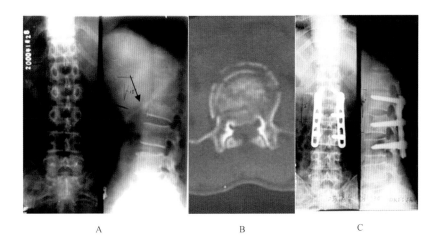

图10-96　骨折经伤椎固定后完全复位

男、30岁，术前正侧位X线片L$_2$爆裂骨折（A）、术前CT片显示骨折块突入椎管，不全瘫（B），DRFS矫正术后术后正侧位X线片显示骨折解剖复位（C）

2. **伤椎椎弓根出血问题**　在开展此项技术之初，我们也有伤椎是否会出血多的忧虑。实践证明，伤椎椎弓根出血并不多，在伤椎椎弓根钻孔时有时有少量出血，但不汹涌。手术时机选择的越早则出血越明显，拧入螺钉均可很好地止血，无需特殊止血措施。

3. **椎管减压问题**　有关文献多强调彻底减压，故在实践中为了达到彻底，往往将椎板切除过多，影响脊柱稳定性。我们认为，在爆裂骨折时，椎体后上角突入椎管内可能性较大，而黄韧带破裂也往往是骨折椎与上位椎板之间节段，故只需将损伤节段黄韧带及上下附着的椎板缘切除即可达到满意减压，而不必将椎板完全切除，这样既保留了椎板，以利稳定，又达到了减压的目的（图10-97）。

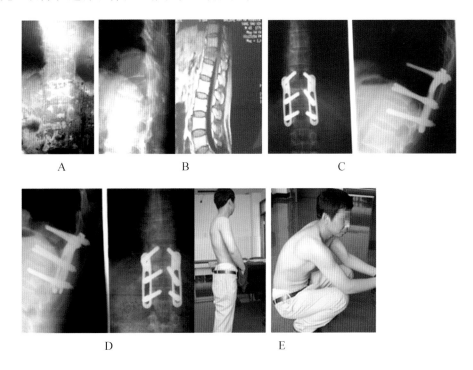

图10-97　有限减压、伤椎固定术后，骨折完全复位

患者，男性，45岁，T$_{12}$爆裂骨折术前（A、B），术后(C)、完全复位、2年后随访复位维持良好(E)

4.关于内固定物是否取除问题　一般四肢骨折往往要求在骨折愈合后将内固定物取出以免造成应力遮挡及影响功能，但对于脊柱骨折是否取出，何时取出，如何判断临床愈合尚没有一致意见。我们的经验是：内固定物为钛合金，与人体生物兼容性好，可以不必刻意取出，即使取出，最好也在3～5年以后，这样就可充分地使骨折愈合，但在以下情况下可以考虑取出：①合并感染。我们遇到2例，一例是术后浅层感染，经换药后痊愈，内固定物保留。另一例感染与深部钢板相通，后经换药，创口愈合。但1年后又复发，后取出内固定物后痊愈。如果感染在6个月内发生，最好不要取出内固定物，留置1年后再取出，对骨折愈合较为稳妥。感染深至钢板并不意味着椎弓根钉道也发生了感染，很可能只是发生在肌肉层，而未累及椎体及钉道，故不必急于取出内固定物，只需抗炎及更换敷料，这对于骨折稳定并无明显影响。②内固定物断裂。本组中发生螺钉断裂一例，多发生于晚期，可以取出，但要评估是否更换内固定物。本组中未更换内固定物。③对内固定物有心理障碍者，可酌情处理。

5. 关于闭合创口问题　逐层缝合是基本要求，但对于脊柱骨折手术而言，除了放置的内固定物占据了一定空间外，还可能减压时切除了部分椎板，所以如何密实缝合，减少死腔形成至关重要。我们推荐的做法是：在没有椎板的部位，可以缝合两侧腰背肌，在椎板及棘突完整的部位可在棘突上打孔，将两侧的腰背肌筋膜缝合在棘突上，这样可以使腰背肌内翻覆盖于内固定物上而减少死腔形成。同时也可以重建腰背肌附着点而增加脊柱动力稳定性。

6. 关于何时下地活动问题　何时下地活动争论较多，一般主张1～2周时带支具下地活动较为合适。我们主张术后3周下地活动，因为软组织的愈合一般要3～4周时间，虽然2周皮肤愈合可以拆线，但对于腰背肌及筋膜愈合尚需时日，过早地下地活动有可能加重软组织损伤而遗留局部腰背痛。

7. 内固定器械选择问题　文献中有许多种后路内固定器械用于治疗脊柱骨折，Harrington、Luque棒等现在临床上基本不用，由于其对骨折复位差，显露创伤大，出血多，且不属于椎弓根螺钉内固定系统，故不宜选用。椎弓根内固定系统，Dick系统多不应用。目前临床上常用的是RF或AF器械。我们在临床应用中体会到RF或AF由于只能在伤椎上下椎弓根植入螺钉，其撑开作用是靠旋转连结杆套筒来进行的，这种撑开相对于伤椎椎弓根螺钉来讲是间接撑开，不是直接撑开，在进行撑开时有可能产生椎弓根切割椎体松质骨现象，所以复位效果难以满意，复位欠佳，在合并脱位时，这种器械的缺陷则更加明显。枢法模、CD、USS等其他杆、钢板系统，可以安放3对椎弓根螺钉。但由于其撑开、提拉作用是靠弯棒或板来进行，其复位作用也不明显，故对于单节段骨折固定无明显优点，所以不选用，但对于多节段骨折来讲，由于其允许安放3～4对椎弓根螺钉，故可选用。DRFS是协和医院叶启彬教授研制的钛合金短节段复位内固定系统。它巧妙地应用了滑动杠杆和提拉原理，使滑脱椎体很容易仰角撑开提拉复位，是针对腰骶滑脱而设计的，故称滑脱钢板。我们在治疗脊柱骨折体会到DRFS可以安放3对螺钉，在拧紧下2对螺钉后，可以利用提拉螺钉对伤椎进行撑开，并可以很好地复位，尤其在合并脱位时，复位和固定则更具优点。故提出，对单节段骨折首选DRFS系统，对于多节段骨折可选用其他棒、板系统，如PRSS、USS、枢法模等。

总之，虽然内固定器械多种多样，但各有优缺点，对于治疗骨折而言，DRFS是最好的，具有操作简单、复位好、固定牢固、易于掌握等优点。与进口器械相比，费用低廉，有明显的价格优势，更适合于中低收入患者，可以更好地以低价位为患者提供服务。

（杜心如，赵玲秀）

第九节　胸腰段骨折脊柱骨折的前路手术及内固定

一、Armstrong脊柱钢板治疗脊柱骨折

加拿大著名骨科教授、前世界脊柱侧弯研究学会主席Armstrong和工程师Black等，经过几年研究，于1988年报告了他们设计的一种新型的、坚强的脊柱内固定钢板，用于各种脊柱前路手术后的内固定，如爆裂型骨折减压术后、脊柱肿瘤切除术后和先天性脊柱畸形、前路截骨矫正术后等。这种新型钢板经过强度、成形、抗压、抗拉及抗扭曲等生物力学试验，证实是非常坚强的，所以一期脊柱前路手术及内固定后，不需要进行后路手术。此外，它还可用于后部成分缺损的不稳定脊柱、严重椎间盘退化所致脊椎滑脱等的脊柱内固定。是最早出现的脊柱前路内固定钢板之一。

（一）Armstrong脊柱钢板的主要部件

1. 多孔成形钢板　主要用于胸腰段和腰段的脊柱内固定，钢板长6～9cm，宽2.5cm，高0.5cm。钢板呈弧形，与椎体侧方结构相吻合（图10-98A）。

2. 导向器　用于指示螺钉打孔方向（图10-99）。

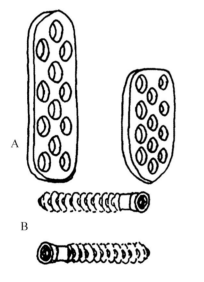

图10-98　钢板（A）与螺钉（B）

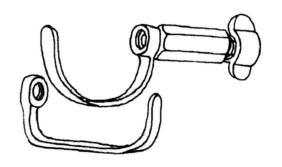

图10-99　导向器

3. 针头及探针。

4. 松质骨螺钉　有多种不同长度（图10-98B），从椎体侧方进入，用于固定钢板（图10-100）。

（二）手术技术

入路根据固定脊柱的节段水平，采取腰部倒"八"字切口或胸腹联合切口进入，显露病变椎体后，先处理之（如脊柱肿瘤切除、骨折块切除、脊髓减压及畸形椎体截骨术），然后于缺损处植骨或填入骨水泥（对于脊柱恶性肿瘤）。取合适长度的Armstrong钢板，置于椎体侧方理想位置上，一般应尽量靠后。钢板骑跨过病变椎体，置于病变椎体紧邻的上、下方椎体侧方，这三个椎体应在一直线上（图10-101）。然

后在上、下方正常椎体上选好螺钉进入孔（每个椎体上有5个孔可供选择），选好三个进钉孔后，将导器弓的一端置于进钉对侧骨膜下，然后经导器孔在椎体上打孔，用探针测出长度，选择合适长度的螺丝钉，拧入固定。术后处理 同一般脊柱前路手术，术后用塑料支具外固定3个月。

图10-102示Armstrong钢板应用情况。

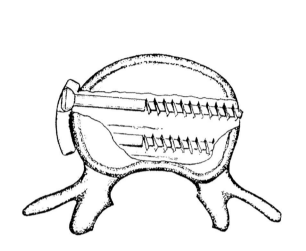
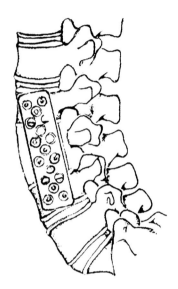

图10-100　螺钉从椎体侧方进入　　　　　　图10-101　固定后示意图

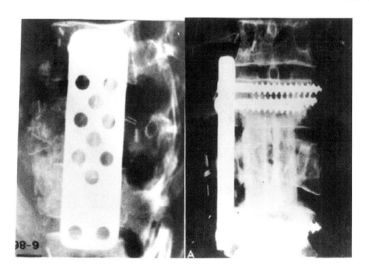

图10-102　Amstrong钢板固定后正侧位X线片

二、胸腰段骨折前方减压植骨及Kaneda装置内固定术

Kaneda装置是一种胸腰段和腰段脊柱前内固定装置，是日本北海道大学医学院Kaneda医生等研制的，其作用大致同加拿大Armstrong钢板，用于脊柱爆裂型骨折前路减压术后、脊柱肿瘤切除植骨（或骨水泥充填术）后或退行性脊柱不稳定等情况的前路固定。Kaneda装置跨越病变椎体侧方，固定于病变椎体上、下方椎体上。其长度不同，可固定一个或多个（5～6个）椎体。这是一种牢固的、可供选择的脊柱前路固定装置。Kaneda装置主要部件见图10-103～图10-107。

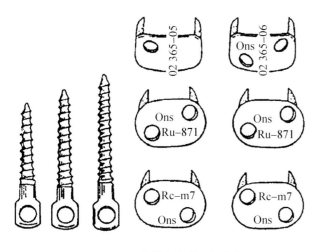

图 10-103　椎体板与椎弓根螺钉

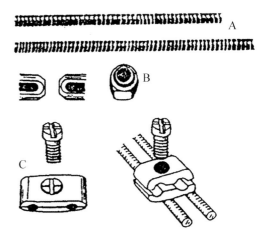

图 10-104　螺纹棒（A），螺栓（B）及连接器（C）

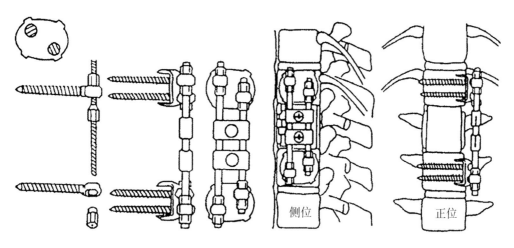

图 10-105　Kaneda装置固定

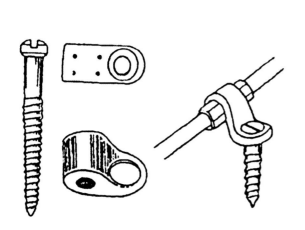

图 10-106　单孔椎体板与螺钉

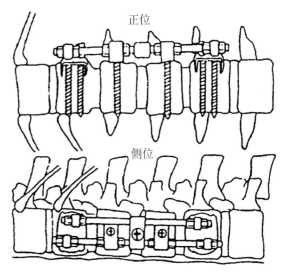

图 10-107　单孔椎体板的应用

手术技术及术后处理：

1. 体位与切口　患者常常取侧卧位，固定需牢靠。切口为胸腹联合切口，髂棘亦需露出，以备取骨用。

2. 胸腹联合切口　一般采取经第10肋切口进入胸腔，然后劈开肋软骨尖端进入腹膜外腔，用"花生米"纱布块推开腹膜及其内腹腔脏器，离横膈止点2cm处，切开横膈，打开胸腹腔（图10-108）。

3. 显露胸椎，可通过开胸法，亦可不破胸膜，将胸膜囊保存完整，从横膈上胸腔壁采用胸膜壁层推开法显露。用卵圆钳持纱布块紧贴腰大肌推开腹膜，直至显露腰椎体前缘（图11-109）。注意勿伤大血管、输尿管及卵巢静脉。

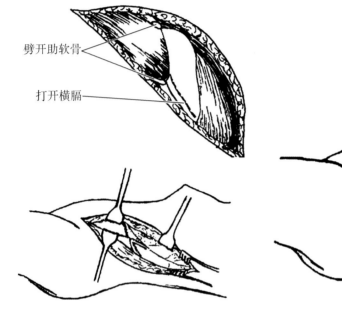

劈开肋软骨

打开横膈

图10-108　胸腹联合切口

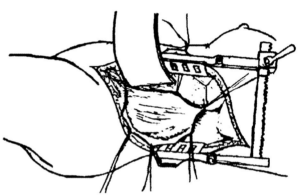

图10-109　显露胸椎

4. 推开胸腹膜后，可见椎体中部有节段血管横过，可一一双结扎切断，向后锐性分离，推开椎体前方的腰大肌，直至椎体侧方清楚显露，以利于内固定。前纵韧带可根据需要切断或保留（图10-110）。

5. 在显露手术入路对侧椎体侧方时，用手指（或钝的Cobb剥离子）裹上干纱布，轻轻紧贴椎体推开，勿伤大血管及对侧节段血管。然后用有弹性的大弯拉钩，轻轻牵开椎旁组织。保护好大血管，然后切除病变椎体上、下方的椎间盘（图10-111）。

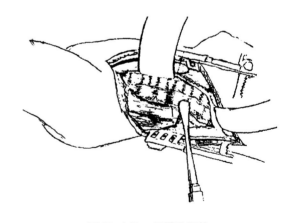

图10-110　显露胸腰椎

6. 然后作病变椎体切除，如为骨折压迫，需切除压迫脊髓的骨块（同半椎体减压手法），但椎体前缘及侧方，可保留一些，有利于植骨生长。

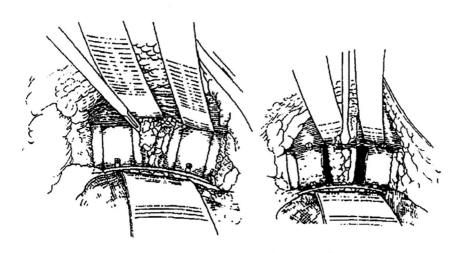

图 10-111　切除骨折椎体上、下椎间盘

7. 突入椎管内的爆裂型骨折块需彻底进行减压术，可交替使用骨圆凿、咬骨钳、Kerrison 咬钳、气动钻等，将突入椎管组织切除，一般从椎间孔处开始切除比较彻底（图 10-112）。

8. 病灶清除彻底减压后，即可上椎体板，嵌入于椎体侧方。注意其上叶片尖不要插到椎间盘中去，否则不牢固，同时勿伤大血管。椎柱板置于病变椎体上、下方正常椎体上，然后钻孔（图 10-113）。

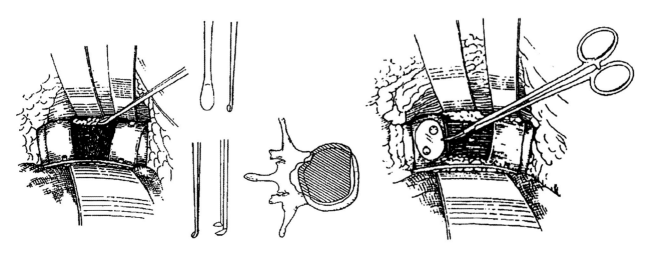

图 10-112　切除骨折椎体及突入椎管内的碎骨片　　　　　　图 10-113　上椎体板

9. 用椎体测径器，测出椎体左右径，据此选出合适长度的螺钉。再将左手手指轻轻垫入到进钉口对侧椎体侧方，拧入螺钉至螺钉尖刚触及手指为好（穿透对侧皮质 2mm），另外，手指可检查螺钉位置是否正确。每板上为两个钉（图 10-114）。

10. 图 10-115 示螺钉进入固定方向，靠后的螺钉邻近椎管，故行进方向需向前成 10°～15°倾斜，以免误入椎管。前方螺钉则需垂直横过椎前方，拧紧螺钉至钉头紧贴椎体板。

11. 选好长度合适的螺丝钉拧放好后，矫正后凸成角畸形，用撑开器撑开前方的两个螺钉进行矫正，如果前纵韧带影响矫正，可在椎间盘处切断。矫正完成后，用钢尺量好缺损长度，自髂骨处取长度合适植骨块嵌入植骨（图 10-116A），植骨块前方可再植入肋骨条及碎骨片（图 10-116B）。脊髓前方（或后纵韧带前方），放一片明胶海绵。

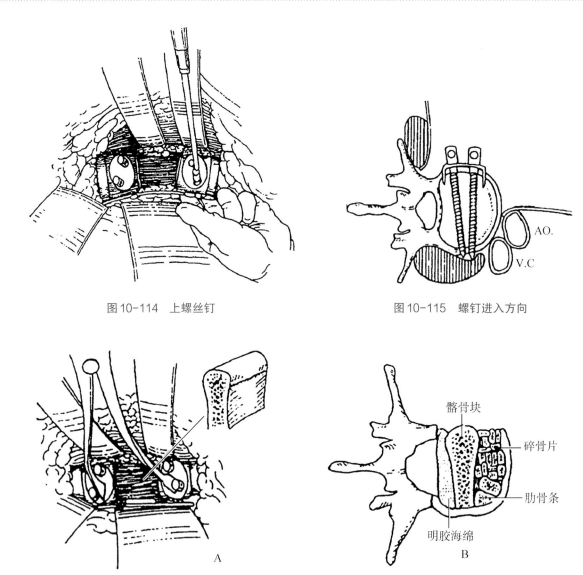

图 10-114 上螺丝钉   图 10-115 螺钉进入方向

图 10-116 螺钉撑开复位及植骨融合
A. 撑开螺钉矫正畸形；B. 嵌入植骨

12. 取长度合适的两条螺纹棒（长度跨越过螺丝钉头），前方一根应较长些，以利和螺钉组成不规则长方形，于螺纹棒中部先旋入两个背靠背方向螺栓，然后再放入螺钉孔内（图 10-117）。

13. 当螺纹棒放入上、下螺钉头孔内后，两端再放置一枚螺栓，用持螺栓器很容易将螺栓拧到螺纹棒上（图 10-118）。

14. 然后将两端螺栓向中央植骨处加压、拧紧，使身体纵向负荷通过内固定装置及坚强的髂骨块。这是手术成功和获得骨愈合的关键（图 10-119）。

15. 加压完成后，用横向连结器将两棒横向连结在一起（图 10-120），用椎器将下半片横向连结器推入两棒下，再加上上片用螺钉拧上，这样就形成不规则的长方形的力学结构。然后将螺钉上、下方螺栓用扳手反向拧紧，以防松脱。

16. 拧紧螺栓及放好横向连结装置后，摄前后位 X 线片，了解是否存在加压过度引起脊柱侧弯。同样如术前有轻度侧弯，也可用加压方法来矫正（图 10-121A）。

17. 缝合横膈，特别在脊柱前附着处要原位缝合。然后逐层缝合胸膜壁层，关胸及缝合腹部肌层，置胸腔引流管一根于第9肋间，腋中、后线之间。

18. 术后处理同胸腹联合切口其他脊柱前路手术，术后5～7日可带塑料支具（TLSO）下地，戴支具3个月以上。近几年来，为了克服本装置放棒和固锁困难，Kaneda又进行了一些改进，主要将钉头改成"V"开口放棍后用螺钉拧紧，使放置更加容易和牢固（图11-121B）。

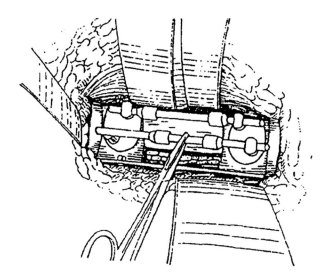

图10-117 上螺纹棒

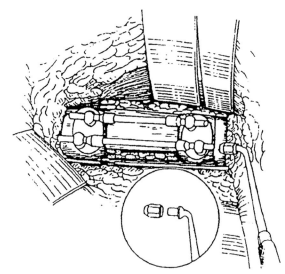

图10-118 上螺栓

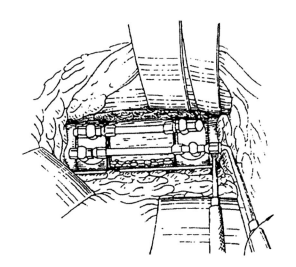

图10-119 用螺栓嵌入器旋紧螺栓

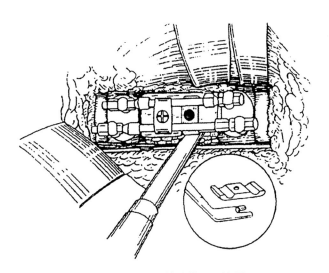

图10-120 上棒的横向连接器

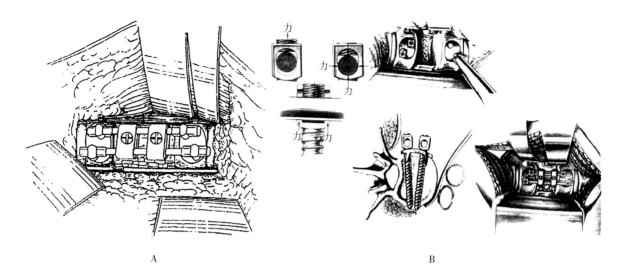

A   B

图10-121 kaneda装置固定后整体观及新型Kaneda装置

A. Kaneda装置固定完毕；B. 新型Kaneda装置及放置

（叶启彬）

第十节 "协和"环钻一期前后路经椎弓根进行椎体前路减压及后路固定的应用

"协和"环钻为叶启彬于1988年研制，开始用于经椎弓根掏空椎体后部骨松质使椎体后部塌陷，治疗强直性脊柱炎，后应用于掏空椎体后部并切除椎体后壁从后路进行脊髓前方和侧前方减压手术，或从后路经椎弓根进行椎体病变活组织采取，偶尔也用于胸椎间盘后路手术，是较早在我国开展的一期前后路手术的一种方法，目的在于使复杂的手术简化，减少患者手术创伤，达到更理想的治疗目的，获2014年军队科技进步二等奖。

一、应用指征

"协和"环钻主要通过经椎弓根通道进入椎体，可从后路彻底减除脊髓前方的压迫，因而可用于下述治疗：

1. 新鲜胸腰椎爆裂性骨折 骨折块突入椎管大于40%者，或大于2周的脊柱爆裂性骨折（按传统原则应行前路手术，但用环钻后可从后路进行）。

2. 陈旧脊柱爆裂型骨折 椎体后部骨嵴压迫脊髓前方或陈旧型脊柱骨折脱位，椎体后角呈台阶状压迫脊髓者。

3. 先天性脊柱侧弯伴不全截瘫，压迫主要来自侧前方者。

4. 椎体病变性质不明需做活检者。

5. 强直性脊柱炎后凸畸形矫正，经椎弓根掏空椎体后部骨松质使椎体后部塌陷，矫正后凸畸形。

二、协和环钻治疗脊柱爆裂型骨折

全麻，患者俯卧于软马蹄型垫上，背正中切口进入，显露骨折上下各一个椎体节段，切除骨折处部分棘突及骨折椎体的椎板及黄韧带，清理血块，做病椎椎弓根截骨，然后用0.6～0.8cm的环钻（图10-122）从椎弓根钻入，直达椎体的前1/3，交替用刮匙和椎板咬钳，去除突入椎体内椎间盘及部分骨松质（图10-123），可从两侧椎弓根处交替操作，直至两侧打通"会师"，再用刮匙从内面刮薄压迫脊髓处的骨皮质，然后用特殊直角打器将压迫于脊髓前方的骨块向下轻轻锤击，使之"塌方"下陷回到椎体内（图10-124），然后在骨折椎体上、下、紧邻的椎体两侧置入椎弓根钉固定装置矫正及固定，进一步使骨折复位。如CT片示新鲜爆裂骨折片仅在一侧压迫脊髓，则仅从该侧椎弓根进入减压即可。陈旧脊柱骨折通常都需从两侧椎弓根进入。脊髓前方压迫去除后，在病椎上下方相邻两侧椎弓根内置入椎弓根钉。可选用Dick、RF（图10-125）。AF或DRFS（图10-126），对骨折进行复位与固定。

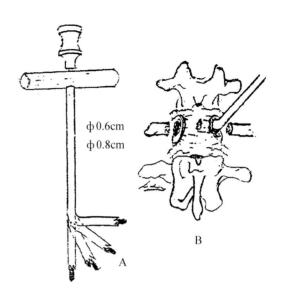

图10-122 协和环钻及使用方法

A. 不同弧度"协和"环钻；B. 截骨后从椎弓根处钻入环钻减压

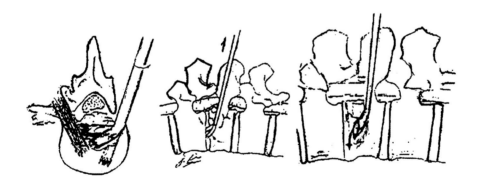

图10-123 环钻钻入椎体，交替用刮匙及垂体咬钳切除突入椎管骨块下方的骨质及椎间盘组织

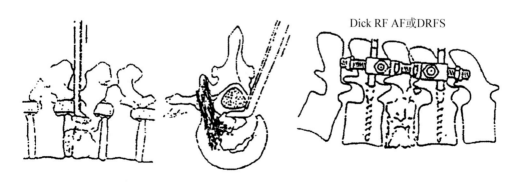

图10-124 用直角打器使骨折下陷复位，然后内固定，若为陈旧骨折，则可用Kerrison咬钳咬除压脊髓骨皮质

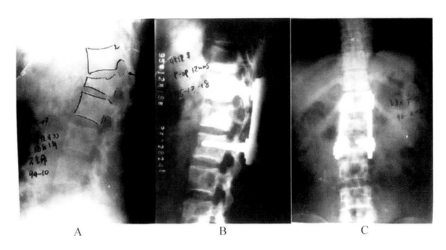

A   B   C

图10-125　陈旧性骨折"协和"环钻减压 RF 内固定术后

患者，女性，33岁，L₁爆裂性骨折（A）伴不完全截瘫一年，"协和"环钻减压 RF 复位固定，术后 X 线片示解剖复位（B、C），术后半年截瘫完全恢复

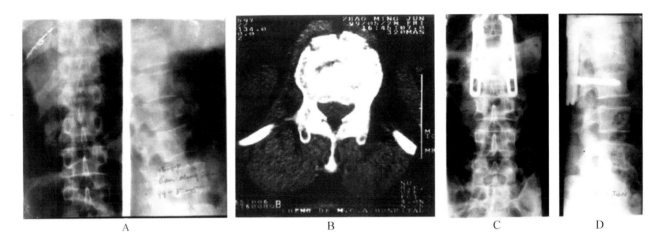

A   B   C   D

图10-126　爆裂型骨折"协和"环钻减压 DRFS 内固定术后

患者，男，34岁，L₂爆裂型骨折（A、B）伴不完全截瘫一周，骨块主要由右侧前方压迫脊髓，经 L₂ 右侧椎弓根环钻减压及用 DRFS 解剖复位（C、D），截瘫完全恢复

三、"协和"环钻在脊柱侧弯伴不全瘫手术治疗中的应用

参阅第四章第十节"脊柱侧弯合并截瘫的治疗"。

四、"协和环钻"做椎体病变活检

局麻下行背正中切口进入显露病变椎体小关节及横突后，按椎弓根钉进钉方法将环钻从椎弓根进入椎体，切取部分椎体内病变组织，钻孔道用明胶海绵及骨蜡填塞止血。此法简单易行。

五、胸椎间盘突出手术的应用

一般胸椎间盘突出症不允许像做腰椎间盘手术一样从后路进入，牵开脊髓进行手术，任何方向牵拉胸段脊髓都将造成截瘫，所以胸椎间盘突出一般经侧前方或前路手术，但创伤较大。作者用"协和"环钻可以从后路手术，显露病变椎板后切除椎间盘突出较多一侧的椎板，至椎弓根边缘，然后用骨刀切除椎弓根后部部分骨质，显露出椎弓根皮质及其中间松质骨，将直径6mm环钻从椎弓根进入略斜向椎间隙钻入，进入椎间隙内，用小刮匙轻轻扩大钻孔道，然后深入小号椎板咬钳可容易摘除椎间盘组织，术中不得用神经剥离子牵拉脊髓，只能放在脊髓旁保护脊髓。

总之，"协和"环钻是一种简单有用的脊柱外科工具，可作为多种脊柱外科手术的辅助工具。

（叶启彬）

第十一章　脊髓损伤

正常大多数脊髓损伤与脊柱骨折脱位同时发生，战时脊柱火器伤，也可直接损伤脊髓。在脊柱骨折合并截瘫病例中，发生于胸腰段脊柱骨折最多见，约占半数，其次为颈椎。

第一节　脊髓损伤的分类

脊髓损伤后的临床表现主要有两种：①受伤后立即出现损伤平面以下感觉运动及反射完全丧失，可以是存在脊髓休克、脊髓受压或脊髓实质横断性损伤；②受伤初期，上述感觉和运动仅部分损害，以后逐渐加重，可能为硬膜内（或外）出血血肿或脊髓水肿引起。

一、脊髓休克

又称脊髓震荡。受外伤刺激，发生轻度脊髓内出血或水肿，但未损伤脊髓神经细胞和神经纤维，脊髓功能处于暂时性停滞状态，出现损伤部位下的运动感觉和内脏麻痹，但经过数日至2～3周，即开始逐渐自行恢复，常常在伤后数小时后即可有感觉运动和音叉振动觉恢复。如无恢复则说明有脊髓实质性损伤。

二、脊髓实质性损伤

根据脊髓损伤程度不同，分为两种。

（一）完全性脊髓损伤

严重的脊柱骨折脱位，直接使脊髓受到挫伤、撕裂伤或辗挫伤或完全横断。临床上初期表现为弛缓性瘫痪。脊髓休克期后无恢复迹象，如损伤平面，在脊髓圆锥 T_{12}～L_1 水平以上，则伤后数周内逐渐转变成痉挛性瘫，脊髓损伤平面以下的运动感觉包括鞍区感觉完全消失。早期区别脊髓损伤是可逆的指征为出现下述反射：肛门反射出现，即针刺会阴部时，患者无感觉，但可见肛门括约肌收缩；球海绵体肌-直肠括约肌反射出现，即挤压阴茎海绵体时，可引起直肠括约肌收缩（检查者一手伸入患者肛门内可感知），但应注意圆锥部位完全损伤后，无上述两种反射存在，高位脊髓损伤，常有阴茎异常勃起。

（二）不完全性脊髓损伤

根据受伤的脊髓部位程度不同，可有多种临床表现（图11-1）：

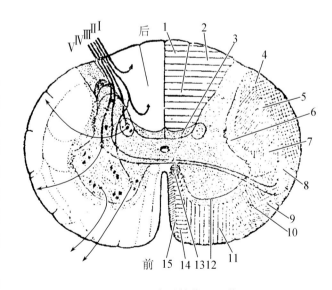

图11-1　脊髓的传导通道

1. 薄束；2. 楔束；3. 背侧固有束；4. 脊髓小脑后（背侧）束；5. 皮层脊髓侧束；6. 外侧固有束；7. 红核脊髓束；8. 脊髓丘脑束；9. 脊髓小脑前（腹侧）束；10. 前庭脊髓束；11. 网状脊髓束；12. 腹侧固有束；13. 内侧纵束；14. 皮层脊髓前（腹侧）束；15. 顶盖脊髓束。Ⅰ与Ⅱ. 意识部分性本体刺激感受纤维及触觉纤维；Ⅲ，Ⅳ. 反射性本体刺激感受纤维；Ⅴ. 温度觉及痛觉纤维

1. 脊髓前部损伤 常见于脊柱脱位的"台阶"、爆裂型骨折突入椎管骨块、椎间盘组织等使脊髓前方受压。由于脊髓侧方的皮质脊髓束（控制骨骼肌随意运动），前外侧的脊髓-丘脑束（传导痛觉和温度觉）和灰质部分损害，致损伤平面以下的自主运动和痛温觉消失。因脊髓背侧结构完好，故患者本体感觉（肌腱、关节的位置觉）、震动觉或运动感觉和触觉良好。

2. 脊髓半侧部损伤（brown-sequard综合征） 其临床表现为：受伤侧损伤部位以下，有中枢性瘫（上运动神经元损害），出现病理反射和深感觉障碍，而损伤对侧出现痛觉和温度觉障碍。由于伤侧后根可受到损害，故在伤侧伤部以上可出现束带状感觉消失（或过敏）区。

3. 脊髓后部损伤 常见由脊柱椎板骨折移位压迫脊髓后部的薄束、楔束受伤，致使伤平面以下的深感觉（震动觉、触觉、位置觉）丧失。

4. 脊髓中央部位损伤 由于外伤致中央管周围的中央灰质及部分前角出血所致，这种病变，不仅沿脊髓水平方向扩展，也沿纵轴向损伤平面上、下扩展，而且可在24小时内将伤处脊髓灰质70%左右破坏，所以，伤后早期手术时，将损伤部位神经后根切断，或脊髓背侧正中纵行切开，可以减轻脊髓中央病变程度，但伤后1~2天后，再做这种手术，意义就不大了。此型患者临床表现为：由于前角细胞及靠中央部分椎体束（支配上肢）受损，致上肢功能丧失或明显比下肢损害严重（图11-2）。受伤平面以下，部分感觉消失。损伤平面以下腱反射亢进，而受伤节段反射消失。膀胱功能障碍。

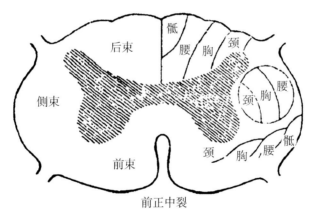

图11-2 脊髓横断面图

三、圆锥马尾损伤

圆锥为脊髓末端，位于第1腰椎体下缘，L_1以下已无脊髓，而L_1以下所有神经根统称为马尾。胸腰段特别是L_1骨折时，可致圆锥损伤，而L_2以下骨折脱位，可致马尾损伤。圆锥马尾损伤时，虽然横断性脊髓和圆锥损伤不会复原，但受伤时，可能有几条神经根未受损害，或损伤后可以不同程度恢复，这些神经根的再生和存在，可能使控制髋关节与膝关节的主要肌群仍然存在功能，故患者仍然能下地行走。但患者肛门及会阴部（鞍区）感觉障碍、性功能障碍、膀胱麻痹，出现失禁或尿潴留。膀胱功能失调，因脊髓损伤程度、损伤平面和病程不同阶段，大致有下述四种表现。

（一）排尿功能暂时失调

多见有脊髓不全损伤，一般数日或数周后，即可恢复。

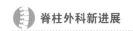

（二）无张力性膀胱功能失调

多见于圆锥和骶神经损伤或脊髓休克期，自主神经功能亦暂时抑制，致膀胱逼尿肌收缩无力而出现尿潴留。膀胱排空只能通过增加腹压，或挤压下腹部或用导尿管来排空尿。

（三）自律膀胱功能失调

为圆锥损伤数周或数月后，经过无张力膀胱阶段，膀胱壁逐渐产生自律性微弱的收缩，不通过骶反射进行，残余尿在100ml以上。

（四）反射性膀胱功能失调

脊髓完全横断损伤后，经过（二）、（三）阶段后出现，在伤后数月内形成，能有效地定时排尿，残余尿不超过100ml。

以上后三个阶段，实际上是一个连续的过程，其划分可以通过测定膀胱内压来进行。如膀胱容量>600ml，压力上升慢，小于30cmH$_2$O，且水柱无波动，为无张力性膀胱。如膀胱容量正常（约400ml），压力上升快（40~50cmH$_2$O），水柱波动小（<10cm），为自律性膀胱。如膀胱容量正常，压力正常，充满后水柱强力波动，自动排尿，为反射性膀胱，到此阶段可停用导尿管。

（叶启彬）

第二节　继发性脊髓损伤的改变、发病机制和治疗

急性脊髓损伤（ASCI）后，一系列发生的形态学变化说明病变仍在进展，损伤处的细胞虽然最初形态正常，但可能已失去活性，白质血流量直到严重脊髓损伤（SCI）后4小时才开始有明显改变，有些动物在SCI后出现短暂诱发电位恢复，但8小时或几天后可再度消失。在SCI急性期，给予某些药物如类固醇等常可抑制这些继发过程的发展。

一、继发性脊髓损伤的主要改变

（一）缺血

许多报告都说明SCI后血供有明显改变。表现为：①乳酸水平明显升高。②缺血模型可表现与SCI同样病变。③损伤后低灌注量的程度与脊髓生理功能改变与诱发电位相关。④损伤后组织氧含量明显降低。

（二）水肿

SCI后将发生血-脑（脊髓）屏障（BBB）破坏，中枢神经系统正常内皮的选择性渗透性将受到影响，内皮的损坏将促进血管性水肿的形成，在血管外间隙内聚集富含蛋白的血浆样液体。伴随SCBF下降，损伤的脊髓内将有一定程度的细胞毒性水肿，引起对神经组织的压迫并导致异常电解质环境。暂时伴随的白质水肿降低灌注，将促进继发组织损伤。

SCI后水肿先局限于脊髓的中央部分，逐渐呈离心性向白质扩散，SCI的严重程度与水肿纵向扩展有关。伤后6~8天达高峰，SCI水肿可表现为继发形式，血浆超滤液逐渐出现，并呈持久的血管性水肿。一

些作者认为水肿的产生系继发性内皮细胞连接的松弛而发生的毛细血管漏出，也有人认为系超过内皮增加的小泡样输送。

二、继发性脊髓损伤的发病机制

（一）微循环障碍

SCI后微血管改变分两区。第一区为出血及不存活组织，在急性阶段，微血管床逐渐丧失灌注的能力。第二区为血管床仍保持畅通，其灌注决定于遭受损伤但仍然存活组织的恢复，对SCI急性期的治疗在于尽量限制第一区不使其扩大，同时使第二区仍然存活的组织维持灌注。SCI微血管造影显示微血管及血流量降低并非完全由于血管遭受破坏，而是缺少灌注，很可能由于血管痉挛引起。正常脊髓血流量（SCBF）分布具有节段性，腰膨大>颈膨大>胸腰段>上胸段>中胸段>上颈段。脊髓节段平均SCBF为>24.29 ± 5.63ml/（100g·min）。硬脊膜血流量为16.51ml/（100g·min）。灰质与白质血流量比率约为3.22∶1。

各作者检测SCI后SCBF结果，特别是白质存在一定差异，这可能由于实验条件不同，包括动物种属、致伤方法与程度，检测SCBF技术，应用麻醉方法以及全身血压等不同有关，正常脊髓如同脑在血压为6.7～17.3kPa下可进行自体调节，而在SCI后这种调节将出现障碍，尽管SCBF测定结果不同，但SCI后灰质出现灌注则是共同现象。不少作者注意白质SCBF的改变，原因是这部分存在的传导纤维关系到神经功能的恢复，它们常在最后才发生组织学改变，SCI显示早期有暂时性恢复，仅当白质出现低灌注时才消失。对白质SCBF，报告为缺血或充血的都有，即使低灌注，程度也不一致，一些实验显示脊髓白质对缺血缺氧似有一定抵抗性。

很多因素可以影响SCBF，主要的有灌注压（perfusion pressure，PP）及平均动脉压（mean arterial pressure，MAP）。SCBF与PP成正比。PP=MAP−CSFP（脑脊液压）。在一定血压范围内，SCBF可自体调节，维持正常。SCBF与MAP呈线性相关。

一般认为，在SCI缺血期及可能在再灌流期经历的生化及代谢改变是继发性损伤的重要方面，也是影响最后神经功能的首要因素。缺血期也是唯一应用内科治疗可逆转的阶段。近来研究发现中枢神经系统（CNS）的缺血及再灌流损伤继发于自由基（FR）的产生，改变膜脂，引起脂质过氧化（LPO）及神经细胞进一步破坏，最终导致细胞死亡。CNS的神经、血管及支持神经均发生这种改变。SCI及局部缺血均由于在损伤部位产生的FR对细胞膜脂质袭击引起，在ASCI后，脊髓血流量在损伤节段呈进行性下降，最初丧失经微血管的自身调节可有短暂充血期，伤后10分钟达高峰，30分钟后趋于正常。SCBF下降至一定水平后，脊髓功能恢复即变为不可逆，SCI后，损伤细胞有明显Ca^{2+}内流，激活不同磷脂酶，随后释放花生四烯酸（AA），并使前列腺素合成酶活性增加，更要紧的是，最初的损害诱使FR产生增加，LPO产物激活磷脂酶，结果使AA进一步释放，AA经前列腺素合成酶催化反应，产生不同AA代谢产物，包括TXB2及PGF2α，均为缺血的强有力介导剂。在损伤部位由损害RBC的Hb释放的Fe^{2+}是FR及LPO强有力的催化剂，AA代谢产物使灰质进一步缺血，后者又产生细胞内乳酸酸中毒及FR，进一步产生LPO。氧FR及LPO产物是损伤组织缺血损害的主要介导剂。LPO产物及FR促使AA进一步释放，缺血促进AA代谢产物进一步产生，后者又使缺血从灰质进一步扩散至白质，产生脱髓鞘及轴突损害，结果引起永久性神经缺失。

（二）兴奋性氨基酸

兴奋性氨基酸（excitatoryaminoacid，EAA）主要包括谷氨酸（Glu）和天门冬氨酸（Asp），是中枢神经系统的重要兴奋性神经递质，正常情况下存在于神经末梢的囊泡中，当神经末梢去极化时，通过 Ca^{2+} 依赖方式间断地释放 EAA，作用于特异性膜受体，引起一系列细胞第二信使的变化，其本身则在内因酶的降解及重摄取过程中从突触迅速消除。EAA 含量过高时，即可引起对 EAA 受体过度刺激，最终导致神经细胞损伤，EAA 通过其受体介导而启动的一系列神经损伤，最终导致死亡细胞的病理生化反应称为 EAA 神经毒性。

EAA 有三种具有特性的受体，即 kainate、quisqualate 及 N-甲基-D-天门冬氨酸（N-methyl-D-asparate，NMDA）受体，后者是一种兴奋性极强的 EAA，其作用强度为 ASP 的 1000 倍，其相应受体 NMDAR 是 EAA 最重要的受体亚型，直接与阳离子通道相偶联，EAA 通过 NMDAR 可使神经细胞 Na^+、Ca^{2+} 内流，K^+ 外流，结果造成细胞内 Na^+、Ca^{2+} 浓度升高，而 K^+ 浓度降低，EAA 神经毒性与血脑（脊髓）屏障（BBB）的发育程度，通透性以及其在进入细胞外间隙后的摄取和灭活程度有关。

EAA 在继发性脊髓损伤的神经毒素作用表现在两方面，一是在损伤后数小时内因 EAA 受体过度兴奋所介导的神经细胞急性渗透性肿胀，以 Na^+ 内流和 Cl^- 及水分被动内流为特征；二是在损伤后数小时至数日内发生的因 NMDAR 过度兴奋所引起的神经细胞延迟性损伤，以 Ca^{2+} 内流为特征，引起细胞内 Ca^{2+} 超负荷，不但可抑制线粒体生物氧化功能，ATP 生成减少，而且可加速磷脂酶降解，促进蛋白质溶解而直接引起神经细胞变性坏死。

NMDAR 主要分布于神经元的细胞体和树突的突触后膜，少部分位于突触前膜。NMDAR 数量的减少可能起一种代偿性神经保护作用，反映受体合成的减少和（或）变性率的增加，也可能反映受体转化率的改变。NMDAR 数量的减少并不是脊髓神经元原发损伤变性坏死的结果，而是在继发性损伤过程中起了作用。

SCI 早期，细胞外 EAA 浓度明显升高，与脊髓损伤严重程度呈正相关，EAA 的神经毒性作用是由 NMDAR 调节的。EAA 的浓度与 SCI 后 SCBF 下降有关，两者呈一致关系。EAA 系通过 NMDAR 介导其兴奋毒性参与脊髓继发性损害。

对脊髓损伤应用 NMDAR 拮抗剂 [3-（2-carboxypiperazin-4-yl）propyl-1-phosphonic acid，CPP] 鞘内注射能有效地减轻神经功能和组织的损害，拮抗 Na^+、Ca^{2+} 通过受体门控通道的内流，既可减轻神经细胞的损伤，又可争取时间进行其他治疗。

（三）内源性阿片肽

文献报告，作为类阿片的拮抗剂纳洛酮（naloxone）可逆转颈脊髓横切后引起的低血压，纳洛酮可以提高 SCI 后的动脉压，因此有改善 SCBF 的作用。SCI 后血浆 β 内啡肽（一种内源性阿片剂）升高，说明内源性阿片剂也被累及。

类阿片受体主要有 μ、δ 及 κ 三种，虽然纳洛酮对 μ 受体最具选择性，但大剂量对三种受体均有活性。Faden（1990 年）认为内源性类阿片中，强啡肽（dynorphin A，dynA）即 κ 类阿片受体的配体，在 SCI 最易被累及。SCI 后，强啡肽的免疫反应有选择地增加，并与损伤的严重程度相关。SCI 后还发现 κ 类阿片受体结合有明显时间依赖性。而对 κ 受体更具选择性的其他阿片剂拮抗剂在治疗实验性 SCI 及缺血也有效。内源性类阿片中是唯一的在大鼠腰蛛网膜下腔注射后能产生后肢瘫痪者，部分系非阿片剂作用，纳洛酮及其他更特异 κ 受体拮抗剂不能使其逆转。强啡肽诱发的瘫痪伴 SCBF 明显降低，事先用促甲状腺素释放激素（TRH）也无效。

（四）钙通道

在损伤脊髓，细胞外钙浓度初期迅速下降，而45分钟后，总钙浓度明显升高，8小时最高，并在伤后持续升高一周。在损伤脊髓组织中，钙聚集的可能机制是经电压依赖性钙通道或NMDAR通道漏出，Ca^{2+}-ATP酶介导的钙流出的失败及从细胞器内钙的释出，即从内质网及线粒体，正常与细胞液钙相结合。过多的细胞内钙将对细胞功能有害，可导致细胞死亡，游离的细胞液钙增加可破坏对钙依赖的蛋白酶和核酸酶的调节，钙依赖蛋白酶的激活可引起神经及髓鞘蛋白的降解，钙水平的升高还可以反过来影响线粒体的活动，使能量产生下降，钙依赖磷脂酶—磷脂酶C及磷脂酶A2随细胞内钙水平升高也可激活，可导致细胞膜解体和AA产生，而后者的代谢将产生血栓素、白三烯及自由基，通过对血管的作用及炎症反应进一步加重组织损伤。

（五）自由基

自由基（free radical，FR）是具异常反应的分子，继发于其外轨道不成对电子，能经链反应扩展，在氧自由基链反应累及的脂质过氧化（lipidperoxidation，LPO），生物膜的磷脂及胆固醇成分被自由基反应所破坏。正常氧还原的细胞代谢性途径，可产生氧自由基：超氧阴离子（O_2^-）、羟自由基（OH-）及过氧化氢（H_2O_2），在正常状态细胞通过一些天然存在的抗氧化合物可管制FR产生的有害作用，如超氧化歧化酶就可以清除超氧离子，通过催化使其转化为过氧化氢及氧，而过氧化氢酶可使过氧化氢还原为水，FR病理反应可引起LPO并使细胞膜节裂。病理性FR的产生及其有害作用可引起SCI后的缺血。ASCI后，FR引起的LPO表现为过氧化多不饱和脂肪酸（PUSFA）分解产物增多，胆固醇减少，伴胆固醇氧化产物。鸟苷酸环化酶的活化及相应cGMP的增加；组织内抗氧化物如坏血酸及α-生育酚的减少；磷脂依赖性膜结合Na^+-K^+-ATP酶的抑制等。

（六）甘烷类

SCI后，脊髓缺血对进行坏死的发展起重要作用，其因素包括内皮损害、血小板与内皮粘连、血管内血小板聚集、微血管阻塞、栓子的扩散及血液阻滞等。SCI后，花生四烯酸（arachidonic acid，AA）从CNS膜磷脂释出，游离的AA很快被环氧化酶代谢形成过氧化脂类和甘烷类（eicosanoids），或经脂氧化酶代谢为羟脂肪酸和白三烯，无论是物理性或缺血损伤，甘烷类的产生均增加，其中两个最具血管活性、能影响血液阻断及血管完整性的为血栓素（thromboxane，TXA2）及前列环素（prostacyclin，PGI2）。TXA2刺激血小板聚集及血管收缩，细胞内Ca^{2+}增加，环腺苷酸（cAMP）降低，而PGI2的作用则相反，能抑制血小板聚集和使血管扩张，细胞内Ca^{2+}外流，cAMP增加。

AA的激活对CNS的影响不仅限于血小板和血管壁的相互作用，吲哚美辛不仅抑制PG的形成，在大鼠实验性脑外伤中还能恢复脑的葡萄糖代谢，可能由于神经递质机制引起。

作者等对猫L_2髓节从腹侧给予打击压迫伤6小时，结果显示，TXB2增加5倍，6-keto-PGF1α增加1倍，TXB2/6-keto-PGF2α增加近3倍。TXA2和PGI2是一对重要的前列腺素产物，具有非常强烈而且相互对立的血管活性，生理情况下，两者的产生和分解保持相对平衡，以维持机体循环功能正常。病理性FR可抑制PGI2的合成，TXA2/PGI2失衡后，一方面病理性FR增加，加重LPO；另一方面加重血管内皮损害，血管渗透性增加，发生微循环障碍，两者互为因果，形成恶性循环。

（七）内皮素

内皮素（endothelin，ET）是血管内皮细胞产生的具强烈收缩血管作用的生物活性多肽。正常生理条件下，人体内血浆ET浓度较低，但在缺血、缺氧等条件下如高血压、休克、心肌梗死时，ET水平明显升高：ET很有可能参与脊髓的缺血损害。

ET缩血管效应的特点是起效慢，持续时间长，微血管较大血管对ET更敏感，静脉的敏感性也大于动脉。在正常CNS组织中，仅神经细胞和微血管床的内皮细胞有ET表达，ET在CNS中起神经递质作用，可引起脑血管持久性收缩。ET可以引起蛛网膜下腔出血，并在出血后使血浆及CSF中ET水平升高，提示ET在CNS损伤中起重要作用。ET水平越高，脊髓损害程度越重。

SCI中，脊髓组织中ET水平升高，其来源一是CNS自身产生，二是血液ET进入脊髓组织，主要集中于神经细胞内。ET在ASCI中的作用机制是：①引起血管痉挛，导致脊髓缺血缺氧。②作用于受体后，引起细胞内游离Ca^{2+}水平升高，导致脊髓缺血，线粒体功能受损，EAA增加及中性蛋白酶活化，加剧脊髓损伤。③破坏血脑（脊髓）屏障（BBB）。

动物实验显示，应用ET拮抗剂环五肽BQ-123能有效改善因ET异常分泌增加所致损害。

（八）一氧化氮

一氧化氮（NO）是一种带有不成对电子的气体，生物活性非常活泼，半衰期仅1~5秒。一氧化氮合成酶（NOS）是NO生物合成的关键因素。不同组织细胞中NOS的活性、特性可不同，但约50%其氨基酸顺序相同。根据NOS的特性和功能可分为原生型（cNOS）和可诱导型（iNOS）。cNOS为可溶性，需要烟酰胺嘌呤二核苷酸磷酸还原型（NAD-PH）作为辅酶，在一系列过程中起信使调节作用，如对脑血流量（BBF）的调节。iNOS产自白细胞、巨噬细胞和部分胶质细胞，仅在细胞受到刺激时才被激活而有表达，特别是巨噬细胞被激活时，可有高活性iNOS表达，大量产生NO，参与自身免疫病理损害。

脊髓损伤后，NOS活性增强，NO含量升高，同时脊髓水肿加剧，NO能激活可溶性鸟苷酸环化酶，增加靶细胞中环鸟苷酸（cGMP）水平。cGMP通过调节细胞膜离子通道，引起Na^+、Ca^{2+}等分布不平衡，导致细胞水肿，NO还可能有O_2^-作用造成脂质过氧化，破坏膜结构，而引起血脑屏障的损伤，加剧脑水肿。

NO是一种血管舒张因子，脊髓损伤后，局部NO含量增加，在一定程度上可扩张血管，增加脊髓血流量（SCBF），改善局部缺血缺氧状态，但它同时又可加重细胞坏死水肿，NO的双重性能，既是神经细胞和内皮细胞的信息递质，也具神经保护作用，又有细胞毒性作用，造成神经损伤。这两种不同的作用取决于NO离子的氧化还原状态，氧化性NO具神经保护作用，还原型NO具细胞毒性作用，表现为：①通过对DNA复制的抑制和对DNA的脱氨基作用，影响靶细胞的修复和蛋白质的合成。②通过与靶细胞的含铁酶和蛋白形成一种NO-铁复合物，如与线粒体电子传递体系中的关键酶的作用，可抑制酶活性或使其失活。③NO本身是一个活性自由基，它与O_2^-结合后，更增强其活性，同时使O_2^-成为更有利脂质过氧化的激活动剂。

NO能增加脊髓损伤局部EAA的释放，其原因是多方面的，脊髓损伤后NO大量释放，加重神经组织损害，NO能抑制脂质代谢和Na^+-K^+-ATP酶的活性，引起神经细胞去极化，促使EAA释放，NO本身具极强化学活性，作用于失活EAA的酶，使已释放的EAA不能迅速降解，NO还可能抑制或破坏EAA的重摄取功能，通过NO对EAA的释放、灭活和重摄取多方面作用而使细胞外液EAA浓度升高。

（九）血小板活化因子

血小板活化因子（platelet activating factor，PAF）是脑损伤后继发性损害的重要介质，在创伤等应激条件下，血小板、中性粒细胞，血管内皮细胞和神经细胞均能产生大量PAF。这些细胞也存在其受体，PAF与靶细胞膜上的PAF特异性受体结合后即产生生物效应。PAF可使细胞膜Na^+、K^+、Ca^{2+}、Mg^{2+}通道开放，细胞外Na^+，Ca^{2+}内流，细胞内K^+外流、PAF可加重脊髓损伤后水肿，抑制$Na^+–K^+–ATP$酶及$Ca^{2+}–Mg^{2+}–ATP$酶的活性，结果是脊髓组织内Na^+、Ca^{2+}浓度升高，而K^+、Mg^{2+}浓度降低。神经细胞内Ca^{2+}超负荷最终引起神经细胞死亡的共同途径，细胞内Ca^{2+}超负荷不仅抑制$Na^+–K^+–ATP$酶及线粒体氧化磷酸化，还可加快膜磷脂降解，引起蛋白溶解，直接导致神经元变性坏死。Mg^{2+}在细胞内的含量仅次于K^+，参与维持多种酶的活性及许多代谢过程，是Ca^{2+}的生理性拮抗剂，细胞内Mg^{2+}浓度降低，可改变多种酶的活性，增加膜的渗透性，减少蛋白质的合成和能量的产生，可以认为，脊髓损伤后Mg^{2+}浓度降低是导致脊髓不可逆损害的重要因素。降低程度越大，损害程度越重。

应用PAF受体拮抗剂BN52021能明显减轻脊髓损伤后因PAF所致神经细胞毒性水肿作用，阻断PAF介导的阳离子通道，使细胞内外Na^+、K^+、Ca^{2+}、Mg^{2+}浓度维持平衡。

三、继发性脊髓损伤的药物治疗

（一）大剂量泼尼松龙的应用

脂质过氧化，磷脂水解产生甘烷类及能量储备衰竭及乳酸产生是损伤脊髓组织最早的生化改变，细胞膜由于过氧化及水解过程引起的破坏与SCI后脊髓组织的自身破坏的扩展密切相关，一些能保护细胞膜、消除过氧化反应或限制脂质水解的制剂应对神经功能恢复有一定疗效。

不少作者对合成的皮质激素琥珀酸钠甲泼尼龙（methylprednisolone sodium succinate，MP）治疗CNS损伤与缺血进行了大量研究。有的应用大剂量静脉注射可降低SCI的病理生理后遗症，促进神经功能的恢复。MP的主要功能在于抑制LPO并保存生物膜的结构和功能完整性。大剂量应用MP对CNS的保护作用与其内分泌作用可能是彼此分开的。

美国国家急性脊髓损伤研究小组（NASCIS）曾对MP治疗SCI进行过大规模多中心合作，采用随机双盲法并用安慰剂作为对照，经严格周密设计的临床观察，第一次研究报告（NA-SCIS1）方案，一组静脉输注MP1000mg，另一组每日一次给予100mg，共10天。结果显示，运动和感觉功能恢复均无明显差异。在第二次研究报告（NASCIS2）中，Bracken等（1990，1992）给药方案为伤后首次一次给予MP30mg/kg，以后静脉灌注5.4mg/（kg·h），共23小时。结果显示，8小时以内给药者，与对照组相比，其运动功能分数分别为16.0及11.2，$P=0.03$；针刺觉分数各为11.4及6.6，$P=0.02$；触觉分数各为8.9及4.3，$P=0.03$，无论是全瘫或不全瘫均有效，伤后6个月观察，神经功能恢复较伤后6周更有进步，比较两种方案，除第一次感染率较高外，其他并发症包括胃肠出血与对照组无区别，伤后6个月死亡率，亦无差异。

NASCIC2方案MP给药总量达154.2mg/（kg·24h），大大超过皮质激素受体激活必须剂量，说明其作用机制与受体激活无关，而是改善微循环。

治疗SCI应用MP，其糖类固醇受体介导活性及其剂量有双向性。鉴于MP对膜保护的能力与激素活性分开，研究一种针对脊髓损伤和缺血的更强有力的药物，并主要能抑制LPO。21-氨类固醇（21-aminosteroids）正是在这种需求下出现一种新型制剂，在这类制剂中，单甲烷磺酸盐U-74006F在不同CNS损伤及缺血模型中被证明是较MP更有效的一种。

Anderson（1988年）对猫上腰段施以180g压迫伤5分钟，伤后30分钟先从静脉给予U74006F全量，伤后2、6小时又分别给以半量，以后再经静脉持续输注，使动物在48小时内分别接受从0.048mg直到160mg/kg八种不同剂量。然后从1～4周根据动物行走，跑步及爬登梯级的能力计算恢复分数。结果显示，所有动物均能承受各种不同剂量，不会像MP引起低血压，亦无感染或死亡。在第4周，对照组应用赋形剂者恢复分数为2.2±0.7，而接受1.6mg/（kg·48h）者可分别达到7.9±0.3及8.0±0.7，但并非随剂量越大，恢复分数越高，总的趋势均有一定疗效。

U-74006F因11-β及17-α羟基均被移除，其确切分子机制仍不完全清楚，但可以肯定，它缺乏糖皮质激素或盐皮质激素及其他激素活性，它对CNS的保护作用并非经糖皮质激素受体而介导。这类制剂主要具有强有力抗氧化作用，其50%抑制浓度（IC50）为2～25μmol/L，U-74006F及其相关化合物可在体外抑制铁依赖LPO达50%；其强度相当于α-生育酚，并超过铁螯合物去铁胺（desferrioxamine），U-74006F在体内抑制LPO的作用至少为MP的100倍。U-74006F及21-氨类固醇其他化合物保护细胞膜的机制为：①超氧阴离子清除剂；②具膜的局限铁螯合剂，也是H_2O_2清除剂；③抗LPO作用。

（二）兴奋性氨基酸抗体拮抗剂

在CNS缺血性损害的发病机制上，谷氨酸（Glu）及氨基酸受体在兴奋性神经元的死亡上起很大作用。NMDAR对Glu神经毒性起作用。目前在防止因各种原因所致神经元损伤，NMDAR拮抗剂已被广泛应用。

Dizocilpine maleate（MK-801）是一种强有力的非竞争性NMDAR拮抗剂，在局灶性脑缺血可使组织损伤减少30%～90%。过去虽然应用定量放射自显影已明显看出在脊髓有Glu结合部位，但EAA在脊髓缺血性损伤的作用仍不被重视。硬膜腔内灌注EAA激奋剂可产生一种毒性与NMDA受体有关的作用。在选择性脊髓神经元中可显示NMDA受体介导的毒性，MK-801被认为可以改善脊髓损伤或缺血病变。

（三）阿片肽受体拮抗剂

近年来发现，内源性阿片肽，特别是强啡肽A（dynA）对继发性脊髓损伤的病理损害有明显影响。损伤后β-内啡肽、亮脑啡肽（leu-en-kephalin）均明显增高。大鼠脊髓组织中，阿片受体以κ受体为主，而dynA为阿片κ受体的配基，因此可以认为继发性脊髓损伤系由dynA所介导。Krumins（1986）在大鼠SCI后在鞘内注射相对无选择性κ受体拮抗剂win44、441-3、nalmefene及高选择性κ受体拮抗剂norbinaltorplimine（norbin），较纳洛酮能更好保护肢体运动功能，而阿片δ受体拮抗剂ICI154，129则无此作用。Faden（1990年）发现，dynA2～13或dynA3～13由于氨基末端缺少赖氨酸，不具类阿片作用，但将其注入鞘内可引起动物后肢瘫痪，说明dynA在继发性脊髓损伤的作用不仅由阿片κ受体介导，还可能通过非阿片途径。选用两种阿片肽特异性拮抗剂norbin和AndynA13（dynor-phin A1～13，antiserum）分别从阿片肽κ受体水平和阿片肽配体水平阻断dynA的作用，均采用药理剂量，理论上足以拮抗或中和脊髓全部κ受体和dynA，4周后结果显示，AndynA1～13对脊髓的保护作用强于norbin，残留脊髓面积最大。

也有作者发现，SCI后，β-内啡肽含量变化不大，而亮脑啡肽仅在中度损伤后有轻度下降，但在重度损伤后无明显改变。强啡肽A水平在伤后24小时内升高，持续2周，其含量与脊髓外伤严重程度和神经功能受损明显相关，在正常大鼠鞘内分别注射β-内啡肽，亮脑啡肽和强啡肽A，仅后者能引起后肢瘫痪，说明强啡肽A与脊髓损伤的发生和继发性损害密切相关。

SCI后给予AndynA1～13其效果随伤后时间而有所不同，伤后24小时给予效果最佳，这说明伤后早期，强啡肽A水平的升高可能参与了机体的应激反应，对脊髓起一定保护作用，但在过量积聚之后，其对脊髓继发性损害逐渐加剧，伤后1～2周再给以AndnA1～13已难以逆转。

（四）钙通道阻滞剂

钙通道阻滞剂如尼莫地平（nimodipine）对脑血管有选择性扩张作用，最初用于治疗脑缺血状态如蛛网膜下腔出血后血管痉挛。Guha（1985年）对正常大鼠静脉给予尼莫地平0.05mg/kg，可使SCBF增加40%，但大剂量因引起低血压而无效。Guha（1987年）对大鼠T_1施以53g钳夹压迫伤1分钟，给予尼莫地平1.5μg/（kg·min），与此同时还给予升压剂（全血、血管紧张素、肾上腺素）使平均全身动脉压（MSAP）维持在13.3～16kPa，结果显示，仅联合应用尼莫地平和肾上腺素可使MSAP维持在上述水平，并使SCBF从16.5±2.1ml/（100g·min）上升至20.2±2.3ml/（100g·min），而应用其他升压药均不能使SCBF增加，Guha认为，发挥尼莫地平扩张脊髓血管床的能力，加用肾上腺素以维持一定MSAP非常重要。

SCI后缺血不仅限于受伤节段，而且可伸延至近侧和远侧，伤后开始有一个短暂的血压升高期，系因神经元及体液诱导的交感神经排放所致，但不久就下降。低血压将加重缺血，为提高SCBF，必须使MSBF维持在正常水平，才有可能促使神经功能恢复，单纯应用升压药而不能恢复SCBF，可能的解释是：①脊髓损伤后仍具有自体调节能力，对增加的MSBF能主动收缩脊髓血管以做出反应，也可能因MSAP增加继发水肿而发生被动脊髓血管收缩，由于SCI后自体调节能力丧失，这种可能性看来不存在。②SCBF与MSAP的确切关系不十分清楚，MSAP水平可能还不够高。③脊髓血管遭受破坏，尽管有适当MSAP，不允许组织得到充分的灌注。尼莫地平在一定MSAP水平条件下显示疗效，可能具抗血管痉挛作用，使结构上仍然完整的血管能获得一定的灌注。尼莫地平虽能改善SCBF，但能否促进神经功能恢复仍不明确，但它对Ca^{2+}诱导的细胞死亡具有保护作用。

Holtz（1989年）对大鼠T_7胸髓上给予35g压迫15分钟，伤后60分钟静脉输注尼莫地平1.5μg/（kg·min），共4小时，结果对SCBF及神经功能恢复均未见改善。

（五）自由基清除剂

SCI后，LPO反应产生的最终产物丙二醛（MDA）和游离脂肪酸（FFA）释放显著升高，而超氧化物歧化酶（SOD）活性显著降低。通过上述各参数测定，可对FR反应程度有所估计。

很多药物有降低FR反应的作用，皮质激素能抑制AA的释放，降低LPO的形成，增强Na^+-K^+-ATP酶的活性。应用甲泼尼龙（MP），环氧化酶抑制剂，如吲哚美辛（ibupro-fen），甲氯芬那酸的结合碱（meclofenamate），抗氧化剂如维生素E以及尼莫地平等可在不同环节打断FR反应。作者等在猫L_4脊髓压迫伤（200g×10min）后给予0.01%尼莫地平1.5ml肌内注射共3次。伤后6小时应用电子自旋共振（ESR）检测FR信号相对强度，结果显示治疗组与损伤组之间有非常显著性差异，尼莫地平不仅能改善脊髓SCBF，并能阻滞Ca^{2+}进入细胞内，能有效地减少FR的产生。

Tirilazad被认为是强有力的自由基清除剂及抗氧化剂。特别是LPO强有力的抑制剂，在铁催化的反应中很为有效。Tirilazxad也能降低损伤部位释放的AA量。这种减少可能继发于上述正反馈径路的抑制，或由于分离的继发机制，其抗氧化作用与任何糖皮质激素无关。Tirilazad对下丘脑-脑垂体-肾上腺轴无任何作用，也不通过类固醇受体而发挥作用。

在猫急性蛛网膜下出血型，tirilazad可使颅内压降低，其在SCI后对CNS的保护作用可能在于CSF压

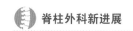

降低。如果tirilazad是通过降低CSF压而降低颅内压并借此改进灌注压，则灌流的改善可促进功能恢复。

Tirilazad及CSF引流不仅有助于缺血性SCI的恢复，对一些颈、腰椎管椎板减压术也有预防脊髓缺血作用，另外，在进行硬膜内特别是髓内手术时对脊髓有一定保护作用。

（六）神经节苷脂

神经节苷脂（ganglioside，Gg）是组织细胞膜上含糖鞘脂的唾液酸，CNS含量最高，Gg通过糖苷键连接的寡糖链，含疏水的脂肪酸和亲水的鞘氨醇，疏水基团易与细胞膜结合，而寡糖链分子结构是区分不同Gg的标志，目前已分离近90种不同来源的Gg，中枢神经至少含有4种，即GM-1、GD-1a、GD-1b和GT-1b。其中GM-1最为重要，可促进神经功能恢复，被认为是继大剂量MP后治疗ASCI值得研究的实验性药物。

GM-1含于神经细胞膜上，髓鞘、突触特别是突触间隙最为丰富。GM-1能激活Na^+-K^+-ATP酶、腺苷酸环化酶、磷酸化酶的活性，防止神经组织因缺血损伤造成的细胞水肿，提高神经细胞在缺氧状态下的存活率，并能促进神经细胞轴突、树突发芽和再生，GM-1能抑制NOS的活性、降低NO的合成及因此造成的神经损害，GM-1在细胞膜上的受体能与多种毒素结合，减轻细胞毒素损害，也能防止谷氨酸对神经细胞的毒性。

动物实验显示，比较大剂量MP和GM-1对大鼠ASCI的神经保护作用，显示MP优于GM-1，小剂量MP与GM-1联合应用时疗效提高，但在应用大剂量MP后再给以GM-1，由于后者能抑制MP的抗炎作用，而使MP丧失神经保护作用。

Geisler（1891年）首次应用GM-1治疗ASCI患者，脊髓损伤后开始采用MP，伤后72小时内，每天静脉注射GM-1100mg，共18～32次，经1年随访，其ASIA运动评分较对照组提高，但有的作者对此提出质疑，认为分组及统计学处理均存在问题，Geisler（1992）随后再次进行总结，GM-1组应用Frankel评分平均提高2～3级，用药后1～3个月，主要能促进白质神经传导纤维通过损伤平面，灰质功能无恢复，临床观察联合应用小剂量MP和GM-1效果比单用MP好，尽管GM-1在动物实验及临床应用均取得一定疗效，但MP与GM-1最佳配伍剂量，其给药时间以及是否可与NGF联合应用都还需要进一步研究。

（郭世绂）

第三节　脊髓损伤的检查和诊断

一、脊柱损伤节段的检查

检查脊柱压痛、畸形、棘突间距有否增宽、局部皮肤肌肉血肿等，以指导X线、CT或MR检查。

二、神经系统检查

神经系统的详细、系统、反复多次检查和记录非常重要。这是建立正确诊断的根据，反复多次检查对照，有助于对脊髓损伤预后做出正确判断，检查应包括感觉丧失程度（完全丧失、减退）与范围，运动（肢体活动情况与肌力）与反射的改变，椎体束征，肛门括约肌和膀胱的情况，以及自主神经功能障碍［损伤平面下无汗，皮肤划痕试验（+）］，血管收缩和舒张功能障碍，可致下肢静脉和淋巴回流不畅而肿胀，肠蠕动减弱。

不同脊髓节段损伤，神经系统检查和临床表现各不相同。应仔细鉴别做出正确诊断。应该特别强调指出的是，颈段脊髓损伤，常合并神经根损伤，后者是在紧靠损伤节段上方的正常脊髓发生，只在椎间孔处受到不同程度损伤，这种周围神经的不完全损伤，可在6个月内，得到恢复，不要以为是脊髓功能的恢复。颈髓完全损伤的患者，不一定是四肢瘫。因为C_5神经支配三角肌、肱二头肌、旋后肌和肱桡肌；C_6神经根支配桡侧伸腕长短肌、锁骨部胸大肌；C_7神经支配桡侧屈腕肌、旋前圆肌、肱三头肌；T_1神经根支配手内在肌。只有在脊髓损伤平面出现在$C_5 \sim C_7$平面，才出现完全性上、下肢均不能活动。另外$C_3 \sim C_4$亦支配颈部及上胸部的感觉，从肩峰顶至乳腺上方，呈披肩状（图11-3），不要误以为脊髓损伤平面在T_2。

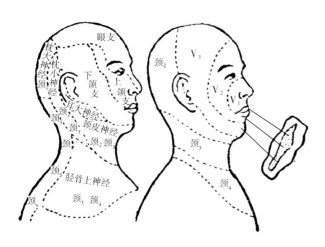

图11-3 颈部神经和颈椎示意

三、X线、CT及MRI检查

X线检查，可显示脊柱骨折的形态及受伤程度，对截瘫原因及脊髓损伤程度判断很有帮助。CT可显示骨折部位椎管容积改变，骨折片或椎间盘等置入椎管内压迫脊髓情况。

MRI（磁共振成像），能直观显示脊髓形态，脊柱脊髓损伤的MRI检查，可揭示脊柱与脊髓损伤的形态学改变，显示脊髓的出血、水肿变性、坏死、空洞形成、胶质增生以及脊髓萎缩等一系列病理变化。但应注意这些形态学改变程度，并不和脊髓功能改变一致，故还需结合电生理检查全面评价。MRI与X线平片及CT检查，可互为补充，对脊髓损伤的早期治疗、预后判断提供可靠依据。

四、脊髓损伤的电生理检查

通过电生理检查脊髓损伤后的周缘及中枢神经系统传导功能改变，结合临床体征，可对脊髓损伤的类型、部位、范围和程度做出比较准确的判断。

（一）SEP

检查脊髓损伤情况时，于上肢正中神经或尺神经处给予刺激，同时记录大脑相应皮层感觉区的诱发电位。而在检查胸腰部脊髓损伤，则常在腘窝部给予胫后神经以刺激，在损伤部位以上的脊髓或是头皮上记录诱发电位，以此来判定脊髓损伤程度及预后。一般说来，如无周围神经本身损伤，在做SEP检查时，如头皮记录电位（CEP）的各波消失，可视为脊髓完全性损伤的指征。临床观察已证实，这些病例均受伤平面以下的感觉和运动功能多不能恢复。如损伤早期SEP检查，各波存在，但其潜伏期、波幅与波形有变异。变异越少预示患者以后感觉运动恢复得越好，反之变异较大，则感觉运动恢复的可能性较小。应予指出的是，SEP主要通过脊髓后索传至皮层感觉区，不能反映脊髓前柱的传导功能。

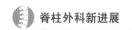

（二）MEP检查

用于测定脊髓前角细胞在内的运动传导路的传导功能。检查时，使用电或磁场对人体运动皮层进行刺激，使产生兴奋，并沿着运动传导路传到有关肌肉群，引起收缩或记录到肌肉活动，是一种很有用的检测运动传导功能的客观手段。与SEP合用能全面评价脊髓损伤状态。

（叶启彬）

第四节　脊髓损伤的处理

脊髓损伤的处理，至今仍然是非常棘手的问题，具体治疗方法很多，但意见又多不完全一致，现仅将一般处理原则简述如下。

一、脊髓损伤的急救处理

正确的院前脊柱、脊髓损伤处理非常重要。有统计证明，23%～26%的患者在院前急救过程中，脊髓损伤明显加重，而院前急救常常不是专业医务人员，所以普及全民对脊柱脊髓损伤的急救常识，具有很重要意义。

院前急救中，全身情况处理已在前面章节详述。关于脊柱损伤患者的急救已在"脊柱损伤"一章中做了详细论述。在此还应再次强调指出的是，对疑有脊柱骨折患者，应按有脊柱损伤处理，而且急救处理中应注意脊髓损伤带来的一些特点，给予特别处理。

（一）脊髓损伤性低血压

颈段脊髓损伤时，由于血管弹性消失，血液可以大量存留在腹部与下肢和内脏瘀胀的血管内，导致血压降低，但这种患者心率不快（少于100次/分）。同样，腰椎骨折脱臼，引起腰段脊髓损伤时，腹膜后广泛血肿和肠道麻痹，并可导致低血压。所以，应尽快给予输液矫正，有可能最好输全血，同时给予吸氧，以克服低血压和低氧血症。目前已证明，低血氧是加剧脊髓神经损伤的一个真正原因。

（二）尽快给予脱水治疗

一般应伤后8小时以内给药，才能奏效，伤后8小时以外无效。使用地塞米松10mg（或更多些），每4～6小时静脉给一次。或使用甲泼尼龙分两次给法：①30mg/kg，iv，15分钟内均匀缓慢进入。②45分钟后，再给5.4mg/（kg·h）维持23小时。大剂量用激素会促进应激性溃疡，应加一些预防药。

二、脊髓损伤治疗原则

1. 受伤后，应尽快进行治疗，应在伤后几小时，最迟应在伤后24小时内手术治疗，不要试图等1～2天，看损伤是否有改善或加重，以致失去良机。

2. 解除脊髓外部压迫，稳定脊柱，创造脊髓功能逆转的机会，如通过牵引，使骨折脱臼复位，通过前路或后路手术法减压，必要时两者兼用（参阅脊柱损伤章节）。

3. 尽可能快进行脱水治疗，在伤后8小时内，尽快用地塞米松或甲泼尼龙。

三、脊髓损伤的手术治疗

脊髓损伤的处理，一直存在争论。非手术派认为能手术恢复者，不手术也大多数能自行恢复，特别在胸腰椎，他们建议"牵引、理疗护理和肌肉锻炼"。另一派主张尽快手术，行前（或+后）路减压术和植骨融合（详见脊柱损伤章节）。但是近年来，大家倾向认为，患者生活质量要比仅仅保住一条命重要得多，主张不管完全性或部分截瘫患者，应在伤后几小时内，最迟不超过24小时进行手术治疗。因为对完全截瘫患者，手术已不会再失去什么，而且还有一线希望争取功能改善。因为手术减压，可防止血肿和水肿，向上扩散到邻近的正常脊髓节段，因在非手术治疗的病例中，不少患者脊髓功能丧失，高于骨折损伤的平面。在颈椎损伤病例中，如能争取多保护好1~2个节段的神经支配，从而使手与手指的功能得到保护，对患者的生活将会带来巨大的好处。

手术治疗的主要目的是稳定脊柱以减少不稳定骨折继续牵拉损伤脊髓，便于处理。另一个目的是通过复位恢复椎管正常容积，去除突入椎管骨块、椎间盘、血块等压迫脊髓的组织。关于脊髓探查及脊髓后半切开问题，国外盛行过一段时期，但分歧较大，一些医生认为，减压后无需切开硬脊膜检查，因为即使发现有脊髓断裂，目前尚无良好办法，如不完全断裂切开，反会增加外伤。而且许多动物实验证明，脊髓受伤后，迅速出现脊髓内一系列"自溶"现象，机制很多，尚不完全清楚，所以如果手术，应早期24小时内切开才有意义。

四、脊髓损伤后药物应用

（一）脱水治疗

除了上面所述应用激素外，还可选用下述一些脱水药物，如甘露醇［20%甘露醇1~3g/（千克·次），iv，q6h］或类同药物山梨醇［2%山梨醇1~2g/（千克·次），iv，q6h］。

（二）其他药物疗法

如抗儿茶酚疗法、抗纤维蛋白溶解法、钙通道阻滞剂等。在动物实验中，有些帮助，但临床上效果并不肯定，有待进一步研究。

（叶启彬）

第五节　脊髓损伤后并发症的防治

脊髓损伤后，常可出现各种并发症，成为截瘫患者死亡的重要原因。

一、排尿障碍及处理

排尿障碍可导致尿路感染、结石、肾盂积水，甚至发生尿毒症。

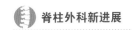

为此，应对膀胱进行训练和管理，以达到不用导尿管，能随意或能有规律地排尿，排尿后膀胱内没有或仅有少量残尿量，无尿失禁。

（一）急性期处理

持续导尿引流，开始持续开放，一周后可夹住导尿管，每3～4小时间歇开放一次，有助于保持膀胱容量，防止挛缩。注意尿道口及导尿用具的清洁，并定期用Y形管连接导尿管用生理盐水或1：5000呋喃西林溶液闭合冲洗膀胱。留置导尿管缺点是容易引起泌尿系统感染。

（二）间歇性无菌导尿术

伤后一周即可采用此法，有利于消除膀胱感染和促使膀胱功能早日恢复，但应注意保证按时导尿，使膀胱不过度膨胀，具体做法为：控制患者每日液体入量不超过2000ml，并尽可能均匀摄入（每小时125ml左右），避免短时间暴饮，致膀胱过度充盈，然后在无菌操作下，放入导尿管，同时建立排尿触发点：即导尿前，先叩击耻骨上区、牵阴毛、挤压龟头或摩擦大腿内侧等，以期建立自发性排尿反射的"扳机点"，一般1～3个月后60%～80%的患者可见效，可去除导尿管。但圆锥骶神经损伤者，由于膀胱逼尿肌无力，需长期间歇导尿，应训练患者自己或家属掌握这一技术。

（三）手法排尿

膀胱充盈时，膀胱底可达脐上二指，即可进行手法排尿，先用一手轻柔由外向内按摩患者的下腹部，由轻而重，待膀胱缩小后，再用两手由上往下压排尿，待尿液不再流时，松手，再次重复，尽量把尿排尽，但注意勿暴力按摩，以免尿液倒流至输尿管，引起感染，甚至挤破膀胱。

（四）药物排尿

常用有酚苄明（phenoxybenzamine）、羟丁酸等，可在有经验医生指导下使用。

二、呼吸系统并发症处理

呼吸衰竭及肺部感染是截瘫患者死亡主要原因之一，颈髓的不同节段损伤，对呼吸的影响不同，C_4以上损伤，由于呼吸传导束在颈4水平两侧前外侧往下行，故损伤后可致膈肌及全部肋间肌麻痹，可出现呼吸暂停现象（多达30%以上），需立即进行人工或机械呼吸。C_4以下损伤，肋间肌虽然全瘫，但膈肌呼吸活动仍然有全部或部分保持，但因脊髓休克期膈肌暂时可麻痹或由于邻近受伤脊髓白质水肿，脊髓内压增高，使膈神经发出部位的神经细胞和呼吸传导束功能障碍，亦可发生延迟性呼吸麻痹，应紧急进行脱水治疗及人工呼吸辅助，高胸段脊髓损伤患者可由于部分肋间肌和腹肌麻痹而影响呼吸。这些因素都是脊髓损伤早期出现急性肺功能不全的原因。由于肺泡通气水平低，患者长期卧床体质下降，对寒冷抵抗力差，无力咳嗽等原因，又可致呼吸道分泌物潴留、堵塞，故容易发生肺不张和肺炎（发病率高达50%）。

处理措施：①一般处理应24小时内有人负责，每2小时翻动患者一次，不断变化体位（侧卧、仰卧、头高、低位等变化）、拍背。鼓励患者练习深呼吸，行雾化吸入等处理。②抗生素应用，亦有一定帮助。③必要时作气管切开和使用呼吸机。

三、压疮的预防与治疗

对截瘫患者护理不当，可发生压疮，多发生在人体骨性突起部位，如骶部、足跟、大粗隆部、髂前上棘、腓骨小头及内外踝部。此外，在四肢瘫的患者，枕外隆突处、肩胛、胸壁等处也可发生。据统计唐山大地震时，当地的截瘫病例中约有82.4%在伤后一个月内发生压疮。

（一）压疮的预防

压疮发生，反映护理质量，因为如能做到定时翻身和皮肤上卫生清洁，完全可以预防。住院患者使用气床垫和坐垫也能起到预防作用。

（二）压疮的治疗

由于局部伤口渗液，可丢失大量蛋白质造成营养不良和贫血，压疮还常常继发感染、发热、甚至引起败血症和骨髓炎，应以及时治疗。

1. 全身处理　应纠正体弱患者贫血和低蛋白血症，定期适当补充血浆或全血，控制感染。

2. 压疮局部处理　Ⅰ期患者，病变局限于表皮及真皮层，局部皮肤发红、充血、水肿，是发生压疮的前奏，应注意勿再压迫此部位，同时用热毛巾或50%酒精，轻轻擦揉按摩，能够好转。Ⅱ期患者，局部已发生溃疡坏死，皮下肌肉韧带有坏死现象，处理时注意不能再压局部。伤口清创，剪除坏死无生活力组织直至新鲜肉芽组织，局部疮腔及皮下腔隙形成，肌腱或骨质裸露，应在清创换药后，创面新鲜时，行局部皮瓣转移覆盖伤口（图11-4）。

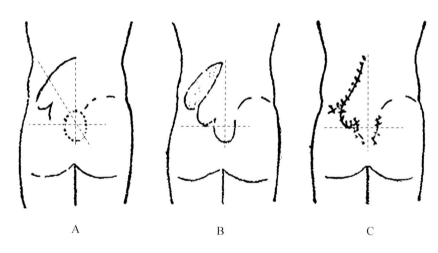

图11-4　压疮皮瓣转移手术
A. 皮瓣之测绘；B. 皮瓣抓起及转移；C. 皮瓣转移后

四、颈髓损伤患者高热的处理

颈髓高位损伤四肢瘫者，由于自主神经失调，汗腺不能分泌，皮下血管扩张，体热不能散发，刺激增强细胞新陈代谢，患者可出现39～40℃持续高热，使患者迅速消耗。可使用物理降温法：酒精擦浴，冰袋，必要时可使用冬眠合剂Ⅰ号（配法：氯丙嗪50mg、异丙嗪50mg、哌替啶100mg，共6ml），静脉注入，每4小时1ml。这种患者对外界温度变化缺乏保护调节反应，应注意衣着增减。

五、痉挛状态处理

胸髓损伤患者，在脊髓休克期后将出现痉挛性瘫。此时检查患者，可见患者浅反射消失，肌张力增高，呈折刀样，深反射亢进，出现病理反射和踝阵挛。

过度痉挛将会影响患者日常生活和护理，因为轻度的皮肤刺激，即可诱发下肢剧烈收缩，而将一些东西踢倒或影响不全瘫患者行走，需给予适当处理。

预防与治疗：在截瘫早期，应注意消除促使痉挛恶化的因素，注意变换体位和被动活动关节，但应注意不应强力进行，仰卧时，避免屈肌过于紧张，可在膝下垫枕。另外，鼓励患者采取俯卧睡眠姿势，鼓励患者早期离床锻炼。痉挛性患者的药物治疗：可选用地西泮（2～5mg，3次/日）；苯丙氨酯（0.2g，3次/日），具有中枢性抗惊厥及肌肉松弛作用。此外还有丹曲林（dantrolene sodiccm），直接作用于骨骼肌细胞膜而解痉挛（第1~3天，每天25mg；第4～7天，75mg/d维持），可与少量地西泮合用，能同时控制中枢和周围的刺激，此外，地塞米松亦有治疗作用（地塞米松10～20mg，加入5%葡萄糖500ml静脉点滴，1次/日，10天为一疗程），可间断疗程治疗。

痉挛状态严重影响功能锻炼及膀胱、肠管功能，而使用上述药物无法控制者，可使用"长效神经溶解剂"，如5%～10%苯酚水溶液或95%酒精进行神经封闭。如闭孔神经（L_2～L_4）封闭，（在内收长肌起始点后缘）可解除屈髋与内收肌痉挛。坐骨神经（L_4～S_2）封闭，可解决屈膝与踝跖屈肌痉挛。许多药物还可注射到鞘内或硬膜外，以解除整个下肢痉挛，常用95%酒精可以从1ml开始，逐渐增到15～20ml。注射时，注意头低位，勿使低比重酒精进入脑干。但此药可引起下位神经元的永久性损害，用5%丙三醇溶解苯酚液1ml，注入蛛网膜下腔较好。在某些情况下，可手术切断或延长肌腱或作选择性神经根或神经切断术。

六、脊髓损伤后疼痛处理

脊髓损伤后，常伴发疼痛（发病率为11%～90%），其性质有钝痛、抽痛、刺痛、灼痛等，有时可很剧烈。原因有多种，部位可在脊髓损伤处，但多见损伤平面以下的感觉异常性痛，而最难解决的是马尾神经根性痛。

治疗方法：药物治疗，可选用丙咪嗪（25～150mg/d，分3次口服）、盐酸氯丙嗪、卡马西平（tegretol）。国外开展经皮电刺激法，亦已为我国医务人员采用，在疼痛部位，皮肤上贴上体表电极（最佳位置应在感觉平面以上，接近脊髓损伤的脊柱两侧），用电刺激器，通电刺激半小时，停机后，镇痛效果可维持8～9小时。亦有使用蛛网膜下腔注入药物法，已如上述，常用无水酒精0.5～3ml或5%酚甘油液0.5ml）。

七、神经性骨化性肌炎

这是截瘫患者常见的合并症，发病率可达30%～40%。出现在脊髓损伤平面以下部位，髋关节最常见，膝关节次之，一般出现脊髓损伤4个月以内，早期在受累关节周围出现红肿热炎症反应，血AKP水平升高，X线检查早期可见软组织肿胀，逐渐出现钙化影而致骨化使关节强直。早期病例，可用EHDP治疗10～20ml/（kg·d），早餐前1小时1次服下，已有明显骨化，且已成熟者，需行手术治疗。

（叶启彬）

参 考 文 献

1. Cloward R B. Acute cervical spine injuries[J]. Clinical Symposia，1980，32(1)：1-32.
2. 周连圻. 胸腰段骨折. 中华外科杂志，1958，6（5）：526.

3. 中国医学科学院首都（协和）医院. 地震伤员的救治. 北京：人民卫生出版社，1980，228.

4. Armstrong GWD. 脊柱损伤. 医学情报资料（脊柱侧凸专辑——叶启彬编译）. 1985，第二期，中华医学会，中国医学科学院情报所出版.

5. Armstrong GWD. Acute thoracolumbar burst fracture in the absence of neurological defect：A comparison be-tween operative and nonoperative treatment. Clin Orthop，1984，189：142.

6. Kostuik JP. 脊柱骨折及脊髓损伤治疗的生物力学理论. 医学情报资料（脊柱侧凸专辑——叶启彬编译）. 第四期. 中华医学会，中国医学科学院情报所，1985.

7. 叶启彬，李世英. Galveston技术在麻痹性腰椎瘫塌治疗中的应用. 中国医学科学院学报，1989，11（2）：154.

8. 叶启彬. Harrington 及 Luque技术在脊柱外科的应用. 中国医学科学院学报，1983，7（3）：208.

9. Dick W. Anew divice for internal fixation of thoraco-lumbar and lumbar spine fracture. The "Fixateur In-terne" Paraplegia，1985，23：225.

10. 杜心如，肖增明，叶启彬，等. 经椎弓根环钻减压治疗陈旧性胸腰椎骨折（附26例报告）. 中国医学科学院学报，1996，2（4）：273~276.

11. 叶启彬. 胸腰椎脊柱骨折的进展与问题. 中骨矫形外科杂志，2000，7（10）：1013~1014.

12. 叶启彬，林进，郭开今，等. 各型内固定法在胸腰椎骨折治疗中的应用. 中华创伤杂志，1996，2（12）增刊：33-34.

13. 杜心如，赵秀玲，叶启彬，等. 腰椎侧位片判断椎弓根螺钉深度放射解剖学研究. 中国矫形外科杂志，2000，7（11）：1120-1122.

14. 刘歆，罗永忠，孙磊. DRFS治疗胸腰椎爆裂骨折并不全截瘫. 中国矫形外科杂志，2000，7（5）：441~442.

15. Chen J F，Lee S T. Percutaneous vertebroplasty for treatment of thoracolumbar spine bursing fracture [J]. Surg Neurol，2004，62：494-500.

16. Crutcher JP，Anderson PA，King HA，et al. Indirect spinal canal decompression in patients with thoracolumbar burst fractures treated by posterior distraction rods [J]. J Spinal Disord，1991，4：39-43.

17. Sjostrom L，Karlsstrom G，Pech P，et al. Indirect spinal canal decompression in burst fracture treated with pedicle screws instrumentation[J]. Spine，1996，21(1)：113-116.

18. 杜心如，赵玲秀，叶启彬. 选择腰椎椎弓根螺钉长度的放射解剖学研究[J]. 中国临床解剖学杂志，2002(1)：15-17.

19. 杜心如. 经伤椎椎弓根植骨螺钉内固定治疗胸腰椎爆裂骨折[N]. 中国医学论坛报，2005，6：16.

20. 杜心如，赵玲秀，张一模，等. 腰椎椎弓根螺钉人字脊顶点进钉方法的放射解剖学研究[J]. 骨与关节损伤杂志，2000，15(3)：206-209.

21. 董健，陈统一，陈中伟，等. 保留前纵韧带的椎体间植骨术的稳定性实验研究[J]. 中国临床解剖学杂志，1998，16(4)：354-356.

22. Herkowitz HN，Garfin SR，Balderston RA，et al. Rothman-Simeone the Spine，4th Edition，W. B. Saunders Harcourt Published Limited，1999：1030.

23. 杜心如. 经伤椎椎弓根植骨螺钉内固定治疗胸腰椎爆裂骨折. 中国医学论坛报，2005，6：16.

24. 杜心如，刘春生，刘忠金，等. 经伤椎椎弓根螺钉内固定治疗胸腰椎爆裂骨折[J]. 中华创伤杂志，2007，23(9)：659-661

25. 杜心如，赵玲秀，石继川，等. 经伤椎椎弓根螺钉复位治疗胸腰椎爆裂骨折的临床解剖学研究[J]. 中国临床解剖学杂志，2007，(3).

26. 刘春生，王长富，杜心如，经伤椎椎弓根螺钉撬拨恢复椎体前缘高度及生理弯曲的临床观察. 解剖与临床，2010，15(3)：179-182.

27. 刘端，杜心如. 胸腰椎爆裂骨折后路手术方法进展. 解剖与临床，2012，17（4）：317-319.

28. 刘端，杜心如，孔祥玉. 膈肌脚在上腰椎爆裂骨折手术中复位作用的解剖研究[J]. 中国临床解剖学杂志，2014，32(04)：400-404.

29. 姜良海，杜心如，孔祥玉. 膈肌脚的形态特点及其在胸腰椎爆裂骨折复位中作用的研究. 中国临床解剖学杂志，2015，33（5）：507-513.

第十二章　颈椎病的外科治疗

第一节　概　述

颈椎间盘退化，进而发生椎体骨质增生硬化、边缘骨赘形成、黄韧带肥厚，以及后纵韧带骨化等因素刺激神经根或颈脊髓，造成颈、肩、上背、前胸及上肢疼痛，甚至发生脊髓受压的临床征象，称为颈椎病。其临床表现因病变部位、受压组织及压迫程度不同而异，为了诊治方便，可分为神经根型颈椎病（有典型颈肩背痛及上肢放射痛、发麻、发沉、无力等），脊髓型颈椎病（可有压迫脊髓的临床表现如上下肢感觉或运动障碍，或有布朗-塞卡综合征，下肢肌张力可增高，出现踝阵挛、髌阵挛、巴宾斯基征等），此外，由于突出物可刺激椎管内外的交感神经纤维，引起交感神经型颈椎病（可出现眼睑无力、视力下降、瞳孔散大、心跳加快或减缓、头面部及四肢发凉、皮温变化或出汗异常等）；突出物刺激侧方行经横突孔内的椎动脉时，可发生椎动脉供血不全现象（头晕、耳鸣、肢体感觉异常，还可发生吞咽、发音困难，视力改变及Horner征等）。临床上，常可出现上述几种类型混合存在现象。

（叶启彬）

第二节　手术方法的选择

手术方法选择应建立在正确的分类上，这样才能解除神经根和脊髓的压迫，防止日后复发加重。手术方法很多，总体可分前、后方入路两种。

一、前路椎间盘摘除颈椎融合术

颈椎前路融合术，1958年由Robinson与Smith首先描述，其优点为：手术后椎体前后缘骨刺不致再复发，残留的原有骨刺可退化，椎间嵌入植骨时，可撑开椎间隙使隆凸入椎管内或椎间孔内的黄韧带可以复位，从而解除神经根和脊髓的压迫。Robinson法植入的骨块为取自髂骨的三面带骨皮质的"马蹄状"骨块，手术操作简单，不需特殊器械，撑开效果好。此后相继出现有Cloward法，用特制环钻减压后，取圆形植骨块嵌入植骨（图12-1A），此法优点是植骨块稳定，但撑开效果差，如钻入深度掌握不当，易伤脊髓。此外，还有Bailey-Badgley法，椎体间作骨槽，取骨块支撑植入（图12-1B）；椎体次全切除，椎体大部切除大骨块支撑植入法（图12-1C）。目前，多改用钛网，中间填入切除椎体的碎骨片植入支撑，这样可以避免髂骨取骨。各种手术方法均有各自的优缺点。White等对上述方法做了生物力学研究，认为Robinson法植骨最坚强。但前路手术对于有黄韧带过度肥厚，以及有比较广泛后纵韧带骨化（3个节段以上）的病例，常常不能获得充分减压，有时需行二期后路手术。目前常用的有后开门椎板截骨椎管扩大成形术。

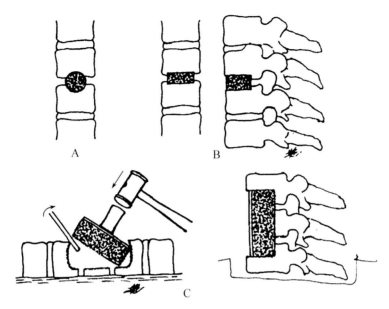

图12-1 各型前路融合法

二、后路手术

在过去很长一段时间曾做单纯椎板切除术，实践证明，这种方法缺点较多，如减压不充分，再加瘢痕粘连因素，常招致手术失败；如做充分减压，需切除大部分小关节，术后8个月～2年内常常可继发颈椎后凸，形成所谓"鹅颈畸形"（swan-neck deformity）或发生"脊椎滑移"（小于2mm）。所以，目前大多数作者已弃置不用。1968年日本Hirabashi等设计了一种可以代替脊椎前融合或后路椎板切除术的手术方法，称为后开门椎管扩大成形术（open-door laminaplasty），用于治疗颈椎管狭窄、后纵韧带骨化（OPLL）和三个节段以上的颈椎间盘病变。此后各种改良手术方法相继问世，主要有双开门或单开门式，后者使用较广泛。手术时需遵循下述几点。

1. 开门应在有症状的一侧为好，两侧有症状者，开门在症状重的一侧或CT或MRI显示压迫较重的一侧。

2. 症状较重的一侧的颈椎后方，应在开门后于每一节段作椎间孔减压术（图12-2）。

3. 开门后掀起骨瓣应做牢固的缝合，以维持开门的宽度。一般从脊突上打的孔缝合到骨瓣合页侧的小关节囊，而缝合到肌肉层上容易"关门"。为此又发展出内固定钢板。

4. 外板做合页式截骨处，开门固定后，应予以植骨。

5. 取自体脂肪覆盖硬膜防止粘连。

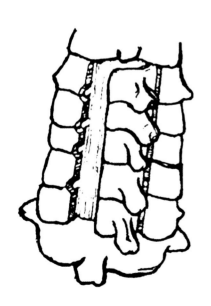

图12-2 于每一节段作椎间孔减压术

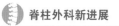

6. 术后最好配戴塑料围领，注意术后患者平卧一周，颈部悬空勿压，然后允许患者早期离床活动。

（叶启彬）

第三节　颈椎前路经皮椎间盘切除植骨术

一、概述

颈椎病即颈椎椎间盘组织退行性病变及其继发病理改变累及周围组织结构（神经根、脊髓、椎动脉、交感神经等），出现相应临床表现的疾病。随着CT、MRI影像学诊断技术在临床上的应用，颈椎病的诊断和治疗水平有了明显的提高。目前所采用的传统的经颈前路椎间盘切除植骨融合或经后路椎板成形术等，虽取得较为满意的临床疗效，但存在着植骨块脱落、植骨不融合、髂骨取骨区疼痛、脊髓损伤、感染等并发症，而且损伤大，费用高。随着微创技术的发展，有学者开始探索颈椎病的微创治疗。经皮穿刺颈椎间盘切除术（percutaneous cervical discectomy，PCD）治疗颈椎病的临床应用，取得令人鼓舞的临床疗效，使颈椎病的治疗进入了微创治疗的新领域。国外最早报道为1989年，20世纪90年代国内学者周义成、李健等人开始将经皮穿刺髓核摘除术应用于颈椎病的治疗。PCD是在总结经皮穿刺腰椎间盘切除术(percutaneous lumbar discectomy，PLD)治疗腰椎间盘突出症的基础上发展起来的，其原理与PLD是一样的，是经过皮肤软组织间隙进入椎间盘，进行切割抽吸部分髓核组织，使髓核组织内压降低，使突出的椎间盘表面张力减少，软化或缩小达到有效的机械减压，减轻或消除椎间盘突出对受累神经根的压迫及对周围痛觉感受器的刺激，使局部纤维对髓核的包容力消失，促进椎间盘的回纳，达到缓解症状的目的。目前已有较多PCD的临床和基础研究报道。开展PCD手术，首先要熟悉颈前部复杂的解剖结构，掌握熟练的手术技巧，具备一定的开放式手术经历；同时也要了解PCD原理、疗效、并发症及国内外的研究现状。我们通过将PCD与传统的颈椎间盘突出症的保守治疗及颈前后路手术治疗进行比较后认为：只要严格选择手术适应证、规范化操作，是可以取得良好的疗效的；同时PCD具有创伤小、操作方法简单、安全、省时、费用低、患者痛苦小、不损坏椎体结构等特点。

二、经皮颈椎间盘切除手术入路的应用解剖

颈部前外侧区有许多重要解剖结构，其不同的椎间隙解剖结构又不相同，所以我们在进行PCD穿刺时要对颈部的解剖结构熟悉了解，并以此为安全穿刺提供可靠的依据。

三、解剖结构

1. $C_2 \sim C_3$椎间盘的毗邻关系　　$C_2 \sim C_3$椎间盘水平颈动脉鞘内侧毗邻咽和舌骨。面动脉和舌动脉从颈外动脉起始后水平向内，$C_2 \sim C_3$钩突关节较长，几乎占据C_2及C_3椎体的外侧面。

2. $C_3 \sim C_4$至$C_7 \sim T_1$椎间盘的毗邻关系　　$C_3 \sim C_4$至$C_7 \sim T_1$椎间盘水平，颈总动脉与甲状软骨或甲状腺的毗邻关系见表12-1和图12-3～图12-6。甲状腺侧叶上极通常平对C_5椎体上缘，偶达$C_4 \sim C_5$椎间盘水平，其下极达C_7椎体下缘或$C_7 \sim T_1$椎间盘水平。

表 12-1　颈椎各穿刺间隙颈动脉与甲状腺之间的关系

椎间隙	颈动脉与甲状腺之间的关系	进针要点
C_3/C_4	颈动脉内侧为甲状软骨，存在明显间隙	颈动脉内侧，推开甲状腺进针
C_4/C_5	颈动脉内侧无或有少量甲状腺组织，存在明显间隙	略推开颈动脉进针
C_5/C_6	颈动脉内侧与甲状腺外缘有重叠	推移颈动脉后，在原颈动脉位置进针
C_6/C_7	颈动脉内侧与甲状腺存在间隙	
C_7/T_1	无甲状腺组织，但左侧入路应注意胸导管，以右侧入路为宜	推移颈动脉后，在颈动脉内侧进针

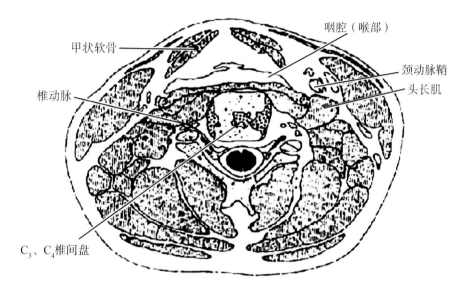

图 12-3　C_3/C_4椎间盘平面图

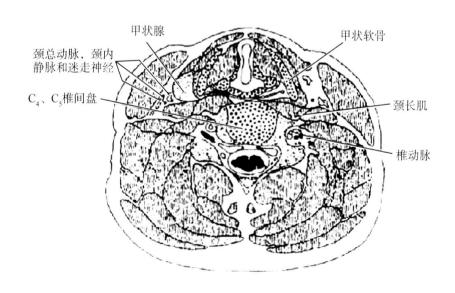

图 12-4　C_4/C_5椎间盘平面图

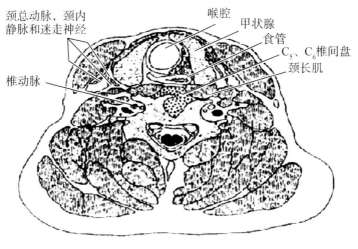

图 12-5　C_5/C_6 椎间盘平面图

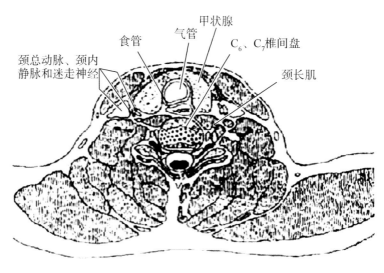

图 12-6　C_6/C_7 椎间盘平面图

3. 甲状腺的血管　①甲状腺上动、静脉：甲状腺上动脉在 C_3 椎体水平，或起始于颈总动脉叉，或起始于颈总动脉末端，发出后转向前下，紧贴甲状软骨外侧下行，纵跨 C_3/C_4，C_4/C_5 椎间隙后止于甲状腺侧叶上极后方。甲状腺上静脉与动脉伴行。②甲状腺中静脉：甲状腺中静脉在 C_7 椎体中上水平，横跨颈总动脉注入颈内静脉下部。③甲状腺下动、静脉：甲状腺下动脉起自锁骨下动脉的甲状颈干，沿前斜角肌内缘上升，至 C_6 椎体中部几呈直角转向内侧，经颈动脉鞘后方水平潜入甲状腺侧叶的后面。甲状腺下静脉发起于甲状腺下极后沿气管前方注入头臂静脉。

4. 穿刺与甲状腺血管的关系　甲状腺上动静脉虽然纵跨 C_3/C_4 与 C_4/C_5 椎间隙，但两者紧贴甲状软骨外侧下行，与颈总动脉之间存在明显的距离。因此，在这两间隙穿刺时只要靠近颈总动脉内侧缘进针，并把甲状软骨和甲状腺上动静脉稍稍推向对侧，就可避免血管的损伤。李健等研究显示左右两侧的甲状腺下动脉几乎都在 C_6 椎体中部呈水平向内进入甲状腺的后方，无一例高出 C_6 椎体上缘或低于 C_6 椎体下缘；而甲状腺下静脉位于气管前方，完全在 PCD 的工作区之外；甲状腺中静脉尽管有无不定，但也未发现其

穿行 C_6/C_7 间隙。所以，只要穿刺前定位准确，在进行 C_5/C_6 或 C_6/C_7 椎间隙的 PCD 时一般不会损伤甲状腺下动静脉或中静脉。

四、椎间盘穿刺的特点

1. C_2/C_3 和 C_3/C_4 椎间盘穿刺的特点　由于 C_2/C_3 椎间盘前方毗邻体积较大的咽腔，且其前外侧结构复杂，在颈动脉鞘和咽腔之间有横行走向的舌动脉、面动脉及舌骨大角。因此这一间隙的穿刺有一定的困难，如果勉强进行 PCD，则有可能损伤面动脉和舌动脉，若刺入咽腔或经过血供丰富的颈长肌进入椎间盘内，导致术中、术后出血从而产生严重的后果，如血肿压迫产生呼吸困难、窒息等严重并发症。事实上，临床 C_2/C_3 椎间盘突出极其少见，如遇到这一间隙的椎间盘突出，作者建议采用传统术式为宜。C_3/C_4 椎间盘水平颈动脉鞘与甲状软骨上角毗邻，两者存在由疏松结缔组织相隔的间隙，轻轻用左手示指向外推移颈动脉鞘，中指向对侧推移甲状软骨上角，此间隙明显增宽（表12-1）。临床上往往只需要轻轻向对侧推移甲状软骨上角，在颈动脉内侧进针，就可顺利地进入椎间盘内切除髓核。

2. C_4/C_5、C_5/C_6、C_6/C_7 椎间盘穿刺的特点　颈椎间盘突出最多发生在 C_5/C_6，其次为 C_4/C_5、C_6/C_7 在这三个间隙水平，颈总动脉与甲状腺侧叶外缘毗邻。由于甲状腺侧叶的特殊解剖特点，使得 C_4/C_5、C_6/C_7 椎间盘水平，甲状腺与颈总动脉在自然状态下（与外力推移状态相对应）存在明显的间隙可供穿刺（表12-1）。在 C_5/C_6 椎间盘水平，尽管两者有一定程度的重叠，但颈总动脉与甲状腺之间是由疏松结缔组织相连，稍加外力则可把颈总动脉和甲状腺向两侧推开，就能找到一个潜在的间隙供穿刺进针，从而避免经由甲状腺入路。这也是作者与周义成的 PCD 入路不同所在。由于甲状腺是一个血供丰富的实质性器官，经此穿刺难免造成术中、术后出血，产生近晚期严重的并发症。因此，我们认为不宜提倡。

3. C_7/T_1 椎间盘穿刺特点　C_7/T_1 椎间盘突出也时有发生。尽管在此水平，左右两侧颈总动脉与气管或甲状腺之间的间隙较大，穿刺进针比较容易，但左侧入路应非常慎重。因为此平面左侧有胸导管横过，而且其行径不很恒定。故左侧入路可能损伤胸导管，导致淋巴回流障碍，发生乳糜胸。此外本组资料显示，食管在 C_6 椎体水平续于咽以后，一般沿颈椎左侧下行，偶尔沿椎体正前方下行，罕见沿椎体右侧下行。因此，作者认为 C_7/T_1 的椎间盘突出采用 PCD 手术时以右侧入路为宜，既可以避免食管损伤，又能防止胸导管损伤。

五、PCD 的作用原理

PCD 作用原理主要是采用穿刺切除器械在负压吸引的作用下对髓核实行部分或大部分地切除或以髓核钳在套管的保护下对椎体后缘的髓核进行钳夹以降低颈椎间盘内的压力，从而间接使压迫脊髓颈神经根的髓核组织"回纳"，缓解致压物对神经根的刺激（图12-7，图12-8）。所以在 PCD 时必须充分切割出髓核组织。作者临床研究发现 PCD 切除的髓核重达 1g 以上，患者拔针后即感症状、体征减轻或消失，远期效果也较好。由于 PCD 时以纤维环入针点为支点，穿刺针头尾可在水平面上摆动，除 C_3、C_4 椎间隙 75° 外，其余椎间隙均达 90° 以上，这可以切除出足够的髓核组织达到手术的目的。近年来，有关突出的椎间盘组织对周围组织产生物理及生化学方面变化的理论正日益受到许多学者的重视。Marshall LI 等认为椎间盘组织突出到硬膜外可产生炎性介质直接对神经根产生刺激，导致一系列临床症状。因此，PCD 通过切除颈椎间盘中央后部未突出的髓核,可达到减轻突出椎间盘组织对脊髓和神经根的压迫及减少其炎性化学刺激。

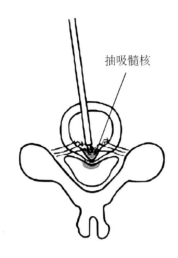

抽吸髓核

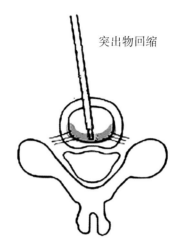

突出物回缩

图 12-7　PCD对突出椎间盘进行负压抽吸原理　　　图 12-8　PCD对突出椎间盘抽吸后突出物回缩原理

六、适应证和禁忌证

1. 手术适应证　①临床表现与颈椎间盘突出症的症状和体征相符,有颈、肩、上肢疼痛、麻木、肌力减退等一系列症状经2个月以上保守治疗无效者。②包容型颈椎间盘突出。③经CT、MRI 检查突出的椎间盘组织无钙化、纤维环未破裂、髓核无游离者。④颈椎间盘突出症,无骨性椎管狭窄、后纵韧带骨化、黄韧带肥厚等压迫因素等。

对颈椎间盘突出引起早期颈椎病的适应证:①颈型:原则上不需要手术,对顽固性者可考虑此项手术。②神经根型:经非手术治疗4个月无效者;临床表现与CT、MRI所见及神经定位一致,有进行性肌肉萎缩及剧烈疼痛者;非手术有效,但症状反复发作者。③脊髓型:急性进行性脊髓损伤,经CT、MRI等证实有脊髓受压,应尽快行PCD;有轻度颈脊髓损害症状,连续3个月保守治疗无效者;颈脊髓受压在2年以内,症状进行性或突然加重者;④椎动脉型:采用保守治疗或外科治疗;如CT、MRI等示有椎间盘突出亦可试行PCD;⑤交感型:症状严重影响生活,经非手术治疗无效;影像学检查与椎间盘突出有关;⑥其他型:有突出间盘压迫症状,经非手术治疗无效者。

2. 手术禁忌证　①临床表现与CT、MRI 等影像学检查不相符合者。②CT 显示突出的椎间盘已钙化或骨化,或纤维环破裂、髓核游离者。③椎间盘突出同时有骨性椎管狭窄、后纵韧带骨化、黄韧带肥厚或合并有椎管椎体肿瘤、结核等病变者,椎间孔、椎间关节及钩椎关节骨质增生。④椎间隙退变狭窄而导致穿刺针不能进入。⑤甲状腺肿大者,颈部瘢痕影响操作者。⑥有严重心肺功能不全或同时合并其他脏器严重疾病者。⑦患有严重神经症者。⑧以前行过颈椎间盘前路手术者。

七、手术器械

李健等发明的手动式颈椎间盘切除器械（专利号:97208502.5,97208501.7)包括:①空心导针。②工作套管。③双面刨削器。④环锯。⑤胶管、髓核钳、负压吸引器、C臂X线机等（图12-9）。

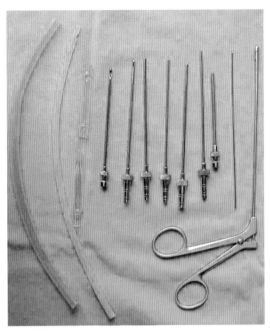

图 12-9 PCD基本手术器械

八、实施条件

（一）基础设施

1. X线影像设备 具有高清晰度影像增强器的X线机，如C臂X线机、CT等，首选为C臂X线机。

2. 无菌手术室 PCD要求在严格无菌手术室内进行，一般不主张在X机房操作，以免发生感染。

（二）术者要求

1. PCD医生必须对PCD的原理、适应证的选择、手术操作规程及并发症处理等方面有较全面的了解。

2. 独立进行PCD术之前必须在有经验PCD医生指导下进行一段时间的专门训练。

3. PCD医生最好熟悉颈前部的局部解剖知识和具有颈椎前、后路开放手术的经验。

九、术前准备

PCD术前应做好以下的准备：①术前血常规、出凝血时间、肝肾功能检查及颈椎正侧位、双斜位和动力性侧位片。②让患者了解手术的过程以获得术中的配合，术前可适当使用镇静药。③对术中、术后可能出现的并发症及术后疗效的评估等情况应向患者家属交代清楚以获得理解和签字。④术前预防性抗生素的应用。⑤颈椎间盘切除器械的严格消毒。

十、手术方法

常规术前准备，患者取仰卧位，颈肩部垫软枕，使头稍后伸（图 12-10）。在C臂X线机的监视下确定穿刺间隙（图 12-11，图 12-12）。以2%利多卡因0.5～1ml局部浸润麻醉，进针点在中线旁开2～3cm、颈动脉内侧0.5～1cm处（即甲状腺外缘与颈动脉之间），从右侧进针。先将颈动脉推向外侧，气管推向内侧，将18G细导针在C臂X线的引导下刺入病变椎间隙，正侧位检查确认穿刺针在切吸椎间盘内后，在导针入皮处做一约2mm小横形切口，沿导针套入外套导管，压紧皮肤顺导针方向将套管针旋入椎间隙，拔出导针，再将尾部接有负压吸引器胶管的环锯送入套管内，在负压抽吸作用下，往复旋转切除髓核组织或用髓核钳经套管钳取髓核，并在水平面改变穿刺导管的方向切吸髓核组织

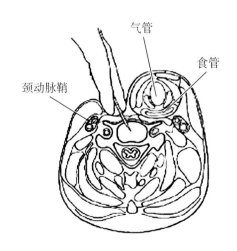

图 12-10 PCD导针插入示意图

至手术完毕。手术过程通常在X线荧光屏监视下进行，穿刺深度以不超过椎体后缘为宜（图 12-13）。一般负压为0.08～0.09kPa，持续时间5～10分钟，取出的髓核组织约1g。术后拔除外套导管后，用手指压迫穿刺部位3～5分钟，止血贴外贴，3～5日伤口即可愈合。C_4/C_5、C_6/C_7 PCD术和C_4/C_5、C_5/C_6 PCD术分

别见图12-14、图12-15。

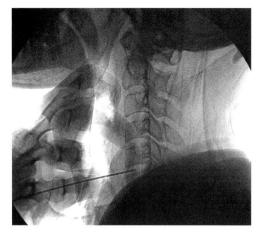

图12-11　PCD导针插入手术图

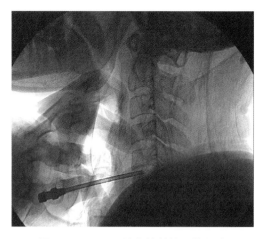

图12-12　PCD外套管针旋入椎间隙

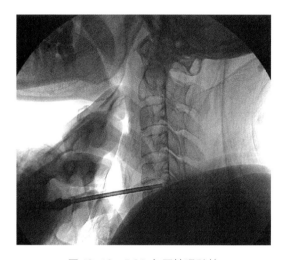

图12-13　PCD负压抽吸髓核

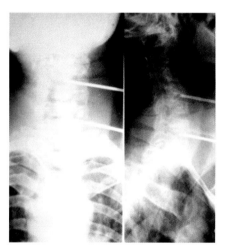

图12-14　C_4/C_5、C_6/C_7 PCD术

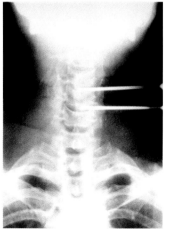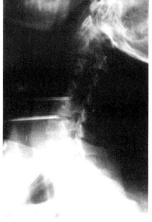

图12-15　C_4/C_5、C_5/C_6 PCD术

十一、手术操作注意事项

1. 麻醉问题　利多卡因不宜注入太多，一般每一个间隙不超过1ml，过多可使麻药波及喉返神经，造成暂时性声音哑。

2. 进针方向　充分暴露出颈动脉鞘与颈内脏鞘之间隙，注意保持进针路线的正确性，入椎间盘点应在颈长肌内侧，椎间盘前方中外1/2处，以防过偏中线损伤气管、食管、喉返神经及甲状腺组织，过外损伤颈长肌导致出血。

3. 进针深度　切取髓核时必须在C臂X线机监视下进行，椎间盘切除器械不能超过椎体后缘，必要时可与患者对话，了解患者感觉，若切除器械稍超过椎体后缘，可能刺激窦椎神经，此时患者可出现一侧肢体或者全身触电感，甚至损伤脊髓。

4. 刺入椎间隙的套管针应与椎间隙平行，若不平行则可在切除椎间盘的过程中损伤软骨板，造成出血、疼痛。

5. 在行C_6/C_7和C_7/L_1间隙穿刺时，因肩部的遮挡作用，可致C臂透视定位及手术操作困难，这时嘱助手将患者的两肩下拉，以使手术间隙透视清晰。

6. 严格无菌操作，预防椎间隙感染，应强调手术在手术室或专门介入手术室进行。

十二、术后处理

1. 术后注意观察患者血压、脉搏等生命体征。

2. 注意伤口出血情况及颈部肿胀情况。

3. 术后6小时可带颈围下床活动，并带颈围活动2～4周。

4. 常规静脉注射或口服抗生素2～3天。

5. 术后常规使用脱水药2～3天。

6. 患者分别出院后1、3、6、12个月到门诊随访复查，以后每半年随访一次。随访内容包括：患者自觉症状、体征及颈椎正侧位片、动力性侧位片。对术后6个月以上的患者，有条件者进行CT扫描或MRI复查。

十三、临床疗效评定

（一）PCD疗效评定标准

1. 脊髓型颈椎病及中央型急性颈椎间盘突出症采用颈椎JOA标准来进行疗效评估。

2. 神经根型和混合型颈椎病及旁中央型急性颈椎间盘突出症参照Onik等有关PLD疗效评定标准，按患者术后症状、体征恢复情况分为优、良、无效三等。优：症状体征完全或基本消失；良：症状体征大部分消失；无效：症状体征无改善。

（二）PCD术的疗效分析

只要严格掌握PCD术的适应证，PCD治疗颈椎病及急性颈椎间盘突出症是能获得良好的手术疗效的。李建等报道25例颈椎病PCD术后行CT或MRI检查，显示突出的髓核缩小或消失。他们还报道PCD治疗神经根型颈椎病106例，随访6～8个月，优36例，良40例，无变化15例，优良率83.5%。周义成等报道优良率为75%。岑祖怡等报道利用经皮穿刺颈椎间盘切吸术治疗颈性眩晕25例，优良率为74%。颜登鲁等对经皮穿刺颈椎髓核切除术治疗单间隙和多间隙颈椎间盘突出症进行了对照性研究，随访12～54个月，结果显示：两组手术临床效果之间差异无显著性，临床疗效优良，对颈椎稳定性影响小，不会造成颈椎失稳的发生。

作者于1993～2005年采用PCD治疗颈椎病及急性颈椎间盘突出症共313例，其中280例获得随访，随访时间3.6年，其中脊髓型颈椎病及中央型急性颈椎间盘突出症采用JOA评分：术前平均为11分，术后平均为15.5分；神经根型和混合型颈椎病及旁中央型急性颈椎间盘突出症术后症状体征恢复情况：优160例，良78例，差25例；优良率为83.9%。

病例1（图12-16，图12-17）：

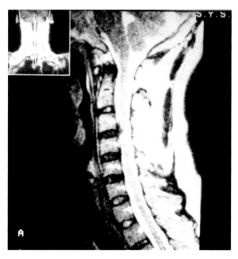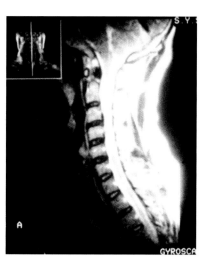

图12-16　PCD术前MRI扫描矢状面示C₃/C₄椎间盘突出

图12-17　PCD术后1年，MRI扫描矢状面示C₃/C₄椎间盘突出消失

病例2（图12-18，图12-19）：

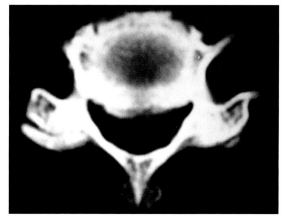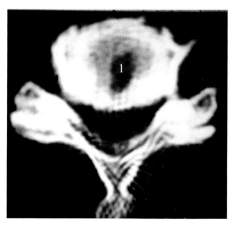

图12-18　PCD术前CT扫描示C₅/C₆椎间盘突出

图12-19　PCD术后1年，CT扫描示C₅/C₆椎间盘突出基本消失，部分髓核切除

十四、并发症及防治

有关PCD并发症的文献报道尚不多见，但颈前部为一个组织结构较复杂的部位，除有气管、食管、甲状腺外，尚有重要的神经、血管通过。若术者颈前区解剖结构不熟悉，未掌握好穿刺技巧，就有发生严重并发症的可能。作者在总结PCD操作经验的基础上，通过对尸体的颈部解剖和CT扫描等系列研究后发现在颈前外区，即甲状腺外缘与颈动脉内侧存在着一个潜在间隙，平时为一结构紧密的组织间隙，利用手指推移可人为将该间隙增大。此入路有利于椎间盘切除器械直接对突出髓核进行部分切吸；同时由于穿刺深度是在X线机严密监视下进行，故可避免损伤脊髓。尽管如此，目前仍有文献报道相关并发症的发生，如血管损伤、神经损伤、甲状腺损伤、椎间盘感染、胸导管及对颈椎稳定性影响等。

（一）血管损伤

PCD术致大血管损伤尚未见相关文献报道，PCD术致血管损伤多与穿刺部位有关，有可能出现甲状腺静脉、动脉等损伤。甲状腺上动脉在C_3椎体水平，或起始于颈总动脉叉，或起始于颈总动脉末端，发出后转向前下，紧贴甲状软骨外侧下行，纵跨C_3/C_4、C_4/C_5椎间隙后止于甲状腺侧叶上极后方。甲状腺上静脉与动脉伴行。甲状腺中静脉在横过C_5椎体水平，横跨颈总动脉注入颈内静脉下部。甲状腺下动脉起自锁骨下动脉的甲状颈干，沿前斜角肌内缘上升，至C_6椎体中部几呈直角转向内侧，经颈动脉鞘后方水平潜入甲状腺侧叶的后面。甲状腺下静脉发起于甲状腺下极后沿气管前方注入头臂静脉。

可采用以下方法预防：①C_3/C_4椎间盘水平颈动脉鞘与甲状软骨上角毗邻，两者存在由疏松结缔组织相隔的间隙，轻轻用左手示指向外推移颈动脉鞘，中指向对侧推移甲状软骨上角，此间隙明显增宽。临床上往往只需要轻轻向对侧推移甲状软骨上角，在颈动脉内侧进针，就可顺利地进入椎间盘内切除髓核。②颈椎间盘突出最多发生在C_5/C_6，其次C_4/C_5、C_6/C_7。在这三个间隙水平，颈总动脉与甲状腺侧叶外缘毗邻。由于甲状腺侧叶的特殊解剖特点，使得C_4/C_5、C_6/C_7椎间盘水平，甲状腺与颈动脉在自然状态下（与外力推移状态相对应）存在明显的间隙可供穿刺。在C_5/C_6椎间盘水平，尽管两者有一定程度的重叠，但颈总动脉与甲状腺之间是由疏松结缔组织相连，稍加外力则可把颈总动脉和甲状腺向两侧推开，就能找到一个潜在的间隙供穿刺进针，从而避免经由甲状腺入路。③C_7/T_1椎间盘突出也时有发生。尽管在此水平左右两侧颈总动脉与气管或甲状腺之间的间隙较大，穿刺进针比较容易。另外，在C_3/C_4、C_4/C_5、C_5/C_6、C_6/C_7、C_7/T_1椎间隙一般无血管经过，血管一般近椎体，因此，在穿刺时应尽量在椎间隙周围进行，这样损伤血管的机会就会少些，也可在推开颈动脉后，先用右手触摸一下穿刺部位是否有血管搏动。

（二）神经损伤

颈交感神经干在颈动脉鞘的后方，颈椎横突前颈长肌表面的外侧份，一般不会损伤。喉返神经一般在气管、食管沟内，手术穿刺一般不易损伤。神经损伤多与麻醉有关，若利多卡因注入太多，可使麻药波及喉返神经，造成暂时性声音哑。

（三）甲状腺损伤

甲状腺血液循环非常丰富，主要由两侧的甲状腺上动脉（颈外动脉分支）和甲状腺下动脉（锁骨下动脉分支）供应。甲状腺上、下动脉之间，甲状腺上、下动脉又与咽喉部、气管、食管的动脉之间均有着广泛的吻合。甲状腺上、中静脉汇入颈内静脉，甲状腺下静脉汇入无名静脉，因此，在进行穿刺时应尽量避免损伤甲状腺，以避免造成术中、术后继发性出血。

（四）颈椎间盘炎

1. 椎间盘炎的病因　对术后椎间盘炎的病因，目前有三种学说，即细菌性感染、无菌性炎症、自身免疫反应。但更多学者倾向于认为细菌感染是术后椎间盘炎的主要原因，尤其是术中细菌污染。孙钢等对术后椎间盘炎的13例患者进行研究，局部取分泌物或血培养，发现8例为表皮葡萄球菌感染，3例为金黄色葡萄球菌感染，2例为大肠杆菌感染。用PLD技术取椎间盘组织活检，均示有中性粒细胞和淋巴细胞浸润，呈慢性炎症改变。

2. 颈椎间盘炎诊断　颈椎间盘炎是颈椎间盘手术后的一种严重并发症，其感染原因及临床症状、体征与腰椎间盘炎相似。PCD后椎间盘炎的诊断依据有以下几点：①有PCD手术史，原有颈椎间盘突出的症状体征经PCD后已缓解，经3~7天后突然出现与术前症状、体征完全不同的颈、肩脚部疼痛，伴椎旁肌痉挛。②全身症状为发热，体温的高低及手术后至症状发作间歇期长短可能与细菌毒力及数量有关，细菌毒力强，数量多，则间歇期短，症状重。高热患者在体温升高前常有短时间寒战等菌血症表现。③体格检查：手术穿刺部位创口已愈合，无红肿及压痛。颈部呈僵直状，活动明显受限。病变棘突叩压痛，有一侧或双侧肩脚部压痛，椎旁肌痉挛。椎间孔挤压试验阳性，四肢感觉运动及括约肌功能正常。④实验室检查：白细胞计数升高或正常，中性粒细胞计数常增高；CRP水平增高，ESR增快。⑤影像学检查：大约在发病3周后X线平片常可出现病变椎间隙变窄、模糊及终板侵蚀性破坏现象。CT扫描、ECT、MRI有助于诊断。⑥组织学、细菌学检查对诊断有一定价值。

3. 椎间盘炎分期、分型　尚希福等根据病变转归和X线表现把本病分为三期：①初期：术后出现腰痛并逐渐加重，骶棘肌痉挛，局部压痛、放射痛，X线片示：腰椎生理弧度消失、变直，椎间隙无明显改变，椎间盘阴影一般无增大，此期持续1~3周。②中期：剧烈腰痛，局部压痛明显，X线片示：椎间隙逐渐变窄，软骨下骨模糊，椎间盘阴影无改变，持续3~8周。③后期：腰痛逐渐好转，局部压痛逐渐变轻消失，X线片示：椎间隙变窄融合，部分患者可不融合，但有骨桥形成，此期持续4~6周。

4. 椎间盘炎分型　Retri A等则根据症状及实验检查(血沉、C反应蛋白及白细胞等)把术后椎间盘炎分三种类型。Ⅰ型：急性细菌性术后椎间盘炎(约占53%)；Ⅱ型：亚急性细菌性术后椎间盘炎(约占29%)；Ⅲ型：无菌性术后椎间盘炎(约占18%)。他们认为这种分型对制订治疗方案，指导临床治疗很有益处。

5. 椎间盘炎的防治　要预防术后椎间盘炎的发生，①首先要求PCD在无菌手术室中进行操作。②颈椎间盘切除器械的严格消毒。③术中要严格无菌化操作、彻底止血。④同时采取术前、术中及术后三阶段的抗生素治疗等方法。孙钢等采用术前静滴抗生素3天、术后5天的方案治疗213例施行椎间盘切除术的患者，结果无一例发生术后椎间盘炎。我们在临床椎间盘炎的防治中也体会到：术前晚、术前2小时及术后5~7天抗生素的应用对防治椎间盘炎的发生有重要作用。

在治疗上我们认为，凡PCD后患者一旦出现颈肩脚区疼痛，伴局部肌肉痉挛，实验室检查也提示有椎间盘炎的可能时，即应进行积极的治疗，不要等影像学出现改变时再进行处理。应早期及时有效的治疗，有利于防止病情进一步发展，缓解患者因症状发作时所产生的痛苦，缩短病程。PCD具有手术创伤小，操作方法简单，安全，不损坏椎体的整体结构，对脊椎的稳定性影响不大等特点。因此，对颈椎间盘炎采用再次PCD治疗有以下几点好处：①可及时地采用最简单的方法对病灶进行彻底清除，有利于控制病变进一步发展。②切吸出的游离组织碎块可进行组织学、细菌学检查，有利于帮助诊断和治疗。③对病灶进行彻底清洗可大大缩短抗生素所使用时间，避免因长期使用抗生素而引起各种不良反应。④可免除传统经颈前路椎间盘病灶清除、植骨融合术带来的创伤及痛苦，以及长期颈围固定给患者生活带来的不便。

椎间盘炎PCD治疗的同时需要结合制动、镇痛及进行抗生素等治疗。我们认为在PCD对椎间盘炎进行彻底清创的同时，必须应用强有力的抗生素治疗，使炎症得到及时彻底的控制。对于抗生素的选择需考虑以下几点：①选用对致病细菌敏感的抗生素。有学者主张应用广谱抗生素，要求早期、大量、广谱、联合、持久用药。当椎间盘炎发生时，在行PCD治疗时，需要进行细菌培养及药敏试验，为敏感抗生素的选择提供依据，但我们不能等到药敏试验结果出来后才使用敏感抗生素，此时广谱抗生素的使用非常关键。李健等认为，第3代头孢菌素类广谱药物，无论是对革兰阳性菌、革兰阴性菌及真菌等均有较强的作用。经静脉注射后在血液、脑脊液及骨组织中均有较高的浓度，并可通过椎间盘炎症破坏后的终板扩散到达病变部位，发挥治疗作用。多数学者认为用药要一直持续到ESR正常后2周，全程共6~8周。②抗生素在椎间盘中渗透性的大小。椎间盘炎的抗生素治疗作用除了看致病菌对某抗生素是否敏感外，关键还取决于该抗生素能否渗透到椎间盘内，并能达到有效的杀菌或抑菌浓度。由于椎间盘的解剖特点，大多数抗生素不能在椎间盘内达到有效的治疗浓度，从而影响治疗效果。孙钢等研究显示头孢唑啉、氟氯西林、妥布霉素、克林霉素，静滴30分钟后，髓核中浓度依次是金黄色葡萄球菌最小抑菌浓度的9倍、0.8倍、15倍和40倍。显示除氟氯西林外的三种药物均能达到治疗浓度。李健等研究表明，头孢他啶在临床常规用量下髓核内可达到有效抑菌浓度(金黄色葡萄球菌、大肠埃希菌、铜绿假单胞菌)；头孢唑林、头孢曲松可达到金黄色葡萄球菌、大肠埃希菌的有效抑菌浓度，从而达到预防和治疗椎间盘炎的目的；克林霉素临床常规用量下，髓核内不能达到三种细菌的有效抑菌浓度。③防止椎间盘内局部抗生素浓度过高而损伤椎间盘细胞。Hoelscher GL等研究发现，高浓度的头孢唑啉、庆大霉素、头孢孟多、万古霉素能强烈抑制体外培养的人椎间盘纤维环细胞的生长、分化和新陈代谢，甚至危及细胞的生存。这对于已发生炎症的椎间盘细胞来说无疑又是一种新的损伤，可能影响其病理进程。④在术后椎间盘炎进行抗生素、制动、镇痛等保守治疗的同时，应密切观察病情的变化。如在治疗过程当中出现了炎症扩散、局部脓肿形成或有神经及脊髓压迫症状，则应考虑尽早施行手术清除坏死组织及脓液，使神经根减压和稳定脊柱。

总之，对于颈椎间盘炎的治疗应做到早期诊断，及时对病灶进行彻底清除，对切吸出的病变组织进行细菌学、组织学检查，对本病诊断治疗有一定价值，第3代头孢菌素对本病治疗有较好的效果。病灶清除及术后有效的抗生素治疗，可大大缩短抗生素的使用时间及用量。

【典型病例介绍】

患者，男，58岁，农民。因反复颈痛不适伴向右上肢放射性麻痛半年，先后在当地医院行理疗及中西医等对症治疗，症状无明显缓解。经MRI检查后诊断为C_5/C_6椎间盘突出症，于1998年6月30日收入住院，次日在局麻下行C_5/C_6PCD，术后颈部及右上肢放射痛症状均消失。出院后第7天开始出现颈、右肩胛区疼痛，低热（具体不详）。经在当地医院门诊对症治疗后上述症状无缓解，逐渐加重，夜间常因颈肩部疼痛而不能入睡，伴有间歇性颈、肩胛区肌肉痉挛。体温波动在37.5~37.8℃。3周后经门诊摄X线颈椎片示，C_5/C_6椎间隙变窄，椎体骨质疏松，终板有侵蚀性破坏（图12-20，图12-21）。体格检查：颈段平直，活动受限。穿刺部位伤口愈合好，无感染。病变棘突叩压痛，椎旁肌痉挛，以右侧明显，椎间孔挤压试验（＋），四肢感觉运动正常。实验室检查：血WBC $3.34×10^9$/L，N 64.5%，CRP 9.0mg/L，ESR

33mm／h，诊断为"C₅/C₆椎间盘炎"再次入院。于1998年7月26日在局麻下行"C₅/C₆ PCD"，彻底清除病灶。将所切取的组织碎片送组织学和细菌学检查。用含庆大霉素生理盐水对病灶进行反复清洗，术后患者症状、体征完全缓解。予以卧床休息，颈围固定，Fortum抗感染对症治疗。1周后在颈围保护下起床活动，每周复查一次CRP及ESR，术后2周出院。3周后在门诊连续两次复查CRP及ESR均为正常。送检髓核碎片组织学检查结果：胶原结缔组织边缘可见淋巴细胞，单核细胞散在性浸润，为慢性炎症改变；而细菌学检查则为无菌生长。

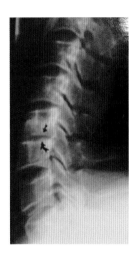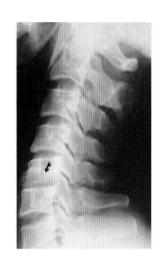

图12-20　C₅/C₆椎间盘炎平片显示：C₅/C₆椎间隙变窄，C₅椎体下缘破坏　　　图12-21　PCD病灶清除术后3个月复查显示：椎间隙变窄，C₅椎体下缘硬化

（五）胸导管损伤

胸导管末段沿食管左缘上升，在颈根部约平第7颈椎体高度向左呈弓状跨过胸膜顶，形成胸导管弓注入静脉角。胸导管横过行经不很恒定，其前方为颈动脉鞘，后方有椎动脉、椎静脉、膈神经和锁骨下动脉。因此，C₇/T₁左侧入路应非常慎重，C₇/T₁的椎间盘切除宜采用右侧入路。最好选择颈细长的患者进行穿刺。

（六）对颈椎稳定性的影响

颈椎病是颈椎退行性改变结果之一，其本身就存在着颈椎失稳的问题。颈椎失稳是由于椎体本身、椎旁韧带和肌肉组织的生理失调引起椎节的松动和位移。PCD切除的只是对与椎间盘突出有关的病变周围组织，范围小且局限，而对椎间盘组织影响不大，更不会造成椎体、小关节、韧带等结构损伤，而且突出的部分椎间盘组织还纳后还可对颈椎的稳定性起到承载作用，椎体间连接不受影响，不足以破坏颈椎的稳定性。何敬东等研究表明PCD加溶核（CNL）对山羊颈椎稳定性无影响，杜中立等通过动物试验证明PCD对颈椎稳定性没有影响，李健等临床随访研究显示PCD对人的颈椎稳定性没有影响。作者认为：颈椎间盘突出使脊髓或神经受到刺激，使患者头颈部处于一种强迫性代偿性姿势，造成了应力不均现象，久而久之，这种姿势可加速椎间盘的退变：椎间隙变窄，关节突关节应力增加，关节囊松弛，病变椎体失稳。而PCD减压后可使脊髓及神经所受到的刺激得到缓解，并使这种代偿性或保护性颈部姿势也随之逐渐消失，不会加重颈椎失稳，还会有利于延缓颈椎失稳进一步发展，我们也曾对伴有颈椎轻度失稳的2例患者进行过PCD治疗，术后疗效评定为优，颈椎的稳定性也没有进一加重。

十五、PCD的目前进展

PCD技术经过十多年的发展，日趋成熟。单纯的PCD技术经过不断的改进和演变，目前已发展出椎间盘镜辅助下PCD（PECD）、PCD加胶原酶溶核术和PCD加激光椎间盘减压术。

椎间盘镜辅助下PCD治疗颈椎间盘突出症是利用椎间盘内镜辅助PCD术，它的原理、操作、适应证、临床疗效和单纯PCD术没有区别。Ahn等利用椎间盘内镜辅助PCD术（PECD），治疗颈椎间盘突出症17例，优良率88.2%。和PCD治疗颈椎间盘突出症疗效相仿。

PCD加胶原酶溶核术是在PCD治疗颈椎病的基础上，利用胶原酶溶解胶原蛋白的特性，将PCD术后残留的髓核组织及向后突出的椎间盘组织溶解、吸收，从而减轻突出椎间盘对神经根、髓核及椎动脉的压迫，达到减压和治疗的目的。目前国内外对该技术的临床应用存在争论，有学者认为PCD加胶原酶溶核术对椎间盘髓核的切除，可将大部分髓核组织和突出压迫神经的椎间盘组织被切除或溶解，减压充分，疗效确切。周义成等对66例颈椎间盘突出症患者行PCD和CNL术。先行PCD术，再注入胶原酶600U。结果66例中，优31例，良29例，差6例。2例有颈部出血和1例有眼部黑蒙，余患者无其他严重并发症。认为PCD + CNL是一种微创、安全的介入方法。何敬东等研究报道PCD加溶核对山羊颈椎稳定性无影响，但术后椎间盘的高度变低。也有学者认为PCD加溶核（CNL）会对颈椎的稳定性造成影响，加重椎间盘的退变。

PCD加激光椎间盘减压治疗颈椎间盘突出症目前已经在临床得到应用。其原理是在PCD切除部分椎间盘组织的同时，利用激光高温气化原理，将剩余椎间盘组织气化、固缩，减轻了椎间盘组织内压，解除突出的椎间盘组织对神经根或脊髓的压迫，提高疗效。在进行激光高温气化时，有学者利用内镜观察辅助，同时在近后纵韧带位置利用生理盐水冲洗降温。PCD加激光椎间盘减压治疗颈椎间盘突出症临床应用报道并不多见，国外已见相关报道。Ahn等2004年报道了PCD加激光椎间盘减压治疗颈椎间盘突出症111例，疗效为：优52例（46.9%），良37例（33.3%），可9例（8.1%），差13例（11.7%），症状改善率为88.3%。然而PCD加激光椎间盘减压治疗颈椎间盘突出症有可能因高温而损伤神经根或其他邻近组织，是否对颈椎的稳定性造成影响还有待进一步研究。

PCD作为微创技术，其临床适应证比较窄，并不能完全替代传统的开放手术。PCD治疗后并不影响再次手术治疗，如果疗效不满意，仍该用开放手术治疗。随着科技的发展和社会的进步，各种辅助技术如：CT引导技术、内镜技术、计算机辅助技术的应用和发展，PCD具有创伤小、操作方法简单、安全、省时、费用低、患者痛苦少、疗效确切、并发症少的特点，必将进一步在临床应用中得到推广。

（李　健）

第四节　颈椎前路椎间盘切除植骨术

颈椎前路手术显露途径于1895年由法国Chipault首次提出，但直到1952年Leroy Abbott才提出颈椎前路手术治疗颈椎创伤、退变和肿瘤等，继而Robinson（1955年）、Smith（1958年）、Cloward（1961年）等将前路减压和自体骨植入融合治疗用于临床。当时的手术方式只是颈前路减压植骨，无任何内固定措施，植骨融合率低。国内于20世纪60年代开始开展此手术。此术式在20世纪70～80年代迅速得到普及，前路手术能最直接地显露颈椎椎体，有效地解除来自脊髓前方的压迫，并随着前路固定器械、椎间融合技术的发展，原有植骨融合率低的问题被得到有效解决，临床报道优良率可达70%～90%。目前此术式已成为治疗颈椎退行性疾病和颈椎外伤的主要手段之一，被公认为是治疗颈椎疾患的一种疗效好、并发症较少的手术方式。

一、槽式开窗减压、椎间盘切除、植骨融合术（Robinson方法）

（一）手术适应证

1. 颈椎间盘突出或退行性变，有椎体后缘骨赘形成，发生神经根或脊髓受压症状者。

2. 三个节段以下的颈椎病，非手术治疗无效，反复发作者。

3. 颈椎病症状逐渐加重者，或有颈脊髓明显受压现象者。

（二）术前准备

同一般脊柱手术准备外，应详细记录神经系统症状和体征，以备术后比较。应有颈椎正侧位及左右斜位片，有后纵韧带骨化病例，应做侧位断层片、脊髓造影或MRI检查，能清楚显示病变范围，CT检查能清楚显示各部位增生，突入椎管情况，有利手术。术前配血400ml。

（三）手术方法

以往多用采用局麻，目前主要采用全麻。

1. 体位　患者取仰卧位，肩部垫枕，使颈部呈后伸位，头保持中立位。

2. 切口　可做横切口或斜切口 横切口于锁骨上3横指处，胸锁乳突肌浅表，从颈中线向外延伸10cm（C$_5$以下病变用此切口好）。纵切口沿胸锁乳突肌前内缘切开（参看颈椎入路）。从左侧还是从右侧入路，根据术者习惯，有些作者提倡从左侧切口进入，理由是在左侧喉返神经较长且行走在甲状腺后，靠近颈中线处，手术误伤机会较少。但在左侧有乳糜导管，显露下颈椎时容易误伤，引起乳糜胸。

3. 显露椎体前缘　切开皮肤、皮下及颈阔肌，找到胸锁乳突肌的前内缘，以此作标志，用手指钝性分开此肌与甲状舌骨肌、胸骨甲状肌之间的间隙，进入后（图12-22），可见肩胛舌骨肌横过术野，在此肌腹两侧穿线固定后，于腱部切断牵开。触到搏动的颈动脉，用手指沿颈动脉鞘向上、下和深部分离。此时，偶可见甲状腺中静脉横过C$_5$（可作为定位参考），结扎切断；于C$_6$/C$_7$水平，可见甲状腺下动静脉横过，此动脉远端分叉处有喉返神经穿过，可在动脉干部双结扎切断，轻轻推开，可防止损伤喉返神经，于C$_3$/C$_4$处可见甲状腺上动静脉横过。用直角拉钩向外牵开胸锁乳突肌及颈动脉鞘，向内牵开甲状腺、甲状舌骨肌群及气管、食管，注意勿将钩尖插入气管食管沟内，否则钩尖可伤及喉返神经，维持内外侧牵开及上下牵开，可见到椎前筋膜，纵行切开，并用"花生米"向两旁推开至两侧颈长肌处为止，并可用锐的Cobb剥离器或骨刀将附着于椎体前的肌肉筋膜向两侧推开少许，即清楚显露前纵韧带及椎体的前方（图12-23），注意颈长肌下方有交感神经链及小动脉，勿误入肌肉内造成损伤或出血。

4. 截骨摘除椎间盘及减压　显露出预计的椎体及椎间盘组织后，于相应椎间盘处插入针头，摄侧位X线片定好位后，取1.2cm宽的骨刀，于病椎的椎间盘软骨板上方3mm处、下方1mm处轻轻凿入，深度根据部位而定，C$_2$～C$_4$处颈椎体前后径1.2～1.5cm，此区截骨深度勿超过1.2cm；于C$_5$～C$_7$处椎体前后径

1.6～2cm，此区进入深度勿超过1.5cm，则较为安全。两侧用宽0.7～0.8cm骨刀凿开（图12-24）。然后用垂体咬钳及刮匙将凿下的骨质及椎间盘组织清除干净，形成一骨槽。用Harrington撑开钳撑开检查，可见松动的椎体后缘，可指示伸入刮匙由后向前刮（图12-25），以刮除椎体后缘突入髓腔内组织，直至看到后纵韧带。

5. 植骨　根据骨槽大小取三面带皮质骨的髂骨骨块，其大小约为1.2cm×1.4cm×（0.6～0.8）cm，在麻醉师牵引头部情况下，将骨块嵌入骨槽，再用叶氏打器将嵌入骨块打入至低于椎体前缘2mm为止（图12-26）。叶氏打器尖端有一2mm凸起，可防止骨块过度嵌入凸进椎管（图12-27）。植骨后，洗净伤口，置橡皮片一根后逐层缝合，回病房后患者可垫薄枕，使颈椎呈轻度屈曲位一周，尽量勿做过度的左右旋转颈部，以防骨块滑脱，戴颈围领12周。

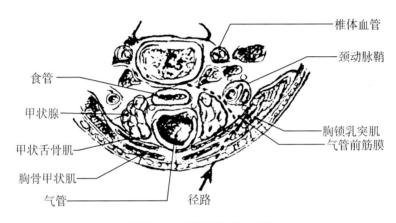

图12-22　显露颈椎前方径路

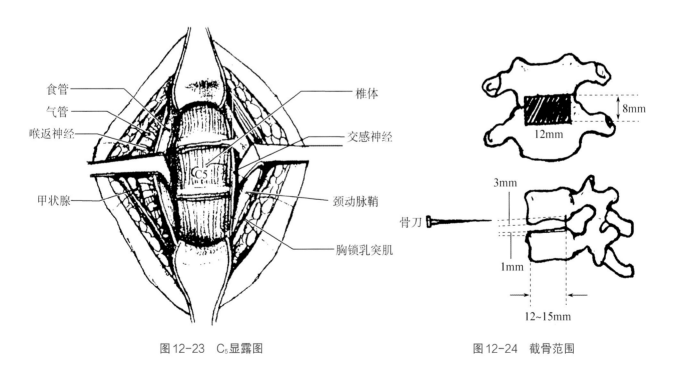

图12-23　C₅显露图

图12-24　截骨范围

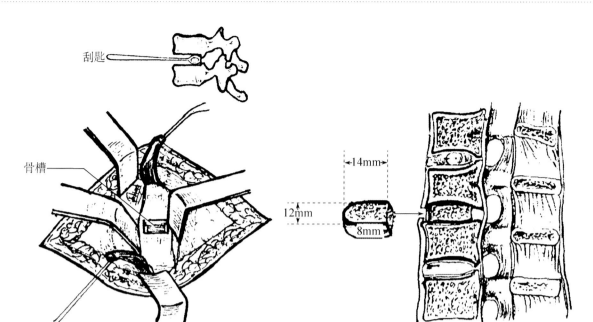

图 12-25 截骨方法

图 12-26 嵌入骨块大小示意

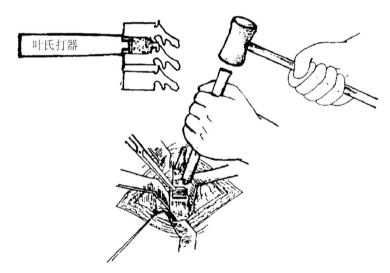

图 12-27 用叶氏打器嵌入骨块法

二、颈前路环锯减压及椎体间融合术（Cloward 方法）

（一）环锯及其配套器械

1. 环锯 分为减压环锯和取骨环锯两类（图 12-28）。

2. 指示钻芯 减压环锯的指示器，起定位、固定和显示环锯深度的作用。

3. 槌骨器 不锈钢圆柱体，用于将髂骨块击出取骨环锯和将植骨块嵌入减压孔。

（二）适应证

颈椎椎体骨折、脱位、不稳伴有脊髓、神经损伤或颈部严重不适者；颈椎创伤、椎间盘突出合并脊髓压迫者；脊髓型颈椎病、症状严重的脊髓和神经根受压的混合性颈椎病。

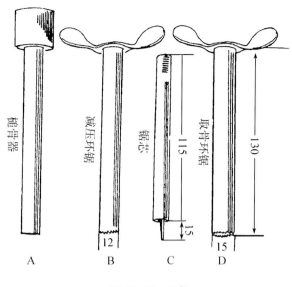

图 12-28 环锯

（三）禁忌证

全身情况差，或合并有重要脏器疾患，不能承受手术创伤者。病程长，合并四肢肌肉萎缩，关节僵硬，说明脊髓损伤严重，即使行减压术，脊髓功能亦难以恢复。

（四）术前准备

训练推移气管和食管，特别对于术中采用颈神经浅丛阻滞麻醉者，术前必须训练推移气管和食管。

（五）麻醉

颈神经浅丛阻滞麻醉或气管插管全身麻醉。全身麻醉较易控制麻醉的深度和时程，麻醉效果好，患者术中较安静，可减少许多干扰因素，有利于手术操作。对病情严重者，应选择气管插管全身麻醉。

（六）显露

融合 1～2 个节段者可采用横切口显露。如果病变广泛、累及多节段者宜采用斜形切口，较易暴露和手术操作。

患者仰卧于手术床上，双肩垫软枕，头颈自然向后仰伸或偏向左侧，颈后部放置沙袋或一包似海绵的木质枕头，后枕部垫以软头圈，头两侧各放置小沙袋防止术中旋转。需避免头颈过度后仰，以防止加重脊髓的损伤。由于左侧乳糜管有可能损伤，因而多数作者采用右侧切口。

根据病变节段的高低，可采用手指测量法确定切口的位置：胸骨上方约二横指可显露 $C_6 \sim C_7$，两指半显露 $C_5 \sim C_6$，三横指可显露 $C_3 \sim C_5$。也可按解剖体表标志定位：环状软骨相当于 $C_5 \sim C_6$ 水平，按此可上下推算。

（七）环锯法减压及植骨融合

注射针头除尖端保留 1.5cm 长度，插入椎间盘，摄全颈椎侧位片，根据 X 线的定位确定需要手术的节段。注意即使为椎体骨折患者，切不可凭直观观察定位。

定位明确手术节段后，将尺寸合适的指示钻芯的扁刀对准椎间盘正中稍偏上方打入，包括上下椎体的边缘，居颈长肌中央。必须保证钻芯的插入准确居中，并在病变节段的中央部施行，如发生偏斜应予重新插入，否则易损伤硬膜和脊髓。选择内径合适的环锯套入指示钻芯，加压并顺时针旋转，此时注意

489

保护周围的软组织。环锯逐渐深入下沉，指示器尾端逐渐外露。当指示钻芯尾端与环锯同一水平时，提示环锯已深达15mm。指示钻芯每外露一刻度即加深2mm，椎体矢状径通常20～25mm。待露出两个刻度时，即接近20mm，此时用力不可过大，缓慢旋转，当接近椎体后缘时因骨赘硬度大，环锯旋转时有一种摩擦感。一旦指示钻芯与环锯一起旋转时，环锯已完全钻透颈椎，抵达硬膜、后纵韧带前方。然后，缓慢旋转环锯将环锯连同钻芯和骨、椎间盘组织取出。用吸收性明胶海绵填入其洞内止血。取出骨和椎间盘组织是否居中和完整，再用刮匙或冲击式咬骨钳将残留椎间盘和减压孔四周的骨质切除，务必将椎体后部边缘的骨赘切除干净并清除上下软骨板。冰生理盐水反复冲洗，清除组织碎片。为利于手术铺巾和操作，常在左侧髂骨取骨，用内径比钻孔大1号的取骨环锯自髂骨上旋转取骨，修正至15～18mm长，修正后的植骨块必须保留一侧骨皮质，以增加其承受压力负荷的能力，防止植骨块塌陷。牵拉患者头部或椎间撑开器撑开减压椎间隙，用锤骨器将植骨块轻轻打入减压孔，使植骨块末端外露1～2mm，而植骨块底部与椎管前壁间保持3～4mm间隙。或者用骨刀凿取合适大小的三面皮质植骨块，植入减压孔中。移植骨块不可太小，植入时必须锤紧，防止植骨块脱落，压迫脊髓、气管和食管。活动颈椎，确定植骨块稳固。用生理盐水反复冲洗创口，缝合颈前筋膜，表面置一吸收性明胶海绵，放置半管引流条一根，逐层关闭切口。

（八）术后处理

术后次日拔除引流管。颌颈石膏固定12周。酌情应用地塞米松和呋塞米5～7天。

（九）主要并发症

1. 显露过程中，可能损伤喉返神经、喉上神经、血管、气管、食管、颈交感神经干及胸膜等，主要是解剖不熟悉或操作粗暴所致，细致操作可以避免。

2. 脊髓和神经根损伤　这是颈前路手术极其严重的并发症。减压时切除椎管管壁，颈部过伸以及植骨块过小都可以导致脊髓或神经根损伤，对发育性颈椎管狭窄者更容易发生。

3. 植骨块脱落、不愈合或塌陷　由于移植骨块过小，嵌入不紧或术后颈椎活动过多引起。植骨块可压迫脊髓和气管、食管，造成脊髓损伤加重和气管、食管损伤。

4. 颈椎邻近节段退行性变　这是近年来提出的融合术的一个并发症。主要机制是融合节段上、下椎节由于代偿而过度活动，加速了其退行性改变。

5. 供骨区并发症　自体骨移植者在供骨区出现术后疼痛、麻木以及血肿等，称为供骨区并发症，发生率为3%～5%。切口尽量与皮纹平行，术中保护皮神经，严格骨膜下剥离可以在一定程度上降低其发生率。

三、颈前路椎间融合器植入植骨融合术

颈前路椎间植骨融合术植骨块由于缺乏有效固定，植骨块易发生脱出，压迫气管、食管、脊髓等而产生并发症。负重后的骨块由于过度活动，容易出现不愈合、假关节形成，且在植骨后愈合期4～8周出现爬行替代时，植骨块会发生骨质的脱钙、吸收，前方椎间隙高度丢失，从而改变了后方关节突关节承受的应力，引起骨性关节炎及骨质增生等病理性改变。采用椎间融合器cage的植入，具备明显撑开效应，能维持椎间隙的高度，减除神经根的压迫和维持正常颈椎生理弧度是其主要特点，同时为颈椎提供即刻稳定作用。通过侧孔为植骨块提供良好的融合环境，使椎体间沿承重轴达到骨性融合。

（一）cage的特点

器械cage以往多由高强度钛合金制成的中空、螺纹状、周壁有多排大圆孔的圆柱状椎间植入物，但由于弹性模量过高，容易造成融合器下沉，目前已多被PEEK材料取代，具有坚韧性和稳固性以及良好的生物相容性。

（二）手术适应证和禁忌证

1. 适应证　适用于各种颈椎病需行颈前路减压之病例。主要包括：急性椎间盘突出症、颈椎病、陈旧性颈椎骨折脱位伴有脊髓或脊神经根受压者，某些急性病例也可酌情选用。

2. 禁忌证　以下情况不宜选用：颈椎椎体粉碎性骨折多伴椎节不稳，操作不当会引起骨折片后移而加重脊髓损伤，椎节有炎性感染者，椎节骨质缺损较多者。

（三）手术步骤

手术前各项准备工作、麻醉与体位的选择同前。根据术前X线片可初步选择cage的规格。

根据前文中所描述的暴露颈椎椎体和椎间盘前部。I形或Z形切开前纵韧带，向两侧剥离，显露椎间盘的纤维环外层。用长柄尖刀切开纤维环，深度以2~4mm为宜，并上下钝性剥离分开。髓核钳通过纤维环切口伸入椎间隙，由浅入深，从一侧到另一侧分次摘除髓核。若椎间隙狭窄，髓核钳不易伸入，可运用机械椎间撑开器适当扩张椎间隙，或嘱台下人员牵引患者枕颌。用特制小刮匙分段刮除两侧的软骨板及椎体后方骨赘。将撑开器旋至安装器上，按从小到大的顺序依次插入椎间隙，每次替换大一号，将椎间隙充分撑开。根据患者椎体矢状径决定钻入深度。套筒上标有刻度，可通过套筒上方的两个螺旋锁帽定好相应刻度数值。保护好周围软组织，沿撑开器安装器套入套筒，将嵌顿帽置于套筒上方，轻轻锤打，使套筒下方的四枚锐刺插入椎体前方。取出撑开器，沿套筒置入刨削刀，切除软骨板深层骨质直至预定深度。此时，刨削刀应与套筒上方锁帽相抵。经C臂X线机检查确认其实际深度。理想的深度应为距椎体后缘2~3mm。深度不足可调整套筒上方锁帽，锁帽每旋转1周为1mm，达到理想的深度为止。检查椎间隙后方是否仍有致压物，如有可取出套筒，在直视下切除致压物，然后重新放置撑开器及套筒。将丝锥沿套筒插入椎间隙，顺时针旋入进行攻丝。用cage安装器持住cage，中空部分填入碎骨块，嵌紧加盖。然后沿套筒插入，顺时针旋入椎间隙，到达预定深度。用生理盐水反复冲洗创口，缝合颈前筋膜，表面置于一吸收性明胶海绵，放置半管引流条一根，逐层缝合关闭切口（图12-29）。

（四）术后处理

术后24~48小时后拔除引流条，颈托保护4~6周。术后适当应用抗生素预防感染，酌情应用呋塞米、地塞米松5~7天。

（五）主要并发症

由于cage在颈椎外科的应用时间较短，目前尚未见详细报道由此引起的相关并发症。椎间融合器滑脱是一个潜在的并发症，作者曾诊治过2例，往往由于选择的cage过小，嵌入不紧或术后颈椎活动过多引起，发生率较低，一旦发生须立即取出，以免损伤椎前软组织。

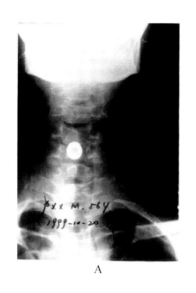
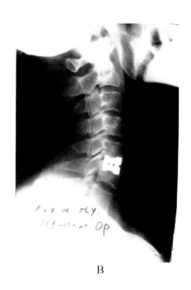

A   B

图 12-29　颈椎病前路 C_5 ～ C_6 减压、Cage 融合术后 X 线片

A. 正位；B. 侧位

四、颈椎前路减压植骨钛板内固定技术

1. 颈前路手术的目的　解除脊髓和神经根的压迫因素，扩大颈椎椎管容积和矢状径、恢复椎管正常形态，重建颈椎生理曲度、高度和稳定性，为颈脊髓恢复创造条件。

2. 手术要求　①充分减压。②重建椎间高度及生理曲度。③提高骨性融合率，防止颈椎不稳对脊髓造成新的损害。彻底的减压是神经功能恢复的前提，椎间可靠的融合及维持，有效椎间高度和颈椎生理曲度，是维持疗效的关键。减压范围包括切除病变间隙椎间盘，椎体后缘骨赘至后纵韧带，术前评估椎间盘突入后纵韧带后方者，切开后纵韧带直至硬脊膜，否则应保留后纵韧带，既可增强局部稳定性，又可防止椎间过度撑开。并彻底刮除椎间隙的上、下软骨板，保留坚硬的终板。对于增生的钩椎关节处理应格外小心。植入骨块时应将椎间撑开，可进一步扩大神经根孔、恢复颈椎曲度和增强稳定性，同时将褶皱的黄韧带拉直进一步扩大椎管容积。

3. 钛板固定手术的特点　钛合金组织相容性好，局部反应少。颈椎减压植骨后采用钛板加以固定，能有效地维持初始植骨块的应力负荷分担，且对增加植骨节段的稳定性和植骨块的融合以及维持颈椎的生理曲度有着重要的作用（图 12-30）。其优越性主要表现为当颈部伸展时钢板可起到张力带作用，使通过植骨界面的张力被吸收；而颈部屈曲时又可起到支撑钢板的作用，能较好地维持椎间隙高度和生理曲度，使颈椎稳定性加强，植骨融合快，骨融合率提高。

4. 固定板的分类及特点　目前已发展到第三代产品。第一代前路钢板代表产品是 Synthes 公司的 Orozco 钢板和 Aesculap 公司的 Caspar 钢板，使用的螺钉均是双皮质螺钉，两端的固定螺钉与椎体垂直，并穿透椎体后皮质，对深度的要求准确，这种螺钉有潜在损伤脊髓的危险，且仍不能防止螺钉的较高松动率。第一代钢板的设计缺陷容易导致螺钉松动、植骨块塌陷下沉和螺钉容易断裂。针对以上这些问题，研制了第二代颈椎前路钢板，为限制性钢板，主要代表为 Sofamar Danek 公司的 Orion 钢板和 Synthes 公司的 CSLP 钢板，均为单皮质锁钉钢板系统。钢板的锁紧机制是通过在植骨螺钉的头部里面放置另一枚锁紧螺钉来使螺钉的头部膨胀而与钢板的螺孔之间产生压力来达到锁紧的目的。钢板出现螺钉松动、退出情况较少见，但是由于过度坚强内固定又导致植骨块延迟愈合或者不愈合的问题。颈椎前路第三代钢板是真正意义上的非限制性钢板，代表性的有 Depuy 公司的 DOC 钢板、Aesculap 公司的 ABC 钢板、Sofamar Danek 公司的 Zephir、Premier、Atlantis 钢板（图 12-31）。

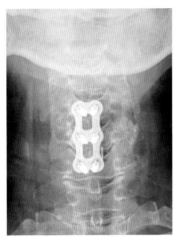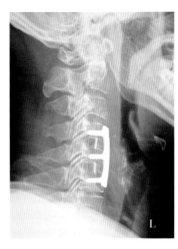

图 12-30　颈椎前路 C_4/C_5、C_5/C_6 椎间盘切除、cage 植骨融合及钉板
系统内固定术

5. 颈椎 cage 的发展　自体骨被用作椎间结构性支撑物因其应用广泛，融合率较高，被定为金标准。但传统颈前路减压术后常遗留不同程度的供骨区并发症，如局部疼痛、麻木、骨折和感染等，取腓骨的并发症还有踝关节不稳。而用异体骨替代自体髂骨又面临有排异和传播疾病的问题。为克服上述植骨材料带来的弊端，人们开始使用人工骨替代材料植骨，却存在融合率不足的问题。为此，人们在不断地寻找一种理想的融合材料与方法，既能实现植入后的早期稳定直至形成骨性融合，又能重建并维持椎间高度和颈椎生理曲度。1988 年 BAK 融合器应用于颈椎。此后有类似融合功能，但具不同理念和形状设计的多种颈椎融合器出现并应用于临床，取得了较好的临床效果。

6. 颈椎 cage 的分类及特点

（1）金属类 cage 一般由钛制成，具有很好的生物相容性，同时不产生磁性、假影。缺点是 X 线不能穿过金属，因此在 X 线片上不容易看到其融合情况。上下表面有齿状突起，可防止其在体内发生移位，其表面的孔洞有利于新生骨长入，其内部较大的表面积可降低其沉降率，前后及侧方的空心孔结构，有利于随访时间椎间融合率的评定，也有利于内、外的骨发生融合。解剖外形设计可恢复椎间高度及生理曲度，是一种较好的颈椎融合器。

（2）表面预涂层以及内充填重组人骨形态发生蛋白 cage，可明显提高融合率。

（3）高聚体及碳纤维类常用来做颈椎 Cage 的材料，有聚醚醚酮、碳素纤维等，它们的生物相容性很好，但也会出现一些炎症反应，这些材料的硬度接近骨皮质，应力较分散，可降低沉降率，椎间融合率高，对各种影像学检查结果无干扰，可利用 X 线随访其质骨融合情况。

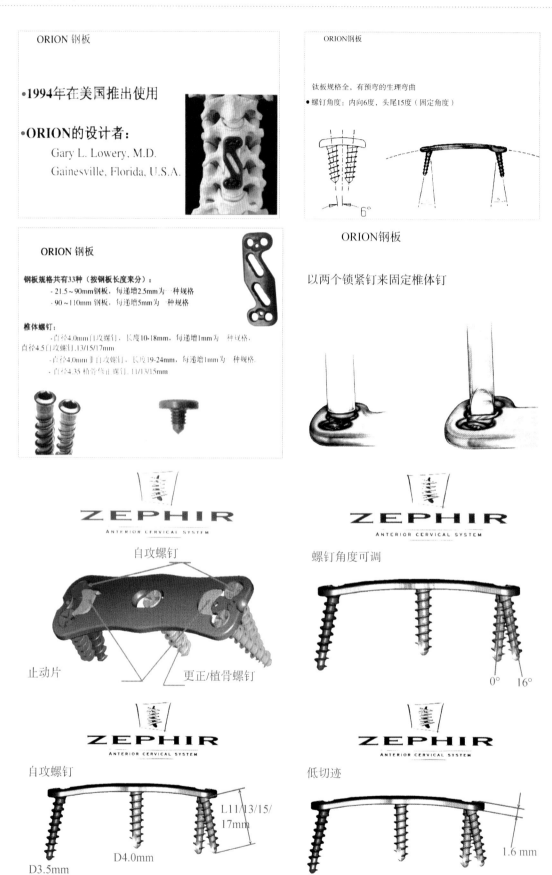

图12-31　Orion和Zephir钢板结构图

（4）生物型Cage具有金属型不具备的优势：①由于没有伪影，能获得理想的影像学评估；②可在生物环境中降解，降解产物能参与正常细胞或生化代谢过程；③独特的生物力学特性能提高融合率，从某种程度上减少了内置物移位、局部下沉、脱出等风险。近年来人们用可吸收性的合成聚合物材料制作颈椎cage。临床应用较多的可吸收性材料有聚乙醇酸类材料、聚乳酸类材料及其混聚物。

五、颈椎前路手术的并发症

1. 近远期并发症咽部不适感，可能与安放钛板时需增大术野，剥离范围广，对气管、食管、迷走神经牵拉及刺激较大且手术时间长有关。

2. 远期并发症可出现移位、塌陷甚至导致颈椎反曲。

（张新宇，叶启彬）

第五节　颈椎前路椎体次全切除、钛网植骨融合术

一、手术适应证

1. 多节段脊髓型或脊髓神经根混合型颈椎病，压迫原因主要来自前方。

2. $C_4 \sim C_7$椎体为主的屈曲压缩或爆裂骨折，颈椎的稳定性丧失，易伴发脱位和脊髓损伤，多需要手术治疗。手术目的是恢复颈椎椎间高度和生理屈度，重建颈椎稳定性，彻底减压，为神经功能恢复和减轻护理工作及为康复工作创造条件。

3. 颈椎外伤性脱位、不稳，需要从前方复位和解除压迫的情况。

4. 对于C_3以下的颈椎OPLL，当厚度较小（如小于5mm）时，适合前路手术；骨化结构为非连续、3个节段以内，可以通过前路手术谨慎切除，但前路手术有造成加重脊髓损伤和脑脊液漏的风险。

椎体次全切除及融合术与多节段椎体间融合术相比，前者具有手术野较大、脊髓损伤机会少和不仅能直接解除椎间盘水平的压迫，还能去除椎体后方的压迫等优点，故减压效果更加充分。由于颈段脊髓压迫原因主要来自前方，而最好的治疗方法就是将压迫物直接去除。对于2节段以上的脊髓型或脊髓神经根混合型颈椎病，颈椎椎体次全切除术是最有效的手术治疗方法，同时更可避免后路手术造成的颈部软组织轴性痛、颈椎不稳和后突畸形。

二、手术操作要点

1. **椎体次全切除**　术中椎体切除的减压骨槽原则上应到达两边到钩椎关节内侧缘，对神经根管入口狭窄的病例，还应适当切除钩突关节的后缘部分。一般认为12mm深的椎体减压骨槽已足以达到脊髓减压目的，对仍怀疑减压不充分的情况，可在骨槽基础上，在椎体后1/3处各向两侧再潜行减压2~3mm，而不要将整个椎体切除过多，因为大范围切除椎体对脊髓进一步的充分减压意义不大，反而可能因椎体切除过多而破坏脊柱稳定和影响椎体的植骨融合（图12-32）。

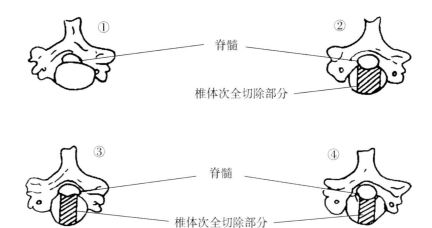

图 12-32　颈脊髓受压和推体次全切除脊髓减压示意图

①颈脊髓受压；②18mm 减压骨槽；③12mm 减压骨槽；④12mnl 喇叭门形减压骨槽［摘自黄红云，刘宗惠，段国升，等. 改良颈椎椎体次全切除术临床疗效随访. 解放军医学杂志，1996，21（5）：356-358］

2. 在修剪钛网时应比所需高度长 2mm 左右，以颈椎撑开器将上下椎体撑开，使钛网骨笼嵌入相邻椎体终板，可减少钛网骨笼下沉或脱出。另外，术中要仔细预弯钢板，使其与椎体贴服；用导向器与钢板孔套紧，钻孔时有 15°的头尾角度，攻丝后注意拧紧松质骨螺钉，并加上锁定螺钉，防止退钉；仔细刮除椎间盘组织，保留终板组织至创面毛糙，以利于植骨融合（图 12-33）。

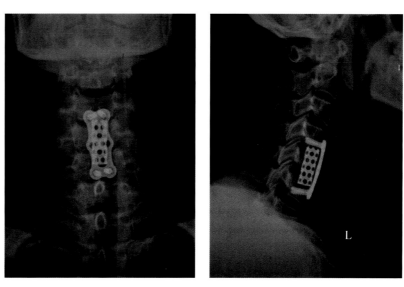

图 12-33　颈椎前路 C_5 椎体次全切除、钛网（mesh）植骨融合及钉板系统内固定术

三、临床疗效评价标准及方法

（一）临床疗效评价标准

1. 美国脊髓损伤协会（ASIA）评定法（表 12-2）

表 12-2 美国脊髓损伤协会（ASIA）评定法

等级	损害程度	功能状态
A	完全性损害	在骶段(S$_4$~S$_5$)无任何感觉、运动功能保留
B	不完全性损害	损伤平面以下包括骶段(S$_4$~S$_5$)存在感觉功能，但无运动功能
C	不完全性损害	损伤平面以下存在运动功能，大部分肌力小于3级
D	不完全性损害	损伤平面以下存在运动功能，大部分肌力大于3级
E	正常	感觉运动功能正常

2. 日本矫形外科协会(JOA)17分评分法

上肢运动功能（4分）

　　0分：自己不能持筷或勺进餐。

　　1分：能持勺，但不能持筷。

　　2分：虽手不灵活，但能持筷。

　　3分：能持筷及一般家务劳动，但手笨拙。

　　4分：正常。

下肢运动功能（4分）

　　0分：不能行走。

　　1分：即使在平地行走也需用支持物。

　　2分：在平地行走可不用支持物，但上楼时需用。

　　3分：平地或上楼行走不用支持物，但下肢不灵活。

　　4分：正常。

感觉（6分）

　　A. 上肢

　　0分：有明显感觉障碍。

　　1分：有轻度感觉障碍或麻木。

　　2分：正常。

　　B. 下肢与上肢评分相同。

　　C. 躯干与上肢评分相同。

膀胱功能（3分）

　　0分：尿潴留。

　　1分：高度排尿困难，尿费力，尿失禁或淋漓。

　　2分：轻度排尿困难，尿频，尿踌躇。

　　3分：正常。

497

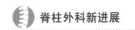
JOA改善分数（improved JOA score，IS）=术后评分－术前评分

JOA改善率（rate of the improved JOA score，RIS）=[（术后评分－术前评分）/（17－术前评分）]×100%

3. 平林冽法改善率评定

改善率在75%以上为优；50%～74%为良；25%～49%为可；25%以下为差。

4. Brown植骨融合评价标准

完全融合：椎体与植入骨间隙完全为骨小梁桥接。

部分融合：桥状骨小梁少于50%。

不融合：植骨间隙无骨小梁。

（二）临床疗效评价方法

术后1个月、3个月、6个月复查颈椎正侧位X线。术前、术后、术后1个月、3个月、6个月运用ASIA脊髓损伤分级标准评估患者神经功能状态。术前及术后6个月运用日本矫形外科协会（JOA）17分评分法评估患者神经功能状态并计算其改善分数、改善率。3个月时同时复查颈椎CT，依据Brown植骨融合评价标准，评价患者植骨融合情况。

四、并发症情况

虽然钛网植骨联合钢板固定能提供足够的重建后脊柱稳定性，但其可能引起的并发症也不容忽视。文献报道钛网植骨后所引起的并发症发生率为10%左右，主要并发症为钛网滑脱及下沉。

随着钛网的长度逐渐增加，植骨延迟融合甚至不融合，假关节发生率增高，使用过长的钢板会导致力臂长、钢板两端螺钉承受应力增大，易出现松动、移位等并发症。

另外，涉及多节段损伤的减压、固定时，会影响到颈椎生理弧度的变化和远期的植骨融合情况，应慎重。

（张新宇）

第六节　颈椎后路椎管扩大成形术（后开门式）

传统的颈椎椎板切除减压术，虽有一定的疗效，但因全椎板切除后，脊髓缺乏硬性结构的保护，易产生硬膜外积血、粘连、瘢痕，而使脊髓受压。另外，颈椎手术视野小，容易造成脊髓的损伤。

由于上述原因，各国的学者进行了各种的椎板成形术。在日本，后纵韧带骨化症的发病率较高，成人X线普查为1.5%～2%，所以日本的学者在这方面做了大量的工作，通过后路扩大椎管。颈椎后路椎管扩大减压，由于保留了椎板及用脂肪填充减压处，减少了术后的粘连，同时可以进行骨融合术，使颈椎的稳定性加强。所以，后路椎管扩大减压术较椎板切除术的疗效好。

一、手术适应证

1. 较广泛的颈椎发育性狭窄，如后纵韧带骨化症。

2. 颈椎 3、4 个间隙以上的病变。

3. 颈椎黄韧带肥厚。

4. 前路手术后，症状改善不明显的病例。

二、手术方法

后路减压术的方法很多，这里简单介绍几种手术操作简单、疗效较好的方法。

1. 单开门法（中野式）　颈部固定在伸展位，头部可用冰钳牵引，双肩部用宽的粘膏向下牵引固定（图 12-34）。颈正中切口，沿中线切开颈韧带，骨膜下分离肌肉，干纱布充填止血，左右牵开肌肉，显露出 $C_3 \sim T_1$（图 12-35），可以剪除 C_7 的棘突，因为该棘突较高，可以影响掀开的程度。还可用剪除的棘突做一侧椎骨植骨融合的材料，在每个要减压的棘突基底部，用打孔器打孔，以备悬吊时使用（图 12-36）。

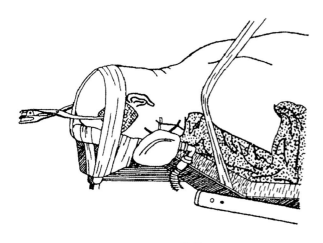

图 12-34　体位

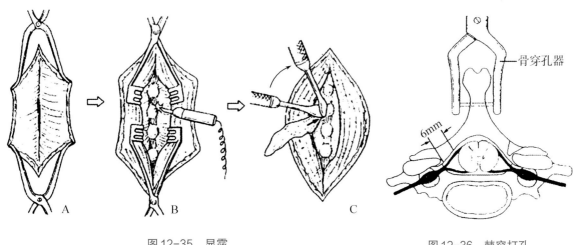

图 12-35　显露

图 12-36　棘突打孔

而后在离中线 5mm 的关节突内缘，用气动钻或尖咀咬骨钳及 Kerrison 咬钳，做一侧椎板全层 V 形切除，宽约 6mm。另一侧仅做外板的切除，做成合页状，咬开 C_2/C_3 及 C_7/T_1 间的棘上和棘间韧带，显露出脊髓，C_3 和 C_7 处截骨缘应向内呈圆弧状（图 12-37）。由全层椎板切除侧向仅切除外板侧掀起，并可在直视下分离硬膜的粘连。"门"掀开约 10mm 宽，检查硬膜有无搏动。用大圆针粗丝线穿过事先在棘突基底部打好的孔中。针由外板切除侧的皮下旁出，另一端同样穿过肌肉及关节囊组织，并于此打结（图 12-38）。每个结均打在同排上，可以保持骨窗的开放。合页截骨区植入碎骨（取自椎板截骨及棘突骨质）。取皮下脂肪约 2mm 厚，放在其上，保护裸露的硬膜（图 12-39），放置负压引流管，缝合皮肤。术后 CT 检查，可见椎管前后径增宽（图 12-40）。

2. 双开门法（岩崎式）　显露方法同前。切除所要减压的棘突，而后在正中部切断椎板，在两侧关节内缘，用气动钻或尖咀咬骨钳去除外层皮质做成骨沟，两侧均保留椎板的内板，做成双侧合页状。向两侧掀开，扩大椎管，用咬除的棘突或取髂骨，用钢丝固定在向两侧掀开的中间部（图12-41）。留置引流，逐层缝合。

3. 棘突悬吊法　显露方法同前，首先咬除部分棘突，使棘突部分缩短，在小关节内缘做双侧全层椎板切开，把最下端的棘上和棘间韧带去除，黄韧带亦去除。松解硬膜粘连，在靠近最下端的邻近棘突上做一骨槽。在最下端的棘突上穿过粗丝线或钢丝，与邻近棘突上骨槽处缝合在一起，使之成为骨性融合后（图12-42），两侧放上脂肪。

另外，还有双开门和人工椎板、工字形骨成形椎管扩大术等，但以中野式单开门较好，手术操作简单，只做单侧椎板切开，损伤脊髓的机会相对少些。另外，小关节内截骨，未破坏椎间关节的稳定，棘突基底部穿孔用丝线或钢丝缝合至肌膜固定，保持了扩大椎管的位置，另外，又可达到防止掀起的椎板返回原位压迫脊髓的目的。硬膜的裸露区用脂肪片覆盖，起到了防止粘连的目的。可利用咬除的棘突做单侧椎板掀开处的骨融合，相对加强了颈椎的稳定性。

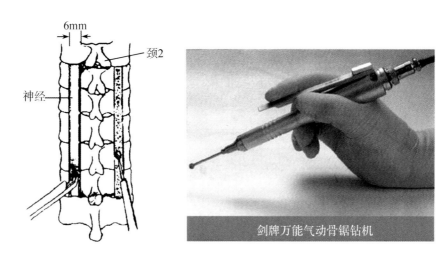

图 12-37　单侧开窗减压法

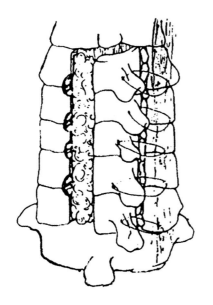

图 12-38　棘突固定方法

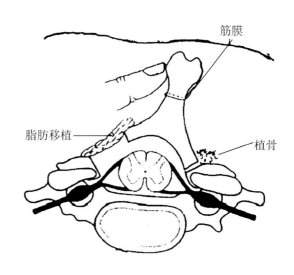

图 12-39　脂肪覆盖与植骨

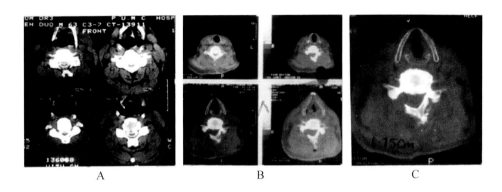

图 12-40

A. 术前 C_1 示 $C_4 \sim C_6$ 椎管明显狭窄；B. 后开门术后侧椎板扩大 1.75cm；C. 椎管扩大的测量

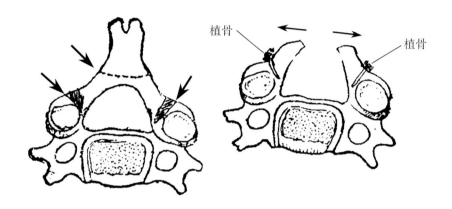

图 12-41

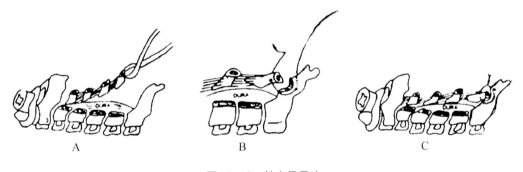

图 12-42　棘突悬吊法

（叶启彬）

第七节　颈椎后路双开门椎管扩大、棘突间植骨成形术
（颈椎棘突纵切法椎管扩大成形术）

20 世纪 80 年代初日本东京大学的黑川高秀首先报道了应用棘突纵切法颈椎管扩大成形术（spinous process-splitting laminoplasty）的方法治疗重症颈椎病（CSM）、颈椎管狭窄、后纵韧带骨化（OPLL）等压迫性颈脊髓病，取得了非常满意的临床效果，改变了在颈椎后路手术方面多年来应用单纯颈椎管"开

门"扩大的手术方法，推动了颈椎后路手术领域的发展，形成了颈椎管扩大加植骨成形、椎管重建的理论。目前不论是单开门还是双开门椎管扩大，均提倡植骨成形，重建椎管，以防止远期的"关门"或瘢痕压迫而再狭窄，单纯的颈椎管"单"或双"开门"椎管扩大的手术方法的报道已很少见到，颈椎管扩大加植骨成形的方法已在国际上已较广泛地开展，但在国内尚未广泛开展，报道较少。北京协和医院从1995年10月开展了此项颈椎后路棘突纵切法椎管双开门扩大、棘突间植骨椎管成形术的手术方法，已治疗了60余例各种原因所致的重症压迫性颈脊髓病患者，并进行了随访研究，也取得了满意的临床效果。

一、手术适应证

1. 发育性颈椎管狭窄并颈椎病、退行性颈椎管狭窄。

2. 多节段性脊髓型颈椎病。

3. 后纵韧带骨化症（OPLL）。

4. 颈椎病前路手术后疗效不明显。

5. 单一节段或两节段的重症颈椎病，前后方均受压，且有脊髓变性。

6. 椎体先天性或外伤性等原因的融椎合并颈椎病、颈椎管狭窄。

二、手术禁忌证

1. 颈椎板先天性畸形、融合或椎板裂。

2. 颈椎严重的后凸畸形。

3. 颈椎椎体间不稳定或有脱位。

三、手术方法

1. 麻醉和体位　可选择全麻或局部麻醉，如有条件应选择全身麻醉。体位为俯卧位，头略前倾，颈部保持水平，肩部用胶带拉向尾侧（图12-43）。

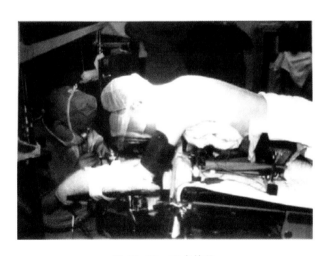

图12-43　手术体位

2. 切口　颈后正中切口。

3. 手术步骤

（1）沿颈后正中白线切开，剥离、显露手术范围（C$_3$～C$_7$）的棘突、椎板和小关节。

（2）棘突基底上1.5cm处部分切除。

（3）棘间韧带、黄韧带及小关节囊切除。

（4）用微磨钻切割头（直径2.5mm）沿两侧小关节内侧缘研磨骨槽，保留内板。

（5）用微磨锯或T形线锯做棘突正中劈开，或用微磨钻切割头（直径1.5mm）切到内板，再用微磨钻钻石磨头将内板磨开（图12-44，图12-45）。

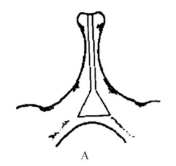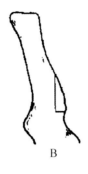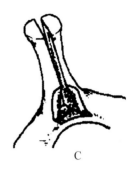

A　　　　　　　　B　　　　　　　　C

图12-44　棘突纵切方法

（6）用棘突撑开器将棘突纵行劈开，使小关节旁骨槽处不完全性骨折，棘突向两侧双开门，椎管扩大（图12-46）。

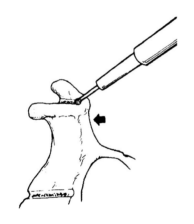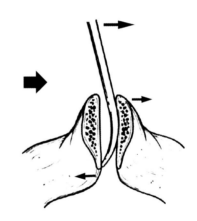

图12-45　微磨钻切割头使用方法　　　　图12-46　棘突纵切后将棘突劈开

（7）同时做黄韧带切断、切除，硬膜外粘连带松懈（图12-47A、B）。

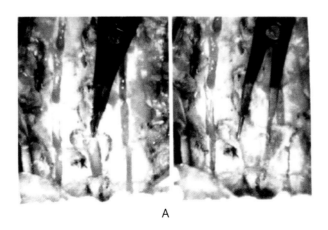

A

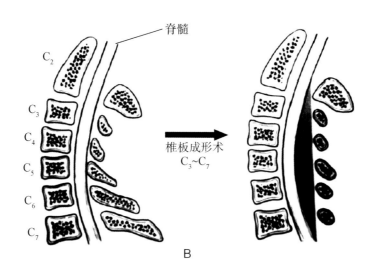

图 12-47　A. 棘突劈开硬膜外松解；B. 棘突纵行切开后脊髓后方移动

（8）劈开棘突间植骨：取髂骨制成梯形骨块（上边2cm、下底1.6cm、宽0.8～1.0cm），嵌入棘突间植骨，钢丝或不吸收线固定（图12-48，图12-49）。

（9）成形的棘突间用吸收性明胶海绵或脂肪覆盖，放置引流，缝合伤口。

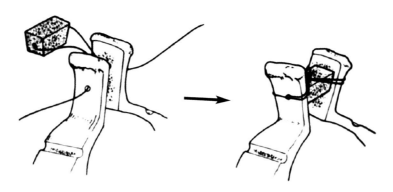

图 12-48　用髂骨棘突间植骨、固定、椎板成形

四、术后处理

1. 颈托或颈支具固定3个月。

2. 术后第一天床上锻炼。

3. 第二天拔引流，并可坐起。第三天可下地活动，开始康复锻炼。

五、并发症

1. 麻醉后翻身时颈部的意外损伤及术中的意外脊髓损伤。

2. 脊髓受压严重者在椎管扩大后脊髓充血产生的一过性脊髓损伤，症状加重。

3. 交感神经功能一过性紊乱及神经根症状的一过性加重。

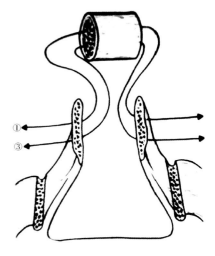

图 12-49　用棘突骨植骨固定、椎板成形

4. 棘突劈开时椎板完全骨折分离等。

六、手术特点

1. 手术入路与前路手术相比简单，显露清楚；损伤小，无邻近脏器的副损伤，手术熟练后出血少，一般不需输血，安全可靠。

2. 脊髓后方减压充分，椎管矢状径和椎管面积扩大均显著，可增大 1～1.5 倍。

3. 颈椎稳定性无明显破坏，若需加强稳定性，可做小关节处植骨。

4. 同时可做后方的神经根管减压，方法简单。

5. 术后护理方便、简单。

6. 术后症状改善迅速、疗效显著，远期随访效果好。

七、手术结果分析

北京协和医院对1995年10月～1999年12月应用颈椎棘突纵切法椎管扩大成形术方法的55例重症颈椎病、颈椎管狭窄等颈脊髓病患者进行了随访总结。其中男性32例、女性23例，平均年龄50.31岁（28～70岁）；颈椎病性颈椎管狭窄37例、后纵韧带骨化症11例、颈椎前路术失败后5例、颈椎结核性狭窄颈椎管1例、大骨节病颈椎管狭窄1例。平均随访17个月（6～50个月）。术前按北医三院颈椎病瘫痪程度评价标准：1级：生活完全不能自理（四肢痉挛瘫）8例（14.29%）；2级：部分自理19例（34.29%）；3级：基本自理22例（40%）；4级：完全自理4例（8.57%）。其中行走困难、蹒跚或助行等不全瘫16例，间歇性跛行或跛行13例（37.14%），8例高位截瘫。按日本整形外科协会（JOA）颈椎病评价标准：严重损害9例（17.14%），重度损害28例（51.42），中度损害17例（31.42%），轻度损害0例，尿便困难或障碍23例（67.71%）。随访结果：北医三院评价标准：平均改善率：73.21%（41.11%～100%）；改善50%以上：51例（94%）；50%～79%：26例（48.57%）；80%以上：26例（45.71%）；100%：9例（17.14%）。本组病例的优良率为82.86%；有效率100%。术前26例间歇性跛行、助行或蹒跚步态，不全性截瘫，6例高位截瘫，术后跛行或助行者完全恢复，截瘫者5例恢复正常行走，1例可助行行走。本组所有病例改善非常明显，9例完全恢复正常。并发症：伤口裂开1例，椎板断裂3例，一过性神经损伤加重表现6例，无伤口感染、脊髓神经损伤和死亡病例。此外，在对本组男性50岁以下病例调查中，有17例无功能或功能明显减退，术后3～6月11例恢复正常，6例部分恢复（图12-50，图12-51，图12-52）。

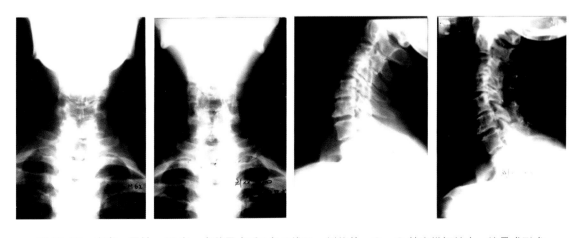

图12-50　患者，男性，62岁，术前及术后3年X线正、侧位片，C$_3$～C$_4$棘突纵切扩大、植骨成形术

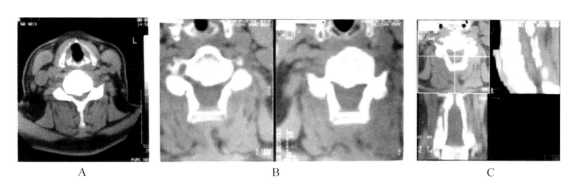

图12-51　某患者手术前后CT像的变化

A. 术前，椎管矢状径5cm，严重椎管狭窄；B. 术后，椎管矢状径17mm，椎管扩大明显；C. 术后CT重建像（矢状重建、额状重建），手术区椎管较术前明显扩大。

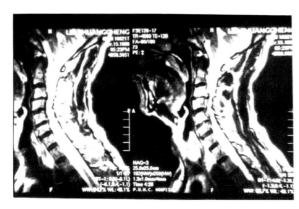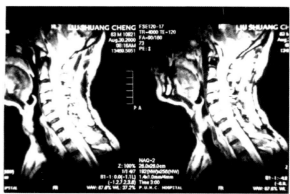

图12-52　某患者术前及术后2年MRI像的变化

术后MRI显示硬膜囊扩大明显

八、存在的问题

本手术的开展需要一定的条件，首先必须具备有微型磨钻系统，包括微型锯片、切割头（cutting bar）、钻石磨头（diamond bar）或T形线锯及脊柱神经外科手术器具；其次，手术者要熟练的技术和手术技巧。植骨来源问题，如采用自体骨因需骨量较大，做4个节段的成形则最少需要2cm×4cm表面积的全层皮质骨，因此可造成损伤和出血量增加和较大的骨缺损。在本组中，16例采用了保留髂棘髂骨取骨，避免因大量取骨造成的髂骨嵴缺损，减少了髂部的疼痛和畸形等并发症。还有19例采用了棘突和（或）特制异体干燥骨植骨。棘突骨植骨的缺点是骨块小，椎管扩大成形不充分；异体骨植骨的问题是需要较长时间的愈合，相应的外固定时间长，但其植骨方便，无副损伤和额外出血。在本组随访观察中尚未发现植骨断裂或脱位等并发症。异体干燥骨植骨愈合及颈椎活动等问题尚需进一步的长期观察和随访。

我们认为，该方法从颈椎后路"双开门"，颈椎管扩大显著，可达到硬膜外的充分松解和减压；纵切分离的棘突间植骨固定使椎板成形，既保留了颈椎原有的管状结构，又保持颈椎的稳定性；手术入路简单，创伤小，术后效果迅速、显著、持久，是一种值得推广的颈椎后路手术方法。对于重症颈椎病、颈椎管继发或原发狭窄，后纵韧带骨化症等的手术治疗，不论节段多少，原则应考虑先行后路手术，再行前路手术，以免在手术中使脊髓的损伤进一步加重。在本组的病例中尚未有再前路手术病例。

（田　野）

第八节　颈椎后路单开门椎管扩大、微型钛板技术（Leverage技术）

传统的颈椎后路单开门手术，容易出现再关门现象，对脊髓造成再次压迫，术后容易出现颈肩部不适。基于这些原因，经过外科医生学者的临床研究及应用材料的发展，陆续出现各种刚性固定，如锚定法、微型钛板技术（leverage技术）等。这些方法的优点是操作相对简单，手术时能支撑开门侧的椎板，达到即刻稳定；同时，开门侧的刚性固定可以有效地促进门轴侧的骨性愈合。其中，leverage钛板术中可预先在开门前在棘突上打孔放置好螺钉，同时预先在侧块上打孔标记，开门后即可放置钛板，无需在开门后进行过多的手术操作，可有效避免脊髓损伤，微型钛板固定技术可有效地防止椎板还纳及术后再关门。同时由于钢板的即时形成牢固结构，可防止术后脊髓受到瘢痕增生的影响，这样该术式既达到了扩大椎管，又达到了椎管真正成形的目的。Leverage技术为每个节段分别固定，对颈椎曲度及活动度的影响较小，手术后不容易出现颈部僵硬，颈部功能较好，效果明显。主要介绍微型钛板leverage技术。

一、手术适应证

1. 严重的颈椎椎管狭窄，狭窄范围在3个节段以上，甚至全颈椎广泛退变增生并有脊髓压迫的患者。原发性椎管狭窄症者，椎管/椎体矢状径小于0.75，或椎管绝对值低于12mm者。

2. 颈椎后纵韧带骨化症，呈连续型、混合型或间断型，累及范围广泛。

3. 多节段脊髓型颈椎病，至少有3个或3个以上椎节受累。

4. 某些颈椎病或颈椎创伤患者经颈前路减压并植骨融合术后，合并椎管狭窄症或椎管后方黄韧带肥厚或皱褶对脊髓造成压迫者。尤其是MRI矢状位成像显示脊髓呈串珠样改变者。

5. 黄韧带钙化症。

二、操作步骤

1. 俯卧位，下颌内收，颈椎呈屈曲位，置患者于轻度颈椎屈曲位，以消除颈背部皮肤皱褶为适，同时此体位可减少椎板的叠加。手术床轻度头高足低（图12-53）。全身麻醉。

2. 后侧棘突纵向切口，剥离、显露手术范围（C$_3$~C$_7$）的棘突、椎板和小关节，在手术操作过程中为了避免对关节囊造成过度损害，一般侧块内侧的1/3显露出来即可，同时对附着到C$_2$的伸肌小心保留。在骨槽准备时尽量从头至尾的方向进行，以获得更好的视野。

3. 骨槽确认及椎板钻孔　用电刀轻轻地在椎板上做出骨槽标记（图12-54）；将椎板螺钉定位模板的固定脚放置到预置的骨槽线上，

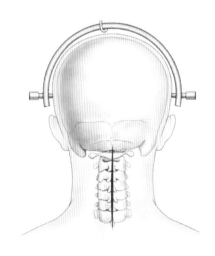

图12-53　切口

用电刀烧灼确定椎板螺钉的植入点（图12-55）；用3mm钻杆钻孔（图12-56）；其余椎板重复上述操作。

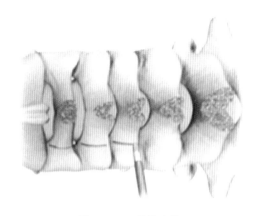

图12-54　骨槽空位

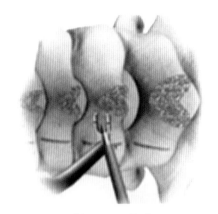

图12-55　钻孔

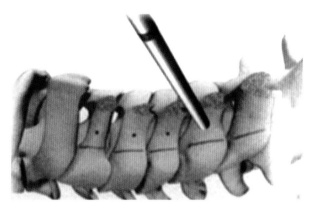

图12-56　钻孔

4. 放置椎板螺钉　使用自持式螺钉起子将螺钉植入到定位孔中，并旋紧。重复此操作，将所有的椎板螺钉放置到位。

5. 骨槽及铰链准备　以症状严重肢体侧为开门侧，另一侧为铰链侧，先准备铰链侧的骨槽，使用高速磨钻在预先定好的骨槽标记处磨透椎板外板，骨槽呈V形（图12-57），防止在开门时铰链折断；每个节段椎板操作后呈现如图12-58，图12-59。在骨槽准备时尽量从头至尾的方向进行，以获得更好的视野，然后处理开门侧，先磨透外侧椎板外皮质直达椎板内侧皮质，在处理椎板内侧皮质时动作轻柔，只需将椎板皮质磨薄即可，尽量不穿透，以免损伤脊髓，然后用椎板钳咬透椎板内侧皮质全层，注意不要伤及硬脊膜。病变节段静脉血管畸形及血供丰富，操作细致，可用棉片遮挡，若出血较多，可用吸收性凝胶海绵或者止血凝胶、纱布压迫止血。

6. 放置leverage钛板　使用成角刮匙轻柔提起椎板，慢慢向铰链侧推开，可以看见铰链侧的骨槽慢慢靠拢，若靠拢后椎管扩大未到满意的程度，可用磨钻扩大V形骨槽口，动作轻柔缓慢，防止暴力折断铰链侧的骨板，将椎板推开至满意程度，完成椎板扩大成形术；然后使用持板器夹持钛板并以一定的倾斜角接近椎板，将钛板的U形口卡入椎板螺钉的套领上，旋转钛板，抬起椎板直至钛板的侧块支脚与侧块贴合，使用适当长度的钻头经支脚上的螺钉口对侧块进行钻孔，将螺钉拧入到螺钉口中，固定钛板（图12-60）；其他椎板重复此操作。

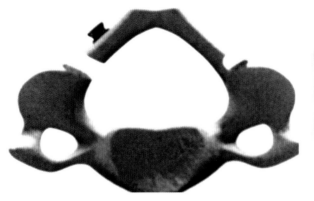

图 12-57 一侧椎板全切开一侧椎板作 U 形切开

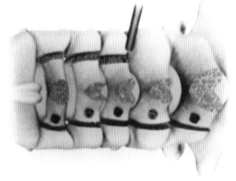

图 12-58 每个椎板手术图

7. 冲洗切口，放置引流管，并逐层缝闭切口。

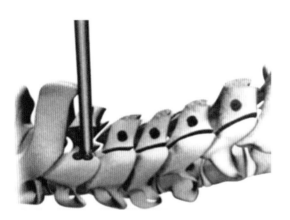

图 12-59 椎板手术图继续

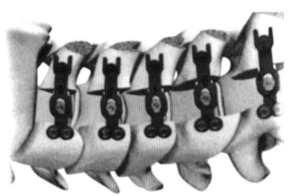

图 12-60 放置钛板

三、术后处理

骨科术后护理常规，应用脱水剂及营养神经药物，对症处理。术后 3～5 天拔除引流管。术后第 1 天即可在颈托保护下下地活动，并进行肢体功能锻炼。术后 1 个月根据复查结果，视内固定情况，可除去颈托保护。

Leverage 技术可对开门侧形成即刻固定，确保了稳定性，远期出现再关门现象的概率比较小。钛板的存在，避免了对关节囊及神经分支的损伤；微型钛板的刚性固定，术后可早期进行颈背部功能锻炼，降低了颈椎后伸肌群肌肉的粘连和萎缩，有效地维持了颈椎的生理曲度，很大程度上防止了术后颈部僵硬症状的发生。通过我们早期临床病例临床随访发现，患者术后神经功能明显改善，按日本外科协会颈部评分表得分总体改善均为良好。

四、典型病例

患者，男，54 岁，进行性肢体麻木乏力及行走不稳 1 年。查体：双肱三头肌肌力 3 级+，双伸腕肌力 4 级-。双侧肱二头肌、肱三头肌、桡骨膜反射亢进。双侧 Hoffmann 征（+）。双手诸指感觉减弱，双前臂内侧感觉减弱。双侧 T_6 平面以下躯干皮肤感觉减弱。左下肢痛觉过敏。右髂腰肌及腘绳肌肌力 4 级-。双侧膝腱、跟腱反射亢进。双侧巴宾斯基征（+）。双侧踝阵挛（+）。双侧腹壁反射减弱，双侧提睾反射减弱（左侧为重），双侧跖反射减弱。主要诊断：颈椎管狭窄，颈椎后纵韧带骨化症。手术方式：颈椎后路单开门椎管扩大成形、leverage钛板内固定术（图12-61）。

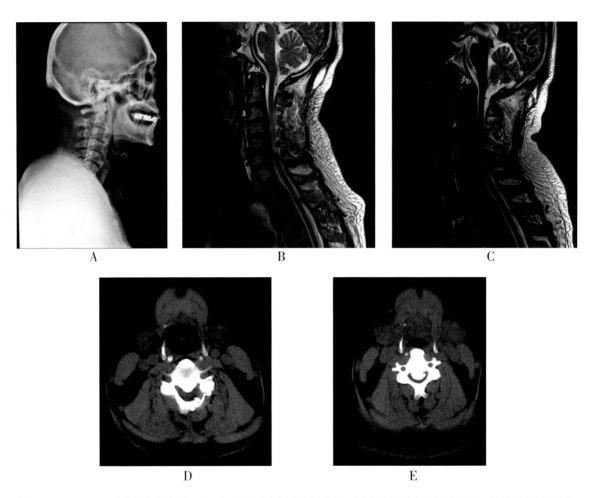

图12-61　A、B. 术前影像学表现；C~E. 术后3个月影像学表现，MRI示脊髓未见明显压迫，CT示门轴侧骨性愈合，X线示内固定在位有效

（匡正达）

第九节　颈后路神经根减压术（椎间孔扩大术）

神经根型颈椎病产生的主要原因是颈椎Luschka关节、椎间小关节的骨棘和颈椎间盘突出等对神经根的压迫。对于单纯型神经根颈椎病的治疗，神经根减压、椎间孔扩大术是有效的治疗方法之一。目前有切开和微创两种方法。

一、经颈后路椎间孔扩大、神经根减压术

自20世纪40年代开始，Spurling（1944年）、Epstein（1965年）和津山（1972年）等分别报告了经颈

前外路颈椎椎间孔扩大成形术（foraminotomy）的方法，疗效较满意，但手术难度大，易损伤神经根和椎动脉。20世纪80年代后，Williams和Henderson（1983年）、住田（1993年）等报告了经颈后路椎间孔扩大、神经根减压术的方法，同时可切除Luschka关节的骨棘及外侧突出的椎间盘，方法既简单又安全，疗效可靠，副损伤的可能性小，以下将对本方法做一介绍。

（一）手术适应证

1. 神经根型颈椎病经保守治疗4个月以上无效，症状持续，影响工作、生活。

2. 明确的椎间小关节骨棘、Luschka关节骨棘压迫神经根。

3. 后外侧型颈椎盘突出症压迫神经根、脊髓，症状明显。

（二）手术方法

1. 麻醉方法与体位　麻醉方法选择全身麻醉，也可选择局部麻醉；体位为俯卧位，头置于托头架上略前屈；并可行枕颌带牵引，更有利于手术显露。

2. 定位　消毒铺巾后用无菌针头刺入棘突，X线透视定位，也可在切开后同样方法定位。

3. 切口与显露　取后颈正中切口，以手术的椎间隙为中心，长约8cm，沿颈后白线切开，剥离显露手术侧的棘突、椎板及小关节。

4. 开窗、减压　用微磨钻研磨开窗，切除上椎板下缘1/2，内侧达棘突根部，外侧到小关节的内侧半，开窗的上半部完成；下椎板的上1/3部分，内侧到小关节4mm，外侧到小关节的内侧半，显露出上椎弓根的内下1/4，下椎弓根的内上1/4及黄韧带附着点并将其切除，开窗、椎间孔扩大完成。可进一步地切除黄韧带、小椎间关节的骨棘和侧前方Luschka关节的骨棘，以及外侧方突出的椎间盘，达到充分的椎间孔扩大、神经根和脊髓的减压（图12-62，图12-63）。

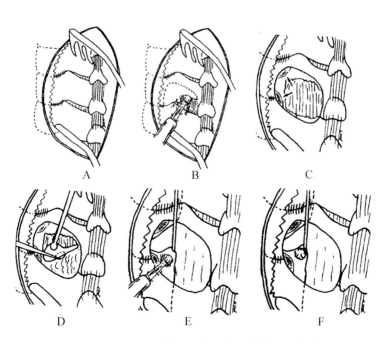

图12-62　颈后路神经根减压术手术操作示意图

A. 术野显露；B. 开窗方法；C. 开窗后显露黄韧带和椎弓根；D. 黄韧带切除；E. Luschka关节的骨棘切除；F. 椎间盘切除

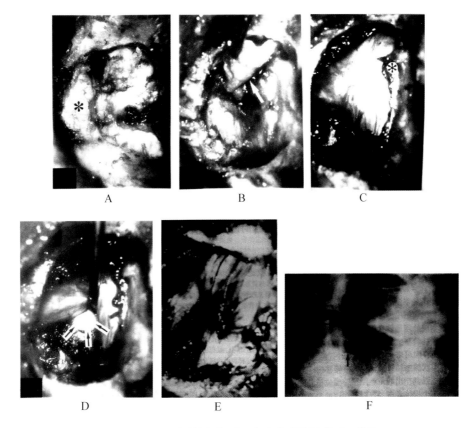

图12-63　颈后路神经根减压术术中照片及术后X线片

A. 开窗后可见上关节突内侧的肥厚黄韧带，在神经根管出口处（标记处为黄韧带）；B. 硬膜外剥离、黄韧带部分切除后，可见硬膜及神经根（标记处为切除的黄韧带）；C. 显露后的硬膜和神经根，神经根前方受压而变扁平（标记处为硬膜外组织）；D. 探查神经根前方的突出的椎间盘（标记处为突出的椎间盘组织）；E. 神经根前方减压后的硬膜和神经根，神经根恢复正常走行和外观；F. 术后X线片所示开窗位置及大小

（三）术后处理

术后予颈托固定三周，第二天即可下床活动。

（四）讨论

1. 对于神经根型颈椎病，前路的颈椎盘切除植骨融合也是有效的方法，但要切除Luschka关节的骨棘，神经根损伤的危险性大，不如后路手术安全，危险性小，并发症发生率低。

2. 本手术方法也可结合在颈椎后路的单开门、双开门椎管扩大术中，当手术开门完成后，再将病变的椎间小关节横行磨开，减压、椎间孔扩大，即可达到神经根减压的目的。

3. 对本手术的指选择必须严格、准确，定位明确，手术效果才可能好；手术中应仔细操作，如有微磨钻、双极电凝则更好。

二、颈后路扩张通道下钥匙孔减压术治疗神经根型颈椎病

神经根型颈椎病(cervical spondylotic radiculopathy，CSR)是脊柱外科常见疾病，多数经保守治疗均可治愈，仅少数经保守治疗无效者需手术治疗。颈前路减压植骨融合术(anterior cervical decompression and fusion，ACDF)是一种常用的传统治疗手术，疗效肯定。但近年来，发现颈椎前路融合术后容易发生邻近节段退变（adjacent segment degeneration，ASD），为此，人们寻求在完成神经根减压的同时能保留颈椎活动度的方法，以颈椎人工椎间盘置换术（cervical artificial disc replacement，CADR）为代表的颈椎非融合技

术应运而生，并取得了良好的短期疗效。但存在术后假体松动、假体周围碎屑、假体周围骨化形成等并发症，尤其是假体前异位骨化的并发症较多。Mehren等报道手术12个月后，不同程度的异位骨化发生率达66.2%，而且自发性融合的比例高达9.1%。

William等1966年报道，颈后路"钥匙孔（key-hole）"开窗减压、髓核摘除术具有在完成神经根减压的同时保留颈椎活动度的优点。北京协和医院将可扩张通道应用于颈椎钥匙孔手术，该技术通过可扩张套管逐层撑开，建立工作通道，在通道内直视下完成椎间孔减压、髓核摘除，具有安全性高、创伤小、易于掌握、疗效满意等优点，而且切口比较小，避免了其他颈椎后路手术需要广泛剥离椎旁肌，造成椎旁肌失神经支配、肌肉萎缩，术后出现颈椎不稳及轴性痛等弊病，是治疗神经根型颈椎病的一种有效方法。现介绍如下。

（一）手术方法

患者均采用全身麻醉，术中取俯卧位，头架固定头部于颈部稍前屈（图12-64）。

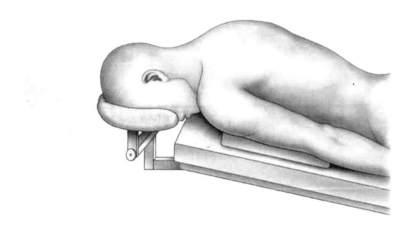

图12-64 后路颈椎椎间孔减压术患者的俯卧体位

先透视确定病变节段位置，将穿刺针置于病变椎间隙的上位椎板下缘靠近关节突部位的骨面，如定位C_4/C_5则透视下将克氏针插到C_4下关节突处，以其为中心于颈后正中线旁开1.5～2cm处（图12-65E），以穿刺针为中心，做长约2cm的纵切口，切开皮肤及深筋膜，顺椎旁肌自然间隙进入，经肌间隙以示指上下钝性分离，触及椎板后(图12-65A)，放置扩张套管，通过套管扩张通道，逐层扩张周围软组织，建立手术通道，在扩张过程中，动作应轻柔，避免强行用力按压套管，造成脊髓过伸性损伤；还要注意牢固把握住套管，避免套管经椎板间隙滑入椎管内，造成脊髓损伤（图12-65B、C、D、E)。

安放扩张通道过程中，肌纤维被逐渐推开，其排列顺序不会发生明显改变，术后肌纤维之间基本不会形成瘢痕组织。手术时显露一侧的病变椎间隙和上下椎板的外侧及关节突关节的内侧部分，用电刀和髓核钳清理残留在椎板和关节突关节表面的软组织，从椎板间隙的最外界与关节突关节的最内界交汇处应用高速磨钻去除部分椎板-椎间孔部位骨组织行开窗术（图12-66A、B），然后应用1mm超薄椎板咬骨钳，咬除上关节突内侧部分及黄韧带，向内显露硬膜囊外侧部分，扩大椎间孔（图12-66C、D），沿神经根向外探查直至进入椎间孔，探查神经根是否存在有压迫和减压是否彻底，如探及神经根前方有突出的髓核组织，则应用带钩神经剥离子轻轻牵开神经根后切取髓核，达到神经根减压的目的（图12-66E），但如果无髓核脱出，仅为椎间盘突出或椎间孔狭窄，只需咬除椎板扩大椎间孔即可达到神经根减压的目的，缓解患者根性症状，无需切除正常的椎间盘组织，避免过多手术操作造成神经根损伤，对于椎间孔狭窄者要注意将神经根周围粘连系带剥离。

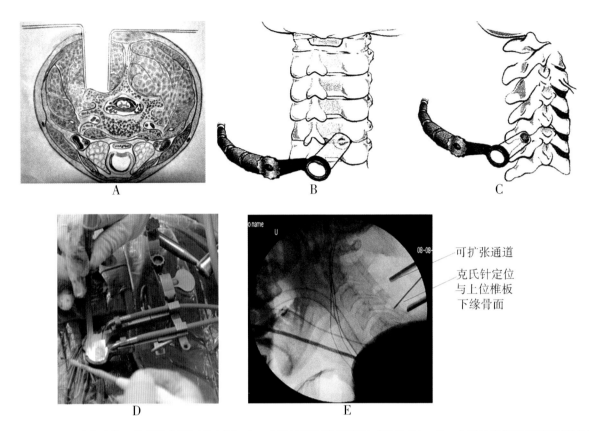

图 12-65　A. 后路颈椎可扩张通道轴面示意图；B. 安装扩张通道示意图（后前位）；C. 安装扩张通道示意图(斜位)；
　　　　　D. 颈椎后路可扩张通道正位像；E. 术中将克氏针置于 C_4 下关节突下缘再安放扩张通道

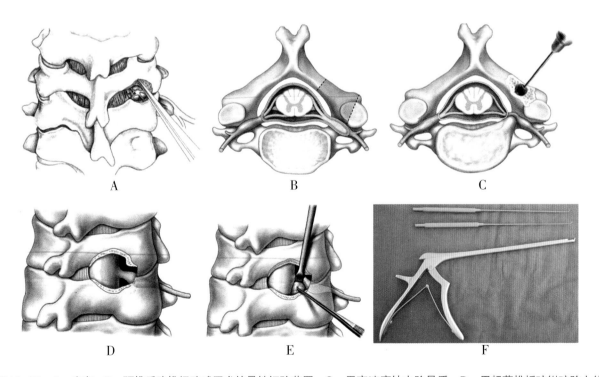

图 12-66　A. 病变；B. 颈椎后路椎间孔减压术的骨性切除范围；C. 用高速磨钻去除骨质；D. 用超薄椎板咬骨钳咬除上位
　　　　　椎板下缘及下关节突内侧骨质，去除骨质及黄韧带后硬脊膜外缘和神经根；E. 向上牵拉神经根暴露突出的间盘
　　　　　组织切除；F. 术中用神经剥离子和超薄椎板咬骨钳

在术中切口处皮肤张力较大，通道长时间挤压切口处皮肤，可使皮肤缺血坏死，继发术后皮下感染。因此我们建议对于手术时间较长者，术中应间断松开通道5分钟左右，避免切口处皮肤长时间连续受压，造成皮肤缺血、坏死。整个手术过程对脊柱骨性结构破坏较小，对脊柱稳定性影响较小。术中不切除棘突、不破坏椎板和椎间盘之间的固有结构，只是磨开了椎间孔的后壁，也保持了椎旁小关节的稳定。减压彻底后，进行彻底冲洗止血，后在切口内放置引流管，缝合切口。手术时间40～80分钟，平均56分钟；术中出血量40～210ml，平均86ml；术后常规应用脱水剂及营养神经药物治疗。术后第2天在颈托保护下逐步下床活动，颈托制动4～6周。

（二）疗效评估

临床疗效采用日本整形外科学会（Japanese Orthopedic Association，JOA）神经根型颈椎病疗效评价标准，对术前及术后3天、3个月、6个月、末次随访时的疗效进行评价；计算改善率及末次随访时的优良率，满分17分，改善率=［（术后评分－术前评分）/（17－术前评分）］×100%。改善率≥75%为优，50%≤改善率＜75%为良，25%≤改善率＜50%为可，改善率＜25%为差。

比较手术前后颈椎曲度和手术椎间隙高度，并根据颈椎动态位X线片判断椎间失稳情况：椎间角度＞10°或位移＞3mm判断为椎间失稳。

医院微创脊柱外科从2013年6月～2014年5月，采用本方法对8例CSR患者治疗，均为一侧根性症状（疼痛、麻木、肌力下降等），经系统保守治疗6周以上无效。颈椎动力位X线片未见明显颈椎不稳，CT、MRI等影像学检查提示单节段颈椎间盘突出神经根受压，影像学检查与临床症状相符；突出椎间盘无钙化或骨化，除外脊髓型颈椎病、后纵韧带骨化。术前上肢疼痛VAS评分为（7.23±1.22）分；JOA评分为（12.31±1.05）分；颈椎曲度C值（Borden法）为（7.56±0.99）mm，椎间高度（Emery法测量）为（5.26±0.32）mm，术后进行了随访，随访时间8～19个月，平均14个月；术后住院时间3～11天，平均6.5天；术后3天、3个月、6个月及末次随访时疼痛VAS评分分别为：（3.23±0.21）分、（2.13±0.12）分、（2.23±0.18）分、（1.89±0.12）分，与术前（7.23±1.22）分相比差异有统计学意义（P<0.05）；术后3天、3个月、6个月及末次随访时JOA评分分别为：（15.63±1.35）分、（16.21±1.23）分、（16.11±1.25）分及（15.89±1.28）分，与术前（12.31±1.05）分相比差异有统计学意义（P<0.05），末次随访时优6例，良2例，优良率100%；颈椎生理区度C值从术前（7.56±0.99）mm提高到末次随访时(10.99±1.65)mm，差异有统计学意义(P<0.05)；术前和末次随访时病变节段椎间高度分别为（5.26±0.32）mm和（5.33±0.28）mm，差异无统计学意义(P>0.05)；过伸过屈位X线片未见明显颈椎失稳取得了较好的临床疗效。术后伤口感染1例，经扩创后愈合，无其他并发症。

（三）讨论

1. 颈前路减压植骨融合术的进展与问题　颈前路减压植骨融合术具有减压彻底、牢固的骨性融合的优点，已成为治疗神经根型颈椎病的经典术式，从前方解除神经根压迫，也更符合颈椎的病理变化。但前路融合手术在取得满意临床疗效的同时也带来了一些相关问题，如术中暴露过程中出现的颈前部神经血管损伤、吞咽困难、喉头水肿等，同时该术式失去了颈椎的一个或多个运动节段，易出现融合邻近节段退变、轴性症状等问题。如何减小手术创伤成为脊柱外科研究的课题。

2. 颈椎椎间盘疾病治疗的微创脊柱外科技术的发展　1997年Smith和Foly发明了显微内镜下椎间盘切除系统（microendoscopic discectomy，MED），首先应用于腰椎间盘手术中，手术创伤小，术后恢复快，而效果与传统手术相近，迅速为很多外科医生接受，并逐步应用于临床。特别是近几年来，随着脊柱生物力学研究地不断深入和对椎旁肌在维持脊柱后方稳定性上起着重要作用的进一步认识，微创脊柱外科技术日益受到重视，其应用范围不断扩展。Roh 等在尸体标本上对应用 MED 系统治疗颈椎疾病进行了研究，术后行 CT 检查及开放解剖发现，后方椎板减压和微创的神经根松解效果与传统手术相近；Burke 和 Caputy 尝试把经过改进的 MED 系统应用到颈椎椎间盘疾病的治疗中，以减少或避免由于常规手术切口所造成的术后疼痛和肌肉痉挛，取得了很好的临床效果。德国医生 Ruetten 于 2008 年首次报告在 5.9mm 内镜下行颈椎后路椎间孔切开髓核摘除术，并与颈前路切开减压植骨融合术比较研究，疗效没有显著性差异，除创伤小、保留术后脊柱活动度、术中出血少、无术后颈部疼痛、费用低廉等特点外，此技术无椎体融合术后椎间隙高度丢失、假关节形成、融合邻近节段椎间盘退变及手术入路血肿等并发症发生，证明此方法是治疗颈椎间盘突出症的先进、安全、有效、崭新的脊柱微创技术。但无论是 MED 技术还是内镜技术均需经过严格的镜下操作培训后才能逐渐开展。

3. 颈后路开窗减压髓核摘除术（钥匙孔手术）　颈后路开窗减压髓核摘除术（钥匙孔手术）是治疗神经根型颈椎病的又一种有效方法。William 等 1966 年报道颈后路"钥匙孔"开窗减压、髓核摘除术，即椎间孔减压术是通过切除靠近神经孔及神经孔内的致压物完成神经根减压。在腹侧，可以切除突出的椎间盘组织或骨赘完成减压，作为 Luschka 关节一部分的增生骨赘通常在神经根的腋部压迫神经根；在背侧，通过切除上下关节突关节的内侧面来完成减压，这个过程可以用高速磨钻来完成。目前，微创"钥匙孔"椎板切开术——椎间孔减压术在美国、韩国已经广泛应用于颈椎后路因外侧椎间盘突出或骨刺突入椎间孔内所致的单一神经根减压，而在国内尚很少开展。该术式与传统颈后路椎板减压术不同，仅切除上位椎板外下部骨质、黄韧带及下关节突内侧，术中不切除棘突、不破坏椎板和椎间盘之间的固有结构，只是磨开了椎间孔的后壁，也保持了椎旁小关节的稳定。在完成神经根减压时保留了颈椎的运动节段及脊柱稳定性，避免了传统颈后路手术需将椎旁肌从棘突、椎板上剥离，从而造成椎旁肌失神经支配、肌肉萎缩，术后出现颈椎不稳及轴性症状。

经椎旁肌可扩张通道系统，开始在胸腰椎手术中使用。手术时，顺椎旁肌自然间隙入路，通过套管逐层撑开肌肉间隙，扩张工作通道，对周围软组织损伤小，术后肌纤维之间基本上不会形成瘢痕组织，从而降低术后腰背部疼痛的发生率。该系统不需要特殊的内镜设备，无需经过严格的镜下操作的培训学习。在通道内直视下完成椎管减压、植骨融合及内固定，具有创伤小、恢复快、初学者易于掌握、疗效满意的优点。

4. 经椎旁肌可扩张通道系统行颈后路钥匙孔开窗减压术治疗神经根型颈椎病的尝试　作者首先在国内报道了经颈后路椎旁肌入路治疗颈椎骨折脱位，取得了满意的临床疗效。术中采用颈后正中入路，切开皮肤、皮下，向患侧游离至棘突旁一横指处纵行切开深筋膜，钝性分离斜方肌、头夹肌和菱形肌、对头半棘肌、颈半棘肌及多裂肌，术中无需切开项韧带，不用将肌肉自棘突和椎板广泛剥离，经肌间隙直接到达关节突。通过肌间隙显露保留了椎旁肌起止点，不影响术后颈部肌肉的功能，可以早期进行功能锻炼，术后颈部疼痛发生率明显降低。在此基础上，作者等尝试将经椎旁肌可扩张通道系统与颈后路钥匙孔开窗减压术相结合，采用了颈后路可扩张通道下开窗减压髓核摘除术治疗神经根型颈椎病。整个手术过程对脊柱骨性结构破坏较小，由于保留了椎旁肌肉、颈背筋膜、棘突-棘间-棘上韧带的完整性，术后死腔形成及积血更少，术后感染的发生率更低，对脊柱稳定性影响较小，因而与常规开放手术相比具有更大的优势。对于不需要行椎间融合的单节段神经根型颈椎病患者，后路扩张通道下手术具有更为独特的优势。颈椎后路无重要结构，无需担心前方毗邻的重要脏器(如食管、气管、颈动脉、喉上神经、喉返神经等)的损伤，无术后气管痉挛、切口内血肿等并发症。具有创伤小、保留脊柱活动度、术中出血少、术后颈部疼痛发生率低、住院费用低等优点。此技术无椎体融合术后内固定物松动断裂、假关节形成、邻近节段椎间盘退变等并发症发生。其次，后路颈椎扩张通道下手术能更直接处理增生的关节突及脱出的髓核，具有与后路开放手术相同甚至更广泛的减压效果。此外，与腰椎相比颈椎后方椎板更为平坦，有利于工作通道的安放。但穿刺过程应在C臂X线机透视下进行。在随访中，突出椎间盘已去除，神经根无明显压迫，椎间孔已经扩大，未发现颈椎失稳病例的发生，而且患者术后颈椎生理曲度较术前有所改善（图12-67），可能与患者术后根性症状减轻后逐步进行颈椎后仰功能训练有关。

5. 本手术方法注意事项

（1）要清楚颈神经根解剖特点，神经根进入神经孔时与脊髓的夹角随脊髓节段下降而逐渐增加，C_5 神经根为45°，而 C_8 实质上是以直角进入神经孔。可能存在一个无名的、分为腹侧和背侧神经根袖的二分神经根（35%）。如果遇到分隔为腹侧和背侧神经根袖（35%)的二分神经根，夹杂在中间的破碎间盘组织通常会使位于较大感觉神经根下方的运动神经根显示不清。此外，覆盖于较小运动神经根表面的硬膜较薄，如果没有到认识到这一点，在切除破碎的间盘组织时可能损伤到运动神经根（图12-68）。

（2）当间盘组织较硬时，可以用弯的和直的小刮匙切除来自椎间隙的骨赘和来自Lushka关节的腋侧骨赘。但是，不要沿椎间隙切除位于硬膜囊前方坚硬的骨赘或骨嵴，那样会因过度牵拉脊髓而造成脊髓损伤。

本联合方法不需要特殊的内镜设备，无需严格的镜下操作训练，初学者易于掌握。在通道内直视下完成椎板切除、椎间孔减压、髓核摘除，术后保留了运动节段，具有安全性高、创伤小、疗效满意的优点。短期内能取得满意的临床疗效，是一个有推广价值的手术方法。但需要更多医院应用考查和更远期疗效随访观察。

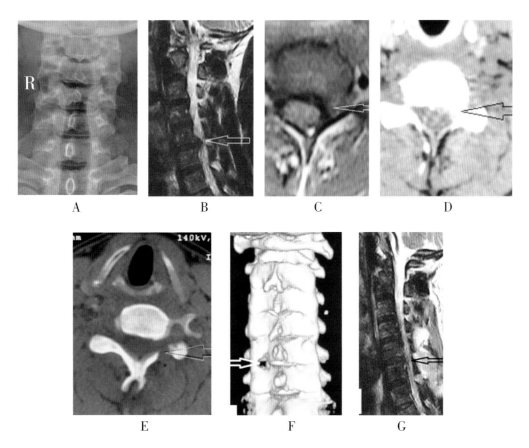

图12-67 患者，男性，32岁，主因颈项部及左上肢疼痛、麻木一年入院

A. 颈椎正侧位示颈椎前凸消失；B. 术前MRI示 $C_5 \sim C_6$ 椎间盘突出压迫硬脊膜囊；C. 颈椎MRI横断面，椎间盘向左侧椎间孔处突出；D. 术前颈椎CT示间盘向左后突出；E. 术后显示椎板开窗处及椎间孔已经扩大（箭头处）；F. CT三维重建显示椎板开窗（箭头处）；G. 术后颈椎MRI检查示 $C_5 \sim C_6$ 突出间盘已去除，硬脊膜囊无明显压迫，症状完全缓解

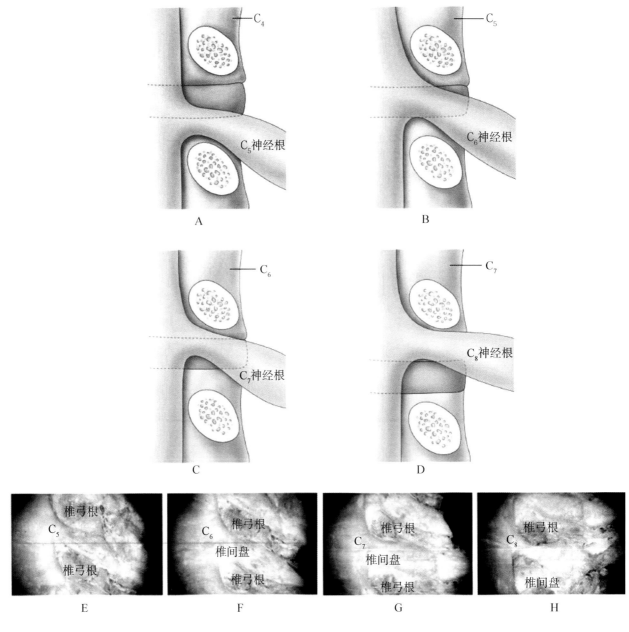

图 12-68　颈椎不同节段椎间孔神经根与间盘的解剖关系

（吴占勇，田　野）

第十节　颈椎病人工椎间盘置换

一、概述

　　颈椎前路减压融合术一直是颈椎间盘突出退变性疾患外科治疗的"金标准"。然而，随着国内外颈椎外科治疗的深入研究，逐渐发现颈椎前路减压融合术后5~10年随访中多数患者发生相邻节段退行性改变加速，且严重程度与融合节段多少相关，其中部分患者出现压迫性颈脊髓病或合并不稳定而需要再手术治疗；其机制主要由于颈椎前路融合术后应力分布转变，在融合部位的相邻节段产生高剪切力，从而引起相邻节段退变加剧。而人工颈椎间盘植入保留了病变节段颈椎的活动度，从理论上可避免上述问题的发生，并且随着外科医生在实践中应用人工椎间盘对颈椎退变性疾病进行手术治疗的经验不断丰富，保留颈椎节段间活动的非融合理念也越来越为多数医生所接受。人工椎间盘植入可以为脊柱提供椎间必要的高度支撑、椎间各方向上活动度以及限制上下节段椎体的过度平移所需的稳定性，对于恢复颈椎的正常功能，避免因椎体间融合造成脊柱僵直、相邻节段退变而再次出现神经症状等方面，具有理论及现实方面的意义，体现了脊柱退变性疾病的非融合治疗理念。

但是应当指出的是，在治疗非椎管狭窄性颈椎病中应用人工椎间盘技术，只是前路减压外科治疗基础上的脊柱功能方面的重建，手术的关键环节仍然是充分地解除突出退变的椎间盘以及增生骨赘等对于神经组织的抑制或血管的压迫，而人工椎间盘的植入则可为脊柱维持椎间高度提供支撑、并保持椎间活动度及稳定性。

椎间盘置换手术始于20世纪50年代，但与同时代起步的髋关节、膝关节置换技术的发展相比，在相当长的时间内极为缓慢。1966年Fernström最早报道了颈椎间盘置换术，采用了不锈钢球模装置，但早期临床效果不佳，使得颈椎间盘置换的发展几乎停滞。直到1989年，Cummins对Prestige金属-金属的人工颈椎间盘假体植入的研究结果表明，人工椎间盘装置能够在减轻疼痛的同时保留其运动功能，才标志着现代颈椎间盘置换术的开端。早期在美国进行临床试验的颈椎间盘假体的设计分别为Prestige、Bryan和ProDisc-C，其研究的主要对象为脊髓或神经根受压且不伴有椎管狭窄、颈椎退变轻微的病例。其他类型的假体还包括PCMTM和CerviCoreTM。而在我国，2003年才开始使用Bryan人工椎间盘。此后的几年间，颈椎人工椎间盘置换手术在国内被广泛开展。在颈椎病的治疗中，重建颈椎活动功能、避免相邻节段退变加速的理念，也为多数脊柱外科医生所接受。

二、人工颈椎间盘置换适应证、禁忌证及影像学标准

1. 适应证

（1）有症状的颈椎退行性间盘突出性疾患并且需要前路减压。

（2）颈椎病或颈椎间盘突出。

（3）颈前路术后相邻节段退变出现症状。

（4）脊髓或神经压迫以软性压迫为主。

（5）没有明显的椎体后缘骨赘或局限性的OPLL。

（6）椎间隙屈伸活动良好。

（7）没有明显的椎间隙狭窄、节段性后凸或不稳。

（8）年龄一般不超过55岁。

2. 禁忌证

（1）病变椎间隙小于相邻正常椎间隙高度的80%。

（2）病变椎间隙屈伸活动范围小于6°。

（3）椎体间失稳，动力位片上椎体间滑移超过3mm。

（4）骨质疏松、代谢性骨病、骨软化。

（5）后纵韧带骨化（OPLL）、黄韧带肥厚或骨化。

（6）颈椎骨折、脱位、感染、肿瘤。

（7）严重的抑郁状态或心理疾病。

三、Bryan人工椎间盘置换技术

2002年Bryan人工椎间盘成为美国FDA通过的第一种人工颈椎间盘假体，它由聚氨基甲酸酯多聚体核嵌于双侧钛合金终板中构成，是一种单件的双关节金属聚合物磨面假体，而且是不需要附加固定的非限制型人工椎间盘，具有完全可变的瞬时旋转轴，即可模仿正常生理活动如成角或平移运动。此外，其独特的聚氨基甲酸乙酯护套，可以保存磨屑和防止软组织长入。同时其上下端为允许骨长入的有孔钛合金外套，可提供假体坚固的固定（图12-69）。

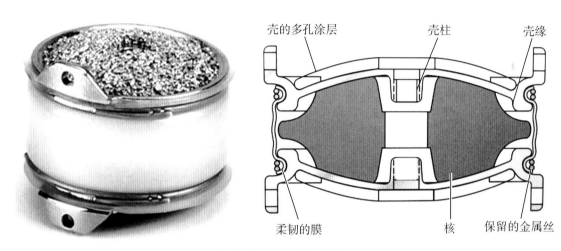

图12-69　人工椎间盘结构

在Bryan人工椎间盘置换的手术操作中，除了常规对病变节段进行彻底地减压，解除颈脊髓及神经根的压迫外，人工椎间盘假体对于植入技术的要求较高，其中假体的精确定位对手术成功及术后活动度的保留均有重要意义，同时也是防止假体脱出和过度磨损的前提。人工椎间盘植入成功与否，在临床上主要通过如下指标反映，包括疼痛的减轻及活动功能的恢复或改善、神经症状的减轻、影像学上可反映的假体的节段活动以及避免假体或植入物遭受不利因素的损害等。

1. 术前特殊准备　通常颈椎间盘置换术前，需拍摄患者颈椎的CT或MRI片，要求扫描切面与相应的椎体终板平面平行，确定目标椎间隙上、下椎体终板哪一侧较小，其中以CT片为首选，并以小的一侧终板所测量的尺寸为基础。注意测量时不包括边缘骨赘，应用Bryan人工椎间盘模板去除放大率后选择与目标椎体相匹配的人工椎间盘假体大小和型号。由于Bryan人工椎间盘的高度均为8.5mm，因此只需测量假体的直径（14、15、16、17、18mm五种规格）（图12-70）。

2. 体位及植入假体定位　患者采用颈椎前路平卧体位，以卷起的布巾垫于颈下，并以头圈垫起头部使枕部离手术台约2.5cm，从而维持颈部于近似正常的生理弧度位置。以胶布将下颌向上拉、双肩向下拉，固定于手术台上，以尽可能将颈椎显露，避开遮挡，便于术中的X线透视监视。确定颈椎位置无旋转，并在整个手术过程中始终保持该体位不变（图12-71）。

术前的颈椎站立位X线正侧位片及侧位的动力位片亦非常重要，可以了解患者颈椎中立位姿势和椎间隙的活动度。为了确保假体能与终板平行，将可在重力的作用下保持竖直的摆针固定于X线透视接收屏上，并使其位于颈椎序列的头端。拍侧位相后，将角度仪的长臂的任一边对准目标椎间隙尾端椎体的后下角和头端椎体的后上角，而角度仪的短臂对准X显示屏上摆针，并记录椎间隙与重力线间的倾斜角度，从而引导假体沿正确位置植入。

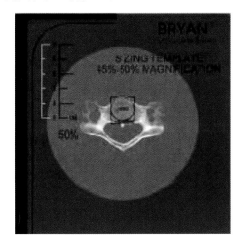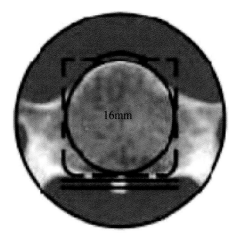

图12-70 人工椎间盘规格

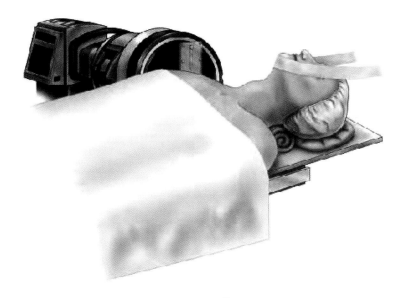

图12-71 体位

（匡正达，张新宇）

参 考 文 献

1. Gloward RB. The anterior approach for ruptured cervical disc. J Neurosurg, 1958, 15：602.

2. Bailey R. Stabilizarion of the cervical spine by anterior fusion. J Bone Joint Sutg（Am），1960, 42：565.

3. Hirabayshi K. Expansive open-door laminoplasty for cervical spinal stenotic myelopathe. Spine, 1983, 8：693.

4. Abumi K，Itoh H，Taneichi H，et al. Transpedicular screw fixation for traumatic lesions of the middle and lower cervical spine： description of the techniquesand preliminary report[J]. J Spinal Disord. 1994, 7（1）：19-28.

5. E Ladd Jones MD，John G，Heller MD，et al. Cervical Pedicle Screws Versus Lateral Mass Screws [J]. Spine, 1997, 22

（9）：977－982.

6. 傅一山，陈正形，经颈弓根螺钉固定技术的研究现状[J]. 中国脊柱脊髓杂志，1999，9(5)：289－291.

7. 吴战勇，孙先泽，孔建军，等. 颈椎椎弓根螺钉内固定系统在颈椎的应用[J]. 中国矫形外科杂志，2000，7 (10)：960－961.

8. Ebraheim NA，Xu R，KnightT，Yeasting RA. Morphometric evaluation of lower cervical pedicle and its projection[J]. Spine，1997，22：1-6.

9. ointillart V. Cervical disc prosthesis in hunans：first failure. Spine，2001，26(5)：E90－92

10. Lund T1， Oxland TR.Adjacent level disk disease—is it really a fusion disease? Orthop Clin North Am， 2011，42(4)：529－41.

11. Mehren C1， Suchomel P， Grochulla F， et al. Heterotopic ossification in total cervical artificial disc replacement.Spine (Phila Pa 1976)，2006 ，31(24)：2802－6.

12. Smith M，Foley K. Microendoscopic disectomy. Tech Neurosurg，1997，3：301－307.

13. Burke TG1， Caputy A. Microendoscopic posterior cervical foraminotomy： a cadaveric model and clinical application for cervical radiculopathy. J Neurosurg，2000，93(1 Suppl)：126－129.

14. Ruetten S1， Komp M， Merk H， et al. Full-endoscopic cervical posterior foraminotomy for the operation of lateral disc herniations using 5. 9-mm endoscopes： a prospective， randomized， controlled study. Spine (Phila Pa 1976)，2008，33(9)：940－948.

15. Korean Spine Neurosurgery SOC. Surgical Atlas of Spine. Korean：Koonja Publishing Inc，2013，108－109.

16. Ozgur BM1， Yoo K， Rodriguez G，et al. Minimally-invasive technique for transforaminal lumbar interbody fusion (TLIF). Eur Spine J，2005，14(9)：887－94.

17. 吴占勇，王少锋，魏运栋. 经椎旁肌入路复位联合前路手术治疗下颈椎骨折脱位. 中国脊柱脊髓杂志，2012，(22) 10：954－956.

18. Keith D，Luk MD，Kamath V，et al. Cervical laminoplasty[J]. Eur Spine ，2010，9(5)：347－348.

19. 李玉伟，王海蛟，严晓云. 改良颈椎管扩大成型术治疗脊髓型颈椎病的远期疗效分析[J]. 中国脊柱脊髓杂志，2003，13(10)：615－616.

20. Kam Lung Tung， Philip Cheung， Tik Koon Kwok. Single-door cervical laminoplasty using a titanium miniplate alone[J]. Journal of Orthopaedic Surgery，2015，23(2)：174－179.

21. 章波， 唐龙，杨波. 多节段脊髓型颈椎病的手术治疗：三种手术方法的初期临床疗效比较[J]. 中国矫形外科杂志，2015，23(01)：5－11.

22. O ′B rien MY， Peterson D， Casey ATH， et al. A novel technique for laminoplasty augmentation of spinal canal area using titanium miniplate stab ilizat ion： a computerized morphom etric analysis [J]. Spine，1996，4：474- 483.

23. Marshall LL and Trehewie ER. Chemical irritation of nerve-root in disc prolapse. Lancet，1997，2：230.

24. 滕皋军. 经皮穿刺腰椎间盘切除术. 第一版.江苏科学技术出版社，2003：89-151.

25. Hoelscher GL，Gruber HE，Coldham G， et al. Effect of very high antibiotic concentrations on human intervertebral disc cell proliferation viabity and metocbolism in vitro. Spine，2000，25(5)：1871－1877.

26. Ahn Y，Lee SH，Chung SE，et al. Percutaneous endoscopic cervical discectomy for discogenic cervical headache due to soft disc herniation. Neuroradiology ，2005 ，47(12)：924－930.

27. Ahn Y，Lee SH，Lee SC， et al. Factors predicting excellent outcome of percutaneous cervical discectomy： analysis of 111 consecutive cases. Neuroradiology，2004，46(5)：378－384.

第十三章　脊柱、脊髓肿瘤的诊断与治疗 *

第一节　脊柱肿瘤概述

脊柱肿瘤不少见，但其中恶性肿瘤占多数，与良性肿瘤之比为（4～5）：1。北京协和医院所遇到的病例中，恶性肿瘤以转移瘤最多见，其次为骨髓瘤。本节将介绍原发脊柱肿瘤和脊柱转移瘤的诊断、分类及介绍一些处理脊椎肿瘤的手术方法。

一、脊柱转移瘤

脊柱转移瘤可来自身体其他任何部位的恶性肿瘤，其中60%来自乳癌、前列腺癌以及肺、肾、甲状腺、结肠部位的癌。转移瘤一般是多发的。但开始时，侵犯单个脊椎的并不少见，特别应强调指出的是，原发肿瘤位于乳腺、前列腺、肺、肾和甲状腺及结肠者，肿瘤扩散仅限于单个椎体者占半数以上，这就为手术切除提供了可能性。

肿瘤转移至脊柱的部位，依次为胸椎、腰椎、颈椎和骶椎，偶见有跳跃现象（多发转移的椎体不相邻），前列腺癌常首先见于腰椎和骶椎，但亦可在其他部位，如颈椎。肿瘤一般不侵犯椎间盘，由于纤维软骨对肿瘤侵蚀有抵抗力，所以，椎间隙不变窄，但巨大的肿瘤明显破坏椎体，并使终板塌陷时，纤维软骨可陷入病椎内，被肿瘤组织包围侵袭，可出现椎间隙变窄现象。

转移瘤可表现为成骨性或破骨性，前列腺肿瘤倾向于硬化（但肿瘤硬化区内可见有部分溶骨现象）；乳癌、肺癌、肾癌及结肠癌，多为溶骨性转移。

转移癌求诊症状，常见为背部疼痛和脊髓神经受压现象。但早期当椎体尚保持正常形态时，症状可不明显，可有类似椎间盘突出症状。

早期X线征象为骨质疏松，但CT片可见在骨松质内有小片状硬化，不像普通骨质疏松症那样均匀，有时沿皮质的边缘有轻度不规则。肿瘤进一步发展，可发生椎体塌陷，与普通骨质疏松压缩骨折不易区别，但CT可见普通压缩骨折的骨折线（在椎体前缘）比较平整，而肿瘤性压缩骨折的"骨折线"为不规则破坏，可以区别，必要时需做穿刺活检。

化验检查，可见碱性磷酸酶水平升高（但应注意有肝转移时亦升高），特别是有病理骨折或骨形成时。有些前列腺转移癌患者，酸性磷酸酶水平可明显升高。

二、血液系统恶性疾病的脊柱病变

血液系统恶性疾病常累及骨骼，产生骨痛、局部肿块等临床表现，影像学诊断检查时显示溶骨性损害，部分患者骨骼病变累及脊柱，引起相应的临床症状和体征，少数患者甚至成为首发症状或主要症

＊　本章部分图片由北京大学第三医院刘忠军提供。

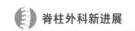

状，易造成误诊、漏诊。因此，有必要加强对此组疾病的认识，将其引入脊柱疾病的鉴别诊断范围。现将可引起脊柱病变的各种常见血液系统恶性疾病简要介绍于下，重点阐述脊柱病变的要点。

（一）多发性骨髓瘤

多发性骨髓瘤（multiple myeloma，MM）是一种由骨髓某株前B细胞恶变引起的浆细胞肿瘤，较为常见，主要见于老年人，大多在50岁后发病。骨髓中恶变的细胞，即骨髓瘤细胞大量分泌单株性免疫球蛋白，致临床出现某株免疫球蛋白明显升高，称为M蛋白。骨髓瘤细胞还广泛浸润骨髓及各种脏器，致血细胞单种或多种减少（贫血、血细胞减少、血小板减少）、骨损害、肾功能障碍，甚至其他脏器功能障碍。

骨受累是MM的主要临床特征之一，好发部位依次为脊柱、肋骨、头颅和长骨，表现为骨痛等临床症状。脊柱被波及，可致腰背疼痛、下肢放射性疼痛，椎体压缩性骨折，还可引起截瘫。骨X线检查有重要诊断意义，而且，临床上可见到孤立性脊柱骨髓瘤，多见于男性，可分成两种形态：一为明显骨破坏，但边缘清楚；一种为骨囊状改变，内有小梁分隔或膨胀，患者常有胸部和腰背部骨痛，椎体塌陷时可引起剧烈疼痛，或脊髓神经压迫症状（是非炎症性脊髓压迫的最常见原因），并可出现脊柱侧弯或后凸畸形。肿瘤可侵犯椎弓和椎弓根。椎体显示普遍性骨质疏松，少数患者可在溶骨性病变周围出现骨质硬化。骨核素显像的敏感性高于X线，可一次性检出全身骨骼病变，表现为异常放射性浓聚区，可早于X线检查3~6个月。但有时可出现假阳性结果，即特异性稍差。

骨质损害是由于MM时产生的白介素1β（IL-1β）、肿瘤坏死因子β（TNF-β）及白介素6（IL-6）等激活了破骨细胞激活因子（osteoclast activating factor，OAF），使破骨细胞活性增强，导致骨质溶解。此外，局部肿瘤生长可压迫脊髓和脊神经根，引起所支配区域的疼痛。

MM的诊断标准为：①血清中有大量M蛋白。②骨髓中浆细胞≥15%，明显上升常为晚期表现。③骨骼有溶骨性损害。上述三项中有任何两项即可做出基本诊断。

累及脊柱的MM需和转移瘤鉴别，两者在X线的改变往往难以区别，鉴别要点为：MM同时存在血清M蛋白、骨髓中浆细胞明显增多，而转移瘤在大多数情况可找到原发灶，其中以各脏器的腺癌最为多见。

MM治疗以化疗为主，对局部形成肿块或化疗后局部仍疼痛不止的骨质破坏处，可行放射治疗。近几年来，对椎体已有溶骨性病变者，为防止截瘫的发生，采用手术固定，可明显提高生活质量。

（二）白血病

白血病（leukemia）是一种原因未明的造血组织恶性疾病，起源于骨髓造血等细胞或细胞水平某一单株细胞的恶性变。任一系列的白血病细胞在骨髓和其他造血组织异常增生、分化，干扰和抑制正常造血和免疫，并浸润全身各组织器官，产生贫血、发热、感染、出血、肝脾淋巴结肿大等浸润表现，周围血中也有白细胞量和质的改变。

按照白细胞的类型，白血病分为淋巴细胞性和髓细胞性；根据其自然病程及骨髓中原始细胞的数量，又可分为急性和慢性两类，未经治疗的急性白血病大多在3个月内死亡，骨髓中原始细胞大多≥30%。慢性白血病的自然病程通常均>1年，骨髓中以较成熟的白细胞为主。

血液学检查：慢性白血病及多数急性白血病，白细胞计数均增高，部分急性白血病其白细胞可正常或减少，血片中出现数量不一的各类幼稚细胞。急性白血病及部分慢性白血病血及血小板减少。

各型白血病的进一步分类，除形态学外，尚需再做细胞组织化学染色、免疫表型检测，以及染色体检查，必要时用分子生物学技术检测融合基因。

只要想到白血病的可能，行血液学及骨髓细胞学检查，诊断并不困难。不易和其他疾病混淆。

急性淋巴细胞白血病（ALL）约1.4%患者有疼痛症状，其中骨痛占多数。骨痛存在于四肢、腰背、前胸及关节。急性髓性白血病（AML）的部分患者也可有骨痛，疼痛部位可有压痛。但所有白血病的骨X

线检查极少有阳性发现，仅少数患者显示骨髓下密度减低区和骨膜隆起。累及脊柱等非常少见。

约3%的AML及1%的慢性髓性白血病（CML）原始粒细胞可侵及骨膜、硬脑膜，并聚集成肿块，称为原粒细胞瘤（myeloblostoma）。最易侵及扁骨，尤其是颅骨及眼眶，致眼球突出。骨X线检查大多阴性。脊柱硬脑膜也是好发部位，可浸润及压迫脊髓，导致截瘫。北京协和医院一例尸检时曾发现下颈椎至上胸椎水平脊髓有一个6cm×5cm×4cm绿色肿块，故又称绿色瘤（chaoloma）。肿瘤呈绿色是由于肿瘤细胞含髓过氧化酶，其暴露于空气中逐渐褪色，如将肿瘤置于过氧化氢或硫酸钠溶液中，绿色可再现。病理上原粒细胞酷似淋巴瘤细胞，但抗溶酶抗体染色呈阳性，髓细胞单克隆抗体荧光染色也呈阳性，借此可和淋巴瘤细胞鉴别。化疗是白血病的主要治疗手段，局部骨损害明显者，或伴原粒细胞瘤者也可合并放疗。

（三）恶性淋巴瘤

恶性淋巴瘤（malignant lymphoma，ML）是一种十分常见的恶性肿瘤，其起源于淋巴组织的恶性增生。临床上以表浅和（或）深部淋巴结肿大，常伴周期性高热或持续性发热为主要特点，并有消瘦、皮肤瘙痒及盗汗等全身症状。淋巴结外器官在病程的不同阶段被累及，产生相应的症状和体征，以及器官功能障碍引起的实验室检查指标异常。因此，ML的临床表现常错综复杂，最后确诊必须经病理学证实。病理学上将ML分为霍奇金淋巴瘤（hodgkin disease，HD）和非霍奇金淋巴瘤（non-Hodgkin lymphoma，NHL）两大类。

HD患者淋巴结中肿瘤组织的细胞成分复杂，但一定出现有诊断价值的多核巨细胞，即Reed-Sternberg细胞（R-S细胞），同时有反应性成分，包括淋巴细胞、组织细胞、嗜酸性粒细胞、浆细胞、中性粒细胞，以及增殖的毛细血管、成纤维细胞、胶原纤维等。淋巴结正常结构被破坏。

NHL患者淋巴结的形态学特点为肿瘤细胞成分较单一，多数以一种细胞为主，如小淋巴细胞、小裂细胞、无裂细胞、大淋巴细胞、免疫母细胞、组织细胞等。肿瘤细胞呈结节性浸润者，称滤泡型，呈弥漫性浸润者称弥漫型。淋巴结正常结构也遭破坏。NHL的结外器官受累远多于HD，常呈多中心发病，即起病时就同时累及多个淋巴结区域，甚至结外器官，其时放、化疗的反应也差于HD。

原发于骨的ML十分少见，仅占NHL的1%以下，在HD中更为少见，但在ML的病程中侵犯骨骼系统者远多于原发于骨的ML，主要侵犯长骨。一组33例骨ML报告，仅3例累及胸、腰椎，故侵及脊柱的ML是一种十分少见的临床征象。纵隔、肺部及腹膜后淋巴结累及者十分常见，但就近侵犯椎体者罕见。

在ML病程中累及骨者诊断不难，原发于骨的ML则需和其他骨肿瘤及骨转移瘤鉴别，影像学检查多数仅能显示病变的范围，两病损的性质必须经病理学检查才能确定。

全身性ML侵及骨者，以化疗为主，局部可再加化疗。局限于骨的ML以致病为主，放疗结束后也可再加化疗。

（四）组织细胞疾病

组织细胞疾病系组织细胞发生良性或恶性增生所致的一组疾病。组织细胞是单核巨噬细胞系统的成员之一，起源于骨髓的髓系祖细胞，最后发育成熟进入组织后即称之组织细胞。组织细胞病分为反应性及恶性两大类。

1. 反应性组织细胞增多症　其中最主要的疾病为朗格汉斯细胞型组织细胞增多症（langerhams cell histiocytosis，LCH），其原因未明，是一组异质性疾病，以往称为组织细胞X，包括：①勒-雪综合征（letterer-siwe syndrome，LS）。②韩-雪-柯综合征（hand-Schiiller-christian syndriom，HSC）。③嗜酸性肉芽肿（eosinophilic granuloma，EG）。

LCH是一类多系统受累的疾病，可累及骨骼、皮肤及软组织、肝、脾、淋巴结、肺和神经系统。骨骼病变是其主要的临床表现，以扁骨为主，典型者出现颅骨大面积溶骨性破坏，可合并突眼和尿崩症，呈典型的三联征，是HSC的特征。病变也可侵及长骨，呈复发或孤立灶，以无症状者居多，也可出现局部疼痛。脊柱受累者并不少见，主要见于HSC。椎弓根、椎体累及时发生肢体麻木、疼痛、无力、甚至麻痹及大小便失禁等脊神经或脊髓受压症状。胸椎受累最为多见，椎体变成扁平椎，少数可使椎旁软组织肿胀，治疗后扁平椎可完全恢复，但需时较长。

LCH的诊断依据是组织病理学改变，但是X线检查结果可辅助临床做出基本诊断。

治疗上，如病变局限可行放射治疗，病变广泛者则行化疗。脊椎病变引起脊髓或脊神经压迫症状者，如放疗、化疗无效，也可行手术治疗。LCH发展缓慢，病程可长达数年至数十年。

2. 恶性组织细胞病（malignant histiocytosis，MH）　它是一种病理上以组织细胞异常增生，临床上以持续高热、肝脾淋巴结肿大、全血细胞先后或同时减少、呈进行性衰弱，以及肝功能严重损害等多系统受侵为特点的高度恶性疾病，不经治疗常在数月内死亡。MH有骨骼损害的报告，可引起骨质破坏，但累及脊椎者十分罕见。

MH的诊断依据是骨髓中出现20%以上的异常组织细胞，尤其是多核巨细胞，或经淋巴结、肝等组织的病理学证实。化疗是MH的唯一选择，但缓解者较少，一般生存期<1年。

（五）骨髓纤维化

骨髓纤维化（myelogibrosis，MF）有特发性和继发性两类，临床上以前者居多。特发性MF原因未明，可能和一种具多种潜在分化能力的原始间质细胞的累及有关，其异常增殖，向不同系的细胞分化，导致骨髓纤维组织增生及肝脾等脏器的髓外造血。其临床特点为脾明显肿大，常过脐，甚至达盆腔。外周血细胞（红细胞、白细胞、血小板）先后或同时增多或降少，并出现幼稚的粒细胞、红细胞。

30%～70%的患者骨X线检查显示骨密度呈不均匀的增高，呈毛玻璃样改变，其间可伴斑点状透亮区。骨病变好发于扁骨，长骨累及者较少，脊椎密度常增高，部分患者可伴骨膜炎导致骨痛。放射性核素骨显像示核素大量集聚于肝、脾，躯干骨及长骨近端不显影或显影差。

MF的诊断依据是骨髓活检显示纤维组织增生，早期常伴巨核细胞增多。治疗上，雄激素、皮质激素、干扰素、化疗、脾区放疗及脾切除曾被试用，但至今效果均不理想。具体选择，主要根据各种血细胞的高低及脾肿大程度而定。

三、脊柱原发肿瘤

脊柱原发肿瘤发生率较低，良性肿瘤仅占全身良性骨肿瘤的4.01%～5.9%，恶性肿瘤仅占全身恶性骨肿瘤的3.3%～6.9%。脊柱原发肿瘤为骨科医生一项挑战性的工作，由于脊柱肿瘤的组织来源复杂，几乎发生于全身其他骨与软组织的任何肿瘤都可发生于脊柱，而且脊柱还存在一些特殊的组织，发生一些特殊肿瘤（如脊索瘤等），造成其发生率虽低但却种类繁多的现象；脊柱的解剖构造复杂，部位深在，肿瘤的早期症状隐匿，极易与脊柱的其他非肿瘤性疾病混淆（如劳损性疼疾病），故早期诊断十分困难；脊柱是人体活动的中轴，且有脊髓穿行，脊柱受侵犯后，不仅出现畸形与脊柱功能障碍，而且可能产生脊髓神经损害如截瘫等，后果非常严重。对脊柱肿瘤进行的外科手术远不如身体的其他部位容易做到根治性大块切除，故部分患者的预后较差。早期诊断是提高疗效的关键，而提高警惕性则是取得早期诊断的重要措施。

（单渊东）

第二节 脊柱原发肿瘤的诊断

一、分类

脊柱原发骨肿瘤通常采用和肢体肿瘤相同的分类方法，按组织来源及镜下形态分类。原发性脊柱良性肿瘤有：骨样骨瘤、骨母细胞瘤、血管瘤、嗜酸性肉芽肿、动脉瘤样骨囊肿和软骨瘤等。原发性脊柱恶性肿瘤有：骨巨细胞瘤（属良性而有恶性倾向）脊索瘤、骨髓瘤和骨肉瘤等（表13-1）。

表 13-1 骨肿瘤组织来源分类

组织来源		良性	恶性	瘤样病变
骨基本组织	骨	母细胞瘤骨肉瘤	骨肉瘤，皮质旁骨肉瘤	骨纤维结构不良 孤立性骨囊肿
	软骨	软骨母细胞瘤 软骨细胞瘤 骨软骨瘤 内生软骨瘤	软骨肉瘤 间叶性软骨肉瘤	
骨附属组织	纤维组织	非骨化性纤维瘤 韧带样纤维瘤	纤维肉瘤 恶性纤维组织细胞瘤	嗜酸性肉芽肿
	造血系统		浆细胞性骨髓瘤 恶性淋巴瘤	动脉瘤样骨囊肿
	脂肪系统	脂肪瘤	脂肪肉瘤	
	脉管系统	血管瘤 淋巴管瘤	血管肉瘤 淋巴管肉瘤	
	神经系统	神经纤维瘤 神经鞘瘤	恶性神经纤维瘤	
脊索			脊索瘤	
来源不明		骨巨细胞瘤 良	骨巨细胞肉瘤 恶	Ewing 肉瘤

二、分期与手术方法选择

分期不仅对于指导肿瘤的治疗是十分重要的，而且能够为不同研究者提供相互比较的标准。早在1980年Enneking即提出了肌肉骨骼系统的肿瘤分期，1983年进一步将其完善并应用于脊柱。按此分期，良性肿瘤分为1、2、3期，恶性肿瘤分为ⅠA、ⅠB、ⅡA、ⅡB、ⅢA、ⅢB，经学者们的验证，认为对指导临床有一定的意义。

（一）Enneking分期

1. 良性肿瘤（图13-1）

1期(S1)：惰性，不活动，包括无症状的病变，有真正的包膜，即使在平片上也能看出明显的边界，这些肿瘤不生长（休眠）或生长十分缓慢。一般不需治疗或在必要时行减压及脊柱稳定术。

2期(S2)：生长缓慢，症状轻微。肿瘤有薄的包膜，包膜外有一层反应性组织，平片或MRI有时能看到这种扩大的轮廓，骨扫描常常阳性，对2期病变可以行病灶内切除术（刮除术），复发率一般很低，通过辅助治疗（冷冻、栓塞或放疗）还可进一步减少复发。

3期(S3)：侵袭性生长，包膜很薄，不完整或无包膜，常侵犯相邻的间隔，周围有一个厚的反应性高度血管化的假包膜，假包膜有时也被肿瘤穿破，骨扫描通常为阳性，平片上显示边界模糊，CT可以看清肿瘤的侵犯程度，MRI能够明确显示假包膜与周围的神经脊髓的关系。因复发率较高，对此期病变一般不主张行病灶内切除，宜尽可能行边缘大块切除术。

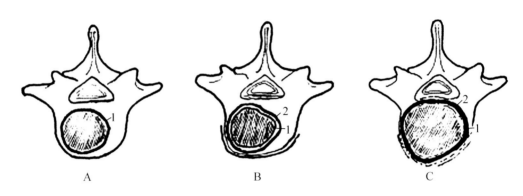

图 13-1　良性肿瘤分期

A. 1期良性肿瘤。肿瘤惰性，有完整包膜；B. 2期良性肿瘤。肿瘤在生长，有一薄的包膜①。包膜外有反应性组织形成的假包膜②；C. 3期良性肿瘤，侵袭性明显，周围有厚的健康组织反应层②，包膜很薄并常中断①

2. 恶性肿瘤（图13-2）

Ⅰ期：

ⅠA：低度恶性，未穿破椎体。

ⅠB：低度恶性，已侵犯椎旁软组织。

Ⅰ期肿瘤没有真正的包膜，但可以有一个厚的假包膜，假包膜也常常被肿瘤穿破或周围存在小的卫星灶。对Ⅰ期肿瘤宜尽可能施行广泛大块切除，边缘切除常会遗留显微病灶，宜给予辅助放疗。

Ⅱ期：

ⅡA：高度恶性，未穿破椎体。

ⅡB：高度恶性，已侵犯椎旁软组织。

Ⅱ期肿瘤生长很快，故人体来不及形成一个完整的反应性组织层（如假膜），假包膜被广泛穿破，周围有许多卫星结节，还常出现跳跃性转移灶，平片上一般显示为溶骨性破坏，病理骨折多见，CT与MRI可以在横断面与矢状面上详细地显示肿瘤的侵犯情况，并证实有无假包膜，ⅡB期肿瘤最常侵犯的是硬膜外间隙，特别是小细胞肿瘤（如Ewing肉瘤与恶性淋巴瘤），肿瘤即使不大，也可以穿破椎体的皮质，对Ⅱ期肿瘤一定要进行广泛大块切除，但由于脊柱的特殊结构，根治性切除是不可能的，应考虑辅助放化疗。

Ⅲ期：

ⅢA：低度或高度活性，未穿破椎体，但已有远处转移。

ⅢB：低度或高度活性，已穿破椎体，侵犯周围组织，并有远处转移。

对Ⅲ期肿瘤多主张行姑息治疗，如椎板切除减压或采用各种内固定稳定脊柱，改善功能，应配合放化疗。

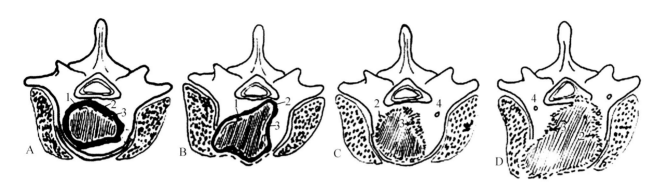

图 13-2　恶性肿瘤分期

A. ⅠA期恶性肿瘤，如有包膜，非常之薄①，假包膜厚②，有肿瘤孤立灶③；B. ⅠB期恶性肿瘤，如有包膜，非常之薄①，假包膜厚②，包膜内有孤立肿瘤灶③，肿瘤已长到间隔外；C. ⅡA期恶性肿瘤，假包膜②已被肿瘤浸润③，可见跳跃病灶④；D. ⅡB期恶性肿瘤，假包膜②已被肿瘤浸润③，肿瘤已生长到椎体外，可见跳跃病灶③

Enneking 分期重在说明肿瘤本身的进展程度，但由于脊柱的解剖特点，不同部位的肿瘤（如椎体与椎弓）尽管分期相同，却难以采取同样的治疗方法。因此，Tomita 与 Weinstein 等在 Enneking 分期的基础上进一步结合脊椎的解剖分区，各自提出了自己的分期系统，我们认为可以更好地指导具体的手术入路与方法，下面分别予以介绍。

（二）Tomita 分期

Tomita 等首先将椎体按解剖部位分为 1、2、3 三个区域，1 区为椎体，2 区为椎弓根，3 区为椎板及其附件，椎管内及椎旁组织为 4、5 区，共分五区（图 13-3）。

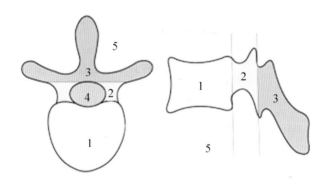

图 13-3　椎体不同解剖部位的划分

1. 椎体；2. 椎弓根；3. 椎板，横突，棘突；4. 椎管（硬膜外间隙）；5. 椎旁区域

按肿瘤侵袭的程度分为间隔内（A 期）与间隔外（B 期）及有多发跳跃（M 期）三个期，A 期同 Enneking 的ⅠA 或ⅡA，B 期同 Enneking 的ⅠB 或ⅡB，M 期类似 Enneking 的Ⅲ期（ⅢA、ⅢB）。A 期又分为 1、2、3 三个型，B 期分为 4、5、6 三型，M 期为 7 型（图 13-4）。

对于 A 期 1 型，可以考虑全脊柱大块切除术（TES），即将脊柱分为椎体与附件两大块，行完整切除。但如属低度恶性，生长缓慢，也可考虑只完整切除椎体而保留附件，以增加脊柱的稳定性。但对于 A 期 2、3 及 B 期 4、5 四型，只宜行 TES，对于 B 期 6 型，TES 是相对的适应证，一般只宜行姑息治疗，M 期（即 7 型）只能行姑息治疗。

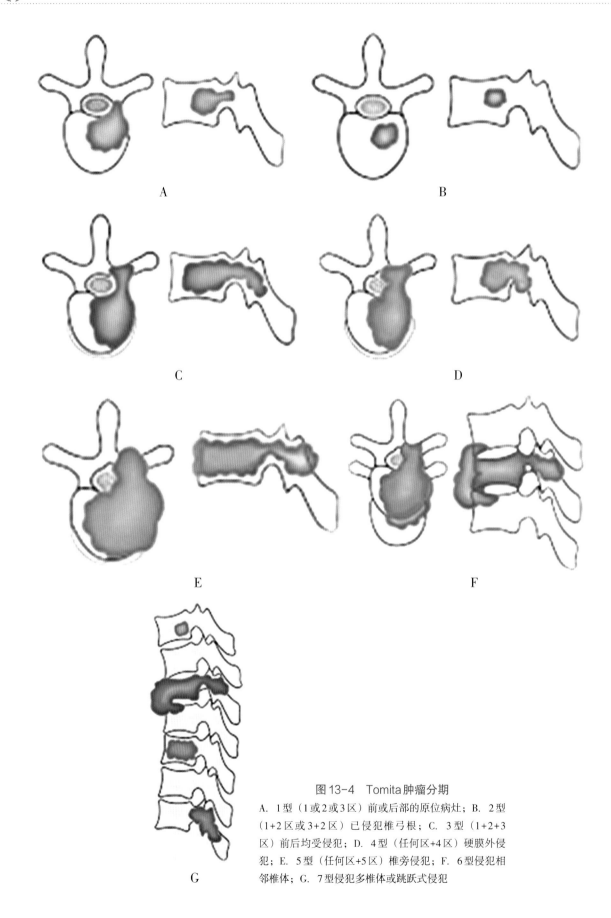

A

B

C

D

E

F

G

图 13-4　Tomita 肿瘤分期
A. 1 型（1 或 2 或 3 区）前或后部的原位病灶；B. 2 型
（1+2 区或 3+2 区）已侵犯椎弓根；C. 3 型（1+2+3
区）前后均受侵犯；D. 4 型（任何区+4 区）硬膜外侵
犯；E. 5 型（任何区+5 区）椎旁侵犯；F. 6 型侵犯相
邻椎体；G. 7 型侵犯多椎体或跳跃式侵犯

（三）Weinstein分期

又称WBB分期(Winstein Boriani，Biagnin)，由Weinstein等于1991年提出。首先，从椎旁组织向椎管内按层次分为A、B、C、D、E五层，A代表椎旁软组织，B代表椎体骨浅层，C代表椎体骨深层，D代表椎管内硬膜外区，E代表椎管内硬膜内区。然后从棘突起顺时针方向放射状将整个椎体划分为12个区域，1及12区大致代表棘突，2及11区大致代表椎管及关节突，3及10区大致代表横突，4及9区大致代表椎弓根，5及8区代表椎体的侧后方，6及7区代表椎体的中部及后方（图13-5）。两者结合即能准确地表达肿瘤的侵袭程度及解剖部位，有利于指导手术，因为放射状切除椎体便于操作。他们认为，椎体肿瘤的根治性切除是不可能的，即使广泛切除亦不可能，因为这必将伤及脊髓（脊髓位于环状的椎管内），故最佳的手术方式为将椎体分为两大块切除，或切除其中完整的一块。

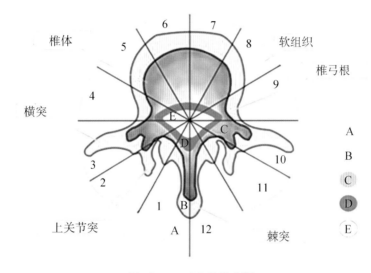

图13-5　WBB外科分期

按此分期，胸腰椎体的切除主要有三种方法：

1. 椎体大块切除(vertebrectomy)　肿瘤位于4~8区或者5~9区，即肿瘤在中心，至少一侧椎弓根尚未侵犯，后方入路切除附件，并行后路稳定术，前侧入路切除椎体。手术可一期完成，也可分两期进行（图13-6）。

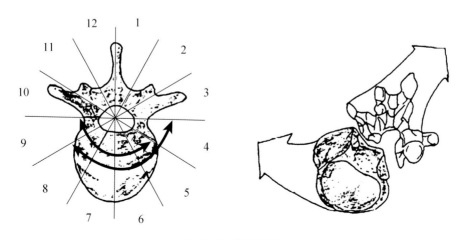

图13-6　椎体切除

A. 椎体切除适应证，至少一侧椎弓根完整；B. 后路先切除附件，游离硬膜前方，然后前路切除椎体

2. 矢状切除(sagital resection)　肿瘤位于3～5区或8～10区，即肿瘤位于椎体一侧，椎弓根或横突内，对肿瘤区进行扇形切除，可切除2个以上椎体，必要时包括一个或多个肋骨，前后方联合入路可直视胸及腰椎体300°范围的周径。手术的第一步同椎体切除术，即先将后侧未受侵犯的附件完整切除，包括椎弓根，这样可以开拓空间利于推开硬膜囊，必要时结扎一个或多个神经根，然后患者改侧卧位。在胸椎行后正中切口结合斜行的开胸切口，呈T形，在腰椎及胸腰段则行传统的腹膜后切口（腹或胸部）。在远离肿瘤至少一个扇形区完整切除或凿除肿瘤，在此之前先分离并保护大血管。

3. 后弓切除(resection of the posteriorarch)　如肿瘤位于10～3区，只从后路完整切除肿瘤。要达到目的，需从肿瘤上下充分暴露分离硬膜，从外侧暴露椎弓根，用骨刀或线锯切断之（图13-7）。

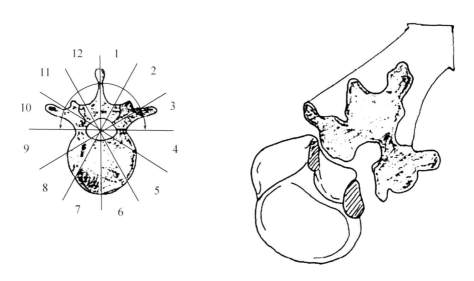

图 13-7　椎弓根切除

A. 椎弓切除适应证，10～3区肿瘤可行大块切除椎弓根必需完整；B. 后路切除方式

三、症状体征

脊柱原发肿瘤的症状多较隐蔽，病程长，尤其是良性肿瘤。

1. 疼痛　疼痛是脊柱肿瘤最常见的主诉，发生率在80%以上。主要为逐渐加重的腰背痛，开始时为隐痛，可有间歇，之后转为持续性，劳累后加重，休息时亦不能完全缓解。良性者相对轻微（骨样骨瘤除外），症状可持续数月或数年，恶性者则发展较快，疼痛剧烈，常有夜间加重。如肿瘤压迫或侵犯神经根，可有放射性根性痛，局部可出现叩痛，许多患者由于外伤疼痛加重才引起注意，故易于与一般的扭伤、劳损混淆。

2. 包块　生长于椎弓上的肿瘤可以摸到包块，尤其是在棘突与横突上，包块可能是首要主诉。生长于骨的肿瘤，可以出现两侧臀部的不对称，但这经常是肿瘤已生长到很大才发现的。值得提出的是，肛门指诊对于诊断骨肿瘤具有十分重要的作用，作者曾遇到一例因坐骨神经痛住神经内科长期治疗不见好转的患者，骨科会诊肛门指诊发现骨肿物，手术证实为骨巨细胞瘤。故对于怀疑骨肿瘤的患者，一定不要忘记行肛门指诊。

3. 脊髓与神经功能障碍　脊髓与神经受累时，除了放射痛，还可出现其他的神经系统症状与体征。该神经支配区的麻木、肢体无力或痉挛、胸腰部束带感、不全瘫甚至截瘫、Horner症、尿便及性功能障碍均可发生，查体还可发现感觉缺失或过敏、肌力减退、肌张力减低或增高、腱反射异常（减弱、消失或亢进）、病理征（如Hoffman征及Babinski征阳性）等。

4. 脊柱功能障碍　良性肿瘤或恶性肿瘤早期可以无此表现。但随着病情发展，多数患者都会有不同程度的脊柱功能障碍，首先脊柱的活动范围减小（如C_1、C_2肿瘤最常见最早期的表现即是颈椎旋转活动受限），神经根受刺激时，可以出现脊柱侧突，椎体破坏严重或伴有病理骨折时更可伴有脊柱侧突与生理曲度的改变，如颈椎变直、胸椎后突，腰椎生理前突消失，患者处于被动体位。

5. 全身症状　多见于恶性肿瘤或肿瘤已到晚期，如发热、消瘦、贫血、恶病质等，应注意与感染性疾病仔细鉴别。

6. 其他症状体征　局部可以有肿胀及皮温增高，但一般很少出现静脉怒张。

四、辅助检查

影像学检查方法很多，包括X线平片、CT、MRI、超声、放射性核素显像及DSA等。不同检查方法有各自不同的优点和不足，需要充分考虑各种技术的适用范围和局限性。规范操作技术和程序，扬长避短可得到正确诊断。王于等报告393例脊柱肿瘤，影像初期误诊率为34.1%，未能确诊率为28.0%，术前误诊率21.9%，病理初诊误诊率为15.0%，误诊主要原因除脊柱肿瘤的解剖特殊性外，不正确应用影像学检查的特性也是误诊原因之一。

(一) X线检查

1. 平片　平片是脊柱肿瘤必不可少的常规检查，当骨丢失大于30%～50%时平片一般才能看出变化，故平片不很敏感，但它能够清楚地显示区分溶骨与成骨过程，区别缓慢长大与迅速扩张的破坏性过程，并能够对脊柱的生物力学完整性进行评价。一般需摄正侧位X线片，但对于颈椎、腰椎，斜位片也是必要的。怀疑浆细胞骨髓瘤时要加摄颅骨与骨盆片，怀疑骨肿瘤时则一定要洗肠后拍。如需了解肿瘤对脊柱稳定性的影响，则要摄不同伸屈状态的X线片或承受一定负荷的X线片，一般可有如下改变：

（1）溶骨性破坏：是脊柱肿瘤最常见的表现，良性肿瘤多为囊性膨胀性骨缺损，圆或类圆形，边界清晰，周围有硬化带。恶性者则边界模糊，无硬化带，骨巨细胞瘤尚可见多房性改变，而神经鞘瘤或神经纤维瘤则可见神经孔扩大。

（2）增生硬化：骨肉瘤、骨软骨瘤可见骨密度增高，软骨肉瘤则有云雾状钙化或斑块状钙化。

（3）椎间隙：多数脊柱肿瘤不侵犯椎间隙，即使出现病理骨折后椎间隙仍可保持正常，但脊索瘤有时可破坏椎间隙并侵犯相邻椎体。

（4）其他：①椎旁软组织影：肿瘤发展穿出皮质后可出现软组织影，但其形状一般不如结核性脓肿的梭形那样相对规则，密度较结核要高。②骨膜反应：发生率远较四肢少，主要见于骨肉瘤。③椎体压缩骨折或扁平椎：脊柱肿瘤发展快时可以出现，尤见于嗜酸性肉芽肿。④椎体栅栏状阴影：多见于血管瘤（图13-8）。

2. 普通断层　普通断层的应用已越来越少，但在无CT及MRI的基层医院仍有一定的应用价值。

普通断层可以发现被邻近的组织重叠掩盖的病变，如枕颈区、颈胸交界区肿瘤。此外，它还能发现小的病灶（小于5mm）。

3. CT　CT可清楚地显示肿瘤的大小、准确的解剖定位、侵犯程度及与周围组织的毗邻关系，对鉴别原发与继发、良性与恶性肿瘤具有重要的作用，也是确定肿瘤分期的一项必不可少的检查（图13-9）。

4. 其他X线检查

（1）血管造影：此法不仅可用于检查，而且可同时进行栓塞治疗，血管造影可显示肿瘤的大小、范围、血供来源及血运丰富程度。良性肿瘤也可有一些不正常的血管造影表现，而在恶性肿瘤血管造影就更具有特征性，如可见一些畸形扭曲的肿瘤血管，血管特别丰富，肿瘤染色及扩张的血管湖。血管造影对血管瘤、骨样骨瘤有重要的诊断价值，Ono对颈椎肿瘤的研究表明，75%的原发恶性及83.3%的原发良性，在术前采用平片、放射性核素、血管造影的方法即可得到确诊；血管造影的研究发现，两支椎动脉并非担负同样重要的作用，常常一支粗大一些，占主导供血地位，而对侧则细小些，是次要的，前者在术中通常不宜结扎，后者则可。由于脊柱肿瘤手术一般出血较多，了解血运对于确定手术方案，决定是否行栓塞治疗等术前准备具有重要的指导意义。

（2）脊髓造影：可显示患者的硬膜囊与脊髓受压情况，帮助区分硬膜内外肿瘤及髓内外肿瘤。

（3）钡灌肠：显示骨肿瘤对肠管的压迫与侵犯情况。

（4）静脉肾盂造影：了解输尿管与膀胱移位情况。

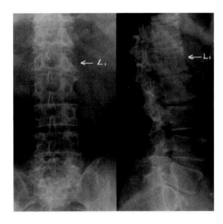 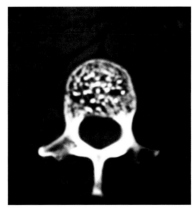

图13-8　椎体血管瘤

A. X线影像呈栅栏状；B. CT骨窗分布散在圆点高密度影

图13-9　L₂椎体骨母细胞瘤

（二）MRI

磁共振对脊柱肿瘤诊断具有重要意义，脊柱脊髓的结构在磁共振成像上可分为低、中、高信号强度，低信号强度包括皮质骨、钙化韧带，中信号强度包括松质骨、肌肉、纤维结缔组织、软骨，高信号强度为脂肪组织。MRI的清晰度与CT相近，由于其对软组织分辨的高灵敏度，故对硬膜囊、脊髓受累情况、肿瘤的包膜、周围软组织受侵程度显示更清晰，而且由于其能对脊柱进行三维扫描，故较CT更准确。脊髓或硬膜囊受压时可见变形、移位，此外，MRI在检查骨髓改变方面十分敏感，对血管瘤、骨髓瘤、恶性淋巴瘤能够做出早期诊断，并能区分骨质疏松与肿瘤的弥漫性浸润性改变。

脊柱肿瘤可位于下列三个间隙之一，硬膜外、硬膜腔——包括髓外和髓内。每个间隙的肿瘤都具有各自的特征性表现，可以确认肿瘤的位置。有些肿瘤具有明显的磁共振特征，可以根据检查进行确诊。

硬膜外肿瘤无论良性、恶性，主要来源于脊柱的骨性结构、硬膜、硬膜外神经根、结缔组织、脂肪、血管和淋巴组织（图13-10A）。脊柱原发肿瘤30%来源于硬膜外间隙，其特点是偏心性，可压迫脊髓（图13-11）。

硬膜下髓外肿瘤是最常见的原发肿瘤，约占5%，起源于硬膜内、脊髓外（图13-10B）。磁共振特点是硬膜囊向对侧移位，肿瘤上下方脑脊液影增宽，与肿瘤之间有明显分界线。为了避免与髓内肿瘤混淆，应进行三维正交磁共振图像进行全面细致的评估。

髓内肿瘤起源于脊髓或神经根(图13-10C)，占脊柱原发肿瘤的16%～25%。磁共振成像特征表现在全部平面上（矢状面、横断面和冠状面）脊髓增宽，T_2加权像显示肿瘤水平脑脊液应变窄，如果脊髓增宽肿瘤造成的，其增宽范围限制在几个阶段内。造影增强技术对髓内肿瘤有特别帮助。许多髓内肿瘤还伴有脊髓空洞或囊样变性。

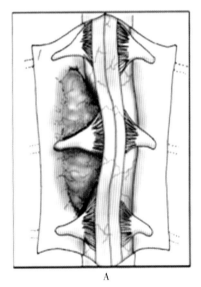
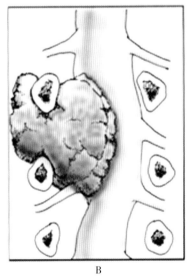
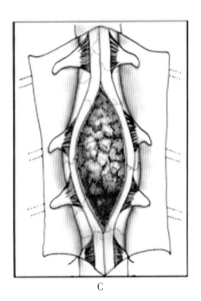

A B C

图13-10 肿瘤在脊柱三个间隙的定位
A. 硬膜外；B. 硬膜下-髓外；C. 髓内

（三）同位素扫描

常用的同位素为^{99m}Tc，其特异性不强，但由于其显示骨代谢的高灵敏度，故具有十分重要的应用价值，骨扫描较X线平片早3～6个月即可发现骨骼病变，而且由于其可一次性扫描全身骨骼，故对区分原发与继发及转移性病变十分有用，大多数骨肿瘤均表现骨代谢的增强，但也有少数表现为代谢的降低，如骨髓瘤可出现假阴性。通常，恶性肿瘤的浓聚程度较高，血池多呈局部充血表现。值得注意的是，同位素在以前有手术史、创伤、退行性改变的患者中可以有很高的假阳性率，需要平片及CT等的进一步证实，而在接受化疗的患者可以出现假阴性，因为化疗药可抑制成骨细胞的合成代谢。

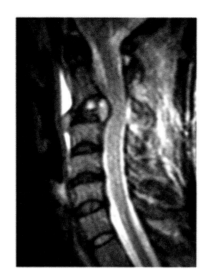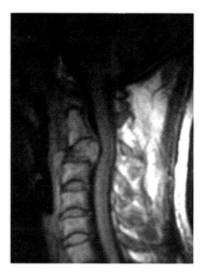

图13-11 C₃椎体及附件结构破坏，CT监测下经皮穿刺活检病理报告为巨细胞瘤

（四）实验室检查

良性肿瘤一般无特异变化，部分恶性肿瘤则可有明显异常，如骨髓瘤与嗜酸性肉芽肿可能出现血象上的异常、白细胞增多等，成骨肉瘤可以出现血性磷酸水平增高，骨髓瘤患者血浆蛋白电泳出现异常蛋白，以及尿中出现本周蛋白等。血沉升高无特异性。进展快或肿瘤晚期可伴有贫血等。

（五）病理检查

病理检查是诊断脊柱肿瘤的最后手段。

1. 穿刺活检 可用细针穿刺抽吸或取芯活检。该法相对简单，尤其是对于附件上的肿瘤，但宜在CT或透视监视下进行，增加操作的准确度，并减少肿瘤的扩散。针吸取出的细胞量少，且没有组织结构，只能进行涂片检查，取芯活检较针吸准确度要高，但取出的组织量亦有限。一般来说，针吸或取芯活检能够判断肿瘤的良恶性，对于骨髓瘤、淋巴瘤更能直接确诊，但假阴性的情况亦不少见，尤其是一些成骨性肿瘤。

2. 切开活检 切开活检是一较大的手术，而且手术进路容易造成肿瘤扩散，故除非是肿瘤浅表或在一期后路减压术中同时应用，一般不宜轻易施行，但其切取的组织量大，一般均能获得确诊。

3. 冷冻活检 在做好治疗性手术准备的情况下可以施行冰冻活检。切取的组织量多，有经验的病理医师一般均能做出良恶性的判断。仍要注意存在一定的假阴性与假阳性发生率。

4. 蜡片检查 为最准确的检查。如果为切开活检后进行，则能够帮助确定诊断并指导进一步的治疗性手术，如在治疗性手术以后进行，则只能确定诊断并帮助判断预后。

五、诊断与鉴别诊断

1. 诊断 详尽地了解病史、细致的体检、恰当而又准确的辅助检查有助于确立诊断。性别在脊柱肿瘤诊断上的意义较小，年龄则是一个有助的因素，如Ewing肉瘤、嗜酸性肉芽肿、骨囊肿的发生年龄较小，而骨髓瘤患者的年龄常常较大。外伤史也是重要的，在脊柱肿瘤患者，轻微外伤引起的疼痛常与外伤本身的严重程度不成比例。在病史询问中还要仔细地了解尿便与性功能障碍的情况，患者常常不会主动讲出这些异常。查体不仅可以了解脊柱功能，判断神经系统是否已经受累，而且可以帮助定位。

2. 鉴别诊断

（1）转移癌约40%的转移癌患者有原发病史，诊断较易，但大多数脊柱转移癌以脊柱病状为首发症状，需要系统地询问病史与体检，尤其是老年人，骨扫描对诊断帮助最大。

（2）脊髓肿瘤早期即出现神经系统症状，在CT、MRI上鉴别较易。

（3）结核应仔细询问结核病史及中毒症状，可行结核菌素皮内试验，常呈强阳性。平片上早期即有椎间隙的破坏表现，CT、MRI尚可发现椎旁脓肿，穿刺物除了行常规病理检查外，还应考虑行结核杆菌基因片段的PCR（聚合酶链反应）检查。

（4）化脓性脊柱炎起病急，有明显的全身感染症状，如高热、寒战等，发展迅速，血象多明显升高，早期大剂量广谱抗生素有效，穿刺物或血培养可能阳性，后期拍片椎体间常有骨桥形成。

（5）压缩骨折脊柱肿瘤患者也可产生脊椎压缩骨折，但一般外伤暴力很小或无外伤史，摄片与CT、MRI检查时要注意寻找肿瘤的其他表现，如软组织肿物等，必要时可行穿刺活检以资鉴别。

（6）骨髓瘤一般为多发，本周蛋白多为阳性。

（罗先正）

第三节　脊柱肿瘤的活检术

活检是诊断脊柱肿瘤的最后一项检查手段，可以是经皮穿刺，也可以行切开或切除活检。随着现代影像技术的进步，在CT或电视监视下进行的穿刺活检已很少发生严重的并发症，并使绝大多数的脊柱肿瘤得以确诊，如骨髓瘤、脊索瘤、嗜酸性肉芽肿、恶性淋巴瘤只需很少的抽吸组织即可诊断。但在硬化性骨肿瘤或良性肿瘤，穿刺抽吸标本的诊断有时存在困难，即使取芯活检有时亦难以确诊，因此切开或切除活检对某些患者仍是必要的。切开活检的手术切口，应包括在第二次治疗性手术时可以切除的范围内。切开活检的诊断准确率高；尽可能一期在治疗性切除手术时施行，先行冷冻，待肿瘤性质确定后即行治疗性手术。后路经椎弓根活检可以穿刺进行，也可以在行后路减压术的同时或单独切开进行。

对取出的病理组织在有条件的情况下宜进行下列几个方面的检查：①细针穿刺抽吸标本可进行细胞学检查与电镜检查。②穿刺组织芯或切取组织块进行常规的HE染色，必要时行特染（随病变性质而定）。③另外的一小块组织芯或组织块行电镜检查。④需氧菌、厌氧菌培养，并寻找真菌与抗酸杆菌。⑤流式细胞学检查肿瘤的DNA倍型。⑥一小块组织备用，做激素受体检查（如考虑为转移癌）。

一、经皮穿刺脊椎活组织检查术

1935年Robertson等最先报道了经皮穿刺抽法，1956年Craig发明了套管针技术。经皮穿刺对组织损伤很小，在CT或电视引导下进行。抽吸一般用直径0.7～0.9mm（20-22号）的针，取组织芯宜用直径2mm的套管针，经椎弓根也可用直径2mm的活检针或用直径3.5mm的环锯，针越粗，取的组织越多，准确率越高，但并发症的危险也越大。

1. $C_1 \sim C_3$穿刺活检（经口）（图13-12）　1%高锰酸钾漱口，全麻或局麻，一侧上下磨牙之间加一个消毒垫，咽后壁用红汞或酒精消毒。在C臂监视下将针刺入病灶，小心地来回抽吸或用套管针取组织芯块。

2. $C_4 \sim T_1$侧方入路穿刺活检（图13-13A）　患者仰卧，头转向对侧，摸清胸锁乳突肌后缘，在穿刺点皮肤放金属标记并经摄片或透视证实，消毒局麻后从定位点水平向内刺入大约3.5cm，应抵达椎体侧面，再摄片或透视核对位置，然后继续进针达椎体内，退出针芯，抽吸或取组织芯块。注意进针点一定要在胸锁乳突肌后缘，进针过程中如吸出血液则可能是进入椎动脉，应及时调整方向，使针略向前。如进针4cm仍未触及椎体，则可能是针滑过椎体前方，则调整使略向后。

3. $C_4 \sim C_7$前外侧入路穿刺活检（图13-13B）　同颈椎的手术入路。患者仰卧，在胸锁乳突肌前缘穿刺点放金属标志物，摄片或透视证实与病变椎体在同一水平，消毒局麻后从穿刺点斜向后方进针，摸清颈动脉搏动，经气管、食管和颈动脉鞘之间达椎体。注意进针深度不要超过4cm，否则可能进入椎管。

4. $T_2 \sim T_9$穿刺活检（图13-13C，介绍套管针技术，也可用"5"平行进针技术）　患者俯卧，在脊柱中线旁4~6cm预计的进针点做金属标记，经X线证实与病变椎体在同一水平。常规消毒铺巾，皮肤局麻，与矢状面呈35°斜向内进针（直径2mm），一边进针一边注射麻药，当感到针越过肋骨上缘后，改为抽吸，可避免针进入血管与硬膜囊，进针6cm后在此针内插入第二枚直径较小的针（1mm，亦为空心针），维持部分真空，继续推进第二枚针，探及骨质后再次拍片或透视，证实针尖确实已达椎体侧后方即椎弓根基底（注意这两枚针的进针深度均不要超过7cm），然后插入一枚实心探子（第三枚针），疏通针心，再继续推进第一枚针进入椎体内，退出第二、三枚针，做抽吸或再插入活检针取组织芯块。注意进针角度不能太大或太小，太大易伤及脊髓，太小则可能进入胸腔，有导向器最佳（如Ottolenghi导向器）（图13-14）。

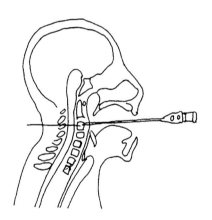

图13-12　颈椎肿瘤穿刺活检（经口）

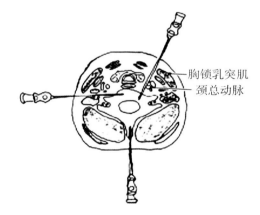

图13-13　经皮穿刺活检入路
A. $C_4 \sim T_2$侧方入路活检；B. $C_4 \sim C_7$前外侧入路活检；C. 颈胸腰椎穿刺活检

5. $T_{10} \sim T_{12}$及腰椎的穿刺活检［介绍平行进针技术，也称前后脚踏车技术(Tandem)，但亦可采用"4"的套管针技术］　患者俯卧，在中线外6.5cm预计的进针点（如CT显示病变对称，宜从左侧进针，以免伤及右侧的下腔静脉）放金属标记，经X线证实与病变节段相符。常规消毒铺巾，皮肤局麻，与矢状面呈35°斜向内刺入长的21号麻药针，一边进针一边注射药物，当针接触到椎体骨质后停止，摄片或透视证实针尖在椎体侧后方，麻药针留在原处，与此针平行刺入活检针，进针点宜尽可能与其靠近，抵达椎体后再次经影像学证实，继续进针抵达椎体内，抽吸或取组织芯块。进针深度不得超过9cm，否则有刺伤大血管的危险（图13-15）。

6. 骶骨后方病变及颈、胸、腰段附件病变的穿刺活检　在影像技术监视下，在脊柱后方相应节段水平垂直进针，其他要求与前述的穿刺活检法相同，病变较表浅或可摸到肿块的患者亦可不用X线辅助，但要注意进针深度。

7. 骶骨前方病变的穿刺活检　清洁洗肠，患者卧位，在直肠镜直视下用1%新洁尔灭消毒肠壁，直接将活检针经直肠壁刺入肿物。

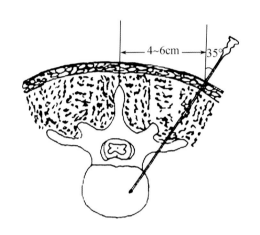

图13-14　T_2~T_9椎体穿刺活检入路

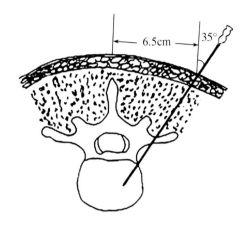

图13-15　T_{10}~T_{12}及腰椎椎体穿刺活检

8. 经皮经椎弓根穿刺活检（图13-16）　1991年Renfrew首先报道经皮经椎弓根活检术以后，逐渐被人认识到它的重要价值。可深入椎体内部获得组织，而且一旦发生针道肿瘤扩散，也均限于皮质骨内部。熟练掌握这项技术，其并发症如气胸、血肿、根性神经痛的发生率较椎旁入路要低。全麻或硬膜外麻，在C臂或CT引导下进行。用14~17号的尖端有螺纹的导针（如Osty-Cut needle）对准"牛眼"中心钻入，在正侧位像上均要与椎弓根轴线平行，旋转前进，针进入皮质后应感到有中度的阻力，如果针尖正在椎弓根中央，这个阻力很容易克服，CT或C臂可以进一步证实进针点，只要椎弓根的下方与内侧皮质完整，就不会发生神经根损伤，这是此项技术的关键。然后一个20或22号的套管针沿着这个导针进入椎体抽取组织进行细胞学检查，或将前述的螺纹针继续推进取组织芯块，可以沿着这个针道多次抽取组织。亦有人在导针进入椎体后不是先放入套管针，而是沿进针点做一小的皮肤切口，沿导针插入一个更粗的套管，然后才将一有齿的切骨活检针套在导针的外面与套管内面进入椎体，导针可在各个方向做倾斜，以增加标本量，去掉导针后还可用刮匙与活检钳沿套管取标本，通过此套管还可以注入止血剂。此外还有人采用外径3.5mm的环锯行经皮经椎弓根活检术，尸体实验表明，外径4.5mm的环锯也是安全的。

所有的胸腰椎均可采用经皮经椎弓根活检术，但在上胸椎（T_3以上），进针点宜稍偏外，以免穿破椎弓根内侧皮质。

9. 经皮穿刺活检的注意事项、并发症及其预防　除非肿物浅表，一般均要在X线指导下进行。穿刺点皮肤宜行小切口，以免进针时皮肤组织嵌在针心内造成以后抽取组织发生困难，穿刺针靠近椎体之前要保持真空，以便及时发现针进入血管、硬膜等重要部位，在针将要进入椎体之前，宜用实心探子推出针心内可能存留的针道组织。在活检的当时，要立即用细胞学涂片的方法或冷冻切片证实已取到合适的瘤组织，否则需要继续操作。出血、感染、气胸、暂时或永久性的神经功能障碍甚至死亡均有报道，预防的关键是术前详细研究患者的影响学资料，正确地选择穿刺点，严格消毒，并在CT或电视监控下操作。

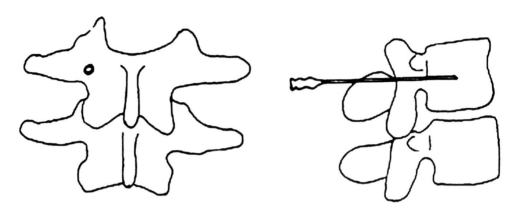

图13-16　经皮经椎弓根穿刺活检

二、脊椎切开活组织检查术

1. 常规切开活检　患者全麻或硬膜外麻，体位与入路根据病变部位而定，具体手术入路参见手术章节。先取肿瘤的软组织部分（1cm×1cm×1cm大小）送冰冻活检，骨蜡填塞缺口或暂时缝合伤口。病理明确肿瘤性质后再行治疗性手术。

2. 经椎弓根切开椎体活检（图13-17）　全麻或硬外麻，患者俯卧，脊柱后正中纵切口，长约6cm，钝分离一侧椎旁肌，经此肌进入暴露病椎的上关节突与横突根（左右侧的选取根据椎体与椎弓根破坏的程度而定），不需骨膜下剥离肌肉或韧带，进针点定位参照椎弓根钉内固定术，即在横突、上关节突与椎板连接处，约距上关节突的远侧4mm，将此处的皮质咬除，打入一根细的克氏针，方向的要求同经皮经椎弓根活检术，经正侧位X线检查证实此克氏针确系沿椎弓根进入椎体而未伤及内侧及下方的皮质，然后退出克氏针，用弯头小刮匙沿此针道进入病灶刮取组织或用环锯取肿瘤组织，要了解在椎弓根横断面上，其上下径要大于横径，插入弯刮匙时要先保持在矢状面上，待进入椎体后才可以转动刮匙改变方向。操作完毕后用骨蜡或骨水泥填塞骨洞。

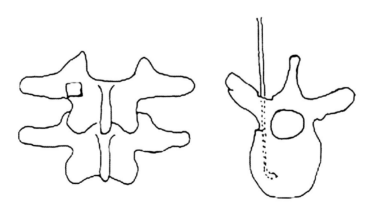

图13-17　经椎弓根切开椎体活检
（北京大学第三医院刘忠军供图）

（罗先正）

第四节 脊柱肿瘤的外科治疗方法

手术是脊柱原发肿瘤治疗的重要组成部分，恶性脊柱肿瘤，特别是转移瘤的外科治疗，过去常常遭到一部分人的反对，其理由是：手术不能改变患者总的预后，徒然给患者增加痛苦，这是一种陈旧和片面的意见，随着脊柱骨内固定技术的发展和肿瘤化疗的进步，外科治疗已可为患者带来一系列好处。手术切除脊椎肿瘤后，给予坚强的内固定，辅以术后化疗或放疗，可以治愈一部分患者，或使一大部分患者无痛生存几个月至几年，提高患者有生之年的生活质量。行内固定及减压术后，患者不完全截瘫的恢复，可减少家属或护士的工作量。对原发肿瘤尚未发现的病例，手术治疗还可同时完成病理活检。

一、手术指征

1. 患者有严重疼痛，用放疗等不能满意控制。
2. 患者有脊髓压迫症状，应尽快在完全截瘫出现前，施行手术减压，截瘫可望完全恢复。
3. 原发肿瘤有比较敏感药物治疗者。
4. 原发肿瘤未发现者，手术切除肿瘤标本行病理检查，可帮助寻找原发灶。

二、术前准备

1. 改善患者的全身营养状态，纠正水电解质平衡紊乱。
2. 拍摄X线平片、断层片，最好有CT片，如有脊髓压迫者，应做脊髓造影或MRI检查。
3. 配血2000～3000ml。
4. 诊断明确者，术前可用一疗程化疗。

三、肿瘤切除的手术技术

1. 姑息性外科处理 原发肿瘤未切除或除脊柱外还有其他部位广泛转移者，可做脊柱肿瘤的姑息性处理，无神经系统症状者，仅做后路钉（钩）-棒固定（于病椎上方第三个椎体至下方第二个椎体上），恢复患者脊柱的支撑功能，缓解由于椎体破坏而脊柱不稳定引起的疼痛，患者术后一周即可起坐、翻身，护理极为方便。有神经系统症状者，先做病椎处局限性椎板切除减压，并切除突入椎管内肿瘤组织，止血后，再用上述固定。

2. 脊柱肿瘤的前路手术 彻底切除肿瘤椎体、椎管减压和坚强的内固定是手术成败关键。据Siegal等报告，脊髓的肿瘤压迫80%来自脊髓前方，所以单纯椎弓根切除不仅不能切除前方肿瘤，而且还会加重脊柱不稳定、手术效果差。近年来国内外都主张采取前方入路，尽可能切除肿瘤体，充分椎管内减压，争取脊髓神经功能的恢复；同时使用坚强内固定恢复脊柱的支撑功能，可使患者早期下地活动，提高生活质量。重建脊柱稳定性和支撑功能的方法很多，可根据条件选择。

3. 脊柱肿瘤的切除及椎体重建术根据病灶部位，选择经胸（胸椎）或胸-腹联合切口（胸-腰段）或腹部倒"八"字切口（腰段）进入，先不要忙于去切肿瘤，先要显露病椎（参看Kaneda手术法）前方和两侧至椎弓根基底及椎间孔处，将病椎上、下方椎间盘切除，这样先将整个椎体的前侧方完全显露"孤立"病椎后，再切除病椎，这样可明显控制出血，显露后再交替用骨刀、咬骨钳、刮匙和垂体咬钳切除病椎，一个助手准备一块纱布，随时在术者手术间隙进行压迫止血，一般肿瘤椎体完全切除术后，用明胶海绵和纱布压迫10分钟，即可止血，应将整个病椎全部切除，后方直至显露后纵韧带，如椎弓根亦被侵犯，可将其同时切除，如太靠后部分不易切除者，可留待后路手术时切除。重建脊柱的力学稳定性。尤其是对于晚期患者，如果手术不会给患者增加太大的危险性，就要想办法尽可能恢复脊柱的力学稳定性，这对于解决疼痛与防止神经功能恶化具有非常重要的意义。重建的方法很多，自体植骨为良性肿瘤切除后重建所首选。椎板切除术的患者还可将植骨块捆在两侧的关节突上行后外侧融合。对于范围小、恶性度低、切除较彻底的恶性肿瘤也可考虑自体植骨，但植骨融合不适于术后需要尽快开展放化疗的高恶性肿瘤患者，可用骨水泥植入与骨黏合，增加稳定性，用在颈段可以自制椎体形状，用在胸腰椎一般需要结合其他材料。人工椎体抗压能力较好，但抗旋转的能力较差，且不易固定，多与骨水泥合用。椎体钢板，螺钉固定主要用于加强植骨的强度，并使之不易脱出。钉-棒系统均可用于后路脊柱稳定术。需要指出的是，在需要切除多节段肿瘤的患者（如3、4节），用骨水泥、人工椎体固定重建是十分困难的，应考虑前路钛笼+骨水泥再加后路稳定术。脊椎重建术，有如下几种可供选择方法。

（1）人工椎体植入术：将人工椎体上、下L形钢板固定于上、下方椎体上，然后套上中央带有反扣螺纹的部分，并拧动向上、下两个方向撑紧，然后于空隙位植入碎骨切下肋骨或髂骨。图13-18示叶启彬等研制成的"自锁式"人工椎体治疗脊柱肿瘤情况。

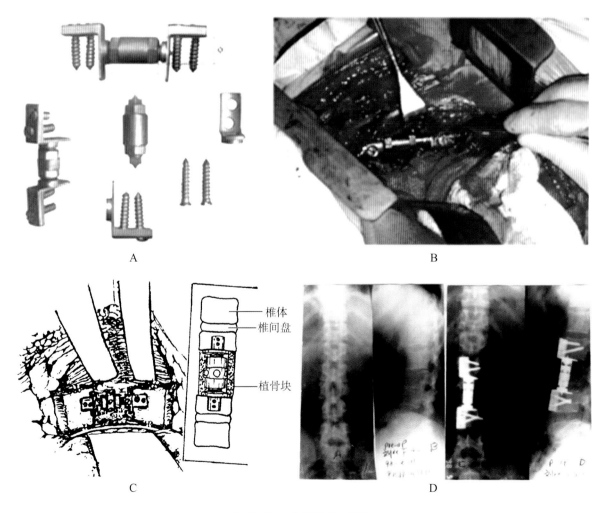

图13-18 自锁式人工椎体

A. 人工椎体；B. 术中放量状况；C. 植入人工椎体示意图；D. 手术前后X线片

（2）骨水泥及钢板充填法：在病椎椎体切除后，于相邻上、下椎体之间中央嵌入手外科钢板一块（用以防止骨水泥块的滑出），于脊髓前方放两片明胶海绵（用以隔热），然后用骨水泥包绕金属钢板，充填切除椎体的缺损（图13-19，图13-20）。最后再加上 Armstrong 钢板或 Kanada 装置，行前路固定。恶性多节段肿瘤者用骨水泥——人工椎体（或钛笼）亦可在3周后从后路用钉－棒系统固定，下肢功能康复后，即可戴支具下地，外固定至少4个月。

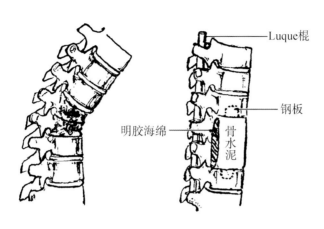

图 13-19 前路肿瘤切除，骨水泥固定及后路 Luque 固定示意

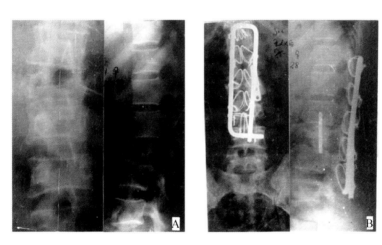

图 13-20 L₃骨髓瘤前后手术及 Luque 固定法

A. L₃骨髓瘤伴不会瘫；B. 前路 L₃切除骨水泥充填及后路 Luque 固定已存活8年

（3）术后处理

1）同一般脊柱内固定术后处理。

2）脊椎肿瘤未切除或未切除干净者，术后可加用放疗（金属内固定，有反射射线作用，应考虑）或化疗。

四、脊柱不同部位原发肿瘤患者的手术技术

肿瘤切除的入路与方法取决于肿瘤的性质、部位与侵袭程度。良性肿瘤应尽可能完全切除，前后入路由病变部位决定，如果肿瘤广泛，偶尔需要前后入路联合，如肿瘤生长慢，也可先行后路稳定与植骨术，稍后再采用广泛的前路手术切除之。对于包绕或侵犯椎动脉的颈椎肿瘤，应采用前外侧入路。恶性

肿瘤过去只限于活检，有脊髓或神经根压迫的患者行辅助放、化疗。但现代外科技术的发展表明，手术完全切除的努力可以明显延长患者的存活期，并使患得在一段较长的时期内不出现神经损害，尤其是对于低恶性、生长慢的肿瘤，如软骨肉瘤、脊索瘤等。

（一）颈椎椎弓肿瘤切除术

对于枕部到第7颈椎的椎板、棘突及关节突的肿瘤可采用后路手术切除与融合稳定术。

1. 术前准备　脊髓已受压的患者，术前清醒鼻气管插管，小心避免颈椎活动，手术医生可托着患者头颈部，麻醉成功后改俯卧于手术台上，采用一个马蹄铁形的支撑器托起患者的头部，由助手使颈椎保持中立位，不能压迫患者的眼睛，不要影响患者呼吸。如果患者颈椎破坏重，容易成角或半脱位，则要加用2～4kg的颅骨牵引，并拍片观察颈椎相互联系。

2. 手术步骤　后正中切口，包括病椎上下各包括两个正常棘突，用1∶200 000的肾上腺素盐水或加肾上腺素的利多卡因浸润皮下组织，切开皮下组织至深筋膜，切开深筋膜并从椎板外向两侧分开肌肉，直到关节突。良性肿瘤可用骨膜下剥离的方式，侵袭性肿瘤或皮质已变薄的良性肿瘤宜从骨膜外显露，恶性肿瘤则必须从正常组织中分离，连同一层健康组织和肿瘤一并切除。用咬骨钳或磨钻去除肿瘤上下各一个正常椎板的1/2，显示硬脊膜，神经剥离子轻轻潜入肿瘤深面稍行剥离，在能够直视硬脊膜的情况下，从肿瘤周围的正常组织中咬断或磨断骨质并切断软组织，将肿瘤完整取出。

然后行脊柱稳定重建术，如棘突与椎板切除的范围较小，可不用融合或采用中线植骨钢丝环扎融合，如椎板切除广泛，会发生不稳与畸形，则需要关节突融合。

中线植骨钢丝环扎融合术（图13-21）：在要融合范围的上、下端的棘突基底部各钻一孔，一根20号钢丝从最上一个棘突的孔内穿过，将两端拉紧从这个棘突的上面绕过，然后向下穿入最下一个棘突的孔内，在一侧打结，这个钢丝可看作是一个张力带，目的是对抗屈曲。然后再用一根22号钢丝同样穿行于上下棘突的孔内，并将两个板条状皮质松质骨捆扎在要融合的棘突与椎板两旁，注意：在植骨块上做一小的缺口使钢丝轻轻陷入，以免滑动，植骨前棘突与椎板的皮质要打磨掉一层，做成粗糙面，大的植骨块放好以后，周围可再放一些碎骨条块。

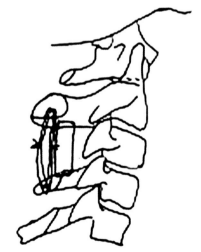

图13-21　C₃椎弓肿瘤切除，中线植骨钢丝环扎融合术

3. 关节突融合术　将每个要融合的小关节的关节囊切开，插入一个小的骨膜剥离器并稍转动，使关节间隙轻轻张开，同时保护深面的椎动脉与神经根，然后从外向中线垂直于小关节的关节平面钻一个3mm的孔，用一根22号钢丝从此孔穿出，两侧的关节都这样准备好以后，取髂骨皮质松质骨用钢丝捆绑在每个要融合的小关节上。需要枕颈融合时，也可将植骨块用钢丝捆绑于枕骨与远侧的椎板棘突上。此外，还可采用骨水泥黏合固定，主要用于恶性肿瘤，但如要获得长期稳定，自体植骨仍是最佳的重建方法。

（二）颈椎椎体肿瘤切除术

手术目的有：一是彻底根治，建立颈椎稳定，达到治愈；二是保持和恢复脊髓的功能；三是缓解疼痛，改善患者生活质量。

1. 经口入路（$C_1 \sim C_2$）（图13-22）　　主要适用于C_1、C_2椎体的肿瘤切除，因感染发生率较高，术前局部与全身需预防性应用抗生素。

（1）术前准备：患者仰卧，头部垫高，采用气管插管，但如要广泛显露，最好行气管管切开插管术。医生戴头灯，患者口中放特制的张口器，口鼻内用硫柳汞加过氧化氢、新洁尔灭消毒，咽后壁也可用酒精或碘伏消毒。

（2）手术步骤：从腭中线切开软腭，悬雍垂缝合悬吊于口腔一侧，在咽后壁正中线上纵行切开，长约5cm，高低依病变位置而定，切开黏膜下组织，骨膜下向两侧剥离达C_1侧块的外侧缘，注意勿损伤紧靠其后外方的椎动脉，即可直接暴露枕骨基底到寰枢椎椎体的前方。需要显示环枕关节时，软腭的切口要长一些，用力张口及牵拉舌根时可暴露C_2、C_3间隙及C_3椎体的上缘。使用

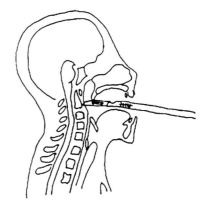

图13-22　经口入路切除$C_1 \sim C_2$椎体肿瘤

小骨刀或微型磨钻在椎体上开窗，小刮匙彻底刮除肿瘤，对于硬化性肿瘤，也可继续用微型磨钻磨除之，注意靠近后纵韧带时要特别小心，不要伤及延髓。肿瘤切除后一般需要重建，良性肿瘤可用植骨，寰椎切除者，可在枕骨基底及枢椎前方磨成粗糙面，然后植骨，枢椎切除者，在寰椎前弓、侧块及C_3上面磨成粗糙面，然后植骨。植骨块不宜过大，精心修整，使恰能稳定充填缺损处即可，以免造成咽后壁的缝合困难及术后植骨块脱出，打入植骨块时可使用特制的椎间隙张开器。恶性肿瘤则考虑用骨水泥或人工椎体充填缺损重建，而不用植骨，放胶片引流，然后全层缝合伤口。

对上颈椎肿瘤病变广泛而需彻底切除肿瘤，亦可经劈开下颌骨入路。

（3）术后处理

1）保留一段时间气管插管，有气管切开者做相应护理。

2）禁食1~2天，静脉营养支持，然后胃管进食，2周后伤口已愈合，可自己进食。

3）局部及全身应用抗生素，局部可采用漱口、喷雾剂的方式。

4）根据术前脊髓受压程度及术中操作是否使之加重，适当应用激素。

5）给予镇咳剂，以防咳嗽震动，植骨脱出。

6）有植骨者持续颅骨牵引3周，然后戴颈托下地活动，8~12周植骨愈合后去颈托；也可用头环背心固定，适当提早下地，骨水泥与人工椎体固定可靠者，术后1~2天去牵引，改戴颈托，3周左右软组织愈合，可下地活动。

2. $C_3 \sim C_7$椎体肿瘤前路切除术　　主要适用于$C_3 \sim C_7$椎体的肿瘤切除，但也可显露T_1、T_2椎体。

（1）术前准备：患者仰卧，插管全麻，术前下胃管以利术中辨认食管，并用毛巾卷成柱状垫于两肩胛骨之间，颈后置一甲状腺形的枕垫，采用2~4kg的颅骨牵引，肩部用胶布反牵引，或头颅环背心维持。

（2）手术步骤：根据病变的位置，在锁骨上2~4横指处做横切口，从中线到一侧胸锁乳突肌肌腹，左侧入路较好，因右侧的喉返神经易于损伤（也可采取纵切口，显露更好，但术后影响美观）。沿切口切开颈阔肌，并纵行切开深筋膜浅层，将胸骨舌骨肌、胸骨甲状肌、胸锁乳突肌分别向内外牵开，肩胛舌骨肌向上或下牵开，也可自腱联合处切断。在甲状腺与颈动脉鞘之间切开深筋膜中层，钝分离进入，将颈动脉鞘轻轻向外牵开，在食管与颈动脉鞘之间钝分离，气管牵向内侧。辨认椎前筋膜，放金属标记拍

片证实病变节段，沿中线纵行切开椎前筋膜，向两侧小心推开颈长肌，暴露椎体。注意分离椎前筋膜与颈长肌时不要伤及颈交感干与椎动脉，此步骤易于出血，故止血一定要完善。

肿瘤切除时根据其性质不同采用开窗刮除、凿除或气钻磨削等不同方式。良性肿瘤可行刮除、椎体部分切除或椎体全部切除术，恶性肿瘤则应将上下各一个正常椎体的相邻终板，间盘组织完整切除，然后进行重建。良性者可取髂骨充填或在相邻椎体上开槽后架桥植骨，恶性者用骨水泥，骨水泥——人工椎体（或钛笼）或上述植骨方式重建颈椎的稳定性（图13-23），植骨后也可用椎体钢板与螺钉加强固定。

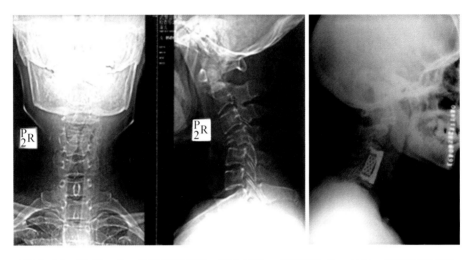

图13-23　56岁，C₄，结肠癌转移瘤，不全瘫痪，前路切除 C₄，钛网＋前路钢板重建

（3）术后处理：全身应用抗生素，观察患者呼吸，防止血肿压迫喉部引起呼吸困难或脊髓受压症状加重。有植骨者持续颅骨牵引3周，然后改戴颈托下地活动，8～12周植骨愈合后去颈托，也可用头环背心固定，适当提早下地。骨水泥与人工椎体植入稳定者，术后1～2天去牵引，改戴颈托，3周后软组织愈合，逐步下地活动。

3. C₁～T₁前侧倒L形入路（图13-24） 此入路显示的范围较大，适用于肿瘤巨大或多个节段受侵犯需广泛显露时。

（1）术前准备：仰卧，2～4kg颅骨牵引，鼻气管插管全麻或结合局麻，口中不放任何器械以免影响术中下颌骨活动。术前可测皮层体感诱发电位建立基值以便术中监测脊髓功能。

（2）手术步骤：此切口由下颌骨下横切口与胸锁乳突肌前缘纵切口组成。沿一侧下颌骨下缘横行切开皮肤、颈阔肌，保护面神经下颌缘支，沿胸锁乳突肌前缘切开皮肤及深筋膜浅层，切除一侧颌下腺，结扎其导管，切断二腹肌，断端留线以备术终缝合。从颅底到舌下肌群前缘完全游离舌下神经，从颈动脉鞘与喉、咽之间分离进入，近侧的暴露需要结扎甲状腺上动静脉、舌动静脉、上行的咽动静脉以及面

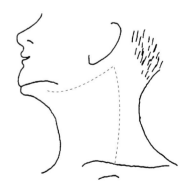

图13-24　C₁～T₁前侧倒L形入路

动静脉，从起点处游离喉上神经，仔细确认中线，远侧的暴露，需要结扎甲状腺下动静脉。纵行切开椎前筋膜，暴露颈长肌，并将其从寰枢椎前方剥离开（如要进行寰椎的前弓融合，头必须保持中立位）。

肿瘤的切除方法同 "C₃~C₇椎体肿瘤前路切除术"。肿瘤切除后亦可用同样的方式植骨融合，但枢椎肿瘤切除后，还可用下面的方式植骨融合：植骨块近端修成叉尖状，骑跨于寰椎的前弓上，远程插入颈3前方的开槽中。恶性肿瘤者多用骨水泥——人工椎体重建。

（3）术后处理：同 "C₃~C₇椎体肿瘤前路切除术"。

4. 颈椎外侧入路　侵犯颈椎外侧结构如侧突、椎弓根、后外侧关节以及椎体外侧部分的肿瘤可采用此入路，暴露充分，这样在切除上述结构时可以直视椎动脉与神经根，使之得到保护。

（1）术前准备：基本同 "C₃~C₇椎体肿瘤前路切除术"，上颈椎显露需要气管切开插管，颈椎不稳者必须牵引，并需行椎动脉造影了解其走行，是否受压移位及有无变异。

（2）手术步骤

1）上颈椎显露：沿胸锁乳突肌前缘纵行切开，弧形向后达乳突，结扎切断颈外静脉，切断胸锁乳突肌在乳突上的起点，沿胸锁乳突肌前缘切开深筋膜浅层，牵开此肌，辨认并保护副神经，结扎枕动脉的胸锁乳突肌支，将颈动脉鞘从胸锁乳突肌上游离向前牵开，交替用钝性与锐性分离的方式显露椎前筋膜，采用骨膜下剥离的方式暴露椎体，必要时可以切断颈长肌。

2）下颈椎显露：患者仰卧，头转向对侧，从颈前中线横行切开达胸锁乳突肌后缘3~5cm处，切开颈阔肌，显示胸锁乳突肌，从此肌深面钝性分离后提起，从切口中部横断之，分别向头尾两端牵开，可见膈神经与臂丛神经位于其深面。从前斜角肌前缘小心游离膈神经，将前斜角肌从第一肋骨的止点上方切断，从C₃~C₆的前突上解剖前斜角肌，即可显露从横突孔经过的椎动脉、横突间隙以及神经根。

（3）肿瘤切除：用尖嘴咬骨钳分步咬除肿瘤。Verbiest主张按下列顺序切除椎体的外侧结构，首先是横突前结节，然后是横突孔的前侧壁与外侧壁，然后是钩突，最后将椎动脉与神经根小心牵开后再切除同侧椎弓根（图13-25）。如果只切除外侧结构，术中不需重建，如果前侧结构切除也很多，应考虑用植骨等方式重建。附北医三院刘忠军等对C₂~C₃脊索瘤手术成功病例（图13-26）。

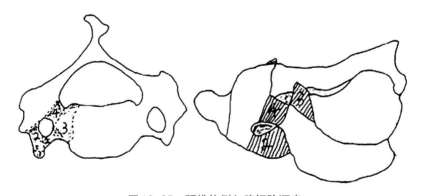

图13-25　颈椎体侧入路切除顺序
1. 横突前结节；2. 椎动脉孔前壁及外侧壁；3. 钩突；4. 椎弓根

（4）术后处理：无植骨重建者不需外固定，有植骨重建者术后则需持续颅骨牵引或带头环背心，其他处理也同 "C₃~C₇椎体肿瘤前路切除术。"

（三）颈胸段椎体肿瘤切除术

此段椎体肿瘤切除有四个入路，高位经胸腔入路、低位颈前入路、经胸骨入路及侧后方入路。

1. 高位经胸腔入路　最适宜于胸椎后突畸形使颈胸段椎体前方形成深陷者。

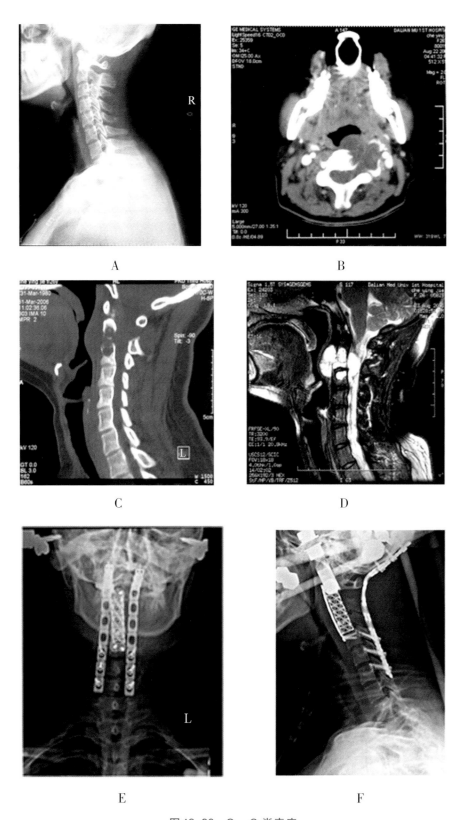

图 13-26 C₂～C₃脊索瘤

A. X线平片；B. CT横断片；C. CT纵断面片；D. MRI片；E. 椎体切除术内固定后正位片；F. 椎体切除术后侧位片

（1）术前准备：患者侧卧，插管全麻。

（2）手术步骤：沿肩胛骨内缘及下缘行弧形切口，切开皮肤，前锯肌及部分背阔肌，将肩胛骨下角游离，抓起后推向外上，切除第2或3肋骨，经肋床切开胸膜进入胸腔，即达 $C_6 \sim C_4$ 椎体的前方。结扎肿瘤椎体侧前方的节段性血管，若系良性肿瘤，可行骨膜下分离达椎体对侧，然后凿除或开窗刮除之，若系恶性肿瘤，可在节段血管深面与椎体骨膜外分离，切除相邻的两个正常间盘，从椎弓根基底切除肿瘤椎体，此步骤可用尖嘴咬骨钳将椎体分块咬除，也可用骨刀将椎体前部的大部分骨质快速凿除，靠近硬膜的数毫米骨质用高速磨钻磨去，椎管打开后，剩下的皮质壳用弯的刮匙，逐渐从硬膜外血管及硬膜上将骨质刮除。打开椎管行脊髓减压最好从入路的对侧开始，如从中间或入路侧开始，脊髓可能会立即隆起进入缺口，影响视野。椎间盘与椎体切除以后，硬膜可被完全直视。切除肿瘤时应注意控制硬膜外出血，有时量大可达数千毫升，传统的方法是用沾有止血剂的明胶海绵压迫，这样效果不佳，而且费时，双极电凝有一定效果，但硬膜外血管较脆，有时不易成功，如有条件，可用氩激光，特别有效。重建脊柱稳定性的原则与方法基本同颈椎肿瘤。

（3）术后处理：①保持胸腔引流管通畅，渗液停止后拔除。②预防性应用抗生素。③骨水泥——人工椎体固定可靠者，术后2~3周逐步下地活动，植骨者需卧床或带支具制动3个月，直至骨愈合。

2. 低位颈前入路　此切口最适于 T_1、T_2 椎体的前方显露，并利于植骨。

（1）术前准备：患者仰卧，插管全麻。

（2）手术步骤：在左侧锁骨上一横指处横行切开皮肤与颈阔肌，内侧恰过中线，外侧到胸锁乳突肌，游离胸锁乳突肌内缘后向外牵开，显示颈动脉鞘，游离后亦牵向外侧，胸导管在此处从外侧汇入颈静脉，但可有变异，特别小心不要损伤，亦不要伤及喉返神经。向内牵开气管与食管，即可显露 $C_7 \sim T_2$ 椎体。肿瘤切除的方法同"高位经胸腔入路"，重建脊柱稳定性的原则与方法基本同颈椎肿瘤手术。

（3）术后处理：同"高位经胸腔入路"。

3. 经胸骨入路（图13-27~图13-30）　可充分显示从 $C_4 \sim T_4$ 椎体的前侧，适用于此段巨大肿瘤的广泛暴露与切除。

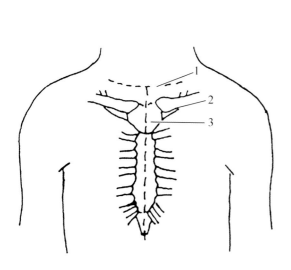

图13-27　颈胸段椎体切除术

1. T形切口；2. 锁骨；3. 胸骨

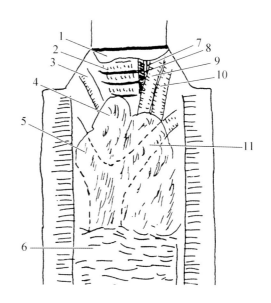

图13-28　颈胸段椎体切除术入路解剖（浅层）

1. 甲状腺；2. 气管；3. 无名动脉；4. 胸腺；5. 右无名静脉；6. 心包；7. 喉返神经；8. 食管；9. 左颈总动脉；10. 左锁骨下动脉；11. 左无名静脉

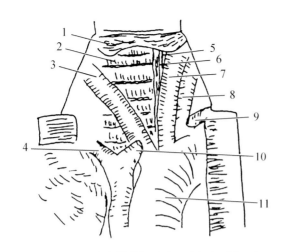

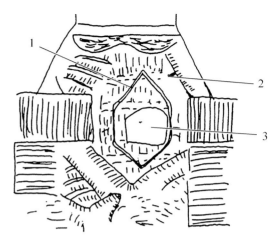

图13-29 颈胸段椎体切除术入路解剖（中层）

1. 甲状腺；2. 气管；3. 无名动脉；4. 右无名静脉；5. 喉返神经；6. 食管；7. 左颈总动脉；8. 左锁骨下动脉；9-10. 已切断结扎之左无名静脉；11. 主动脉

图13-30 颈胸段椎体切除术入路解剖（深层）

1. 已切开之前纵韧带；2. 甲状腺下动脉已结扎；3. 开窗椎体；4. 侧后方入路适用于此段椎体侧方腹瘤的切除术

（1）术前准备：患者仰卧，两肩胛骨之间置沙垫使胸骨稍向前凸，插管全麻。

（2）手术步骤：皮肤切口呈 Y 形，纵行部分从胸骨上 2cm 沿胸骨中线一直达剑突下方，切开胸骨骨膜，向两侧行骨膜下剥离，斜形部分起于双侧胸锁乳突肌内缘，沿两侧锁骨上缘斜向中线，与纵行切口汇合。切断胸骨舌骨肌与胸骨甲状肌的止点及锁骨间韧带，从胸骨上窝进入胸骨后做骨膜下钝性分离，注意勿伤及甲状腺下静脉。切除剑突，沿此处进入胸骨后做骨膜下钝性分离，注意勿进入胸腔与腹腔。气锯劈开胸骨全长，继续在胸骨与肋骨后方钝分离，将壁层胸膜向两侧推开，扩大暴露。分离胸腺和心包的结缔组织，将胸腺两叶分开，切断并结扎左无名静脉各分支，其主干充分游离，用无创血管钳夹住后切断，将无名动脉、气管、食管向右牵开，左侧颈总动脉向左牵开，即可显露 $C_4 \sim T_4$ 椎体前缘。放金属标记拍片定位，纵行切开前纵韧带，即可显露病变椎体，肿瘤切除及重建脊柱稳定性的原则与方法同"高位经胸腔入路"颈椎肿瘤手术。手术结束时吻合左侧无名静脉（也有人不主张吻合而结扎之，但可能会造成短时的左手臂轻度水肿）。胸骨钻孔，用钢丝缝合。胸骨后放置引流管并缝合胸骨舌骨肌及胸骨甲状肌。

（3）术后处理：同"高位经胸腔入路"。

4．侧后方入路　适用于此段椎体侧方肿瘤的切除术。

（1）术前准备：侧卧，插管全麻。

（2）手术步骤：于上胸椎棘突旁 5cm 处做纵切口，切开斜方肌、肩胛提肌、大小菱形肌、上后锯肌与棘肌，显露 1～3 肋后段，骨膜下剥离切除第 1、第 2 肋骨的后段，将壁层胸膜游离后向椎前推开，沿肋间神经寻找椎间孔，即可显露 $T_1 \sim T_3$ 椎体的侧面，肿瘤切除与脊柱重建的原则与方法同"颈椎外侧入路"。

（3）术后处理：同"颈椎外侧入路"。

（四）$T_4 \sim T_{10}$ 椎体肿瘤切除术

此段椎体肿瘤的切除可有 3 个途径，经胸腔入路、经胸部胸膜外入路、后外侧入路。

1. 经胸腔入路　为常规的开胸进路，一般从左侧进入，因为胸主动脉较腔静脉不易损伤。此入路视野开阔，可供操作的范围大，适用于范围大的良性肿瘤及恶性肿瘤。肋骨切除应高于病变椎体 1～2 个平面，如第8椎体肿瘤可切除第6肋进入。

（1）术前准备：患者侧卧，插管全麻（单侧支气管插管术最佳）。

（2）手术步骤：沿预定切除的肋骨表面行皮肤切口（从棘肌外缘一直到腋前线，在上胸椎，切口可呈弧形绕过肩胛下角）。沿切口切开背阔肌，高位者同时切断斜方肌、菱形肌、前锯肌，低位者切开后下锯肌，用电刀切开肋骨骨膜，行骨膜下剥离，暴露肋骨全长，切除备用。切除相应的肋间神经，结扎切断伴行的肋间血管，沿肋骨床切开壁层胸膜进入胸腔。肿瘤切除的方法同颈胸段肿瘤。但在重建脊柱稳定性时内植物需要更加坚固，以预防脊柱向前成角，因在胸椎，身体的重心垂线恰位于身体重量的杠杆支点的前方，使脊柱有向前弯曲之势，故大范围的破坏缺损必须通过前路进行牢固的重建。前路重建可选择椎体间植骨加钢板内固定或人工椎体加骨水泥。AO钢板与Amstrong钢板及钉棒等，用松质骨螺钉与远近端的椎体固定，尽可能远近端能跨越各两个正常椎体。如果恶性肿瘤患者，或需要患者早期活动，应选择人工椎体与骨水泥或钛笼（图13-31）。手术结束时置胸腔闭式引流。

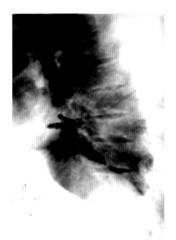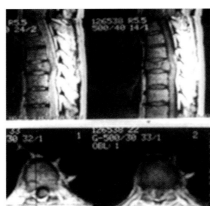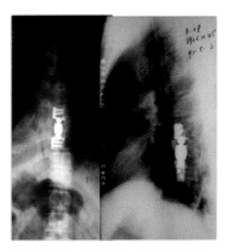

图13-31　A. X线示T9骨髓瘤破坏，不全瘫；B. MRI示肿瘤突入椎管；C. 肿瘤切除+人工椎体（叶启彬供片）

（3）术后处理：①常规应用抗生素。②维持引流管通畅，渗液少于30ml/d后拔管。③有植骨者需卧床或带塑料背心支具3～6个月，直至植骨愈合。④辅助放化疗。

2. 经胸膜外入路　主要适用于生长范围不大的椎体肿瘤及儿童，创伤较小，术前准备、手术步骤及术后处理基本同经胸腔入路，但在手术切除肋骨后，不切开肋骨床胸膜，而是沿壁层胸膜的外面将其推开，使胸膜与胸壁分离，直至椎体前面。

3. 后外侧入路　适用于生长在椎体侧方及一侧附件的肿瘤或前述的两种入路可能出现困难时。

（1）术前准备：插管全麻，患者半俯卧位。

（2）手术步骤：在脊柱的后正中旁开5cm做纵切口，长度超过病椎各两个节段，沿切口方向切断斜方肌、背阔肌、大小菱形肌与后下锯肌。于横突远端纵行分离切开棘肌，切除含肿瘤椎体节段在内的三个横突及相应肋骨后段，推开胸膜即可显露椎体侧方，可切断结扎肋间血管，切除1～2条肋间神经，但要避免伤及胸膜，如有破损，立即修补。肿瘤切除的方法同颈椎肿瘤外侧入路相似，此处没有椎动脉，但要避免伤及脊髓。肿瘤切除后如上述方法重建脊柱稳定性。手术结束时胸膜外置引流管。

（3）术后处理：同"经胸腔入路"。

（五）胸腰段椎体肿瘤切除术（T₁₁～L₂）

1. 前侧入路［经胸腔及腹膜外（或腹腔）］

（1）术前准备：插管全麻，患者右侧卧。

（2）手术步骤：由经胸切口与腹膜外切口两部分组成。若要显露T₁₂～L₁，可切除第10肋，视野可及范围为T₁₀～L₂，若要显露L₁～L₃，宜切除第11或12肋。沿预定切除的肋骨表面行皮肤切口到肋缘，沿腹外斜肌方向继续延伸，切断背阔肌，分开腹外斜肌，骨膜下显露并切除肋骨全长，沿肋骨床切开胸膜进入胸腔。切开肋软骨即进入胸腹交界处之腹膜，用"花生米"推开膈肌下面的腹膜进入腹膜后，放入胸腔，用电刀沿膈肌在胸壁的止点1cm处切断膈肌，切断腹内斜肌与腹横肌，将胸腹切口汇口，从腹肌深面推开腹膜，逐渐达腹膜后间隙，在到椎体侧面对切断膈肌脚（有时腹膜分离困难，即可以切开腹膜，直接从腹腔进入）。辨认椎前的节段性血管，从椎前结扎切断，充分显露胸腰段椎体与肿瘤。肿瘤切除后脊柱重建的方法同胸椎（图13-32）。术毕仔细缝合胸膜、膈肌止点与腹膜，胸腔置闭式引流，腹膜后放引流管。

（3）术后处理：同胸椎椎体肿瘤切除手术。

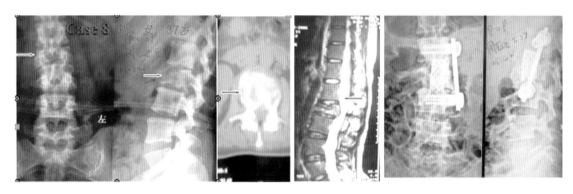

图13-32　A. X线示L₂转移瘤破坏，不全瘫；B. CT、MRI示肿瘤突入椎管；C. 肿瘤切除+人工椎体

2. 后外侧入路　类似于胸椎手术的后外侧入路，适用于椎体侧方或一侧附件的肿瘤切除或前侧入路可能出现困难时。切口由两部分组成，纵行部分沿脊柱旁开5cm，起于病椎棘突以上1~2个节段，与棘突联机平行向下到达病椎棘突水平，斜行部分从纵行切口的止点开始，斜向外下沿腹外斜肌走行，达腋中线。沿皮肤切口切断背阔肌、后下锯肌与棘肌，分开腹外斜肌，切断腹内斜肌与腹横肌，骨膜下切除第11或12肋，结扎相应的肋间血管，切除病变椎体的横突，将胸膜、腹膜、肾周脂肪囊向前推开，切断附于椎体侧方的膈肌脚，如此可显露病变椎体的侧方。在推开胸膜、腹膜时注意不要穿破，在离椎间孔稍远处切断结扎节段性血管。肿瘤的切除方法同胸椎后外侧入路，根据切除范围与肿瘤性质重建脊柱稳定性，可选择植骨、人工椎体、骨水泥或相互结合使用。手术结束时仔细缝合膈肌，腹膜后放置引流。

术后处理：同前侧入路。

（六）腰椎椎体肿瘤切除术（L₃～L₅）

1. 腹膜外斜切口

（1）术前准备：全麻或硬膜外麻，患者右侧卧。

（2）手术步骤：沿第11肋末端到骨联合的联机做腹部斜切口，长15～20cm，沿腹外斜肌走行切开肌肉，顺切口方向切断腹内斜肌及腹横肌，将腹膜向两侧钝性分离推开，向右到腹膜反折处，继续钝分离后腹膜到中线，显露出腰大肌外缘、椎体外缘及输尿管，结扎切断经过病椎表面的腰动脉及肿瘤的血管分支，再结扎血管的深面操作。肿瘤切除与椎体重建的方法同胸椎（图13-33）。此处无脊髓，肿瘤切除时可先咬除术侧椎弓根，显示硬膜囊，游离后向后推开，直视下切除肿瘤。

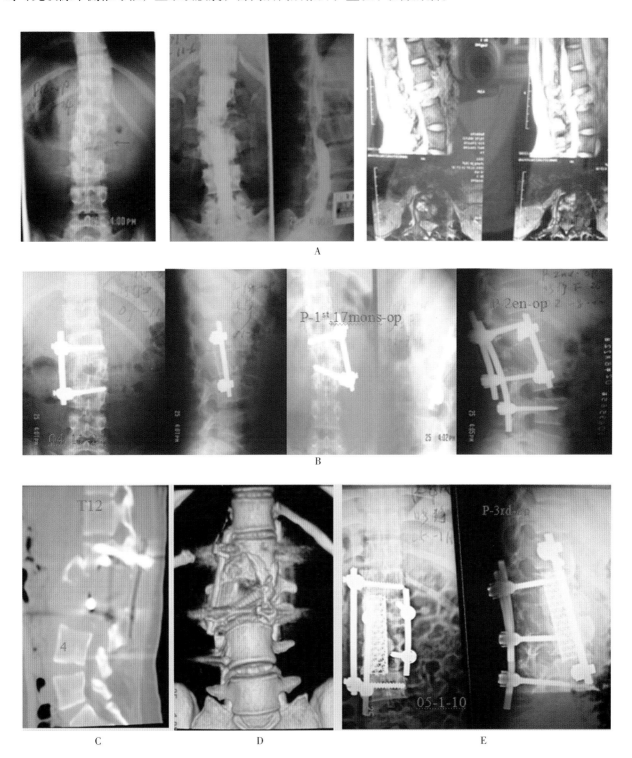

图13-33　女，23岁，L₂巨细胞瘤，术前影像资料（A）；于2004月11月24日，院外前路肿瘤大部切除，钉棒固定（B）；术后17个月复发，加后路钉棒固定，复发加重（C）；2005月1月10日转武警总医院骨科，3-DCT示肿瘤已复发破坏L₁～L₃椎体（D）；行右侧胸-腹联合切口入路，切除L₁～L₃椎体，钛笼+骨水泥植入T₁₂～L₄间支撑+T₁₂～L₄钉棒固定（E）；术后放疗，恢复良好（叶启彬供图）

（3）术后处理：同胸椎椎体肿瘤切除手术。

2. 腰腹半侧横切口　肿瘤生长较大或为恶性时可以采用此切口，显露较腹膜外斜切口更为充分。

（1）术前准备：全麻或硬膜外麻，患者右侧卧。

（2）手术步骤：在肿瘤椎体水平，切口从后正中线一直延伸到腹部中线外5cm，沿切口切开腹外，腹内、腹横肌及棘肌，将腹膜向两侧钝性推开，向后进入膜后间隙，于病椎水平横行切断腰大肌，注意保留行走于腰大肌内的腰神经丛，牵开已切断的腰大肌，充分暴露肿瘤椎体，切断结扎病椎上下各1个椎体中部行走的腰血管支。肿瘤切除及脊柱稳定性重建的方法同胸椎。

（3）术后处理：同胸椎椎体肿瘤切除术。

（4）典型病例：患者，男，27岁，1994年6月30日入院。主诉腰及左下肢疼半年，两个月前曾在外院以L$_4$结核行病灶清除术，因出血多手术失败，故而转院。术前平片（图13-34A）及CT示L$_4$椎体左侧破坏（图13-34B），考虑肿瘤，1994年7月17日行腰腹半侧切口、腹膜后L$_4$椎体切除（左侧2/3）、人工椎体置换并自体髂骨植骨术，病理报告为骨巨细胞瘤，术后4年，偶感腰痛，摄片示螺钉折断退出，未见复发转移（图13-34C）。鉴于一些人工椎体容易发生螺钉拔出和断钉的缺点，叶启彬等研制成"自锁式"人工椎体（图13-18），螺钉为交叉固定可防止螺钉拔出。钉增粗防断钉，更容易放置。他们的经验，如加用骨水泥固定并同时在脊髓前方构筑一道无血管屏障，可减少日后脊髓受压可能。

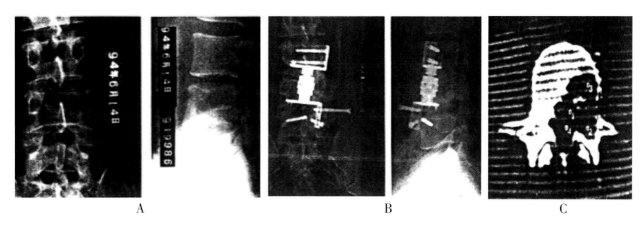

图13-34　L$_4$骨巨细胞瘤

A. 术前X线平片；B. 术前腰椎CT；C. 术后4年腰椎平片螺钉松动断裂

3. 同体位一期前后路联合切口　患者侧卧位，先行后路时，将手术床向前倾斜30°，以病椎为中心，后正中切口，剥离椎旁肌肉至小关节突，勿进入肿瘤。在病椎上下相邻正常各植入两枚椎弓根螺钉经X线确定位置后，进行后部肿瘤切除术。暂时关闭后方切口；再进行前路手术，手术台反向倾斜30°，腹部斜切口，腹膜外分离达椎体前方，结扎病椎体节段性血管后，切除瘤体，同时行椎体前后方固定。天津骨科胡永成成功进行18例（图13-35）。

（七）腰椎椎弓肿瘤切除术

胸椎及腰椎附件肿瘤，椎体未受侵犯者，可从后路行肿瘤切除术。

1. 术前准备　插管全麻或硬膜外麻，患者俯卧位或侧卧位。

2. 手术要点　手术进路，肿瘤切除方法同颈椎椎弓肿瘤切除术，切除一侧椎弓根与关节，经椎弓根挖除肿瘤，切除后是否需要重建脊柱稳定性视切除的范围而定，只要椎体结构正常，一侧椎弓根与关节突的切除不影响脊柱稳定性，双侧椎弓根与关节突的切除则需重建，可以考虑钉-棒+骨水泥固定融合，骨水泥可包在棒防止移动。

（3）术后处理：有植骨者术后卧床8~12周，然后带支具或围腰直至骨愈合，其他的注意事项基本同前路手术。

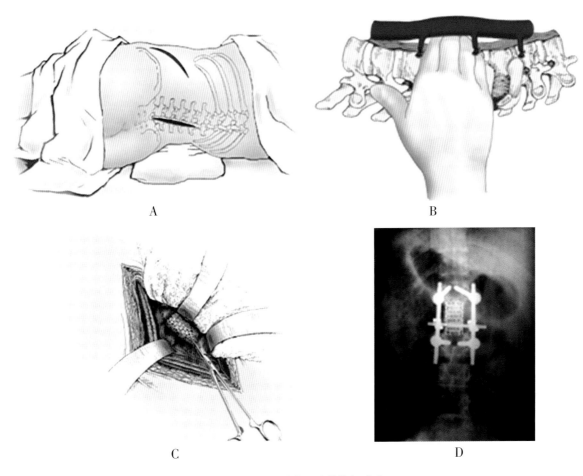

图13-35 前后联合入路椎体切除术

A. 切口位置；B. 椎体前方的钝性分离；C. 肿瘤切除，植入钛网；D. 手术后X线片

（八）全椎体大块切除术

1. 概述 脊柱原发恶性肿瘤的治疗常常是很困难的，强调早期发现与完全切除，而这两点均不易做到。由于脊椎骨的环行解剖构造并邻近躯干的大血管，因此脊椎肿瘤的手术切除不可能按四肢肿瘤的切除原则进行，达到广泛完整大块切除的要求。传统上，脊柱肿瘤的切除方式都是分块切除或刮除，或单纯切除椎体或单纯切除椎弓，前述的所有椎体、椎弓肿瘤的切除基本上都是采用这种方法（除非肿瘤很小）。显然这种术式势必造成周围结构的瘤细胞污染，也很难确定肿瘤与周围健康组织的边界，最后导致肿瘤切除不彻底以致复发。为了提高脊柱恶性肿瘤的治疗效果，许多学者研究了全脊椎切除术，即不论椎体与椎弓是单独受累还是同时受累，二者均同时切除，1971年，Stener较早报道了经后路脊柱全切术治疗胸椎软骨肉瘤，之后，Sundaresan与Magerl相继开展了脊椎全切术，但他们切除椎体的方式仍为分块切除，

尽管使疗效明显提高，仍不能令人满意。为此，Tomita 与 Kawahara，于20世纪80年代设计了一种全新的术式，命名为全脊椎大块切除术(TES)，用于治疗脊柱原发恶性肿瘤、侵袭性良好肿瘤及孤立性转移癌。他们在第十六届国际癌症会议及第六十二届美国骨科医师年会上(Annual Meetingof the American Academy of OrthopaedicSurgeons)做了报告，被多数学者认为是目前治疗脊柱恶性肿瘤的最佳方法。

TES采用后方入路，自两侧椎弓根处切断椎骨，将脊柱骨分成后面的附件与前方的椎体两大块各自完整取出，而不是采用刮除或分块切除的方法。因此，最大限度地减少了术中的瘤细胞污染，而且由后路一次完成手术，降低了前后两个入路同时或分期进行对患者造成的巨大创伤。采用这种术式，除了因断开椎弓根时或肿瘤已侵入椎管内偶尔必须进入瘤内操作外，在肿瘤的周围通常均能达到广泛或边缘切除的要求。

2. 适应证 Tomita 与 kawahara 自行设计了一种脊柱肿瘤分期系统，以利对脊柱肿瘤的进展程度及解剖定位同时进行更精确的描述，并更好地指导TES（详见本章第二节肿瘤分期部分）。按照这个分期，TES 对原发肿瘤的最佳适应证是2、3、4、5型，1、6型可作为相对适应证，而7型是禁忌证。对转移癌，则应考虑原发灶是否已控制及转移灶必须孤立并符合上述分期系统的要求。

3. 手术方法 手术分为两个步骤进行，即后侧附件大块切除与前侧椎体大块切除（均从同一个后方入路）。

第一步：椎板大块切除（包括所有附件）（图13-36）

（1）暴露：患者俯卧，胸部与骨盆垫高，腰部虚悬，以免压迫下腔静脉。后正中纵切口，长度应包括病变椎体上下各3节椎骨，将椎旁肌从棘突及椎板上剥离并向外牵开（如患者已行过切开活检，切口瘢痕梭形留在切除范围内，与肢体肿瘤要求一样），将关节突仔细显露出来，用特制单关节脊椎拉钩进一步拉开软组织，通过向侧方剥离肌肉及开大拉钩，充分暴露术野，范围应达到能在横突深面进行解剖操作。在胸椎，病变椎体的相应肋骨从肋横关节外3~4cm处切断，近侧段切除，胸膜从椎体上钝性推开。为了暴露病椎的上关节突，其相邻的上一个正常椎体的下关节突与棘突要截断切除，所附着的黄韧带及软组织一并切除。

（2）插入线锯导引器：从病椎峡部的下方小心分离，去除其附着软组织，特别注意不要损伤其相应的神经根，一个C形的有弹性的椎板下导引器从上面沿椎板下穿入椎管，从下一个椎间孔穿出，注意导引器尖端一定要沿着椎体与椎弓根的内侧皮质而不要损伤脊髓与神经根。然后沿导引器的孔穿过一根直径0.54mm的特制螺纹线锯（有一定弹性，上有较多锯齿，multifilement threadwire saw），然后套在T形把持器上，去除导引器，维持线锯的张力。如果要切除2~3节椎体，先将螺纹线锯穿入一根薄的塑料管中（如聚乙烯所做），线锯和塑料管一起从椎板下穿过。双侧的椎弓根均采用此方法断开。

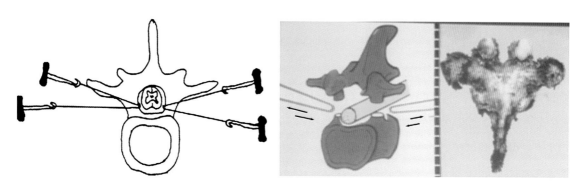

图13-36 椎弓切除方式

（3）切断椎弓根取出后侧附件：在用T形把持器保持张力的情况下，线锯放到上关节突与横突深面，环绕椎弓根，拉动线锯，切断椎弓根，整个后部结构便被整块切除（棘突、上下关节突、横突及椎弓根）。使用骨蜡立即封闭残留的椎弓根断面，以减少出血及瘤细胞污染。为了使前柱切除以后保持脊柱的稳定性，可使用CD或TSRH等后路器械做暂时稳定措施。

第二步：椎体大块切除（图13-37）

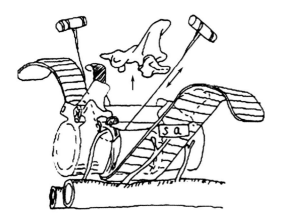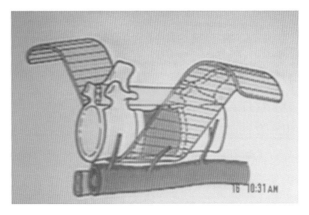

图13-37　椎体切除方法
sa示已结扎之节段性动脉

（1）围绕椎体钝性分离，首先辨认双侧的节段性动脉，它恰好走行在切断的椎弓根外侧，结扎切断其沿神经根走行的脊柱支。在胸椎，切断一侧神经根（左或右要根据椎体取出时将要经过的路径选择，详见下文）。在胸膜或髂腰肌与椎体之间从椎旁两侧向前钝性分离，通常，侧方的分离用弯的椎体铲(vertebralspatula)很易做到，将节段性动脉也从椎体上推开。继续用铲与手指从椎体两侧向前分离，小心将主动脉从椎前推开。如果术者的手指已在椎体前方汇合，就可以从小到大插入一系列的椎体铲扩大分离的范围，最后将两把最大的铲留在间隙中，防止周围的组织器官在下面的操作步骤中损伤。

（2）插入导板(passage)：用针刺证实椎间隙，用V形骨刀在将要切除椎体的远端与近端截骨线上开槽，沿着此槽绕过椎体前方放置线锯。

（3）脊髓解剖与椎体切除：使用脊髓铲，将脊髓从周围的静脉及韧带中游离出来，并利用两面有齿的脊髓保护器（可防止线锯向头尾两端滑动）置于硬膜囊与椎体之间保护脊髓，用线锯将整个前柱及前后纵韧带切断，再次检查前柱的活动程度，以保证椎体的完全切断。将已游离的前柱绕脊髓向一侧旋转小心取出（图13-38），避免伤及脊髓本身。如此椎体被完整切除，并使脊髓四周均得到减压。

（4）前侧重建与调整后路稳定器械：首先对椎管内静脉妥善止血，在远近两侧残余椎体上开出一个植骨插槽(anchorhole)，然后可进行自体、异体植骨融合，也可安放铝陶瓷或磷灰石(apatite wllastonite)玻璃陶瓷人工椎体或钛合金网状圆柱体(titaniummesh cylinder)（图13-39），摄片检查椎体撑开与假体安放情况，对后路器械略做调整，使植骨或假体安放间隙轻微压缩。

（5）术后处理：伤口持续引流2～3天，1周后，患者戴胸腰矫形支具(thoracolumbosacral orthosis)开始下地，时间2～3天，一直到人工椎体结合牢固或植骨愈合。

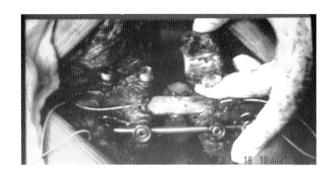

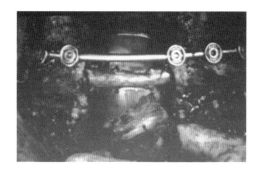

图13-38　将已游离的脊柱前柱绕脊髓向一侧旋转小心取出　　图13-39　钛合金网状植骨+钉-棒固定

4. 设计及优点

（1）设计及优点：肿瘤切除的原则当然是完整大块切除，尽可能达到根治性或广泛性切除术的要求，但在脊柱这是不可能的，因为椎骨环形包绕着脊髓，而且周围还有大的血管及内脏，故将脊柱分成两部分行大块切除是最为理想的手术方式，由于椎弓根系椎骨的最窄部分，此处切断最大程度地减少了肿瘤的暴露及污染，而且全脊椎切除对减压也最为充分。采用这种术式，在椎体前方及侧面能达到边缘切除的要求，在远近端能达到广泛切除术的要求，在椎板与棘突的周围一般能达到广泛或边缘切除术的要求，只是在椎弓根断面上可能需要触及肿瘤（intralesional），或有时由于椎管内侵犯需要进入瘤体操作，所以此手术属较为完善的设计，另外，如果只有一侧椎弓根受累，可适当调整截骨点，即切除健侧的椎弓根与对侧的椎板，仍将脊柱分两块取出。

（2）疗效：Tomita等应用此术治疗过7例脊柱原发肿瘤（5例恶性，2例为侵袭性骨巨细胞瘤），6例已无瘤生存2～6.5年，只有1例恶性纤维组织细胞瘤半年后死于它处多发转移（原发灶未见复发现象），脊髓功能均有不同程度的恢复（按Frankel分级平均提高一级以上），在对20例孤立性转移癌的治疗中也获得了优于传统方法的疗效。手术时间平均为7.8~10.6（5.6～13）个小时，失血量平均为1650～4716（590～10 200）ml，只有1例转移癌患者术后2个月CD椎弓根螺钉松动，再次手术固定后腰背痛消失。

（3）TES手术的危险性及注意事项：①切断椎弓根时可能造成邻近的神经结构损伤。②椎弓根断面可能存在瘤细胞污染。③在椎体前方行钝分离时可能损伤大血管，通常在T_1~T_4不易损伤胸主动脉，T_5以下则要小心。④干扰病变节段的脊髓血供，但Tomita在1例骨肉瘤患者中切除了四节椎体并未有神经症状的加重，其他患者切除1～3节椎体不等，也未有神经症状的加重。⑤椎体内静脉与硬膜外静脉大出血。

以上几点均要给予重视，此外，TES手术，要强调术前动脉栓塞术与术中控制性低血压麻醉，在腰1～2病变，特别小心不要损伤膈肌，并处理好两侧的腰L_1~L_2动脉。

（九）骶骨肿瘤切除术

骶骨是脊柱原发肿瘤的好发部位，骶骨肿瘤占脊柱全部原发肿瘤的43.3%，而且多为恶性。遗憾的是，骶骨肿瘤的治疗至今仍不能令人满意，原因主要是骶骨的位置特殊，解剖关系复杂，症状隐匿，发现时常已生长到较大，破出骨产生软组织肿块，并已侵犯神经。由于骶骨血循环十分丰富，又包围着神经，且与盆腔脏器关系密切，致使按肢体肿瘤手术原则进行广泛切除十分困难，有时不得不行边缘切除甚至病灶内切刮术。最常见的骶骨肿瘤为脊素瘤、骨巨细胞瘤、骨肉瘤、神经纤维瘤、尤文肉瘤、软骨肉瘤等。

1952年，Mac Carty等较早报道了骶骨肿瘤的部分切除方法，从后路切除尾骨及下三节骶骨，到1961年的进一步随访表明，18例中的7例患者已无瘤生存1～12年。当时认为骶骨高位切除是不适宜的，因为会造成肛门直肠与泌尿生殖系统的功能损害，且可能影响骨盆环的稳定性，因此治疗仍相当保守。之后，Gunterberg发现，只要骶1上半部骨质保留，骨盆环稳定性不受影响，而且Stener进一步证实，如果只牺牲半侧神经，整个神经的功能基本是完整的，甚至一侧只保留骶1～3而对侧保留1～2根骶神经，神经功能也是基本正常的，之后骶骨肿瘤的切除术逐步得到开展，骶骨全切的价值也逐渐被人们认识。

目前的骶骨肿瘤切除术主要分为骶骨全切、次全切、大部（或部分）切除术。

术前准备：①详细的影像学检查：除常规的平片、CT或MRI等之外，还应行肿瘤动脉造影、钡灌肠及静脉肾盂造影等，了解肿瘤血运、盆腔血管受压或侵犯情况及乙状结肠、直肠、肛管、输尿管受压或侵犯情况。②肠道准备：术前3天改流质饮食，口服肠道抗生素，每晚洗肠，术前晚行清洁洗肠。③有条件者术前24～48小时行动脉栓塞术。④备足量新鲜血，5000ml左右。⑤术晨经膀胱镜尽可能放置双侧或一侧输尿管导管及导尿管，麻醉后可放置人工肛管。⑥备多个输液通道，有条件者备加压输液器，留置中心静脉插管。⑦采用控制性低血压麻醉，减少出血。⑧消毒一侧下肢，以利术中变动体位。⑨如术中可能涉及肛门直肠的切除或改道时，需普外科医师协助。

1. 骶骨全切术　患者侧卧，骨质破坏严重的一侧在上，转动手术台腰桥，使臀部抬高，患者后仰45°，肛门填塞1%新洁尔灭纱布后缝合。下腹部大麦氏切口，腹膜下显露分离双侧髂内动静及骶骨岬，结扎髂内血管（可不切断，以防结扎线脱落），暂时性阻断腹主动脉，游离输尿管牵开保护，结扎切断髂腰血管，骶外侧血管及中血管，辨认交感神经干，在S_1水平切断之（亦有人不主张切断），游离腰骶干，避免截骨时损伤，继续用手指行腹膜后钝分离，将直肠从骶骨前方游离，越远越好，使肿瘤前方与后腹膜完全分离，切除L_5、S_1椎间盘，放松腹主动脉，充分止血，腹膜后填塞干纱布，后腹膜如有破裂，给予缝合。立即将患者改为前俯45°位，于后做纵切口，从L_5棘突一直达尾骨尖，或于S_4水平行横切口，长25～30cm，如有活检手术瘢痕，应包括在棱形切口内（图13-40）。横断棘肌，髂腰韧带，在臀大肌、臀中肌、梨状肌肌起处切断，肌肉向外翻起，如有肌肉软组织侵犯，则切断之留在肿瘤表面。切断结节韧带、棘韧带、后长韧带、后短韧带、肛尾韧带，切除尾骨，伸入手指至骶骨前面将肿瘤前方充分游离并与前方入路暴露的腹膜后间隙汇合（图13-41），结扎切断臀下动脉，如可能，保留臀上动脉，从双侧坐骨大切迹处伸入手指至前汇合，进一步游离腹膜间隙。切除L_5及S_1的椎板及双侧关节突，显露硬膜囊及L_5的神经根，保护L_5神经根，结扎切断硬膜囊，防止脑脊腹外漏。切断后纵韧带，从肿瘤侧缘2cm处切除部分髂骨，凿断髂关节，将肿瘤完整取出，妥善止血，放胶管引流，关闭切口。

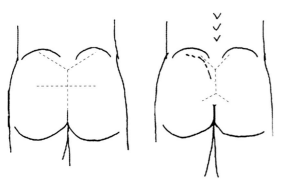

图13-40　骶骨肿瘤后方切口
A. "Y"与横形切口；B. "X"与弧形切口

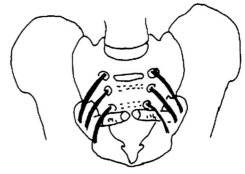

图13-41　双示指经坐骨大孔于骶前会合，游离骶骨前方

典型病例：患者，男，40岁，1982年9月17日入院，主诉后及双下肢疼痛10个月，伴肛周麻木及尿频、尿急，8个月前曾在外院行骶骨肿瘤切除术，因出血多，仅切除了部分肿瘤，术前骨盆片示骶1~4大部分骨质破坏，波及双侧骶髂关节（图13-42A），动脉造影示肿瘤血运丰富（图13-42B）。1982年10月10日行骶骨全切除术（图13-42C），先行左下腹大麦式切口结扎双侧髂内动脉，后行后正中纵切口，刮除全部肿瘤，保留双侧S_1神经根，病理报告为骨巨细胞瘤。术后6年随访患者诉臀部麻木，尿便有时不能自控，下肢感觉、肌力好，行走步态接近正常，X线片示L_5椎体明显下沉，肿瘤残腔壁骨质增生硬化（图13-42D）。

2. 骶骨次全切除术　经S_1下半或S_1与S_2之间切除远侧骶骨，称为骶骨次全切。

前方显露及分离基本同骶骨全切术，不需切除L_5、S_1椎间盘，而要显露S_1神经孔，将S_1神经根游离保护，然后经S_1神经孔或S_1与S_2之间凿断骨前方皮质，向侧方截骨通过骶髂关节。后方入路也基本同骶骨全切术，但要切除S_1与S_2椎板，与前方凿断的骶骨间隙汇合，解剖出硬膜囊及要保留的向前发出的S_1神经根，从后孔发出的神经根为感觉支，均可切断。如肿瘤偏于一侧，则咬除健侧S_2、S_3部分皮质，将健侧S_2、S_3神经根也游离保护。结扎切断硬膜囊及其余的神经，从S_1下半或S_1与S_2之间继续向两侧截骨，将肿瘤完全取出（图13-42）。

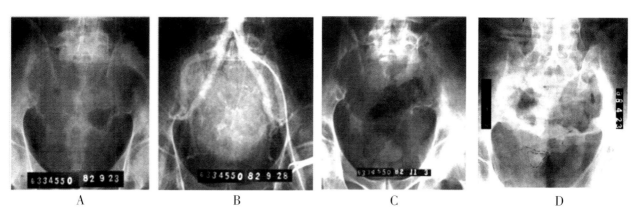

图13-42　骶骨骨巨细胞瘤
A. 术前骨盆平片；B. 术前血管造影；C. 术后骨盆平片；D. 术后6年骨盆平片

骶骨次全切除术范围的三种方式：AOB、AOC及DOB（图13-43）。

一侧髂关节若未侵犯，也可保留部分骶骨关节面的皮质（图13-44）。

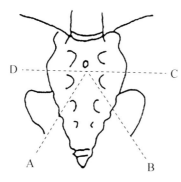

图13-43　骶骨次全切除术的三种方式，
AOB，AOC及DOB

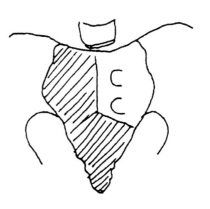

图13-44　骶骨半侧切除

典型病例：男，43岁，1998年11月6日入院，主诉尿频、排便困难两位（图13-45A、B），数字减影血管造影示肿瘤血管丰富，实时栓塞双侧髂内及中动脉（左髂内动脉栓塞前及栓塞后，图13-45C）。1998年12月26日行后路沿骶髂弧形切口、右半侧骶骨次全切除术（图13-45D，术中右侧S₄神经根切断，病理报告为神经纤维瘤，术后尿便功能基本恢复，无明显神经功能障碍。

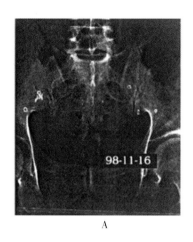
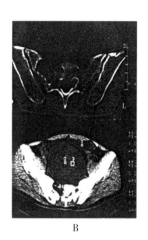

A　　　　　　　　　　　B

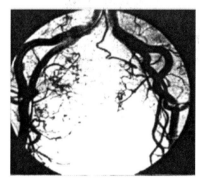
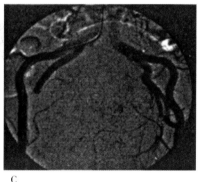
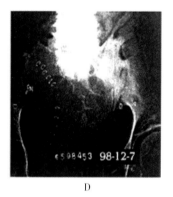

C　　　　　　　　　　　D

图13-45　骶骨神经纤维瘤

A. 术前骨盆片；B. 术前CT；C. 数字减影血管造影，栓塞前及栓塞后；D. 术后骨盆平片

3. 骶骨大部（或部分）切除术　通过$S_2 \sim S_3$之间切除远侧骶骨，称为骶骨大部切除术，范围更局限的肿瘤切除则为骶骨部分切除术。两者术式类似，一并叙述。

如肿瘤不大，血管不甚丰富，偏于尾端，可单从后路进行手术，否则亦应从前路开始。前路显露同全切术，结扎髂内、中、外侧血管，腹膜后充分游离肿瘤前缘，将要保留的神经根游离，然后转向后路手术。操作也基本同全切术，切断尾骨后，手指伸入骨前方充分游离，使肿瘤前壁与后腹膜及盆腔脏器分开，填塞纱布止血。在靠近肿瘤边缘2cm处切断前述的肌肉与韧带起点，在预定的截骨平面凿断骨，骶髂关节大部分得以保留，骶神经大部分也得以保留，然后将肿瘤完全取出。骶骨全切除术，全部骶骨，仅剩下一侧骶骨岬（图13-46）。

4. 注意事项

（1）一般事项：术前仔细阅读影像学资料，精确判断肿瘤的

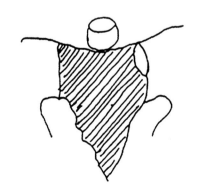

图13-46　骶骨全切，仅留一侧骶骨岬

范围，软组织侵犯程度、盆腔脏器是否已受到侵犯，估计血运丰富程度，评价神经受损的平面，与患者详细交待手术可能带来的神经功能障碍（行走能力、尿便、性功能障碍）及手术的意义与价值，决定行全切、次全切或大部切除术。

（2）切口与体位：切口的位置大小与手术需要有关，也与术者的习惯有关。前方入路多数人行单侧下腹部斜切口（大麦氏），腹膜外操作，也有人行双侧下腹腹外斜切口或腹直肌旁经腹切口，甚至有人主张行半侧腰腹切口，从后中线一直延伸到对侧髂血管。下腹半环形切口也可切断双侧腹直肌止点，腹膜外进入前。通常，我们主张应尽量避免进入腹腔，以免肿瘤在腹腔内种植生长。后方切口可为纵行或横行，也可呈T、I、Y形，如肿瘤仅局限于骶骨一侧，也可沿髂棘走向做弧形切口。如仅从后路手术，患者宜俯卧位，转动手术台的腰桥，使臀部抬高。如采用前后两个入路，患者宜侧卧，先行腹部手术，此时患者后仰45°，然后改前俯45°，再行后路操作，如本文作者介绍的那样。也有人主张先完全仰卧，前路完成后再改俯卧，重新消毒铺巾，Simpson甚至主张患者标准侧卧，前后路手术由两组人员同时进行，认为这样使得截骨时可同时直视骶骨的前面与后面，增加准确性，而且可以缩短手术时间，但他自己也认为这种入路致残率高，出血量大（平均7000ml）。作者没有这方面的经验，但我们认为这样的手术风险确实较高，我们主张患者侧卧，术中体位稍做变化以适宜术中两个入路的不同需要（见手术步骤）。需要切除肛门直肠时，前路手术宜在截石位进行。对于S_3以下的肿瘤，一般仅从后路即可。

（3）骶骨全切、次全切、部分切除的选择：切除范围既与肿瘤的范围有关，也与肿瘤的恶性程度有关。对于已破坏S_1的恶性肿瘤，尤其是高恶性度的以及对放化疗均不敏感的，宜行骶骨全切术，并尽可能达到广泛切除的要求。所幸的是，绝大多数骶骨肿瘤为中度恶性的脊索瘤与骨巨细胞瘤，在可能的情况下，亦可考虑行次全切（边缘切除），即使只保留近侧1/2的骨质，骨盆环的强度即不受影响，双侧神经根也可保留，使患者的行走能力得以保存。范围较小的肿瘤及良性肿瘤可以考虑部分（或大部）切除术。术中发现有少量瘤组织残留在断面上时，宜彻底刮除，并用50%氯化锌、无水酒精或其他化学物质烧灼，然后用盐水反复冲洗。任何瘤组织的残存都必然带来复发，而复发基本上是不可治愈的，因为第二次手术更为困难。

（4）神经切除与神经功能：在满足肿瘤切除原则的前提下，当然宜尽可能多地保留神经，尤以双侧S_1神经最为重要，即使其余的神经全部切除，患者也可以保留基本正常的行走能力及部分男性患者的勃起能力（行走与勃起能力与患者的年龄也有一定关系，年轻患者易恢复），如切除了双侧神经，患者就必须依靠踝足矫形器(ankle-foot orthosis)才能勉强行走。S_1以下的神经全切会严重影响患者的尿便功能，排尿必须用手压或导尿，而排便也会失控。双侧S_1、S_2的保留，排尿可自控，保留一侧S_1和对侧S_2，亦有可能控制排尿与保存性功能。必须保留至少一侧S_2才能控制尿便，保留双侧S_2，患者基本上可自主排泄。一侧神经全切不影响患者的尿便功能。保留神经的原则为：保留双侧S_1、S_2及一侧S_3；保留双侧S_1及一侧S_2、S_3；保留一侧S_1、S_2、S_3。

（5）骨盆环重建：骶骨切除必然影响骨盆环的稳定性，由于担心影响行走能力，早期的手术切除范围均局限于S_3或S_3以下，但随后的研究表明，只保留S_1近侧1/2的骨质，虽然使骨盆环的强度下降了

50%，但患者仍可正常行走，因此对全切手术或甚至只保留一侧骶骨岬的患者我们不主张骶骨重建。对于骶骨全切后是否需要行骨盆重建，目前尚有不同意见，刘植珊、宋献文、Kennedy等主张用自体髂骨与（或）钢板重建，认为可阻挡腰椎下移并恢复骨盆环的稳定性，罗先正等则不主张骨盆环重建。由于腰椎与骨盆环的长期稳定实际上仍是靠瘢痕完成的，而骶骨切除术的伤口合并症发生率很高，Ⅰ期重建要冒很大的风险，我们不主张用植骨或钢板等重建骨盆环。

（6）结肠造与尿流改道：多数学者不主张行Ⅰ期结肠造，尤其是骶骨肿瘤中最常见的脊索瘤很少侵犯直肠。对于神经功能不全的直肠，可以通过吃高张饮食及灌肠法解决排便。但Stephens认为，对于只保留双侧S_1神经的骶骨肿瘤，即使没有直肠侵犯，由于术后缺乏对外括约肌的控制及直肠肛门的感觉缺失，患者会出现大便失禁，结肠造瘘是一项更好的选择。关于尿流改道，目前也有不同的看法，但缺乏神经支配的膀胱必然存在尿失禁，可考虑Ⅰ期或Ⅱ期尿流改道术。

（7）关于放化疗：淋巴瘤、Ewing肉瘤当然应给予术前后放疗。Sampson主张对脊索瘤行术前放疗使肿瘤缩小，以便进行边缘切除甚至病灶内切刮术，以保留更多的神经，但大多数作者认为对低度恶性肿瘤亦应行大块切除术。Stephens与Chandawarker主张对不能达到广泛切除的脊索瘤行术后放疗。Simpson、罗先正、宋献文等主张对骨巨细胞瘤行术后放疗，可减少复发。关于化疗，主要视肿瘤组织类型而定，不论切除是否彻底，只要患者全身情况允许，均应开展。

（8）术后处理

1）保持引流通畅，适当延长拔管时间，可到72～96小时，直至无引流物。

2）定时改变体位，防止伤口长时间受压，鼓励早期下床活动。

3）应用足量静脉广谱抗生素。

4）术后持续禁食，给静脉高营养，留置尿管，直至伤口愈合，避免患者自己排便、排尿，污染尚未愈合的伤口。发现伤口处隆起时，不宜立即挑开缝线引流，应先从健康处皮肤穿刺抽吸证实是脓液后才可进行，以免将浅部感染带入深部血肿。

5）有植骨者需卧床3～6个月，愈合后逐步下地。

（十）冷冻外科治疗脊柱肿瘤

1964年Marcove等首次使用液氮治疗肺癌的肱骨上端转移，以后陆续应用于各种骨肿瘤，对于脊柱肿瘤，单纯刮除常不彻底，而整体切除又有困难，采用冷冻治疗有其适应证。

冷冻外科可治疗脊柱肿瘤及瘤样病变，包括良性骨囊肿、动脉瘤样骨囊肿、血管瘤、骨巨细胞瘤、软骨母细胞瘤、骨母细胞瘤、骨纤维异样增殖症、恶性纤维组织细胞瘤、成骨肉瘤、软骨肉瘤及尤文肉瘤等。对于较大恶性肿瘤，亦可术前结合化疗及放射治疗。国内夏贤良等于1986年曾报道85例，结果满意。

1. 注入法　常规刮除肿瘤组织，直到骨腔内壁无肉眼可见肿瘤组织，将液氮直接注入骨腔，充分冰冻，缓慢复温，反复3次，然后植骨固定。

2. 漏斗法　通过健康组织进入，而不直接暴露肿瘤组织及假包膜，把漏斗直立于肿瘤上，用胶封闭以防液氮外露，注液氮于漏斗中，进而肿瘤组织形成一个以漏斗开口为中心的冰球，5分钟后，冰球达最大限度时停止冷冻，按冰球半径的1/2范围刮去冻结的组织送病理检查，复温，再通过漏斗往刮除后的腔内注液氮冷冻，再刮除，复温，再冷冻，共3次，直达正常骨壁为止。

3. 浸泡法　按广泛切除方法，从健康组织分离瘤体及病骨，多层塑料袋套于病骨外，两端袋口扎紧，病骨完全包裹于袋内，注入少量液氮，检查有无渗漏，然后继续注入后充分冷冻，刮除肿瘤组织，复温、再冻，再刮除至肉眼看不到肿瘤组织为止，再进行缺损骨的修复。

4. 喷射法　对于血管丰富的肿瘤组织，多房性及界限不清的肿瘤，可采用此法，经喷射后，表层发生冷冻，刮除冷冻的组织，再喷射液氮，逐渐深入达到彻底刮除的目的，又可减少出血。

对于脊柱肿瘤，特别是位于骨区肿瘤，冷冻治疗有一定优点，但亦有其缺点，可由于冷冻不当发生皮肤坏死、神经麻痹等并发症，故选用时仍应十分慎重。

五、椎体成形术

椎体成形术包括经皮椎椎成形术（PKP）和椎体后凸成形术（PVP）。他们共同的特点是采用穿刺针经过皮肤到达病变椎体，将骨水泥注入椎体内，恢复椎体的机械强度和解剖形态，恢复椎体力学性能，改善脊柱的稳定性，缓解疼痛。两者的区别在于后者是在椎体已经后凸畸形的情况下使用的，需要使用椎体内膨胀式扩张器械将椎体回复形状，形成空腔，或同时滞留空腔容器于椎体内，以便注入骨水泥。

椎体成形术近年比较多用，在治疗骨质疏松和脊柱肿瘤方面效果显著，给椎体肿瘤的治疗带来了新的前景。注入骨水泥后，不但立即恢复力学性能，而且可以在短时间缓解疼痛。由于该方法创伤小，效果可靠，即使对一些晚期的肿瘤疼痛患者，也是一个安全有效的选择。

（一）PVP和PKP的历史

1984年，首次进行经皮椎体成形术的人是法国Amiens大学的Galibert和Deramond。他们通过经皮穿刺的方法注射骨水泥甲基丙烯酸甲酯（polymethyl-methacrylatePMMA）成功低治疗了1例C_2椎体血管瘤的患者。1994年PVP被弗吉尼亚大学率先介绍到美国。从那时起，PVP成为一种治疗疼痛性椎体疾病的常用方法。近年来，经皮椎体成形术的应用逐渐推广，除了脊椎肿瘤和肿瘤性疾病外，更多应用于骨质疏松性椎体压缩骨折伴有顽固性疼痛的患者。

欧洲人的经验主要集中在治疗与肿瘤有关的疼痛（包括良性和恶性），而美国人的经验主要集中在治疗与骨质疏松性压缩骨折有关的疼痛。经皮椎体成形术和经皮球囊性椎体后凸成形术目前在全世界范围内广泛开展。它们良好的疗效和较高的安全性得到了广大医生和患者的信赖。

（二）椎体成形术治疗脊柱肿瘤的机制

1. 修复或改善椎体的生物力学性能，改变椎体的稳定性　大量生物力学文献的结果表明，在注入骨水泥后，椎体的强度和刚度均有不同程度的恢复或增加。骨水泥对病变椎体的机械稳定作用和骨水泥聚合热的作用，可能是PVP和PKP术止痛的最大主要原因。由于肿瘤溶骨作用，导致椎体内微骨折形成，椎体内不稳定等对痛觉神经刺激导致疼痛症状发生。在椎体内注射骨水泥能恢复椎体的力学性能，加固和稳定椎体内微骨折碎片，防止微小活动的发生，故而缓解疼痛症状。

2．聚合热和细胞毒性作用　在肿瘤椎体注入骨水泥后，其机械作用可使局部血流中断，使椎体的痛觉神经末梢和椎体内的肿瘤组织坏死。另外，聚甲基丙烯酸甲酯单体(MMA)的具有细胞毒性，这意味着PVP和PKP术中注射PMMA具有抗肿瘤作用。而MMA在聚合过程中释放的聚合热可使肿瘤组织及其周围组织的神经末梢坏死而达到镇痛的效果，甚至在某种意义上讲具有一定程度的杀死肿瘤细胞的作用及增强化疗的有效作用。

3．穿刺后病灶内压力降低　可能也是镇痛原因之一。

（三）适应证和禁忌证

溶骨性或侵袭性椎体良、恶性肿瘤所导致的难治性疼痛是椎体成形术的适应证，其适用对象主要有：椎体血管瘤、骨髓瘤、椎体原发及转移性恶性肿瘤和部分椎体良性肿瘤。椎体良性肿瘤的指征是良性肿瘤导致椎体骨折塌陷而引起疼痛，包括嗜酸性肉芽肿、椎体淋巴瘤等。椎体恶性肿瘤主要是溶骨性的，通过椎体内注入聚甲基丙烯酸甲酯除可获得稳定外，还可同时做肿瘤组织活检，以明确诊断。

对于椎体血管瘤，经皮椎体成形术可增加椎体强度，并可止痛，栓塞瘤体血管；必要时再行后路椎板减压，而无需椎体切除，这样简化了手术。

应用于脊柱恶性肿瘤的最佳适应证是恶性肿瘤导致的局部剧烈疼痛，活动受限需要卧床休息，靠镇痛药缓解症状，且无椎管内硬膜结构受侵；伴椎体压缩性骨折时，椎体至少保持正常高度1/3以上且椎体后部的皮质须完好无损。由于椎体恶性肿瘤有发生压缩性骨折的倾向，即使患者无症状，PVP治疗仍是一个较好方法。应用PVP治疗椎体恶性肿瘤后可辅助放疗，以巩固疗效，因为放疗并不影响骨水泥的物理、化学特性。

骨髓瘤常为多灶性而无法做到多节段切除融合。骨髓瘤放疗后椎体易塌陷使神经受压的危险性增加。PVP能立即缓解疼痛，增加脊椎的强度和稳定性，同时纠正椎体塌陷导致的后凸畸形，大大提高了肿瘤患者的生活质量，有利于进一步的化疗和放疗。

禁忌证：①严重神经系统疾病或全身情况差难以耐受。②未经治疗的凝血障碍。③活动性感染、骨髓炎。④椎体病理性骨折片后移，椎管狭窄超过20%。⑤肿瘤突入椎管内广泛，椎体、椎弓根破坏，尤其是椎体后缘骨皮质破坏严重(注射骨水泥时容易造成外渗，侵犯脊髓和神经根)。⑥妊娠期间。⑦对造影剂过敏（因为球囊内装有造影剂，如果球囊破裂，造影剂会溢出）。

（四）操作要点

1．手术器械和设备

（1）穿刺针：颈椎一般选用14G或15G10cm长穿刺针，胸椎、腰椎一般选用10G15cm长穿刺针。PKP还需要可扩性的球囊。

（2）注射器：骨水泥是在浆糊期向椎体内注入，黏稠度大，需要用旋转加压式注射器注入或1毫升注射器。

（3）骨水泥：聚甲基丙烯酸甲酯（PMMA）和磷酸钙骨水泥（CPC）是比较常用的骨水泥，为增强其不透X线性能，一般需在其中加入造影剂。前者特点是在凝固过程中释放大量热，可杀死肿瘤细胞，但是，不能吸收，试用于恶性肿瘤或老年患者。对良性椎体肿瘤，患者年龄较轻，治疗的目的除了缓解疼痛和重建椎体力学性能外，还应诱导局部成骨，重塑椎体骨结构。我们建议采用后者。后者具有骨传导性和可降解，但强度较差。

（4）手术导向监视系统：常规选用单平面或双平面即能取得满意效果。

2. 术前准备　明确诊断椎体受累程度和椎管内情况以及椎体的稳定性，并排除椎间盘突出、脊髓神经根压迫、椎间盘源性的疼痛、小关节病变等情况。

同时术前应认真观察CT片，制定进针途径，在应用椎弓根入路时应测量椎弓根的倾斜角度、穿刺点的棘突旁开距离及穿刺点皮肤至椎弓根入路的距离，以及穿刺点至病灶的距离。

术前常规进行血象和凝血功能的检查，排除手术禁忌。

术前12小时开始口服抗生素，术前夜开始禁食。

3. 经皮椎体成形术操作方法　根据病变部位与局部椎体具体情况选择穿刺途径：①前外侧入路适用于颈椎区的穿刺（图13-47），患者取仰卧位，术者手指探及气管与颈动脉鞘的间隙，穿刺针经此间隙进入椎体。②经横突上的椎弓根旁入路适用于胸椎（图13-48），椎弓根直径太小不能容纳穿刺针，采取经横突上的椎弓根旁入路，该入路的下方是椎体的横突，外侧是肋骨的后部，内侧是椎体的上关节突和椎弓根，这种入路可保护胸膜腔和椎管免受穿破。③椎弓根入路适用于胸腰区的穿刺（图13-49），患者取侧卧位或俯卧位，穿刺针经椎弓根进入椎体，此种入路时骨水泥不易沿针道溢出；经椎弓根入路由于更为安全而为更多人们所使用。经椎弓根后外入路适用于椎弓根破坏的椎体肿瘤。

手术全程在C臂X线机透视下进行。一般选择局麻。局麻药要全层麻醉到骨穿刺点的骨膜。

在颈椎进行PVP，应采取仰卧位，颈部过伸；在胸腰椎进行PVP，应采取俯卧位，腹部悬空，有时采用侧卧位。

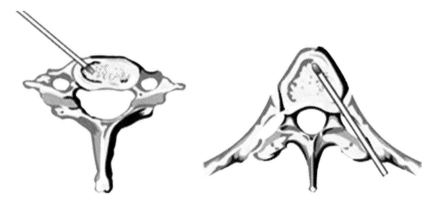

图13-47　颈椎前外侧入路　　　图13-48　经横突上椎弓根旁入路　　　图13-49　椎弓根入路

椎弓根入路的穿刺方法：在C臂X线机监视下根据椎弓根的位置确定双侧皮肤进针点，并在相应皮肤上做出标记（图13-50，图13-51）。于标记处用1%利多卡因局麻浸润至骨膜，以进针点为中心在皮肤上切一3～5mm小口，插入含套管的15G穿刺针并抵至骨膜，C臂X线机下正位像证实穿刺针针尖位于椎弓根外上象限（图13-52），在C臂X线机侧位像监视下沿椎弓根方向逐渐进针（如椎弓根穿刺点骨皮质过硬，可需借助于外科锤缓慢进入），直至针尖抵达椎体的前中1/3交界处（图13-53）。在确定穿刺针到位后，即可调配骨水泥，在透视下进行注射并观察骨水泥在椎体内的分布。注射完毕后将穿刺针退至骨皮质，插入针芯，旋转穿刺针，避免骨水泥将针粘住，在骨水泥硬化前拔针。

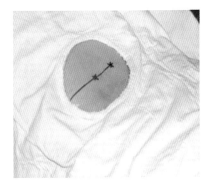

图 13-50 双侧椎弓根皮肤进针点标记

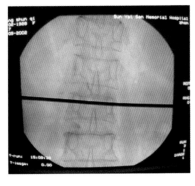

图 13-51 双侧椎弓根影像定位

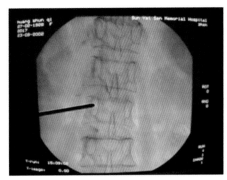

图 13-52 正位像示穿刺针针尖位于椎弓根外上象限

4. 经皮椎体后凸成形术（PKP） 其操作与经皮椎体成形术（PVP）基本类似，但前者增加了椎体内膨胀式扩张器械，在压缩的椎体内通过膨胀形成空腔，并向空腔内注射骨水泥，或将可以控制空洞的形状和容积并可将囊状容器留置于椎体内一边充填骨水泥，一边复位压缩的椎体，以达到增加椎体强度与恢复椎体高度的目的（图13-54～图13-57）。

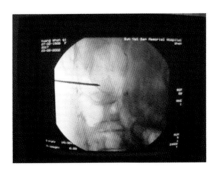

图 13-53 侧位像示针尖达椎体前中1/3交界

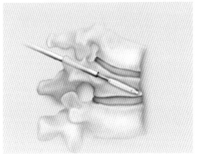

图 13-54 可膨胀式球囊通过工作套管置入骨折的椎体

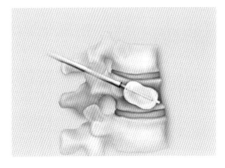

图 13-55 球囊膨胀，抬高终板，并恢复椎体高度

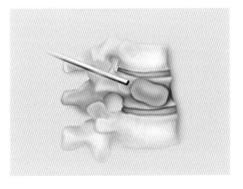

图 13-56 退出球囊，留下空洞

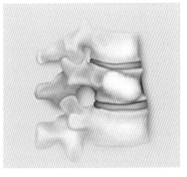

图 13-57 椎体空洞内注入骨水泥

（五）疗效

有作者统计了报道椎体肿瘤的文献一共获得185例197椎病例，疼痛缓解率在75.9%～92.5%，平均86.2%。在球囊扩张PKP组中，统计了报道椎体肿瘤的文献一共获得38例99椎病例，疼痛缓解率在75.6%～98.2%，平均92.8%。Bouza等也应用Meta分析的方法系统回顾分析了2004年10月以前发的有关球囊扩张PKP的文献。通过筛选，一共有26篇文献符合条件。通过Meta分析，作者认为球囊扩张PKP与保守治疗相比，能有效和短期缓解患者的疼痛症状，恢复患者的日常生活功能。通过球囊扩张，病变的椎体能恢复高度，脊柱的后凸畸形得到纠正，患者的生活质量得到提高（图13-58）。

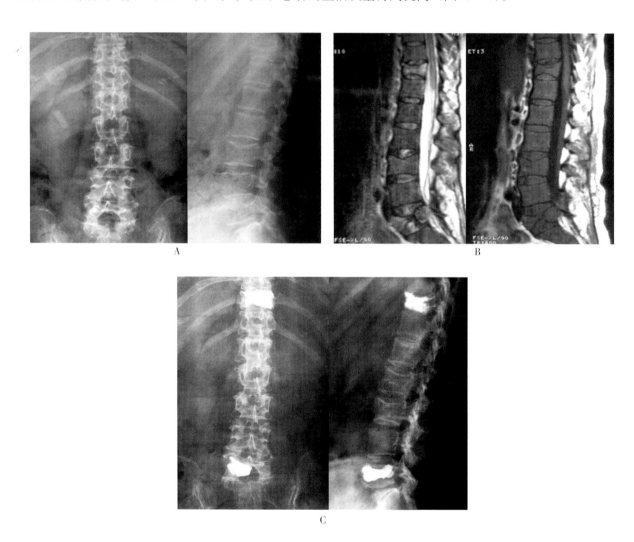

图13-58　女，45岁，多发性骨髓瘤，一期单球囊2次扩张PKP治疗L₅、T₁₁椎体
A. 术前X线平片；B. 术前MRI；C. 术后X线平片

（六）并发症

参考第十六章"骨质疏松症"。

（罗先正，徐万鹏）

第五节 椎管内肿瘤的外科治疗

椎管内肿瘤（intraspinal tumors）可简称为脊髓肿瘤（spinal cord tumors），它包括发生于椎管内各种组织如脊髓、神经根、脊膜等组织的原发性和继发性肿瘤。

目前，有关椎管内肿瘤的流行病学资料报道甚少，人群中发病率每十万人中每年发生脊髓肿瘤为0.9～2.5。据统计，脊髓肿瘤约占神经系统肿瘤的10%～15%，北京市神经外科研究所1958年10月～2000年12月收治的中枢神经系统肿瘤32 772例中颅内与椎管内肿瘤（2391例）比例为12.71：1，但是如果从颅内组织与椎管内组织总体积之比为8：1计算，则两者的肿瘤发病率大致相似。此外，椎管内各种类型肿瘤间比例报告也不同。这些可能与收治病种、年龄以及诊治技术水平不同有关，例如过去对髓内肿瘤常常仅做椎板减压，当前由于神经影像学的发展以及显微手术的应用，切除肿瘤术已广为开展，因此肿瘤间的比例，自然也发生了变化。

椎管内肿瘤可发生于任何年龄，但以20～40岁最多见。性别方面，男性略多于女性，脊膜瘤则明显好发于女性。脊髓各节段均可发生肿瘤，高位颈髓肿瘤可生长至延髓；脊髓末端的终丝也可发生室管膜瘤。以部位论，依序为胸段、颈段及腰段，这与各节段脊髓的解剖长度大致成正比。

一、分类

（一）病理分类

椎管内肿瘤以神经鞘瘤及脊膜瘤最多见，胶质瘤居第三位。髓内肿瘤中室管膜瘤与星形细胞瘤发生率相似，但在一些大宗病例中前者多于后者，可能与疗效好，倾向手术治疗有关。总之，从病理学角度看，椎管内肿瘤多数为良性，宜行外科切除，并可收到满意疗效。

（二）根据肿瘤与脊膜及脊髓关系分类

1. 髓外硬脊膜内肿瘤（extramedullary intradural tumors） 最为多见，占脊髓肿瘤半数以上。主要是神经鞘瘤和脊膜瘤，少数为表皮样囊肿（epidermoid cyst）、皮样囊肿（dermoid cyst）、脂肪瘤（lipoma）等。其中一些神经鞘瘤可沿神经根通过椎间孔长至硬脊膜外，称为哑铃型（dumbbell）肿瘤，长出部分的大小有时甚至超出硬脊膜内部分，可侵及颈部、胸腔及腹腔内。

2. 髓内肿瘤（intramedullary tumors） 并不少见，可占椎管内肿瘤1/4，主要为胶质瘤，其中室管膜瘤和星形细胞瘤约占2/3。好发部位主要在颈髓或以此为中心向上或下生长，其次为胸髓，腰髓较少。

3. 硬脊膜外肿瘤（spinalepidural tumors） 约占总数1/5，多数为恶性肿瘤，如肉瘤、转移瘤等，良性肿瘤如血管瘤、脂肪瘤、脊膜瘤等偶也可见。

二、常见椎管内肿瘤临床病理特点

（一）神经鞘瘤

多源自脊神经后根，故肿瘤常位于脊髓侧方或侧后方，少数也可位于脊髓腹侧，还可经椎间孔向椎管外生长呈哑铃状，肿瘤呈圆形或椭圆形，一般为单发，多发罕见。大小不一，多数在3～4cm以内，与

1～2条脊神经根相连，多为实质性，偶可囊变，有完整包膜，与脊髓多无明显粘连。肿瘤供血不丰富，但被压挤的脊髓表面常出现血管迂曲充血。

多发性神经纤维瘤病患者在椎管内不同水平，可有许多大小不等球形肿瘤，甚至成串。瘤体与脊髓多无粘连，轻易切除，但摘不净，还可复发。

（二）脊膜瘤

几乎均在硬脊膜内生长，瘤体呈半圆形，基底宽与增厚的硬脊膜紧密附着。肿瘤质坚韧，有包膜，通常血供丰富，瘤内可有钙化。

（三）胶质瘤

脊髓内胶质瘤多为室管膜瘤、星形细胞瘤。胶质瘤多沿脊髓纵轴生长，侵及多个脊髓节段，脊髓外观膨大。室管膜瘤主体呈实质性，与脊髓常有明显界面，瘤的两端多有囊变，其上下各与继发的脊髓空洞相连。星形细胞瘤虽多数分化较好，但肿瘤呈侵袭生长，与脊髓组织分界欠清，肿瘤血运不丰，质软，偶可囊变。

（四）转移瘤

椎管内转移瘤几乎都见于硬脊膜外，原发灶多来自肺、肾、乳腺、甲状腺和前列腺，转移途径除经血行（如椎旁及硬脊膜外静脉丛）、淋巴系统外，由于椎体转移在先，导致骨质破损及病变压迫脊髓也不少见，而且原发病变常与受损脊髓节段相对应，例如甲状腺癌常转移至颈段、肺癌多致胸段受累。90%椎管内转移瘤患者因多数已证实体内存在恶性肿瘤，且症状体征进展快，治疗效果不佳而放弃手术，故其真正发病率要比临床统计者高。

三、临床表现

椎管内肿瘤的病程依肿瘤的部位和性质而定，一般多在2年左右，文献报告神经鞘瘤平均病程为25个月，脊膜瘤为29个月，髓内肿瘤为11～26个月。

由于脊髓功能的可塑性及代偿能力的存在，脊髓及神经根受压初期，临床上可无任何表现。随着肿瘤长大，脊髓移位变形，神经根牵拉加重，脊髓血运也受影响，此时才渐出现症状。常见脊髓肿瘤的各种症状都可作为首发症状。但是疼痛不论在何种类型肿瘤都是最常见的首发症状，其中尤以硬脊膜外转移瘤疼痛最为明显，髓内肿瘤疼痛虽较少，但作为首发者仍居半数以上。运动障碍或感觉异常分别占首发症状第二和第三位，括约肌功能障碍很少作为首发症状出现。

（一）椎管内肿瘤的临床过程

通常多以髓外肿瘤为例，可分为三期。①压迫早期：神经根痛。②脊髓部分受压期：脊髓半侧受压综合征（Brown-Séquard综合征）。③脊髓完全受压期：脊髓横贯损害。现分述如下：

1. 压迫早期　椎管内肿瘤约2/3发生于脊髓背外侧，故早期即易刺激神经根，引起沿神经根分布区的放射性疼痛，表现如针刺、刀割或烧灼样痛。初为一侧、间隔性，可因咳嗽、用力、排便等导致椎管内压增高的动作使疼痛加重，位于马尾部肿瘤还可因平卧入睡，脊柱纵轴延长，使神经根进一步受到牵拉致疼痛加重，坐起或活动后疼痛减轻，迫使患者不敢入睡。上述根性痛，依受累神经不同表现各异。颈部肿瘤可致颈枕、上肢痛；胸部者可放射至胸、腹部，因此曾有疑为急腹症而行手术探查阴性的报道；腰骶部者可有坐骨神经痛，与间盘脱出所致相似。上述症状可逐渐加重，呈持续性甚至变为双侧性疼痛。

除根性外，还可因病变影响各种感觉传导束而出现感觉异常，表现为相应肢体的发麻、寒冷、蚁走感、痒感等。位于脊髓腹侧的肿瘤，可刺激运动神经根，出现相应支配肌肉的抽动，并有运动不灵或无力。

2. 脊髓部分受压期　肿瘤的增大压迫了脊髓一侧的传导束，致使感觉和运动功能出现障碍。病侧脊髓丘脑束的受压，出现病变对侧1~2节段以下痛温觉减退或消失；如脊髓后束受累，病变侧水平以下位置觉丧失及感觉性共济失调。同时受累的皮质脊髓束则导致病变同侧水平以下肢体力弱或瘫痪、肌张力增强、腱反射亢进以及病理反射阳性等上运动神经元麻痹。这一典型综合征（Brown-Séquard综合征）常常是髓外肿瘤的特有表现，对临床诊断很有帮助。

通常，脊髓长束受压后，运动障碍的出现多早于感觉障碍，可能是由于运动纤维较感觉纤维为粗，粗纤维不如细纤维对受压的耐受性大的原因。此外，由于各长束在脊髓内呈分层排列，来自下肢的神经纤维在脊髓外侧，来自躯体上部的纤维则靠近脊髓中央，故髓外肿瘤所致的感觉运动功能障碍多从肢体远端向上发展，最后到达病变压迫节段，而髓内肿瘤则相反，常是从病变水平向远端发展。髓内、外肿瘤临床鉴别要点见表13-2。

3. 脊髓完全受压期　此期脊髓呈完全性横贯性损害。除少数病例因病情发展迅速，呈迟缓性瘫痪外，大多数患者均为缓慢进行发展，表现为病变水平以下肢体痉挛性瘫痪及感觉丧失，同时伴括约肌功能障碍。此时脊髓功能已有严重损害，治疗效果多不理想。

表13-2　硬脊膜下髓内、髓外肿瘤鉴别要点

临床表现	髓内肿瘤	髓外肿瘤
根性痛	少见	常见，且早期出现
感觉、运动障碍	由上向上发展，常有感觉分离	由下向上发展。感觉分离少见
Brown-Séqurd综合征	少见	常见
锥体束受累	出现较晚，多不显著	出现较早，终致痉挛性瘫痪
肌肉萎缩	由于前角受累，故较常见	多不明显
括约肌障碍	早期出现	较晚出现

（二）椎管内不同平面肿瘤的表现

1. 高颈髓（C_1~C_4）肿瘤颈枕部痛，四肢痉挛性麻痹，伴躯干、四肢感觉障碍，膈肌受损可有窒息感或呼吸费力。

2. 颈膨大（C_5~T_1）肿瘤肩及上肢根性痛，上肢软瘫，下肢硬瘫，手、臂肌肉萎缩，感觉障碍平面在肩部以下，并伴Horner综合征。

3. 胸髓肿瘤胸或腹部根性痛或束带感。上肢正常，下肢张力高并瘫痪，病变水平以下感觉障碍及腹壁反射消失，括约肌功能障碍。

4. 腰膨大（L_1~S_1）肿瘤下肢根性痛，双下肢软瘫及感觉障碍，膝、跟腱反射消失，尿便失控。

5. 圆锥肿瘤早期即有括约肌功能障碍，渐出现鞍区麻木、阳痿，晚期也可有双下肢力弱，跟腱反射消失。

6. 马尾肿瘤一侧或双侧下肢神经根性痛，伴下肢力弱、肌萎缩、腱反射消失。括约肌障碍初为尿频、尿急，渐而为失禁。马尾肿瘤与圆锥肿瘤临床鉴别要点见表13-3。

表13-3 圆锥与马尾肿瘤鉴别要点

临床表现	圆锥肿瘤	马尾肿瘤
神经痛	少见	会阴，骶部，剧痛，平卧时加重
感觉障碍	在鞍区、对称性，可有感觉分离	在鞍区，单侧或不对称，各种感觉均受累
运动障碍	较少，可有肌纤颤	不对称，常表现为一侧下肢，伴肌萎缩
反射	多为跟腱反射消失	膝、跟腱反射消失
括约肌障碍	早期出现且明显	出现晚，且较轻

四、诊断

过去，对椎管内肿瘤临床诊断的依据为：①症状进行性加重伴典型临床过程。②Brown-Séquard综合征或明确的感觉运动损害平面伴盆腔脏器功能障碍。③腰椎穿刺动力学检查，压颈（queckenstedt）及压腹（stookey）试验示蛛网膜下腔梗阻，脑脊液蛋白、细胞分离（Froin征）。④脊柱X线平片如发现下述改变更有助于诊断：椎弓根变形变扁、间距增宽，椎间孔扩大，椎体后缘凹陷。转移瘤常有椎体及其附件的溶骨性破坏。

在辅助性检查中，脊髓造影曾被广泛使用，典型的硬脊膜外肿瘤梗阻处常如锯齿状，髓外硬脊膜下肿瘤多呈杯口状充盈缺损，髓内肿瘤则显示病变处蛛网膜下腔变窄、造影剂向两侧分流、局部脊髓阴影膨大。

随着神经影像学的进步，腰椎穿刺及脊髓造影已很少应用。CT的问世，对脊柱及其周围软组织，无疑提供了过去无可比拟的信息，但因椎管内多数肿瘤呈等密度（isodense），不易与脊髓区别，故仍需椎管内注射造影剂借以对比，单凭CT平扫常难做出诊断，且易漏诊。磁共振成像（MRI）由于可做到轴位、矢状位及冠状位三维成像，且分辨率高，特别适于对椎管内肿瘤的检查，必要时可行静脉注药增强更可使病变清晰可见，易于做出诊断。因此，目前MRI已广泛用于椎管内肿瘤的诊断。

现将常见椎管内肿瘤MRI表现简介如下（图13-59～图13-62）：

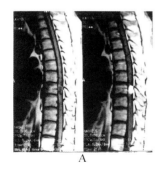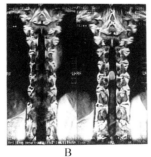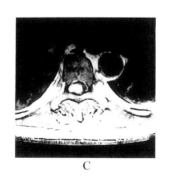

A B C

图13-59 T₈髓外硬脊膜内神经鞘瘤MRI表现

A. T₁矢状平扫（左）及加权像（右）；B. T₁冠状位平扫（左）及加权像（右）；C. T₁轴位加权像

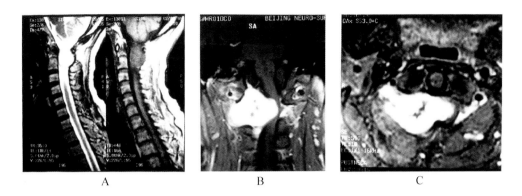

图 13-60　C₁哑铃型神经鞘瘤 MRI 表现

A. 矢状位 T₂（左）及 T₁（右）加权像；B. 冠状位加权像；C. 轴位加权像

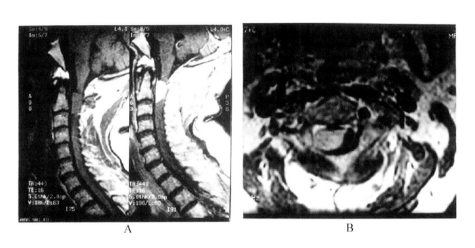

图 13-61　C₂水平脊膜瘤 MRI 表现

A. 矢状位 T₁（右）及加权像（右），可见硬脊膜尾征；B. 轴位加权像

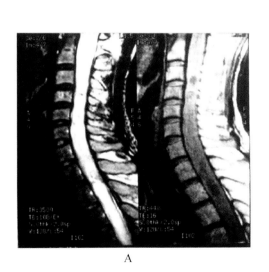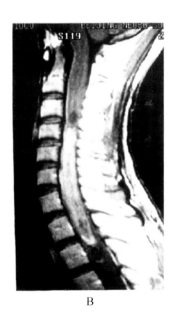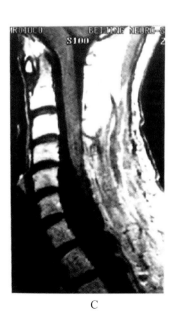

图 13-62　C₄~T₂髓内室管膜瘤 MRI 表现

A. 矢状位 T₂（左）及 T₁（右）加权像；B. 矢状位加权像；C. 全切除术后 2 个月，矢状位加权像，示肿瘤消失

（一）硬脊膜外肿瘤

多为转移性肿瘤或邻近恶性肿瘤侵及所致。MRI片T_1像上受累骨质呈低信号，取代了正常松质骨的高信号，矢状位可见椎体压缩变形，硬脊膜外有不规则稍高信号的肿块压迫脊髓，轴位像显示椎管管径变小，神经孔狭窄，神经根受压，增强扫描，病变可出现不同程度的强化。

（二）髓外硬脊膜内肿瘤

肿瘤呈团块影压迫脊髓，使之扭曲变扁、移位，病灶上、下蛛网膜下腔增宽。神经鞘瘤呈球形或柱状，T_1像为均匀等或稍低信号，边缘光滑；T_2像呈稍高信号；注射对比剂后，瘤体均匀增强，侵及椎管外的神经鞘瘤在轴位像如哑铃状，强化后更易辨认。脊膜瘤在MRI表现与神经鞘瘤相似，惟与硬脊膜附着，具有宽基底，注射Gd-DTPA后较鞘瘤明显，瘤附着处可出现硬脊膜边缘线样强化——硬脊膜尾征（tailsign）。

（三）髓内肿瘤

髓内肿瘤在MRI上显示该段脊髓增粗、蛛网膜下腔变窄或消失。肿瘤信号、有无囊变以及病变上下伴或不伴脊髓空洞，依病变性质不同而各异。

1. 室管膜瘤　除具髓内肿瘤共同表现外，肿瘤在T_1像呈等信号或等、低混杂信号；T_2像多为高或低信号，混杂信号少见。瘤内偶见出血，注射Gd-DTPA后，肿瘤均匀增强，且大部分边界清楚，通常肿瘤上极圆钝，下极稍细，多伴囊性变，该囊肿也可增强，称"cap sign"。瘤两端囊肿上、下方常伴脊髓空洞形成，并可分别延伸达延髓下半部及圆锥部。

2. 星形细胞瘤　多为实性瘤呈浸润生长，边界不清，T_1像为低或等混杂信号，T_2像呈高或等信号，增强扫描后，被强化程度轻，且不均匀，呈散在点片状，肿瘤囊变及伴随空洞很少见。

3. 血管网状细胞瘤　多为囊性，囊内有瘤结节，呈偏心生长，瘤周有多数血管。肿瘤在T_1像多为混杂信号，低信号区内可见血管流空（flow void），囊变部分呈边缘光滑的低信号影，T_2像显示病变更清楚，注药后瘤结节增强明显。少数可见"cap sign"。当患有von Hippel-Lindau病时，诊断该瘤甚易。

五、鉴别诊断

典型病例诊断多无困难，但是由于脊髓供血方式和脊神经分布一样都呈节段性，大的供血动脉较少，且分布不匀，如椎动脉分出的脊髓前动脉，腰膨大动脉（Adamkiewicz动脉）等，各节段的吻合枝又少，故易形成脊髓某些节段相对缺血区，特别是T_4及L_1段。因此，当椎管内肿瘤影响供血动脉时，常可导致"分水岭区（watershed area）"脊髓缺血，出现不典型表现。例如高颈髓肿瘤所表现的上肢位置觉和震动觉的丧失以及手部肌肉萎缩，即是由于$C_8 \sim T_1$缺血所致脊髓中央区坏死，使临床诊断困难。

髓内肿瘤有时易与脊髓空洞症混淆，后者除表明明显的痛温觉、触觉分离现象外，还常伴小脑扁桃体下疝（Chiari畸形）、脊柱畸形以及脑积水等。

脊髓炎性病变通常多有发热史、病情进展迅速，且脊椎压叩痛明显，如找出原发炎性灶，更易于鉴别。

马尾肿瘤早期易误诊为腰椎间盘突出症，该症多有外伤史，卧床休息即可缓解，体检可见腰椎侧弯、椎旁肌肉强直、压痛等表现。

时代的不同，鉴别诊断手段也大为改进。目前在有条件的医院，MRI检查当推首选，增强影像再与临床表现相结合更有助于疾病的鉴别，值得指出的是，当疑脊柱骨质病变时，X线片或CT骨窗像仍是不可缺少的。

六、手术治疗

椎管内肿瘤确诊后，即应采取手术治疗。但当诊断为恶性肿瘤且病变广泛无法切除时，则不考虑手术，可行放、化疗对症治疗。对髓外硬脊膜下良性肿瘤除已完全截瘫超过一月者外，余均应争取手术。髓内肿瘤多数为良性，由于手术疗效与术前病情呈正相关，故一经诊断，应尽早手术，一旦出现瘫痪，即使手术也无济于事。

手术操作：

（一）椎板切除和椎板切开

1. 术前准备　手术前认真分析病情核查各种化验结果，确认能否耐受手术。仔细阅读影像学资料后确定病变确切部位及拟行切除（或切开）椎板范围。除根据体表标志定位外，还应将一金属物（例如曲别针）粘贴在相应棘突的体表上，拍摄X线片，以便核对，避免术中出现定位误差。

术前其他准备同常规手术，术野备皮在手术当日清晨，以免轻微划伤延误手术。

2. 麻醉与体位　采用气管插管全身麻醉，以便术中管理。体位方面除非特殊需要，一般均取侧卧位，以利患者呼吸并便于麻醉操作。对个别体胖颈短，肿瘤位于上颈段患者，也可采用俯卧位或半坐位。半坐位要将下肢抬高，并注意发生气栓的可能性。

3. 手术操作

（1）切口画线：按术前定位，以病变为中心，沿背部中线用色笔标出切口，长度应包括病变上下各一个椎板。

（2）术野常规消毒、铺巾后，按已标明的切口线，严格沿中线切开皮肤、皮下组织及肌肉或筋膜直达棘上韧带，充分止血后，置入牵开器将切开组织向两侧牵开，以便于暴露及操作。

（3）分离椎旁肌暴露椎板：切开棘上韧带后，沿棘突两侧紧贴骨面行锐性切开，也可用电刀切开减少出血，待达棘突根部后，改用骨膜起子将椎旁肌推开达关节突。上述操作先从一侧开始，完成后填充纱布条压迫止血，再作另一侧，两侧均完成，取出纱布条，更换长齿牵开器牵开椎旁肌，充分暴露椎板。

（4）椎板切除（laminectomy）：将拟切除椎板上面的棘突韧带切断，用棘突咬骨钳将棘突自其根部咬断，注意应尽量咬平其根部，以便于椎板切除。各椎板间有黄韧带相连，其附着方式为：从上一椎板腹侧面中点向下止于下一椎板上缘，韧带中间薄外侧厚。用尖刀沿椎板上缘横行切开黄韧带，注意勿伤及脊髓，再用薄唇尖嘴咬骨钳伸入已切开的黄韧带，小心将黄韧带连同椎板一起分块咬除，直至预定的长度为止，除非手术需要，咬除时应尽量避免损伤关节突，以免影响脊柱稳定性。

椎板切开（laminotomy）：为了保持脊柱外形和稳定、防止术后硬脊膜与肌肉粘连牵拉以及对患者心理上的安慰，在一些患者中，特别是对儿童，保留椎板并于术后复位很有必要。

具体操作：充分暴露棘突及椎板后，用直径1.5mm气动金刚石钻头，将所需切开椎板的两侧各磨开一沟槽，再将上下两端的棘间韧带和黄韧带切断，即可将椎板及所附的棘突一并取下，以备术毕复位。在对婴幼儿手术时，也可仅分离一侧棘突及椎旁肌，显露该侧椎板后，用高速气钻磨开，利用青枝骨折原理，将椎板连同未分离的椎旁肌一并翻开到达椎管。

（二）硬脊膜外探查及肿瘤切除

椎板连同黄韧带去除后，正常情况下，可见硬脊膜外脂肪及静脉丛。需要鉴别的是脂肪瘤，该瘤包膜完整、质硬韧、很易区分。发生肿瘤时上述则被瘤体充满取代，由于此处肿瘤恶性者居多，常呈鱼肉样，血运丰富，且骨质也常受累，故诊断不难。硬脊膜外良性肿瘤很少见，如脊膜瘤、神经鞘瘤，此类肿瘤包膜完整，通常也容易鉴别，值得注意的是：①当硬脊膜下有肿瘤时，肿瘤对应部位处的硬脊膜外脂肪常常变薄甚至消失，遇此情况可有助于肿瘤定位。②少数血管畸形可发生在硬脊膜外如海绵状血管病，出血后多破碎，易被当作血肿清除，手术时宜将出血及血块送病理检查，以明确病因。

硬脊膜外肿瘤切除方式依肿瘤性质不同而定，通常在手术显微镜下进行。对瘤体较软者，可用取瘤钳分块去除或用超声吸引（CUSA）予以破碎吸除。对有包膜的良性肿瘤宜先分离附着处，电凝供血血管，争取完整取出。对侵及脊髓腹侧肿瘤，待切除背侧瘤体后，可用刮匙小心刮除。肿瘤切除程度原则上应做到全切，但是如前所述，此处肿瘤多为恶性，特别是当病变广泛，骨质受累时，通常很难做到，因此不应切开硬脊膜探查，以防肿瘤扩散，如遇硬脊膜破裂或受侵缺损，需行修补并严密缝合。

此外，颈胸交界处椎管内脊髓腹侧占位病变，由于解剖位置关系，手术显露较为困难，国外曾采用经胸骨入路。近年国内也有报道，纵行切开胸骨上 1/3 后，在右头臂动脉及左颈总动脉间即可显露 T_1 椎体，X 线定位后，在显微镜下，用电钻或气钻磨除相应椎体，即可达到病变部位，切除病变后，取髂骨植入。术后带颈胸支架活动。这种颈胸联合前入路，适应于上胸椎及颈胸交界处椎体及脊髓腹侧硬脊膜外病变的手术治疗。

（三）硬脊膜下探查及肿瘤切除

先将硬脊膜外脂肪等组织清除，充分止血后在手术显微镜下将硬脊膜自病变上方处开始向下切开，通常作中线直切口，对侵至椎间孔外侧的哑铃型肿瘤也可于瘤颈部附加一垂直小切口，以便充分暴露病变。硬脊膜切开时争取不要伤及蛛网膜。切开后在其两缘与肌肉缝合悬吊。

如果术前病变定位准确，此时多可通过半透明完整的蛛网膜看到脊髓背、侧方肿瘤、脊髓变细移位或变粗等异常情况。下一步是在镜下利用显微剪刀剪开蛛网膜，剪开前宜将头位放低 15°，以减少脑脊液过度丢失。

肿瘤切除：

1. 髓外肿瘤切除

（1）神经鞘瘤：瘤体多呈圆形或椭圆形，有光滑包膜多为实性，也可部分囊变，常与 1～2 个神经根相连，与脊髓粘连轻微，由于生长较慢，长期压迫脊髓，致使脊髓呈现明显的压迹，有时甚至呈扁条状，手术切开蛛网膜后沿瘤四周予以分离，找出其上下极后，可从一端提起，注意用力方向切勿朝向脊髓，同时进一步分离或剪断粘连，与瘤体相连的神经根用双极电凝处理后剪断，瘤体即可完整摘除。术中注意事项：①手术虽然暴露脊髓，但不应牵拉脊髓，分离瘤体与脊髓时，作用力只能放在瘤体上，以免加重损伤。②瘤体大或位于腹侧时，可用 CUSA 先行瘤内切除，缩小瘤体后再分离切除，必要时还可将瘤上下极附近的齿状韧带切断，减轻脊髓张力，防止损伤。③及时止血，始终保持术野干净，解剖关系清楚，以减少误伤。

哑铃型神经鞘瘤切除，首要的是解除椎管内瘤体对脊髓的压迫，当然还要力争做到椎管内外瘤体全切。手术切除椎板后，将扩大的椎间孔后壁，即相邻的上下关节突咬除，以便于显露椎管外肿瘤，同时加大硬脊膜切口。切瘤时先处理椎管内瘤体，以免后来的操作影响脊髓。通常一般大小的肿瘤均可一期全切，椎管外肿瘤过大时，有时需分期处理。

1）颈椎哑铃型肿瘤切除：术前需加做颈部磁共振血管造影（MRA），必要时可行数字血管造影（DSA），了解椎动脉与肿瘤关系。椎管内肿瘤处理同前。椎管外部分不大时，可沿瘤四周分离后予以牵出，瘤体较大宜先行瘤内切除缩小体积，再分离四周取下，注意勿损伤椎动脉。椎管外瘤体过大时，宜分期手术，待3~4周后，经颈后三角区切除。

2）胸椎哑铃型肿瘤：手术取中线切口，于病变侧附加横切口，呈"├"形；或做椎旁纵行切口。椎板切除时应包括病变部位的关节突和横突，并将肋骨小头及该处肋骨一段切除，在胸膜外分离达肿瘤后，沿肿瘤包膜游离，最后提起瘤体朝向椎间孔，继续分离后予以摘除。

3）腰椎哑铃型肿瘤：手术入路可采用：①椎旁入路：切口始于第12肋下缘距背中线旁5~6cm，直行向下达髂嵴上方。在骶棘肌外缘切开腰背筋膜，即可见腹膜外脂肪，推开腹膜，显露腰方肌，髂骨和腰大肌，肿瘤位于髂肌腰方肌间，将肿瘤与周围组织游离后，追踪到椎间孔，予以摘除；②腹部斜切口：从腋中线第12肋下缘，向前下切到脐下2~3cm平面的腹直肌外缘，沿腹壁肌肉纤维分开，即可达腹膜外脂肪，其余手术操作同上。

（2）脊膜瘤：瘤体呈卵圆形或结节状，扁平型少见。肿瘤包膜完整，实性质韧，瘤内可有钙化，血供来自硬脊膜，与硬脊膜附着紧密，基底往往很宽。手术切开蛛网膜后，先在受压脊髓与肿瘤间进行分离。由于此瘤不像鞘瘤可以移动，在确认肿瘤上下极后，宜剪断上下方齿状韧带，松弛脊髓，以利于肿瘤暴露，并减少损伤脊髓。下一步是分离肿瘤与硬脊膜附着处，同时并用双极电凝止血。随着分离、止血，瘤体多可缩小，最后行整块切除。切除后，将附着处硬脊膜一并切除。对大的肿瘤或腹侧面肿瘤，应坚持边分离、边止血、边分块切除，使瘤体减小至最大程度，再行全切，以减少脊髓附加损伤。肿瘤附着处可用双极电灼处理，以减少复发。

2. 髓内肿瘤切除

（1）脊髓后正中分开：硬脊膜切开悬吊后，在手术显微镜下通过蛛网膜即可看到脊髓增粗、肿胀、张力增高无搏动，脊髓表面血供可稍增加，但也可表现苍白。剪开蛛网膜后，改用高倍镜，上述变化更可清晰看清，有时还可看到肿瘤穿透脊髓以及囊变情况。重要的是要确定后正中沟，正常时该处有一明显弯曲走行、较大的静脉，由于脊髓的变形，有时该沟只能凭此静脉确认，甚至靠两侧后根连线中点来判断。继之，循后正中沟，用显微剥离子、细头吸引器沿中线分开脊髓，沿途尽可能保留沟间血管，小心轻柔地将后柱分开，用浸蘸37℃温盐水棉片敷盖保护脊髓同时用6-0线将软膜与硬脊膜无张力地缝合，以牵开分离的脊髓。脊髓分开的长度以能充分暴露肿瘤上、下极为限。文献中有用尖刀或激光切开脊髓后正中的报道，由于可损伤血管或热效应影响脊髓，故不宜采用。

（2）肿瘤切除：病变暴露后，首先取活检送病理，判断性质，以决定切除程度。手术过程中随时用低功率双极电凝止血，并小心冲洗降温。保持术野干净，以便分辨瘤与脊髓界面。肿瘤切取不用激光以免组织焦化变黑，不易辨认。术中仅对肿瘤操作，不能牵拉脊髓。

1）室管膜瘤：瘤体与周围正常神经组织在外观上明显不同，呈紫红或暗棕色，边界清楚，通常上极圆，下极较为细尖，肿瘤与脊髓间有一薄层退变的神经组织，有时其外侧还有一薄层疏松的水肿带，在这层水肿带进行分离比较容易，瘤体较大时，当分开脊髓北侧后，肿瘤常可自行膨出。瘤壁多有一定韧度，可以夹起进行周边分离最后将肿瘤完整取出。注意瘤两端的囊也应一并切除。切瘤过程中应尽量保留血管，特别是脊前动脉及其分支，以免影响脊髓供血，出现功能障碍。术毕用6-0线将软脊膜缝合数针对合。

对过长或全脊髓（holocord）室管膜瘤可根据病情行一期或分期切除。手术时可采取切除5~6个椎板保留一个椎板，以维持脊柱稳定，其余操作同前。

2）星形细胞瘤：儿童较成人多见，肿瘤呈浸润性，多数分化较好且生长较慢。瘤周组织水肿反应轻。术中很难辨认其边界，只能从病变色泽、软硬度以及瘤内出现坏死、囊变来判断、切除，因此很难做到全切。少数伴有多囊的肿瘤有时与脊髓形成假的分界，常可做到大部切除。取瘤工具以用显微器械为佳。如用CUSA，应将功率变小，并仅在表浅处使用，以免损伤过多。对低分化肿瘤，由于瘤周水肿、软化明显，手术切除范围似乎较大，但事实上预后很差。

3）血管网状细胞瘤：系血管性肿瘤，血供丰富。手术时切勿分块切除，否则出血难止，术野模糊不可收拾，切除前应将供瘤动脉逐个电凝剪断，再行分离，最后处理引流静脉，将肿瘤完整摘除。

4）海绵状血管瘤：属血管畸形中的一型，为一团扩张的薄壁血管丛，可反复出血，由于血管内压力低，出血量多不大。手术在清除瘤周血肿时，一并电凝、切除异常血管，最后完整取出。

（四）缝合伤口

缝合伤口前，对术野各层面要充分止血。肿瘤切除后，瘤床一般无出血，如有小渗血，用棉片压迫片刻止血。术毕脊髓搏动恢复，椎管内压力下降，椎板切除骨缘处硬脊膜分离，因此骨缘四周硬脊膜外静脉丛常常出血，有时甚至很猛。遇此情况首先用棉条挡好硬脊膜切口，勿使血流入椎管内。用止血海绵或止血纱布（surgicel）沿骨缘向硬脊膜外轻轻充填，再用棉条压迫即可，个别无效时，可将骨缘处硬脊膜与椎旁肌悬吊缝合，多可奏效。反复冲洗证实术野无出血后，采取连续法缝合硬脊膜，如硬脊膜部分缺损或拟行减张缝合，可取阔筋膜修补缝合，必要时再附加粘有生物胶的止血海绵片敷盖缝合处，以防漏液。对椎板切开者，此时可在相应椎板打孔，用粗丝结扎固定，上、下相应的棘间及棘上韧带间牢固缝合行椎板复位。再次检查肌肉层无出血后，逐层严密缝合，一般不置引流。

（五）术后处理

卧硬板床，术后头两小时宜平卧，压迫伤口减少出血，此后再改随意体位，注意翻身时避免身体扭曲。卧床期限至少3周。

麻醉清醒后即刻行神经系统检查并记录，以资观察比较，对术后神经系体征进行加重并出现手术区剧痛者，应及时行CT或MRI检查，以排除术野出血，遇有血肿压迫要立即清除；脊髓水肿明显者宜加用脱水、激素治疗。如有伤口脑脊液漏，应送手术室检查、缝合。

术后其他处理同一般手术，如镇痛、抗炎、防止并发症等。值得注意的是对有神经功能障碍者宜行早期康复治疗。

七、治疗效果

手术切除是椎管内肿瘤的唯一有效治疗方法，由于多属良性，术后效果良好。除非术前已经完全瘫痪或为恶性肿瘤、侵犯广泛，无法手术者外，其余均应争取手术。

从最近治疗水平来看，硬脊膜内髓外肿瘤如神经鞘瘤、脊膜瘤几乎均可做到一期肿瘤全切除。对个别巨大哑铃型肿瘤也多采取联合一期手术，手术时先切除椎管内瘤体，再行椎管外肿瘤切除，以免后来的操作影响脊髓。手术疗效与瘤体大小、病程以及术前神经功能障碍程度有关。McCormick 等将髓内肿瘤患者术前状况分为4级。即：Ⅰ级无明显感觉运动功能障碍；Ⅱ级轻度障碍不影响活动；Ⅲ级明显障碍影响活动；Ⅳ级临床不能自理。但对髓外良性肿瘤而言，术后多数（80%～90%）患者神经功能可以得到改善，这与髓内肿瘤不同。术后肿瘤复发少见，多为未能全切除或肿瘤细胞分化不良者。

髓内肿瘤过去多采用手术活检、椎板减压及术后放疗，治疗效果很不理想。随着神经影像学的进步以及显微外科技术的不断提高，术前即可了解肿瘤的范围及其准确部位，同时对肿瘤性质也多可做出判断。因此，目前主张采用手术直接切除。临床已经证实：对边界清楚的髓内肿瘤大都可以做到全切或近全切除，例如室管膜瘤、海绵状血管瘤、髓内神经鞘瘤、血管网织细胞瘤等。星形细胞瘤由于呈浸润状生长，多不能切除过多。Brotchi 指出：只凭影像学表现不能判断术中能否找到肿瘤分界，因此对有手术指征者均应手术探查。事实上，在他报告的41例星形细胞瘤中应用高倍手术显微镜做到了近全切15例，次全切11例，取得了较好效果。

髓内肿瘤手术效果与预后取决于肿瘤的大小，特别是肿瘤的横径、性质、部位以及术前症状体征的严重程度。国内一组100例颈髓髓内肿瘤手术结果表明，其中84例做到了全切，术后45例症状得到改善。作者认为取得良好的效果可能与颈椎椎管较宽，手术暴露充分，分离切除肿瘤时脊髓不易受损，且颈髓血供丰富，对手术操作耐受性较好有关。因此，即使高位颈髓髓内肿瘤也宜积极手术切除。本所104例髓内肿瘤手术治疗报告，术后全组总的症状体征改善占半数以上，室管膜瘤全切率达95.7%。而星形细胞瘤则很难做到全切。结论是：显微手术切除髓内肿瘤是目前唯一有效的疗法。但是如果术前神经功能严重障碍，肢体已完全瘫痪，则不考虑手术。因此，早期诊断及时手术是髓内肿瘤当代的治疗方式。但是，手术治疗也有使神经功能恶化，甚至出现生命危险的可能性（0～2.5%），特别是对术前情况尚好的患者，应向家属包括患者本人讲清，征得理解与同意。对于不能完全切除的星形细胞瘤，术后还应进行放射治疗。

（赵雅度）

参　考　文　献

1. RobinsonRA，Smith GS. The treatment of certain cervical spine disorders by anterior removal of the intervertebraldisc and interbody fusion. J Bone Joint Surg（Am），1958，40：607.

2. GlowardRB. The anterior approach for ruptured cervical disc. J Neurosurg，1958，15：602.

3. BaileyR. Stabilizarion of the cervical spine by anterior fusion. J Bone Joint Sutg（Am），1960，42：565.

4. HirabayshiK. Expansive open-door laminoplasty for cervical spinal stenotic myelopathe. Spine，1983，8：693.

5. NakanoN. Comparison of the results of laminectomy and open-door laminolasty for cervical spondylotic myclo-radiculopathy and ossilication of the posterior longitudinal ligament. Spine，1988，13（7）：792.

6. 徐万鹏，李佛保. 骨和软组织肿瘤，北京：人民卫生出版社，2008.

7. 胡永成，夏群，纪经涛，等. 同体位一期前后联合入路脊柱肿瘤切除术. 中华骨科杂志，2008，28：89.

8. 曹东，肖建如. 脊柱肿瘤的磁共振影像：分类、鉴别诊断和疾病谱. 骨科动态，2009，5：41.

9. 隰建成，刘向东，白一冰，等. 经皮注射骨水泥椎体成形术治疗症状性胸、腰椎椎体血管瘤19例临床疗效观察. 中国骨肿瘤骨病，2008，7：261。

10. BorianiS，Capanna R. Donati D，et al. Osteoblastoma of the spine. Clin Orthop. 1992，278：37.

11. TomitaK，Kawahara N，Baba H，et al. Total en bloc spondylectomy. Anew surgical technique for primary malignant vertebral tumors. Spine，1997，22：324.

12. Stringhem DR，Hadjipavlou A，Dzioba RB，et al：Percutaneous transpedicular biopsy of the spine. Spine，1994，19：1985.

13. WhitehillR，Reger SL，Fox E，et al. The use of methylmethacrylate cement as an instaneous fusion mass in posterior cervical fusion，a canine in vivo experimental model. Spine，1984，9：249.

14. MacAfeePC，Bohlman HH，Riley LH，et al. The anterior retropharyngeal approach to the upper part of the cervical spine. J Bone Joint Surg (Am)，1987，69：1371.

15. VerbiestH. Giant cell tumors and aneurismal bone cysts of the spine. J Bone Joint Surg (Br)，1965，47：699.

16. GunterbergB，Romanus B，Stener B. Pelvic strenghth after major amputation of the sacrum. Anexperimental study. Acta Orthop Scand. 1976，47：635.

17. SungHW，Shu WP，Wang HM，et al. Surgical treatment of prinary tumors of the sacrum. Clin Orthop，1987，215：91.

18. 罗先正. 骨大部或次全截除治疗原发骨肿瘤. 中华骨科杂志，1983，3：10.

19. TomitaK，Tsuchiya H. Total sacrectomy and reconstruction for huge sacral tumors. Spine，1990，15：1223.

20. 宋献文. 原发骨肿瘤的诊断和治疗. 中华外科杂志，1978，16：150.

21. GennariL，Azzareli A，Quagliuolo VA. A Posterior approach for the excision of sacral chordoma. J Bone Joint Surg (Br)，1987，69：565.

22. 罗先正，赵治中. 骨骨巨细胞瘤10例报告. 中华外科杂志，1990，25：272.

23. MagerlF，Coscia MF. Total posterior vertebrectomy of the thoracis or lumbar spine. Clin Orthop，1998，232：62.

24. 钟景春，刘洪波. 卡铂治疗骨与软组织恶性肿瘤. 中华骨科杂志，1993，13：202.

25. GrubbMR，Currier BL，Pritchard DJ，et al. primary Ewing's sarcoma of the spine. Spine，1994，19：309.

26. FeldmanF，Casarella WJ，Dick HM，et al. Selective intraarterial embolization of bone tumors. A useful adjunct in the management of selected lesions. AJR，1975，123：130.

27. 倪才方，扬惠林，唐天驷，等. 骨肿瘤的经导管动脉栓塞治疗. 中华骨科杂志，1977，17：427。

28. BorianiS，Capanna R，Donati D，et al. Osteoblastoma of the spine. Clin Orthop，1992，278：37.

29. 胡云洲，饶书城，张肾良. 原发性动脉瘤样骨囊肿的诊断和治疗——附41例分析. 中华骨科杂志，1988，8：412.

30. 许立，唐天驷，董天华. 脊柱嗜伊红肉芽肿（附9例报告）. 中华骨科杂志，1987，7：294.

31. 杨迪生，范顺武，陶惠民，等. 骨的孤应性浆细胞瘤和髓外浆细胞瘤. 中华肿瘤杂志，1996，14：41.

32. KyleRA. Long term surrival in multiple myeloma. N Engl J Med，1983，308：314.

33. SharafuddinMJA，Haddad FS，Hitchon PW，et al. Treatment options in primary Ewing's sarcoma of the spine：Report of seven cases and review of the literature. Nearosurg，1992，30：610.

34. BostonHC Jr. Dahlin DC，Ivins JC，et al. Malignant lymphoma (so called reticulum cell sarcoma) of bone. Cancer，1974，34：1131.

35. BorianiS，Chevalley F，Weinstein JN，et al. Chordoma of the spine above the sacrum. Spine，1996，21：1569.

第十四章　腰椎间盘突出症

腰椎间盘突出症是比较常见的腰部疾患，它严重地影响人们的劳动和日常生活能力。腰椎间盘缺少或根本没有血液循环，修复能力极弱，但所遭受的挤压、牵引和扭转劳损，却是经常而强大的。因此，它容易发生退行性变化，此为椎间盘纤维环破裂的主要原因之一。此外，外伤亦能引起纤维环破裂，约1/3患者有急性腰扭伤史，80%患者的年龄界于20~40岁之间。但也有部分患者无明显外伤史，有腰部反复发生"坐骨神经痛"的历史，常常误诊为腰肌劳损等。

根据临床症状、体征、X线平片、CT、脊髓造影或磁共振（MRI）等手段，早期明确诊断和定位是很重要的。

治疗方法分保守与手术两种。

第一节　腰椎间盘突出症保守治疗

保守疗法适用于初次发作，诊断未明确或因为身体各种原因不宜手术治疗的患者。保守治疗的方法很多，但基本方法是绝对卧床3~6周，禁止起坐。此外骨盆牵引持续3周，亦是安全有效的治疗方法。局部辅以电疗、按摩、推拿，肌内注射维生素B1等疗效更佳。腰腿痛消失后，逐渐在床上锻炼背伸肌。在腰围保护下，逐步恢复工作，禁止参加需要扭腰的体力劳动。

必须强调指出，推拿、按摩等保守治疗，一定要在正规医院内由有经验的医生进行，而且要了解椎间盘突出解剖和影像学形态（图14-1）。膨出和突出1型，突出物有可能回纳，可以试一试推拿、按摩，若无效即应停止。至于突出2型和突出3型，突出物已经穿过后纵韧带或已经分离掉入椎管，推拿、按摩和牵引治疗根本不起作用，应禁止再推拿、按摩，目前有许多患者在按摩初期腰痛症状略为好转，这常常是合并的腰肌劳损好转，影像学检查突出无好转，还坚持按摩、推拿，甚至用小刀在皮下乱划，直至引起尿便困难，或走不动时，才来医院要求手术治疗。手术时发现有神经根粘连、黄韧带肥厚、手术比较困难者，均有多年反复推拿、按摩史。因此，对于神经症状明显、有反复发作的历史、保守治疗无效者或有马尾受压症状者宜立即手术。那些所谓腰椎间盘突出不用开刀，推拿按摩治愈率100%的不负责任的宣传，只会给患者带来不可弥补的损失，浪费国家资源。

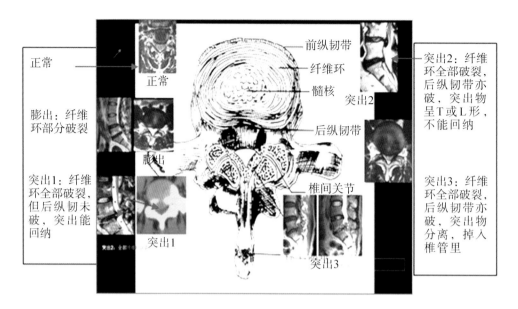

正常

膨出：纤维环部分破裂

突出1：纤维环全部破裂，但后纵韧带未破，突出能回纳

前纵韧带
纤维环
髓核
后纵韧带
椎间关节

突出2：纤维环全部破裂，后纵韧带亦破，突出物呈T或L形，不能回纳

突出3：纤维环全部破裂，后纵韧带亦破，突出物分离，掉入椎管里

图14-1　椎间盘突出解剖与影像学形态

（叶启彬）

第二节　手术治疗概述

手术摘除腰椎间盘是治疗腰椎间盘突出的重要方法，但必须严格掌握手术适应证。随着脊柱外科学的不断进展，腰椎间盘摘除术的技术日益发展，手术疗效大大提高，手术创伤日益缩小。以前常用的方法有"开窗"式腰椎间盘摘除术、半椎板切除术、全椎板切除术、经硬脊膜摘除术等，后来又有前路椎间盘摘除术，近年发展出许多介于保守与手术疗法：经皮穿刺腰椎间盘摘除术、激光对椎间盘汽化等。手术向微创化，越来越为患者所容易接受。不管什么方法，手术前一定要明确腰椎间盘突出的确切部位，以减少不必要的探查。腰椎间盘突出的常见部位在L_4/L_5，其次为L_5/S_1，L_3/L_4则较少见。

（袁　渤，杜明奎）

第三节　后路腰椎间盘髓核摘除术

一、"开窗"式腰椎间盘髓核摘除术

"开窗"式椎间盘髓核摘除术是以前较常采用的手术方法。特点是切除黄韧带，经椎板间隙显露和切除突出的椎间盘。此法对骨质损伤少，对脊柱稳定性影响不大，有利于术后功能恢复，不足之处是显露范围较小。

（一）手术指征

1. 腰、骶神经根症状（感觉减退、反射减弱、肌肉萎缩）明显，长期正规的保守治疗无效者，或反复发作者。

2. 直腿抬高试验阳性，伸肌力减弱或有足下垂者。

3. 有尿便失禁等明显马尾神经受压者，应及时急诊手术，解除压迫。即使减压及时，括约肌的功能恢复也很缓慢，宜特别重视。

（二）麻醉与体位

硬膜外麻醉或全麻，一般多用硬膜外麻醉。

体位以前较多采用侧卧位。其优点是患侧在上，出血时血流向下，视野较清楚。缺点是暴露较困难，手术野小。随着脊柱手术的不断开展，越来越多的术者喜用俯卧位。优点是视野宽阔，显露清楚，不易损伤脊髓及神经根。

（三）手术步骤

从 $L_3 \sim S_1$ 的棘突做正中切口，切开前皮下注射 1∶500 000 肾上腺素盐水，以利止血。切开皮肤、皮下组织后，沿棘突的患侧切开韧带及肌腱，骨膜下将骶棘肌从椎板上剥离后，用干纱布充填压迫止血。显露拟切除椎间盘平面的患侧椎板及棘突，用椎板拉钩或自动撑开器牵开骶棘肌，确认需探查的椎间隙（图14-2）。

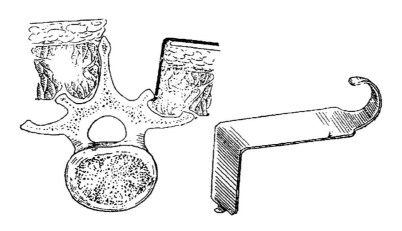

图 14-2　椎板拉钩尖端插于关节突外侧

用刮匙刮除黄韧带浅面的软组织，露出黄韧带（图 14-3）。用垂体咬钳将黄韧带咬一小口，也可用尖刀将黄韧带切一小口，露出硬脊膜，注意不要损伤硬脊膜。用神经剥离子通过小口探查有无粘连，若有粘连，仔细地分离粘连的黄韧带和硬脊膜。伸入小号 Kerrison 咬除黄韧带，扩大窗口。尽可能将黄韧带于椎板附着处完全切除，以免残留的黄韧带增厚，引起医源性椎管狭窄。为了充分显露椎管，必要时可用 Kerrison 咬除上位的部分椎板（图 14-4）。摘除椎间盘，用神经剥离子轻轻剥开硬膜外脂肪，找到神经根，注意不要损伤静脉丛。若遇出血，不能电凝止血，宜用带线棉球压迫止血。用神经剥离子轻轻将神经根牵向内侧，探查突出的椎间盘。若发现较硬的呈半球隆起的肿物时，宜将肿物表面的神经根完全剥离开，切忌未看清神经根时即切开（图 14-5）。分离神经根时，可见臀肌收缩。为了进一步确诊，可用细长针头刺入椎间盘，若能轻易注入 0.5ml 以上的盐水时，即可确诊为突出之椎间盘。助手将神经根、脊髓牵向内侧，术者用尖刀在椎间盘上做十字切开或环形切除，注意刀背向着神经根。用垂体咬钳或组织钳伸入切口内将髓核取出（图 14-6）。将小刮匙伸入椎间隙，彻底刮除残余部分。注意垂体咬钳或刮匙伸入椎间隙的深度均不宜超过 3cm，以免损伤椎体前方的大血管。有时神经根外侧探查椎间盘突出阴性时，宜从神经根内侧寻找，必要时探查对侧或另一椎间隙。椎间盘切除后，检查神经根无损伤并明显松弛。取出棉片和纱布，检查无活动性出血后，冲洗伤口，逐层缝合。

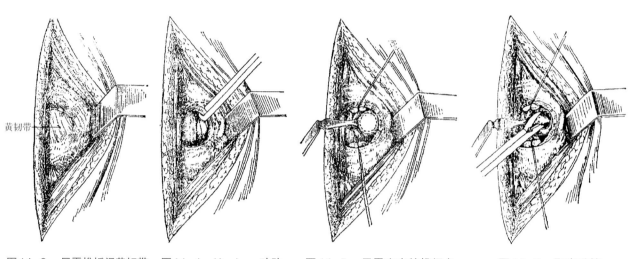

黄韧带

图 14-3　显露椎板间黄韧带　　图 14-4　Kerrison 咬除　　图 14-5　显露突出的椎间盘　　图 14-6　取出髓核
　　　　　　　　　　　　　　　　　　部分上位椎板

（四）术后处理

睡硬板床，术后一周即开始锻炼腰背肌，10 天到 2 周内拆线，2 周后戴支具下地活动。继续锻炼腰背肌，2 个月后逐步恢复工作。

二、半侧椎板切除入路法及全椎板切除入路法

半椎板切除术的手术指征、麻醉及手术方法基本同"开窗"式。不同之处在于咬除患侧椎板，显露范围较大。但需注意保留小关节，以保持脊柱的稳定性。

中央型椎间盘突出症，有双侧坐骨神经痛的症状或诊断不能完全确定，属探查性手术。单侧"开窗"或半椎板切除术均不能充分显露，宜采用全椎板切除术。

步骤大致同"开窗"式。将该脊椎的椎板和棘突完全切除，有时尚需切除上、下椎体的部分椎板和棘突。首先找到两侧之神经根，然后在神经根的内侧或外侧寻找突出的椎间盘。分别从左右切开后纵韧带，摘除髓核。必要时可使左右两个切口相连，以便摘除中央突出的椎间盘。

三、黄韧带切除椎间隙入路法

此法不需半椎板或全椎板切除，仅咬开棘间韧带及切除黄韧带，手术野显露充分，手术时间缩短，椎板保留完整，粘连减少。我们在脊椎外科手术后，由于种种原因需再次手术的不少病例中发现，咬开的棘间韧带很快纤维组织增生，将两个棘突连接起来，对脊柱的稳定性毫无影响，加上保留椎板，脊椎稳定性更好。

步骤大致同"开窗"式。确认间隙无误后，咬除棘间韧带。将椎板撑开器置于棘突根部，撑开棘突，用咬骨钳或垂体咬钳仔细地咬开黄韧带，暴露硬脊膜。伸入神经剥离子，检查无粘连后，用Kerrison咬除黄韧带，显露椎管、切除椎间盘同"开窗"式。

四、切开硬脊膜摘除椎间盘法

此方法适于中央型椎间盘突出，椎体后缘有骨刺形成，硬脊膜前面粘连较多，侧方摘除椎间盘非常困难者。由于此手术容易引起马尾神经根粘连，因此应用时宜十分慎重。

切口与显露同"开窗"式。同全椎板切除术，充分显露硬脊膜后，将手术床头部降低，以免切开硬脊膜时脑脊液压力大，流失过多，引起术后疼痛。

切开硬脊膜，摘除椎间盘，神经剥离子剥开硬膜外脂肪，若突出的椎间盘较大，常可见硬脊膜隆起，手触之较硬。于硬脊膜上用细丝线缝两针，以便提起硬脊膜。中线纵行切开硬脊膜，利用缝线将硬脊膜向两侧牵开，便有脑脊液流出。显露马尾神经，将马尾神经分别推向两侧，显露硬脊膜前壁（图14-7）纵行切开此前壁及后纵韧带，用垂体咬钳取出髓核（图14-8）。刮匙将髓核清理干净，将后纵韧带及髓核切除。若椎体后缘有向后突起的骨增生，用骨刀切除之。术中用棉片止血，使用吸引器时，用棉片挡住马尾吸引，以免马尾神经吸入管中，造成损伤。

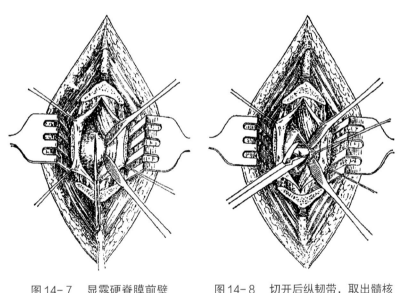

图14-7 显露硬脊膜前壁　　图14-8 切开后纵韧带，取出髓核

（袁　渤，杜明奎）

第四节　前路腰椎间盘切除术

腰椎间盘切除术通常采用后方入路。但椎板切除术后，小关节的病变使神经根的正常关系发生改变，此外还会刺激硬膜以及蛛网膜粘连，肌肉纤维化以及瘢痕组织，可产生持续的下腰部不适，Nakano报告110例经前路切除椎间盘，术后无上述并发症，平均随访4年，优良率90.9%。

其实，前后路椎间盘切除各有优缺点，若术前CT、脊髓造影及临床症状都表明为单个的椎间盘突出，而且患者腹部脂肪不是太多，可考虑前路切除椎间盘，这样不致扰乱脊柱强大的肌肉群，不必进入椎管。前后路椎间盘切除要求术者对入路熟悉。

一、手术步骤

1. **体位** 患者取仰卧位，腰部垫软枕，增加腰前凸，便于显露椎间隙。也可将患者腰部放在手术的桥中，术中将桥摇起，增加腰前凸，有利于显露。

2. **切口与显露** 由脐上2~3cm处至耻骨上方，做左侧旁正中切口（图14-9）。切开皮肤、皮下组织后，切开腹直肌前鞘，找出腹直肌的内侧缘，仔细地向外钝性剥离，以显露腹直肌后鞘。在距中线4~6cm处纵行切开后鞘，注意不要损伤深层的腹膜。提起腹直肌后鞘的边缘，将腹直肌后鞘与腹膜向外侧钝性剥

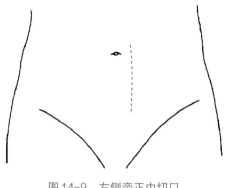

图14-9　左侧旁正中切口

离至腹膜反折处，将腹膜连同脏器推向中线，即可显露腹主动脉、下腔静脉及输尿管。将输尿管随同腹膜拉向中线（图14-10）。仔细地在腰大肌及腹主动脉之间解剖剥离，将它们分开，注意不可损伤上述血管。

将血管填上纱垫后拉向中线，将腰大肌拉向外侧，即可显示腰椎的前外侧（图14-11）。腹主动脉的分叉处，恰恰为L_4/L_5间隙。若要显露L_5/S_1，需暴露腹主动脉的分叉处（图14-12）。在切开骶前软组织前，先穿刺证明无大血管后，方可纵行切一小口，逐步扩大切口，找到骶中动、静脉，钳夹、切断和结扎后，切开骶骨前纵韧带和骨膜，即可显露L_5及骶椎。切除椎间盘时，先应正确定位，否则容易误切椎间盘。术中可用X线片帮助定位。X线底片术前即放在手术台上。定位正确后，向椎间盘注射盐水，若超过0.5ml，证明椎间盘有病变。此时将手术床桥摇平，减少腰前凸。用刀在病变平面的纤维环上开窗（图14-13）。用垂体咬钳将椎间盘取出，注意深度不能超过3~4cm，以免损伤脊髓。刮匙刮净后，冲洗伤口，仔细止血。检查无活动性出血后，逐层缝合。

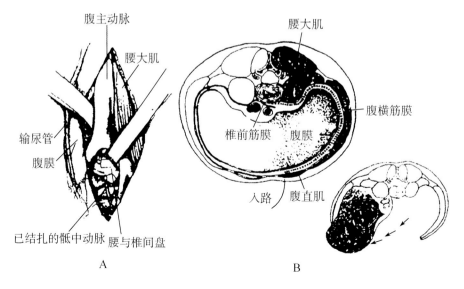

图14-10　A. 将腹膜输尿管拉向中线；B. 腹腔横切面，示腹膜外入路

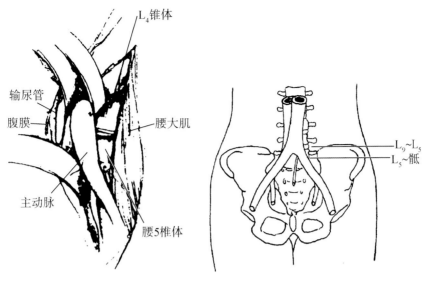

图 14-11 显露腰椎前外侧　　　　　图 14-12 暴露腹主动脉的分叉处

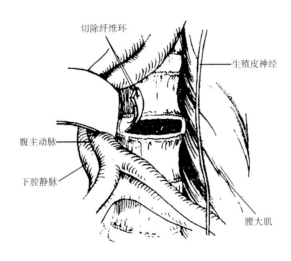

图 14-13 纤维环上开窗

二、术后处理

同其他腰椎术后处理。做轻度的姿势锻炼及腰椎前后侧肌群的锻炼，避免举重物、弯腰及扭转活动。休息 1～2 个月才能恢复正常活动。

（袁　渤，杜明奎，叶启彬）

第五节　经皮激光椎间盘减压术

经皮激光椎间盘减压术（percutaneous laser disc decompression，PLDD)。PLDD 是一种治疗椎间盘突出的微创手术，在局麻下经皮肤穿刺，通过纤维将激光的能量作用于椎间盘的髓核，使髓核内容物汽化蒸发从而减小椎间盘的体积，降低椎管内压力，缓解神经、血管受压而引起的疼痛（图 14-14）。

587

术前
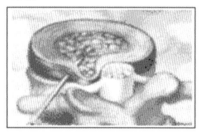
椎间盘突出部分
压迫神经根

术中
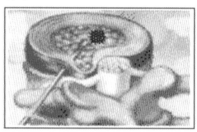
发射激光使突出的
椎间盘气化吸收

术后
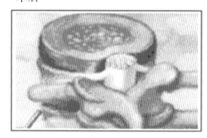
椎间盘内压下降
神经根受压解除

图 14-14　PLDD 的作用机制

一、适应证与禁忌证

（一）适应证

1. 单侧椎间盘突出症，CT 示髓核突出为宽基底型、包容性者。

2. 中央型腰椎间盘突出症，一侧或双侧神经根受累但不伴有马尾神经损伤者。

3. 多间隙突出但符合以上条件者。

4. 接受正规保守治疗 3 个月无效或易复发者。

（二）禁忌证

1. 巨大突出（占椎管横截面积 40% 以上）者。

2. 纤维环破裂，游离髓核进入椎管者。

3. 突出椎间盘后缘钙化或椎体后缘骨赘形成者。

4. 非椎间盘突出为主要狭窄因素的椎管狭窄症。

5. 椎间隙严重狭窄者。

6. 合并有严重的全身重要脏器疾患、出血倾向及穿刺部位皮肤有破溃或身体有感染灶者。

7. 明显心理疾患者。

随着临床技术的进步，手术的适应证也逐渐发生变化，如椎间盘髓核脱出而未游离者，PLDD 仍有助于减轻神经根压迫症状；巨大型的腰椎间盘突出应用 PLDD 治疗也能取得良好的效果。

二、激光的选择

目前认为 CO_2 激光和 Er: YAG 激光对椎间盘汽化效应最好，但是目前没有相应的传导纤维，凝固效果差，应用受到限制。半导体激光以其体积小、光学藕和效率高、激光传输方便、无需水冷等特点而在临床最广泛应用，尽管 Masato Sato 等进行的试验认为 Ho: YAG 激光汽化效果和热效应优于 Nd: YAG 激光，但是临床报道两者手术效果没有差别，而 Ho:YAG 光导纤维价格昂贵，目前临床选用 Nd: YAG 脉冲激光多于 Ho: YAG 激光（图 14-15）。

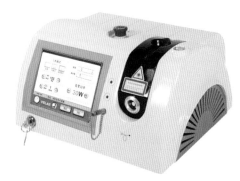

图 14-15　Nd: YAG 脉冲激光机

三、手术方法、术后处理及并发症

1. 手术方法　患者取俯卧位或侧卧位，透视下于病变椎间隙正中旁开8~12cm为穿刺点并标记，局麻下用穿刺针穿刺，并在X线下选定位置，穿刺到椎间隙的上下看位于中间部分，前后看，位于椎间隙的中后三分之一处，将激光光导纤维经穿刺针进入，汽化髓核组织，针管抽吸至负压，术毕，敷料包扎伤口。

2. 术后一般处理原则　预防性抗生素治疗，消肿、止痛治疗。严格平卧24小时，术后3天始腰背肌锻炼。术后3个月内避免弯腰、负重活动。

3. 术后并发症　PLDD属微创手术，手术并发症较少出现，主要有反应性椎间盘炎、腰肌血肿、终板损伤、输尿管损伤、脊神经损伤等。

四、PLDD的手术疗效

腰椎间盘突出患者在椎间盘突出的患者中所占比例最大，同时相对于胸椎、颈椎间盘周围重要组织、神经、血管较少，后者PLDD手术对安全性要求要高。Choy DS等收集了16位世界各地的作者关于PLDD手术效果的文章（共12539例）。其中手术并发症发生率为0~3%，平均0.2%（主要是椎间盘炎）。有效率（McNab评价标准为优或良的）为70%~89%。患者手术后疼痛立即缓解。总的来说，腰椎间盘突出的PLDD治疗有着很好的效果，并发症发生率极低，同时很大程度上避免了开放手术，是一种安全、有效的治疗方法。

五、评价

临床影像发现术后突出物的回纳与术后疗效并无相关性，对激光减压机制的认识并不能完全解决临床问题，对PLDD术后椎间盘及周围组织的转归尚需要进一步探索；基于PLDD治疗腰椎间盘突出症时个别患者疗效欠佳，且PLDD本身对椎间盘汽化不能够彻底，对解除神经根的压迫是间接的。为了提高疗效，越来越多的学者将PLDD与其他微创无创治疗技术相联合，如PLDD与胶原酶、臭氧、骶管封闭术、硬膜外填充术、mckenzie疗法、牵引技术、牵扳手法、电磁场等等的联合应用，并取得了较单独应用PLDD技术更好的疗效，其中与胶原酶、臭氧、骶管封闭的联合应用较为广泛。这必将促进PLDD技术的进一步发展。

（袁　渤，杜明奎）

第六节　腰椎等离子射频消融髓核成形术

一、概述

低温等离子消融术又称为等离子消融术、冷融切、冷凝刀、组织汽化仪等，低温等离子消融技术的特点：是一项全新的等离子体组织减容技术，具有精确、可控、有效等特点。目前临床使用的低温等离子髓核成形术设备主要是AthroCare公司的冷消融核成形系统，该系统在1999年由美国FDA批准用于脊柱外科，2000年开始逐渐在临床使用。射频技术是通过高频射频波，使组织发热或者改变其生物特性，以达到治疗疾病的目的。

二、作用机制

冷消融髓核成形术是以冷消融技术为基础的低温等离子消融技术，利用双极射频产生的能量，在较低温度下将射频头周围的电解液转换成等离子体蒸汽层，其中的带电粒子被电场加速后，击碎细胞的分子键，使组织以分子为单位解体。即利用100Hz射频能量施加于钠离子，吸引大量钠离子与气化棒头周围，形成等离子颗粒区，该能量同时可提供钠离子运动方向，这样使其获得足够能量时可将组织细胞间的分子（肽键）链撞击断裂，而形成元素分子和低分子气体（氧气、氢气、二氧化碳）等（图14-16）。这种效应局限于目标组织表层，且在40~70℃度实现，所以对周边组织的热损伤被降至最小。一般在40℃左右即可形成高效精确的融切效果，避免了对深部组织的热损伤，且不产生固体颗粒残留。髓核成形术的理论基础是：容积的很小改变可产生压力的很大变化。相比较传统的电烧、激光等热切割（300~600℃）方式，冷融切过程是一种低温（40~70℃）、细胞分子链断裂。其结果可移除大量病变组织而不引起周围正常组织的不可逆损伤（出血、坏死等）。等离子射频髓核成形术正是利用冷融切的低温（40~70℃）气化技术，移除部分髓核组织而完成椎间盘内髓核组织重塑，并利用加温（约70℃）技术使髓核内的胶原纤维汽化、收缩和固化，使突出的椎间盘总体积缩小，从而使椎间盘内压降低，缓解对神经根的压迫力，减轻腰腿痛以达到治疗目的（图14-17）。在低温（40℃）消融时，针头可深达突出的髓核组织部位进行消融，使突出的椎间盘组织周围的韧带回缩挤压椎间盘部分甚至全部还纳，直接缓解了对脊髓和神经根的压力与刺激，使症状、体征迅速减轻或消失；同时，在纤维环尚未破裂之前完成了髓核的重塑。因而防止了纤维环的继续破裂和髓核突出的可能。当电场能量值低于产生等离子体的阈值时，组织的电阻会导致热效应，从而产生组织收缩或止血作用。低温等离子射频髓核成形术的优越性：①融切温度低（40℃）；热穿透仅1mm无周围组织损伤。②汽化棒可到达突出间盘部位。③同时具备融切、成形、清理、紧缩及止痛等多种功能。④手术全过程为汽化消融，无固体颗粒残留。⑤损伤极小（外套针直径相当于16G注射针头大小）。⑥操作简单，耗时少。⑦疗效佳、恢复快、并发症少。

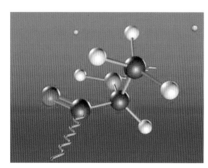 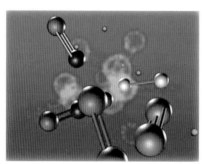

图14-16　射频击碎分子键示意图

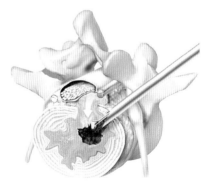

图14-17　射频减压示意图

三、适应证和禁忌证

适应证：①临床表现与椎间盘突出症的症状和体征相符。②影像学提示包容型椎间盘突出症。③影像学提示椎间盘变性突出且椎间盘高度存在或少量丢失。④保守治疗3个月及半年。

禁忌证：①主诉多、体征少的神经官能症患者。②椎体病变（肿瘤、结核等）。③椎间盘脱出多节段病变，病情较重。④突出椎间盘明显钙化，椎间盘高度丢失，椎间隙狭窄病变节段趋于稳定者。

四、等离子射频髓核成形术的设备及方法

（一）设备及材料

设备构成等离子刀系统包括：主机，脚控消融开关，汽化棒，穿刺针，C臂X线机。（图14-18）

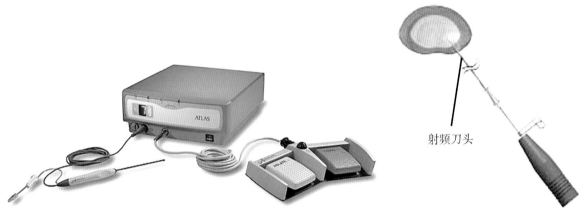

射频刀头

图14-18　射频治疗机及射频刀头

（二）操作方法

麻醉与体位患者采用俯卧位，0.75%的布比卡因或2%的利多卡因局部浸润麻醉。进针点的选择在C臂X线机下确定正确的椎间隙。取后正中线旁开8cm为进针点。穿刺在C臂X线机正侧位监视下，用带针芯的17G穿刺针与皮肤成45°穿入椎间盘内，并且位置合适(正位透视位于椎间盘内，侧位透视上下方向上位于椎间隙的中份，前后方向位于椎间盘的中后1/3处（图14-19），当然有时也可尽量向后接近突出的位置穿刺，到达突出位置，所谓靶点后拔除针芯，然后将与组织汽化仪相连接的特制工作棒（直径0.8mm）植入导针内。工作棒有效工作深度的设定：工作棒上带有的参考标记为工作棒有效工作的最浅深度，即在此深度下，工作棒尖端的工作头正好置于导针之外。在C臂X线机监视下，前进工作棒到达工作组织后，将工作棒上的翼状标记置于导针末端，即此深度为工作棒有效工作的最深深度。两标记间的范围即为工作棒的有效工作深度。先将工作棒回抽，深度置于参考标记处，旋转工作棒至翼状标记位于12点钟，启动消融模式，前进工作棒至最深深度，工作棒置于最深深度后，停止消融模式，启动固化模式，以约0.5cm/s的速度回抽工作棒，工作棒的参考标记接近导针尾时停止回抽，终止固化模式，旋转工作棒置于2点钟位置，重复上述操作。将工作棒分别置于4点、6点、8点、10点钟位置，重复上述操作。刺入时使用Ablation模式，退出时使用Coagulation模式，能量设为2，速度为5mm/s。完成上述操作后，退出工作棒。拔除导针，消毒穿刺点，并以无菌敷料贴敷盖。术后常规口服抗生素，并给予止痛、脱水等治疗。术后处理：可行弯腰及直腿抬高，通过增加后纵韧带、纤维环及神经根紧张性，进一步促进髓核的回纳。术后可无需住院，观察3~5天。3天行腰背肌功能锻炼（如三点式或五点式）及弯腰、压腿锻炼。1周后可恢复日常工作。3个月内应避免承重和进行剧烈运动。

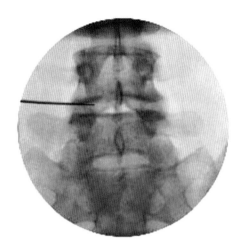
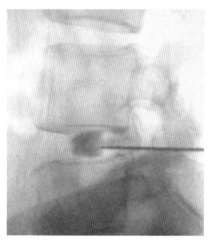

图14-19　正侧位透视确定穿刺针位置

五、注意事项

麻醉采用局部浸润麻醉，以便术中及时发现神经刺激表现；X线要显示清楚工作棒的工作头，及确认好工作棒的有效工作深度，以避免消融范围过深；确认工作棒有效工作深度的过程中，若工作棒的手柄到达了针尾段，而此时工作头仍未达到最深深度时，工作棒的手柄即可作为最深深度标记。在消融和固化过程中，若患者突然出现疼痛，应立即停止操作。正侧位X线检查，证实工作棒及导针位置正确，确认后方可继续操作；接下来的操作过程中，若患者再次出现疼痛，应结束操作。等离子射频髓核成形术其特点是可去除部分病变组织而不引起周围正常组织的不可逆损伤（出血、坏死等），与经皮穿刺切吸术相比，手术穿刺孔小（约1.5cm），穿刺通道基本无渗血。创伤轻微，术后可立刻下地行走，与其他一些方法（如应用激光、胶原酶治疗等）比较，本手术具有操作简单（局麻下操作）、安全（局部温度为40～70℃，对周围结构热损伤小，且只对周围2 mm范围内的髓核组织起作用）、创伤轻微（直径为1mm的穿刺孔，椎间盘内无出血及坏死）、疗效佳、恢复快、无需住院等优点。根据文献报道其有效率为60%～80%。

（袁　渤，杜明奎）

第七节　经皮椎间孔镜下椎间盘髓核摘除术

一、概况

经皮椎间孔镜技术属于脊柱微创外科中的内镜辅助技术，在治疗腰椎间盘突出症（LDH）中，具有对脊柱的稳定性影响较小、出血少、创伤小、恢复快等优点，并可在局麻下进行。

经皮椎间孔镜技术目前主要有两种：Antony Yeung提出的所谓"杨氏"经皮椎间孔镜技术(YESS)和2002年德国的Hoogland在YESS基础上提出的经皮穿刺侧路镜下椎间盘髓核摘除术(TESSYS)。YESS

方法主要是先穿刺进入椎间盘内，在镜下对椎间盘内进行减压，然后逐渐向后，对后纵韧带减压，直至椎管，解除神经所受到的压迫。TESSYS包括一套不同直径的椎间孔环锯（环钻），通过逐级锯除（磨除）部分上关节突前下缘骨质结构，扩大椎间孔，通过椎间孔入路，将工作导管直接放到椎管内，然后在镜下对压迫神经及硬膜囊的组织进行摘除减压。该技术能方便地探查椎管、侧隐窝、神经根，减压更直接有效，补充了YESS技术的不足，扩展了经皮椎间孔镜下椎间盘髓核摘除技术的适应证。本节就TESSYS做具体介绍。手术器械大致分为：摄像及光源系统、手术器械、射频消融机等（图14-20）。

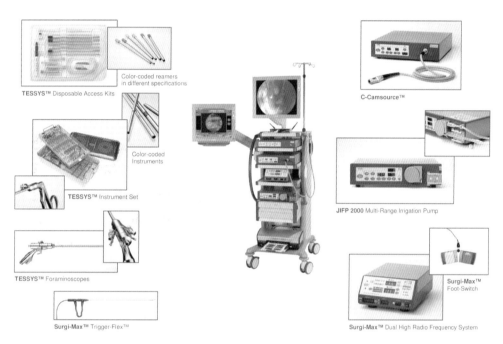

图14-20　手术系统

二、手术适应证

目前该技术的适应证在不断得到扩大，从最初的只能治疗单纯包容性腰椎间盘突出症，发展到可摘除脱入椎管内的椎间盘髓核组织及突出的钙化的椎间盘组织，随着各种镜下动力的应用，在解决单纯腰椎间盘突出问题的同时也可解决一部分骨性狭窄问题。目前经皮椎间孔镜技术可适用于绝大多数椎间盘病变，能完成各型腰椎间盘突出、椎间盘脱出、椎间孔狭窄和部分椎管狭窄的手术治疗，并且已经可以进行颈椎间盘突出、颈椎神经根管狭窄的治疗和胸椎间盘突出症的治疗。

三、操作方法

(一)经椎间孔入路

经椎间孔入路是经典的，也是常用的手术方式。

1. 体位　患者可以采用侧卧或俯卧体位(图14-21)，我们习惯采用的体位为侧卧位。侧卧位具有以下优点：①该体位下可将小体位垫垫于患者腰部，使腰椎侧屈，手术侧椎间孔充分张开，便于手术器械进入。②在该体位下，硬膜囊向下方沉降，减少了手术器械对硬膜囊的骚扰，降低了硬膜囊撕裂和脑脊液漏的风险，同时腹部脏器的下沉，减少了穿刺损伤腹部脏器的危险或污染穿刺针导致感染的可能。③侧卧位有效降低腹内压（尤其对于肥胖的患者而言），术中出血少，术野干净，便于操作。④侧卧位更利于术中的术者与患者随时交流。⑤侧卧位有助于术者在术中随时要求患者抬腿，进行Lasègue试验检查。⑥对于L₃/L₄椎间盘突出、股神经牵拉试验阳性的患者可更好地耐受手术体位。⑦对于髂嵴过高或横突肥大的L₅/S₁椎间盘突出的患者，推荐采用椎板间入路手术。

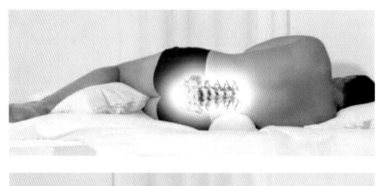

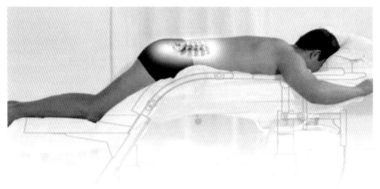

图14-21　手术体位

2. 穿刺置管　先划出脊柱正中线，然后大体划出病变间隙。用专用椎间孔镜定位器在C臂或G臂的帮助下，对病变间隙进行确认。结合患者术前X线片、MRI等影像学资料确认最终的穿刺点，再确认穿刺的角度、方向等，并在体表画线（图14-22）。我们的经验是病变节段位于L₄/L₅椎间盘的穿刺点位于正中线旁开11～14cm，角度为10°～30°。而L₅/S₁椎间盘则位于在正中线旁开12～15 cm，角度为20°～45°。

然后对患者用聚维酮碘进行常规消毒，铺单，准备工作结束。于穿刺点，准备麻醉。TESS技术对麻醉的要求比较高，推荐为局部麻醉，在保证患者清醒、随时可以和术者交流的同时，可以适当使用一些镇静剂，使患者在术中获得更好的顺应性。理想的麻醉状态应使患者处于监测麻醉下（monitoredanesthesia care，MAC），维持用药保持镇静分级为3级水平，即患者闭眼但可随时唤醒。使用1%利多卡因溶液从皮肤打出约直径2cm大小皮丘，然后逐层进行局部浸润麻醉，直至接近关节突。

使用18号针进行穿刺，顺先前标志的穿刺方向穿刺到下位椎体的上关节突尖处，对关节突周围进行局部麻醉，关节突麻醉采用0.5%的利多卡因，避免采用过高浓度的麻醉剂对神经根造成过强的完全性阻滞麻醉。此外，麻醉穿刺针应紧贴关节突骨质周围推注麻药，不要穿入椎间孔内，以免造成神经根完全阻滞麻醉。穿刺过程中时刻询问患者是否出现穿刺侧神经症状。理想的穿刺位置是：在正位透视下，穿刺针针尖应位于上下椎弓根中心点的连线上，而在侧位其针尖应位于病变椎体间隙的下位椎体的后上缘处（图14-23）。

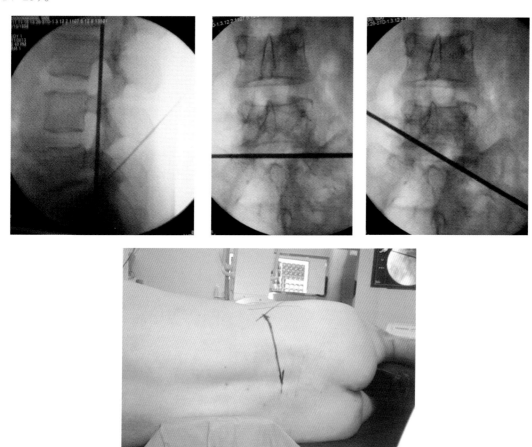

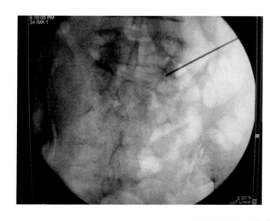

图14-22　透视，并在体表画线

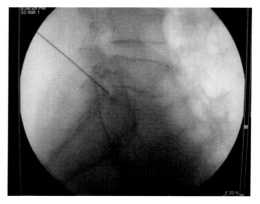

图14-23　穿刺到关节突关节

　　拔出18号针的针芯，置入导丝，以导丝为中心切7mm长手术切口（图14-24），顺导丝方向逐级放入扩张导管（图14-25）。

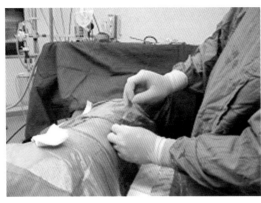 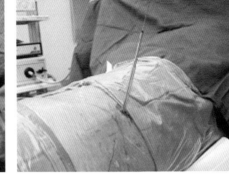

图 14-24 放入导丝，切口　　　　　　图 14-25 逐级放入扩张管

　　然后用环锯逐级磨除下位椎体上关节突的上前外侧部分，扩大椎间孔（图 14-26）。注意磨关节突时应该避免损伤硬膜囊，应该在透视监测下进行磨除，环锯的头透视下正位不要超过小关节内侧连线。

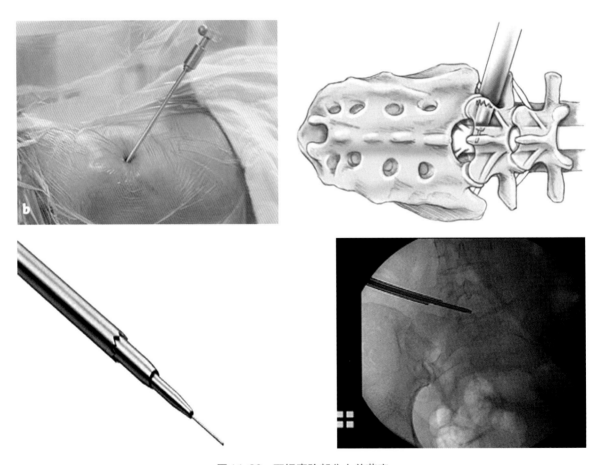

图 14-26 环锯磨除部分上关节突

　　置入工作套管（图 14-27），理想位置：在正位透视下，位于中线附近，而在侧位位于病变椎体间隙的下位椎体的后上缘处。

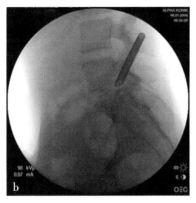
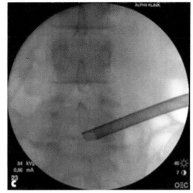

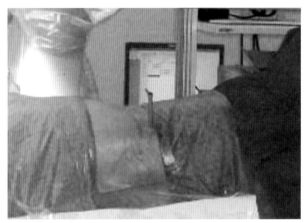

图14-27 置入工作导管

3. 椎间盘造影 顺工作导管插入21号针，穿刺进入椎间盘内，透视，证实穿刺针位于椎间盘后1/3处，注入适量的亚甲蓝与造影剂混合注射液（亚甲蓝与造影剂的比例为1:9），约1毫升，进行椎间盘的造影（图14-28）。

4. 放置椎间孔镜，摘除突出的髓核组织，射频消融、纤维环成型 连接椎间孔镜成像系统，适当调整视野分辨率，并持续使用生理盐水进行灌注，以保证成像的清晰度。对絮状物质和脂肪物质进行清扫。由于蜕变的髓核组织被亚甲蓝染为蓝色，利用蓝色的染色物质找到病变髓核组织，使用髓核钳、抓钳等器械摘除突出的髓核组织（图14-29），对神经根和硬膜囊进行减压。对一些钙化的髓核组织可用镜下环锯或魔钻进行锯除（图14-30）或磨除。

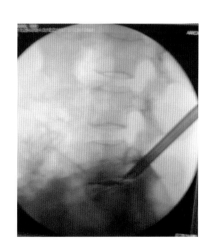

图14-28 椎间盘造影

5. 手术结束标志 减压结束的标志是可以清晰地看到神经根已充分暴露，硬膜发生随呼吸的搏动，直腿抬高试验时患者疼痛消失，并在镜下可见神经根的滑动（图14-31），用力咳嗽时不见有髓核组织再突出。减压结束后，缓慢的取出工作套管，确认无活动性出血后对切口进行缝合，包扎。

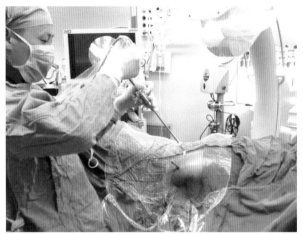

图 14-29　摘除突出的髓核组织

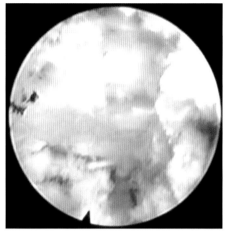

图 14-30　镜下环锯使用视频

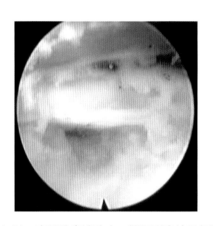

图 14-31　直腿抬高试验中，镜下观察神经根滑动

（二）经椎板间入路

通常用于 L_5/S_1，也可用于 L_4/L_5 椎间隙。对于髂嵴高或 L_5 横突肥大的患者，经椎间孔入路穿刺困难，而 L_5/S_1 椎板间间隙大，有利于椎板间入路手术。

1. 体位　患者采用俯卧体位（图 14-32）。

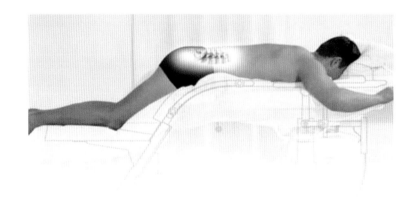

图 14-32　椎板间入路手术体位

2. 麻醉　可以采用局部麻醉，也可采用全身麻醉。局麻相对安全，但是术中麻醉效果差，患者手术中相对痛苦，全麻的麻醉效果佳，我们倾向于用全麻。

3. 穿刺置管　透视下于 L_5/S_1 椎间隙处画出棘突连线，即后正中线，确定小关节内侧缘连线，以小关节内缘连线和后正中线稍偏内侧线与椎板间隙的中线交界处为中心，做约7mm长的纵切口，深及皮下。然后用铅笔头样扩张器穿刺扩张，直至黄韧带处，通常能够感觉到周围骨结构，及深部的质韧的黄韧带。然后顺扩张器置入工作套管（图14-33）。

4. 连接脊柱内镜。

5. 突破黄韧带　在内镜的监视下，可以发现黄韧带色淡白色，无血运及血管，质韧，用射频头将正下方黄韧带烧灼出两个洞，直至硬膜囊的表面，然后用剪刀剪开两孔间黄韧带，形成一个黄韧带裂隙，通过

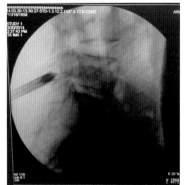

图14-33　置入工作套管

旋转工作导管，进入椎管内。在内镜下可见硬膜外脂肪，局部有血管，可见硬膜囊及神经根，其表面有血管分布。根据术前影像学判断，确定突出是腋下型突出还是肩上型突出，通常多为腋下型突出，在神经钩的牵拉保护下旋转工作套管，直到椎间盘突出的位置（神经根的腋下或肩上）。

6. 椎间盘造影染色　通常不需要椎间盘造影，初学者，为了便于鉴别退变的髓核组织，可做椎间盘造影染色。顺工作导管插入21号针，穿刺进入椎间盘内，透视，证实穿刺针位于椎间盘后1/3处，注入适量的亚甲蓝与造影剂混合注射液（亚甲蓝与造影剂的比例为1∶9），1毫升左右，进行椎间盘的造影（图14-34）。

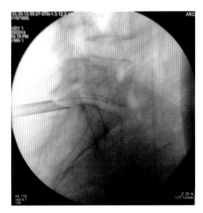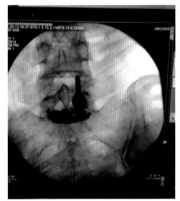

图14-34　椎间盘造影

7. 摘除突出的髓核组织，射频消融、纤维环成型　利用髓核钳、抓钳等器械摘除突出的髓核组织，对神经根和硬膜囊进行减压。对一些钙化的髓核组织可用镜下环锯或魔钻进行锯除或磨除。

8. 手术结束标志　减压结束的标志是可以清晰地看到神经根已充分暴露，硬膜发生随呼吸的搏动，神经根上血管充盈好，神经钩探查，神经根松弛。减压结束后，缓慢的取出工作套管，确认无活动性出血后对切口进行缝合，包扎。

四、经皮椎间孔镜技术的并发症

1. 神经损伤导致术后感觉障碍　位于椎间孔的神经根、背根神经节及分叉神经在操作中易受损伤，

一旦神经根及背根神经节损伤，则会导致术后感觉障碍，发生概率在2%左右。手术器械和射频的频繁操作可能会导致这种并发症。但是患者在局麻下意识清醒，刺激神经时会引起明显疼痛，可以提醒术者停止操作，术中应该尽量减少对其干扰，同时注意减小射频刀头的能量，较少烧灼伤。

2. 硬脊膜撕裂　硬脊膜撕裂是不常发生，但却很严重的并发症，手术器械的机械磨损和射频的热损伤均可导致。多见于穿刺建立通道时损伤，如果发生硬脊膜撕裂未及时发现，可能导致严重的神经功能障碍。

3. 血肿　手术范围血管损伤后，一般术后会形成血肿，但是这种是比较少见的。腹膜后血肿是比较独特的一种。操作中损伤神经根腰动脉或其分支，在腹膜后间隙则会形成血肿。如果血肿大（＞500ml）需要立即手术清除血肿。另一个可能的血管并发症是硬膜外血肿，它的发生率和危险因素尚不清楚，但在大多数情况下无明显临床症状。

4. 感染　在PELD术后感染并发症中，椎间隙感染是最常见的，但其发生率明显低于开放性手术。椎间隙感染的临床症状进展快、性质严重。典型的症状是术后几天出现严重的背部疼痛，可伴有或不伴有腿部疼痛。在早期，血沉、超敏C反应蛋白等实验室指标升高比影像学判断更为可靠。早期的MRI不能作为检测椎间隙感染的唯一方法。为了明确细菌学诊断，建议在X线或内镜引导下行椎间盘穿刺。主要治疗包括适当的抗生素应用及限制活动。如果治疗后效果不佳，应及时行切开清创后植骨融合术。

5. 脏器损伤　穿刺时皮肤进针点旁开太远、进针方向太垂直，穿刺针可能刺穿腹膜，刺入肠道，污染椎间盘，引起椎间盘炎。另一个原因可能是在距离椎间盘边缘太远，穿刺针或其他工具无意识的前进引起。也有报道激光或咬钳引起肠或输尿管损伤。为了避免此类并发症，需经常透视穿刺针等工具的位置，如果怀疑有肠道损伤，应立即更换穿刺针位置。

6. 减压不彻底　减压不彻底主要是因为侧隐窝狭窄的残留部分显著压迫神经根，患者感觉根性痛仍未缓解，常常需二次手术。还有一些减压不彻底是因为术者判断减压程度困难或失败，常发生在迁移的椎间盘突出或中央巨大椎间盘突出者。为了防止此类问题，需要术者熟知解剖关系、准确判断手术过程及何时结束。另一个减压不彻底情况是在手术后一段无痛期后，部分隐蔽的椎间盘组织可能从同侧或对侧再次突出。PELD术后复发率尚不确定，但有数据表明，复发率与传统开放手术类似。为了避免此类并发症，术中探查侧隐窝，多角度完整摘除突出椎间盘是非常重要的。

五、小结

目前经皮椎间孔镜技术已在椎间盘摘除、腰椎融合、解决骨性狭窄，甚至解决骨病包括肿瘤、结核等方面取得了较大的发展；但是该技术操作难度大，学习曲线较长，对解剖知识要求较高，术中透视次数过多，因此应严格按照其适应证选择合适患者，慎重开展。随着人们对经皮椎间孔镜技术研究的深入，相信椎间孔镜技术在脊柱微创领域将会解决更多的问题、发挥更大的作用。

（袁　渤，杜明奎）

第八节　胸椎间盘切除术

一、手术适应证和禁忌证

胸椎间盘的突出少见，临床表现变化很大，无症状的胸椎间盘突出的发生率较高。临床表现可以是单纯神经系统受累表现，或单纯的疼痛，或者两者均有。临床表现较难用影像学解释，有时与其他疾病又难以鉴别，使得治疗胸椎间盘突出症较为棘手。胸椎间盘突出的最常见症状为：局部疼痛、肌力下降、感觉减退、大小便功能障碍。

手术指征：对于单个节段的胸椎间盘退变或单纯伴有机械性脊柱疼痛的椎间盘突出而不伴有神经障碍时，是否需要手术，目前仍有争议。患有急性胸椎疼痛同时伴有阳性 MRI 发现，如果检查没有发现神经系统受损，建议先不忙手术。应考虑患者的精神因素和对手术的期望值。手术前向患者交待，并使患者完全理解手术危险性、并发症和可能出现的治疗效果非常重要。在手术前，患者应当进行严格的非固醇类的抗生素治疗、休息、理疗及适当的锻炼。进行性的脊髓病变应为手术的绝对指征，应积极处理。时间较长的病例，尤其在老年人，应积极除外其他原因引起的脊髓病变或除外其他水平的颈椎或胸椎脊髓受压的可能，排除上述因素以后，在脊髓病以及明确的感觉平面与胸椎间盘突出水平一致时，是手术的绝对指征。根性症状包括疼痛和麻痹。逐渐进展的肌力下降、大小便功能障碍或感觉丢失，和与症状体征相应的影像学变化，也是手术的指征。

椎间盘突出的大小与症状的严重程度无相关性。

二、术前准备

术前应当仔细检查患者，包括四肢和躯干的神经系统检查，如感觉、运动、深反射和病理反射。这些体征应当与相应的脊髓受压平面相一致。有些情况如椎间盘的侧方突出与肋间神经的根性感觉减退无明确的相关性。

患者因为疼痛而拟行胸椎间盘切除手术，但又没有确切的神经系统症状时，应请内科医师会诊，排除心、肺及内脏疾病引起的疼痛。进行常规的 X 线胸片及心电图检查同样有帮助。患者全身的内科检查以及肺功能和血气分析对术前、术后的护理有用。

胸椎 X 线片，可以证实有无椎管内突出钙化的椎间盘。同时，高质量的 CT 及 MRI 检查不仅可帮助病变定位，同时可以明确病变的位置，以及椎管内有无游离椎间盘块。

在考虑有机械性胸椎疼痛和胸椎间盘突出患者手术时，椎间盘造影有帮助，对确切定位退行病变的椎间盘位置有用。

常规的诱发电位和肌电图对诊断胸椎间盘突出并无帮助。如果患者有大小便失禁史，应行膀胱内测压，同时进行尿动力学检查。

三、手术方法与步骤

1. 前外侧入路　目前，多数医师对胸椎间盘突出手术提倡前外侧入路。椎间盘突出常发生在脊髓的前方或前外侧方，用这一入路对脊髓和神经根的创伤最小，是有效的低危险的手术入路。手术医师的经验和对开胸入路的熟悉程度对进行简单、安全的手术非常重要。

2. 后方经椎弓根入路　将患者置于俯卧位，常规的后正中切口，在椎间盘突出侧方，骨膜下剥离肌肉显露椎板。找到小关节突及突出间盘下椎体的椎弓根，用咬骨钳或磨钻磨掉小关节，切除半侧椎板，显露脊髓和神经根管出口，以便暴露神经根并用棉片保护好，注意绝对不能牵拉脊髓。然后如同打椎弓根钉方法对椎弓根钻孔，交替用刮匙和小磨钻扩大椎弓根的内径，斜行插入 0.5mm 直径的协和环钻，指向病变的椎间盘方向，慢慢钻入椎体，去除部分椎体骨松质然后改用130°弯的环钻向椎间盘的方向慢慢钻入，直至穿透终板。这时环钻的口上可以看到有椎间盘的组织。用弯的小刮匙扩大，再伸入弯的髓核钳可以把椎间盘从钻孔内取出（图14-35），交替用刮匙和椎间盘清除椎间盘组织直到彻底减压。术中可用骨蜡止血。冲洗伤口，把取出的松质骨重新填入椎体的钻孔内嵌压紧，用明胶海绵封住钻孔口，置入引流条缝合伤口。创伤较小为其优点，但视野仍较局限。如果突出的椎间盘有钙化或为游离椎间盘，这一手术入路显然不够。这个手术入路对单纯的侧方椎间盘突出有用。

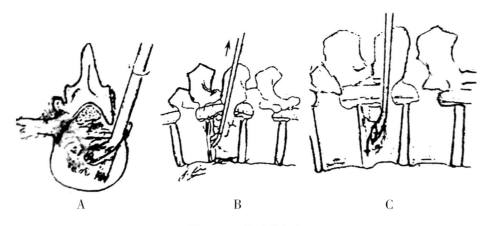

A   B   C

图14-35　取出椎间盘

3. 后外侧肋横关节切除入路　患者的体位可以是俯卧位或侧卧位。手术切口可以选择正中切口，在侧方剥离肌肉暴露椎板或棘突旁纵行或横行切口。骨膜下肌肉的剥离可以从脊柱中央也可以将肌肉分开进行。显露小关节和肋横关节。用咬骨钳咬除肋横关节和肋骨近端。找到肋间神经和肋间血管丛，追踪至神经根管。将残留的肋骨从其椎体附着点断离，然后切除横突的外侧缘。这样可以暴露椎弓根的外缘、椎体和椎间隙。应注意在切除肋骨近端部分时，用骨膜剥离器将肋骨前方的软组织分离，这样做可以避免胸膜破裂。仅适于完全侧方的或上胸段椎间盘突出。它不能很好地显露中央和对侧脊髓。

术毕时在伤口内灌入生理盐水，检查有无胸膜破裂。

4. 前方经胸骨入路　在前方经胸骨入路时需要广泛的分离，所以这一入路通常很少使用。在上胸段有明显的椎管狭窄需要广泛切除骨质时，可能需要用此手术入路。最好请胸心外科医师一起参与手术暴露。在将来，胸腔镜手术可用于常规的胸椎间盘切除手术。胸腔镜手术创伤小、显露充分、手术野光亮的特点。

5. 前外侧经胸腔开胸手术入路法，标准的开胸手术入路，可以安全地暴露$T_5 \sim T_{12}$椎体。

患者侧卧位，皮肤切口水平取决于椎间盘突出的位置和所需手术暴露范围，通常切口的肋骨平面比所选椎体水平的高两个节段。

皮肤切口起自椎旁肌肉的外侧缘，沿着肋骨延伸3～4英寸(1英寸=25.40毫米)，用电刀切开肋骨的外层骨膜，并用骨膜剥离器剥离，剥离时用Doyen剥离器或弯头骨膜剥离器将肋骨完全剥离，剪断肋骨。切除的肋骨保存、用于椎体间植骨。沿肋骨下缘切开胸，避免入胸腔时肋间或肋下血管神经丛的损伤。用沙垫将肺挤压向内，用肋骨钳牵开上下肋骨，用组织剪切开胸膜壁层，显露前突的椎间盘及位于椎体中央的椎间节段血管。将切开的胸膜壁层分别推向前和向后，在神经根管的前方结扎节段血管，以避免影响脊髓的营养血管。椎体后部分软组织和结扎的节段血管，用Cobb剥离器垫入纱布推向后方。显露肋骨近端。残余部分肋骨在肋横突关节和肋椎关节离断。这样将更好地显露后外侧椎间盘及椎体后缘和椎弓根。可以在椎间孔处看见神经血管丛。沿终板处切开椎间盘前方到髓核脱垂处，用垂体咬钳咬除间盘组织，用刮匙进一步刮除椎间盘直至上下终板，向后到终板的后缘，这样可以产生一空间，供反角刮匙刮除突出的间盘组织。反角刮匙将椎管内的间盘组织刮回至终板后方的空隙里，接着用垂体咬钳去除椎体后缘的椎间盘组织，一直可以到达中线。有时胸椎的椎间隙非常窄，这样可以进一步切除前方的椎间盘和邻近终板，以改善手术显露。切除后纵韧带和后方纤维环，可以更好显露硬膜，这一步骤非常重要。同时可以直视下检查是否足够减压。用这一手术方法可以暴露椎管的前方，甚至到对侧。

如果切除椎间盘组织较多，局部可留有一腔，此时可用开胸时切除的肋骨填充。将肋骨条放入椎体或终板钩槽内，连续缝合胸膜壁层。清理胸腔内积血后，留置胸管，关胸，关闭伤口，胸腔闭式引流。

这一手术的优点是椎间盘显露良好，甚至包括中央的椎间盘病变。同时无需切除椎弓根。可以在直视下直接减压。有足够的肋骨行植骨融和。

四、术后处理

术后胸腔闭式引流24小时内引流量小于150ml时，可拔引流管。后腹膜腔的引流，术后24小时可以拔去，因为肺的膨胀而有压迫填塞止血作用。局部用长效局麻药止痛，可以减少术后镇痛药的使用，但切除肋骨本身可引起剧烈疼痛，所以术后2～3天有必要用静脉或肌注药物镇痛。有条件的可使用自动镇痛控制装置，患者自我控制镇痛。

术后应鼓励患者咳嗽和尽早下床活动，若伤口愈合良好，在术后12天可以出院。

术后1个月和4个月应进行常规的随诊。如果行植骨手术，同时应复查X线片，以检查植骨块位置。术后2～3个月患者恢复常规的日常生活。

五、并发症

与胸椎间盘切除手术相关的并发症有：①脊髓压迫或缺血引起的神经损伤。在此手术入路，由于暴露有限，缺血发生的可能性较小。②大血管撕裂。③节段血管结扎线撕脱引起出血。④术后肺不张；⑤术后疼痛和肋间神经痛等。

（叶启彬）

第九节 人工椎间盘

一、概述

人工腰椎间盘置换通过重建退变节段的椎间隙高度、恢复腰椎活动度、解除由椎间盘退变性疾病带来的腰背疼痛与神经放射痛，预防邻近节段及对应关节面的退变，理论上更符合人体的生理需要。1956年Van steenbrugghe首次提出椎间盘假体的概念，并于17年后首次将人工全椎间盘置入黑猩猩体内。1966年Fernstrom最早于临床上使用一个不锈钢球替代椎间盘，重建椎间隙的高度以保存手术节段运动功能。随着对脊柱生物力学、运动学、材料学等相关学科的深入研究，人工椎间盘技术得到了极大的发展。

一般来说，现代人工椎间盘从材料上可分为三种类型：金属-金属设计、金属-陶瓷设计和金属-塑料设计。目前临床上应用较多人工腰椎间盘假体主要为 Charité 和 ProDisc 假体。Charité 型假体由德国 Butter-Janz 于 1988 年设计，截至目前，已在欧洲 13 个国家中应用，总病例数已达万余例；ProDisc 型假体在 20 世纪 80 年代晚期由法国脊柱外科医师 Thierry Marnay 设计，至今病例数也达到 5000 余例。临床报道中假体置换后短、中期疗效值得肯定，但是远期疗效尚有很多不尽如人意的地方。较常见的并发症有异位骨化、植入物机械故障、相邻节段和小关节退变等。

Charité 人工椎间盘是由两个钴铬钼合金盖和一个自由浮动的超高分子量聚乙烯的核心组成。其初始稳定性是通过 6 枚前后方的"牙"卡入头侧和尾侧的椎体终板。向下盖喷涂多孔钛和磷酸钙涂层，利于骨长入及远期的稳定性（图 14-36，图 14-37）。

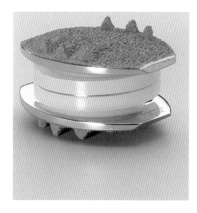

图 14-36　人工椎间盘

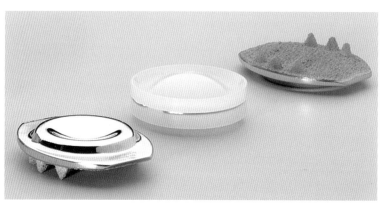

图 14-37　人工椎间盘组件

二、手术适应证和禁忌证

目前人工椎间盘置换适应证为：年轻，单节段椎间盘退变，不伴有严重小关节病变，不伴腰椎不稳，无骨质疏松，无椎管狭窄或后方神经根受压。美国骨科医师协会将人工椎间盘置换的适应证列为：①有症状的椎间盘退变（椎间盘源性腰痛）。②椎间盘突出。③脊柱融合所致邻近节段退变不稳。禁忌证则包括：①置换节段的脊柱畸形。②Ⅱ度以上腰椎滑脱。③骨性椎管狭窄。④严重的骨质疏松。⑤手术瘢痕粘连所引起腰痛。⑥腰椎感染。

Charité 人工椎间盘置换的适应证为：①主要用于 $L_4 \sim L_5$ 或 $L_5 \sim S_1$ 椎间盘退行性改变而出现相应症状的病例，经椎间盘造影、MRI 和（或）CT 影像学检查证实的退变性椎间盘病，尤其在椎间盘造影中能够明确诱发相同疼痛的病例。②经影像学及临床检查可证实没有来自小关节退变增生而导致的椎管狭窄、椎间盘脱出压迫神经根或造成椎管狭窄的情况。③经严格的保守治疗 6 个月以上，症状仍不能缓解。禁忌证为：①发育性或退变性椎管狭窄。②椎间盘脱出压迫神经根，而经前路手术难于取出者。③脊柱侧凸等畸形。④脊柱退变性滑脱。⑤骨质疏松、骨软化、骨肿瘤或感染。⑥腰椎融合手术翻修病例。

三、Charité 人工椎间盘置换手术方法

（一）体位及要求

1. 患者须仰卧位于手术台，手术节段应处于可活动"腰桥"部位。

2. 术中须行正侧位X线透视检查，故手术台面应可透过X线。

（二）手术入路

1. 临床上最常用前方腹膜外入路。可采用横行、经腹白线纵行或经旁腹直肌切口，到达腹膜外间隙。为了避免损伤腔静脉，入路通常选择左侧进入（图14-38）。

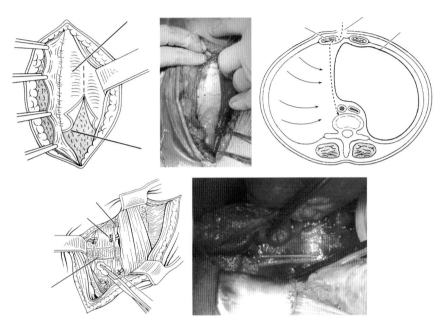

图14-38　手术步骤

2. 在L₅～S₁节段，于腹主动脉分叉下方显露椎间盘。在这一部操作应特别小心，尤其是男性患者，有报道表明，在椎间盘前面应避免应用电凝烧灼，可能引起逆行射精。经钝性分离，显露并结扎骶前动脉。两侧须重点保护髂静脉，将之从椎间盘表面剥离，拉向两侧显露椎体（图14-39）。

3. L₄～L₅节段脊柱位于腹主动脉左侧，经钝性分离后将血管拉向右侧，期间需结扎腰升静脉和左侧平对L₄椎体的腰动脉，以显露L₄～L₅椎间盘前方（图14-40）。

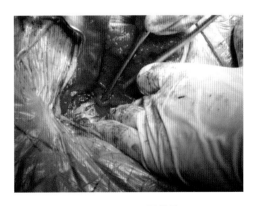

图14-39　显露椎体

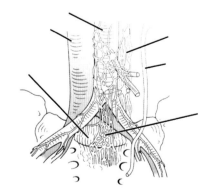

图14-40　显露L₄～L₅椎间盘

4. 经前方显露椎间盘后，可以Homans拉钩牵开周围组织，或以斯氏针置入手术椎间盘相邻椎体两侧做牵开，显露术野（图14-41，图14-42）。

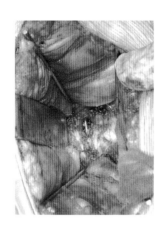

图14-41　推开软组织

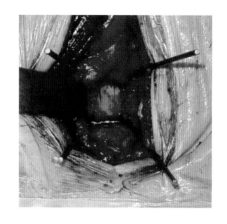

图14-42　显露椎体椎间盘

（三）切开纤维环

在椎间盘前方的纤维环上做"H"形切口，将纤维环瓣向两侧分离并掀起，便于最后修复，同时也利于保护血管（图14-43）。

（四）切除椎间盘

腰椎间盘置换手术中，对于椎间盘的切除技术和彻底性要求更高。由于椎体为松质骨，故为避免假体塌陷，需很好地保留骨性终板皮质骨。为了更好地放置人工椎间盘假体和充分减压，需要使椎间盘垂直于水平面，以便术中可直视后部纤维环，尤其在$L_5 \sim S_1$节段，有时需要Trendelenburg体位。

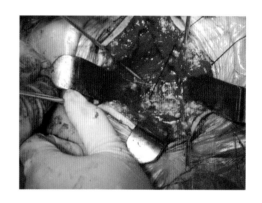

图14-43　找出椎间盘

在切除椎间盘的过程中，注意应将终板软骨切除干净，但应保留后部纤维环，连同侧方的纤维环为假体的植入提供稳定。在椎间盘突出的病例中，则需经纤维环及后纵韧带的破口切除突出的椎间盘，去除硬膜囊及神经根的压迫。在切除椎间盘的过程中，应保持骨性终板的完整性以保证植入假体不下沉。最后可用骨刀小心修整不规则的终板面，以保证椎间骨性终板与假体界面接触良好（图14-44）。

对于后部纤维环的显露，需应用椎间撑开器，可利用楔形撑开器由小号到大号逐渐撑开，并放在一侧或交替另一侧完成操作，要求缓慢而平稳地撑开，期间可能有硬膜外静脉出血，可应用明胶海绵进行压迫止血。然后可运用假体把持器均匀地撑开经减压的椎间隙，并需选择大小合适的内植物试模以决定假体的尺寸（图14-45）。

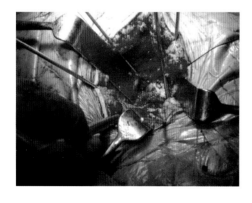

图14-44　切除椎间盘

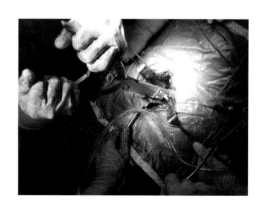

图14-45　试模测定

（五）植入假体

因为假体把持器比实际的假体宽一些，故应先放置空假体，以便有充分的操作空间。假体的终板角度有两种：平行及楔形带角度。在$L_5 \sim S_1$椎间通常需应用楔形假体，从而保证与腰骶部的生理前凸相匹配。屈曲手术台的"腰桥"使相应的椎间隙张开，应用特制的终板假体把持器，一边撑开椎间，一边把持终板假体，在X线监视下将假体植入。将假体植入约1/2时，恢复手术台水平位，并将终板假体向后推进直至距椎体前缘和后缘各2～3mm的位置为佳。当终板假体达到合适的位置后，缓慢撑开椎间隙，并植入大小合适的聚乙烯椎间盘核心。经X线检查并确定假体的位置合适后，需缝合前方的纤维环瓣，放置深部引流，最后严密缝合腹直肌后鞘，逐层缝合深筋膜、皮下组织和皮肤。人工腰椎间盘置换后X线检查（图14-46，图14-47）。

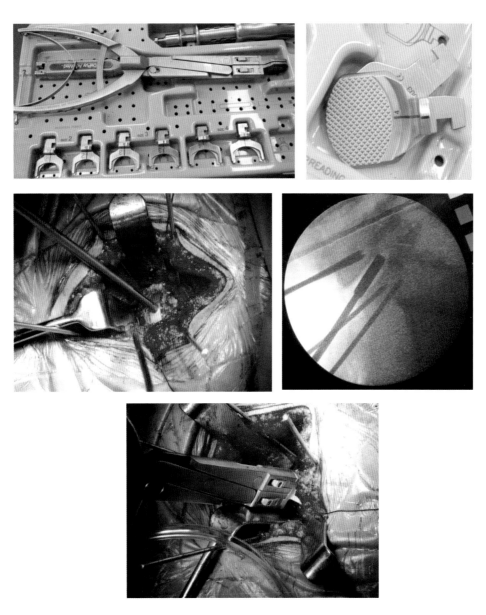

图14-46　人工椎间盘放置完毕

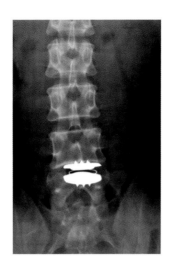
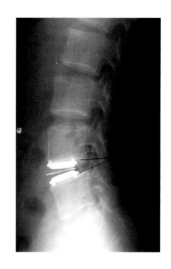

图14-47　人工椎间盘术后X线片

四、术中注意事项

1. 在直视下切除椎间盘，撑开椎间隙时要边切边缓慢撑开，避免急躁造成椎骨骨折。

2. 椎间盘的切除到软骨终板为止，保护好骨性终板。

3. 一般后纵韧带无需切开，必要时可以切开，特别是椎间盘髓核向后脱出时，切开后纵韧带可将脱出的髓核取走，然而后纵韧带切除对中柱的稳定影响并不大。

4. 选择大小合适金属终板，在椎体前后留空2～3 mm的基础上，原则上应选用较大号的假体。因接触面积大，同等压力下压强较小，可防止塌陷下沉。

5. 椎间隙撑开的高度，原则上要撑开到正常椎间隙高度，过高或过低都将会影响后柱小关节及韧带的力学稳定。对术前椎间隙已变窄者，可参考邻近间隙的高度。

6. L_5椎体静脉常从L_5两侧经过，多变异，管径较粗，影响术野，操作中容易损伤引起大量出血，可结扎后切断。

7. 整个手术过程需要数次调整患者体位。先是在剥离椎前腹膜时，取过伸位可以使腹膜与椎体贴近，容易剥离暴露，对腹腔神经丛损伤较小；分离椎前大血管时最好为半屈曲体位，使血管张力降低，不易撕裂。由于解剖特异性，在将假体打入L_5/S_1时，宜先取后伸位，打入1/2时，改为前屈位，可以减少盖板对骨性终板损伤。

8. 术中定位常用C臂X线机定位，先是病变间隙的定位，然后是假体中心定位。后者难度较大，金属标志物放置可有助于确定假体位置，尽量将假体放于理想位置，不宜反复拆装假体，因此可加重硬终板的损害，可造成术后假体下沉，位置稍偏差是可以接受的，不必追求X线完美而不顾远期效果。

五、Charité人工椎间盘植入相关问题

1. 在Charité人工椎间盘的植入过程中，固定齿必须埋入椎体，否则由于应力的剪切作用及腰椎的屈伸活动，可造成对人工椎间盘向外挤压的作用，从而导致间盘移位（图14-48）。

2. Charité人工椎间盘的植入须检查其核心的位置是否居中，避免核心错位造成术后椎间盘核心的脱出（图14-48）。

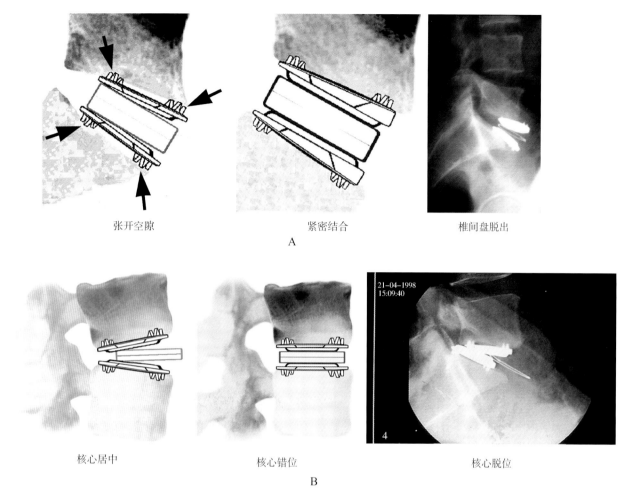

张开空隙　　　　　　　　　　紧密结合　　　　　　　　　椎间盘脱出

A

核心居中　　　　　　　　　　核心错位　　　　　　　　　核心脱位

B

图 14-48　人工椎间盘前屈后伸活动示意图

3. Charité 人工椎间盘水平与终板保持平行，这非常重要，尤其在 L_5/S_1 节段。如存在角度，应选用带一定角度的倾斜终板，同时应保持终板与核的平行，保持和恢复腰椎的生理前凸（图 14-49）。

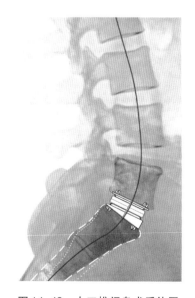

图 14-49　人工椎间盘术后伸展

六、术后处理

1. 术后抗生素预防感染、脱水消肿。

2. 术后第3天可带弹性腰围保护下下地活动。

3. 术后1周内禁止腰部屈伸活动。

4. 术后6周内禁止腰部旋转活动。

5. 术后3周可逐渐恢复日常活动，但应避免过度的屈曲活动。

（王冠军，牛春磊）

参 考 文 献

1. KambinP. Percutaneous lumbar discectomy：Review of100patients and current practice. Clin Orthop, 1989, 238：24.

2. MonteiroA. Lateral decompression of a pathological disc in the treatment of lumbar pain and sciatica. Clin Or-thop, 1989, 238：56.

3. OnikG. Automated percutaneous discectomy at the L5S1level：use of a curved cannula. Clin Orthop, 1989, 238：71.

4. YeungAT, Tsou PM. Posterolateral endoscopic excision for lumbar disc herniation：surgical technique, outcome and complica-tions in 307 consecutive cases ［J］. Spine, 2002, 27（7）：722-731.

5. HooglandT, Schubert M, Miklitz B, et al. Transforaminalpostero-later-al endoscopic discectomy with or without the combina-tion of alow-dose. chymopapain：a prospective randomized study in 280 consecutive cases ［J］. Spine, 2006, 31（24）：890-897.

6. 丁悦，贺石生. 经皮穿刺椎间孔镜在腰椎病变中的应用进展 ［J］. 中国微创外科杂志, 2011, 11（8）：749-750, 757.

7. TzaanMC. Transforaminal percutaneous endoscopic lumbar discectomy[J]. Chang Gung Med J, 2007, 30（3）：226-234.

8. KimCH, Chung CK. Endoscopic interlaminar lumbar discectomy with splitting of the ligament flavum under visual control[J]. J Spinal Disord Tech, 2012, 25（4）：210-217.

9. GodschalxA. Caveats of monitored anesthesia for percutaneous transforaminal endoscopic spinal surgery： in minimally invasive spinal fusion techniques[C]. Summit Communications. LLC, 2008. 37-47.

10. 楚磊，晏铮剑，陈亮，等. 不同体位下经皮椎间孔镜手术治疗腰椎间盘突出症的比较[J]. 中国脊柱脊髓杂志, 2011, 21（2）：166-167.

11. DeenH. Posterolateral endoscopic excision for lumbar disc herniation：surgical technique, outcome, and complications in 307 consecutive cases [J]. Spine（Phila pa 1976）, 2002, 27（18）：2081-2082.

12. AHNY, LEE H, LEE S, et al. Dural tears in percutaneous endoscopic lumbar discectomy[J]. Eur Spine J, 2011, 20（1）：58-64.

13. SchenkB, Brouwer PA, van Buchem MA. Experimental basis of percuta-neous laser disc decompression（PLDD）：a review of literature[J]. LasersMed Sci, 2006, 21（4）：245-249.

14. KreimirRotim, Robert Safti, Goran Lakievi. percutaneous laser disc decompression-our experience with the usage of the diode lase ［J］. Rad Medical Sciences, 2009, 33：115-122.

15. MasatoSato, Miya Ishihara, Kikuchi M, et al. The Influence of Ho：YAG Laser Irradiation on Intervertebral Disc Cells ［J］. Lasers in Sur-gery and Medicine, 2011, 43（9）：921-926.

16. KwanChul Tark, Ji Eun Jung, Song SY, et al. Superior Lipolytic Effect of the 1, 444nm Nd：YAG Laser： Comparison With the 1 064nm Nd：YAG Laser ［J］. Lasers in Surgery and Medicine, 2009, 41(10)：721-727.

17. OhnmeissDD, Guyer RD, Hochschuler SH. Laser disc decompression. The importance of proper patient selection ［J］. Spine, 1994, 19：2054-2058.

18. GangiA，Dietemann JL，Ide C，et al．Percutaneous laser disc decompression under CT and fluoroscopic guidance： in-dieations，technique，and clinical experience ［J］．Radiographics，1996，16：89-96．

19. ChoyDS，Hellinger J，Hellinger S，et al．23rd Anniversary of Percutaneous Laser Disc Decompression (PLDD) [J]．Photomed Laser Surg，2009，27 （4）：535-538．

20. IwatsukiK，Yoshimine T，Awazu K．Percutaneous laser disc decompression for lumbar disc hernia： indications based on Lasegue´s Sign [J]．Photomed Laser Surg，2007，25(1)：40-44．

21. IwatsukiK，Yoshimine T，Awazu K．Percutaneous laser disc decompression for lumbar disc hernia： indications based on Lasegue´s Sign [J]．Photomed Laser Surg，2007，25 （1）：40-44．

第十五章 脊柱感染

第一节 概 述

脊柱感染包括细菌所致之特异性及非特异性炎症，也包括真菌感染。

脊椎化脓性骨髓炎较少见，好发于30～40岁成年男性，患者有高热及急性剧烈疼痛，早期X线表现仅有椎旁阴影，MRI可早期发现病灶。骨破坏与新骨形成可在病后4周左右出现，此为区别于结核的一个特点。

脊柱结核发病已逐渐减少，但边远及贫困山区仍不少见，其防治仍然是骨科一项重要工作。

随着椎间盘病治疗的普及，许多基层医院也在开展此手术。术后椎间盘炎报道逐渐增多，应引起骨科同道的注意，除加强无菌操作外，早期诊断及早期处理常识也应掌握。

（叶启彬）

第二节 脊柱结核的手术治疗

脊柱结核在全身骨关节结核中发病率最高，主要发生于儿童和少年，其中以10岁以下者最多，21～30岁次之。随年龄增大发病率呈逐渐降低趋势，这可能与幼年及青年人对结核的免疫力低下有关。椎体结核在脊柱结核中占绝大多数（约占99%），椎弓根结核仅占1%左右，其原因与椎体负重大、椎体上肌肉附着少、供应椎体的多为终末动脉、血循环差、易形成局部缺血坏死等解剖生理特点有关。在整个脊柱中，以腰椎患病最为多见，胸椎次之，颈骶椎少见。这是因为颈椎血运好、负重小、抵抗力强；下胸椎和腰椎负重多、劳损多、血运差；骶椎融合为一体、无活动性、劳损少之故。

一、脊柱结核的病变类型

按结核的发病部位，可分为椎前型（骨膜下型）、椎间盘型和椎体中心型。椎前型脊柱结核可致前纵韧带下方骨破坏，并可沿前纵韧带下蔓延至邻近椎体而不影响间盘组织。如果病变愈合，可产生连接相邻两椎体的骨桥。该型X线片表现为：椎旁脓肿（骨膜及前纵韧带下），椎体前缘破坏，常有多个椎体累及，椎间盘高度保留，畸形较少发生。椎间盘周围型脊柱结核：病变起始于干骺端，并侵蚀软骨板，破坏椎间盘而侵及邻近椎体，表现为椎间隙变窄，椎间盘邻近椎体骨破坏并产生椎旁脓肿。在病变得到控制后，常转归为椎间隙融合。该过程需18～24个月，其X线片表现为椎体端骨溶解，椎间隙变窄。椎体中心型脊柱结核：病变起始于椎体中部并向椎体两端发展，导致椎体坍塌。该型最易产生脊柱后凸畸形，畸形视累及椎体数目而增加。病变得到控制后，可产生畸形骨融合或纤维性愈合。其X线表现为椎体中间骨质破坏，在儿童，由于骨质软，随病变发展可出现椎体膨胀。

二、脊柱结核的诊断

脊柱结核的诊断需根据症状、临床体征、放射学检查及其他辅助检查来进行。低热、盗汗、乏力、消瘦等全身症状，查体发现脊柱叩痛、畸形或姿势异常，实验室检查提示血沉快，OT试验或PPD皮试呈阳性反应，X线片发现椎体破坏、椎旁脓肿、椎体畸形，均应高度怀疑脊柱结核可能，但只有找到结核抗酸杆菌，诊断才能成立。不管抗酸杆菌是在别的器官内查到的还是在脊柱病灶中发现的，对诊断都具有重要意义。因此，痰找抗酸杆菌是一项很重要的检查。若通过以上方法均不能明确诊断，活检是最终明确诊断的方法。

三、脊柱结核的治疗

（一）治疗原则

脊柱结核的治疗原则是控制感染，尽量减少脊柱畸形的发生，保持脊柱的稳定性。

（二）脊柱结核的手术治疗

1. 手术指征 对椎前或椎间盘周围型病变，无冷性脓肿发生，并且无畸形发生者，单纯化疗加制动休息，支具保护等措施，可以控制感染及畸形的发生，但对椎前病变累及多个椎体者，有冷性脓肿形成，已有成角畸形的病变者，以及有脊髓压迫症状者，均需手术治疗。

2. 手术目的 通过手术可获取病变致病菌以明确诊断；引流椎旁脓肿以减轻病变对椎体的破坏；清除椎体病变并重建脊柱的稳定性。

3. 手术时机 脊柱结核的手术治疗，应在严格的抗结核化疗3周后进行，以使病变局限，防止术中结核的播散。

4. 手术入路 由于脊柱结核常发生于后纵韧带之前，所以，手术入路应选择在前方或前外侧，任何后路椎板切除手术术中显露较差，且可能加重脊柱不稳及脊柱畸形；另外，单纯后路脊柱融合术对稳定脊柱是有限的，因为前方病灶并未得到较好的清除，并且后路植骨术在后凸畸形者更易形成假关节，即使坚固的融合，也不能阻止后凸的进一步发展。

（三）各部位脊柱结核的手术治疗

1. 颈椎结核的手术治疗 对于病变较重，伴后凸畸形者应手术治疗，手术入路可选择前路病灶清除术。暴露出病变椎体后，刮除肉芽肿、破坏之间盘和骨组织，直至两端显露出出血的健康松质骨为止（图15-1）。若手术中发现畸形可纠正，可同时予植骨融合及钢板内固定；若术中发现畸形纠正不满意，则应先行牵引治疗，二期植骨融合及内固定（图15-2）。术后应予支具保护，同时继续予以化疗。在X线片显示有骨性融合后，继续化疗6个月，术后支具的佩戴时间应较颈椎病术后者略长，3～6个月。

2. 胸椎结核的手术治疗 胸段结核处理较为棘手且较其他部位结核更需手术治疗。因为胸段常发生于生理后凸处，从而更易继发成角畸形，另外壁层胸膜可以容许大的冷性脓肿形成，从而可导致多节段病变，容易危及脊髓血运。

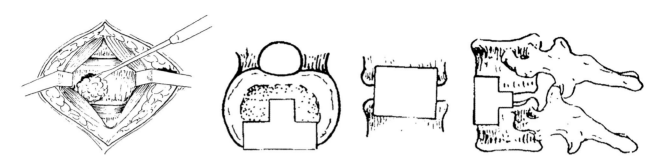

图15-1　刮匙清除病灶　　　　　　　　　图15-2　病灶清除后椎体间植骨示意图

对于1～2个节段的病变，后外侧入路，即肋骨横突切除显露胸椎椎体为较好的手术途径，因为该途径易于清除病变组织和引流，且不易感染胸腔，清除病灶后，常需取髂骨骨块植骨融合（图15-3）。

若病变范围较广，且需重建脊柱稳定性者，前外侧入路，即经胸腔入路，可使清创及植骨较为容易（图15-4）。对于多节段的病灶清除术，术后卧床时间相应延长，并予坚强外固定，必要时可行后路内固定及植骨融合术。

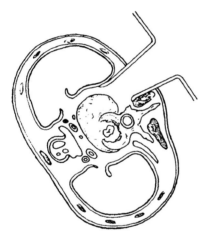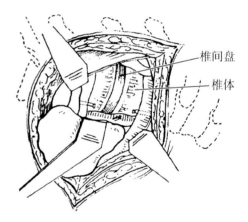

椎间盘

椎体

图15-3　肋骨横突切除术后进入病灶　　　　　图15-4　显露胸椎体及椎间盘

3. 胸腰段结核的治疗　病灶位于胸椎、腰椎交界处，患者常同时具有椎旁脓肿和腰大肌脓肿，所以，手术入路也一定要通过胸腰两部组织。因而对胸腰段结核（T_{11}～L_3），手术入路常选用胸腹联合切口（图15-5）。

4. 腰骶椎结核的手术治疗　对于L_3～L_5椎体结核，手术入路可选用经腹膜外的前方切口，即倒八字切口。对于L_5、骶椎结核或骶前脓肿，对采用经腹腔的前方切口，可在直视下手术，对于该部位的病变，因其邻近大的血管、输尿管、精索等重要脏器，操作应非常细致、小心，以避免血管脏器损伤的发生。

术中注意：因为脊柱前方邻近重要脏器及大的血管，所以手术操作应仔细慎重，以免损伤大血管、输尿管、精索等重要脏器。同时术中应注意保护术野，在清理病灶前可用纱垫将病灶与周围健康组织分开，以免结核感染扩散至邻近脏器。清除病灶时应彻底，病灶两端应刮除至新鲜出血的松质骨为止。脓肿壁、增生之肉芽组织、死骨应彻底清除，后用大量生理盐水冲洗残腔并置引流。病灶清除干净后，病灶内应常规放入1～2g链霉素，后将植骨块放入，以预防结核复发。

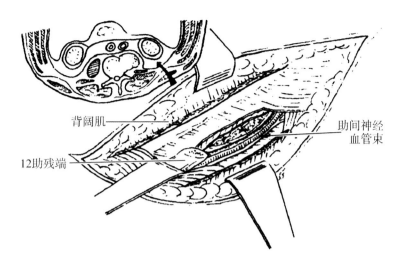

背阔肌

助间神经
血管束

12肋残端

图15-5　切除12肋后，切开腹外斜肌，腹内斜肌及腹横肌，进入后腹膜区

（四）术后处理

患者术后应继续卧硬板床，下地时间视术式及脊柱的稳定性而定，并给予相应外固定，如支具保护，对脊柱不稳定的患者，应行后路内固定及融合（图15-6，图15-7）。脊柱前方入路者，如病灶清除彻底，病灶两端见到新鲜出血的松质骨，可同时进行内固定及融合（图15-8）。术后仍予正规抗结核治疗，在X线片显示植骨块已有骨性融合后，继续抗结核半年，以进一步巩固疗效。

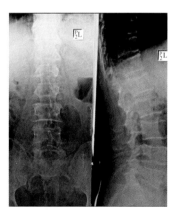
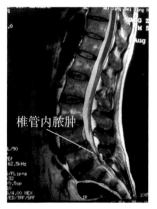

椎管内脓肿

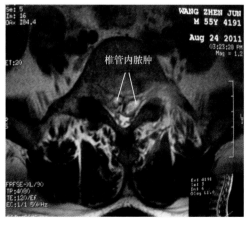

椎管内脓肿

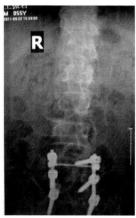
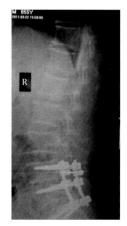

图15-6　结核脓肿波及椎管，从后路病灶清除、植骨融合、内固定治疗

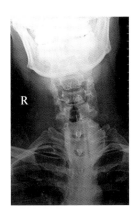
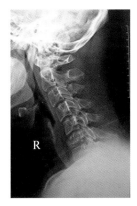
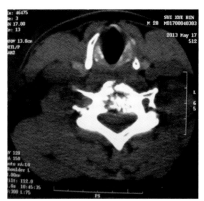
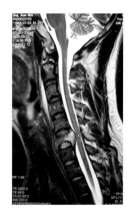

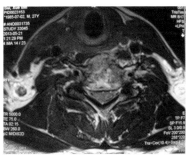
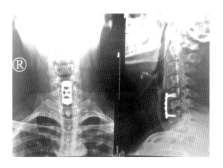

图 15-7　C₆椎体结核病灶清除、取髂骨植骨融合、钛板螺钉内固定

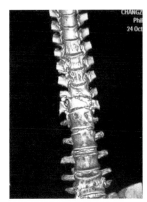
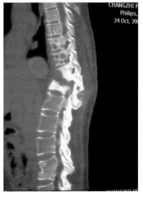
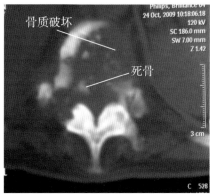

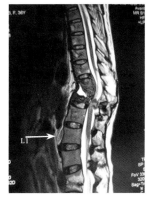
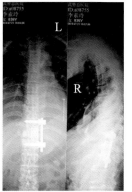

图 15-8　胸椎结核，经侧前方入路病灶清除、钛笼支撑植骨、内固定术治疗

（邢伟园，杜明奎，叶启彬）

第三节 微创手术治疗脊柱结核

近年来，随着内镜技术发展及术中透视普及，微创操作越来越得到外科医师的重视，在脊柱结核外科手术治疗领域，微创技术也可以选择性地应用。其中临床上以经皮穿刺脓肿引流灌洗联合局部结核药物抗结核治疗多见。它可以在最小组织损伤的情况下，使抗结核药物无需经过门静脉循环系统，直接作用于病灶，从而减少因全身用药引起的不良反应，提高药物利用率，具体做法见本章第四节。

（邢伟园，杜明奎）

第四节 经皮穿刺病灶清除、灌流、冲洗、局部化疗治疗脊柱结核及椎间隙感染

椎间隙感染比较少见，但可造成严重脊柱感染，在治疗方案上存在许多争议。有采用保守的抗结核或抗感染治疗，但由于椎间隙血液循环差，血药浓度很难达到治疗水平，治疗效果不佳；也有手术清创后加用抗结核或抗感染治疗，相对来讲损伤大。近年来随着微创技术的发展，经皮置管灌洗引流并局部化疗治疗脊柱结核或椎间隙感染等病变的方法因操作简便、安全、微创，得到越来越多学者的推崇和应用。该治疗方法目前主要分为两种：一是单纯CT或X线透视引导下经皮穿刺灌注冲洗、局部化疗治疗脊柱结核或椎间隙感染；二是经皮内镜下病灶清除、灌洗、局部化疗治疗脊柱结核或椎间隙感染。以上两种方法都是通过置管冲洗引流，注入药物，局部化疗病灶，同时，在全身化疗基础上，通过大幅度增加病灶内抗结核或抗感染药的浓度，并充分引流，达到治愈局部病灶、减轻结核或感染所致的全身症状的目的。两种方法中，后者相对来讲治疗彻底一些，对结核或感染病灶有清除，前者就是单纯的局部注药、引流冲洗治疗。但是后者相对操作复杂一些，需要内镜手术器械及技术。在条件允许的情况下，后者更值得选择，在条件不成熟的情况下，前者也是一种不错的选择。本节重点介绍后一种治疗方法。

一、手术适应证和禁忌证

（一）适应证

1. 椎间隙内感染性病灶。
2. 后纵韧带下或突入椎管内的炎性病灶，范围不超过椎间隙头或尾侧15 mm。
3. 椎体旁脓肿。
4. 椎体内局限性炎性病灶，脓肿或死骨形成。

（二）禁忌证

1. 凝血机制障碍者。
2. 伴有神经压迫症状，神经功能Frankel分级C级以上(不包括C级)的胸椎结核患者。
3. 椎体破坏严重，后凸畸形明显，椎体不稳患者。

二、手术方法

1. 定位 CT扫描定位炎性病灶和脓腔所在层面（图15-9），选择脓肿最低位所在层面设计直接经椎

旁肌的穿刺路径，椎间隙病灶设计经椎间孔的穿刺路径，椎体内病灶设计经椎弓根或椎弓根外椎体侧后方的穿刺路径，确定体表穿刺点、测量穿刺角度和距离。按设计路径，椎旁脓肿和椎间隙病灶用穿刺针、椎体内病灶用椎体成形穿刺针穿刺。CT扫描确定穿刺针在椎体病灶、椎间盘或脓肿内位置良好；拔除针芯，经穿刺针插入导丝，退出穿刺针，经导丝逐级置入扩张套管。

2. 建立工作通道 椎旁脓肿可经套管直接将脓液引出，并放置同轴双腔引流管；椎间隙内病灶经扩张套管内用环锯锯开纤维环，置入工作套管；椎体内病灶应将扩张套管先置于椎弓根或椎体后外侧的表面，经套管内置入环锯扩大骨性通道后再置入工作套管。

3. 清除病灶

（1）对于单纯CT经皮穿刺病灶清除灌注冲洗的方法：CT扫描或X线透视确定工作套管末端位置，取出导丝和扩张管，放置双腔管，退出工作套管。注药管以肝素盐水封管，引流管接无菌引流袋后，置管过程完成。

（2）经皮内镜下病灶清除灌洗局部化疗治疗的方法：CT扫描或X线透视确定工作套管位置满意后放置内镜（图15-10），使用各类抓钳清除炎性肉芽组织、椎间盘组织及死骨；椎管内有压迫者应调整工作套管方向及内镜角度尽量靠近椎管、清除椎管内致压物；射频电极止血并消融凝缩髓核、纤维环和后纵韧带，再次CT扫描或X线透视显示术区病灶清除满意后，置入双腔引流管（图15-10），经皮缝合固定。细管连接灌洗系统，粗管连接引流袋，用生理盐水+化疗药物灌洗引流，引流管数目根据脊椎病变的范围和脓肿的多少而定，一般1～3支。将抓钳取出或引流出的组织及死骨用进行结核杆菌培养加药敏试验和普通细菌培养加药敏试验。

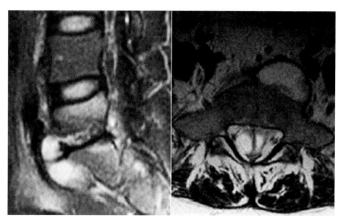

图15-9 术前MRI显示L₅/S₁椎间结核并左椎旁脓肿形成

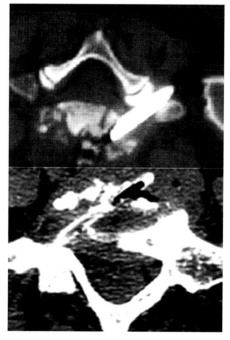

图15-10 CT引导经皮脊柱内镜病灶清除+椎旁脓肿置管引流术CT影像

4. 术后处理

（1）一般处理：术后2～12周内以卧床休息为主，尽量减少腰部的活动和负重。

（2）病灶内药物冲洗治疗：椎间隙感染每日用头孢噻肟钠6g+生理盐水1000～1500ml冲洗1～2周；布氏杆菌病用生理盐水1000ml+硫酸庆大霉素48万单位冲洗2～4周；术后5～7天内使用抗生素静脉滴注以预防切口和穿刺通道内感染。局部化疗的药物为异烟肼0.1g，每日每根管1～2次，并加用硫酸庆大霉素注射液8万单位注入，防止交叉感染，局部化疗疗程可为4～6周，必要时可延长至3个月。住院治疗结束后抗结核药物须继续服用1年，同时可在胸腰支具保护下进行功能复建及腰背肌锻炼。

（3）口服药物治疗：布鲁杆菌病患者术后口服多西环素0.1克/次、2次/天，联合复方新诺明0.96克/次、2次/天，共6周；结核患者联合应用抗结核药物6～12个月。

术后MRI显示病灶修复，脓肿消失（图15-11）。

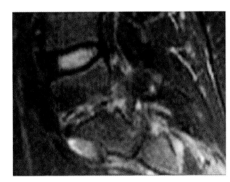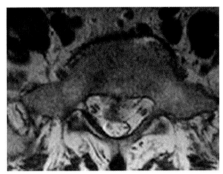

图15-11　术后MRI显示病灶修复，脓肿消失

经皮穿刺病灶清除、灌流、冲洗、局部化疗治疗脊柱结核及椎间隙感染的核心是提高病灶内药物浓度。脊柱结核全身用药遇到的困难就是如何有效地提高病灶内的药物浓度，由于局部病理改变的特殊性以及耐药菌逐渐增加，结核化疗所提倡的长期、大剂量、联合用药、顿服等手段都是针对于此。而该手术的方法以最直接的方式解决了这一难题。手术仅仅是在CT扫描或X线透视引导下建立和放置直达原发病灶和继发病灶的管道，不具备彻底清除病灶、脓肿、空洞、死骨以及矫正畸形的能力，核心是提高了病灶内的药物浓度。

（邢伟园，杜明奎）

第五节　脊柱结核畸形矫正术

脊柱结核所致畸形，多见为后凸畸形，俗称驼背，此外较少者同时有侧凸-后凸畸形。产生后凸畸形的原因有：①椎体骨质破坏后，容易受压塌陷。②椎间盘坏死，椎间隙变窄。③在小儿病例中，椎体二次化骨中心破坏，椎体的生长受阻或形成不平衡生长。椎体的变形与脊椎发病部位有明显关系。胸椎原有生理性后凸，负荷中心靠前，又因脊椎之后方有椎弓关节形成的骨性支柱，而前方则反由韧带连接，所以胸椎结核时，易见到尖端向前的椎体楔状变形。发生于颈椎或腰椎的结核性后凸则较轻微，或发生的一部分后凸为颈椎、腰椎原有的生理前凸所抵消，因而外观上畸形不明显。脊柱后凸畸形，不仅影响美观，而且由于脊椎负重的生物力学关系改变，轻的可导致脊柱后部椎弓关节半脱位，日后发生腰背痛。严重的后凸,脊柱可呈锐角(小于90°)屈曲,形成鸡胸畸形,躯干短缩并与肋骨挤在一起,从而严重影响心肺功能。一部分严重后凸,因重力作用,会逐渐加重,最后导致截瘫发生,所以在脊柱结核治疗时应注意同时矫治脊柱后凸畸形。

一、新鲜脊柱结核性后凸畸形矫治

新鲜的脊柱结核,先经前方入路或侧前方入路进行彻底的病灶清除术,清除脓液、干酪样组织,切除坏死及硬化骨质,直至切骨创面有出血点为止,然后进行支撑植骨,选用肋骨条、髂骨骨块或腓骨段在助手用力向前推顶后凸处的棘突,使病灶清除区略为张开放的情况下,嵌入植骨,然后再于植骨块(条)间隙,植入一些碎骨片。多个椎体破坏,后凸较严重病例,病灶清除术后,最好选用较坚强的腓骨条进行支撑植骨(图15-12①~④)。2、3周后,进行后路畸形矫正及内固定术(图15-12⑤⑥)。

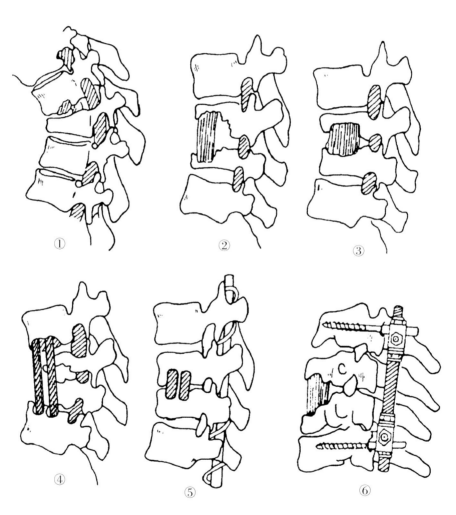

图 15-12 脊柱结核后凸畸形矫正术

①病椎;②病灶清除术后嵌入肋骨条;③病灶清除术后嵌入髂骨骨块;④腓骨条支撑植骨;⑤前路术后后路Luque固定;⑥后路Dick矫正固定

二、陈旧脊柱结核性后凸畸形矫治

陈旧性结核后凸,大于80°者,由于身体重力作用,畸形可继续加重,甚至可致迟发截瘫。单纯后融合术对这种病例无效，需行前后路手术矫治术。由于陈旧结核病灶大部分已呈骨性融合，手术只能矫正20%～30%后凸畸形，手术目的主要是控制后凸畸形继续发展，防止截瘫发生，这一点应事先给患者说清楚。

（一）陈旧脊柱结核前路手术法

术前患者要作钡餐食管造影，了解食管有无和病变处脊柱发生粘连，以防术中损伤食管，如有粘连应放置胃管，以利术中触摸定位。

1. 麻醉全麻。

2. 体位右侧卧位。

3. 操作步骤　经切除病灶部位上一个肋骨的胸部或胸-腹联合切口进入，切下肋骨用生理盐水纱布包好备用。由于病变处特别是后凸畸形形成前方凹陷处，粘连常常十分明显，不易显露，应先避开此部位，于病变上下方正常椎体处开始解剖。结扎、切断横过椎体中部的节段血管后，切开椎前筋膜，用Cobb剥离器慢慢紧贴椎体皮质推开，骨膜下剥离显露后凸中心及上下各二个正常椎体的前方和侧方，由两端慢慢向中央剥离会师，紧贴骨质作锐剥离。然后用Cobb剥离器垫上纱布慢慢推开，可避免损伤大血管和食管，如病变处为纤维结缔组织，可切除之并松动脊柱，但陈旧性病变一般已静止并骨性融合，不能在此处截骨，而可在其紧邻上下方正常椎间盘处作脊柱松动术，切除椎间盘组织，使之松动，然后在上下方椎体上凿骨槽，取同侧腓骨，在助手推压后凸棘突，使松动处间隙张开情况下，将腓骨条嵌入支撑植骨（图15-12④）。缝合推开的壁层胸膜及椎间膜，尽可能覆盖植骨块，然后放置胸腔闭式引流，逐层关胸。

4. 术后处理　同一般开胸手术。

（二）陈旧脊柱结核后路矫正术

陈旧脊柱结核截骨矫形的方法：脊柱截骨术是脊柱后凸畸形矫正的一种重要手段。对于严重的侧后凸畸形，畸形柔韧性低于30%，常规技术不能获得较好矫形，往往需要采用脊柱截骨技术进行矫形治疗，但应注意脊柱结核后凸畸形，前方已经坚固骨性融合，比处理半椎体先天性后凸更困难。

在脊柱截骨之前必须进行详尽的影像学评价，通过X线和CT三维重建等影像学检查，仔细研究畸形的脊柱结构，必要时行MRI检查，了解相应椎管内脊髓神经结构是否有异常，了解是否存在骨嵴，是否有其他脊髓栓系等。通过这些影像学检查，制订周密的手术计划，并确定截骨的部位和范围、选择合适内固定锚定点等等。脊柱截骨方法中最经典的包括SP截骨、经椎弓根"V"形截骨和脊柱楔形椎体切除术。

1. 截骨的方法

（1）SP截骨（smith-petersen osteotomy，SPO）：是典型的开放性截骨，它是通过截除并闭合脊柱后柱结构和张开脊柱前柱的椎间盘间隙实现的后凸矫正，其铰链中心常位于椎体后缘。文献报道一个节段的SPO可以获得约30°的矫正，但前柱的楔形张口，必然使得脊柱矫形后椎体之间不能骨性接触，前中柱的稳定性遭到严重的破坏，严重的可导致骨融合延迟或后路内固定失败，甚至还有可能出现麻痹性肠梗阻、血管损伤并发症等风险。而采用多节段SPO技术矫治脊柱侧弯时，它往往无需使椎间盘前纤维环完全断裂张口，仅需适当伸展即可达到每节段10°～15°的矫形，可大大提高其矫形能力。在矫治脊柱侧弯畸形时，SPO除可改善脊柱矢状面畸形外，其矫形作用更多体现在通过切除椎小关节等后柱结构后增加脊柱的柔韧性，从而达到侧凸的矫正。因此，SPO技术更适合于矫治僵硬的长圆形脊柱侧后凸畸形，对于角状后凸畸形相对效果较差。

（2）经椎弓根截骨（pedicle subtraction osteotomy，PSO）：最早起源于于1949年的"蛋壳技术"（egg-shell procedure）。该方法最早也主要用于脊柱矢状面上的畸形，后几经改良，最后形成如今的典型截骨方式（PSO）。

手术方法：

1）暴露：采用后正中切口，切口以拟截骨椎体（通常为后凸的顶椎）为中心，暴露拟截骨椎体上下各两个节段，显露椎板、棘突、小关节。对拟截骨的椎体显露，两侧显露至椎体侧方，使用Cobb剥离器沿椎体外侧壁分离外侧软组织，显露至椎体侧方（图15-13）。

2）植入椎弓根螺丝钉：在拟截骨椎体上下各2个椎体置入椎弓根螺钉各两枚，共8枚。

3）切除椎弓根：对截骨椎体的椎板行全椎板切除，暴露硬膜，同时切除两侧的小关节，暴露双侧椎弓根，直视下见到椎弓根及沿其下方走行的神经根。以骨膜剥离子保护好神经根（注意胸腰段以上，不能牵拉脊髓，只能轻轻挡挡），然后将两侧椎弓根全部去除，直至与椎体后缘平齐（图15-14）。

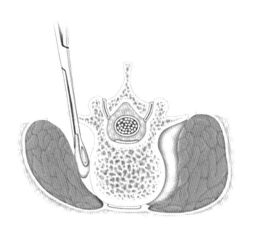

图15-13　暴露截骨椎体

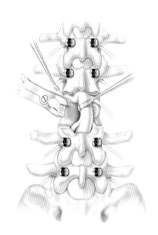

图15-14　对截骨椎体上下两椎体采用椎弓根螺钉固定，全椎板减压，咬除双测的小关节

4）经椎弓根截骨：切除椎弓根后，便可经椎体后壁的缺口用磨钻或交替使用刮勺、环和髓核钳将椎体内的松质骨去除（图15-15），特别是后2/3部分去除。从椎体内将椎体后壁尽可能的刮薄，使其变弱（图15-16）。采用临时固定棒从一侧临时固定截骨椎体的上下椎体，再对后半部椎体侧壁也尽可能地刮薄，然后按预定的截骨角度，用骨刀或窄的咬骨钳楔形截除椎体侧方皮质（图15-17）。但保留部分前方皮质作为铰链，充分减压截骨椎体后方上下椎板，以免在闭合截骨面时后方的椎板挤压硬膜囊，损伤脊髓、神经。然后用刮勺将椎体后侧的薄层骨质敲入椎体前方的空隙内（图15-18）。

5）闭合截骨面：选取合适长度的固定棒，适当预弯、塑形，从另一侧固定截骨上下各两个椎体，松开临时固定棒（图15-19），安装后方固定棒和锁定螺帽，但不锁紧，通过调整手术床或脊柱手术架使脊柱过伸闭合截骨面，再逐渐加压闭合截骨面（图15-20，图15-21）。

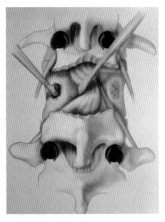
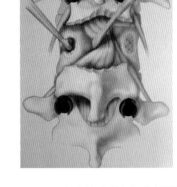

图 15-15　用磨钻或刮勺经左侧椎弓
　　　　　根对前方椎体进行截骨
（注意胸腰段以上，不能这样牵拉脊髓！）

图 15-16　用磨钻或刮勺经左侧椎弓根对前方椎体进行刮薄，使其变弱

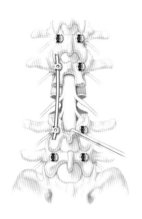
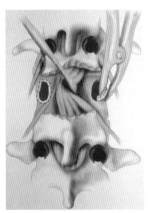
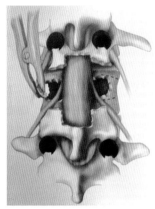

图 15-17　用临时固定棒固定，经右侧椎弓根对前方椎体进行截骨用骨刀或椎板咬骨钳咬除侧方薄层骨质

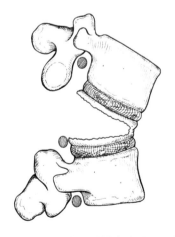
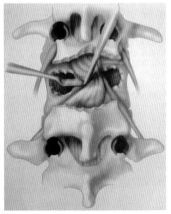

图 15-18　侧方皮质骨去除后用反向刮勺将椎体后缘薄层骨片推向前侧

　　6）植骨：常规进行后外侧植骨，植骨范围包括矫形所涉及的节段，植骨材料为自体松质骨。如自体植骨材料不足，补充使用异体松质骨。

　　7）闭合切口：留置负压伤口引流管，逐层缝合伤口。

该技术是通过切除脊柱后方椎板、椎弓根，并V形切除前方椎体，再通过后方的闭合实现前中柱的骨性接触，它属于一种闭合型截骨。在此矫形过程中，矫正的铰链点位于椎体前方骨皮质。PSO技术不仅短缩了脊柱后柱结构，同时它还使脊柱的前中柱也相应短缩。一方面，短缩截骨可使前中柱都可达到骨骨接触，脊柱更加稳定，同时也增加了脊柱融合率。但是，如果截骨部位较高，后柱过多的短缩，可能会造成脊髓的屈曲与皱褶，从而导致严重的神经并发症。基于这些特点，PSO技术中，需要注意对截骨缘的上下椎板的潜行减压，避免椎板挤压皱褶脊髓，出现脊髓损伤的严重并发症。

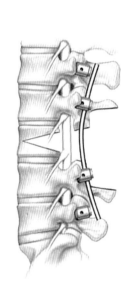 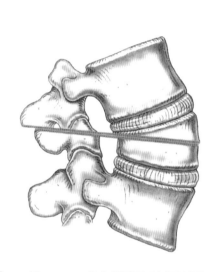 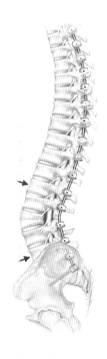

图15-19　松开临时固定棒，上对侧　　图15-20　闭合截骨面后侧面观图　15-21　矫形后侧面观
　　　　　固定棒，闭合截骨面

（3）脊椎切除术(vertebral column resection，VCR)：指全部切除1个或多个脊柱节段，包括上下方的椎间盘结构。该手术首先去除后路结构，通过向两侧咬除肋横突关节和部分肋骨近端，由两侧进行骨膜下剥离，显露前方椎体并将其全部咬除，再通过器械加压实现脊柱短缩矫形。该方法是典型的闭合-开放截骨，由于前中柱去除的骨性结构较多，一般需要进行结构支撑性植骨或非支撑性植骨，以重建前中柱的稳定性。Bradford等采用前后路联合的方式进行全椎切除，矫正严重僵硬的脊柱侧弯患者，而Suk等则采用单纯经后路脊柱切除术矫治严重脊柱畸形。理论上，VCR技术完全切除了畸形变的椎体，而且前柱按需要进行重建，完全可以矫治矢状面和冠状面上的畸形。但是，VCR技术术中及术后稳定性差，出血多，神经损伤风险高，截骨时需要采用钉棒临时固定，避免不稳定的脊柱移位损伤脊髓/神经及血管，同时需要注意对切除椎体的长度适当控制，要对截骨处上下椎板进行潜形减压，避免椎板挤压皱缩的脊髓。通常认为截骨不超过2cm长为宜。

总之，在拟采用脊柱截骨矫治严重脊柱侧弯畸形之前，必须根据患者畸形类型、严重程度、神经损害有无及一般状况选择后柱楔形截骨、经椎弓根截骨和脊柱切除术等不同截骨方式。对于仰卧位左右侧屈位平片上脊柱畸形基本没有矫正的、冠状面Cobb角>90°，和（或）矢状面Cobb角>50°的患者，可以考虑实施PSO或者VCR。具体的截骨方式需要根据三维CT重建影像的畸形局部情况并结合各种截骨方式的优缺点来决定。

2. 截骨部位及截骨范围的选择　以往的脊椎截骨一般在T_{10}以下，因该水平以上截骨易造成大量失血和不可逆性瘫痪。从我们的临床经验来看，根据患者的具体情况选择合适的截骨方法，只要操作得当，T_{10}以上并非截骨禁区。切除的椎体一般选择侧凸的顶椎进行底边在凸侧冠状面的楔形截骨。如侧弯角度过大，可行多个脊椎冠状面截骨，增加矫正率，分散内固定器械所承担的应力。对于胸椎单脊椎截骨无论是冠状面截骨还是矢状面截骨，为减少脊髓过度缩短迂曲，导致相对椎管狭窄，因此，应避免过多截骨，楔形截骨底边高度以不超过截骨椎体高度1/3为宜。

3. 并发症的预防　脊柱截骨是一项非常具有挑战的脊柱外科技术，处理得好，手术效果可能很理想，而一旦出现差错，出现手术并发症的概率也非常高。目前常见的手术并发症包括神经损伤、血管损伤等。熟悉并规避相关的手术风险，是每个外科医生都必须面对的问题。

（1）神经损伤：最常见的原因是在截骨完成后进行截骨断端的闭合过程中脊髓发生皱缩，或椎板对脊髓造成压迫。截骨完成时由于此时脊髓已失去稳定结构的保护，如果保护不当，也极易造成脊髓损伤。主要避免措施包括：①对于整个脊柱要完全截断的病例，如VCR技术，脊髓的环型减压应该彻底，需充分估计在矫形过程中脊髓不能被前后方的任何骨性结构卡压。截骨前需要用钛棒临时固定，避免截骨后脊柱发生矢状面移位（sagittal translation，ST），以免损伤脊髓。②截骨范围不要过长，避免顶椎处加压后脊柱短缩过多造成脊髓损伤。③顶椎处的矫正以凸侧加压为主，凹侧适当撑开。④截骨底边的高度最好不应超过椎体高度的1/3，否则可使脊髓增粗迂曲受压，产生脊髓压迫症状。⑤保持术野清晰，直视下动态观察脊髓的搏动，避免脊髓神经损伤。⑥矫形术中，最好进行相关神经监测系统进行动态检测。

（2）血管并发症：在进行脊柱截骨术时，适度的控制性降压，有利于减少术中出血量。当然，一些术中操作，如彻底止血，以骨蜡封闭骨创面等也可有效降低出血量。术中出血主要集中在去除椎管内壁和后壁的过程中，控制硬膜外静脉丛的出血十分困难，无论是双极电凝还是止血纱布均不能有效控制出血，关键在于去除椎管内壁和后壁前，磨钻有效的打薄残余骨质以方便取出，以减少对硬膜外静脉丛的干扰和操作时间。术中自体血回输的应用也可有效地减少异体血的输入。

（邢伟园，杜明奎，叶启彬）

第六节　椎间盘感染

椎间盘感染是临床上少见的严重疾患，由于临床表现特殊，加之对其认识不足，临床易发生误诊、误治。

一、病因

由于椎间盘感染的部位特殊性，不可能对所有患者术中和术后都进行细菌学检查，而且临床上椎间盘感染患者的细菌学检查并非都是阳性，对椎间盘感染的确切病因迄今为止仍不十分清楚。文献报告有三种学说：即细菌感染、无菌性炎症和人体自身免疫性反应学说，但目前认为细菌性感染的学者占多数。

（一）无菌性炎症

椎间盘感染不少患者细菌培养为阴性，表明细菌感染的依据不足，因而有人认为其发病可能是源自椎间盘损伤而致的椎体血运障碍或组织坏死反应的无菌性炎症。Fouquet等曾应用经皮穿刺的方法对25例

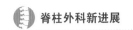

临床诊断为椎间盘炎的患者行病变间隙穿刺活检，结果7例细菌学检查阴性，组织学检查为成纤维细胞，故其认为椎间盘感染可能是无菌性炎症。

（二）自身免疫性反应

Puranen等提出椎间盘炎可能是自身免疫性反应。Bobecko提出椎间盘胚胎发育成熟后其供应血管发生退化而导致其无血供，并被纤维环包裹与血液循环隔绝，因而其具有抗原基础。椎间盘组织的Ⅰ型和Ⅱ型胶原、糖蛋白以及软骨终板基质成分都是潜在的自身抗原，淋巴细胞对其极度敏感；而机体存在细胞免疫反应异常，纤维环破裂是激发体液免疫反应的关键。基于上述理论，一些学者认为某些椎间盘炎可能是由于纤维环破裂，椎间盘组织的Ⅰ型和Ⅱ型胶原释放，形成抗原抗体免疫复合物，从而吸引大量的炎性细胞，而发生自身免疫反应性炎症。

（三）细菌性感染

Lversen等报告了111例椎间隙感染中有15例发生在非手术的椎间隙，以L₄~L₅间隙发生率最高，故认为可能是血源性感染引起。一般认为成年人的椎间盘是全身最大的无血组织，故不会发生血源性椎间盘感染。Fujita认为在正常情况下椎间盘无血液供应，终板构成椎体与椎间盘的屏障，机械性损伤或脊柱退行性改变造成防护机制破坏，骨髓组织伴着血管从椎体侵入髓核。亦有人认为椎间盘的血液供应来自椎间盘周围邻近椎体的血管，邻近椎体的血管通过软骨板到达椎间盘，但不到达髓核。Wiley则认为椎间盘的血管随年龄增长，通过椎体穿过软骨板进入髓核的血管数量减少，但其周围边缘仍然保持着充分的血液供应，在椎间盘纤维环周围有丰富的吻合支，于纤维环和髓核连接部穿入，供应椎间盘。Wiley研究了人和兔子的脊椎动、静脉分布情况并灌注了血管，证明椎间隙感染的途径是营养动脉和椎间静脉系统。Batson通过从阴茎背静脉注入造影剂观察到阴茎背静脉及前列腺静脉丛与脊柱静脉系统相通，故认为椎间盘炎可继发于泌尿感染。亦有学者认为腰椎间盘术后椎间盘感染是术中细菌污染所致。手术时损伤椎体软骨板引起出血、血肿和残余的纤维环组织无疑是细菌生长的良好培养基，使细菌得以繁殖。临床上椎间盘感染的致病菌多为金黄色葡萄球菌或大肠杆菌。而且椎间盘感染患者有发热、血沉快、C反应蛋白水平高，有的患者血白细胞增高或细菌培养阳性，加之对抗生素治疗反应良好，以上均提示细菌感染的可能性大。

二、椎间盘感染的途径及病理特点

（一）血源性感染

主要见于儿童全身败血症的继发感染，以腰椎最多见，约占80%，而L₄~L₅占全部感染的40%以上，致病菌以金黄色葡萄球菌为多见。

（二）侵袭性操作

腰椎穿刺、脊柱手术及脊髓造影无菌操作不规范，将细菌带到椎间隙。文献报告术后椎间隙感染的发生率为1%~2.8%，致病菌多为金黄色葡萄球菌。

（三）局部感染蔓延

常为化脓性脊柱炎蔓延至椎间盘而致。

儿童在发育成熟前椎间盘仍接受血管穿过椎体终板的血液供应，一般认为儿童的椎间盘感染多为细菌直接侵及所致，而成人无血管穿过椎体终板供应椎间盘，感染时首先在终板内形成菌栓和梗死灶，随后蔓延至椎间盘而引起椎间盘感染。

视患者感染的病原菌种、毒性及程度不同，其病理改变可轻重不一。毒性较强的金黄色葡萄球菌，可分泌溶解软骨的溶软骨酶而使局部组织被吞噬，并迅速引起椎间隙的狭窄及骨性融合。

三、临床特点

腰背部剧烈的痉挛性疼痛、持续性不规则的低热和血沉增快是椎间盘感染的三大特征。脊柱手术后发生椎间隙感染约85%的患者有急性腰痛，45%伴有发热，多发生于术后数日或数周。其特点是术后原有的神经根性刺激症状减轻或消失后，出现较术前更为剧烈的难以忍受的痉挛性腰痛；疼痛的特点是白天轻，夜间重。有的患者表现为腹胀，X线片可见肠管扩张。儿童多表现为发热、疼痛、行走困难及夜惊现象。

临床检查可发现椎旁肌肉痉挛、脊柱活动受限；局部叩痛阳性，此乃因炎性椎间隙受到震动所致。

血沉快、C反应蛋白高是本病的一大特点。几乎所有椎间盘炎患者血沉均增快，而临床上仅有50%的患者表现为白细胞增多，此乃感染扩散到椎间隙以外而引起的全身反应。椎间隙感染的患者85%~100%血沉增快，血沉变化是化验检查中重要的异常指标。有学者认为CRP、ESR较体温、血象更敏感、更有价值、更能准确地反映感染程度，可作为鉴别椎间盘感染是否是细菌性感染，为预示感染和观察疗效的指标。

四、影像学特点

（一）X线表现

早期无明显改变，部分患者早期X线平片表现为肠管扩张，肠腔积气；随病变的进展后期可出现椎间隙狭窄及终板的硬化（图15-21，图15-22）。临床上对脊柱手术后患者出现剧烈腰痛和持续性腹胀；X线片显示肠管扩张；血沉快、C反应蛋白含量增高，应高度怀疑椎间盘感染。

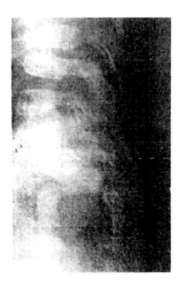 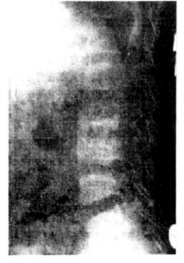

图15-21　L₃、L₄椎间隙感染，X　　图15-22　L₃、L₄椎间隙感染一年
线片示椎间隙狭窄　　　　　　　　　后X线片，可见椎间隙
　　　　　　　　　　　　　　　　　狭窄，椎体终板钙化

（二）CT

Puranen认为CT对早期诊断椎间隙感染具有重要意义，Lversen则认为CT对诊断椎间隙感染缺乏特异性，不能显示深部组织感染，很难将肉芽组织、纤维变性组织与炎性组织相区分，难以明确诊断。但CT可显示病灶破坏及周围组织解剖关系，且远较X线平片和ECT清楚，测定CT值有助于弥补X线平片和

ECT对软组织分辨率低的缺陷（图15-23）。

（三）ECT

表现为病变处放射性浓聚增强，放射性核素骨扫描对诊断椎间盘感染的价值，敏感性为90%，特异性为78%，准确性为86%。同位素骨扫描虽然能够较准确地反映病变部位，但不能显示病灶周围的解剖关系。而且同位素骨扫描受多种因素的影响，能促进局部血运旺盛的各种因素，如创伤、肿瘤、炎症等都可以引起放射性浓聚增强，因此判断结果时，应根据病变部位、放射性物质强度、血池浓聚和形态改变，结合其他检查项目和临床表现来进行分析、判断。

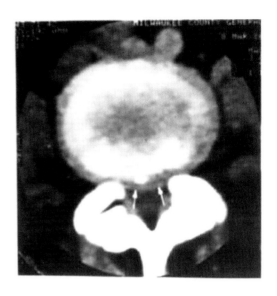

图15-23 L₂椎体终板不规则破坏，椎间盘密度不均

（四）磁共振检查

MRI能够清楚地显示病灶及周围的解剖关系，MRI除了与放射性核素一样具有高度敏感性外，更具有特异性。其敏感性为96%，特异性为92%，准确性为94%。当X线片、CT扫描和ECT难以确诊时，MRI检查是最佳的选择和最有效的方法。可通过MRI信号的变化与椎体骨髓炎、肿瘤、退行性改变相鉴别。椎体转移瘤在MRI上显示受累椎体塌陷，但椎间盘的形态和信号多无异常改变。病变椎体T1加权像呈界限清楚的低信号，T2加权像呈等信号或高信号，质子密度高，有异常对比增强。而椎间隙感染病变椎体T1加权像呈低信号，T2加权像呈高信号，硬膜外脂肪信号消失，椎间盘的形态和信号发生异常改变。病灶椎体骨质改变以下位椎体破坏为甚，Gd-DTPA增强扫描呈异常对比增强（图15-24，图15-25）。

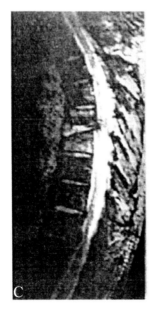

图15-24 T₂加权像上可见T₅、T₆椎间盘信号增强

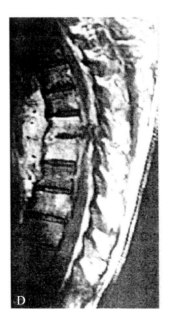

图15-25 Gd-DTPA增强扫描见椎间盘前缘信号增强，呈对比增强信号

五、治疗

一般均以保守治疗为主，通常静脉应用广谱抗生素，绝对卧床以促进炎症的局限和消退，石膏或支具局部制动以减轻疼痛和对症处理，并应注意全身支持疗法的应用。亦可在CT导引下对病变椎间隙穿刺，然后根据获得的病原菌及药敏选择针对病原菌的敏感抗生素。抗生素应用的时间为静脉应用抗生素至症状消失、血沉正常后，再口服抗生素3周。

如果患者高热，神经症状进一步加重，血白细胞数升高，临床表现为硬膜外脓肿的征象，应积极手术，行病灶清除术，彻底清除椎间隙内炎性组织，反复冲洗局部并植入高浓度抗生素。为增加脊柱的稳定性，在病灶清除的同时应行植骨融合。武警总医院骨科近几年来用经皮椎间盘镜活检和病灶清除术和滴入高浓度抗生素方法治疗，收到良好的效果为治疗椎间盘感染提供了一种较好的方法。

（王冠军）

第七节 脊柱特殊感染

脊柱特殊感染并不常见，但在临床常常误诊，现将过去遇见一些病例和相关知识报道如下供参考。

一、真菌性脊柱感染

真菌性脊柱感染并不常见，它常由感染真菌的口腔、胸腔和腹腔脏器侵犯椎体所致。在原发性真菌性脊柱感染病例中，绝大多数患者为接受器官移植、肿瘤化疗及获得性免疫缺陷综合征者，还有部分为吸毒者。在这种情况下的感染，通常是因免疫力低下，真菌血症引起的。在具正常免疫力的人群中，原发真菌感染极为罕见。

由邻近感染脏器侵犯所致的脊柱感染，常先累及椎体，表现为椎体破坏，病灶周围骨质硬化；原发真菌感染可表现为椎间隙及椎体终板受累，随病变的发展，可沿骨膜、前纵韧带下扩展，累及多个间隙，表现为椎旁脓肿、腰大肌脓肿；亦可侵入椎管，形成硬膜外脓肿或肉芽肿，而引起神经受累表现。

（一）临床表现

真菌性脊柱感染临床表现常不典型，多数患者常表现为腰背痛，全身症状不明显。部分患者可有发热、消瘦表现；病变累及肋横突关节者，可表现为肋间神经痛；有椎管内脓肿或肉芽肿形成者，可表现为脊髓神经根受压症状及体征。

（二）诊断

因其临床表现和影像学检查均无特异性，所以，在无其他脏器感染证据时，做出诊断是非常困难的，并且常误诊为其他疾病，如椎体肿瘤、椎体结核等。所有真菌性脊柱感染的诊断都是通过病灶穿刺活检或是术后病理和病灶真菌培养时做出的。这就提示在处理一些诊断不明的椎体病变时，应想到真菌感染的可能，以便在术中做检查，防止误诊，尤其是对于那些处于免疫抑制状态的患者，更应怀疑真菌感染的可能性。

（三）治疗

通过穿刺活检已明确诊断的真菌感染，对于那些无神经症状和体征，不伴有椎旁脓肿，腰大肌脓肿和椎管内脓肿或肉芽肿，且脊柱稳定性未受破坏者，可予保守治疗，相反者应予手术治疗。

1. 保守治疗　包括改善患者营养状况，增强机体免疫力，同时口服或静脉用抗真菌药，如：两性霉素B，伊曲康唑或氟康唑，其中以氟康唑效果最好，且患者对其有良好耐受。具体剂量为氟康唑0.2g，每日3次；伊曲康唑0.2g，每日2次，或0.4g每日1次。疗程为六个月。文献报道，通过此类药物治疗，大多患者在5.5～6个月获痊愈，X线像表现为椎体骨质硬化。

2. 手术治疗　包括病灶清除加植骨，脓肿切开引流及重建脊柱稳定性。术后予静脉用抗真菌药物治疗，后改口服类药物至半年，均可获良好治疗效果。典型病例如下。

患者，女性，39岁，因腰痛伴活动受限3月入院。腰痛以活动时明显，不伴发热、乏力、盗汗等症状。既往史中，患者曾在农村居住10年，1990年行左卵巢畸胎瘤剥除术。入院查体，除 L_4～L_5 棘突处压痛、叩痛外，无其他阳性发现。腰椎像可见 L_5 椎体密度不均，椎体破坏；腰椎MRI示： L_5 椎体呈长 T_1 长 T_2 异常改变，信号不均（图15-26）；CT显示， L_5 椎体呈不规则低密度灶，椎体前缘骨皮质不连续（图15-27）。骨放射性核素显像示 L_5 椎体呈放射性浓聚。诊断考虑"L_5 椎体病变，性质待定"，于1994年7月6日在全麻下行前路椎体病灶清除活检术。术中见 L_5 椎体局部骨皮质已破坏，病灶组织呈紫蓝色软组织，病灶周围骨质硬化。术中冷冻切片报告为"结核性肉芽肿，不除外真菌性可能"。遂予病灶清除，并取髂骨充填搔刮后之残腔。术中病灶细菌培养结果阴性。术后病理：PCR检测结核杆菌结果阴性；免疫组化染色：六胺银（+）、Giemsa（+）、PAS（±），诊断为隐球菌性肉芽肿骨髓炎。术后予氟康唑治疗半年，腰痛症状完全消失，已恢复正常工作。门诊复查无复发迹象（图15-28）。

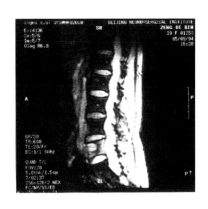 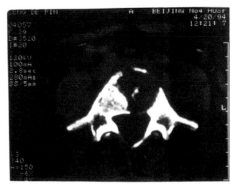 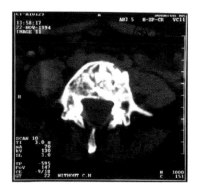

图15-26　腰椎MRI见 L_5 椎体呈长 T_1 长 T_2 异常改变，信号不均

图15-27　CT扫描示 L_5 椎体呈不规则低密度灶，椎体前缘骨质不连续，并可见椎软组织

图15-28　术后可见病灶已清除，可见植入骨

二、脊柱包囊虫病

在寄生虫病中，侵犯脊柱和脊髓者有肺吸虫病（paragonimiasis）、囊虫病（cysticercosis）和包囊虫病（hydatid disease，ecchinococcosis）。据文献报道以包囊虫病多见。包囊虫病（hydatid　disease）又称棘球蚴病（ecchinococcosis），人通过吞食该虫卵而感染。

本病是一种严重人畜共患的疾病，在全世界分布甚广。主要流行在畜牧地区，如：中东、南美洲、澳洲和新西兰。我国分布地区较为广泛，23个省区均发现感染，以西北地区、内蒙古地区为高发区，其他地区也有散发病例。本病不仅危害人类健康，羊群的严重感染可使肉、毛、油、乳等畜产品减产，造成巨大经济损失。狗是细粒棘球绦虫最适宜的终宿主和主要传染源。虫卵随粪便排出体外，污染牧场、宿舍、蔬菜、土壤和饮水，被人或羊等其他中间宿主吞食后，经胃而入十二指肠，通过消化液作用，孵出六钩蚴，侵入肠壁，随门静脉血流侵入肝，幼虫大部分被阻于肝，发育成包虫囊(棘球蚴)，部分可溢出至肺部，或经肺、左心进入体循环，散布于全身各个器官发育成为包囊虫。狗吞食含有包囊虫的羊或其他中间宿主的内脏后，原虫蚴进入狗小肠壁隐窝内发育为成虫（经7~8周）而完成其生活史。幼虫主要寄生在中间宿主啮齿动物或人的肝脏。

（一）临床表现

视包囊虫的部位、大小和有无并发症而异。肝包虫病最多见，占75%，肺部次之，占10%~15%，脑、骨骼等其他器官也可被侵犯。徐氏报道700例包虫病中，侵及骨骼有3例，占0.42%，其中侵及胸椎仅一例，与樊氏报道骨包虫病仅占人体包虫病的0.35%基本相符。国外Ferris报告为0.28~3.1%。Karray报道其中侵及脊柱仅1%~2%。

包虫病可侵犯脊柱各段，可侵犯颈、胸、腰骶椎和尾骨。有报道以腰椎多见，也有报道胸椎多见，侵及颈椎者只占脊柱的10%。可侵犯脊髓导致脊髓压迫（图15-29）

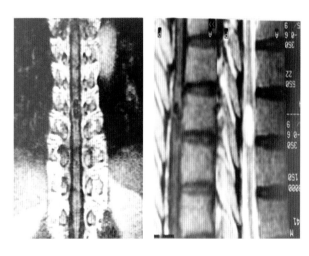

图15-29 $T_8 \sim T_9$平面硬脊膜下包囊虫病

脊椎感染途径主要经由椎体中心的动脉循环，在疾病早期，病变缓慢发展，椎间盘将其隔离，最后穿破皮质和骨膜，在周围组织内或硬膜外形成包囊，似一厚的浴缸，有脓性液体，即"骨样脓肿"。Mill指出，包囊虫病在骨骼与其他脏器有所不同，有其特殊的病理生理，导致骨内形成空腔或因骨的吸收和缺血性坏死致病理骨折。

1928年Dew将倾向的脊髓包囊虫病分为五型（类）：①髓内包虫囊肿。②硬脊膜下囊肿。③硬膜外囊肿。④椎体包囊虫病。⑤椎旁包囊虫病。据知，至今尚无Ⅰ型病例报道。

（二）诊断

由于脊柱包囊虫病发病率不高，仅占侵及骨骼系统的1%~2%，从1991~1998年国内文献报道仅9例，多在胸椎，由于是慢性发展，故而在症状出现前，难以早期诊断，因此不能早期治疗。即使有了明显的神经、脊髓压迫症状，影像学也有了阳性表现，也不易与脊髓肿瘤等鉴别，常在术中探查时才能确诊。从 1991～1998 年国内文献报道的 29 例中，明确说明术前误诊的为 15 例，占 51.7%，Morshed 报告 42 例中，23 例误诊占 54.8%，Apt 等报告 27 例中，19 例误诊，占 70.4%，误诊率较高。作者报告一例，为 $T_8～T_9$ 平面硬脊膜下包囊虫病，术前也未确诊。

在初诊时，如有上、下肢神经、脊髓压迫症状的患者，影像学上又有阳性表现，患者生活地区是牧区，有食用生肉、生鱼的习俗及生活史的，应考虑到感染包囊虫病可能。但由于社会的发展，人员流动大，常易疏忽询问。当有其他脏器包虫病史者，应注意骨骼、脊柱感染的可能。

根据脊柱 X 线平片诊断很困难。受累节段椎体骨质有压迫性改变。为一大的溶解区，椎板变薄、缺损，椎间孔可扩大，椎弓根破坏，椎体后缘可出现弧形压迹，椎间隙可无改变。这些都是非特异性改变。CT，尤其是 MRI 检查，有助于对脊柱包囊虫病的诊断。病变阶段椎管内有大小不等的低密度病灶，可见多发性包囊虫小腔。呈多房性改变，并可见其邻近脊髓的神经结构是其特征之一。如不能确定病变性质是肿瘤还是其他脊柱病变，如结核、化脓性感染，而患者又来自牧区，有牛羊接触史者，应怀疑为骨寄生虫感染时，可行实验室检查，血清免疫试验，补体结合试验等，95% 可出现阳性反应，以助确诊。如术前能确诊，则不宜做腰穿，以免刺破包虫囊。一旦因刺破或椎管内压力变化等导致包虫囊破裂，可造成蛛网膜下腔扩散种植。影像学的检查，还有助于估计脊柱破坏情况，是否需要同时行稳定术。

（三）治疗

脊柱包囊虫病的治疗，在过去有一定难度，椎管内包囊虫可破坏椎体引起进行性脊柱不稳定，早期即可压迫神经、脊髓，不切除干净，容易复发。朱氏报道一例 4 次复发手术。Thomas 报告一例颈 7 病例，从 1983 年颈部包块抽吸一次未确定诊断后复发，至 1996 年共进行了 7 次手术。Turtas 等报告 18 例，9 例在 6 年内复发，其中 5 例尽管多次手术仍死亡。如今，随着 CT、MRI 的检查方法的应用，脊柱外科的进步，脊柱稳定性的解决，以及一些新的药物的使用等，近年来椎管内包囊虫治疗，已有很大的发展。

椎管内包囊虫的手术治疗：因椎管四周骨壁的限制，早期即可压迫神经、脊髓，引起症状，如能早期诊断，手术是唯一方法。根据 CT、MRI 的提示，和脊柱破坏的情况，压迫来自前方还是后方，确定是通过椎板切除减压，还是从前入路通过椎体次全切除，或全切除以达到脊髓彻底减压；手术应力求彻底，手术治疗应在保护神经结构完整的前提下，彻底切除囊虫、减压，如椎体破坏引起进行性脊柱不稳定，则需要同时行脊柱器械固定、植入假体或椎体间植骨融合；或后路脊柱固定器械，以及使用头环支具等。Ferris 等报告一例 C_7 包囊虫病，因 C_7 椎体破坏，切除后植入假体，再行后路 $C_6～T_1$ 融合术。

为防止残留子囊引起复发，在摘除病变时，用大量生理盐水和双氧水反复冲洗，使内囊与子囊漂浮而出，如包虫是从骶棘肌侵入椎管，应注意清除椎孔间和通道上的包虫，对于外囊残腔除了用 1% 甲醛和 3% 双氧水处理外，可用电凝，借用高温的物理作用杀灭可能残留的头节。应特别注意，骶棘肌内包虫是复发的主要因素。

术后应用药物丙硫咪唑、吡喹酮等治疗。

三、伤寒菌性脊柱炎

伤寒是由伤寒杆菌引起的急性消化道传染病，主要传播途径是经水、食物、日常生活接触和苍蝇传播，多数患者发病前有不洁饮食史，平均潜伏期是 12～14 天，伤寒发病后约有 1% 病例继发骨感染。

（一）临床表现

主要症状是：发热、头痛、全身不适、食欲减退、腹胀、便秘和轻度腹泻。体温呈阶梯型上升，5～7日可达39～40℃以上，高热持续不退，典型的有发热时的体温、脉搏分离（图15-30），出现神经系统中毒症状、消化道症状、白细胞减少等，白细胞计数低于正常，有益于本病的诊断。

寒性脊柱炎常常由于病例不多见，临床表现不典型，以腰痛及发热症状为主，缺乏特异性，详细的病史及病程中生命体征的变化。如有是发热时的体温、脉搏有分离，白细胞计数低于正常等现象时要想到本病可能。伤寒感染第1周，血培养伤寒沙门菌阳性率可达90%，而后阳性率逐渐降低，至第4周时多为阴性；骨髓培养全程均可得到较高阳性率，且不受已用药物的影响；尿粪培养则在第3～4周时阳性率高。此外，肥达反应对伤寒的诊断也有一定意义，血、骨髓、大便培养中任何一种阳性，或肥达反应效价在1/160阳性以上并有递增者)的综合诊断确诊。但Morgan等发现伤寒患者肥达反应可为阴性，与感染轻、机体免疫力低下或早期应用抗生素、激素等有关；且血吸虫病、脓毒血症、风湿性疾病者可出现假阳性反应，因此肥达反应仅可为临床诊断提供参考。病灶处椎间隙穿刺液细菌培养，可明确伤寒沙门氏菌感染。

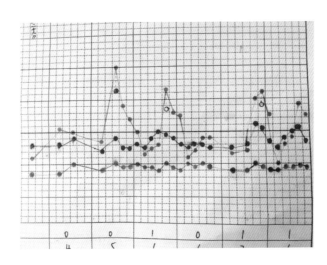

图15-30　体温、脉搏有分离现象（脉搏不随体温升高而加快）

（二）诊断

早期影像学检查仅表现为椎体及椎间盘信号改变，骨质变化不明显（图15-31A、B），但椎体结核、肿瘤、布氏杆菌性脊柱炎、椎体化脓性感染也有类似表现，临床诊断困难，常常误诊。

（三）治疗

如治疗不能及时、有效，将导致病程迁延（图15-31C、D、E）。血象表现正常等伤寒的特有表现，可指导本病诊疗。此外结合临床表现行经验性治疗，规律、联合、长期的应用抗菌药物，避免不良预后的发生。全身治疗包括：①对症治疗：营养支持、降温、改善患者便秘或腹胀等症状，并注意隔离以防止传染。高热降温以物理降温为主，若使用药物降温，应同时补充水、电解质。②抗感染：喹诺酮类药物可作为治疗首选药物；或将二、三代头孢菌素类药物作为治疗首选，可选用氯霉素、氨苄西林、复方新诺明等。建议根据药物敏感试验结果选用合适抗生素，疗程3周以上，以4～8周为宜。

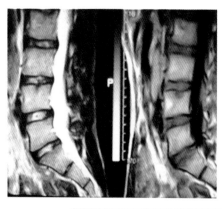
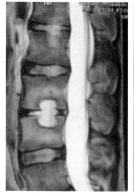
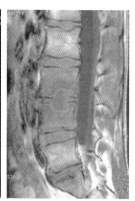

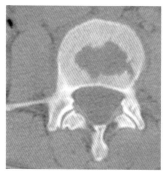
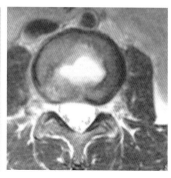

图15-31　患者，男性，21岁，因腰痛伴发热来诊

A、B. 首次发病时的核磁片，无特异性改变，曾以"腰椎间盘膨出"和"肺部感染"进行常规抗感染治疗，效果不明显；C、D、E. 为两个月后的MRI和CT片显示L₃~L₄椎体间出现骨质破坏，范围比较局限，边界比较光滑，椎旁也无明显脓肿。经过穿刺培养证实为伤寒杆菌感染，选用敏感抗生素后1个月后，MRI显示病灶范围得到有效控制，患者全身状况明显好转

四、布鲁菌病性脊柱炎

布鲁菌病（brucellosis）是由布鲁菌引起的人畜共患性传染病，其临床特点为长期发热、多汗、关节痛及肝脾肿大等。1814年Burnet首先描述"地中海弛张热"后来，为纪念Bruce，学者们建议将该病取名为"布鲁菌病"。

（一）流行病学特点

国际上将布鲁菌分为羊、牛、猪、犬、森林鼠及绵羊6个物种，19个生物型。我国感染的菌种主要为羊种，其次为牛种，猪种仅为少数地区。由于该病可引起腰背痛，故在牧区对腰背痛患者应考虑到本病。国内受传染者为牧民，他们为羊、牛接生时，被其阴道分泌物传染。其他为接触病畜的皮毛、粪便、奶、肉、尿液而被传染。男多于女，好发于40~50岁，患病后有一定免疫力，但再感染者也不少见。

布鲁菌性脊柱炎是布鲁菌病的骨关节感染表现之一，非常少见，其在布鲁菌病中的发生率为2%~53%，由Kulowski和Vinke在1932年首次描述。在我国，近年来因养殖业的发展和城市宠物饲养的增加，本病有扩大流行的趋势。因此应引起临床医生的高度重视。

（二）临床表现

布鲁菌性脊柱炎典型的表现可总结为三联征，即腰背痛、午后高热、大汗、椎间隙及椎体感染征象。发热是布鲁菌性脊柱炎最常见的表现，通常发生在午后至午夜前，为38.5℃以上的高热，持续1~3

小时后可自行缓解，或用解热镇痛药后缓解，热退后伴随全身大汗。腰部疼痛症状通常较为剧烈，布鲁杆菌性脊柱炎的临床体征有：脊柱活动受限，病变局部有明显的叩压痛，有较轻微神经受累的症状和体征。影像学检查：MRI检查可见椎间盘和邻近椎体炎症改变。X线片和CT显示椎间隙狭窄和终板上下骨密度不均一变化，或有椎体边缘呈不规则虫蚀状骨质破坏，骨破坏灶多为2~5 mm直径的多发、类圆形低密度灶，周边有明显的增生硬化带。多分布在椎体边缘，少数见于椎体中心，一般不出现椎体死骨改变。椎旁软组织脓肿少见，即使出现范围也很小（图15-32）。

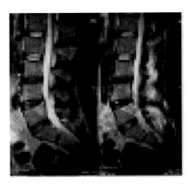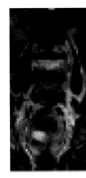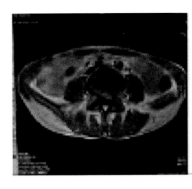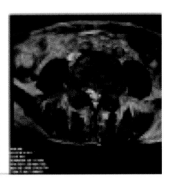

图15-32　MRI显示 L₄~L₅ 相邻的两椎体边缘T₁呈均匀低信号，T₂呈混杂高信号，椎间盘信号呈T₁低信号，T₂混杂高信号，椎体左后方有条状脓肿信号，硬膜囊受压

（三）诊断和鉴别诊断

布鲁菌性脊柱炎尚没有统一的诊断标准。主要靠流行病史、临床症状、体征、影像学表现、实验室检查：布氏菌血清凝集试验<1：160，血培养阳性，同时局部病理结果阳性可确诊。

布鲁菌性脊柱炎主要应与普通椎间盘炎、椎体骨髓炎、脊柱结核和肿瘤相鉴别。特别是与脊柱结核鉴别。脊柱结核通常不伴高热，且无明显的大汗，腰背疼痛较轻，影像学上以椎体骨质破坏为主，常引起椎体塌陷，椎间隙狭窄，常见椎旁软组织较大脓肿。而布鲁菌性脊柱炎常见以椎间盘炎症改变为主，无椎体破坏或破坏轻微，通常位于椎间盘前方，影像学上少见椎旁脓肿。当然最终的鉴别诊断要依靠实验室检查和病理检查。

（四）治疗

早期急性期、没有神经受损症状和椎旁软组织脓肿的病例，保守治疗采用的是多烯环素和利福平联合治疗，有的加用链霉素或四环素，一般预后较好，但由于布氏杆菌是位于细胞内的细菌，复发率较高。

布鲁菌性脊柱炎的手术治疗适应证：

1. 经药物治疗1个疗程症状无好转。

2. 具有下列现象应手术治疗　①椎旁脓肿或腰大肌脓肿。②椎间盘破坏。③脊柱不稳定。④脊髓或神经根受压。⑤伴有其他细菌混合感染者。

3. 手术方式　同脊柱结核病灶清除术，手术内容包括：清除炎性肉芽组织、脓肿、坏死间盘及破坏的骨病灶，解除脊髓或神经根受压原因，重建脊柱稳定性。近年有人使用微创术治疗于单纯椎间盘破坏或伴有椎旁脓肿者。经皮穿刺椎间盘病灶清除术，并椎间隙插管冲洗，局部脓性渗出液引流充分，术后经留置导管局部给药，操作方便，手术后腰痛即显著缓解，血沉逐渐下降，2~3周即可拔管，治疗效果良好，尚需作进一步的观察研究。

4. 术后继续药物治疗　Katonis等报道10例布鲁菌性脊柱炎患者采用经皮穿刺经椎弓根受累椎间盘切

除，并放置引流管灌洗，前或后路病灶切除植骨内固定术，术后即刻腰背疼痛缓解，结合抗生素治疗，均取得了好的效果。

（劳汉昌，郭立民）

附：特异性感染手术的消毒隔离

特异性感染患者都带有传染病菌或病毒，应将此类患者安置在指定的房间进行手术，并挂"隔离"标记，防止病菌或病毒直接或间接接触传播造成交叉感染。

一、术前准备

手术通知单上必须注有明显的标记，标明病原菌的种类。术前准备应计划周到，手术所需各种器械及物品等一次性备齐，放置在适当的位置，避免临时添加影响手术的进行，而且增加交叉感染机会，必要时手术间外设 1 名巡回护士，供给手术间内急需物品。将手术间暂时不用的物品、器械应用大单覆盖以减少污染范围。尽可能采用一次性手术用具，如一次性手术衣、鞋套、注射用品、输液装置等，便于消毒处理。

二、术中护理

严格限制手术间的人数，感染手术一般不安排人员参观。手术过程中，手术间人员不能任意外出。如必须外出时需按术后处置方法经特殊处理后方可外出。需要临时借用其他手术间的物品、器械时，应由室外专人向室内人员传送，进入室内的器械、物品必须经相应处置后方可拿出。

特殊感染手术如破伤风、气性坏疽、炭疽和艾滋病等，室内工作人员应戴手套，穿隔离衣，手术者应穿防渗透的手术衣，戴具有防渗透性能的口罩和防护眼镜，戴双层手套，脚上戴脚套。

参加手术人员要特别注意防止被针头、缝针、刀片等锐器刺伤。术中使用过的辅料、引流液、切除组织和脏器等应集中放置于无渗漏的黄色塑料袋内。抽出和放出污染液体时动作均应轻柔，尽量减少对周围环境及工作人员的污染。

三、术后护理

手术结束后，手术人员脱去手术衣、手套或隔离衣后，必须用含氯消毒液浸泡双手，在手术间门口更换清洁拖鞋后方可外出。

手术中使用的器械、物品应先用盐水纱布将血迹擦净，然后用 500～1000mg/L 含氯消毒液浸泡 30 分钟后即可达到消毒目的，然后流动水冲净，煮沸，擦干后打包高压灭菌。将布类物品加封，注明标志送洗衣房消毒、清洗再打包后行高压灭菌处理。用过的一次性物品应集中放入黄色塑料袋内加封后用双袋法交卫生员送焚烧炉焚烧。所有分泌物、引流物均需要用 500～1000mg/L 含氯消毒液浸泡 30 分钟，交卫生员送焚烧炉焚烧。手术间内所有暴露的物体表面、手术床、地面、墙壁、接送患者平车等用 500～1000mg/L 含氯消毒液擦拭消毒。

（张新宇，张　乐）

第十六章　脊柱骨质疏松症与外科处理

第一节　概　述

进入21世纪的今天，由于医疗保健事业的发展，人类寿命普遍延长，人口结构老化，骨质疏松症的发病率随之明显上升，引起许多并发症，髋部骨折、四肢骨折及脊柱骨折（图16-1）很多见。常常很轻的外伤因素即可发生骨折，甚至咳嗽即可引起肋骨骨折。脊柱的骨小梁微型压缩骨折使老年人变矮，胸部后凸（圆背畸形）使胸-腰椎体前方压应力逐年加重，胸部后凸加重，形成恶性循环（图16-2），严重者下肋可顶在髂骨翼上或压迫内脏引起腹胀（图16-3）。这是一个需要高度重视的医疗问题和社会公共卫生问题。

亚洲人饮食中钙含量不足，身体较小，发生骨质疏松症概率很高。脊柱骨质疏松脆弱也给手术带来一系列问题，本章将介绍骨质疏松的诊断和防治的一些基本知识，还将对脊柱外科处理中应注意的一些问题进行探讨。

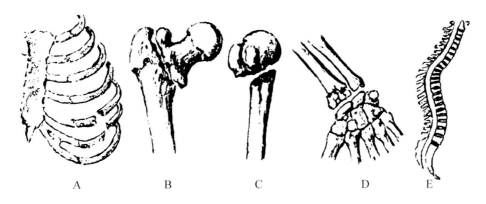

图16-1　骨质疏松症患者骨折好发部位

A. 肋骨骨折；B. 粗隆间骨折；C. 肱骨上段骨折；D. 桡骨下段骨折；E. 脊柱骨折

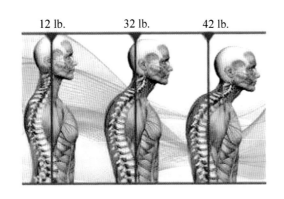

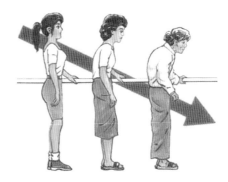

图16-2　后凸呈现恶性循环加重

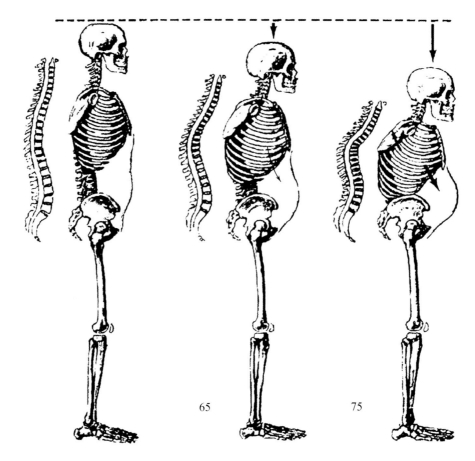

65   75

图16-3　骨质疏松症患者进行性加重的脊柱畸形——驼背变矮

（叶启彬）

第二节　原发性骨质疏松症

原发性骨质疏松症包括绝经后骨质疏松症和老年性骨质疏松症。其定义是低骨量（low bone mass，即单位体积骨量减少，矿盐和骨基质都减少，但两者的比例正常）和骨组织微细结构破坏、致使骨的脆性增加和容易发生骨折的一种全身性骨骼疾病。绝经后妇女和老年人全身骨量减少加速，在轻微外伤或无外伤的情况下都容易发生骨折，尤其75岁以上的妇女骨折发生率高达80%～90%。

一、流行病学

骨质疏松骨折最常见部位为椎体、髋部和腕部，几乎全身各处骨骼均可发生。髋部骨折是骨质疏松症的一种毁坏性病变，15%～20%的患者在病后一年之内由于各种并发症而死亡，50%以上的存活者终生致残。椎体骨折最为常见，可引起驼背和身材变矮，长期随访病死率超过4%。美国已有2500余万人口深受此病的痛苦，1/3绝经后妇女罹患此病。每年有130万人发生骨折，其中有椎体、髋部和腕部骨折者分别为50万、25万和24万人，每年耗费资金100亿美元。我国60岁以上的老年人占总人口的9.76%（1994

638

年）。据人口预测至2000年和2050年，60岁以上老人将分别占11%和20%，势必出现明显的社会人口老化现象。徐苓等对北京市区50岁以上妇女随机抽样2000余名进行问卷调查，其中随机取402名摄胸部与腰椎侧位X线片，脊椎骨折患病率为15%。徐氏还调查统计了北京市区及郊县所有能收治骨折的103所医院1988～1992年5年中髋部骨折的出院病例，根据1990年全国人口普查资料，计算出北京市年龄标化的髋部骨折发生率女性为88.10万，男性为97.10万。Cooper等报告目前全世界1/3的髋部骨折发生在亚洲，而到2050年，由于老年人口的显著增多，亚洲的髋部骨折病例将增至全世界总数的一半以上。我国随着医疗卫生事业的发展，人民生活水平的提高和人们自我保健意识的加强，老年人口迅猛增多，骨质疏松症的发病率必将明显上升。因此骨质疏松症在中国同样不仅是一个医疗问题，也是一个严重的社会公共卫生问题。

二、病因和危险因素

本病的病因尚不明了。骨质疏松症的发病率随年龄的增长而升高，有明显的性别差异，女性多见于男性，女性的骨质疏松不仅比男性出现的早，而且骨量减少的速度也快，皮质骨和松质骨皆有减少，松质骨的减少出现早且更为迅速。本病的发生，一般认为与下列诸因素有关：

（一）遗传

骨质疏松性骨折决定于骨峰值和骨量丢失速率两个主要因素。有人认为峰值骨密度受遗传和环境因素的影响分别占75%和25%。Morrison等（1994年）对澳大利亚正常健康白种人双胞胎的维生素D等位基因进行研究，单卵双胎70对，平均年龄45±13岁，双卵双胎55对，平均年龄44±11岁。其中7对单卵双胎和6对双卵双胎为男性，女性双胎均为绝经前或保持绝经年限一致。应用双光子或双能X线骨密度仪测定腰椎和股骨近端的骨密度，结果表明：两部位在单卵双胎和等位基因一致的双卵双胎之间的差异无统计学意义；等位基因不一致的双卵双胎则有显著不同（P<0.0001）。通过BsmⅠ限制性片段长度多态性（RFLP）的研究，将具有相应限制位点的等位基因称为b等位基因，无相应限制位点的等位基因称为B等位基因，发现bb基因型有较高的骨密度，BB基因型骨密度较低，Bb基因型的骨密度介于两者之间。迄今，各国报告结果不一。北京协和医院对202名北京地区汉族妇女维生素D受体基因多态性的研究结果，30～39岁（平均年龄34.7±3.1岁）96名和绝经后妇女106名（平均年龄63.5±8.0岁），BsmⅠ基因型分析，BB基因型占3%和0%，Bb基因型占6%和9%，bb基因型占87%和97%，其分布与澳大利亚学者报告的结果很不一致，我们也未观察到维生素D受体基因型与骨密度和骨钙素的相关关系，这和台湾大学蔡氏报告结果相近，很可能是维生素D受体基因型存在明显的种族差异。骨质疏松症可能是多基因的疾病，多种基因可能同时涉及骨量的获得和骨转换的调控。这些可能的基因，除维生素D受体基因外，还有骨钙素的维生素D启动区基因（vitamin D promoter region of the osteocalcin gene），Ⅰ型胶原基因（typeⅠcollagen gene）和雌激素受体基因（estradiol receptor gene）等。随着分子遗传学的发展，可能对发生骨质疏松的易感基因会有进一步的认识，应用这些遗传标志，有助于早期发现高危人群和进行干预治疗。

骨质疏松症多见于白种人，其次黄种人，黑人较少；可见于一个家族的多名成员，有髋骨骨折的母亲或姊妹，则髋骨骨折的危险性增加。肌肉的力量和骨的几何形态均受遗传因素影响。短的股骨颈轴线长度，其结构较稳定。如股骨颈轴线长度增加一个标准差，则髋骨骨折危险性几乎增加一倍。在跌倒过程中，身高对骨承受压力也起作用。

（二）雌激素缺乏

骨质疏松症的发生在绝经后妇女特别多见，卵巢早衰，骨质疏松提前出现，这说明雌激素的减少是一个重要的发病因素。50岁前的妇女骨量改变不明显，50岁后有明显下降，绝经后5年中有一突然显著的骨量丢失加速，每年骨量丢失2%～5%是常见的。约25%～30%的绝经早期妇女骨量丢失>3%/年称为快速骨量丢失者（fast bone losers）；而70%～75%妇女骨量丢失<3%/年称正常骨量丢失者（normal bone losers）。雌激素的减少与骨折的发生率有相关。瘦型妇女较容易患骨质疏松并有骨折，而肥胖者血浆游离雌激素水平较高，这是脂肪组织中肾上腺雄激素转化为雌激素增多的结果。但骨质疏松组与年龄相仿的正常妇女相比较，血雌激素水平未见有明显的区别，说明雌激素减少并非引起本症的唯一因素。雌激素的缺乏容易有骨量丢失的机制尚不明，可能是由于雌激素缺乏，骨对甲状旁腺素（parathyroid hormone，PTH）的敏感性增加，导致骨吸收增加；也可能是雌激素直接作用于骨组织（因已证实成骨细胞上有雌激素的受体）。

（三）甲状旁腺激素（PTH）

多数学者报道血PTH浓度随年龄增加而增高，约30%或更多，因为老人肾功能生理性减退，1，25-（OH）2 D3生成减少，血钙值降低，从而刺激PTH分泌。对绝经后骨质疏松者的甲状旁腺功能研究结果报道为功能低下、正常和亢进三者均有。

（四）降钙素

有研究显示，各年龄组女性的血降钙素（calcitonin，CT）值较男性为低，绝经后妇女的血CT值比绝经前妇女低，因此认为血CT值的降低可能为女性易罹患骨质疏松的原因之一。静脉滴注钙剂后血CT的增高值，女性明显低于男性，血CT的基础值和增高值均与年龄呈负相关。北京协和医院内分泌科报告，钙负荷（静脉滴钙）降钙素兴奋实验，在绝经前和绝经后的健康志愿者未见有降钙素储备功能的显著差别。而骨量减少和骨质疏松症患者的降钙素储备功能都有降低，后者则更为明显，这提示与骨质疏松本身似有内在的联系，降钙素储备功能的降低很可能参与了骨质疏松症的发生。雌激素治疗后，于降低骨量丢失率的同时，观察到血CT水平的上升。绝经后骨质疏松妇女的血CT水平多数报告为降低，但也有正常的报道。CT能抑制破骨细胞的骨吸收，所以CT缺乏会加速骨量的丢失。

（五）1,25-双羟维生素D［1,25-（OH）$_2$D$_3$］

多数学者报道，老年人血1,25-（OH）$_2$D$_3$浓度有降低，与老人光照少、肾功能减退、肾1α羟化酶活性降低有关，并观察到老人小肠钙吸收降低、血钙值下降、继发性甲状旁腺功能亢进、骨吸收增加而致骨量减少。绝经后和老年性骨质疏松症患者的1α-25-（OH）$_2$D$_3$水平均较同年龄和同性别的对照组为低，降低18%～80%，小肠钙吸收也较对照组降低20%～30%，服罗钙全［1,25-（OH）$_2$D$_3$］6～12个月（0.5～0.75μg/d）小肠钙吸收明显增加。服雌激素6个月，血PTH、1,25-（OH）$_2$D$_3$和肠钙吸收皆有增加，认为补充雌激素能降低骨吸收，血钙值下降，PTH分泌增加，刺激肾1α羟化酶，1,25-（OH）$_2$D$_3$生成增多而促进肠钙吸收，因此不少学者认为随着年岁增长，维生素D代谢障碍在骨质疏松症发生中的作用和地位应予重视。

与骨质疏松症发生有关的激素还有甲状腺激素、糖类皮质激素、胰岛素和生长激素等。

（六）营养因素

1. 已发现幼年时钙的摄入量与成年时的骨量峰值直接有关。有报告显示，儿童和青少年时期，足量钙的摄入，有助于获得较高的骨峰值。斜桢有作者观察低钙饮食［<10mg/（kg·d）］者3/4患有骨质疏松，而高钙饮食［>10mg/（kg·d）］者仅1/4患有骨质疏松。

2. 长期蛋白质营养缺乏造成血浆蛋白降低，骨基质蛋白合成不足，新骨生成落后，同时有钙缺乏，骨质疏松即会加快出现。但高蛋白饮食和糖耐量减低者常有尿钙排量增多。

3. 维生素C是骨基质羟脯氨酸合成不可缺少的，如缺乏即可使骨基质合成减少。

（七）运动和制动

适量运动，尤其是负重运动，可以增加骨峰值和减少及延缓骨量丢失。青春期前和青春期是骨发育的关键时期，提倡加强负重运动。运动可提高睾酮和雌激素水平，使钙的利用和吸收增加，还可适当增加骨皮质血流量。肌肉对骨组织是一种机械力的影响，肌肉发达则骨骼粗壮、骨密度高。但高强度、大肺活量的耐力运动，低体重的情况下接受承重运动、过度的运动都可能会导致青春期的延迟，身体脂肪丢失和严重雌激素缺乏，致使骨量丢失，容易发生骨质疏松。老人活动少，肌肉强度减弱，机械刺激少，骨量减少，绝对卧床11～61天即可见骨量减少，但活动可使其恢复，然而需比这更长的时间才能修复。绝对卧床可使尿钙排量增多，有报告增加3倍左右。以上均说明运动是预防骨量丢失的一个重要措施，而制动是致病的重要因素。

（八）细胞因子

骨重建的偶联过程涉及一系列破骨细胞和成骨细胞的信息交换，细胞因子在其中起着重要作用。在雌激素缺乏及老龄等因素的影响下，激素和免疫平衡发生紊乱，从而影响到骨微环境中细胞因子网络的内在平衡，偶联出现障碍，成骨细胞产生的新骨不足以补充破骨细胞所吸收的旧骨，该时出现骨质疏松。从破骨细胞前体发育成破骨细胞依赖于基质成骨细胞，成骨细胞分泌破骨细胞生成必需的一些局部因子。

（九）其他

酗酒、嗜烟、过多咖啡和咖啡因摄入均是本病发生的危险因素。长期服皮质激素，如泼尼松>7.5mg/d一年或更久，过多甲状腺激素治疗，抗凝剂肝素，化疗，促性腺释放激素激动剂或拮抗剂，抗癫痫药，长期服含铝的磷结合抗酸剂等。还有低体重，体重指数（body mass index，BMI）<19等均为骨质疏松发生的危险因素。咖啡因摄入过多使尿钙和内源性粪钙丢失。

三、分型及临床表现

有两型，Ⅰ型又称绝经后骨质疏松症，Ⅱ型又称老年性骨质疏松症，其特点详见表。

骨质疏松较轻时常无症状，往往偶由摄椎体X线片而被发现椎体压缩性骨折。有的在椎体压缩性骨折发生后，立即出现该部位的急剧锐痛。常无明显外伤史，可发生在咳嗽或打喷嚏后，不给特殊治疗，3～4周后症状可逐渐缓解。另一种是背部慢性深部广泛性钝痛，伴全身乏力等。疼痛常因脊柱弯曲、椎体压缩性骨折和椎体后突引起。椎体压缩性骨折引起身高缩短和导致脊柱后突，后者又引起胸廓畸形，影响肺功能。

表　Ⅰ型和Ⅱ型骨质疏松症的特点

	Ⅰ型	Ⅱ型
年龄	55～70岁	>70岁
女/男比例	6：1	2：1
骨量丢失	松质骨>皮质骨	松质骨=皮质骨
易骨折部位	椎体、远端桡骨	股骨、椎体、尺桡骨
饮食钙摄入	重要	十分重要
小肠钙吸收	降低	降低
甲状旁腺功能	降低或正常	增高
1,25-（OH）$_2$D$_3$生成	继发降低	原发降低
主要发病因素	雌激素缺乏	年龄老化

四、实验室检查

（一）血钙、磷和碱性磷酸酶

其水平常在正常范围，当发现骨折时，血碱性磷酸酶水平可有轻度增高。

（二）骨钙素（osteocalcin或BGP）

为一种非胶原蛋白，由成骨细胞合成和分泌，骨和血中骨钙素的浓度代表成骨细胞的活性。血BGP浓度的半衰期约5分钟，所以监测血骨钙素水平，不仅反映成骨细胞的活性，而且可以帮助观察药物治疗对成骨细胞的影响。北京协和医院内分泌科实验室检测42例平均年龄63.1±9.4岁的骨质疏松症患者，血BGP水平比健康志愿者有增高（$P<0.05$）。

（三）血甲状旁腺素

其水平可正常或增高。

（四）血25-（OH）D和1,25-（OH）$_2$D$_3$

正常或降低。

（五）血抗酒石酸酸性磷酸酶

血抗酒石酸酸性磷酸酶（tartrate resistant acid phosphatase，TRAP）来源于骨，主要存在于破骨细胞的同工酶，是一种反映骨吸收的指标。北京协和医院内分泌科检测107例骨质疏松症患者，其中23例（21.5%）的TRAP值高于正常（≥11.1IU/L，正常平均值+2SD，正常参考值为7.2±1.9IU/L，X±SD，n=167），并发现25例椎体压缩性骨折者，血TRAP值与定量计算机断层扫描（QCT）椎体骨密度值呈负相关（r=-0.476，$P<0.05$）。

（六）晨尿钙、肌酐比值

正常为0.13±0.01，如尿钙排量过多，可能由骨吸收率增加所致。因进餐后，肠腔钙的吸收，一般在5小时之内完成，后半夜和清晨血钙水平趋于下降，此时甲状旁腺素分泌增加，促进骨钙动员释放入血，故清晨空腹尿钙水平升高，主要来自骨组织，说明骨吸收增加。

（七）空腹尿羟脯氨酸、肌酐比值

比值增高说明骨吸收率增加，因胶原分解代谢旺盛，尿羟脯胺酸排量增加，其排量与骨吸收率呈正相关。

（八）尿吡啶诺啉交联和脱氧吡啶诺啉交联

尿吡啶诺啉交联（pyridinoline，Pyd）和脱氧吡啶诺啉交联（deoxypyridinoline，dPyd）是胶原联接键的衍生物，是骨和软骨胶原的特异指标，在高骨转换型骨病时升高，绝经后妇女其水平也有增高，与骨计量学反映骨吸收指标间有相关，被认为是两项较敏感的骨吸收指标，优于尿羟脯氨的测定。因Pyd和dPyd与骨胶原关系比之羟脯氨酸更具有特异性；Pyd和dPyd主要在尿中排出，而尿中羟脯氨酸排量只占总量的10%；加之Pyd和dPyd的测定结果不受饮食的影响。

五、骨密度和骨X线检查

近30年来对骨量的测量技术有很大进展，常用的骨密度（bone mineral density，BMD；为骨矿盐量/骨面积）测量方法有单光子吸收法（single photon absorptiometry，SPA）、双光子吸收法（dual photon absorptiometry，DPA）、双能X线吸收法（dual energy Xray absorptiometry，DEXA）和定量计算机控制断层X线扫描法（quantitative computed tomograpy，QCT）等。骨密度测量有利于了解早期骨量减少，预测骨折发生的可能性和监测给予防治药物或措施后的骨量改变。前瞻性研究资料证实骨量测定是准确性最高的骨折危险性的预测指标，测量任何部位的骨密度，对身体各部位骨折都是一项有效的预测指标。Cummings指出，DEXA测近端股骨骨密度对预测髋部骨折危险性优于其他部位的测量。

近年已研制出多种测量骨的超声速率（speed of sound，SOS）和测量宽频段超声衰减（broad ultrasound attenuation，BUA）的仪器，测量穿越骨组织时的超声速或超声衰减。研究表明，它们能反映骨密度、骨弹性和骨的微结构，能预测椎体骨折的危险性，同时具有无放射线、价较廉和可移动等优点。北京协和医院观察213名妇女，平均年龄54.3±15.2岁（22～83岁），胫骨SOS值与年龄和绝经年限均呈显著负相关，前者r=-0.667（P<0.001）；后者r=-0.400（n=144，P<0.001）。56例骨质疏松骨折妇女的胫骨SOS值与年龄、绝经年限和体重指数均相匹配的非骨折组104例相比较，有非常显著的降低（P<0.01）。

骨X线片在骨量减少≥30%时才显示，有骨密度减低，骨小梁减少，骨小梁的间隙增宽，横行骨小梁消失，骨结构模糊，椎体双凹变形（由于椎间盘膨胀所致）。椎体前缘塌陷呈楔形变，常分为Ⅲ级，Ⅰ级即轻度变形，指椎体前缘较后缘的高度矮20%～25%，Ⅱ级即中度变形，指椎体前缘较后缘的高度矮26%～39%，Ⅲ级为严重变形，椎体前缘变矮塌陷≥40%，亦称压缩性骨折，常见于第11、12胸椎和第1、2腰椎。股骨和肱骨上端及桡骨远端也易见骨密度减低，皮质变薄，髓腔增宽和骨小梁减少等改变。

六、诊断和鉴别诊断

绝经后和老年性骨质疏松症的诊断，首先需排除其他各种原因所致的继发性骨质疏松如肝脏疾病、肾脏疾病、多发性骨髓瘤、骨转移癌、急性白血病、吸收不良综合征、甲状腺功能亢进、甲状旁腺功能亢进、骨软化症、库欣综合征、酒精中毒及药物（如类固醇激素、苯巴比妥、甲状腺片和肝素等）引起的疾患。

世界卫生组织制定了白人妇女骨质疏松症的诊断标准：正常为骨密度（BMD）或骨矿含量（BMC）在正常青年人平均值的1个标准差（1SD T-积分即T-score）之间；低骨量或骨量减少（osteopenia）为BMD或BMC低于正常青年人平均值1～2.5SD（即-1～-2.5T积分）之间；骨质疏松症为BMD或BMC低于正常青年人平均值的2.5SD（-2.5T积分）；严重骨质疏松症为BMD或BMC低于正常青年人平均值的2.5SD（-2.5T积分），伴有1个或1个以上骨折。如BMD值与同性别、同年龄健康者平均值相比，-1SD即为Z-积分（Z-score）将在以后一生中骨折危险性增加2倍，Z-积分为-2.5者骨折危险性将增加4倍。男性的诊断标准尚未确立。我国黄种人男、女两性的诊断标准正在探讨中。

七、预防和治疗

迄今，可使变细的骨小梁增粗，穿孔得以修补，但尚不能使已断裂的骨小梁再连接，也就是不能使已破坏的骨组织微结构完全修复。因此，对本病的预防比治疗更为现实和重要。预防包括获得最佳峰值骨量和干预发生骨质疏松的危险因素，减少骨量的丢失。一生中的最高骨量称骨峰值，骨峰值决定于遗传因素和环境因素两方面。遗传因素是主要的，约占75%，但至今尚不能改变它；环境因素是可以调整和控制的，如儿童期足量钙的摄入，生长期尤其青春期前的锻炼，最好是负重锻炼，均可使骨峰值增加。消除危险因素也是预防骨质疏松症的一种有效手段，如戒烟（20支/日，持续25～30年，骨量降低8%～10%）、避免酗酒、过多摄咖啡因、低体重、制动和过度运动。青春发育延迟、过早绝经都应抓紧治疗。摔跤跌倒、过久应用类固醇激素、抗癫痫药、甲状腺素和肝素均是危险因素，应予重视。防治措施如下述。

（一）运动

青少年时期如有规则的运动，其骨量比不进行规则锻炼者为高，负重运动更佳。应坚持经常性的锻炼，一旦停止运动，这种对骨量的有利作用即消失。同时需进足量的钙，才能取得理想的效果。运动宜适量，妇女过度运动伴闭经者，则骨量丢失快速。

（二）营养

良好的一般营养是重要的。应有足量钙的摄入，从儿童时期就要重视，它影响骨峰值的获得。因此，北美和欧洲的学者们主张青少年时，日进钙量（元素钙）1000～1200mg，成人每日800～1000mg，绝经后妇女日1000～1500mg。个体小和蛋白质进量较低的人群，钙的摄入量可略低于上述量。碳酸钙、氯化钙、乳酸钙和葡萄糖酸钙分别含元素钙40%、27%、13%和9%。如果钙剂在进餐后服，同时喝200ml液体，则吸收较好。分次服比一次服好。胃酸缺乏者应服枸橼酸钙。各种食品中钙的吸收是不同的，如菠菜很差，而牛奶中的钙易被吸收，牛奶225ml中含钙量约300mg。蛋白质摄取应适量。低钙食品，某些维生素缺少状态，如维生素D、维生素B_6、维生素B_{12}和维生素K的缺少，都可能增加骨质疏松的危险性，应加以重视。

（三）预防跌跤

应尽力设法减少跌跤的可能性。老年人跌跤的发生随着年龄而呈指数的增加。容易引起跌倒的疾病和损伤应加以有效治疗。避免应用影响平衡的药物。应对老年人加强教育。

（四）防治药物

主要有三类，骨转换抑制剂、骨形成刺激剂和具多种作用者。

1. 雌激素　主要是抑制骨的吸收，从而降低骨的再塑造率。一般最好在绝经后即开始应用，主张长期应用，可以防止骨量的丢失和降低骨折发生率50%。雌激素同时加服钙剂比单一药物治疗效果佳。雌激素治疗增加子宫内膜癌发生的危险性，已被加服孕激素而防止。接受雌激素治疗的妇女乳腺癌发生的危险性已被关注，虽有报告长期雌激素治疗乳腺癌的发生率稍有增加，但流行病学研究显示用雌激素治疗的妇女中乳腺癌的死亡率未见增多。雌激素治疗的妇女在用药前和用药期间应定期接受妇科和乳腺的检查。结合的孕雌激素（Premarin）0.3～0.6mg。长效雌激素国产尼尔雌醇每次1～2mg，每2周服一次。也可采用贴膏药或敷涂霜脂通过皮肤吸收和皮下注入都有效。对已切除子宫者不需加服孕激素。

2. 降钙素　它的快速作用可以抑制破骨细胞活性，缓慢作用可以减少破骨细胞的数量。有镇痛、增加活动功能和改善钙平衡的作用。北京协和医院内分泌科应用益钙宁每次10单位，每周2次、肌内注射，治疗原发性骨质疏松症45例，疗程一月，骨痛改善率91%，停药后镇痛作用还可持续1～6个月不等。同时观察到骨吸收指标血抗酒石酸酸性磷酸酶和尿羟脯氨酸排量都有显著的降低，并观察到长期治疗一年以上，可以预防骨量丢失，且有轻度增加。

在高骨转换的骨质疏松症患者，鲑鱼降钙素鼻喷给药2年，可使骨量增加2%，但是否能降低骨折的危险性尚未被证实。目前市场供应有两种降钙素，鲑鱼降钙素（密盖息），瑞士山德士药厂生产，50单位隔日或每日肌内注射一次；另一投药途径为日200～400单位喷入鼻黏膜。鳗鱼降钙素（益钙宁），日本旭化成株式会社生产，10单位／次，每周2次或20单位／次，每周1次，肌内注射。降钙素的不良反应有恶心、面部和双手潮红发热感。宜用于不适合或不愿应用雌激素的患者。

3. 二膦酸盐　二膦酸盐是焦磷酸盐的稳定和有活性的衍生物，有抑制骨吸收的作用，肠道对其吸收率仅1%～5%，主张空腹服，服药后至少半小时进食，不能与钙剂同时服。第一代命名为羟乙膦酸钠（羟乙酰二膦酸二钠，即EHDP etidronate，国产药名为邦得林或依林），治疗剂量有抑制骨矿化的不良反应，因此主张间歇性、周期性治疗，每3个月为一个周期，每周期开始时连续服羟乙酰二磷酸二钠14天，每天400mg，分2次服，然后停药2.5个月，直至下一个周期开始，同时持续服钙剂。有报告可使骨密度轻度增加，服药3年骨折率较单纯钙剂组减少2/3。

近年来不断有新一代的二膦酸盐被开发，应用于临床，如氨基二膦酸盐（alendronate，阿伦倔膦酸盐）、氯甲二膦酸盐（clodronate）和帕米二膦酸盐（pamidronate）等，抑制骨吸收的作用甚强，而且应用治疗剂量时并不影响骨的矿化。Liberman等报告多中心、双盲、安慰剂对照研究，氨基二膦酸盐10mg，晨空腹服，持续3年，可使绝经后骨质疏松患者的椎体骨密度增加8.8%，股骨颈、大转子和全身骨密度分别增加5.9%、7.8%和2.5%。骨折发生率降低48%。少数患者有上消化道不适症状，但出现食管炎的报道尚属罕见，为避免此不良反应，空腹服药时，200ml白水送服，且保持坐位或站立位，忌采取卧位至少30分钟，防止药物在食管停留而刺激黏膜。Filipponi等报道周期性静脉滴注氯甲二膦酸盐200mg溶于生理盐水250ml，每月一次，疗程2年和雌激素替代疗法相比较，两者均可预防绝经后妇女椎体骨密度的降低。口服剂量每日400mg或800mg。不良反应甚少。

4. 依普拉封（Ipriflavone）　依普拉封为异黄酮，是一种新的非激素药。7-异丙氧-3苯基-4氢-1-苯并吡喃-4酮，普遍存在于植物界，有雌激素样的作用，但不具有雌激素固有的特性。它既能抑制骨吸收，又能促进骨形成。对照研究表明，口服此药可使绝经后第一年、卵巢切除妇女及骨质疏松的老年患者的骨量增加。剂量为日600mg，分3次口服。

5. 氟化物　已被证实是骨形成的有效刺激剂，可增加椎体和髋部骨密度，有报告分别每年增加

4%～7%和2%，也有减低椎体骨折发生的报道。小剂量氟，日15～20mg，有效且副作用小。单氟磷酸盐（monofluorophospate，MFP）通过水解酶的作用在小肠缓慢释放，可持续维持12小时。

6. 甲状旁腺素　大量动物实验已证实间歇性应用甲状旁腺素有促进成骨的作用。笔者对7.5月龄大鼠，切卵巢后6周，皮下注射rPTH1-34 20μg/（kg·d），6天/周，共8周，观察到甲状旁腺素可快速的刺激骨形成，而不伴骨吸收的增加。8周治疗期间松质骨体积逐渐增加，在有骨小梁增厚，而不伴骨小梁数量的增加时，见到骨强度的增进。Lindsay等报告了用雌激素的骨质疏松症患者，人甲状旁腺素4（hPTH）400U/25μg，每天皮下注射一次和雌激素（结合马雌激素即倍美力，premarin）每日0.625mg，共13例。疗程3年。与治疗前比较：椎体和髋部骨密度分别增加13.0%（95mg/cm²，$P<0.001$），和2.7%（18mg/cm²，$P<0.05$）。骨折的发生率也有降低。甲状旁腺素应用于临床还待今后继续研究。

7. 维生素D　维生素D及其代谢产物可以促进小肠钙的吸收和骨的矿化，活性维生素D可以促进骨形成，体外实验发现有促进成骨前体细胞分化成熟的作用，促使成骨细胞产生骨钙素，增加碱性磷酸酶的活性，促进胶原的生成和胰岛素样生长因子（IGF1）等促进骨形成的作用。新西兰Tilyard等进行为期3年622例骨质疏松妇女的多中心研究，观察到钙三醇（罗钙全0.25μg，每日2次）与单纯服元素钙日1g的对照组比较，可以降低骨质疏松症患者椎体和椎体外的骨折发生率约2/3。日本Orimo等报告一组多中心、双盲、安慰剂对照研究，确诊为骨质疏松症的妇女，年龄71.9±7.3岁，1α（OH）D3每日1μg，疗程为1年。可以预防骨量丢失并减少骨折的发生，仅1例有高钙血症，认为1α（OH）D3对预防骨量丢失和降低骨折发生率是有效的，也是安全的，为我们骨科防治脊柱骨质疏松骨折首选药物。

在急性骨折时需卧床休息，服适量镇痛药，应用降钙素对镇痛甚有效，理疗也可减轻疼痛。穿特制的背心支架以限制脊柱的活动。注意防止发生肺炎和压疮等并发症。

（孟迅吾）

第三节　脊柱骨质疏松患者的外科手术内固定治疗问题

对具备脊柱外科手术适应证又同时伴有骨质疏松的患者进行手术治疗，尤其是器械内固定治疗，是每一位骨科医师面临的巨大挑战。骨质疏松的存在将直接影响到围术期处置及手术操作，术者也需遵守特定的器械固定原则。

一、手术适应证

1. 伴进行性加重后凸的多椎体压缩性骨折　应特别强调的是大多数骨质疏松所致的椎体压缩骨折不需手术治疗及器械矫形，只有因骨质疏松可能导致后凸畸形逐步加重或伴有症状出现时才是手术的适应证（图16-4）。

2. 爆裂性骨折　伴有椎管受压、神经功能障碍如偏瘫等。

3. 脊柱退行性变及椎管狭窄。

4. 退行性脊椎滑脱。

5. 退行性脊柱侧弯。

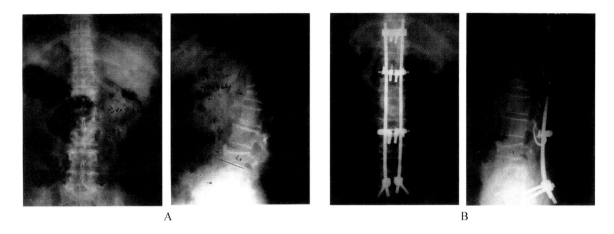

图16-4　患者，女性，66岁，骨质疏松合并L₁、L₄压缩性骨折及L₅～S₁退行性变

A. 术前正侧位X线片，示L₁、L₄压缩性骨折；B. 应用PRSS手术固定T₁₀～S₁，保持腰前凸重建脊柱稳定性

由于全球老龄人口增加和人均寿命的延长，更多的老年人期待较高的生活质量。患有椎管狭窄、脊椎滑脱、退行性脊柱侧弯的老年患者不愿忍受由此带来的疼痛等不适，且内科和麻醉科医生在帮助患者顺利度过围术期方面的能力也有很大的提高，因此目前骨科医生在临床上见到越来越多的老年患者愿意承担手术风险接受手术治疗。但是否需器械内固定要根据情况而定并且存在争议，当然骨质疏松也影响到医生手术的决心。

二、围术期处置

虽然人们希望治疗骨质疏松症的进展可以缓解病情并减少患者数量，但到目前为止并没有明确的报道证明，对于骨质疏松症的治疗可以在短期或长期内改善器械内固定力量和手术效果。

脊柱外科医生更关心手术风险及骨质疏松的程度。X线片可以提示骨质减少，骨密度检测可以将其量化；但器械固定强度取决于几个因素：如内固定类型、装置的大小尤其是螺钉的大小、器械置入部位及骨质量，所以并没有特定的骨密度值提示某一种固定器械可能会导致失败。

许多骨质疏松症患者因高龄或慢性疾患有营养缺乏症，因此对于他们保证充分的营养摄入，包括钙、维生素D的摄入，是一种可能有助于避免并发症的既简单又有效的方法。血清白蛋白和前白蛋白水平的测定在某些病例中可能有助于术前营养膳食的补充。围术期应用骨吸收抑制剂（如雌激素、二膦酸盐类制剂、降钙素等）的作用尚难以确定，有动物试验证明第三代二膦酸盐阿仑膦酸钠虽然可以延迟骨成熟，但并不阻碍骨折愈合及骨的生物学力度，有必要对照研究应用和不应用骨吸收抑制疗法的并发症出现情况及手术效果，以确定优化这些患者的骨内环境是否有助于改善病情和手术效果。

三、手术器械操作中的问题

（一）螺钉等固定物被拔出

与骨质疏松最直接相关的并发症就是脊柱内固定装置被拔出，它可以发生在术中如在将螺钉与棍连接时或实施矫形过程中。一旦发现应立即纠正，如在同一部位或邻近部位重新固定螺钉或接受较小程度的矫形。螺钉等被拔出也可以发生在术后，有时表现为急性背痛及局部硬物突出，常常出现在外伤或某一特定动作时；有时出现在随诊复查X线片时发现固定物位置发生改变或螺钉周围产生透亮带，患者可能伴有或无疼痛症状。前者常需行返修术，后者可以用减少活动及其他保守方法治疗。如果螺钉松动发生在术后较长时间，往往提示有假关节形成，根据症状往往需返修手术治疗——内固定器械重置和重新融合或再行前路融合。固定物被拔出也可以发生在骨-金属交界面被施以过度矫正力时。对于许多病例，较小程度的矫形并不影响临床结果；对于另外一些病例如伴有明显比较僵硬的后凸的患者，先行前路松解及融合可以改善脊柱柔韧性，于是减少了施加在固定器械上的矫正力并提高融合的效果。

大多数研究表明，经椎弓根螺钉的轴向拔出力与骨矿物质密度相关。循环负荷试验提示椎弓根螺钉-骨交界面扭力是造成固定失败的主要原因，而骨密度降低是产生扭力和环行松动的重要因素。因为骨质疏松导致皮质骨变薄髓腔变大致使椎弓根内径增加。比较而言椎板钩更易抵抗后方直接施加的压力，这可能是因为椎板以皮质骨为主，受骨质疏松影响较慢的缘故。

椎弓根螺钉孔的准备也很重要，有人建议对于骨质疏松症患者可以制备比椎弓根螺钉尺寸稍小的钻孔，以获得更好的固定效果。

（二）内固定器械的选择

选择适当的固定器械对于骨质疏松症患者至关重要。融合节段一旦确定，可以实施多点融合，这样可以减少施加在每一点上的应力。虽然椎板下钢丝有潜在损伤神经、脊髓的可能，但对于骨质疏松症的患者应用起来却比较理想。椎板下钢丝曾被广泛应用于一些轻到重度骨质疏松的神经肌肉型畸形的患者身上，因为钢丝可以连续重复地拉紧。一般钢丝在胸段脊柱用得较多，一是胸椎弓根螺钉尚未得到广泛的应用，另外很少行胸椎椎板切除。

应该特别指出的是，虽然椎板下钢丝在脊柱畸形患者身上比较好用，但由于钢丝并没有固定在棍上，对于轴向力的控制是有限的。如果在固定末端尤其是近端用椎板下钢丝可能引起邻近后凸形成。将近端椎板下钢丝换成钩（如环抱钩），可以更好抵抗轴向力，有助于避免后凸畸形发生。

椎管减压是腰段脊柱手术操作的重要部分，因此椎板下钢丝和椎板或椎弓根钩就不太适用。对于大多数患者，只要术者器械操作的经验足够丰富，椎弓根螺钉固定往往能取得满意的效果。术者可以在椎板切除或切开后直视下进行操作，以避免神经结构损伤。直视下操作尤其适用于以前有手术史或伴有脊柱畸形而使骨性标记难以辨认的患者。

（三）后凸畸形形成

如果器械固定近端终止在脊柱后凸节段内，就会出现邻近部位的脊柱后凸畸形，这是骨质疏松症患者面临的一个常见问题。为避免邻近后凸形成，通常需要融合比原计划更长的近端脊柱。一旦已出现了后凸，就需要在返修术中延长近端融合范围，有时需融合到T_4甚至更高。

（四）内固定材料的进展

在固定效果欠佳的情况下，于脊柱或人体的其他部位应用多甲基丙烯酸酯增强内固定物尤其是螺钉的固定效果，目前已被广泛接受。然而，由于其发热性较强，不适于放置在距神经结构较近部位。人们又着手研制一些新的加强材料如可注射的碳灰石，生物机械性能令人满意。试验表明，这些新材料可以通过提高轴向拉力及吸收周期负荷的能量明显改善螺钉固定效果。

总之，我们可以看出对于具备手术适应证的骨质疏松症患者，在实施器械更为安全的内固定时，应遵守特定的原则：尽量实施多点固定分散应力；接受适度矫形结果，如需更大程度的矫形应考虑行前路松解和融合；注意勿将器械内固定终止在后凸节段内。随着围术期对原发病治疗上的进步及内固定材料在生化学、生物机械学、和分子生物学性能上的改善，未来我们可以期待脊柱骨质疏松症患者更好的器械矫形效果。

（王冠军，叶启彬）

第四节　经皮椎体成形术

经皮椎体成形术（PVP）由法国介入放射学家 Deramond 和 Galibert 最先提出并在治疗椎体海绵状血管瘤的过程中取得了意想不到的镇痛效果。此后 PVP 作为治疗椎体压缩骨折的一种微创手术方法得到广泛应用，国内于2002年首次报道其临床应用，十余年来该手术已广泛普及。

一、手术指征

1. 老年人的新鲜椎体骨质疏松性压缩性骨折(能用以治疗青壮年人的骨折)。
2. 椎体骨髓瘤、淋巴瘤、侵袭性椎体血管瘤。
3. 椎体转移瘤姑息性治疗。
4. 与椎弓根螺钉系统联合应用以加强螺钉的把持力。

二、手术禁忌证

1. 无症状的稳定性或陈旧性椎体压缩骨折。
2. 有神经压迫症状者。
3. 椎体压缩超过2/3者。
4. 爆裂骨折或椎体后缘骨质不完整者。
5. 对骨水泥成分过敏者。
6. 局部或全身感染未有效控制、凝血功能明显异常者。

三、手术节段的判断与选择

骨质疏松性压缩骨折的临床症状主要包括疼痛、活动受限，疼痛部位多与骨折椎部位相符。体格检查对于精确定位具有重要意义，局部压痛、叩击痛具有诊断性定位作用。

影像学检查是定位骨折椎的重要手段，侧位X线片可表现为骨折椎楔形变。对于大体形态变化不明显或难以鉴别新鲜与陈旧骨折的病例，磁共振压脂像表现为高信号的椎体可被诊断为新鲜骨折的椎体（图16-5A、B），并根据判断进行治疗（图16-5C）。

因起搏器等植入物无法行磁共振检查的患者，也可以行核素骨扫描以通过代谢状态判断是否为新鲜骨折（图16-6）。

对于多发的椎体压缩骨折，原则上一次手术以三个节段为上限，既往研究表明分次手术对于预后没有明显影响。

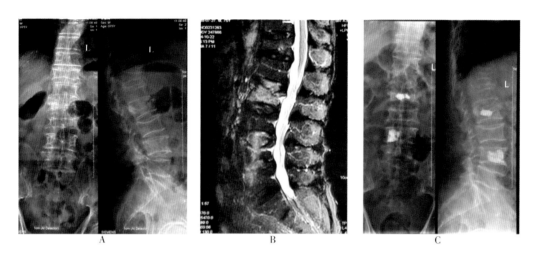

图 16-5　A. T$_{12}$、L$_2$楔形变，L$_4$水平压痛、叩击痛明显，但楔形变不明显；B、C：MRI压脂像显示L$_2$、L$_4$高信号，T$_{12}$无信号异常，据此判断L$_2$、L$_4$为新鲜骨折并行手术，T$_{12}$为陈旧性骨折未予处理

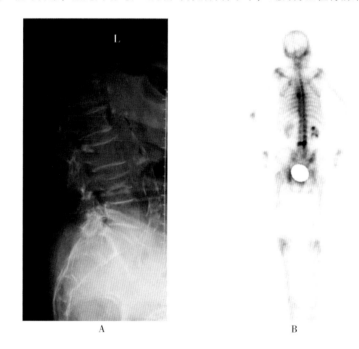

图 16-6　A. L$_4$椎体高度丢失；B. 骨扫描显示L$_4$放射性核素浓聚，据此判断为新鲜骨折

四、手术步骤

（一）体位

多采用俯卧位，轻度屈髋屈膝，不能耐受的患者也可侧卧位。

（二）定位

标准正位透视下，穿刺点位于椎弓根卵圆影的外上缘。

（三）麻醉

1%利多卡因自穿刺点逐层注射至椎弓根穿刺点处，透视确定穿刺针位置后于关节突周围浸润麻醉。

（四）穿刺

尖刀切开穿刺点处皮肤，将套管穿刺针插至椎弓根穿刺点，针尖刺入骨质，正位透视确认穿刺点位于椎弓根外上缘，侧位确认穿刺针延长线经椎弓根指向椎体前下角（图16-7）。确认穿刺点与穿刺方向无误后继续进针至椎体前1/3处。正位透视见针尖位于椎弓根内缘内侧靠近椎体中线，侧位透视见针尖位于椎体前1/3前下部（图16-8）。穿刺过程中需多次透视并不断调整进针方向，穿刺成功后可注射少量碘造影剂观察是否有造影剂进入腔静脉或椎管。

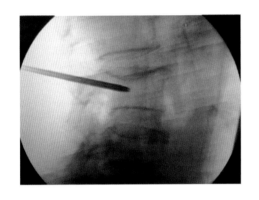

图16-7 针进入椎弓根和椎体

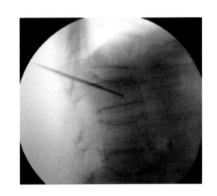

图16-8 针进入根体前下方

（五）调配骨水泥

粉、液比例一般为1：1，将糊状骨水泥吸入注射器，待骨水泥呈牙膏状时即可注入椎体，过早注入因骨水泥稀薄易发生渗漏，过晚则骨水泥凝固难以注入。

（六）注入骨水泥

取出实心钻，将骨水泥经套管注入病变椎体（图16-9）。注射不宜过快，并应实时监测骨水泥分布情况，如发生骨水泥渗漏应立即停止注射。也可采用加压式骨水泥注入器，但应注意当阻力升高后不要强行注入，以免因骨水泥渗漏发生严重并发症。

（七）注射完毕

注射完毕后密切观察患者有无胸闷等不适，待骨水泥干固后将套管针和骨水泥注入器拔出，透视确认骨水泥充填情况，缝合皮肤切口。

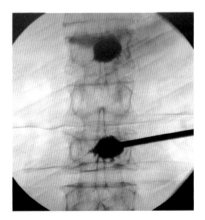

图16-9 注入骨水泥

五、术后处理

术后观察患者有无局部胀痛、下肢麻木等不适，观察生命体征，一般卧床24小时即可戴软腰围下地活动。复查正侧位X线片观察骨水泥填充情况，术后2～3天即可出院，继续针对骨质疏松进行治疗。

六、并发症

（一）骨水泥渗漏

为最常见的并发症，与操作技术，骨水泥注射量密切相关。目前研究已明确表明骨水泥注射量与镇痛效果并不密切相关，因此应严格限制骨水泥注入量，尤其是压力较高时不应强行推入，透视若发现骨水泥接近椎体后壁应及时停止注射。

（二）肋骨、横突骨折

因此类患者多合并严重骨质疏松症，穿刺过程中过度用力可能导致肋骨、横突骨折。

（三）神经炎

因骨水泥外渗、刺激神经导致，应用神经营养药物、抗炎对症处理后多数可有效缓解。

（四）脊髓压迫

骨水泥渗入椎管一旦出现脊髓压迫症状，应立即转为开放手术减压；若当时无明显症状，可随诊观察，部分病例可能出现迟发性脊髓压迫症状，出现症状时应立即手术。

（五）肺栓塞

是该手术最严重的并发症，避免骨水泥渗漏入椎体静脉是预防关键。

（管大伟）

第五节　经皮椎体后凸成形术

经皮椎体成形术（PVP）注射骨水泥过程中压力较高，发生骨水泥外渗导致神经压迫和进入椎体静脉引起肺栓塞的风险较高，同时椎体压缩骨折的复位效果也一般。为了达到更好地治疗效果，经皮椎体后凸成形术（PKP）在PVP的基础上演变而来，是目前骨质疏松性椎体压缩骨折的首选治疗方法。PKP通过压缩椎体内扩张形成空腔，避免了在高压下注入骨水泥，降低了骨水泥外渗相关并发症的发生率，因此其适应证可较PVP相对放宽。

一、适应证、禁忌证和术前准备

与PVP基本相同，椎体内扩张工具目前首选带压力表的球囊扩张器（图16-10）。

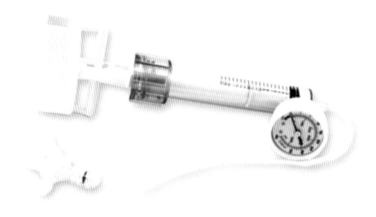

图16-10　带压力表的球囊扩张器

二、手术过程

1. 体位、定位和穿刺过程与PVP相同。

2. PKP的穿刺终点应较PVP稍前，达到椎体的前3/4处（图16-11）。透视确定位置无误后取出实心钻，放入可扩张球囊并连接压力注射装置，注入造影剂并在连续透视下缓慢扩张球囊。扩张过程中应密切观察球囊注射器的压力表，扩张压力一般在250~300psi，透视见椎体高度恢复满意或球囊接近终板时应停止加压，回抽出造影剂并取出球囊。通过球囊的扩张，压缩的椎体内形成一空腔，周围的松质骨被压紧，椎体的高度也可得到一定程度的恢复（图16-12）。

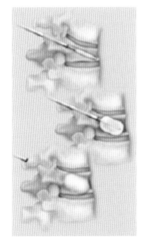

图16-11 球囊扩张步骤

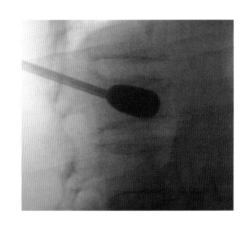

图16-12 骨水泥充填

3. 调制骨水泥并缓慢注入扩张的椎体空腔内，透视见骨水泥填充满意即停止注入，无需增加压力。缝合伤口，观察5~10分钟中后患者若无明显不适即可结束手术，术后处理与PVP相同。

三、PVP与PKP的比较

临床经验表明PVP与PKP都能够显著缓解疼痛，骨质疏松性压缩骨折的疼痛缓解率均超过90%，对肿瘤性病变的缓解率也超过80%。Taylor综述了大量病例发现二者的镇痛效果、术后功能与生活质量的改善没有显著差别。PVP骨水泥渗漏率为40%，其中有3%引起症状。PKP的骨水泥渗漏发生率为8%，没有导致相关症状的报道。Schofer报道PVP骨水泥渗漏率为33%，PKP为7%。目前研究结果证实PKP能显著减少骨水泥外渗的发生率。

PKP通过椎体内球囊扩张恢复椎体高度，可达到矫正后凸畸形的目的，但也有研究发现PVP术后椎体高度和后凸畸形也有一定程度的恢复，目前认为这是由于体位性的椎体自发复位。目前就PKP是否能较PVP显著改善后凸畸形并没有确切的证据支持，而椎体单纯压缩骨折患者的就诊原因主要是局部疼痛，而不是后凸畸形，因此不能强求椎体复位，这也是减少骨水泥渗漏发生率的关键。

经皮椎体成形术和经皮椎体后凸成形术治疗实际上只是暂时解决了疼痛的问题，压缩骨折后凸畸形的根本原因仍然存在，还需要治疗骨质疏松症。

（管大伟）

参 考 文 献

1. 徐苓. 北京老年妇女脊柱骨折的流行病学研究. 中国骨质疏松松杂志，1995，1（1）：81. 7：52.

2. 孟迅吾. 密钙息治疗骨质疏松症22例临床疗效观察. 中华医学杂志，1992，72：624.

3. 孟迅吾. 益钙宁治疗骨质疏松症45例疗效观察. 中华内分泌代谢杂志，1993，9：115.

4. Serena SHu，MD. Internal fixation in the osteoporotic Spine. Spine，1997，22（24s）：43.

5. 薛延. 骨质疏松诊断与治疗指南. 北京：科学出版社，1999，9.

6. Lotz JC. Cabonated apatite cement augumentation of pedicle screw fixation in lumber spine. Spine1997（in press）.

第十七章　3D打印技术在脊柱外科临床中的应用研究

一、概述

3D打印技术又称快速成型技术（rapid protoyping，RP），是一种以3D数字模型文件为基础，运用粉末状金属或塑料等黏合材料，通过逐层打印的方式构造物体的"增材制造"技术。首先应用于工程领域，现已广泛应用于口腔颌面外科、神经外科、矫形外科、创伤外科等医学领域。本文综述该技术在脊柱外科领域热塑性实物模型制造、个性化螺钉导入模板制作、组织工程支架、3D打印人工椎体理想内植物等研究现状及前景展望。

二、3D打印技术原理

3D打印技术20世纪80年代后期起源于机械工程领域，集成计算机辅助设计和计算机辅助制作（CAD/CAM）、数控技术、高分子材料、三维CT技术等领域为一体的快速成型技术，根据离散/堆积成型原理，"分层制造，逐层叠加"，将复杂的三维制造转化为一系列二维制造的叠加，层层叠加得到一个三维实体。

三、脊柱外科中常用的3D打印成型技术

3D打印技术即RP技术。根据成型方法主要分为两类：①基于激光的成型技术：光固化成型（SLA）、选域激光烧结（SLS）、分层实体制造（LOM）、形状沉积成型（SDM）等。②基于喷射的成型技术：三维印刷（3DP）、熔炉沉积成型（FDM）、多相喷射沉积（MJD）等。此外，还有基于电子束的电子束熔炼技术（EBM）。EBM技术还可将致密的金属体与复杂空间网格结构同时形成于同一部件，形成中空的网格结构，并具有高强度轻重量的特点，可模拟人体骨骼的松质骨结构而用于医疗器械骨科植入物的生产。目前，RP技术在脊柱外科临床中的应用，以EBM、SLA和SLS最常用，医学影像资料均可通过CT和MRI扫描获得

四、热塑性实物模型

在脊柱外科临床中，如重度脊柱畸形、脊柱肿瘤仍是一项难点，术前总体评估制订手术计划，以期降低术中的邻近神经、血管损伤风险。如重度脊柱侧弯半椎体、后凸、旋转等畸形，传统的X线、CT、MRI均难以全面评估畸形，术中暴露后常发现有意想不到的变异。

通过对建模的脊柱进行CT扫描，将获得的CT扫描数据导入电脑三维重建软件，对图像进行图像分割、噪声去除等预处理后，利用计算机辅助设计生成快速成型机可识别的数据格式，精确生产脊柱模型。

在临床上，热塑性实物模型已逐渐推广应用于脊柱肿瘤、脊柱畸形等疑难脊柱疾病中，通过对脊柱、肿瘤病灶及周围血管模型的重建，可从不同角度、方位观察了解肿瘤大小及与周围解剖关系，脊柱畸形部位，做出精确诊断，模拟手术操作，确定手术方案。还可对模型进行消毒，备用手术中应用。戎帅等学者利用逆向工程和3D打印技术对1例腰椎多阶段峡部裂患者进行脊柱三维重建并制作出1:1大小脊柱模型，术前精确、直观观察了解脊柱畸形情况，并指导模拟手术操作，顺利完成手术并获得病患高满意度。MaoK等学者通过应用快速成型技术对复杂严重的脊柱畸形患者（术前平均脊柱侧凸Cobb角118±27°）脊椎制作出聚苯乙烯模型（图17-1），允许三维观察及畸形的直接测量，有助于外科医生进行形态学评估及病患家属及手术团队间的交流，同时指导椎弓根螺钉的置钉位置，术后纠正脊柱侧凸Cobb角为42±32°，并无严重并发症如脊髓及大血管受损表现出现。马立敏等学者报道术前进行三维重建，快速成型制做出与实体1:1大小的颈椎模型，对颈椎模型术前制订手术方案，手术规划和模拟手术，术中参照模型，达到术中精确置钉效果，3D打印技术能全面、直观、精确地显示颈椎肿瘤各部位解剖结构的空间关系，对于颈椎高位多节段脊索瘤治疗均有很强的临床指导作用。

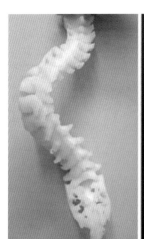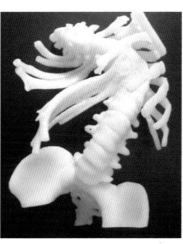

图17-1　快速成型技术重度脊柱侧弯实物模型

Lzatt MT等将实物模型同X线、CT、MRI等影像学资料比较，并首次将其应用价值量化。他们对26名复杂脊柱疾病（21例畸形，5例肿瘤）患者进行物理模型制作，用于术前手术计划，定制内植物及术中解剖参考，结果显示，65%病例相较于CT、MRI等其他影像学资料可更清晰看到解剖细节，其中11%病例只在实物模型上才可见到所需的解剖学信息，通过术前使用实物模型导致52%内置物的决策改变，74%置入位置的改变，术者报道运用模型肿瘤患者中平均减少手术时间8%，脊柱畸形患者中平均减少22%。

脊柱模型具备以下优点：①直观显示病理解剖改变。②术前手术团队交流减少分歧，术前手术计划合理规划并对植入物有统一的决策。③术前可模拟操作（1:1模型），确定螺钉直径、长度、角度，预弯内固定棒，确定截骨角度及范围，最大限度减少创伤及术中的操作时间。④与患者进行更好的沟通交流，便于患者对整个手术方案的理解。同时也存在一定的不足，例如实物模型与解剖实体之间存在一定的误差，精度取决于CT图像及3D打印机的精度，同时，制作模型时间较长，一般需2~10天，花费较大，一定程度上限制了其在下级医院的广泛推广。总的来说，脊柱实物模型仍可作为复杂脊柱疾病影像学检查一项很好的互补手段，直观、全方位地显示脊柱的解剖外观及比邻结构。

五、个性化导航模板

脊柱外科的椎弓根螺钉内固定是一项具备明确生物力学优势的内固定技术，但由于解剖变异的存在，采取统一的置钉标准仍是不恰当的。传统的徒手置钉有着诸多不利因素，如手术时间长、术中透视量大且有着穿破椎弓外壁的风险。随着3D打印技术的发展，3D导航模板为个性化置钉提供了新思路。

根据脊柱CT的连续断层扫描，确立椎弓根螺钉的最佳进钉通道。首先获得椎弓根的正投影，其内侧壁投影为椎弓根的最小参考通道。连接两个正投影的中点即可以得到椎弓根螺钉的最佳进钉通道。再根据椎板或者棘突的解剖形态，用逆向工程技术完成与椎板后部解剖形态一致的反向模板，与椎弓根置钉通道拟合为一体，形成带有定位定向管道的数字化导航模板。再通过相关的3D打印技术（通常采用光固化成型SLA），生成实模板体消毒后即可辅助术中应用（图17-2）。

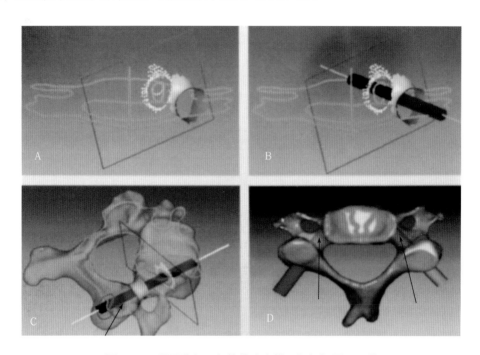

图17-2　利用逆向工程软件确定椎弓根螺钉置入通道

A. 椎弓根的正投影；B. 椎弓根螺钉最佳位置正投影；C. 椎弓根螺钉通道；D. 导航模板理想的导航管方位

于乃春等利用快速成型技术对脊柱畸形的患者进行脊柱三维重建，从不同的角度与方向观察实物模型，术前建立个体化导航模板，术中引导椎弓根共置螺钉374枚，其中352枚（94.12%）螺钉完全在椎弓根内，22枚（5.88%）穿破椎弓根外侧壁，大大缩短手术时间，同时实现了手术置钉的准确性与安全性。Sugawara T等报道通过术前脊椎的CT扫描图像进行了分析3D多平面成像软件和螺钉的轨迹规划制作置钉导航模板，在导航模板引导下共放置58枚螺钉，术后CT扫描证实无螺钉穿透椎弓根皮质，与计划置钉轨迹相比，实际置钉平均偏差0.87±0.34mm。置钉准确，大大减少了手术时间及术中的曝光次数。陆声等统计研究发现，导航模板的置钉准确率显著高于徒手置钉，以颈椎椎弓根导航模板为例，导航模板组和徒手置钉完全在椎弓根内的螺钉比率分别为93.4%和65%，两组椎弓根壁穿破率分别为6.6%和35%（图17-3）。

手术导板的设计不仅应用于个性化准确置钉，在脊柱肿瘤切除方面也有着广泛的应用。付军等报道将病变骨组织手术区域进行三维重建，结合SPECT/CT、MRI等影像学资料确定肿瘤边缘，根据肿瘤性质确定肿瘤切除及刮除范围，设计在术中显露的骨组织范围，利用逆向工程制作手术导板，术中紧贴骨面并克氏针固定，透视无误后进行所示位置截骨及病灶刮除。

个性化导航模板下置钉相较传统徒手置钉具有以下优点：①个性化的脊柱椎弓根导航模板操作简单，并不依赖个人经验，大大减少术中调整螺钉时间及减少术中的X线的透视。②可提高置钉准确性，减少椎弓根皮质穿破率，螺钉矢状位偏移率，提高手术安全性。③适用于复杂脊柱畸形等致置钉解剖标志不清，可术前模拟手术方案，精确定位置钉点，使手术简化且安全有效（图17-4）。当然，个性化导航模板置钉仍有其局限性：①导航模板精确度取决于CT图像及3D打印机的精度，不能达到完全意义上的仿真。②术中需要完全清除骨表面软组织和韧带，使导板紧贴骨面，贴附应具位置唯一性，以保证导航模板原位固定和螺钉置入精确度，但创伤大，耗时长。③建立模板耗时（6天左右），不适合急诊手术。④设备及材料昂贵，大多医院仍难以普及，模板单向及双向导向设计仍需进一步的研究及实验、临床验证。

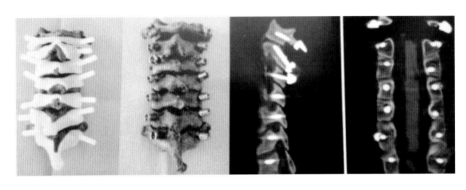

图17-3 导航模板辅助尸体实验及术后X线片

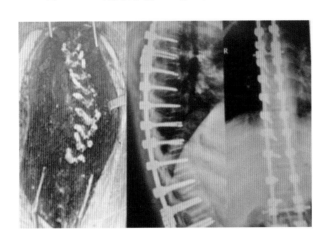

图17-4 脊柱侧弯矫形术椎弓根导航模板临床应用及术后X线片

六、骨组织工程支架

种子细胞、生物活性因子、细胞外基质/生物支架材料是组织工程的三大要素。支架材料是可为种子细胞增长提供载体，形成新的与自身功能和形态相适应的组织或器官，发挥生物学功能的一种生物学材料，具备模仿天然组织的构建性能。理想的生物支架当具备以下特征：①良好的组织相容性。②一定的生物降解性。③具备诱导组织再生的能力。④同时具备生物力学强度及可塑形性。⑤无毒及无免疫原性。⑥适合孔径，利于细胞黏附生长等特征。利用3D打印技术制备的理想的生物支架，应不仅具备很好的生物相容性，同时支架中孔径的大小（纳米级别）、形状和孔隙率更加符合种植细胞的迁移、增殖与分化，为组织缺损修复提供优良环境。唐开等学者指出，运用组织工程技术构建复合骨移植材料，作为植骨填充材料填入椎间融合器，其脊柱融合情况评价优于自体髂骨移植，并进一步加强了脊柱融合的生物力学强度。其促骨组织生产融合考虑可能存在以下几点机制：①直接促成骨细胞功能发挥，促进骨组织生成。②诱导椎体骨髓中或周围软组织中间叶干细胞至移植部位，诱导分化为成骨细胞。

七、3D打印人工椎体

多种病理因素可以导致椎体前柱的破坏、失稳，如肿瘤、骨折、感染等。经前路的椎体置换术式现已广泛应用于重建椎体高度，使前柱稳定。研究表明，很多材料，如陶瓷、骨水泥、金属和高分子生物材料均可作为骨替代物，虽然这些材料都有着很好的抗腐蚀性以及良好的生物活性。但因这些材料固有的脆性，均难以长久载荷人体的重量。如目前临床上最常见的钛笼，因其边缘锐利，容易导致终板破坏、沉降等诸多并发症。研究表明，多孔金属作为骨移植材料有着很好的应用前景，且其多孔结构能促骨生成。多种3D打印技术能打印多孔金属结构（图17-5），而电子熔炼技术EBM能随意塑性，其结构类似于松质骨，表面粗糙，不仅有利于细胞的黏附，而且能刺激细胞分化。金属结构的抗压强度取决于其孔隙的大小，但当骨组织长入孔隙后，会明显增强其抗压强度，而且有着良好的生物相容性。

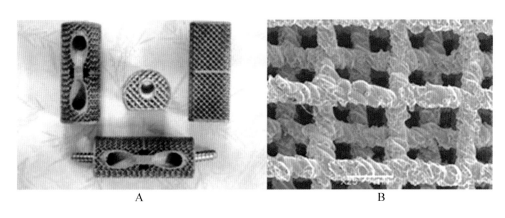

图17-5　3D打印人工椎体（A）及微观下孔隙结构（B）

刘忠军等EBM人工椎体的山羊体内实验研究发现，12周的观察期间并未出现内植物的断裂或者移位。CT和组织学评估表明，多孔结构内骨组织生长良好；生物力学测试证实了内植物可很好的维持椎体的稳定性。

刘忠军等在2014年还完成了世界上首例应用3D打印技术人工定制枢椎椎体治疗寰枢椎恶性肿瘤。一名12岁男孩，枢椎椎体穿刺提示"神经外胚叶肿瘤（PNET）"。X线片提示C_2溶骨性病变，C_2半脱位，CT提示C_2溶骨性破坏，肿瘤累及整个C_2椎体（包括齿突）和附件。肿瘤组织侵入椎管。PET/CT扫描：C_2肿瘤病灶，无全身转移病灶。由于传统钛网与C_1前弓和C_3椎体之间，钛网与C_1前弓的接触面积小，稳定性差，考虑行孔隙金属植入材料（3D打印）的C_2人工椎体作为肿瘤切除后的重建材料（图17-6）。人工椎体可与C_1双侧侧块关节接触，提供良好的支撑作用，同时孔隙金属为后期骨的长入提供了条件，从而使该装置达到长期的稳定，术后疗效良好。

3D打印技术具有高度的柔韧性、快速性、优化设计等特点，并可以满足复杂解剖部位假体制造多元化、快捷的特点，随着3D打印技术的发展，3D打印人工椎间盘、3D打印椎体能保持全身骨骼系统尤其是脊柱的稳定性，并且具有生物相容性，能够诱导周围血管神经等组织生长等优势。目前在该领域这项技术还在起步阶段，推广还需要少量病例更远期的随访，以免遗漏一些潜在的并发症。

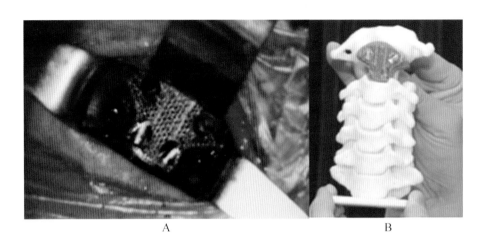

A   B

图17-6　颌下入路C$_2$椎体次全切后放置3D打印人工椎体（A）和模型（B）

八、存在的问题和展望

3D打印技术在脊柱外科领域的应用正逐步推广中，展示出了比传统技术无可比拟的优势，但目前仍存在一些问题，譬如3D打印椎体及内植物方面，能同时满足生物强度及组织相容性的材料，还有待进一步临床观察。同时，目前3D打印模具的制作成本高，耗时较长仍在限制着其推广。但随着组织工程学、生物材料学及数字化医学的不断发展，其在复杂脊柱外科的临床应用中仍具备广阔的发展前景。

（陈　扬）

参 考 文 献

1. 陈扬，蓝涛，钱文斌，等. 3D打印技术在修复骨缺损中的应用研究[J]. 生物骨科材料与临床研究，2014，2（11）：29-34.

2. 陈玉兵，陆声，徐永清，等. 快速成型技术在脊柱外科中的应用研究现状[J]. 中国矫形外科杂志，2009，08：608-610.

3. 戎帅，滕勇，乌日开西，等. 基于3D打印技术的腰椎多节段峡部裂个性化手术治疗[J]. 中国矫形外科杂志，2013，21：2222-2226.

4. Mao K，Wang Y，Xiao S，et al. Clinical application of computer-designed polystyrene models in complex severe spinal deformities: a pilot study[J]. Eur Spine J，2010，19(5)：797-802.

5. 马立敏，张余，周烨，等. 3D打印技术辅助颈椎高位多节段脊索瘤手术临床应用[J]. 中国数字医学，2014，9（6）：67-70.

6. lzatt MT，Thorpe PL，Thompson RG，et al. The use of physical biomodelling in complex spinal surgery. [J]. Eur Spine J，2007，16（9）：1507-18.

7. 于乃春，吉光荣. 快速成型技术在复杂脊柱畸形矫形手术中的应用[J]. 实用临床医药杂志，2013，17（15）：34-35.

8. Sugawara T，Higashiyama N，Kaneyama S，et al. Multistep pedicle screw insertion procedure with patient-specific lamina fit-and-lock templates for the thoracic spine [J]. Neurosurg Spine，2013，19（2）：185-90.

9. 陆声. 个性化3D打印导航模板在骨科手术中的应用研究. 2014北京大学3D打印骨科应用国际论坛.

10. 付军，郭征，王臻，等. 多种3-D打印手术导板在骨肿瘤切除重建手术中的应用[J]. 中国修复重建外科杂志，2014，03：304-308.

11. 李鑫，张强. 快速成型导航模板在脊柱外科的应用研究[J]. 颈腰痛杂志，2014，03：205-207.

12. Credi C，Biella S，De Marco C，et al. Fine tuning and measurement of mechanical properties of crosslinked hyaluronic acid hydrogels as biomimetic scaffold coating in regenerative medicine [J]. Mech Behav Biomed Mater，2014，29：309-16.

13. Panetta NJ，Gupta DM，Longaker MT，et al. Bone tissue engineering scaffolds of today and tomorrow [J]. Craniofac Surg，2009，20（5）：1531-2.

14. Ku KC，Lee MW，Kuo SM，et al. Preparation and evaluation of collagen I/ gellan gum/β-TCPmicrospheres as bone graftsubstitute materials. [J]. Conf Proc IEEE Eng Med Biol Soc，2013：6667-70.

15. 唐开，党耕町，郭昭庆. 组织工程复合骨移植材料椎体间脊柱融合实验研究[J]. 中国脊柱脊髓杂志，2002，05：32-35+82-83.

16. Yang J，Cai H，Lv J，et al. In vivo study of a self-stabilizing artificial vertebral body fabricated by electron beam melting[J]. Spine (Phila Pa 1976)，2014，39（8）：E486-92.

17. 刘忠军. 世界首例应用3D打印技术人工定制枢椎椎体治疗寰枢椎恶性肿瘤. 北京大学3D打印骨科应用国际论坛，2014.

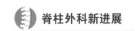

第十八章　脊柱手术的麻醉

第一节　麻醉技术

近些年来，脊柱手术发展很快，特别是脊柱畸形的矫正术正在国内迅速普及提高。过去认为大部分脊柱手术对主要脏器影响较小、一般均能耐受手术的观点有一定局限性。就目前北京协和医院脊柱手术而言，相当一部分患者的心肺功能均有不同程度的损害，且手术种类繁多，手术体位多种多样，手术切口较长，术中出血亦较多。另外，脊柱手术还有其特殊的要求和特点，从而对麻醉的实施和管理提出了更高的要求。这些都要求麻醉医师熟悉和认真对待，以保证手术能安全顺利进行。

一、脊柱手术的体位

体位是根据手术入路来决定的，仰卧位和侧卧位已为大家所熟悉，这里主要介绍俯卧位。俯卧位时，为了便于通气，不使胸腹部受压，通常把患者置于一特制的支架上，常用的为中华Ⅱ型支架，支撑点在两髂窝和双肩前窝，前额及面部两侧放于一马蹄形支撑面上，以固定头部。放置此体位时应注意以下问题：①所有支撑点要根据患者情况事先调节好，支撑面要适当，不要过宽或过窄，要有足够的柔软性与弹性；不要使腋窝受压，以避免臂丛神经损伤和影响静脉回流。②不要使眼球受压，口鼻部要游离，以利于呼吸道的通畅。③双上肢呈屈曲位置于把手架上。双下肢亦呈屈曲位置于软枕上，尤其膝关节要垫好。具体做法是：首先调节好支架并垫好软垫，麻醉诱导应在平车上进行，诱导后眼内涂以软膏，放上眼罩，然后将患者翻放于已固定好的支架上，仔细检查各受压部位及通气道，特别是眼睛和四个支撑点。

俯卧位时，由于胸部和膈肌活动受限，潮气量减少，特别是不用支架时，潮气量的减少，比有支架者为甚，如果麻醉过深或呼吸中枢受抑制，则有缺氧的危险。所以，比较长时间的手术，应该采用全身麻醉，以保证有足够的通气。如果采用区域阻滞麻醉，要加强监测，特别是无创血氧饱和度的监测，以便及时发现是否有缺氧存在。

二、术前对患者的估价

在评价一个患者能否耐受手术时，心肺功能状态是首先要注意的内容。而在脊柱手术中，脊柱侧弯畸形的患者对心肺功能影响最大。一般认为，脊柱弯度越大，影响越大，预后越差。

任何原因所致胸部脊柱侧弯，均可导致呼吸和循环衰竭。文献报道，许多病例在45岁以前死亡，而在尸检中发现右心室肥厚的发生率很高，同时存在肺动脉高压的改变。一项50年的研究显示，未经治疗的脊柱侧弯的死亡率比一般人群高两倍，平均死亡年龄为46.6岁，呼吸或右心衰竭引起的死亡占60%左右。由于胸廓畸形，肺血管床的发育受到了影响，因此每个肺容量单位的血管数量少于正常人，从而导致血管阻力的增加。另外，在肺泡被压迫的区域，肺泡的容量减少，甚至接近或少于死腔量，此区域的通气血流比异常，通气量降低，由此可引起血管收缩，导致肺动脉高压。

术前患者要常规进行心电图检查，如果P波大于2.5mm可示右房增大，若在V1和V2导联上R波大于S波，则预示有右心室肥厚。疑有心功能不正常的患者，术前可做超声心动图检查，可测出心室壁的厚度和心腔之大小，有助于对心功能进一步评价，从而估计对手术的耐受性。

呼吸功能异常最常见的是通气功能障碍，减少最多的是肺活量、肺总量和功能残气量。呼吸系统容量和顺应性的变化与侧弯的角度成反比，这是由于脊柱和胸廓畸形对呼吸系统弹性的影响及畸形对呼吸肌发育的影响而造成的，究竟哪种因素起主要作用，尚待进一步研究。有人认为气体交换异常主要原因是肺泡低通气，而血气异常主要由于动脉氧分压降低，大部分患者动脉二氧化碳分压可保持正常。在特发性脊柱侧弯患者，随着年龄的增长，肺的机械性能及通气血流比进一步受损，故通气的需求增长，这些病例可能出现高碳酸血症，而此症的出现将预示着会出现呼吸衰竭。术前对脊柱侧弯患者要常规进行呼吸功能检查和动脉血气检查，以了解其受损程度和类型，从而有针对性的采取有效措施，以有利于患者的治疗和恢复。

对脊柱畸形的患者，还应注意是否同时伴有神经肌肉疾患，如脊髓空洞症、肌营养不良、运动失调、神经纤维瘤病等，这些疾患将使治疗更加困难，预后更难预测。

除了心肺功能检查以外，肝肾功能、电解质等常规检查亦应进行，从而对患者情况有一个全面的了解，以便做出切实可行的麻醉方案。

三、麻醉方式的选择

脊柱的局部手术和时间偏短的手术，可以在连续硬膜外麻醉下甚至局部麻醉下进行。如果麻醉满意，患者容易耐受平卧或侧卧位手术。对于俯卧位的手术，如果时间较长，患者均不易耐受，必须给予足够的辅助用药，以使患者处于浅睡眠状态。应该记住，辅助用药可以抑制呼吸中枢，有发生缺氧的危险，如果患者处于俯卧位，则不易建立通气道，给抢救工作造成极大困难。在行区域阻滞时，常规给患者以面罩吸氧，以提高吸入气的氧浓度。同时常规监测心电图和血氧饱和度。

脊柱的大手术均应采取全身麻醉，进行控制呼吸，特别是有心肺功能障碍的患者更应如此，以保证患者的安全和手术的顺利进行。

四、术中监测

术中监测是保证患者安全必不可少的措施，心电图、心率、动脉血压、无创血氧饱和度应该列入常规监测项目，无创血氧饱和度的监测尤为重要。无创伤是其最大的优点，能够连续及时显示血氧饱和度的变化，一旦有异常变化，要立即查找原因，找出可能存在的呼吸障碍，避免事故的发生。

在脊柱侧弯矫正手术及脊柱大手术时，由于创面大，可能失血较多，加上手术体位的限制，血压测量较为困难，应常规进行桡动脉直接测压，如有必要，亦应放置颈内静脉导管，以监测中心静脉压，指导输血和输液。特别对于进行控制性降压的病例，一定要进行动脉直接测压，以及时了解血压的变化和

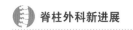

趋势。

有条件的医院可以用体表诱发电位来监测脊髓功能，如有此项监测，可不必再做唤醒试验。但由于此仪器比较昂贵，大部分麻醉科目前还不具备此种条件。

脊柱畸形患者发育较差，体重均低于正常人，对出血耐受较差，因此，准确测量出血量十分必要。我们的做法是：除了吸引瓶内血量可以直接读出外，术中用固定重量的干纱垫、纱布，用后再次称重，以得出出血量。另外冲洗液亦应定量，以便从吸引瓶中减除，这样可以比较准确的测出出血量。

在唤醒试验前，应了解肌松程度，可用加速度仪进行监测，如果 T4、T1 恢复到 0.7 以上，说明已有 30% 的乙酰胆碱受体游离，此时可以进行唤醒试验。如果用周围神经刺激器进行监测，则 4 个成串刺激均应出现，否则在唤醒前应先对抗非去极化肌松药。

五、术前用药

大部分脊柱手术患者可以常规给予术前药，即哌替啶 1mg/kg，阿托品 0.1～0.2mg/kg，术前半小时肌内注射。特殊严重病例，可根据具体情况适当调整用药，主要目的是术前使患者达到一定程度的镇静，如果用区域阻滞麻醉术前可只用镇静药。

六、全身麻醉的实施

患者入手术室后，在上肢开放一条静脉通路，连接好心电图，放置好血压袖带，将血氧饱和度探头套于手指上，桡动脉穿刺可在诱导前或后进行。诱导前给予芬太尼 1～2μg/kg，氟哌啶 0.5～1mg，面罩给氧 3～5 分钟后进行诱导。诱导药可常规使用硫喷妥钠 5mg/kg，司可林 1～2mg/kg，气管插管后要妥善固定好，涂上眼膏并保护好眼睛，将患者置于已准备好的支架上。麻醉的维持可采用以下不同的方式进行：

（一）吸入麻醉

安氟醚（或异氟醚）+笑气+氧气+非去极化肌松药或去极化肌松药。

（二）静脉麻醉

哌替啶（或芬太尼）+1%普鲁卡因+非去极化肌松药或去极化肌松药。

（三）静脉吸入复合麻醉

1. 安氟醚（或异氟醚）+1%普鲁卡因+非去极化肌松药或去极化肌松药。

2. 笑气+哌替啶（或芬太尼）+1%普鲁卡因+非去极化肌松药或去极化肌松药。

由于所选麻醉剂不同，麻醉药之组合还会有其他许多方式。一般认为以吸入麻醉为佳，而单纯静脉麻醉则在维持过程中不易加深，常常血压偏高，心率偏快，致使出血较多，临床上应首选吸入麻醉。但是在维持过程中，吸入药浓度不要过高，以免唤醒时耽误时间。如麻醉偏浅，可给予少量镇痛药或给予血管扩张药如硝普钠、硝酸甘油等，以降低血压，减少出血。

七、控制性低血压的应用

脊柱侧弯等脊柱大手术切口长，创伤大，手术时间长，故术中出血较多，应用控制性低血压可以减少出血。实施前应掌握好适应证。对心功能不全、明显低氧血症或高碳酸血症的患者，不要施以控制性降压，以免发生危险。

降压药物除麻醉剂外，还有神经节阻滞药和血管平滑肌扩张药。因为高浓度麻醉剂的吸入影响唤醒试验，而且部分患者血压也不易降到所需要的水平，故临床上喜欢用血管扩张药，最常用的药物是硝普钠和硝酸甘油。硝普钠直接作用于动、静脉血管平滑肌，可引起动脉血压迅速下降，肺动脉压、右房压及周围血管阻力均下降，在血压下降的同时，心搏出量亦下降，心率增快。通常用0.01%溶液，从小剂量开始，$1 \sim 2\mu g/$（kg·min），然后调节剂量，达到所需血压水平。硝普钠降压确实，可控性好，停药后2分钟左右，血压可恢复到接近对照值水平。数小时内用于降压，不会有氰化物中毒的危险。硝酸甘油的药理作用主要是松弛血管平滑肌，其对大容量血管的扩张作用强于对微动脉阻力血管，可降低心脏的负荷。动脉血压下降时亦能引起心率加快。应用时先以$1\mu g/$（kg·min）滴入，然后调整滴数至所需水平。停药后血压回升比硝普钠稍慢。

在控制性降压时，对健康人群降压程度可维持在收缩压70～80mmHg，平均压50～60mmHg。在控制性降压过程中，要适当补充血容量，在直接监测动脉压和中心静脉压下进行，注意心电图的变化，定时记尿量。

八、唤醒试验

在安装好牵开棍并适当牵开脊柱以后，为了防止脊髓的血液供给受到压迫，以致造成截瘫，需要估价脊髓的功能。在没有体表诱发电位监测情况下，可以通过唤醒试验来完成。要做好唤醒试验，首先，术前要把唤醒的详细过程向患者解释清楚，并当场练习。其次，手术医生应该在做唤醒试验前30分钟告诉麻醉医生。此时，麻醉医生应减浅麻醉，如做吸入和静吸复合麻醉，首先关掉吸入麻醉药或仅保留笑气，停滴司可林，如用全静脉麻醉，应停止使用静脉麻醉药和司可林。如果使用了非去极化肌松药，应用加速度仪或周围神经刺激器了解肌肉松弛的程度，如果肌松没有恢复，应在唤醒前5分钟左右用新斯的明和阿托品对抗。在减浅麻醉过程中，应注意麻醉不要太浅，以致患者过早清醒。如疑有以上情况，可静脉给予小剂量麻醉性镇痛药。唤醒时，应按照与患者事先预演的顺序进行。先让患者动其手指或攥一下拳头，如能这样做，说明患者已能唤醒。然后再让患者动其双足或双足趾，确认双下肢均能动以后，立即加深麻醉，使患者迅速入睡，直至手术结束。

在减浅麻醉准备唤醒过程中，患者的血压会逐渐升高，心率加快。因此，手术和麻醉医生应尽量配合好，以缩短唤醒过程。另外，由于唤醒过程中麻醉转浅，患者口腔分泌物会增加，术终拔除气管插管前，应把口腔分泌物吸除干净，以保证上呼吸道之通畅。

九、司可林与脊柱手术

众所周知，司可林是一种去极化肌松药，其起效时间非常快，目前还没有一种非去极化肌松药能与之相比。但是，使用司可林后，可使血钾增高，幸好对大部分健康人其血钾增高的程度轻微，且维持时间短暂，不造成危害。但是对于急性脊柱损伤造成截瘫的患者及有大面积肌肉损伤的患者，如果使用了司可林，血钾就可能会大幅度上升，以致发生心室纤颤甚或导致心搏停止。对于这部分患者要禁用司可林，直接用非去极化肌松药进行诱导。另外强直性肌营养不良的患者使用司可林后，可产生肌肉强直性收缩，造成气管内插管困难，难以维持呼吸道通畅，亦应禁止使用。

（任洪智，黄宇光）

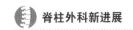

第二节　恶性高热的早期临床诊断和处理

37年前，Denborough 和 Lovell 描述了一个澳大利亚家族在麻醉期间发生的一种极其凶险的临床综合征即恶性高热（malignant hyperthermia，MH），它是一种由全麻药诱发的、与家族遗传相关的、骨骼肌代谢异常所引起的致命性的临床症状，多见于吸入麻醉药物和去极化肌松药琥珀胆碱触发的骨骼肌异常高代谢性疾患，常见于麻醉诱导期、术中或麻醉恢复的数小时内。全麻的儿童占 1/15 000，其中多见于接受骨科手术如脊柱手术的儿童；全麻的成人占 1/50 000。虽然 MH 的发病率很低，但是，MH 的发生难以预见，病死率极高，临床诊治较为困难。MH 主要表现为患者突然高热、产生大量二氧化碳、心动过速、心律失常直至循环衰竭。其来势凶猛，病程发展迅速，病死率高达70%，早期诊断可使病死率降至28%。自从1979年丹曲洛林（dan-trolene）应用于临床以来，恶性高热的病死率已降低至5%以下。既往文献报道的 MH 主要发生于接受全身麻醉的白种人，我国的病例较少见报道。近年来北京、广州等地有多例 MH 的典型病例发生，这不能不引起我们的关注。

一、MH 的临床特征

目前，MH 的病因尚不明确，可能有家族遗传性，临床表现是非特异性的。临床上，MH 主要表现为突然发生的高碳酸血症和高钾血症、快速心律失常、严重缺氧和酸中毒、体温急剧升高（每5分钟升高 $1\sim2℃$），可达43℃。骨骼肌僵直，多数患者在数小时内死于顽固性的心律失常和循环衰竭。即使早期抢救成功，患者也往往死于严重的弥散性血管内凝血（DIC）和继发肌红蛋白尿引起的肾衰竭。在发病的 $24\sim36$ 小时内，上述症状可能再次发作。这种高代谢状态的遗传性肌肉病变是由于肌质网缺损导致钙的重新摄取减少，细胞内钙增加500倍，从而导致肌肉持续收缩，糖酵解并大量产热，氧化磷酸化作用产生膜的不稳定和横纹肌溶解。

二、MH 的诱因和临床诊断方法

现已知道可能触发恶性高热的药物有：吸入麻醉药氟烷、异氟醚、安氟醚、地氟醚、七氟醚及乙醚和去极化肌松药琥珀胆碱。麻醉性镇痛药、苯二氮䓬类药、巴比妥类药、异丙酚、氯胺酮、非去极化肌松药、抗胆碱酯酶药和抗胆碱能药、局麻药、非固醇类抗炎药、钙剂等则不能触发恶性高热。

在临床麻醉中，对于高度怀疑者应作肌肉活检及咖啡因或氟烷的激发试验。对于可疑 MH 家族史的患者，在选择全麻药物时应避免琥珀胆碱和强效吸入麻醉药。对于可疑恶性高热的患者应避免使用琥珀胆碱及氟化吸入麻醉药，并避免使用影响体温调节和增加交感张力的药物，以免影响恶性高热早期症状的判断，阿托品仅用于有明显心动过缓者。由于 MH 的早期敏感指标是无法解释的呼气末二氧化碳浓度异常升高，同时鉴于在临床麻醉中呼气末二氧化碳监测的重要性，应呼吁进一步加强我国临床麻醉中呼气末二氧化碳监测。应重视围术期的体温监测。适当考虑在大的医疗中心储备丹曲洛林，以备突发病例及时调度使用。一旦发现难以解释的呼气末二氧化碳浓度异常升高，并伴有体温快速升高者，应警惕 MH，同时进行必要的实验室指标检查，以帮助诊断。如磷酸肌酸激酶（CPK）在发病的12～24小时可高达20 000U。此外，尚可进行骨骼肌肉活检，咖啡因、氟烷蓝尼定肌肉激惹试验等。

三、MH临床抢救措施

降低MH死亡在一定程度上取决于特效药物丹曲洛林的早期应用，丹曲洛林可以通过减少肌质网中钙的释放，抑制兴奋-收缩偶联，减少骨骼肌细胞内的钙浓度。而特效药物丹曲洛林价格较贵，保存期较短，我国尚无该药生产，一旦遇到MH病例，早期临床诊断和抢救十分棘手。因此，有必要提高对这一疾病发病机制和病理生理改变的认识，尤其要重视MH的早期发现，以便尽快救治。一旦确诊，应分秒必争地进行抢救。具体方案包括：①立即停止使用吸入麻醉药物和琥珀胆碱。②采用纯氧过度通气。③注射碳酸氢钠（1～2mmol/kg）以纠正酸中毒。④采用胃管冰盐水反复灌洗和体外冰袋等方法，尽可能将体温降至38℃。⑤更换麻醉机管道环路和钠石灰罐。⑥连续监测呼气末二氧化碳和动脉血气的变化。⑦及时纠正高钾血症和心律失常。⑧尽可能早期静脉注射特效药丹曲洛林（2.5mg/kg），应根据动脉血气、心率和体温的情况，反复给药（丹曲洛林的最大用量为10mg/kg）。⑨发病后应加强对DIC和肾衰竭的监测和治疗。

四、对恶性高热敏感者的安全用药和合理的麻醉方案

对恶性高热敏感患者而言，使用下列药物是安全的：

1. 苯二氮䓬类（如地西泮、咪达唑仑等）。

2. 巴比妥类（如硫喷妥钠等）。

3. 局麻药物（如利多卡因、布比卡因和罗哌卡因等）。

4. 非去极化肌松药（如潘库溴铵、罗库溴铵、维库溴铵等）。

5. 全身麻醉药物（如异丙酚、氯胺酮等）。

其中，氯胺酮和潘库溴铵用于恶性高热敏感患者时应小心，因为由此引起的心动过速可能掩盖恶性高热发病的早期征象。

五、典型病例报告及抢救的体会

北京协和医院于1999年9月发生1例恶性高热，现将其发病过程、临床表现及处理介绍如下：

1. 一般情况　男性，年龄14岁，体重57kg，ASA I级。择期在全麻下施行脊柱侧弯后路矫形内固定术。既往史及家族史无特殊。临床检查及实验室检查除碱性磷酸酶高外均正常。住院期间该患者曾有两次体温升高（38℃左右）。

2. 麻醉方法　术前药为哌替啶50mg和阿托品0.5mg肌内注射。麻醉诱导采用静脉诱导，先静注氟哌啶1mg，芬太尼50μg和潘库溴铵0.5mg，然后静注异丙酚120mg、琥珀胆碱100mg，施行气管插管。插管过程中发觉患者下颌较紧，喉镜显露仅能看到会厌，但顺利完成插管。麻醉维持为吸入安氟醚、60%氧化亚氮-40%氧气，间断注射潘库溴铵维持肌松。术中机械通气，潮气量为550ml，频率11次/分，气道压为15cmH₂O（1cmH₂O=0.098kPa）。

3. 发病过程　手术开始2小时后，患者出现一过性脉搏氧饱和度下降（最低至88%），心率逐渐增快

达140次/分，血压无明显变化。随后发现患者体温升高，体表温度为39℃，心率继续增快。怀疑可能为恶性高热，立即采取了下列措施：纯氧过度通气、停止吸入安氟醚、静注地塞米松5mg，采取酒精擦浴、腋下及颈后放置冰块人工降温，维持循环稳定等。患者心率继续升至160～175次/分，血压升高至130.6mmHg，鼻温达42.8℃，呼气末二氧化碳浓度（PetCO$_2$）高达115mmHg。随后患者心率降至75次/分，血压下降至60.4mmHg，给予多巴胺、肾上腺素、去甲肾上腺素及利多卡因等药物维持血压、控制心律失常药物，同时停止手术，患者改至仰卧位（手术体位为俯卧位），使用冰帽以及全身大面积冰块降温，并静注冷盐水、置胃管冰盐水反复灌洗。同时静脉注射5%碳酸氢钠200ml、氢化可的松100mg、呋塞米100mg等药纠正酸中毒、利尿。PetCO$_2$逐渐降到40mmHg，体温缓缓下降至36℃。但出现手术伤口渗血，血压下降（平均动脉压为40mmHg）、室上性心动过速、双下肢肌肉疼挛，经注射肾上腺素、胸外心脏按压、电除颤等治疗，血压回升至80～100/40～50mmHg。

4. 监测及实验室检查　麻醉及手术期间常规监测无创血压、脉搏氧饱和度、心电图、尿量。当怀疑为恶性高热时监测PetCO$_2$、鼻温、中心静脉压、肺动脉压及肺动脉楔压。实验室检查包括血浆磷酸肌酸激酶（CK）为4320U/L（正常值<196U/L），磷酸肌酸激酶同工酶（CK-MB）为32.8U.ml（正常值<0.45；>6.5有诊断意义）；动脉血气分析pH7.15，剩余碱-15.1mmol/L，血钾5.66mmol/L；3P试验（+），PLT（4.6～7.4）×10/L，PT+A为28.5～46.1s，ACT338s，APTT不凝；股四头肌活检结果显示肌纤维轻度大小不等，可见玻璃样变纤维，未见肌纤维坏死和再生；Ⅱ型纤维占优势，萎缩纤维多为Ⅱ型纤维；PAS染色部分肌纤维内糖原明显减少。

5. 患者转归　病情稳定后转入ICU继续治疗。手术当天应用血管活性药物多巴胺、去甲肾上腺素等药物维持患者血压在100～140/50～60mmHg，心率120～140次/分，中心静脉压9～12mmHg，肺动脉楔压7mmHg，心脏指数为5.0，血管外周阻力为1577。随后患者出现血尿、弥散性血管内凝血（DIC），给予肝素等治疗。患者瞳孔等大等圆，对光反应好，昏迷深度评分（Glasgow评分法）为3～5分，呼之可睁眼，能按嘱动作，"自诉"全身肌痛。患者四肢肿胀、发凉，双下肢为重。最后，患者出现消化道出血，体温再次升高达41.5℃，心率加快，血压突降，于发病后44小时死亡。

6. 讨论　本例患者临床表现典型，发病过程及实验室检查均支持恶性高热的诊断。其临床特点为：①年轻男性，患有先天性脊柱侧弯。②术中出现心动过速、心律失常、PetCO$_2$急剧升高、体温升高、四肢肌肉强直。③血生化检查：血浆磷酸肌酸激酶（CK）、磷酸肌酸激酶同工酶（CK-MB）水平均升高，血气分析结果显示代谢性酸中毒及呼吸性酸中毒。④晚期出现DIC、肾衰竭及循环衰竭等。⑤患者死于恶性高热复发及循环衰竭。

恶性高热一般为急性发病（在麻醉诱导后），但其发作也可能延迟数小时，甚至于患者返回恢复室后发作。根据该病例的救治，我们体会到当患者出现不能解释的心动过速、体温异常升高时，即应考虑到恶性高热，并应立即采取下列措施：①立即停用吸入麻醉药，更换钠石灰及麻醉环路。②纯氧过度通气。③尽快结束手术操作。④立即开始降温（包括物理降温、静脉输注冷盐水、胃内冰盐水灌洗），当中心温度降至38℃时应停止降温。⑤加强监测，动脉置管测动脉压及血气分析，静脉置管测定中心静脉压或肺动脉压，同时测定血钾、磷酸肌酸激酶等以指导治疗。⑥静脉注射碳酸氢钠纠正酸中毒（初始剂量为2～4mmol/kg），并过度通气。⑦注射利多卡因治疗心律失常。⑧及时补充液体，维持适当的灌注压，同时注射呋塞米利尿，保护肾功能。当然，最主要的，也是最有效的治疗是尽早使用丹曲洛林，但目前我国尚无此药。资料显示丹曲洛林开始剂量为2mg/kg，根据临床和实验室检查可重复使用至代谢性酸中毒已纠正，血浆肌红蛋白水平已降至正常，通常该药剂量的高限为10mg/kg。应强调的是尽早使用丹曲洛林，因为发生循环衰竭，肌肉血流灌注不佳时，丹曲洛林则不能发挥其作用。其作用机制为降低肌质网释放钙离子，抑制骨骼肌的收缩力，在肌肉兴奋-收缩偶联水平上发挥作用，而不影响神经肌肉接头的功能，对骨骼肌纤维膜电活动无影响。由于钙通道阻断剂在治疗恶性高热中作用不确定，有些可能加重高血钾和心肌抑制，甚至诱发恶性高热，因此不推荐钙通道阻断剂用于治疗恶性高热。

恶性高热的发病机制尚不十分清楚。它是一种具有家族遗传性、麻醉药物诱发所致肌细胞钙的内稳态失衡，肌质网钙大量释放，兴奋-收缩偶联或生化介导的肌肉代谢异常，导致肌细胞内钙离子浓度增高，肌肉挛缩，产热急剧增加，加速糖原酵解为乳酸，产生大量二氧化碳，患者出现代谢性酸中毒、呼吸性酸中毒（$PaCO_2$超过100mmHg）、低氧、高钾、心动过速或心律失常、体温升高超过43℃、肌红蛋白尿和CK明显增加。随后，患者血钾、血钙降低、肌肉水肿，严重者出现脑水肿、DIC、肾衰竭及心力衰竭。患者可能死于恶性高热复发、DIC及非特异性的器官损伤，如心力衰竭、急性肾衰竭等。

恶性高热的诊断除依据病史及家族史外，一些先天性疾病如特发性脊柱侧弯、上睑下垂、先天性脐疝、腹股沟疝等患者发生恶性高热概率增高；其次临床表现十分重要，如肌肉强直、咬肌痉挛、窦性心动过速、室性心动过速、甚至室颤、体温升高>43℃、$PetCO_2$>55mmHg（机械通气状态下），以及皮肤潮红、出汗等。$PetCO_2$逐渐升高是恶性高热的早期敏感指标，体温升高不是早期症状，并可能因散热快而不出现或较晚出现。另外，实验室检查结果及动脉血气分析对诊断极为重要，如动脉血PCO_2>65mmHg、pH<7.25、剩余碱超过-8mmol/L、血钾>6mmol/L、CK>10 000IU/L、血清肌红蛋白>1700μg/L、尿肌红蛋白>60μg/L均有力支持恶性高热的诊断。当然，还应与其他原因引起的高热、甲状腺危象、麻醉机发生故障引起的重复吸入、嗜铬细胞瘤等鉴别。

六、对恶性高热敏感患者的麻醉方案

1. 麻醉机的预先处理清洁机器，卸除麻醉挥发罐，避免使用吸入麻醉药物，更换二氧化碳吸收罐以及呼吸回路的管道。

2. 以10L/min的气流清除麻醉机内残气20分钟。

3. 将手术安排在第一台进行，并保证术后在恢复室有足够的人力。

4. 术前药可考虑采用丹曲洛林和镇静药物；术前检查肌酸激酶和全血细胞计数。

5. 在手术室门外挂上"恶性高热"的卡片，卡片上注明恶性高热患者所需的用品。

6. 备好各种麻醉药物使用无诱发作用的麻醉药进行麻醉，可根据手术的需要选用局部麻醉、区域阻滞或全身麻醉，手术期间密切监测。

7. 术后查看实验检查结果，并对患者继续加强监护。

总之，因恶性高热临床表现的非特异性，而且目前我国尚无特效药物丹曲洛林，所以早期诊断及救治这类患者十分困难。首先应提高对恶性高热的重视及其相关知识的了解；加强围术期监测，特别是强调全麻期间$PetCO_2$及体温监测的重要性，以便早期发现、及时处理；如有条件时可配备特效药丹曲洛林。

（黄宇光，张秀华）

参 考 文 献

1. Kafer ER. Respitatory and cardiovascular functions in scoliosis and the principles of anesthetic management. Anesthesi-ology, 1980, 52: 339.

2. Shneerson JM. A study of pulmonary artery pressure, electrocardiography and mechenacerdiography in thoracicscoliosis. Thorax, 1977, 32: 700.

3. Sudhir KG. Intraoperative awakening for early recognition of possible neurlolgic sequela during Harringtonrod spinal fusion. Anesth Analg, 1976, 55: 42.

4. Cooperman L H, Strobel G E, Kennell E M. Massive hyperkalemia after administration of succinylcholine. [J]. Anesthesiology, 1970, 32(32): 161-4.

5. 罗来葵, 高文华. 脊柱侧弯哈林通矫形术中用唤醒试验监测脊髓功能. 中华麻醉学杂志, 1988, 8 (2): 88.

第十九章　脊柱外科术前、术后护理新理念

第一节　脊柱外科围术期护理的概述及一些新理念

脊柱外科的常规护理知识现在已经比较普及，而且各种脊柱外科书籍介绍也比较多，所以常规护理本章节在此不过多重复。但随着脊柱外科的进展，许多新手术技术的开展，新内固定材料的应用，给我们提出许多新问题，除了要对过去护理方法做一些调整外，还要建立相应的护理常规和康复的方法。本章节结合我们多年来在护理工作中的一些经验，介绍一下我们建立的新的护理方法，相关理论和应用的体会，同时也重点介绍一些比较重要和容易忽视的护理工作体会。脊柱外科患者常常合并有一些软组织病变，其症状及体征和手术治疗的主要疾病非常相似，常常造成混乱，给我们的术前及术后护理工作带来许多困难，本文将添加对这些软组织病变诊断治疗常识，它也许有助于提高我们脊柱外科的护理水平。

（叶启彬）

第二节　颈椎手术的围术期护理

随着人们工作模式的改变，颈椎病患者有年轻化和增加的趋势，常见于30岁以上的低头工作者，男性多于女性。在我科，颈椎病已成为一个重要的病种，颈前路减压植骨融合术、cage与钛笼植入和人工椎间盘手术等已广泛应用于颈椎病的治疗，疗效显著。牢固的内固定减少了严格维持体位的护理要求，但手术的复杂性操作比较多，有时可能手术的出血量和创伤略微增加，另外内固定应用要求我们在护理工作中要注意防止内固定松动和脱落的问题，要求特殊的康复锻炼方法。

一、术前护理

（一）气管食管牵拉训练

气管食管牵拉训练在局部麻醉下手术时很重要，它有利适应术中牵拉气管所引起的不适，现在手术虽然多在全麻下进行，但术前适度的牵拉训练，可提高患者在手术时对气管、食管牵拉暴露椎体刺激的耐受程度，术后会更舒服一些。因此，一般在术前就教会患者进行气管食管牵拉训练，训练时患者取仰卧位，枕头垫于肩下，头后伸，用一侧手四指将气管食管向非手术切口侧牵拉，另一手协助推移，使气管食管过正中线，然后放松回来，反复训练，每天至少两次，每次10～20分钟。动作不要粗暴以免发生呛咳或喉头水肿。工作人员要求操作前修剪指甲，以防引起疼痛或损伤颈部皮肤。

（二）术中体位及术后卧位的训练

1. 根据术中体位进行的术前体位训练目的 检测患者在术中采取此体位时，患者的椎间盘压迫症状是否加重，防止手术体位带来的损伤。这些训练对局部麻醉患者尤其重要，可提高患者适应和坚持2小时左右手术时间的能力，根据手术方式选择训练方法：对术中体位为仰卧位的患者，肩部垫枕，使颈部呈后伸位并制动（图19-1），直至能坚持1～2小时［对术中体位为俯卧位的患者，则在胸部垫枕，头低位俯卧（图19-2），逐步训练患者能坚持1～2小时］。

2. 训练术后卧位姿势 现在颈前路手术都使用内固定，不像过去单纯植骨那么严格，但仍要采取适当的卧位，防止内固定松动，脱落。方法：仰卧位时枕不宜过高，侧卧位时头可略抬高。尽量使颈与躯干保持一条直线，避免颈部过度扭曲，并教会其"轴线"翻身的方法。

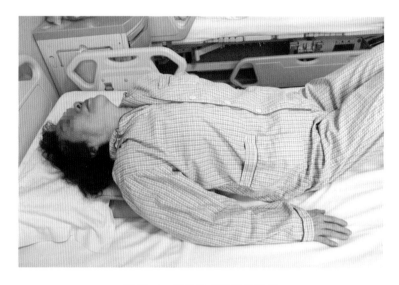

图 19-1 仰卧位术前准备锻炼

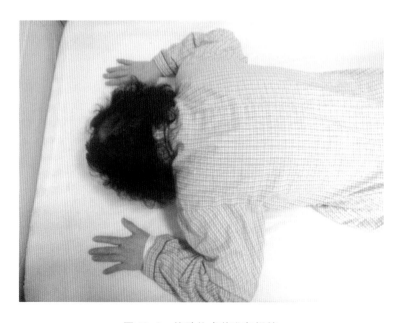

图 19-2 俯卧位术前准备锻炼

3. 术后护理及并发症的观察

（1）感觉运动的观察：脊柱外科手术有可能意外地损伤脊髓神经系统，造成四肢及膀胱功能不同程度障碍，因此，护士接管术毕回到病房患者后，应了解患者术中情况，并应马上检查一遍患者的四肢感觉及运动情况是否存在，让患者活动双手双脚，留置尿管者，牵拉尿管检查其尿道是否有感觉。如有感觉异常，应立即报告医生，给予及时处理。神经功能变化是评价神经系统功能和手术疗效的基本指标，一般术后应连续严密观察至少3天，术后头1～2天如有四肢麻木、肌力下降和感觉障碍进行性加重，提示可能是局部硬膜外血肿形成；术后72小时是手术部位水肿反应的高峰期，可使肢体感觉及运动情况突然退步或变坏。说明脊髓受到压迫损伤。如果手术3天后出现高热和伤口疼痛加剧则有感染的可能，应立即通知医生，采取紧急措施，给予激素、抗菌药和脱水等处理。

（2）喉上神经损伤、喉返神经损伤：前者多见于上部颈椎手术时，会出现伸舌头偏歪，饮水时可出现误吞、呛咳等；后者多见于下部颈椎手术时，患者说话时，会出现声音嘶哑或声调降低，进食、饮水时可出现误吞、呛咳等，则提示喉返神经受到刺激或损伤，应及时通知医生采取相应处理措施，而轻度损伤慢慢会恢复。

（3）术后出血、血肿的观察：仍然是护理重点，由于颈部解剖原因，大血管、气管和食管邻近颈椎手术部位，再加上局部血运丰富，手术后应仔细做好术后有针对性的，紧急情况下的护理措施，以降低合并症、并发症发生的危险。

颈深部血肿：多见于手术后当日，尤以12小时内为多见。表现：颈部增粗，发音改变，严重者可出现呼吸困难，口唇发绀，鼻翼扇动等窒息症状。如发现异常，紧急通知医生给予处理，同时准备拆线包，在紧急情况下，可在床边拆除缝线取出血块，呼吸情况稍有好转后再送手术室处理。

（4）植骨块滑落：术后活动不当等可发生，可刺激气管产生吞咽困难、呛咳或刺激性咳嗽。预防：术后翻身时注意颈部制动，将颈部活动量降到最低，目前手术时多加用了钢板固定，已很少见，但仍应避免动作过大，以防内固定松动。

4. 功能锻炼　功能锻炼的原则以主动锻炼为主，被动锻炼为辅，尽早开始，循序渐进，待患者麻醉清醒后，即开始指导其进行被动或主动活动四肢关节。手功能的锻炼：主要锻炼手的握与捏功能，活动肩肘关节，恢复肌肉力量。每日可练习3～4次，每次20～30分钟。拔除尿管后，即可在颈托的保护下下床活动，以避免长时间卧床所引起的并发症，常见术后长时间的颈肩静止不敢动，而导致肩周炎和颈部僵硬感。出院后颈托护颈4～6周，需要继续进行功能锻炼，但要防止颈部过度活动或者静止不敢动两个极端；前者容易引起内固定的松动，后者容易引起颈部僵硬，因此应在戴颈托的保护下，轻柔的做颈部5°～10°前屈后伸运动，进行肌肉收缩功能锻炼，这样能够两者兼顾，既得到功能锻炼，而又不致引起内固定松动。

（纪慧茹，叶启彬）

第三节　脊柱手术合并肺功能不全患者的护理

肺功能不全是呼吸系统调节功能障碍，以致呼吸运动不能满足气体交换的需要，出现动脉血氧减少或伴有二氧化碳潴留，肺功能不全是脊柱外科手术中特别是脊柱侧弯患者手术中，比较严重的并发症。一般术前就有轻度肺功能不全的患者发生的概率比较高，严重者会威胁患者的生命。因此，术前加强呼吸功能及体能训练，加强围术期护理，可以有效加强患者的肺功能，可明显降低手术危险性，提高患者手术后生存效率以及生活质量。

一、术前护理

入院后，即要求患者进行常规提高肺功能的运动，如每日爬楼梯2次，上下午各1次，每次20分钟，每日进行吹气球练习，每日数次。

指导患者进行有效咳嗽，排痰。对于开胸手术病例，指导患者训练腹式呼吸，方法：全身肌肉放松，静息呼吸，经鼻吸气，从口呼出，每天3次，每次10～15分钟。逐渐增加次数和时间，使肺通气量增加，有助于气体交换，改善全身氧供应情况。开胸手术后，胸部切口疼痛会影响咳嗽、排痰，因此应在术前加以训练，方法：让患者咳嗽时将腹肌收缩，腹壁内缩，在吸气末用力呼气咳嗽，重复锻炼腹式呼吸，尽量将余气尽量呼尽，预防呼吸道感染。对无力咳痰者，先用右手示指和中指按压气管，以刺激气管引起咳嗽，或用双手压迫患者的胸腹部，嘱患者用力咳嗽，以加强膈肌反弹的力量。对有吸烟史的患者向其解释吸烟对手术的危害性，解释麻醉和手术可能引起的呼吸反应，劝解患者术前至少戒烟1周。指导患者呼吸功能锻炼。预防呼吸道感染。

二、术后护理

（一）呼吸功能及生命体征的观察

患者术后返回病房给予心电监护及持续氧气吸入，观察患者血氧饱和度、呼吸次数、频率、面色，有无口唇、黏膜发绀，说话时有无鼻翼扇动、气促等，对于术前有呼吸功能不全的患者，对缺氧的耐受性差，除了术后常规吸氧，要特别注意观察患者的意识状态，如果出现意识淡漠，嗜睡，不要误认为患者睡着了。有这些情况要引起注意，可给予面罩吸氧，监护血氧饱和度，若仍然不能维持有效的血氧饱和度，需要立即报告医生，严重者，需要气管插管和ICU监护。

（二）术后呼吸道常规护理

术中麻醉插管和长时间牵拉可造成气管、食管水肿，呼吸道分泌物增加，痰液堆积，可发生喉头水肿、气管痉挛，还可发出异常呼吸音或引起呼吸困难；高位颈椎手术，手术操作对脊髓的刺激，也可使脊髓和神经水肿，使呼吸肌麻痹发生窒息，出现这些罕见紧急情况时，应紧急通知有关医生，行气管穿刺或气管切开，尽早使用人工呼吸机以加强气体交换，预防呼吸衰竭的发生。因此，保持呼吸道通畅是护理工作中非常关键，应特别密切观察患者呼吸及意识情况。

（三）肺部感染的预防和护理

由于麻醉插管建立人工气道时会破坏了患者呼吸道的防御功能，使呼吸道呼吸时丧失净化功能，从而导致患者抵抗能力下降，加重患者病情，护士应严格按照无菌标准进行操作，及时处理口腔内分泌物，经常帮助患者翻身，拍背等，不仅有利于分泌物引流，且可以预防阻塞性肺不张及肺部感染。

（纪慧茹，刘春梅）

第四节　脊柱外科开胸术后乳糜胸的护理

乳糜胸系不同原因导致胸导管破裂或阻塞，使乳糜液溢入胸腔所致。目前，随着脊柱手术的进展，各种前路新手术不断涌现，如前路半椎体切除或截骨矫正畸形、脊柱肿瘤切除等，在右侧胸腔，胸导管壁薄和右侧胸椎体伴行，特别在主动脉弓附近关系密切；胸导管解剖变异较多，与淋巴系统之间有交通支，术中剥离牵拉或广泛清扫淋巴结时，尽管小心操作，仍然有可能损伤胸导管交通支及淋巴管等，引起渗漏。乳糜胸是胸脊柱手术术后严重、少见的并发症，如治疗不当，可导致严重代谢紊乱，营养、免疫障碍，甚至死亡。为了配合医生及时发现和处理好这种患者，应掌握乳糜胸的临床表现，特别是早期症状。

一、早期临床表现

术后应密切观察患者的"生命体征"，注意胸腔引流液的颜色、性质及量，胸腔积液外观变化。刚从手术室回到病房时，由于手术部位还有渗血多半浆液血性，但发生乳糜胸时引流液较普通的开胸手术患者的引流液稀薄，不易凝固，严重时逐渐转成乳白色混浊，如有怀疑，因乳糜液中脂肪及甘油三酯含量高，应急送化验苏丹Ⅲ染色，呈阳性，即可诊断。有的乳糜胸临床症状出现缓慢，初期症状不明显，但2～3天后随着胸腔积液增多，呼吸困难症状也逐渐加重，所以应严密观察、早期发现很重要，一旦发现有上述现象，应立即通知医生，立即采取特殊的处理及护理。

二、乳糜胸的处理

（一）加强常规的护理

耐心倾听患者主诉，有无胸闷、气短及呼吸困难，严密观察患者有无心衰的表现，如临床症状较重，并伴有精神差，呼吸心率增快，血压下降，应立即通知医生。

（二）非手术治疗

1. 减少乳糜液的生成　传统方法是先行低脂饮食，可减少乳糜液的生成，严重者需要禁食，禁食是减少乳糜液产生的关键，在禁食前应向患者说明禁食的目的及意义，取得患者的合作，同时胃肠减压及实行静脉高营养治疗，以阻断乳糜液形成，有利胸导管损伤的修复。因乳糜液中含有大量的蛋白质，脂肪，脂溶性维生素、糖、电解质等各种营养成分，禁食期间要按医嘱及时静脉补充营养，可经静脉补充水、电解质、蛋白、脂肪乳、氨基酸等，防止出现严重的代谢紊乱和功能衰竭。必要时遵医嘱给予患者TPN静脉营养输注，配制静脉营养剂时要严格无菌操作，放置时间不宜过长，要求在16～20小时内输完，乳糜胸病例需较长时间使用TPN。TPN渗漏可导致局部皮肤坏死。所以要注意保护静脉。

［附述：文献介绍可选择抑制乳糜液分泌的药物：①生长抑素（施他宁），6mg/d，24小时静脉维持。对于小的乳糜瘘，生长抑素治疗效果明显；对于中等乳糜胸，生长抑素可作为首选保守治疗；对于大的乳糜瘘也可降低流量，减轻对机体干扰，使用生长抑素阈值剂量是10μg/（kg·h），高于此剂量无增效作

用。②奥曲肽，奥曲肽为生长抑素的长效同类药，能使腹腔脏器的淋巴液产生减少，在患者禁食情况下，通过对消化、吸收过程的抑制，最终使得乳糜液吸收减少，从而使流经胸导管的乳糜液明显减少。疗程使用前向家长交待药物的作用及可能出现的不良反应。奥曲肽的不良反应主要源于它的抑制作用，常见有短时稀便、腹泻、恶心、胃肠胀气、肝功能异常、液体潴留、胃痛、头痛、呕吐、鼻出血、荨麻疹和过敏反应，以及短时甲状腺功能减低，但无需特殊处理。〕

2. 保持胸腔闭式引流通畅，以减轻乳糜胸对心肺功能的影响，注意观察穿刺伤口处有无渗液、渗血、红肿。保持局部皮肤清洁干燥，防止敷料被污染导致感染。妥善固定胸腔闭式引流管，将留有足够长度的引流管固定在床沿上，以免因翻身、摆动、牵拉等引起疼痛或引流管脱出，搬动患者时，须将引流管夹闭，以防漏气或液体逆流，每天定时更换水封瓶1次。保持引流管通畅，定时轻轻挤压引流管防止乳糜液堵管，观察水柱波动情况，准确记录水柱停止波动时间，以便为临床拔管提供参考。穿刺部位防挤压以免造成患者疼痛。观察并记录引流液的量及性质。由于乳糜液凝固性较高，胸管长期放置后易出现堵管现象，胸腔闭式引流时持续负压吸引，压力一般为0.5～1.0kPa，以确保引流管通畅。

3. 闭合破裂胸导管，向胸膜腔内注入粘连剂促使胸膜壁层和脏层粘连，以堵塞胸导管瘘口，使破裂胸导管闭合。常用粘连剂为50%葡萄糖50ml；或50%葡萄糖50 ml加滑石粉5g、红霉素1.5g、利多卡因100mg，注入后夹管，如患者无胸闷气促，即可指导其正确翻身，并不断改变体位，如头低足高位、头高足低位、俯卧位、仰卧位和左右侧卧位等，视患者的病情间隔15～20分钟变换一次，使粘连剂弥散，确保粘连剂充分分布于胸膜腔，注意防止引流管脱出，保留2～4小时后开放胸管引流，连续或隔天用上述药物进行胸腔注射，有效者用此方法治疗直至痊愈。在治疗过程中，密切观察胸腔引流量，如引流量逐渐减少，表明治疗有效，如反复灌注，引流量无明显减少，应尽早手术治疗。

4. 引流管拔出的护理，患者若症状改善，呼吸平稳，呼吸音恢复，引流量＜50ml/d，可给予高脂肪食物，观察24小时，引流液无增多，肺部X线显示肺膨胀良好，无漏气，无呼吸困难即可拔管。拔管时，先嘱患者深吸气，在吸气末迅速拔管，并立即用凡士林纱布和厚敷料封闭伤口，外加包扎固定，拔管后应密切观察有无呼吸困难、胸痛，切口处有无漏气、渗液、出血及皮下气肿等。

5. 恢复饮食时，开始给予低脂饮食，可采用中链三酰甘油膳食，这种膳食不经脂化，口服后可直接进入门静脉系统被吸收，而不进入肠乳糜管，所以不仅能维持营养，而且能降低胸导管乳糜流量，利于伤口的愈合。无乳糜液引出者可恢复正常饮食，给予患者高蛋白、高热量、高维生素的饮食，以补充丢失的营养成分，维持身体营养的需要。

（三）手术治疗

溢出量大的乳糜胸患者，经正规的内科治疗（包括禁食、胃肠减压及静脉高营养等）两周以上无显著效果者，应尽早手术，以防发生营养不良。手术方法是开胸或通过胸腔镜查找胸导管裂口，行修补缝合或予以结扎。术前可作淋巴管造影，胃管注入亲脂染料等方法有助于在术前或术中确定胸导管破口或阻塞部位，同时可减少因脂肪、蛋白、电解质丢失过多而致贫血、营养不良等，或因T淋巴细胞丢失过多而出现免疫功能缺陷。

（四）心理疏导

乳糜胸患者常因术后又出现新的合并症而出现焦虑、恐惧等心理，护士需耐心倾听其诉说，仔细向患者讲解乳糜胸的有关知识，治疗方法等，关心体贴患者，消除不良情绪，使其处于接受治疗的最佳心理状态。

（纪慧茹，邓　丽）

第五节　脊柱手术后脑脊液漏的护理

脑脊液漏是脊柱手术最常见的并发症之一，其发生率为2.31%～9.37%，是由于术中硬脊膜破损造成术后脑脊液流出体外，包括脑脊液从切口渗漏或引流液中发现脑脊液。随着脊柱手术的增多，并发脑脊液漏的概率也在增加，一些特别的手术方法如颈椎的次全切除、骨化后纵韧带切除、钛笼植入和人工椎间盘手术等术后容易并发脑脊液漏的概率也在增加。脑脊液漏易引起椎管和颅内感染，在脑脊液漏量大时，还会出现严重的头痛、恶心、呕吐等低颅内压综合征的症状。发生脑脊液漏后，如果处理不当，往往可形成脑脊膜假性囊肿、神经根损伤，严重者可导致伤口感染不愈、蛛网膜炎或脑炎而危及生命，是护理工作中应充分注意的问题。

一、早期发现病情

早期临床表现：术后患者返病房后，护士应向手术医生了解术中有无硬脊膜损伤及硬脊膜缝合情况，最能反映脑脊液漏的现象是引流液的量和颜色，严密观察引流液的情况，如术后伤口引流管引流出超出通常量的大量淡红色血性液体，且不容易凝固；或引流液很快变得浅淡、清亮；或者无引流管的患者，伤口周围出现明显的肿胀，皮下穿刺抽出淡红色液体或清亮液体，如有以上情况发生，无论术中有无发现硬脊膜损伤，均应考虑为脑脊液漏的可能，应及时通知医生。也有人介绍通过引流液中的蛋白含量和脊髓造影的方法进行确诊。

二、引流液的观察和减少脑脊液漏的护理措施

脊柱手术发生脑脊液漏后，患者可取去枕平卧头低足高位，床尾垫起，一般床尾抬高15～30cm，以减少脑脊液外渗的压力。保持脑脊液压力相对稳定，应避免负压吸引，更换负压引流瓶为抗反流常压引流袋，或间断夹闭引流管，控制脑脊液漏的量，应嘱咐患者并让患者理解尽量平卧，减少翻身活动，给予渗漏部位一定的压力，减少渗出的重要性，注意观察引流液的颜色、性状、量，观察引流液每天的变化，做好标记，并严格记录，为医生提供准确信息，要经常巡视并检查引流管引流是否通畅，避免扭曲、受压、反折脱落或堵塞，每日更换1次引流袋，严格无菌操作，更换时应夹紧引流管。翻身时妥善固定，防止牵拉。

三、颅内压反应的护理

患者出现脑脊液漏后，易发生低颅内压反应，最常见的临床表现是体位性头痛，即站立时头痛，卧位时疼痛减轻，具有搏动性，严重者可出现恶心、喷射性呕吐、颈项强直等脑膜刺激症状。除了上述尽快控制减少脑脊液渗漏的措施外，还可给予患者以对症处理，静脉输入一些高渗葡萄糖，适当给一些镇痛的药物，进行心理疏导，解除患者的顾虑。

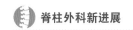

四、预防感染

在发生脑脊液漏时，如一旦发生感染，可逆行波及颅内，甚至危及生命，所以预防感染至关重要。需严密观察切口敷料干燥情况，如有渗出及时报告医生给予换药，换药过程严格遵守无菌操作。引流管要妥善放置，保持引流通畅，避免受压、扭曲和因过度牵拉而自行脱出。更换引流袋时，一定要严格执行无菌操作技术，引流袋放置的位置要略微低于切口的出口部位，防止因引流液逆流而引起逆行感染。同时加强全身支持治疗，增强机体抵抗力，必要时遵医嘱应用广谱抗生素预防感染。

五、治疗期间应让患者尽量避免腹压增高的动作

治疗期间尽量避免咳嗽、打喷嚏、用力排便等，以减少因腹内压骤然升高，使脑脊液外漏或外漏加重。从而影响了硬脊膜破裂口的修复及愈合。

六、心理支持

由于患者对脑脊液漏缺乏常识，当发生脑脊液漏后，患者往往会紧张、害怕损伤身体，担心发生截瘫，心理负担较重，加之部分患者出现头痛、头晕、恶心、乏力、食欲差等症状，更加重其恐惧心理，这时应给予心理疏导，消除顾虑，用通俗的语言向患者解释脑脊液漏的原因，介绍成功案例，消除患者的担心及不安，增加患者和家属治愈的信心。稳定其情绪，才能积极主动参与配合治疗。

（纪慧茹，张　倩）

第六节　脊柱手术患者肺栓塞的防治

肺栓塞是指内源性或外源性栓子堵塞肺动脉或其分支引起肺循环障碍的临床和病理生理综合征，在骨科，也有不少腰椎和关节患者手术后，发生肺栓塞的。肺栓塞病例中有20%～30%因未能及时发现、及时诊断治疗而死亡，若能及时诊治病死率可下降8%，因此，早期发现，及时诊治，是提高抢救成功率的关键。肺栓塞发生的原因大多来自下肢深静脉血栓，常常发生在术后半月以内，其临床表现为活动时突然出现的呼吸困难、气短、大汗淋漓、胸痛、胸闷、意识不清等。因此，围术期应严密观察患者的病情，做好预防与治疗。

肺栓塞的高危因素：糖尿病、吸烟、肥胖、下肢静脉炎或血栓形成、血液凝固的亢进、纤维蛋白原增多等患者容易发生。

一、防止血栓形成

脊柱手术后48小时内小腿腓静脉内最易形成血栓，是骨科和脊柱外科术后预防重点；所以在全麻清醒后，应立即指导患者进行足趾和脚踝的主动活动，穿弹力袜或用弹力绷带，以利于静脉回流，减轻静脉血淤滞状态；4～6小时后指导患者进行双下肢屈、伸、抬等术后常规预防血栓的活动，给予气压式血液循环驱动治疗，可产生由下到上的压力，改善腿部血液循环，帮助下肢血液回流，防止下肢血栓形

成。严密观察下肢是否有肿胀和静脉回流不畅的征象，被动背屈踝关节有小腿肚子疼痛等静脉血栓可疑迹象时，经多普勒B超证实后，应遵医嘱给予拮抗血小板聚集药物治疗。

减少诱发因素：如保持大便通畅，用力排便易使已形成的栓子在未溶解前脱落，造成肺栓塞，因此有习惯性便秘的患者应使用缓泻剂，对大便干燥的患者根据医嘱使用开塞露以保持大便通畅

二、早期发现肺栓塞

呼吸困难是肺栓塞最常见的症状，要密切观察患者生命体征，意识，呼吸频率、节律、深度，有无发绀、端坐呼吸、咳嗽、咯血等，监测患者血氧饱和度。患者若出现气急、胸痛、咳嗽、晕厥等症状时，应高度警惕有肺栓塞的可能。

三、肺栓塞的急救护理

对可疑病例应及时进行血浆D-二聚体、多普勒超声、X线胸片、心电图等检查。一经确诊为肺栓塞的患者，应立即进行急救处理及护理。为了防止栓子的脱落，应绝对卧床，取健侧卧位，避免突然改变体位，禁止过多搬动患者，维持有效呼吸，给予高流量吸氧5～10 L/min，迅速建立静脉通路，积极预防休克。做好心理护理，胸闷、胸痛、呼吸困难易给患者带来紧张、恐惧的情绪，甚至造成濒死感，情绪过于激动也可诱发栓子脱落，因此我们要耐心指导患者保持情绪的稳定。

四、下肢静脉血栓治疗期间的治疗与护理。

肺栓塞一旦确诊，最有效的方法是遵医嘱给予患者溶栓和抗凝治疗。溶栓治疗，药物选用尿激酶，常用的抗凝药物有肝素、华法林、低分子肝量素，这些药物为有力的抗凝剂，可阻碍凝血酶的形成，阻止凝血酶与纤维蛋白原形成纤维蛋白，可抑制血小板的破坏。

急性期给予溶栓、抗凝，抗炎同时，患者患肢抬高，制动；下肢肿胀消退及血栓稳定前，禁止患者下床活动，防止血栓脱落，减少肺栓塞的发生。

五、溶栓治疗期间并发症的观察

溶栓治疗最常见的并发症是出血，因此要注意观察有无出血倾向，注意皮肤、黏膜有无出血，是否有呕血、便血等现象。用药期间应监测凝血时间及凝血酶原时间。

（纪慧茹，王冠军）

第七节　脊柱侧弯合并心功能不全的术前术后处理

由于许多先天性脊柱侧弯或严重的脊柱侧弯常常伴有心功能不全，使医生在围术期面临的挑战也越来越大，其中脊柱侧弯合并心功能不全围术期心血管内科评估与处理，成为手术预后的关键，并受到麻醉界的普遍关注。严重脊柱侧弯手术后心脏和肺部的压缩得到了改善，理论上心肺功能也会好转，但是

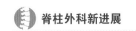

在临床实践中我们发现过不少病例在出院以后，半年内不幸发生了肺部感染，或者"心脏问题"而死亡的情况，分析其原因，手术后虽然心肺的压迫减小了，但心脏和肺脏本身的情况可能仍然比较脆弱，短时间内还不能像健康人的心肺一样工作，所以在这期间，患者还应该做呼吸功能锻炼，预防感冒和呼吸道感染，还不应该做太剧烈的运动。

一、心脏病患者术前评估与处理

（一）临床状况的评估

心功能评估一般而言，心功能Ⅰ～Ⅱ级患者对麻醉与手术的耐受性较好，Ⅲ级的患者麻醉有一定的危险性，Ⅳ级的患者麻醉与手术危险性很大。目前心功能的评估主要依据临床症状和体征及相关影像学检查做出判断，但是以患者的主观感觉进行的心脏功能分级，因个体耐受性的不同而有明显的差异。另外，心功能不全的患者经治疗，肺循环和体循环淤血的症状虽然减轻甚至消失，但其心脏病变依然存在，甚至相当严重，所以术前心功能分级对评估只能起到诊断作用，对实际处理只能作为参考。

（二）心脏病患者术前处理

1. 一般处理　休息、吸氧、心能量储备。

2. 对因处理　①控制高血压，择期手术应在血压得到控制后再进行，应尽可能使舒张压控制在13.3kPa以内。对术前血压控制良好的患者，其治疗用药应持续至手术日晨，控制不满意者应调整用药，使高血压治疗达到理想水平后再行手术。②改善心肌供血。③纠正心律失常，特别选择对应导联术前术后的对比，对术中心肌缺血的判断有益。比较而言，术中发生心肌缺血的可能性最小。

二、心脏病患者术后观察与处理

（一）减轻心脏负荷

1. 休息　限制体力活动，保证充足的睡眠。根据心功能情况决定休息原则。轻度心力衰竭者（心功能Ⅱ级）可适当活动，增加休息；中度心力衰竭者（心功能Ⅲ级）应限制活动，增加卧床休息；重度心力衰竭者（心功能Ⅳ级）应绝对休息，待病情好转后，活动量可逐渐增加，以不出现心力衰竭症状为限，对需要长期卧床的患者定时帮助其进行被动的下肢运动。

2. 饮食指导　进低盐、低热量、易消化饮食为宜，应少量多餐，避免过饱。控制盐的摄入，一般限制在每日5g以下；中度心力衰竭的患者，每日盐的摄入量应为3g；重度者控制在1g以内。

3. 保持大便通畅　注意患者大便情况，有便秘者饮食中需增加粗纤维食物，必要时给缓泻剂或开塞露。

（二）缓解呼吸困难

给予患者舒适的体位，采取半卧或坐位。并给予患者持续低流量吸氧2L/min，注意室内空气的流通，患者的衣服应宽松，以减少憋闷感。

（三）控制体液量

严格控制水的摄入，精确记录液体出入量，维持液体平衡。每日测量体重，宜安排在早餐前，使用同一体重计。

（四）应用洋地黄类药物的护理

给药前应先测心率，若心率低于60次/分，则禁止给药。注意询问患者有无恶心、呕吐、乏力、黄绿视，或当患者心电图出现各种心律失常表现时，应及时通知医生。嘱患者服用地高辛时，若上一次药漏服，再次服药时不要补服，以免剂量增加而致中毒。当患者发生洋地黄中毒时，应立即停用所有洋地黄类制剂及排钾利尿剂，遵医嘱给予纠正心律失常的药物。

（五）病情观察

注意观察紫唇情况，呼吸困难的程度和使用辅助呼吸机的情况及肺内呼吸音的变化。观察肾灌注减少的指征，测量并记录尿量，如果尿量少于30ml/h应通知医生立即给予处理，并监测血气分析结果和血氧饱和度。

三、急危重症的观察及处理

这些是我们从内科心脏病的处理常规里引入的，供我们紧急处理时参考，同时急请内科会诊处理。

急性肺水肿：

1. 观察有无突然发生的严重呼吸困难、呼吸急促、烦躁不安、大汗淋漓、咳泡沫样痰等。认真观察呼吸、尿量、出汗、肺部湿啰音等情况及血压、心率、心律的变化。观察有无因缺氧而致思维混乱、意识障碍等。

2. 安置患者于坐位或半卧位，两腿下垂。给予高流量(6～8L/min)、酒精湿化(氧气经30%～50%酒精)、鼻导管吸氧，必要时面罩加压给氧或正压呼吸。协助患者咳嗽，保持呼吸道通畅。遵医嘱给快速、效强的强心利尿剂。准确统计出入量，输液速度宜慢，每分钟10～15滴，严格控制补液量。

（纪慧茹，邓　丽）

第八节　脊柱手术患者的心理护理

脊柱手术患者术前不懂医学知识，一些"医生"错误的观点，过度渲染手术危险，一部分患者因某些原因治疗不理想、相信传言等的影响，多数患者没有信心，对疾病能否治好心存顾虑，手术能不能做好？会不会发生截瘫？术后症状会不会缓解或加重？总在问手术危险性百分率有多少，我们就告诉他们1%或者0.1%，他们也总想着那"1"或许就是他。其实治好是大多数的，合并症是极少的，针对患者这种担心手术后的并发症、怕手术后瘫痪的心理状态，实事求是地告诉他们，手术是有风险的，但是我们做了很多这种手术，效果都很好，风险发生率跟你过马路的危险差不多，这样换个说法，他们就更容易理解，"是呀！自己天天都过马路，也没有出现问题呀"，很快就解除了顾虑，也可以在病区内介绍术后成功病例，这样患者就更容易理解了，他就有了充分的思想准备。所以要跟患者多深入沟通，这点很重要。

术前应和患者谈谈术后疾病恢复过程的一些常识，也非常重要，告知患者哪些症状会恢复得快一点，比如疼痛与麻木相比，疼痛会恢复得快一点，因其是病变早期症状，影响比较小，因此恢复得快，而麻木是属于疾病后期症状，如同时还伴有肌肉萎缩，就需要较长时间恢复，但慢慢会恢复，他们明白后，就不会产生误解，认为"手术不够彻底，疼痛是好了，但还麻木"。术前对一些术后很可能会出现的现象，事先告诉患者，可以减少术后患者紧张，如腰椎前路手术前告诉患者术后可能出现两条腿的温度不一样，是由于交感神经在术中会有一定程度的牵拉刺激，产生术后同侧下肢循环改善而温度升高，避免患者在手术以后，发现两条腿的温度不一样时产生疑惑和担忧。而且术前告诉比术后解释，患者更容易相信。术前对患者做一些健康教育，多给予患者讲解一些术后常常可能会出现的一些现象，以及功能恢复过程中的一些问题，有利于患者建立战胜疾病的信心。

另外，告知患者术后可能出现小的并发症，如感染，可能引起患者情绪不稳定，可以术前给予患者讲解，手术室里都是过滤空气，无菌技术是有保障的，感染还跟患者体质、抵抗力有很大的关系，情绪波动对病情恢复不利。要鼓励患者战胜并发症的信心，介绍成功病例，让患者对战胜疾病有信心。

（纪慧茹）

第九节　脊柱术后康复锻炼方案

脊柱术后康复锻炼非常重要，一是方法要科学，要根据脊柱手术的种类和个体差异进行严密的设计，二是贵在坚持。

有些康复锻炼需要较长时间的恢复，需做好手术后较长时间锻炼的思想准备，要将康复锻炼编入日常生活的程序中，根据自己的特点设定锻炼的时间，这样可以提醒自己进行锻炼，使不容易忘记。康复锻炼要逐渐从依靠他人帮助过渡到尽可能自己完成。康复锻炼开始阶段，会出现一些疼痛或者不舒服，是不可避免的，这些疼痛一般在锻炼后会逐渐消退，不会对组织造成损伤。

肌力锻炼应科学，要达到加强肌力而又不使肌肉有明显疲劳感，所以每个动作后要间隔5~6秒再进行下一次，因为正常肌肉完成一个收缩的肌电图波形约为5秒。练习次数、时间、负荷根据自身条件调整，逐步达到整个锻炼的要求。

循序渐进、分阶段进行：

术后1~2天，重点防止压疮及下肢静脉血栓，麻醉清醒后，应鼓励患者做双下肢屈伸膝关节练习及踝关节背伸跖曲练习。对于促进循环、消退肿胀、维持神经控制能力具有重要意义。

术后2~3天，切口疼痛减轻后仰卧位直腿抬高运动及下肢屈伸运动，以患者能耐受为度，2~3次/天，15~20分/次，可以逐渐增加，主要作用是防止神经根粘连、促进胃肠功能恢复及恢复下肢和腰腹部的肌肉力量。

术后3天，引流管拔除后，开始做腰背肌功能锻炼，根据患者不同情况分别进行。对于没有腰椎内固定的患者，可做5点支撑法（图19-3）：患者平卧于床上，用头、双足、双肘五点支撑，将臀部抬起，离开床面，高度以不引起疼痛不适为宜，臀部抬高后立即落下，休息5秒后再重复下次，2～3次／天，每次10～20分钟。逐渐过渡到三点支撑法（图19-4）：可在术后2周左右开始，患者平卧于硬板床上，用头、双足3点支撑，将臀部抬起，臀部尽量抬高，保持5秒后立即落下，休息5秒后再重复下次，2～3组／天，每次10～20分钟。过去书上介绍的小燕飞法（图19-5）：这是引自正常人健身运动的方法，不大适用于腰部有伤口或肌肉筋膜有炎症的患者，我们已经基本上不再使用，因为患者常常感到锻炼时和锻炼后更加不舒服，而不能坚持。原因是在做这种锻炼时，俯卧于硬板床上呈飞燕状两头翘起，腰部肌肉除要自身收缩锻炼外，还要额外用力收缩去维持两头翘起的头胸部和双下肢的重量，使已经有伤病或有腰肌劳损的腰部肌肉无法负担，反而感到不适，大部分患者都自行放弃，而且患者术后也无法采取这个姿势锻炼。

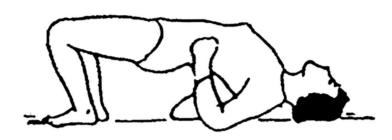

图19-3　五点支撑法

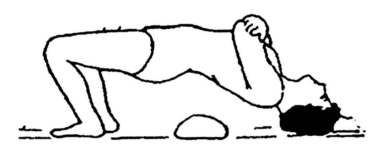

图19-4　三点支撑法

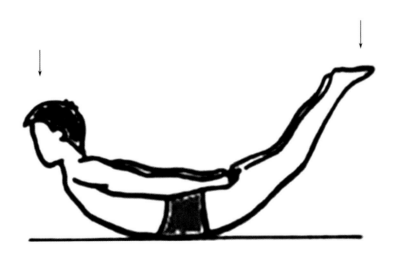

图19-5　小燕飞法

对于有腰椎有内固定的患者，有人怕内固定松动，常常消极地让患者静卧床或戴支具，不敢活动，这样不利用患者的腰部肌肉康复，还可能诱发腰肌劳损，如何在腰部肌肉锻炼康复的同时，又可防止内固定松动，如何在两者之间取得平衡呢？根据叶启彬教授在治疗小儿麻痹患者时，发现让臀部大肌麻痹的患者俯卧床上，检查他们后伸髋关节时，虽然因肌力不够不能提起骨盆，但仍然可同时引起两侧骶棘肌大力代偿收缩。受此启发，建立了俯卧，稳定骨盆，后伸髋关节锻炼的方法（图19-6）。做法：俯卧床上，每隔5秒一次交替后伸下肢，但保持骨盆不离开床面，这时你可以触摸到腰部两侧的骶棘肌收缩活动，即可收到两侧腰肌锻炼而又没有腰椎活动的效果。也可让患者在戴上塑料支具的情况下，仰卧在床上做轻度的五点支撑的动作（图19-7），也可以在起床以后坐靠在椅子上，做轻度的腰部"挺腹和收腹"的动作，当患者在试图做这个动作时，可发生腰腹部的肌肉收缩，由于有支具的保护，腰部不会产生明显的活动，不至于引起内固定松动（图19-8），肌肉的康复锻炼有利于患者手术后腰部肌肉恢复功能，尽快返回工作岗位，也可以预防由于过多的消极卧床休息，诱发腰肌劳损，导致患者误以为病变复发，情绪波动。

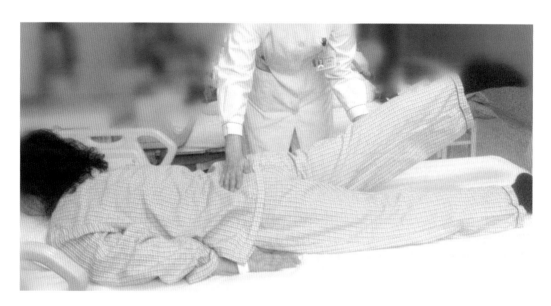

图19-6　术后俯卧锻炼法

训练患者正确离床下地活动的动作，一般引流管拔除后，允许离床活动。

术后患者起床时，要有正确的坐起动作，术后4～5天摄片检查，如内固定正常，可扶患者床旁小坐。具体坐起方法（图19-9）是：患者侧卧，双下肢膝以下垂床外，患者用两手交替支撑床上，侧身坐起，同时，护士或家属用手置于患者腋下帮助托起。适应后可下地站立，12天拆线，佩戴石膏背心或塑料支具，固定后出院，外固定至少半年。严重的脊柱侧弯，最好用塑料支具保护一年。定期摄片检查植骨融合情况。应嘱咐患者不能做剧烈运动，特别是有弯曲的内固定部位。术后内固定的金属矫正装置，因已与骨融合在一起，不需手术拆除，如患者要求拆除，亦需3年后，PRSS矫正手术则需在小儿骨发育停止后，如过早拆除可导致畸形复发。

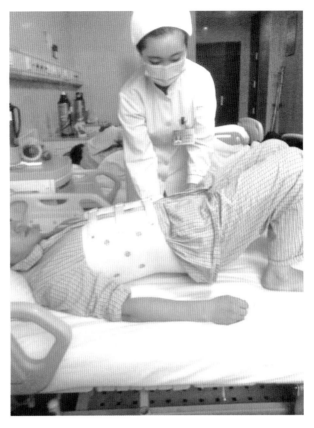

图 19-7　术后戴支具卧位锻炼法

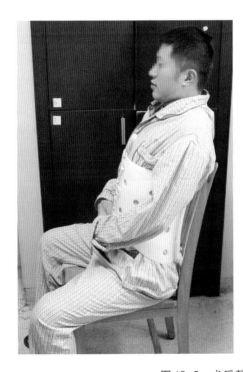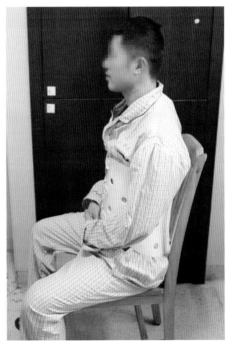

图 19-8　术后戴支具坐位锻炼法

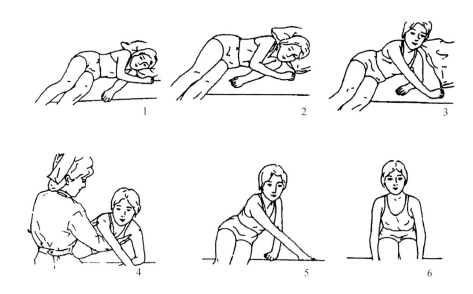

图 19-9　患者术后正确的起床坐起动作

卧床后初次下地时，由于体位性原因血流重新分布，会产生眩晕、恶心，甚至个别人眼前发黑等异常感觉，属正常现象，家属要注意保护不要发生摔倒等意外，一般患者刚坐起来，应该在床边小坐几次，适应以后再下地，下地时指导患者正确使用支具。

出院康复指导：

1. 出院后继续坚持医院指导的康复锻炼，运动量循序渐进，恢复正常的腰部肌肉骨骼的功能。加强腰背肌锻炼3个月以上，增强腰部肌肉及脊柱稳定性，减少慢性腰痛的发作。

2. 3~6个月以内避免剧烈运动及提重物，建立良好的生活方式，经常改变坐姿，尽可能避免久坐。训练患者学会正确的坐姿和从地上搬重物的正确姿势，防止腰部损伤及椎间盘突出的复发（图19-10）。

3. 定期随诊，3个月、6个月、一年复查。

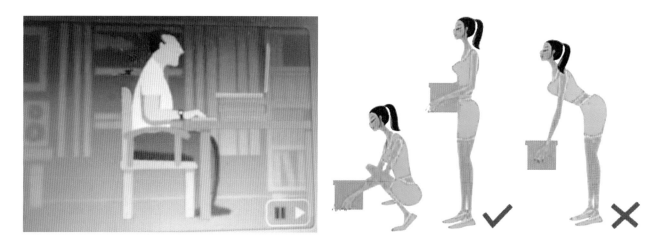

图 19-10　正确的坐姿和从地上搬重物的姿势

（纪慧茹，邓　丽，张　倩，刘春梅）

参 考 文 献

1. 马丽萍. 1例颈前路手术患者术前气管推移训练的护理[J]. 当代护士，2013，9：119-120.

2. 王孝玉. 颈前路手术治疗颈椎间盘突出症的围手术期护理[J]. 内蒙古中医药，2013，34：168-169.

3. 王丽燕. 系统干预在腰椎术后并发脑脊液漏的护理应用[J]. 实用骨科杂志，2014，20（6）：575-576.

4. 胡丽华. 颈椎术后并发脑脊液漏患者的观察及护理[J]. 中国实用护理杂志，2012，28（10）：52-53.

5. 金平芳，食管癌术后并发乳糜胸的护理[J]. 护士进修杂志，2014，29（8）：726-717.

6. 徐丹丹，朱小守. 8例婴儿先天性心脏病术后乳糜胸的护理[J]. 中华护理杂志，2014，49（1）：115-116.

7. 潘文标. 胸外科术后乳糜胸的诊断和治疗[J]. 现代医学，2010，38（5）：550-552.

8. 冯金星，陈丽芳，胡书凤. 严重脊柱侧凸伴肺功能不全患者围手术期的护理研究进展[J]. 当代护士，2013，7：11．12．

9. 李俊娥，25例外科手术后并发呼吸功能不全的原因分析及护理[J]. 河南医学研究，2013，22（2）：285-286.

10. 王冬梅，黄志梅. 中、重度呼吸功能不全患者胸部术后护理[J]. 中国煤炭工业医学杂志，2013，16（9）：1554-1555.

第二十章　与脊柱手术疾病症状相关联疾病的认识与处理

第一节　概　述

我们在治疗脊柱外科患者的时候，常常会碰到不少的软组织的病变，与手术的病变同时存在，特别是在颈部和腰部的软组织病变患者中，如枕大神经痛、腰肌劳损等，常常会产生和颈椎病、颈椎间盘突出、颈椎管狭窄、腰椎间盘突出、腰椎管狭窄等相似的症状，使需要手术的这些器质性病变的正确诊断、症状评估和制订手术计划造成困难。因此在患者入医院查体时，需要注意除外上述软组织病变引起的症状和体征，在查体主要病时，根据症状在相应部位（图20-1）检查有按压痛，就可高度怀疑或基本诊断，需要先治疗这些软组织病，否则会使需要手术的主要器质性病变的正确诊断、症状评估和制订手术计受到下面几方面干扰。

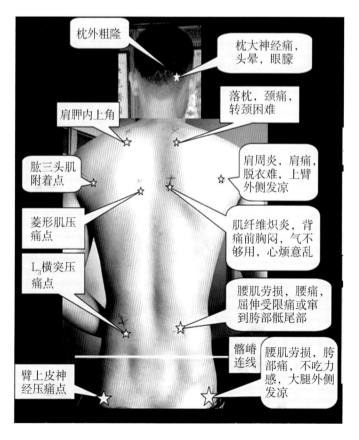

图20-1　常见压痛点

1. 容易造成误诊和干扰手术指征，常常有一些患者，从磁共振和CT看，虽然有脊柱椎间盘突出和椎管狭窄表现，但不是特别重，属于可做可不做的手术边缘状态。但一些患者强烈要求手术，因为他认为他的"颈椎病"很重，头晕很厉害，手臂、胳膊麻木，劲部不能活动等，而且已经去了很多医院治疗，但迁延日久，一直治不好，所以强烈要求做手术。但我们在对照复习大量的外地医院照的系列片子，其实影像学表现很轻，几年也没有什么进展。院外说法不一，有说他有颈椎病，如果不做手术"会瘫"的，患者就跑到北京来手术，通过检查分析，发现患者认为"很重的"颈椎病症状，如头晕和手麻其实并不是颈椎病引起的，由于在外地没有仔细查体，过度看重影像学的表现，就按颈椎病处理，使患者没有得到正确治疗，或侧卧位进行牵引，戴颈部套圈，致使越来越重，在我们查出患者头晕是枕大神经痛引起的，给予治疗以后，症状很快缓解了，患者头晕消失了，所以头晕不一定是颈椎病。颈部疼痛颈部不能活动等常常被当作颈椎病，其实最常见是由肩周炎引起的，在相应一些部位可以检查出压痛点，给予相应的痛点按摩和药物治疗以后，颈部疼痛和活动明显好转了，所以这些患者X线片上的改变并不是引起严重症状的原因，特别是当X线片上的改变程度和患者的症状严重程度不相符，而且症状又是夜间更明显时，要先检查除外颈部软组织病变。所以在手术前一定要明确诊断，患者的症状是不是肯定来自于颈椎病，在查体时同时检查这些相关软组织疾病部位有无压痛点和其他体征，如同时存在这些软组织疾病时，在术前先处理好，颈椎病本身的症状体征就清晰显示出来了，患者软组织疾病先处理好了，颈椎病手术治疗后，患者恢复更顺利。

同样，在腰椎间盘突出、腰椎管狭窄等患者中，腰肌劳损常常在手术前后给我们制造混乱，它的症状和腰椎管狭窄及腰间盘突出非常相似，而且两病常常同时存在，都有腰痛，疼痛影响翻身，也有向下放射疼，但腰肌劳损的腰痛，放射到臀部大腿根和大腿外侧，甚至到小腿，但基本上不到踝足部。腰肌劳损患者，严重时也会走路很困难直不起腰，走路走不远腰就支持不住，听起来像是间歇性跛行。如果医生、护士仔细问就会清楚发现，同样是走不了多远就要休息，但两者的"间歇性跛行"是不一样的，椎管狭窄的间歇性跛行是行走一段路后，下肢无力和麻木明显加重的感觉，而腰肌劳损的病是由于腰部有L_3横突上肌肉发炎，腰部肌肉支持力下降，走一段路后腰就"支不住了"，要休息，这不是真正的间歇性跛行，所以一定要问清楚。而且仔细查体就可以除外腰肌劳损（参考本章第四节），术前、术后当患者出现腰痛时，要会随手按压检查常见的腰肌劳损压痛点有无压痛（图20-2）

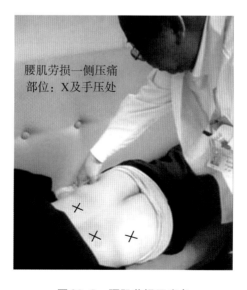

图20-2　腰肌劳损压痛点

2. 患者相关软组织疾病部位存在的疼痛和无压痛点，也容易引起查体医生的错觉而误诊。比如说臂丛牵拉试验阳性，牵拉患者时问痛不痛，患者说痛，这可能是因为牵拉臂丛神经诱发的症状，也可能是因为肱三头肌肌腱附着到肩胛骨部位有无菌性炎症引起的。牵拉时也痛，没经验的医生或者护理人员常常以为这是颈椎病的体征，得出臂丛神经牵拉试验阳性错觉，所以牵拉时一定要问清楚哪里痛，以免造成误诊。

患者有肱骨内上髁炎的时候，由于前臂所有的曲肌的止点都在肱骨内上髁，疼痛麻木症状可以从肱骨内上髁止点沿前臂曲肌向下放射到前臂的尺侧，甚至到达手的小鱼际。当出现肱骨外上髁炎（网球肘）时，由于前臂所有伸肌的止点都在肱骨外上髁（图20-3），当此处产生炎症时，疼痛可以沿着肌肉放射到前臂的桡侧、拇指地方，容易与颈椎病的放射痛相混淆。这些现象都会给我们术前、术后诊断、制订手术计划和术后康复带来一些混乱。了解这些常识，很容易在肱骨内上髁的部位查到压痛点，可以鉴别诊断。

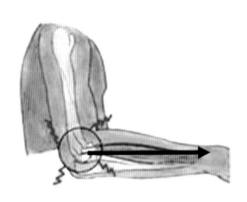

图20-3　肱强外上髁炎的压痛点及放射

3. 相关软组织疾病部位引起的疼痛，可引起术后患者心理负担，影响康复治疗。有一个经验是值得大家注意的，颈椎和腰椎周围的所有软组织病变，疼痛常常在夜里，睡到半夜里疼痛反而加重，或一个姿势静止时间长后开始活动时症状明显加重，这是软组织病的一个特点，这是由于在静止时，病灶周围炎症产物积聚，不活动时，没有肌肉收缩帮助将这些炎症产物弥散开来，浓度加大，引起疼痛加剧。同样道理，颈椎和腰椎患者，如术前已经合并有一定程度的周围软组织疾病，没有给予及时处理，开始症状不太明显，术后卧床几天后，炎症产物积聚浓度加大，就可产生刺激，使疼痛症状显现出来，如能识别，在局部给予按摩，就可以帮助炎症产物弥散开来，立即可以缓解一部分症状。

在颈椎病手术治疗临床过程中，常常看到患者有上述现象，手术后，麻醉清醒后，主要病变的疼痛、手指无力麻木等消失了，当时患者很高兴，可过了一两天又开始出现肩颈部疼痛、转颈困难或者手又开始麻木，什么原因？患者常常容易误以为"我的病又复发了""是不是手术有问题，否则怎么又出现疼痛、麻木等现象"，增加患者心理负担，其实这是原来存在的肩周炎、枕大神经痛等，在术后卧床几天后，炎症产物积聚浓度加大，刺激引起疼痛。如果护理人员能够掌握这些现象，及时发现软组织一些病变，值班时给予及时的检查与处理，患者心理上得到一些安慰。一些患者出院后，如果肌肉康复锻炼不够，也可以发生上述症状，会误以为"我的病又复发了"。

腰部疾病患者，也常常会在手术后，开始觉得下肢活动已好，除刀口有点痛外，臀部疼痛减轻，下肢活动症状也改善，很高兴。但过两天臀部疼痛又出现，睡不着，要求打针。这很容易造成患者误以为手术没做好，又复发了，造成心理负担。作为值班一线的护理人员，如能仔细分析，找到某部位有压痛时，给予按摩、热敷或者给予抗炎镇痛药，患者症状得以缓解，就可以不用那么紧张，可以休息好了。从上面例子可以看见软组织病变对于颈椎、腰椎器质性病变的治疗方案、治疗后患者的心理护理和康复影响之大。

本书将在下述章节有重点地介绍一些与脊柱外科病变诊治和护理比较密切的相关知识，目的在于掌握这些科普常识以后，患者有相应主诉时能让我们想到有没有软组织的问题，使我们可以先在相应部位检查，及时给予处理，有利提高护理质量。现在将我们在临床工作中常常遇到的下述一些疾病以及简易诊断检查的知识和我们的一些处理经验介绍如下，供参考。

（纪慧茹，邓　丽，叶启彬）

第二节　枕大神经痛

在门诊，以头晕、恶心的症状来就诊的老年人、中青年人都非常常见，仔细检查后，发现大部分检查结果都是正常的，或者是没有临床意义的轻度颈椎退变，当地医院却诊断为"颈椎病"，患者忧心忡忡地来到北京。有些人仅凭头晕症状就和脑供血不全等同起来，或将头晕合并有轻度的骨质增生（长点骨刺）和所谓的"脊柱的生理曲度变直"等现象视为颈椎病，也有人将头晕、颈部"发硬"、患者不敢转头就误为颈椎病。在此提醒大家，头晕在骨科门诊最常见原因就是枕大神经痛，或者常常和颈椎病同时存在，颈椎病术后头晕也可能会误以为"我的病又复发了"。

一、临床表现

枕大神经痛是由于它受到各种原因刺激而出现的一系列临床症状：头晕常同时合并有颈后发沉，偏头痛，眼睛发懵，像睡不醒一样，严重时可有恶心、天旋地转、患者不敢转头等，有些人还有晕倒的病史。

二、自我诊断

在枕外粗隆处（即中医常说的风池穴位的稍内上方一点，用手可触摸到稍微隆起的骨头处——枕外粗隆）（图20-4黑箭头处），有一压痛点。它是头颈部活动的一些肌肉（提肩胛肌、小菱形肌等肌肉）的附着点，有好几层筋膜，肌腱容易发炎，而枕大神经从C_2神经后支分出后内侧支，出椎管后呈弧形绕过头下斜肌下缘，向上内行走在枕外粗隆外下方，穿行于头半棘肌和头最长肌之间的走行，从多层筋膜里穿出，向前支配半侧的头皮，再向前为眶上神经支配眼眶周围。所以当附着在枕外粗隆的肌肉发炎、水肿时，容易刺激这根神经，在它的支配区，就会发生一系列症状：颈后发沉，眼睛发懵，像睡不醒一样，有时候会产生半侧头部闪电一样跳痛，常被误诊为偏头痛，当患者在转头时，肌肉收缩会加重神经的卡压和扭曲而使头晕、恶心的症状加重，故患者不敢转头。在枕大神经的神经根（C_2根神经）在颈椎由脊神经分出来的出口部位，正好和交感神经、椎动脉的小分支互相紧挨着，互相伴行，枕大神经受到刺激的时候常常会反射性地刺激交感神经和椎动脉，所以患者就会产生头晕、恶心、天旋地转，所以还常常误诊为梅尼埃病、脑梗、脑供血不足及颈椎病等。但去耳鼻喉科检查，前庭功能是正常的，神经科检查和做多普勒B超血管也是好的，磁共振检查头颅、颈椎无异常，椎间孔没有狭窄，或仅有轻度的骨质增生，可是患者这些症状反复发作，非常痛苦（图20-5）。

提醒骨科大夫和患者，当患者在别的科室看不出所以然，转到骨科来看病时，请别忘了枕大神经痛会引起上述一系列症状。可以在下图20-4示意的地方按压检查一下，如有较明显的压痛时，即应高度怀疑，轻轻按摩局部1～2分钟，症状若能稍微缓解，即可诊断。

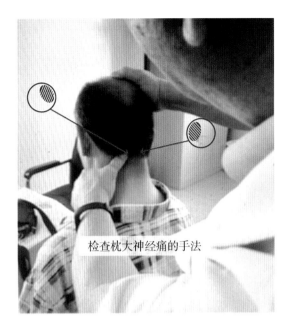

图20-4 枕大神经压痛点

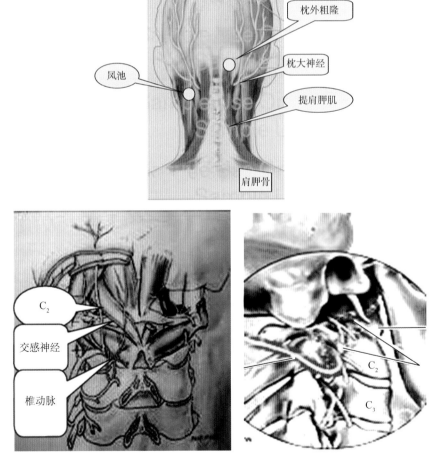

图20-5 枕大神经和交感神经、椎动脉的小分支相邻的解剖图

枕大神经痛常在哪种情况下诱发呢？长时间坐飞机以后，财务、会计赶任务后，或很长时间低头用电脑、玩手机后，由于枕部肌肉长久的疲劳，肌肉劳损、充血、水肿，肌肉纤维退化就比较早，加上一点风吹草动，就会发生无菌性炎症，刺激邻近的 C_2、C_3 神经（有耳后乳突处疼痛），引发头晕。提醒大家，枕大神经痛要比颈椎病更常引起头晕的症状，不要贸然手术，或应先治好枕大神经痛后再手术，效果更好。

三、治疗与预防

（一）消除枕外粗隆肌肉附着点的无菌性炎症水肿，放松痉挛肌肉，从而减轻症状

疼痛明显者，可用双氯芬酸钠 25mg，每日 3 次，饭前 15 分钟口服，或晚上加用 0.2g 的卡马西平口服。局部用双氯芬酸钠乳胶或风油精按摩枕外粗隆的骨隆起地方。按摩后，头颈部会立刻觉得很轻松，眼睛马上发亮。提醒大家，这些肌肉在肩胛骨内上角下方的附着点（图 20-4 打 X 的地方），常常同时发炎，局部也有压痛点，引起疼痛并放射到颈中部，加重患者脖子"发硬"的感觉和转头困难，要同时治疗，在图 20-4 打 X 处贴麝香壮骨膏。

（二）封闭治疗（图 20-6）

如 2% 奴佛卡因或利多卡因 2ml 加得宝松 1ml 在枕外粗隆骨隆处斜向上进针封闭，症状可立刻缓解。

（三）KKT 治疗

医院引进加拿大的 KKT 技术治疗颈性头晕，效果不错。

（四）枕大神经痛的预防

要做针对性运动医疗，通过颈部放松性屈伸体操，可活跃颈椎区域血液循环，消除淤血水肿，减轻痉挛肌肉，从而减轻症状；做体操还可增强颈部肌肉，改善颈椎的稳定性，既是治疗又是防止复发的根本措施。体操运动还可增强颈部肌肉力量，增强

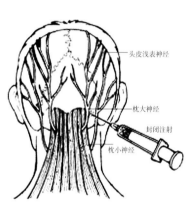

图 20-6　封闭治疗

其耐受疲劳和抗天气变化、湿冷等因素刺激的能力，从而巩固治疗效果，防止反复发作。现在各种各样的体操非常流行，如"米字操""转头操"等，这些无科学道理，常常使症状加重。其实颈部最需要的运动就是屈伸，特别是伸展运动，就是轻轻地点头前弯和往后仰头锻炼，即可缓解长时间低头引起的颈部肌肉疲劳。长时间低头，还会阻碍营养液到颈椎前面的软骨，可引起软骨过早就退化，发生颈椎病。当颈椎稍微活动时，关节腔内的营养液流通循环，里面一些葡萄糖等营养液渗透到关节软骨里，有利于预防颈椎病。人们常常说没有时间锻炼，其实是头脑里没有锻炼的观念。如果想锻炼，一把椅子就够了。做"协和健身椅子操"是简易可行和有效的防治方法。

（1）协和健身椅子操（图 20-7）：颈、胸、腰椎伸展运动。

1）坐在一个牢固的椅子上（注意！不能站着做），臀部紧贴椅背，向前弯腰放松。

2）张开上臂向后伸展脊柱，头颈后伸，当肩背部贴靠椅背时，头颈部的肌肉继续收缩后伸。同时用力扩胸 2 次，腹部再向前略挺起，至臀部微微抬起略离开椅子面（即打挺动作，此动作加强锻炼腰肌，有效治疗下腰痛）。头颈后伸要轻柔用力、缓慢伸展，再慢慢弯腰放松，这样重复做，但两次之间，要间隔放松休息 5、6 秒，太快会引起肌肉疲劳痛，反而效果不好！每天练 2～3 次，每次 20～30 分钟。白领工作

1小时后，能锻炼3~5分钟，不仅能有效的防治腰背痛，同时可以防治头眩晕、肩背部疼痛、肩周炎、背部肌纤维组织炎，还可以预防老年人骨质疏松驼背。

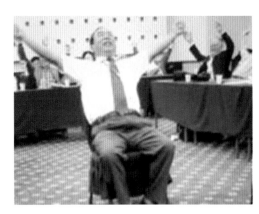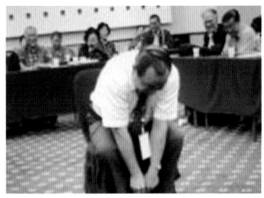

图20-7　"协和健身椅子操"

（叶启彬，李　莉）

第三节　肩周炎自我诊断和治疗

以前肩关节只是盂肱关节，以后将组成肩胛带的肩胛骨包括进去，所谓肩周炎，是指广义的肩周炎，包括所有附着肩胛骨的肌肉：肩胛骨上的提肩胛小菱形肌，附着在肩胛骨腋缘的肱三头肌，附着在肱骨大结节上冈上肌等发生无菌性炎症，统称肩周炎。中老年人运动少容易犯，故称为"五十肩"。症状常常和颈椎病混在一起，注意区别。

1. "落枕"　肩胛骨内上角的肌腱炎，俗称"落枕"。症状为颈部又痛又僵，颈部转动困难。肩胛骨的内上角是提肩胛肌，小菱形肌和斜方肌等肌肉的下方止点（上方止点在枕外粗隆），压痛点在肩胛骨内上角（图20-8箭头处），由于长时间的伏案工作，容易劳损发生肌腱炎。是由附着在它上面的肌肉的无菌性炎症引起的，不是枕头不合适引起的。疼痛可以沿着提肩胛小菱形肌分出到颈部的肌纤维向颈部放射，所以造成颈部又痛又僵（图20-9），术前常常误诊为颈椎病；术后出现又常常误诊为颈椎病复发。在它的止点上方垂直它的肌纤维左右拨动按摩1~2分钟以后，症状马上就可以缓解一大半，再吃点抗炎镇痛药，双氯芬酸钠或布洛芬等就好了，局部压痛点贴麝香壮骨膏，再做向后伸展的"协和健身椅子操"，就可以治疗和预防。

2. 肱三头肌腱炎　上臂的外侧疼痛，在黑板上写字、抬手梳头发、脱衣服都很困难。在检查肱三头肌止点的压痛点时，让患者背对医生站立，在胳肢窝的皮纹"人字缝"顶点靠内上方一点，可摸到一压痛点，是肱三头肌在肩胛骨外缘附着点（图20-10）。可在检查时让患者侧身，把患者的手臂握住向外展90°，胳膊与肩胛垂直的地方一压就可以找到痛点，发炎时除局部痛外还可以顺着上臂的外侧放射，检查时也容易误诊断为"臂丛牵拉试验（＋）"，患者常常说不清楚是哪痛，常常把它归咎为颈椎病。可以把膏药贴在压痛点，不要贴在上臂的外侧放射痛的地方。这块肌肉支配肩后伸，同时还协同三角肌的纤维外展，维持上臂的外展动作。在压痛点上面画个"X"，好贴膏药，热敷。做椅子操时向后伸展上臂，同时多做几个旋转肩的动作。

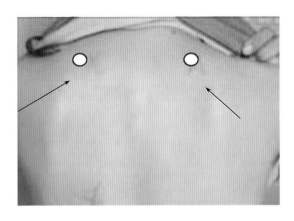

图20-8 "落枕"压痛点

箭头示肩胛骨内上角，稍上方圆点为"落枕"压痛点

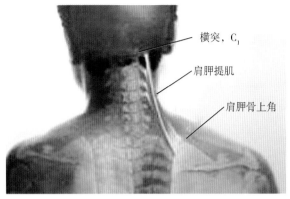

图20-9 提肩胛肌的起止点及肌纤维分布

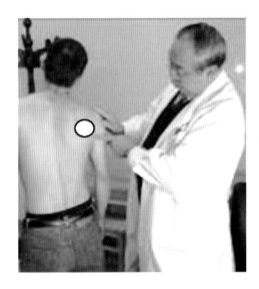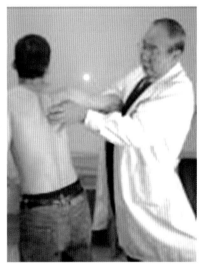

图20-10 肱三头肌腱炎压痛点

3. 肱二头肌腱炎 肩关节疼痛和不能抬手梳头发。压痛点在喙突的下方，肱二头肌短头的止点，在图20-11示的肩关节的"窝"里。发炎时，肩关节疼痛和肩关节外展外旋受限，疼痛向上臂放射。治疗：服双氯芬酸钠25mg，每日3次，饭前服，同时做肱二头肌肌腱炎的爬墙操：患者面向墙贴近墙站立，将患肢胳膊搭在墙上，手慢慢一点点往上爬，爬到上不去（开始感觉疼痛）就停下，然后患者的身体慢慢向前倾压，贴向墙，带动往下压肩关节，一定要告诉患者，锻炼的时候，要身子下压到肩部有点疼，但是能耐受的程度才有效。

4. 冈上肌腱炎 肩关节不能外展。压痛点在肱骨头靠近肩关节的地方（图20-12），做好标记，可做封闭或者贴膏药。

冈上肌肌腱炎的锻炼操：侧身向墙患肢如同练习肱二头肌操一样伏在墙上慢慢往上爬，身体的运动带动肩关节的牵拉（图20-13）。要告诉患者锻炼时，一定要每次下压到有点痛时才有效。每天睡觉的时候把沙袋子炒热了或热水袋敷在被子盖不严的患侧肩膀，起到保暖的作用。当肩关节部位的肌肉松开不痛以后，还应该经常不断练习椅子操巩固。

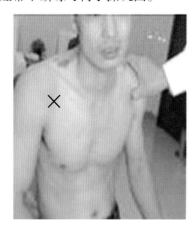
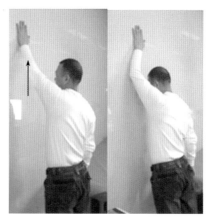

图20-11　肱二头肌肌腱炎压痛点

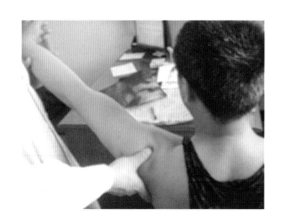
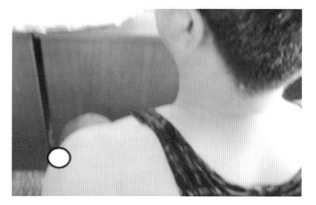

图20-12　冈上肌肌腱炎压痛点

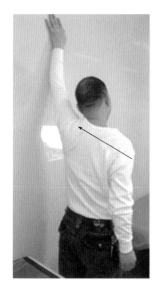

图20-13　冈上肌肌腱炎的锻炼操

做我们自行设计的已使用20多年的椅子操，简单易行，患者容易掌握，容易做，做时疼痛程度可以自己控制，能耐受，不容易引起患者反感，不断、反复锻炼，效果好。有肩周炎的患者在做椅子操时，上肢强力向后展到一定程度时，然后再继续做几下旋转肩关节的动作，这样就把防治肩背疼痛和肩周炎的练习操结合起来，但一定要告诉患者锻炼时，一定要下压到有点痛时才有效。

治疗：服双氯芬酸钠25mg，每日3次，饭前服。疼痛处贴麝香壮骨膏，局部热敷，必要时封闭治疗，但要注意，镇痛是为了锻炼，只有进行上述锻炼，松开粘连，才能完全治好，主动锻炼比按摩要有效得多。

（叶启彬，李　莉）

第四节　腰肌劳损神经解剖与生物力学机制

本文通过对腰椎横突周围的神经解剖结构、力学因素等的相关文献复习，结合医院的临床诊疗经验进行综合研究分析，试图较全面地阐明腰肌劳损发病机制，比较全面地解释其复杂多变的临床症状和摸索制订腰肌劳损的诊断和治疗的参考标准。

一、腰肌劳损发生的腰部神经解剖及力学机制制订腰肌劳损诊断治疗标准的理论依据，腰痛和放射痛的特点与发病机制

1. 腰肌劳损主要体征　压痛点定位的解剖依据。腰椎横突尖部承受的应力来自前后两方面：腰椎横突是后部腰背肌筋膜的附着处，棘肌的起止点，各横突间有横突间肌肉及韧带；横突又是前方腰方肌和横突棘肌的起止点，腰方肌纵行走于第12肋与髂嵴之间，沿途分出肌纤维，止于各横突尖部。腹内斜肌和腹横肌通过腱膜也起于此，对腰背部运动和稳定起着重要作用。腹肌收缩或腰部前屈时，应力作用于横突尖部。而腰方肌在腰部伸展时，肌肉拮抗也收缩参与维持腰部的稳定性，肌肉收缩时，横突尖部直接承受着牵拉张力；第3腰椎位于脊柱腰部前凸的顶端，居全腰椎中心，横突最长，处于胸后凸和腰前凸的转折点，是调节平衡的枢纽，是生物力学上的应力集中区，而且它不像第1、2腰椎横突外侧有下部肋骨覆盖，第4、5腰椎横突深居于髂骨内侧，稳定度较大，只有第3腰椎横突周围缺乏其他组织保护，因此受力也最大，较其他横突更容易产生劳损。一般发生急性损伤（比较少）、慢性损伤（多见），第3腰椎横突上附着的肌肉筋膜劳损损伤时，引起局部组织的炎性渗出、充血、肿胀，继而发生滑膜、纤维组织等无菌性炎症。可刺激邻近的臀上皮神经纤维，而产生下述各种临床症状。这可能是腰肌劳损引发腰痛的主要机制，由于L₃横突的上述容易受到劳损损伤特点，因此，L₃横突较之其他横突更容易受到刺激而发病，所以我们选择L₃横突压痛点为腰肌劳损的重要的临床诊断标准之一。压痛点定位为第3腰椎横突尖端（在"腰眼"处，即在髂嵴上两指，脊柱中线外三指交角处）。

2. 臀上皮神经的构成和走行路线与临床上另一个主要症状"胯部疼痛无力"的关系　臀上皮神经来源于上三腰神经（L₁/L₂/L₃）后支的外侧支（简称后外侧支），于横突根部后方附近，由后支分出神经纤维支构成，斜向外下行，除分出至骶棘肌的肌支，在穿过骶棘肌和腰背筋膜后层，通常于髂后嵴附近组成几股神经分支，称为臀上皮神经。它越过髂嵴，在股骨大转子与第3腰椎连线交于髂嵴处平行穿出深筋膜在臀部浅筋膜中下行，分布于臀上及中区皮肤，并在骶棘肌外侧缘与髂嵴交点或该点稍下外侧处，为臀上皮神经穿出进入臀中肌、阔筋膜张肌筋膜的体表定位点。如果把半侧臀部看成是球形，把它分成四个象限，它就在外上象限区（相当于肌内注射部位），常常可以在此处找到一个明显压痛点，故选择臀部这个压痛点为临床诊断的另一个重要的标志点。

二、腰肌劳损临床症状多样性的神经解剖特点解释

腰肌劳损临床表现主要以腰部疼痛为主，或腰胯部痛。腰痛，腰肌劳损病症的起因，是第3腰椎横突

上附着的肌肉筋膜因劳损发生无菌性炎症，当弯腰-直腰，肌肉运动或拮抗平衡过程中引起附着在横突上肌肉收缩时，横突尖部直接承受着牵拉张力，引起局部腰痛，在横突和小关节突的邻近神经纤维受到这个上源性病变疼痛刺激，可以沿腰神经后外侧支分出的下行的臀上皮神经的神经纤维放射它所支配肌肉、筋膜和皮肤，和向下向骶部、大腿外侧、腹股沟内侧及下腹部等的放射性痛或有同侧"胯部无力、不吃劲"等临床表现。

了解臀上皮神经下行路线与支配，就容易理解为什么腰肌劳损除腰痛外还会引起多种症状，会产生这些放射性的下源性临床表现。腰神经后外侧支在横突附近分出臀上皮神经的神经纤维，其四周紧邻横突和小关节突（图20-14），当腰椎横突上的肌肉筋膜因劳损发生无菌性炎症时，臀上皮神经纤维受到刺激产生放射性疼痛，影响沿途它所支配肌肉，筋膜和邻近器官的功能，$L_1 \sim L_3$臀上皮神经的神经纤维分出后，在L_3横突，斜向外下行，除分出至骶棘肌的肌支，穿过骶棘肌和腰背筋膜后层，通常于髂后嵴附近组成几股神经，称为臀上皮神经，在这一区域，神经纤维最丰富（A部）患者常常主诉在这个部位有明显疼痛。臀上皮神经外侧部分纤维（姑且称为外侧支）越过髂嵴，在股骨大转子与第3腰椎连线交于髂嵴处平行穿出深筋膜，在臀部浅筋膜中下行，分布于臀之上及中区皮肤，并在骶棘肌外侧缘与髂嵴之交点或该点稍下外侧处，为臀上皮神经穿出进入臀中肌、阔筋膜张肌筋膜的体表定位点（B部）（图20-15）。

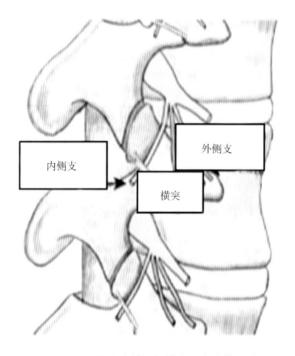
图20-14　臀上皮神经与横突和小关节突关系

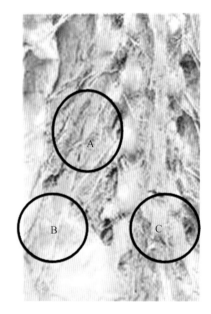
图20-15　臀上皮神经纤维分布

如果把半侧臀部看成是球形，把它分成四个象限，就在外上象限区这里可以找到一个明显压痛点（图20-16）。同样，臀中肌的收缩可使已激惹的神经疼痛加重，人体自发产生保护作用，会自行停止臀中肌收缩，所以患者常突然产生"踩空感"，或"胯部不吃力"感，易误诊为股骨头坏死。

腰肌劳损引起骶部疼痛的解剖因素。不少腰肌劳损患者常常主诉腰骶部疼痛（图20-17中圆圈部位），因为臀上皮神经的内侧支和最内侧支之半数，穿过附于髂嵴的腰背筋膜后层附着部的深面，进入臀部浅筋膜中（C部）。苗华等发现，在髂嵴上缘、骶棘肌外侧缘髂嵴附着部内、外20mm的范围内，臀上皮神经比较集中，所以患者常常主诉骶尾部疼痛，但这是下游症状，不是病的原发点。另外，由于腰神经分支形成臀上皮神经的神经纤维走行路线邻近腰椎小关节，当腰椎间盘、小关节退变，关节囊及周围软组织发生无菌性炎症，充血肿胀时，也可能殃及这些小神经支，加重腰肌劳损症状，可能与此有关，腰椎间盘、腰椎退变性病变（椎管狭窄滑脱）常常与腰肌劳损同时存在。由于腰肌劳损症状多样，常常误诊为其他的病变，导致一些医生将治疗措施（针灸、烤电、按摩等）错放到疼痛放射的部位，所以效果不佳。

腰肌劳损患者常常主诉胯部酸痛，多数可扩散到大腿外侧至膝关节，少数可感小腿肚不适，但无明确节段分布，不放射到踝、足部（图20-17）。有时可有同侧下肢怕凉、麻木或蚁走感。与很多文献报道的臀中肌综合征和"臀上皮神经卡压"所描述的症状吻合，但这似乎并不是病的原发点，向上追溯常常可以在同侧L_3横突找到明显的压痛点（有些患者可能没有以腰痛为第一主诉），但在L_3横突局部封闭，腰部和臀部症状常常立即缓解。以往在门诊常常发现，只在臀部区域治疗时，效果常常不好，或容易反复，所以"臀中肌综合征"和"臀上皮神经卡压"实际上是腰肌劳损的下源性临床现象。其发病根源是臀上皮神经上源部分小神经支，在L_3横突的部位受到软组织发生无菌性炎症、充血肿胀的刺激时，产生的疼痛症状向下放射造成的。因为臀上皮神经有小神经纤维进入支配臀部的中部及外上部，并在这个部位进入臀中肌和阔筋膜张肌，所以往往在此处存在明显压痛点，并且疼痛可以沿阔筋膜张肌和由它移行而来的髂胫束的行走途径，放射到大腿外侧至膝下，甚至可达小腿肚子。

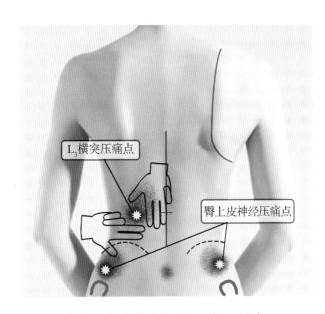

图20-16 L_3横突及臀上皮神经压痛点

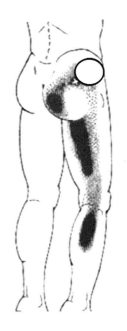

图20-17 下肢痛放射区域

腰肌劳损引起下腹部和腹股沟内侧疼痛的解剖因素。有一些病例可出现腹股沟内侧疼痛，这是因为支配内收肌群及大腿内侧皮肤和髋关节囊的闭孔神经纤维来自L_2、L_3、L_4神经前支。以L_3神经的纤维最多，当L_1～L_3发出的脊神经后支受到刺激时，可发生"泛化反应"反射性影响闭孔神经而引起股内收肌紧张，腹股沟内侧疼痛和下腹部不适，并有压痛。常常误诊为精索炎、附件炎、阑尾炎等。

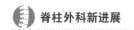
三、腰肌劳损临床诊断的指导标准

综合上述分析，我们将腰肌劳损临床诊断的指导标准设定为：

临床症状：反复发作的一侧或双侧腰部酸痛、胀痛，疼痛可放射到骶尾部、臀外侧、大腿外侧至膝关节（偶小腿酸胀），但不放射到踝足部。少数可引起腹股沟内侧和下腹部酸痛。疼痛可以在夜间或者体位变换时加重，活动后可略缓解。

体征：①压痛点：一侧或两侧 L_3 横突部位（+）。腰椎深压痛（−）。②神经系统检查：伸踇肌肌力正常，小腿及踝足部感觉正常，直腿抬高试验（+/−）

影像学检查：无腰椎椎体及椎间盘明显器质性改变。

四、肌肉劳损的诊断与鉴别诊断

基于上述发病的特定临床症状和体征，即可诊断，本组使用上述标准诊断治疗100例门诊患者，准确率达85%以上。

诊断及鉴别诊断：根据上述症状和体征多能确立诊断，但需与腰椎间盘突出症、小关节变性腰痛等鉴别，本病腰痛不放射至足尖，足背部皮肤感觉正常，无腰部深压痛。对少数难以确诊的患者，在 L_3 横突局部注射1%利多卡因4ml+得宝松1ml，腰臀部疼痛立即消失，是有用的鉴别诊断和治疗同时并举的方法，也间接证明本病不是"神经卡压"引起的。有可疑腰部器质性病变，年龄又较大病例，应进行影像学检查。

五、肌肉劳损的治疗

根据本病的发病机制，在用药物治疗肌肉筋膜无菌性炎症的同时，应加强稳定腰部的腰背肌锻炼，特别是伸展肌功能锻炼，本组制订下述综合方法进行治疗观察：

1. 消除 L_3 横突处附着的肌肉筋膜无菌性炎症，有很多药物可以选择，双氯芬酸钠25mg每日3次，饭前15分钟，口服，3～6天。

2. 加强腰背肌功能锻炼，特别是伸展肌功能锻炼指导，根据以前患者反映，小燕飞法不易坚持，这是由于小燕飞时两头翘起，使腰部已经劳损，肌肉疼痛，在锻炼时还要同时负担身体两端重量，会使腰痛加重的缺点。我们设计和推荐易行而又有效的锻炼整个腰背部伸肌的"协和健身椅子操"和仰卧挺腹操：

（1）协和健身椅子操：具体参见本章第二节。

（2）仰卧挺腹操（图20-18）：利用睡前或者起床前做仰卧挺腹操，膝关节屈曲90°，两肘屈曲支撑在身体两侧，然后用力向上挺腹部，直至臀部离开床面到一定幅度，然后立即回落，放松休息5、6秒再重复上述动作。每天早、晚各练习10～20分钟，可治腰背痛，并且可预防和减轻老年人脊柱骨质疏松造成的驼背和压缩性骨折。

在合并有腰椎间盘退变或小关节退变病例中，由于臀上皮神经纤维的走行路线邻近腰椎小关节，当腰椎间盘退变、小关节紊乱所致关节囊及周围软组织发生无菌性炎症，充血肿胀，也可能殃及这些小神经支，加重腰肌劳损症状，需要稍长一些时间的治疗。

保持良好的坐姿，特别是经常练习上述腰背肌伸展锻炼，有助于预防下腰痛的复发。

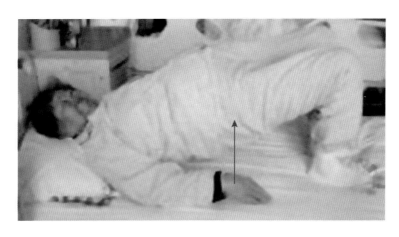

图20-18　仰卧挺腹操

（3）治疗腰肌劳损时，在L_3腰椎横突和臀部外上象限压痛点处，贴敷麝香壮骨膏，必要时，可行局部封闭治疗。

我们曾用上述方法在门诊治疗观察腰肌劳损患者100人，100例患者中，腰和髋部疼痛的发生率为73%，单侧或双侧髋部酸痛不适的发生率为45%，单侧或双侧大腿外侧至膝关节以上不适的发生率为37%，单侧或双侧小腿外侧酸胀不适的为11%。单侧或双侧L_3横突压痛点压痛的阳性率为100%，单侧或双侧臀上皮神经压痛点压痛的阳性率为81%，压痛与患者症状发生的符合率为76%。治疗前的患者性别构成、年龄段构成、既往病程构成的治疗前观察指标均无明显差异（$P>0.05$）。治疗前患者的VAS及ODI评分分别是（7.43±1.27，39.45±8.39），治疗3日后的VAS及ODI评分分别是（2.36±1.70，11.86±10.39），治疗5日后的VAS及ODI评分分别是（0.78±1.38，6.25±9.03），效果明显，治疗前后的上述评分变化均具有统计学差异（$P<0.05$）。根据Mac Nab标准：治疗3日后的，优37例，良34例，可27例，差2例，优良率：71%。治疗5日后的，优76例，良13例，可8例，差3例，优良率：89%，证明我们设计的诊断治疗方法，基本可行。

六、讨论

1. 以坐位姿势较多为职业的人，容易发生腰肌劳损。正常情况下，腰椎两侧横突所附着的肌肉和筋膜在相互拮抗或协同的作用下，维持着人体重心相对的稳定，完成腰部各种活动。当坐下工作时，前侧腹肌放松，仅依靠背侧肌肉紧张收缩维持，长时间处于紧张状态如不注意"伸伸懒腰"（伸展运动），就会使一侧或两侧止于横突（特别是L_3横突）的肌肉、筋膜长时间处于紧张状态，引起劳损损伤。随着病情的不断发展，局部组织渗出、出血、出现无菌性炎症，引起横突周围肌肉筋膜粘连、增厚、肌腱挛缩等病理变化，使穿过肌筋膜的神经血管受到炎性刺激和机械性挤压而产生腰肌劳损的一系列临床症状。所以，以坐位较多为职业的人群，应多做伸展运动，但不幸的是，在人们日常保健锻炼中，一谈到锻炼，就想到散步，极少有人能科学地结合自己职业特点和身体需要锻炼，多做做伸展运动，所以腰肌劳损反复发作，而长时间腰背部的肌肉劳损损伤积累，正是到老年时容易腰酸背痛的根源。

2. 肌肉劳损命名问题的商洽。目前腰背痛命名仍然多种多样，除腰肌劳损外，还有比较多见的"第三腰椎横突综合征""腰背肌筋膜炎""小关节嵌顿""臀中肌综合征""腰肌拉伤""臀上皮神经卡压"等，给诊断及治疗带来不少困难。目前，通过多年的临床研究观察，腰部的解剖及生物力学文献分析，已经比较清楚发现本病与背侧腰背筋膜和肌肉长时间牵紧张收缩，出现无菌性炎症是病症的起因，特别是第3腰椎横突上附着的肌肉筋膜因劳损最容易发生无菌性炎症，除引起局部腰痛外，还可以刺激邻近的神经分支产生向骶部、大腿外侧、腹股沟内侧及下腹部等的放射性疼或者同侧"胯部无力、不吃劲"等临床表现。既然已经比较清楚证明L₃横突上附着的肌肉筋膜无菌性炎症发生是背侧腰背筋膜和腰肌长时间紧张收缩所致肌肉慢性劳损损伤积累引起的，所以采用"腰肌劳损"命名似乎更符合本病的发病解剖和力学机制，多数人也比较熟悉，容易找到和定位病的部位，采取较正确的治疗方法。腰部的神经解剖研究特别是关于臀上皮神经解剖构成、行经路线和支配区域研究已比较成熟，为比较准确解释腰肌劳损所引起的上源性症状（腰眼部位）腰痛和一系列的伴随下源性放射症状提供了科学依据，已能涵盖"第3腰椎横突综合征""腰背肌筋膜炎""小关节嵌顿""臀中肌综合征"、腰肌拉伤等。是否可以考虑用腰肌劳损去取代过去因病因不太清楚时，所使用的含义比较笼统、含混的各种"综合征"名词。以腰肌劳损这个比较规范名词指导临床诊断、治疗和预防。

七、结论

腰肌劳损是骨科门诊的常见疾病，其发病率占腰痛的70%，是最常见的临床疾病。但目前对本病的命名、诊断及治疗方法都还存在着混乱，误诊、误治较普遍。我们应用我们摸索制订腰肌劳损的诊断和治疗的参考标准治疗观察了100例门诊患者中，诊断准确率及症状缓解控制率均达到85%以上，有参考应用价值。

（刘静楠，匡正达，叶启彬）

参 考 文 献

1. 安晶晶，宁宁. 下腰痛的流行病学最新研究进展[A]. 全国第10届骨科护理学术交流暨专题讲座会议论文汇编[C]，2008.
2. Moore KL，Dalley AF. Clinically oriented anatomy. 5ᵗʰ ed. Philadelphia：Lippincott Williams & Wilkins，2006：478-530.
3. Yoganandan N，Mykiebust J B，Cusick J F，et al. Functional biomechanics of the thoracolumbar vertebral cortex. [J]. Clinical Biomechanics，1988，3(1):11-16.
4. Adams MA，Hutton WC. The mechanical function of the lumbarapophyseal joints. Spine，1983，8(3)：327-330.
5. Adams M，Hutton W. The effect of posture on the role of the apophysial joints in resisting inter vertebral compressive forces. J Bone Joint Surg(Br)，1980，62(3)：:358-362.
6. Bogduk N. The sacroiliac joint clinical anatomy of the lumbar spine and sacrum. 4ᵗʰ ed. New York：Elsevier，2005：173-180.
7. Adams MA. Dolan P. Spine biomechanics. J Biomech，2005，38 (10)：1972-1983.
8. 倪朝民，何娟娟，赵翱. 第三腰椎横突综合征的基础与临床研究[J]. 中国骨伤，1998，(2)：23-24.
9. Auteroche P. Inn ervation of the apophyseal joint s of the lumbar spine A nat. Clin，1983，5:17.
10. 郭云良，陆光庭，程宓，等. 腰椎间关节及部分相关结构的神经支配[J]. 中国临床解剖学杂志，1989，(3)：133-135.
11. 苗华，严麟书，黄恭康. 腰神经后支的解剖及其临床意义. 解剖学报，1984，15(1)：21.
12. 陈跃，吴炳煌. 腰神经后支的解剖与腰神经后支综合征. 解剖学杂志，1998，21(增刊)：57-58.
13. 金绍岐. 实用外科解剖学. 西安市：陕西科学技术出版社，1987：394-498.
14. Brown M F，Hukkanen M V，McCarthy I D，et al. Sensory and sympathetic innervation of the vertebral endplate in patients with degenerative disc disease [J]. J Bone Joint Surg Br，1997，79(2)：147-153.
15. 梅芳瑞. 对腰神经后支症与腰椎间盘突出症的初步探讨[J].
16. 矫形外科杂志，2007，15(23)：1835-1836.

17. 刘广杰，林发雄. 第三腰椎横突综合征发病机理的探讨[J]. 中华骨科杂志，1983，3: 265-267.

18. 陶甫，李墨林. 第三腰椎横突综合征[J]. 中华骨科杂志，1981，1：165-167.

19. Aizawa Y，Kumaki K. The causes and the segmental origins of the cutaneous branches of the thoracic dorsal rami [J]. Kaibogaku Zassh，1996，71 (3)：195-210.

20. 史银良，王永红，张永谦，等. 脊神经后支阻滞治疗第三腰椎横突综合征[J]. 颈腰痛杂志，1996，17：161.

21. 冯幼启，粟秀初，王龙一，等. 枕大神经炎性头痛56例分析[J]. 人民军医出版社，1984(12).

22. 吕红斌，王嘉芙. 颈性头痛的发病因素及治疗现状[J]. 神经损伤与功能重建，2000，(2)：49-50.

23. 枕大神经痛的解剖学基础. 中国临床解剖学杂志，2003，21(6).

24. 叶启彬. 腰肌劳损的发病机制与防治. 武警医学，2017，28（11）VOl. 28NO11：1081-1084